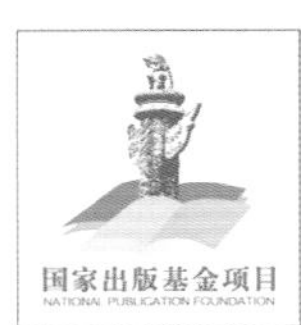

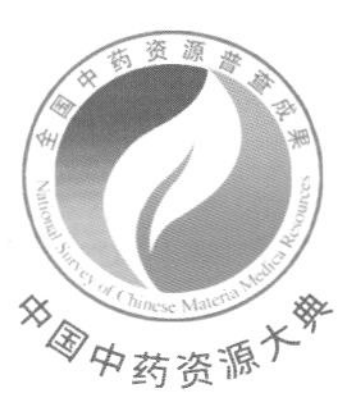

"十三五"国家重点图书出版规划项目
国家新闻出版改革发展项目
国家出版基金项目
中央本级重大增减支项目
科技基础性工作专项
全国中药资源普查项目

峨眉山
中药资源图志

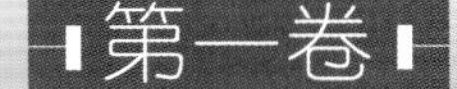

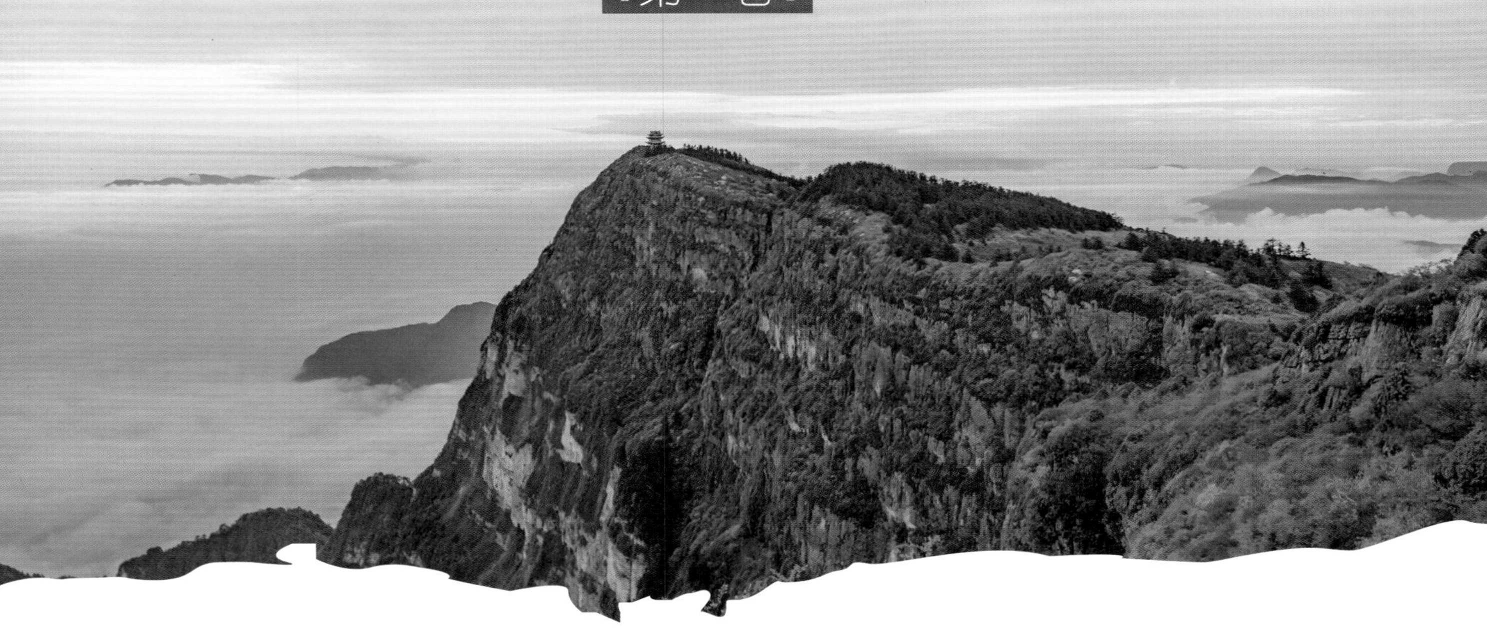

主编
黄璐琦　赵军宁　方清茂

海峡出版发行集团 THE STRAITS PUBLISHING & DISTRIBUTING GROUP | 福建科学技术出版社 FUJIAN SCIENCE & TECHNOLOGY PUBLISHING HOUSE

图书在版编目（CIP）数据

峨眉山中药资源图志 / 黄璐琦，赵军宁，方清茂主编. —福州：福建科学技术出版社，2020.11
（中国中药资源大典）
ISBN 978-7-5335-6304-2

Ⅰ.①峨… Ⅱ.①黄… ②赵… ③方… Ⅲ.①峨眉山－中药资源－中药志 Ⅳ.①R281.4

中国版本图书馆CIP数据核字（2020）第254294号

书　名	峨眉山中药资源图志 中国中药资源大典
主　编	黄璐琦　赵军宁　方清茂
出版发行	福建科学技术出版社
社　址	福州市东水路76号（邮编350001）
网　址	www.fjstp.com
经　销	福建新华发行（集团）有限责任公司
印　刷	福州德安彩色印刷有限公司
开　本	889毫米×1194毫米　1/16
印　张	106.75
插　页	12
图　文	1708码
版　次	2020年11月第1版
印　次	2020年11月第1次印刷
书　号	ISBN 978-7-5335-6304-2
定　价	1280.00元（全三卷）

编委会

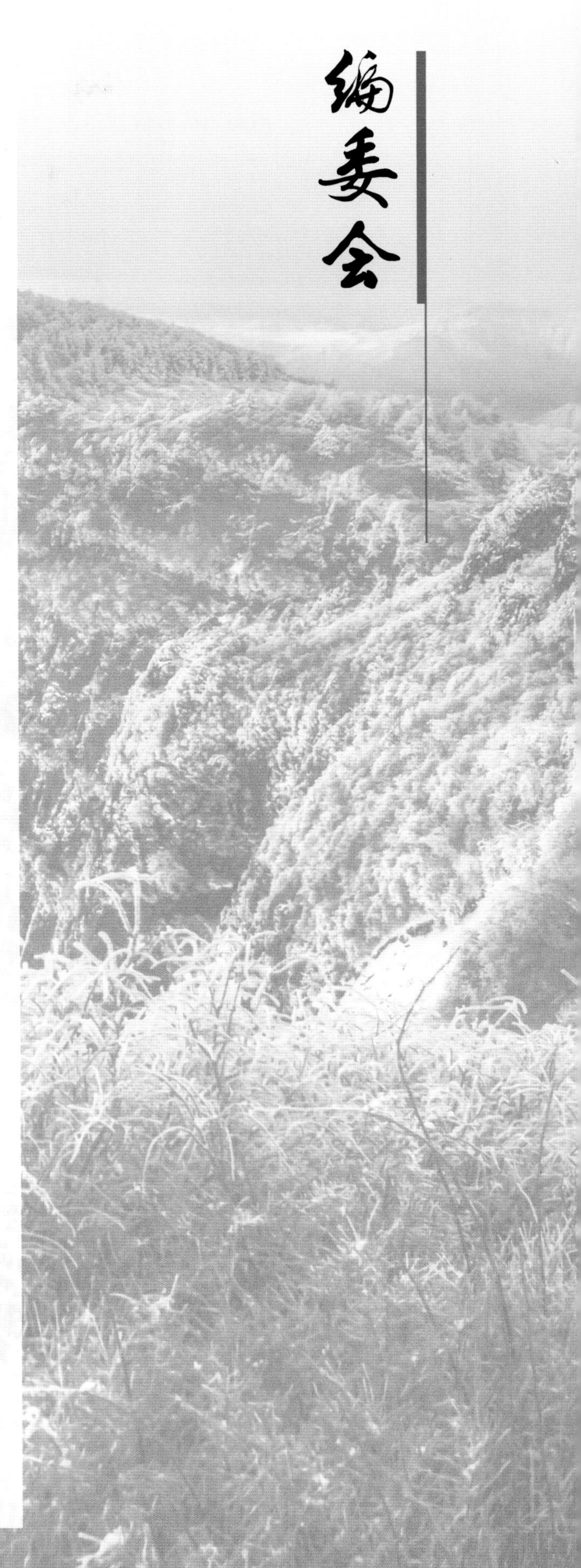

前言

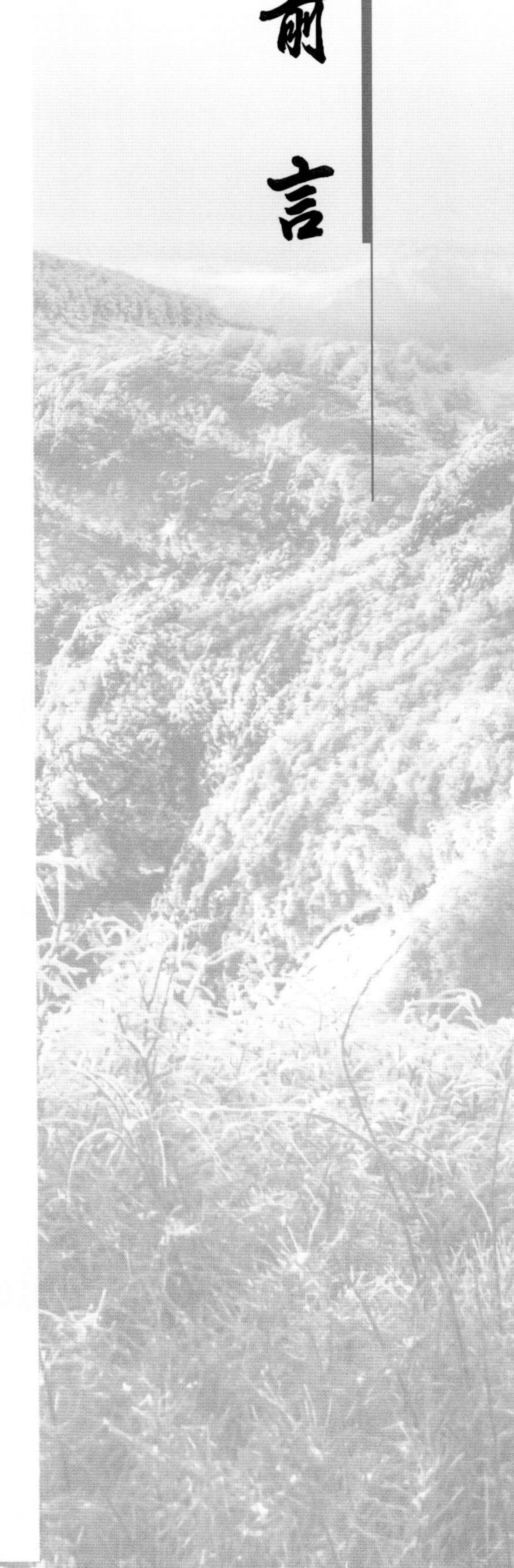

《峨眉郡志》云："云鬘凝翠，鬒黛遥妆，真如螓首蛾眉，细而长，美而艳也，故名峨眉山。"峨眉山，位于东经103° 10′ 30″ ~103° 37′ 10″，北纬 29° 16′ 30″ ~29° 43′ 42″，四川盆地西南边缘向青藏高原过渡地带，包括大峨山、二峨山、三峨山、四峨山四座大山。大峨山为峨眉山的主峰，通常说的峨眉山就是指大峨山。主峰为金顶，最高峰万佛顶海拔 3099m，景区范围以景区三级保护区为界限，包括大峨山的全部、二峨山和四峨山的局部，外围保护区域面积为 469km^2，风景名胜区的现行管理区域面积为 154km^2，峨眉山系邛崃山脉北岭南支，以其"雄、秀、神、奇、灵"和深厚的佛家、道家文化享誉海内外。1982 年，经国务院审定为国家级重点风景名胜区；1996 年，作为自然遗产和文化遗产列入《世界遗产名录》。行政区划上，峨眉山地区主要包括峨眉山市与洪雅县。

峨眉山陡然屹立在峨眉平原的西南尽头，东面为陡峭的舍身崖，面对三江平原，金顶、千佛顶、万佛顶三大主峰海拔3000余米，在城区西南角形成一道高大的天然屏障（"华西雨屏"），形成"一山有四季、十里不同天"的气候特点。层次繁多的地形、高低不同的海拔、寒温多变的气候、质地复杂的土壤、保存完好的亚热带植被类型，形成了复杂多样的生态圈，为各类生物资源的生长、繁衍提供了绝好的自然条件。全山有植物约 5000 种，动物资源 2300 多种。稀有物种繁多，如珍稀濒危植物有桫椤、银杏、南方红豆杉等，珍稀濒危动物有小熊猫、大熊猫、短尾猴、白鹇、枯叶蝶、弹琴蛙、环毛大蚯蚓、峨眉藏酋猴、峨眉髭蟾、黑鹳、峨眉白鹇、蓝喉太阳鸟等，享有"植物王国""动物乐园"之美誉。丰富的生物资源造就了峨眉山丰富的中药资源，如峨眉山具有天麻、杜仲、厚朴、三七、峨参等多种名贵中草药，有"仙山药园"之称。

此外，峨眉山医药文化历史悠久，广采博取且独具特色。唐代李善《昭明文选注》记载："峨山多药草，茶尤好，异于天下。"历代本草与方志典籍中均记载了不少产于峨眉山的药物，如《神农本草经》《蜀本草》中的"辟虺雷"（朱砂莲）、"雪蚕"（虫草）、"赤箭"（天麻）、"石瓜"，《本草纲目》记载的"普贤线""石瓜""雪蚕""菩萨石"等。隋唐时期，我国著名的医药学家孙思邈更是数次寻访峨眉山，对峨眉山中草药和民间药方做了长期的调查研究，著有《千金要方》《孙真人丹经》等著作，被后世尊称为"药王"。峨眉山医药文化还融合道家医药文化、佛家医药文化等元素，如峨眉山武术文化、峨眉临济气功的核心功法——峨眉十二庄与峨眉天罡指穴法等。道家、佛家医药文化与传统医药文化以水乳交融的方式存在，难分彼此，相互交流，补充发展，凸显了修身、修心、积德、采药、治病、救人的峨眉山医药文化核心内涵。

在国家中医药管理局、中国中医科学院中药资源中心的领导、组织和指导下，峨眉山地区第四次全国中药资源普查历时3载，探明了峨眉山中药资源的种类、分布及重点中药材的资源情况，查清了峨眉山中医药传统文化的渊源和知识。在此基础上，四川省中医药科学院承担了《峨眉山中药资源图志》的编写任务。

在四川省中医药管理局、峨眉山市人民政府与洪雅县人民政府的大力支持下，我们组织了四川省食品药品学校、洪雅县中医院、峨眉山生物资源实验站、四川省食品药品检验检测院等单位的专业技术人员组成编委会，参考了《峨眉山药用植物研究》《峨眉山常见药用植物彩色图谱》《眉山中草药资源图鉴》《峨眉山志》等有关资料，历时数年，终于完成了书稿的编写任务。在此，对各位编委在编写过程中尽心尽力、不求回报、无私奉献的精神，表示崇高的敬意！

《峨眉山中药资源图志》分为总论和各论两部分，全面展现峨眉山地区第四次全国中药资源普查工作及新世纪以来有关研究的丰硕成果。总论介绍峨眉山地区自然地理概况、中药资源普查实施概况、

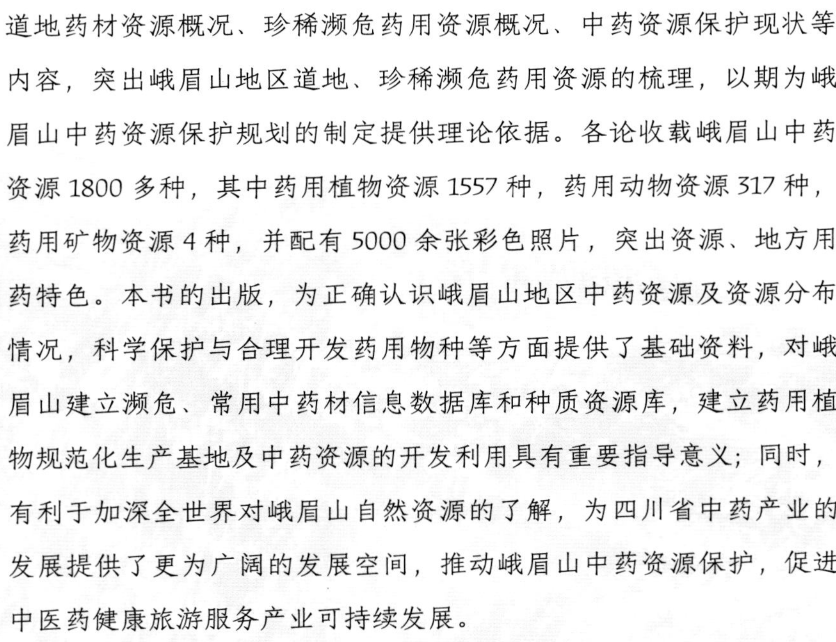

道地药材资源概况、珍稀濒危药用资源概况、中药资源保护现状等内容，突出峨眉山地区道地、珍稀濒危药用资源的梳理，以期为峨眉山中药资源保护规划的制定提供理论依据。各论收载峨眉山中药资源1800多种，其中药用植物资源1557种，药用动物资源317种，药用矿物资源4种，并配有5000余张彩色照片，突出资源、地方用药特色。本书的出版，为正确认识峨眉山地区中药资源及资源分布情况，科学保护与合理开发药用物种等方面提供了基础资料，对峨眉山建立濒危、常用中药材信息数据库和种质资源库，建立药用植物规范化生产基地及中药资源的开发利用具有重要指导意义；同时，有利于加深全世界对峨眉山自然资源的了解，为四川省中药产业的发展提供了更为广阔的发展空间，推动峨眉山中药资源保护，促进中医药健康旅游服务产业可持续发展。

由于编写时间紧迫，编写者水平有限，书中若存在不足与错漏之处，敬请广大读者批评指正。

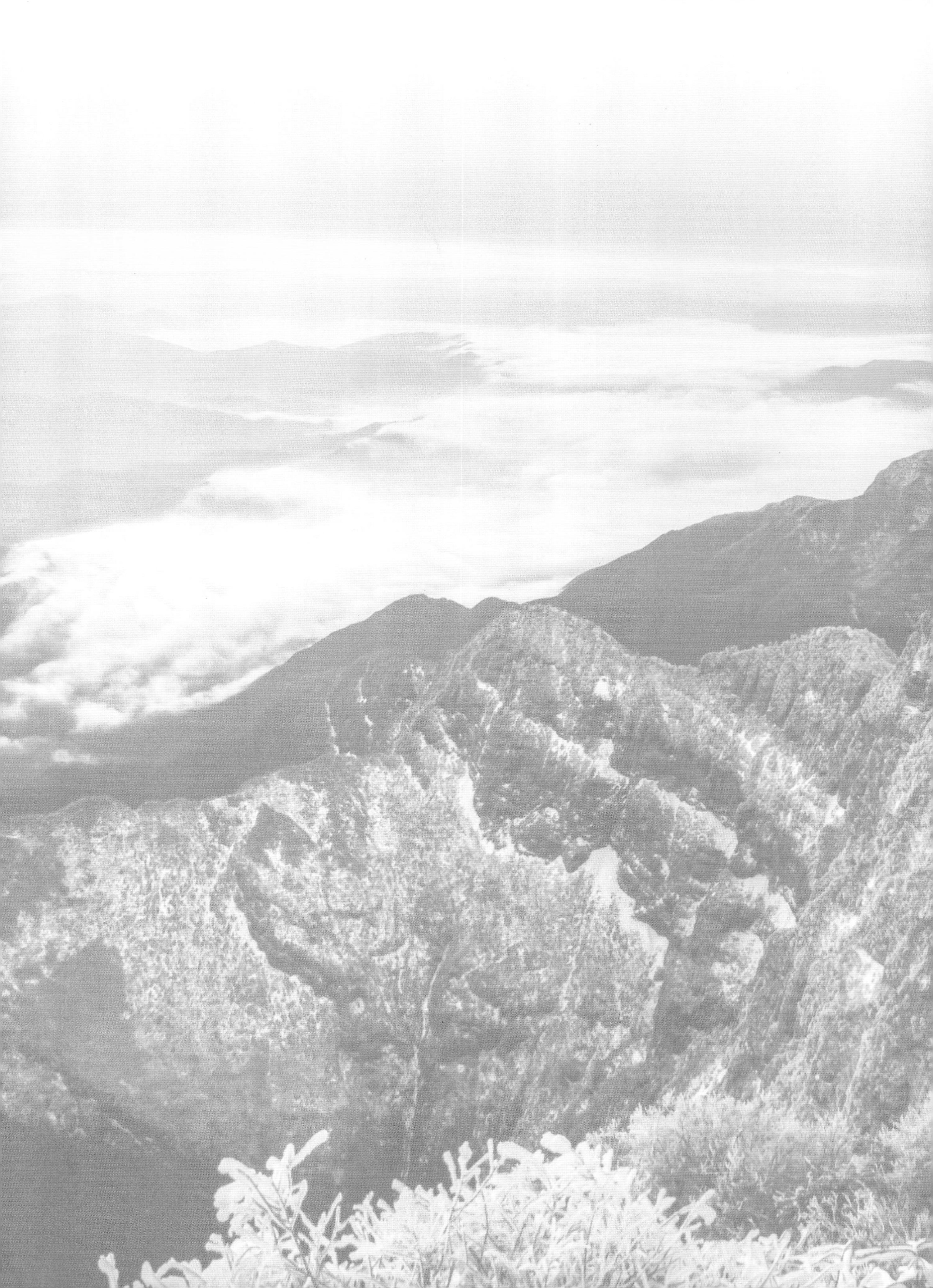

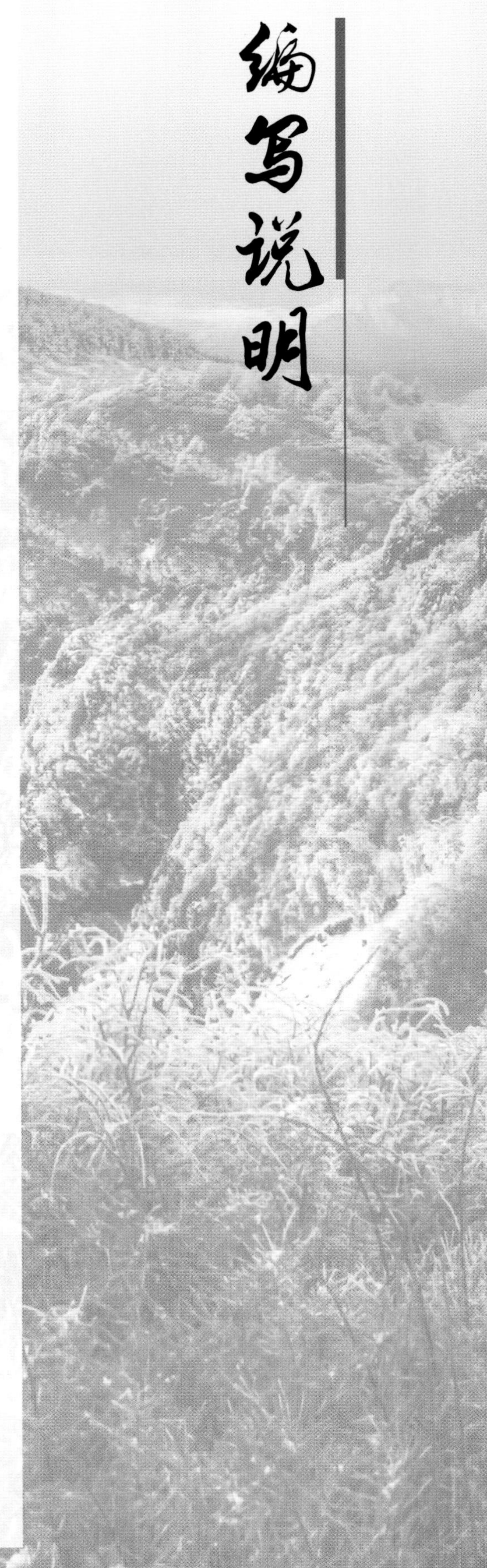

编写说明

1. 本书以第四次全国中药资源普查工作最新成果为基础，整理了大量第三、四次全国中药资源普查峨眉山市与洪雅县的本底资料，参考峨眉山市与洪雅县第三、四次全国中药资源普查资料和峨眉山市、洪雅县提供的中药资源名录，结合《峨眉山药用植物研究》《峨眉山常见药用植物彩色图谱》《眉山中草药资源图鉴》《洪雅县中药资源名录》《峨眉山志》等文献调查结果编著而成。经过整理与补充，本书收录了峨眉山地区中药资源1878种，其中药用植物资源1557种，其中菌类4科5种，地衣苔藓类5科5种，高等植物198科，1547种；药用动物资源317种；药用矿物资源4种。

2. 本书收载的种类按各自的分类系统排列，药用植物中菌类采用2008年《真菌字典》（第10版）的分类系统，地衣、苔藓类采用《中国中药资源志要》中使用的分类系统，蕨类采用秦仁昌（1978）分类系统，裸子植物采用郑万均（1978）分类系统，被子植物采用恩格勒（1964）分类系统；药用动物采用约翰逊（1977）分类系统排列；药用矿物按化合物属性归类。

3. 各论主要收载的内容：

（1）物种名：药用植物一般采用《中国植物志》记载的中文名、拉丁学名，同时兼顾地方典籍记载的信息。药用动物主要采用《中国药用动物志》《中国中药资源志要》中记载的中文名、拉丁学名。药用矿物主要采用《中华人民共和国药典》（以下简称《中国药典》）中记载的中文名，同时兼顾地方典籍。别名收载并保留了各个乡镇的当地名称，一般收录2~3个。别名的名称与所发出的音比较准确地反映了中药资源的形态、当地特殊功效等内涵。

（2）标本采集号：记录第四次全国中药资源普查峨眉山地区所采集的药用植物资源的腊叶标本采集号，力求物种鉴定有实据可查。

（3）形态特征：记述中药资源的形态特征。其中，植物形态特征主要包括生活型、根、茎、叶、花、果实、种子，以及花、果期等。

（4）适宜生境：主要综合实地考察结果及文献资料记载，介绍野生药用植物资源在峨眉山的生长环境。栽培资源从略。

（5）资源状况：①峨眉山地区海拔落差大，从海拔 400m 至 3099m，药用植物随着海拔的变化而呈现有规律的分布。结合峨眉山中药资源实际采集情况，将峨眉山中药资源的分布划分为 4 个区域——坝区、低山区、中山区、高山区。其中，坝区的海拔低于 500m，低山区的海拔为 500~1200m，中山区的海拔为 1200~2400m，高山区的海拔为 2400m 以上。②根据第四次全国中药资源普查峨眉山地区中药资源普查情况，以“常见”“少见”“罕见”等表示野生药用资源的蕴藏量特征。栽培种省略。

（6）入药部位：介绍入药部位，括注对应的药材名。药材名主要采用《中国中药资源志要》中记载的药材名。

（7）功能主治：介绍相应药材的功能与主治，突出地方用药经验的梳理与总结。

（8）评述：介绍地区道地药材、特色药材等特色物种的拓展性阅读内容，以增加本书的特色，具体内容包括以下几个方面：①道地药材简要介绍其产地。②介绍该种在峨眉山地区的其他主要用途。③如该种为国家重点保护种类，则进行简要说明。

（9）图片：药用植物资源配有多张高清照片图，主要包括生境，物种整体（近景），花、果、枝、叶等特征部位，药用部位等，以反映该物种的生境及形态特征。

4. 本书虽然收录了峨眉山地区珍稀濒危动植物，标出了药用部位与功效，但是作者支持野生动植物保护，不主张大量开发野生动物药资源。

总目录

总 论 1

目录

第一卷

总论 1

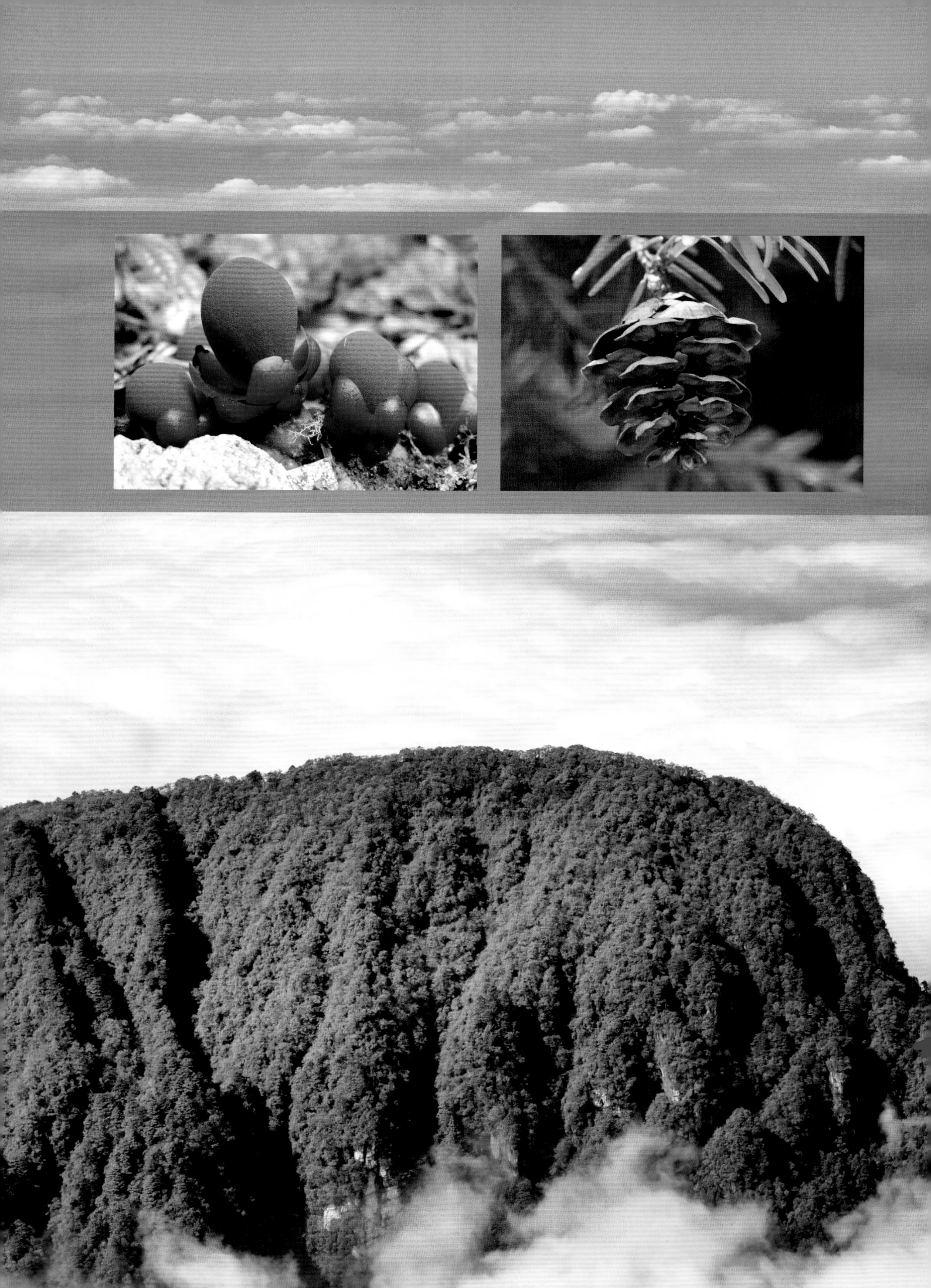

总 论

General Introduction

第一章 峨眉山地区自然地理概况

一、地理位置

峨眉山地处四川省西南部，系邛崃山脉北岭南支，总面积300多平方千米，最高峰万佛顶，海拔3099m。峨眉山距成都约160km、乐山市34km。峨眉山为蚀余山，介于北纬29°16′30″~29°43′42″，东经103°10′30″~103°37′10″之间，自峨眉平原拔地而起，山体南北延伸，绵延23km，面积约154km^2，主要由大峨山、二峨山、三峨山、四峨山4座山峰组成。

大峨山为峨眉山的主峰，通常说的峨眉山就是指大峨山。主峰为金顶，最高峰万佛顶海拔3099m，景区范围为以景区三级保护区为界限，包括大峨山的全部、二峨山和四峨山的局部，外围保护区域面积为469km^2，风景名胜区的现行管理区域面积为154km^2，峨眉山系邛崃山脉北岭南支，以其“雄、秀、神、奇、灵”和深厚的佛教文化，享誉海内外。1982年，经国务院审定为国家级重点风景名胜区，1996年，作为自然遗产和文化遗产列入《世界遗产名录》。

峨眉山属剥蚀背斜褶皱断块山，基底是前震旦纪花岗岩，顶部为大面积的二叠纪峨眉山玄武岩覆盖。其间褶皱紧密，断层交错，地层出露较全，在国际通用的13个地史纪中，除缺失志留纪、泥盆纪、石炭纪外，其余各纪所属的地层均有所出露。特别是张沟麦地坪出露的震旦—寒武系剖面和龙门洞出露的三叠纪地层剖面，层序完整良好，界限清楚，化石丰富，沉积相标志典型，历来被地质界誉为“地质之宫”。

新生代时期，受地壳运动的影响，峨眉山西部逐步上升成为崔巍雄峙的峨眉群峰，金顶、千佛顶、万佛顶矗立其上，气势磅礴；东部则渐渐下降为缓冲斜坡，丘陵起伏。峨眉平原毗邻于下，田畴如锦。从东向西，峰峦叠翠，山重水复，景层分明，各具情趣；低山区一列锦屏，芳草春融，年无炎夏；中山区黑白二水萦绕期间，千岩竞秀，万壑争流；高山区奇峰峭立，高踞云表，登临顶峰，遥望贡嘎，终年积雪，银装素裹，俯视三江（大渡河、岷江、青衣江），一泻千里，宛若白练，云海、日出、佛光、圣灯四大奇观尽收眼底。这独具一格的峨眉天下秀，与青城天下幽、剑门天下雄、夔门天下险，并称为巴蜀天府的四大名胜，蜚声中外。

二、峨眉山地貌

峨眉山大地构造位置地处上扬子板块本部的峨眉—瓦山断块带，为一座背斜断块山。全区构造较复杂，一级构造为峨眉山大背斜及峨眉山大断层，次级构造褶皱主要有桂花场向斜、牛背山背斜，断层有观心坡断层、牛背山断层和报国寺断层等。主要的构造为峨眉山背斜，位于张沟—洪椿坪一带，轴向南北，长约7km。桂花场向斜（又名万年寺向斜）位于纯阳殿—桂花场一带，轴向北西，长约30km。牛背山背斜（又名挖断山背斜）位于龙门洞—雷岩一带，轴向北西，长约12km。

峨眉山地貌按塑造地貌方式，可分为侵蚀地貌（峨眉山区）和堆积地貌（峨眉扇状冲洪积平原）；按成因可分为构造地貌、流水地貌、岩溶地貌和冰川地貌等。大峨山是峨眉山的主峰，海拔3099m，山脉峰峦起伏，重岩叠翠，山麓至峰顶50余千米，石径盘旋，直上云霄。在金顶有大面积抗风化强的玄武岩覆盖，构成了倾角10°~15°的平坦山顶面。而在金顶的东侧为古生代碳酸岩，由于流水沿背斜裂隙强烈溶蚀，形成了高达800m的陡崖（舍身崖）和深涧。

三、峨眉山地形与气候

清代《峨眉山志》云："常璩云，西崦峨嶓，地称天府，其精灵上应井络。《河图括地象》云，峨嶓上值天井，故多雨潦。"因为峨眉山与天上的井络相对应，所以多雨雾。

峨眉山位于中亚热带季风气候区域，其气候除受辐射、大气环流和地形地势三大因子的制约外，地形地势起着十分重要的作用。峨眉山在峨眉平原的西南尽头陡然屹立，坐西向东，南北走向，西面为二三十度的缓冲斜坡与西部群山接壤，东西为陡峭的舍身崖，面对三江平原，金顶、千佛顶、万佛顶三大主峰海拔3000余米，高出峨眉城区2600余米，在城区西南角形成一道高大的天然屏障，阻止了海洋暖湿气流的长驱直入，加之地形条件和地理环境对降水系统发生发展和移动的影响，造成整个山区云雾多、日照少、雨量充沛的气候特点，与西边的小凉山等地区构成名扬四方的"华西雨屏"。年平均相对湿度85%。年平均降雪天数为83天。山麓累年平均雾日为9.5天，而山顶竟高达322.1天。年平均雾凇139.4天，雨凇141.3天，是同一纬度的自然环境中极为罕见的"玉树琼花"奇观，日照山顶比山麓多，但全年也仅有1398.1小时。同时使气候要素的分配亦呈现出显著差别，形成"一山有四季、十里不同天"的气候特点，山麓累年平均气温为17.2℃，山顶为3.0℃，一般上下温差13~16℃。山麓累年平均降水量为1555.3mm，山顶为1922.8mm，具有从亚热带至亚寒带系统带谱的气候整体。从气象资料及整个峨眉山动植物的分布，都可表明这一山地垂直气候特点。

根据多年资料统计分析，整个峨眉山区可略划分为4个垂直气候带，即海拔1500m以下属亚热带气候，海拔1500~2100m属暖温带气候，海拔2100~2500m属中温带气候，海拔2500m以上属亚寒带气候。

四、峨眉山水文

峨眉山的水文地理位置属大（渡河）青（衣江）水系，境内有天然河流5条，即峨眉河、临江河、龙池河、石河、花溪河。花溪河在西北边境与洪雅县共界。其余4条均发源于峨眉山，分别按东、南和东南方向注入大渡河和青衣江。流域面积在100km^{2}以上的有峨眉河、临江河和龙池河。峨眉山风景区位于峨眉河、临江河和龙池河的上游，其主要河流有峨眉河的支流符汶河（含黑水、白水、黑水河）、虹溪河（含赶山河、瑜伽河）、临江河的支流张沟河、龙池河的支流燕儿河、花溪河的支流石河。

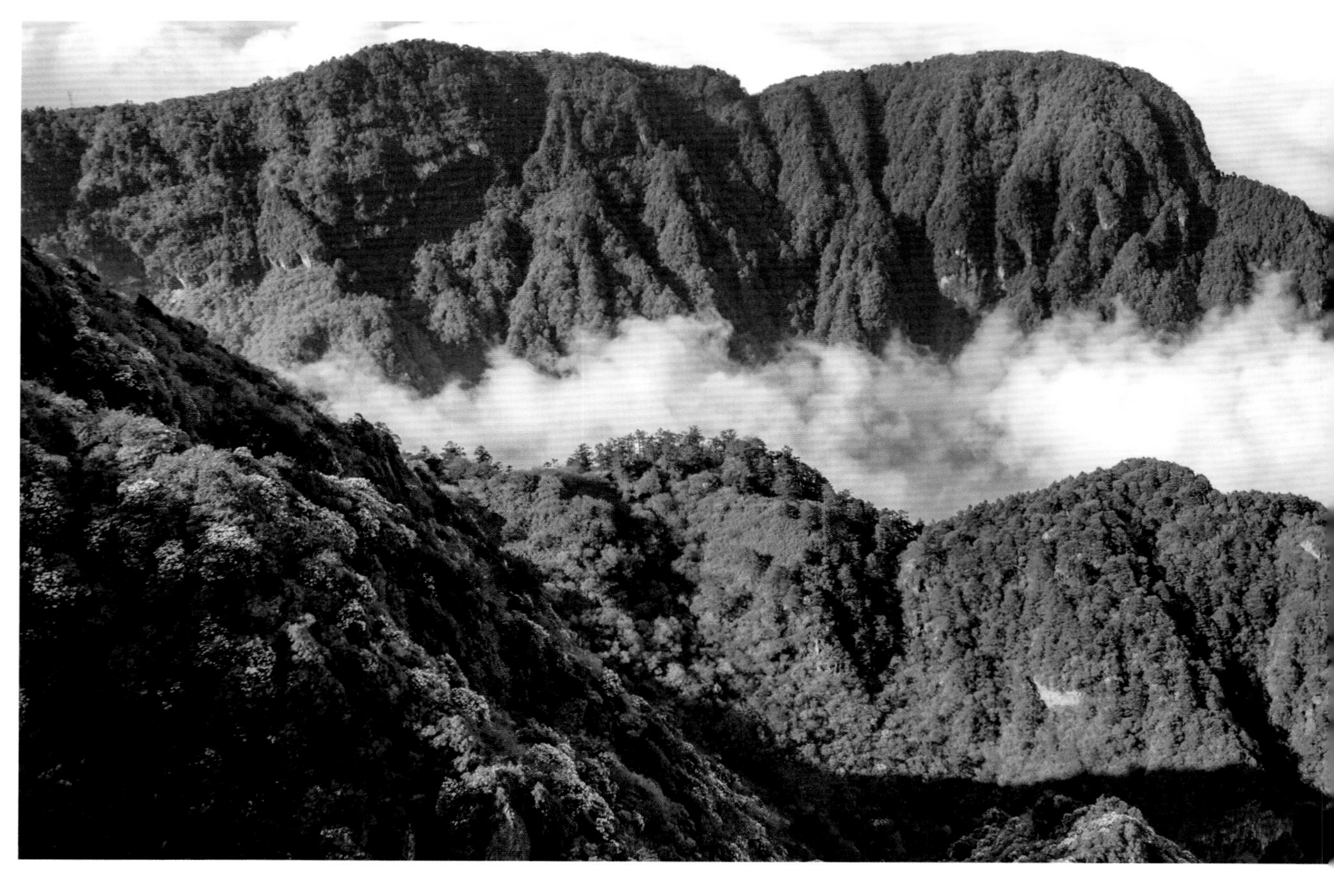

五、峨眉山土壤

峨眉山地质构造复杂，雨量充沛，河流纵横，生物气候植被垂直变化突出，成土母质变化多样，区内土壤的发展变化亦具有明显的山地垂直带谱的特性。主要存在六大类型的土壤，即黄壤、紫色土、石灰土、黄棕壤、暗棕壤和灰化土。

六、峨眉山植被

峨眉山自然植被保存较好，目前覆盖率达87.2%，从山麓到山顶，其垂直带谱可分为常绿阔叶林、常绿与落叶阔叶混交林、针叶与阔叶混交林和亚高山常绿针叶林与灌丛草甸四个林带。峨眉山处于四川盆地西南边缘向青藏高原过渡地带，多种自然要素交汇，形成丰富的植物种类和复杂的区系成分。

1. 植物种类极为丰富，且价值较高

峨眉山是世界植物资源的重要宝库。在仅154km^{2}的风景区范围内，现已知拥有高等植物242科，3200种以上，是整个欧洲植物种类的总和，约占中国植物物种总数的1/10，占四川植物物种总数的1/3，特有种属中尚有距今1亿多年到7000万年的孑遗植物，如桫椤、珙桐、水杉、银杏等被誉为植物活化石，世界上已发表的植物新种中有256种的模式标本采自峨眉山，这是世界上少见的。

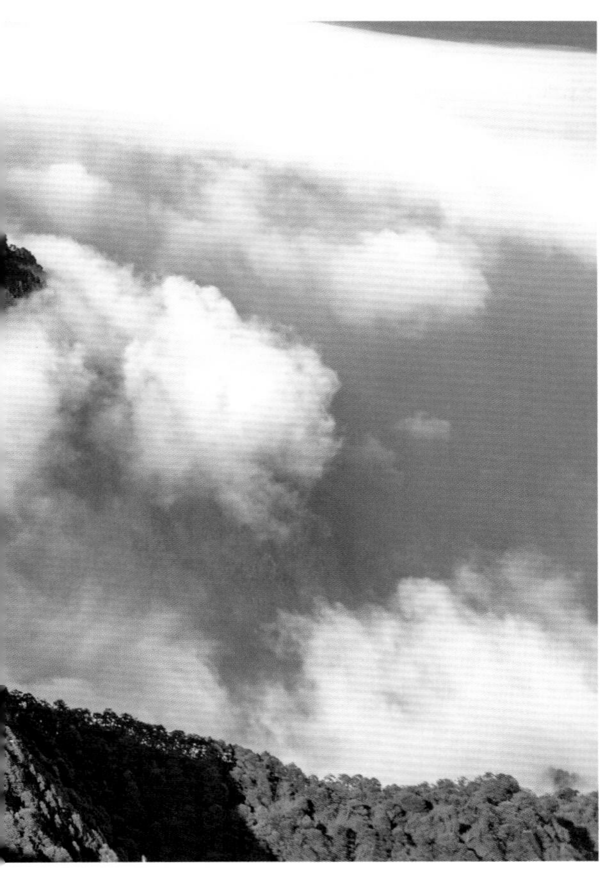

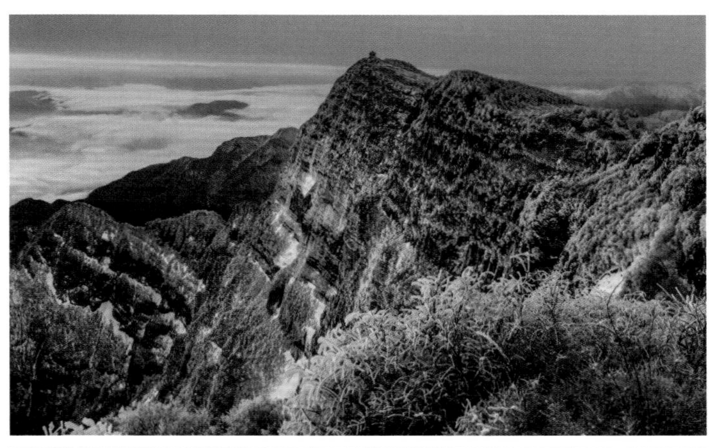

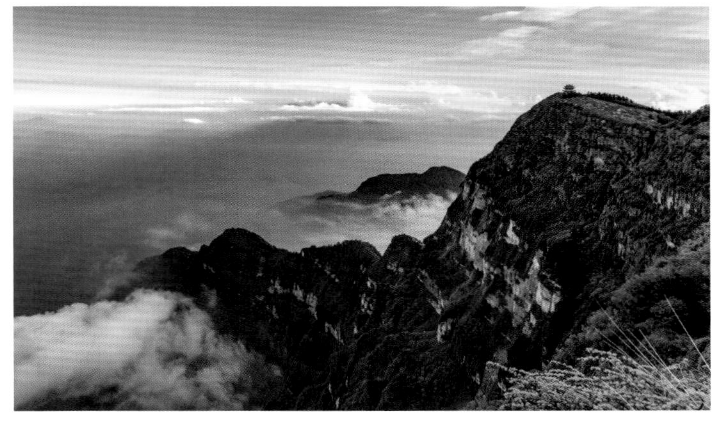

其中药用植物达2000多种，200多科，当前世界治疗癌症用的紫杉醇、鬼臼素、喜树碱、三尖杉酯等这里都有种质资源分布，这对中医中药的发展和维护人类健康做出了极大的贡献；花卉植物500余种，仅世界几大名花之一的杜鹃花属植物，现代分布中心在中国西部，峨眉山就处于该区域内，拥有杜鹃花29种之多，从小灌木、灌木、小乔木到乔木各种性状均有；中国的八角莲属植物，全国共产9种（含亚种），峨眉山就有6种；轻工、化工、食用等植物600种以上；其他樟科、木兰科、山茶科、蔷薇科、虎耳草科等种类都非常丰富。同时全山森林覆盖率达87%，并保存有1000年以上古树鸡桑、连香树、梓、柿、栲、黄心夜合、白辛树、百日青、冷杉等重要的林木种质资源。峨眉山列入《国家重点保护野生植物名录》（第一批）的植物达31种，占全国列级野生保护植物总数的10%。

2. 原始和特有种繁多

峨眉山植物特有种丰富，峨眉山特有种或中国特有种共有320余种，占全山植物总数的10%，比例高于全国，占中国特有植物的11.56%。峨眉山的古树名木有桫椤、银杏、冷杉、篦子三尖杉、鸡桑、连香树、四川木莲、珙桐等。仅产于峨眉山或首次在峨眉山发现并以“峨眉”定名的植物就达100余种，如峨眉拟单性木兰、峨眉山莓草、峨眉柳、峨眉矮桦、峨眉细圆藤、峨眉鼠刺、峨眉葛藤等。同时植物区系成分起源古老，单种科、单种属、少种属和洲际间断分布的类群多，如著名植物珙桐、桫椤、银杏、连香树、水青树、独叶草、领春木等在植物分类上都是一些孤立的类群，形态上都保持了一定的原始特征；木兰、木莲、含笑花、铁杉、木犀、万寿竹、石楠、五味子等是与北美相对立的间断分布类群，这些都是第三纪以前延续下来的物种。珙桐、水青树、连香树均为第三纪古热带的孑遗种，被列入《国家重点保护野生植物名录》（第一批），太子坪至明月庵的西面，尚有独叶草、延龄草、大叶柳等古老珍稀植物。

3. 具有世界上最典型、保存最好的亚热带植被类型

峨眉山植物物种多样性造就了峨眉山群落组成结构的复杂性和群落类型的多样性。峨眉山的森林植物群落具有乔、灌、草、地被和层外层各层发达而结构完整的特点。各层种类很少由单一的优势种组成，多为多优势种。从低至高由常绿阔叶林—常绿与落叶阔叶混交林—针阔叶混交林—亚高山针叶林形成了完整的亚热带森林垂直带谱，构成了峨眉山自然景观的多样性，而且是当今世界亚热带山地保存最完好的原始植被景观。

4. 植物区系复杂

峨眉山植物区系的复杂性更反映在组成上既有中国—日本植物区系成分，又有中国—喜马拉雅植物区系成分，而且热带、亚热带植物成分和温带植物成分都在这里交汇、融合形成奇特的自然景观，如热带、亚热带常绿树种楠、柯、木荷、柃木等可上升至海拔2200m以上，居于寒湿性、温性的冷杉、铁杉等可下延至海拔1800m，与温性榛、亮叶桦等构成一体，形成峨眉山山地特殊的色彩斑斓的五花林林带（又称针阔混交林带）。

七、峨眉山动物资源

峨眉山得天独厚的自然条件，繁茂的植物资源，为种类众多的野生动物的栖息、繁衍提供了优越的生态环境，峨眉山的动物有2300多种。其中珍稀特产和以峨眉山为模式产地的有157种，国家二级以上重点保护野生动物34种。珍稀的有小熊猫、短尾猴、白鹇、枯叶蝶、弹琴蛙、环毛大蚯蚓、峨眉藏酋猴、峨眉髭蟾、黑鹳、峨眉白鹇、蓝喉太阳鸟、红腹角雉等，1992年曾在绥山镇斗量村发现过大熊猫。

峨眉山有兽类7目26科71种，占全省总种数的32.9%。在71种兽类中，食虫目有3科11种，翼手目3科11种，灵长目1科2种，食肉目7科19种，偶蹄目4科6种，啮齿目6科20种，兔形目2科2种。在现有已知的兽类中，属于国家一级重点野生保护动物的有10种，属于国家二级重点保护野生动物的有12种。

峨眉山有鸟类269种（另6亚种），隶属于15目43科，占四川省鸟类种数的43.04%。根据2021年1月4日发布的最新《国家重点保护野生动物名录》及1990年3月四川省人民政府公布的《四川省重点保护野生动物名录》，峨眉山现有国家重点保护鸟类28种，占四川省国家重点保护鸟类总种数的20.22%。其中国家一级重点保护野生药用鸟类3种，国家二级重点保护野生鸟类17种；另有四川省重点保护野生鸟类8种。峨眉山还有27种完全或主要分布于我国的特产鸟类，占四川省的45.76%、全国的27.55%，其中画眉亚科种类16种，占四川省的76.19%、全国的53.33%。

峨眉山的爬行类物种也十分丰富，有爬行纲动物2目10科40种，其中龟鳖目2科3种，有鳞目8科37种，其种数约占四川全省的38.1%，约占全国的10%。峨眉山爬行类动物中被列入2000年国家林

业局发布的《国家保护的有益的或者有重要经济、科学研究价值的陆生野生动物名录》有39种。

四川的两栖动物为全国之冠，而峨眉山的两栖类动物其比例就占到了四川全省的34.2%，占全国种类的12.2%。现已知峨眉山有两栖纲动物2目7科37种（亚种），其中有尾目2科3种，无尾目5科34种（亚种），其丰富繁多为全国罕见。在峨眉山已知的两栖动物中，有属于国家二级重点保护野生药用动物3种。

峨眉山还有较为丰富的鱼类资源，根据资料显示，在峨眉山确有分布的鱼类有20种，属于3目6科18属，根据初步统计，珍稀和特有鱼类约有9种，占总种数的45.0%。

峨眉山节肢动物中，以昆虫纲鳞翅目的蝶类最为著名、美丽，约268种，尤以中华枯叶蝶和凤蝶最为名贵；环节动物中，峨眉山的蚯蚓种类众多，其中以峨眉山为模式产地的蚯蚓种类就达10余种。

峨眉山野生动物的垂直分布特点十分明显，鸟类与兽类均十分丰富。在海拔1500m以下的常绿阔叶林带，分布的鸟类主要有白鹭、鸢、雀鹰、普通鵟、楔尾绿鸠、点斑林鸽、领鸺鹠、凤头鹃隼、松雀鹰、灰胸竹鸡、峨眉白鹇、环颈雉、白腹锦鸡、山斑鸠、领角鸮、鹰鸮、领雀嘴鹎、白头鹎、红光椋鸟、红嘴蓝鹊、灰树鹊、大拟啄木鸟、白颈乌鸦、白眉林鸲、鹊鸲、灰翅噪鹛、画眉、白颊噪鹛、眼纹噪鹛、黑脸噪鹛、棕颈钩嘴鹛、矛纹草鹛、白喉噪鹛、红翅噪鹛、红嘴相思鸟、白领凤鹛、灰胸薮鹛、棕头鸦雀、棕腹仙鹟、铜蓝鹟、大山雀、黄腹山雀、纯色啄花鸟、金翅雀、酒红朱雀、灰头灰雀、叉尾太阳鸟、暗绿锈眼鸟、山麻雀、黑尾蜡嘴雀、蓝鹀等。分布的兽类主要有黑熊、鼬獾、獾、猪獾、赤狐、豺、黄喉貂、香鼬、黄腹鼬、黄鼬、斑林狸、花面狸、大灵猫、小灵猫、豹猫、小麂、毛冠鹿等。

在海拔1500~1900m的常绿落叶阔叶林带，分布的鸟类主要有领雀嘴鹎、白头鹎、红嘴蓝鹊、灰翅噪鹛、松雀鹰、凤头鹰、峨眉白鹇、白腹锦鸡、灰腹角雉、楔尾绿鸠、点斑林鸽、山斑鸠、鹰鹃、眼纹噪鹛、橙翅噪鹛、红翅噪鹛、棕颈钩嘴鹛、白喉噪鹛、棕噪鹛、褐鸦雀、黄腹山雀、大山雀、白领凤鹛、灰胸薮鹛、红嘴相思鸟、纹喉凤鹛、三趾鸦雀、金额雀鹛、红嘴鸦雀、红腹山雀、酒红朱雀、棕朱雀等。分布的兽类主要有野猪、林麝、黑熊、赤狐、背纹鼩鼱、皮氏菊头蝠、大蹄蝠、藏酋猴、小熊猫、貉、黄腹鼬、獾、猪獾、小灵猫、毛冠鹿、鬣羚等。

在海拔1900~2400m的针阔叶混交林带，分布的鸟类主要有蜂鹰、灰腹角雉、白腹锦鸡、点斑林鸽、矛纹草鹛、眼纹噪鹛、红翅噪鹛、灰胸薮鹛、纹喉凤鹛、红嘴相思鸟、山趾鸦雀、红腹山雀、黄腹山雀、蓝喉太阳鸟、赤朱雀、棕朱雀、点翅朱雀、酒红朱雀、暗色鸦雀、褐鸦雀、灰头灰雀等。分布的兽类主要有四川短尾鼩、藏酋猴、小熊猫、马熊、黑熊、赤狐、猪獾、野猪、林麝、鬣羚、赤腹松鼠、隐纹花松鼠、竹鼠等。

在海拔2400m以上的暗针叶林带，分布的鸟类主要有三趾鸦雀、橙翅噪鹛、纹喉凤鹛、白领凤鹛、灰腹角雉、短嘴金丝燕、黄颈啄木鸟、白眉林鸲、蓝喉太阳鸟、暗色鸦雀、红嘴鸦雀、赤朱雀、点翅朱雀、棕朱雀、酒红朱雀、灰头灰雀等。分布的兽类主要有林麝、毛冠鹿、鬣羚、小熊猫、大熊猫、马熊、赤狐、猪獾、金猫、斑羚、赤腹松鼠、隐纹花松鼠、竹鼠等。

第二章
峨眉山地区中药资源普查实施概况

唐代学者李善在其所著的《昭明文选注》中记载："峨山多药草，茶尤好，异于天下"——这是历史文献中，有关峨眉山中药最古老、最完整、最形象的记载。古代中医药学家对峨眉山中药资源的研究历史十分悠久，汉代《神农本草经》、晋代《巴郡本草》等古代的药物学名著，对峨眉山药物均有收录和记叙。其中隋唐之际的医药学家孙思邈数度来峨眉山，对特有的药草和民间处方做了长达25年的采集和研究，并著有《千金要方》和《孙真人丹经》等名著传世。

2011年11月，峨眉山地区正式启动了第四次全国中药资源普查试点工作，主要包括峨眉山市、洪雅县两个地区。2018年12月，峨眉山地区中药资源普查工作顺利通过了国家的验收。

峨眉山市普查试点工作共普查了17个乡镇，包括九里镇、符溪镇、峨山镇、桂花桥镇、胜利镇、乐都镇、高桥镇、黄湾乡、龙池镇、大为镇、龙门乡、沙溪乡、双福镇、普兴乡、罗目镇、新平乡、川主乡，完成了83%的乡镇普查；完成8个样带、36个样地、1080个样方的调查；对样方中的药用植物均统计了数量，测定了单株产量，并拍照；采集有花或有果的标本2217种，6184份；采集药材60份，种质资源45份；完成了5种栽培植物的调查；普查共拍摄照片43800张；普查发现峨眉山市野生药材主要有朱砂莲、续断、黄连、黄柏、赤芍、淫羊藿、厚朴、杜仲、峨三七、峨参、龙眼独活、郁金、重楼、黄精、石斛、天麻、灵芝、雪胆、猪苓、茯苓、乌灵参、虫草等；栽培药材主要有黄连、黄柏、厚朴、杜仲、白术、天麻、白蜡、重楼、黄精、草珊瑚、干姜、灵芝、银杏、泽泻、黄柏、峨参、石斛、三七、五倍子，主产于龙池镇、大为镇、龙门乡、黄湾乡、川主乡、沙溪乡等地。

洪雅县普查试点工作共普查了13个乡镇，包括洪川镇、止戈镇、三宝镇、余坪镇、槽渔滩镇、中保镇、东岳镇、花溪镇、柳江镇、高庙镇、瓦屋山镇、中山乡、将军乡、汉王乡、桃源乡，完成了86.7%的乡镇普查；完成36个样地、1060个样方的调查；对样方中的药用植物均统计了数量，测定了单株产量，并拍照；采集有花或有果的标本1910种，4600份；采集药材25份，种质资源21份；完成了10种栽培植物的调查；普查共拍摄照片33800张；普查发现洪雅县野生药材主要有黄连、重楼、黄柏、金龟莲、天南星、鱼腥草、厚朴、天麻、鸡矢藤、五倍子、白及、官桂、辛夷、石斛、川牛膝、川续断等；栽培药材主要有黄连、黄柏、重楼、黄精、天麻、厚朴、石斛、白及、红豆杉，主产于瓦屋山镇、中山乡、中保镇、汉王乡等地。

峨眉山地区第四次全国中药资源普查进一步掌握了峨眉山地区中药资源的本底数据。在中药资源普查基础数据的支撑下，结合峨眉山地区的中医药资源优势，峨眉山市人民政府组织制定了《峨眉山市中医药产业发展规划（2016—2020）》，洪雅县人民政府组织制定了《洪雅县中医药产业发展规划（2016—2020）》。相关规划的制定，为峨眉山地区"十三五"期间中药种植区划、加工生产、商业贸易、教育科研、健康服务业、养生旅游产业的发展提供了科学的规划和指引。

第三章

峨眉山地区道地药材资源概况

道地药材，是优质纯真药材的专用名词，指具有特定自然条件、生态环境的地域所出产的特定药材，因其生产较为集中、历史较为悠久，故而还形成了较为独特且精细的栽培、采收技术与加工工艺，以致较其他地区所产的同种中药材品质佳、疗效好。道地药材的深入研究与大力发展，对保障中药材品种与质量、提高中医临床疗效、服务卫生健康事业等多方面具有重要意义。峨眉山地区野生药材资源丰富，区域中医药文化独特，被誉为“仙山药园”，根据第四次全国中药资源普查成果，综合文献调查结果，发现峨眉山地区具有道地药材20多种，如峨眉黄连、峨参、峨眉雪胆、天麻、白蜡、厚朴、灵芝、黄精、黄柏、老鹳草、朱砂莲、金毛狗脊等。

峨眉黄连，又名岩连、凤尾连，其质地坚实，极为珍贵，曾是“贡品”，是峨眉山的名贵药材，驰名中外，也是我国重要的出口药材之一，为国家二级重点保护野生植物。峨眉黄连系野生，本地习称岩连，属毛茛科的多年生草本。根状茎条状，多不分枝，略微弯曲，结节密集，表面黑褐色，断面金黄色，形似雉尾，故又名“凤尾连”。须根较硬，鳞叶较多，通常带有长7~10cm的地上部分，作为野生黄连的标记。它比家种黄连色泽更深，味道更苦，质量更优。峨眉黄连野生于海拔1000~2000m的低山区、中山区，喜生于阴湿的峭壁悬崖之上。常年可以采挖，以11月份采挖的为佳，但采集困难。挖出根茎后，除去须根，留下一段叶柄，晒干即可。岩连疗效优于雅连。

天麻，又名木浦、明天麻、定风草，是峨眉山的名贵药材之一，平肝息风药类中的珍品，国家三级重点保护野生植物。产于峨眉山低山区、中山区的树林中或向阳的灌木、竹丛中。由于采收的季节不同，冬至后采挖的天麻为“冬麻”，坚实肥壮，质地最佳；立夏前采挖的为“春麻”，体质较松泡，质次。经沸水煮透或蒸透后干燥的块茎，呈略扁的长椭圆形，皱缩而弯曲，表面为淡黄色至黄棕色，半透明，质坚实光润，断面似角质。

白蜡，白蜡虫分泌的白色蜡质入药，中医称为虫白蜡，又名虫蜡，商品通称白蜡，为峨眉山特产，也是传统的出口产品之一，在国际市场上久负盛名。白蜡虫属昆虫纲，同翅目，胸喙亚目，蚧科，亦称蜡虫。体小，雌虫主要繁殖蜡虫，雄虫主要分泌白蜡。每年5月小满前后，在峨眉山低山区，蜡农用油桐叶或竹壳包好蜡虫，挂于木犀科植物白蜡树上寄养。蜡虫幼虫在树枝上固定不动后，分泌白色蜡质，包围躯体，泌蜡互相粘贴在一起，使整个枝条被厚厚的蜡层包裹，成雪白色棒状，此即虫白蜡。如此经过70~100天，到9月白露前后，摘下蜡花，通过熬制加工即成。峨眉山放养白蜡虫、生产虫白蜡有悠久历史。明代徐光启的《农政全书》载：“四川南部、西充、嘉定（今乐山）生产最盛，而购于潼川（今三台县）。”民国以来，峨眉白蜡产量多占全川之首。峨眉占全川白蜡产量的50%，故有“世界白蜡首推中国，中国首推四川，峨眉又居四川之首”的美誉。峨眉白蜡分“米心”和“马牙”两种。米心白蜡表面白硬，起柑皮状皱缩，断面呈细小米状结晶，米心白蜡是成品蜡中的上品；马牙白蜡表面光滑，断面呈马牙形或柱状结晶，色微黄。在国际市场上常作为衡量白蜡质量、划分白蜡等级的标准。清代，作为皇帝贡品的川蜡以峨眉米心白蜡为主。

峨参，又名土田七、土白芷、广三七，与峨蕊、雪魔芋并为峨眉山三大特产。清人楼藜然的《峨眉纪游》写道：“外有峨参一种，形如沙参而大，色较黄白，山僧常馈送人。食者颇多，味略似参，性微凉，渍以米泔水，和肉煮服之，补肾。”药用根部，补中益气，壮腰补肾，是治疗脾虚食胀、肺虚咳喘、肺水肿等的良药。峨参与五加科的人参同类不同科，属于伞形科，为二年生或多年生草本，因根部状似人参而得名。植株高1.5m，直根粗大，茎秆粗壮。叶卵形，二回三出或羽状分裂，或二回羽状分裂；裂片披针状卵形。花白色，组成复伞形花序。双悬果，条状管形。多野生于中山区与高山区的灌木林缘、草坡。以中山区的资源最为丰富，该地药农已习惯半家种式的培植。

峨眉雪胆，又名曲莲、苦金盆、金龟莲，为葫芦科植物雪胆及大籽雪胆的块根。幼枝被短而密的柔毛，藤尖的短须常分二叉；块根越大，藤也越长。叶互生，椭圆状披针形或宽披针形，5~7片小叶排列于柄端。花雌雄异株，圆锥花序，花冠淡黄色，花开后，花瓣向外翻卷连接成球状。蒴果筒状倒圆锥形。雪胆的块根特别肥大，一般数千克，最大的可达50kg，块根卵球形，表皮粗糙，棕褐色，遍布小疙瘩，似乌龟匍匐在地，又名金龟莲。药农采摘后，切成约1cm^{2}的方形小块片，用开水焯过，炕干成雪胆片。性喜阴湿，分布较广，主产于海拔1400~2300m的中山区的灌木林中，秋季采挖，以个大肥厚、质地坚实、断面淡黄色、味道苦极者为上品。

第四章

峨眉山地区珍稀濒危药用资源概况

峨眉山处于多种自然要素的交汇地区，典型的地质地貌，保护完好的生态环境，特别是地处世界生物区系的结合和过渡地带，拥有丰富的生物资源，造就了峨眉山丰富多样的药用资源。但由于人们对药用植物资源的合理开发和持续利用认识不足，致使在不同程度上对部分资源进行掠夺式的采挖，加之违背自然规律的不适当垦殖，毁林开荒，教学、科研、观赏、药用的过度采集，严重破坏了森林植被和生态平衡，特别是进入20世纪80年代后，随着旅游业的蓬勃发展，山中许多区域的生态环境发生了巨大改变，致使本已生存困难的稀有种群更是雪上加霜。

一、峨眉山珍稀濒危药用植物

根据第四次全国中药资源普查成果，结合历年中药资源调查数据，同时查阅《世界自然保护联盟濒危物种红色名录（IUCN）》《濒临绝种野生动植物国际贸易公约（CITES）附录》《国家重点保护野生植物名录》《42种国家重点保护的野生动植物药材品种目录》等资料，结合峨眉山中药资源的实际情况，统计出峨眉山地区珍稀濒危药用植物42种，详见表2-1。

表 2-1　峨眉山珍稀濒危药用植物名录

植物名	学名	科名	药用部位	濒危程度	保护级别
狭叶瓶尔小草	*Ophioglossum thermale*	瓶尔小草科	全草	渐危	Ⅱ级
桫椤	*Alsophila spinulosa*	桫椤科	茎	渐危	Ⅱ级
小黑桫椤	*Alsophila metteniana*	桫椤科	茎	濒危	Ⅱ级
粗齿桫椤	*Alsophila denticulata*	桫椤科	茎	濒危	Ⅱ级
金毛狗	*Cibotium barometz*	金毛狗科	根茎	濒危	Ⅱ级
水蕨	*Ceratopteris thalictroides*	凤尾蕨科	全草	濒危	Ⅱ级
扇蕨	*Neocheiropteris palmatopedata*	水龙骨科	根	渐危	Ⅱ级
苏铁	*Cycas revoluta*	苏铁科	花、叶、根、种子	濒危	Ⅰ级
四川苏铁	*Cycas szechuanensis*	苏铁科	花、叶、根、种子	濒危	Ⅰ级
银杏	*Ginkgo biloba*	银杏科	种仁、叶	濒危	Ⅰ级
篦子三尖杉	*Cephalotaxus oliveri*	三尖杉科	枝叶、种子	濒危	Ⅱ级

续表

植物名	学名	科名	药用部位	濒危程度	保护级别
红豆杉	*Taxus chinensis*	红豆杉科	种子	濒危	Ⅰ级
南方红豆杉	*Taxus chinensis* var. *mairei*	红豆杉科	种子	濒危	Ⅰ级
短柄乌头	*Aconitum brachypodum*	毛茛科	块根	渐危	Ⅲ级
黄连	*Coptis chinensis*	毛茛科	根茎	渐危	Ⅲ级
峨眉黄连	*Coptis omeiensis*	毛茛科	根茎	濒危	Ⅱ级
独叶草	*Kingdonia uniflora*	毛茛科	全草	稀有	Ⅰ级
黄牡丹	*Paeonia delavayi* var. *lutea*	毛茛科	根皮	渐危	Ⅲ级
四川牡丹	*Paeonia szechuanica*	毛茛科	根皮	濒危	Ⅱ级
八角莲	*Dysosma versipellis*	小檗科	根茎	渐危	Ⅲ级
桃儿七	*Sinopodophyllum hexandrum*	小檗科	根茎	渐危	Ⅲ级
厚朴	*Magnolia officinalis*	木兰科	树皮	渐危	Ⅱ级
圆叶玉兰	*Magnolia sinensis*	木兰科	树皮、花、果	渐危	Ⅱ级
西康玉兰	*Magnolia wilsonii*	木兰科	树皮	渐危	Ⅱ级
峨眉含笑	*Michelia wilsonii*	木兰科	花	濒危	Ⅱ级
莲	*Nelumbo nucifera*	睡莲科	种子、叶	渐危	Ⅱ级
金铁锁	*Psammosilene tunicoides*	石竹科	根	稀有	Ⅱ级
连香树	*Cercidiphyllum japonicum*	连香树科	果实	稀有	Ⅱ级
杜仲	*Eucommia ulmoides*	杜仲科	树皮、叶	易危	Ⅱ级
樟	*Cinnamomum camphora*	樟科	根、皮、果	渐危	Ⅱ级
楠木	*Phoebe zhennan*	樟科	树皮、心材	渐危	Ⅱ级
银叶桂	*Cinnamomum mairei*	樟科	皮、枝、种子、根皮	渐危	Ⅲ级
野大豆	*Glycine soja*	豆科	种子	渐危	Ⅱ级
黄檗	*Phellodendron amurense*	芸香科	树皮	渐危	Ⅱ级
紫茎	*Stewartia sinensis*	山茶科	根皮、茎皮、果实	渐危	Ⅲ级
羽叶点地梅	*Pomatosace filicula*	报春花科	全草	稀有	Ⅱ级
防风	*Saposhnikovia divaricata*	伞形科	根	渐危	Ⅲ级
羌活	*Notopterygium incisum*	伞形科	根茎与根	渐危	Ⅲ级
黄芩	*Scutellaria baicalensis*	唇形科	根	渐危	Ⅲ级
延龄草	*Trillium tschonoskii*	百合科	根茎	渐危	Ⅲ级
天麻	*Gastrodia elata*	兰科	块茎	渐危	Ⅲ级
独花兰	*Changnienia amoena*	兰科	全草、根	稀有	Ⅱ级

二、峨眉山珍稀濒危药用动物

峨眉山动物资源极为丰富，有2300多种，其中珍稀特产和以峨眉山为模式产地的有157种，珍稀品种有小熊猫、大熊猫、短尾猴、白鹇、枯叶蝶、弹琴蛙、环毛大蚯蚓、峨眉藏酋猴、峨眉髭蟾、黑鹳、峨眉白鹇、蓝喉太阳鸟、红腹角雉等，根据国家林业和草原局 农业农村部公告（2021年第3号）《国家重点保护野生动物名录》，其中珍稀濒危药用动物有34种，详见表2–2。

表 2–2 峨眉山珍稀濒危药用动物名录

动物名	拉丁学名	科名	药用部位	保护等级
鲈鲤	*Percocypris pingi*	鲤科	肉	Ⅱ级
长薄鳅	*Leptobotia elongata*	鳅科	肉	Ⅱ级
角鞘山溪鲵	*Batrachuperus pinchonii*	小鲵科	全体	Ⅱ级
大鲵	*Andrias davidianus*	隐鳃鲵科	全体	Ⅱ级
脆蛇蜥	*Ophisaurus harti*	蛇蜥科	全体	Ⅱ级
白鹳	*Ciconia ciconia*	鹳科	肉、骨	Ⅰ级
鸳鸯	*Aix galericulata*	鸭科	肉	Ⅱ级
中华秋沙鸭	*Mergus squamatus*	鸭科	骨、肉	Ⅰ级
苍鹰	*Accipiter gentilis*	鹰科	头、骨骼、眼睛、嘴、爪	Ⅱ级
雀鹰	*Accipiter nisus*	鹰科	头、骨骼、眼睛、嘴、爪	Ⅱ级
松雀鹰	*Accipiter virgatus*	鹰科	头、骨骼、眼睛、嘴、爪	Ⅱ级
秃鹫	*Aegypius manachus*	鹰科	肉、骨骼	Ⅰ级
普通鵟	*Buteo buteo*	鹰科	羽毛、粪便、卵	Ⅱ级
白鹇	*Lophura nycthemera*	雉科	肉	Ⅱ级
短耳鸮	*Asio flammeus*	鸱鸮科	全体	Ⅱ级
长耳鸮	*Asio otus*	鸱鸮科	全体	Ⅱ级
鸱鸮	*Bubo bubo*	鸱鸮科	全体	Ⅱ级
红胁绣眼鸟	*Zosterops erythropleurus*	绣眼鸟科	肉、骨	Ⅱ级
猕猴	*Macaca mulatta*	猴科	骨、粪尿混合物、肉、胆、血、脂肪、阴茎与睾丸	Ⅱ级
穿山甲	*Manis pentadactyla*	鲮鲤科	鳞片、肉	Ⅰ级
豺	*Cuon alpinus*	犬科	肉、皮、胃	Ⅰ级
貉	*Nyctereutes procyonoides*	犬科	肉	Ⅱ级

续表

动物名	拉丁学名	科名	药用部位	保护等级
赤狐	*Vulpes vulpes*	犬科	肉、心、肝、肺、胆、肠、头、足	Ⅱ级
黑熊	*Selenarctos thibetanus*	熊科	胆囊与胆汁、骨骼、肉、脂肪油、脑髓、足掌、肌腱	Ⅱ级
水獭	*Lutra lutra*	鼬科	肝、骨骼、胆、四肢、皮毛、肉	Ⅱ级
大灵猫	*Viverra zibetha*	灵猫科	肉、香腺分泌物	Ⅰ级
豹猫	*Felis bengalensis*	猫科	肉、骨	Ⅱ级
云豹	*Neofelis nebulosa*	猫科	骨、肉	Ⅰ级
豹	*Panthera pardus*	猫科	骨、肉	Ⅰ级
金猫	*Profelis temmincki*	猫科	骨骼、全体、头骨	Ⅰ级
梅花鹿	*Cervus nippon*	鹿科	鹿茸、鹿角、鹿角胶、鹿角霜、睾丸与阴茎、胎兽及胎盘、四肢肌腱、尾巴、肉、血、皮、胆、齿、骨、脂肪油、脊髓与骨髓、甲状腺体、头肉、蹄肉	Ⅰ级
林麝	*Moschus berezovskii*	麝科	雄体香囊的干燥分泌物、香囊外壳、肉	Ⅰ级
羚牛	*Budorcas taxicolor*	牛科	角、睾丸	Ⅰ级
斑羚	*Naemorhedus goral*	牛科	肉、血、肝、角、油	Ⅰ级

生物多样性是人类生存和发展、人与自然和谐共生的重要基础。珍稀濒危植物的优先保护是开展生物多样性保护的基础。国家发展改革委、自然资源部联合印发《全国重要生态系统保护和修复重大工程总体规划（2021—2035年）》，规划明确提出“加强珍稀濒危物种重要栖息地保护修复”，党的十九届五中全会提出了“实施生物多样性保护重大工程”。针对珍稀濒危药用资源的生存现状，建议开展就地保护、迁地保护、种质资源保存、人工扩繁、野外回归等工作，促进野外种群复壮，连通生态廊道；建设野生动物救护场所、繁育基地，以及国家重点保护野生动植物基因保存设施；健全国家珍稀濒危物种的保护政策法规体系，使濒危物种保护条例各条各款在法律体系中都能一一落实，做到有法可依；将峨眉山悠久的佛家、道家文化与野生物种生态保护相结合，将天人合一的佛家理念贯彻到当地珍稀濒危物种的保护宣传中，做好文化规划和传播。

第五章
峨眉山地区中药资源保护现状

一、峨眉山中药资源发展存在的问题

1. 中药资源破坏严重

（1）柳杉林对生态的侵占严重。在沙溪乡、黄湾乡、高桥镇等原本生物多样性很丰富的地方，大量种植柳杉后，侵占了原本植物生长的空间，基本上没有其他植物生长，严重破坏了该地区的生物多样性。

（2）矿山开采严重破坏中药资源。由于大量开采矿石，造成对山体的破坏，同时开采后不注重环境的修复，因此乐都镇、龙池镇等地很多曾有文献记载的物种都逐渐消失了。

（3）人为的滥采滥挖，很多重要资源正在枯竭。以重楼为例，10年前，重楼市场价格约为30元/千克，现在重楼的市场价格为400~500元/千克。人们在野外，凡是看到野生重楼，不管大小，一定会将其采挖，有的采回去种植在自己房屋前后，但大多是作为药材卖掉。类似的这类野生药材，如天麻、灵芝、虫草、白及，都遭此噩运。重要野生中药资源从此就走上了“越挖越少、越少越贵、越贵越挖”的怪循环的路子。

2. 中药种植业规模化小

（1）盲目引种，缺乏技术支持。部分农民出于急切致富的心理，仅从报纸、电视、网上获得一些片面信息，不进行分析，不向专业技术部门和人员咨询相关情况，盲目引进种植。最终的结果通常是该品种根本不适应当地环境条件；或者引进的种子是假种子，易上当受骗。

（2）种植缺乏规划，无法发挥规模效应。例如龙池镇金川村的天麻合作社建立的基地还不多，相当多的乡镇农民仍是自主种植，品种和面积均未形成规模，无法取得政策和资金的扶持。由于产量小，也无法取得规模效益，对产品没有议价权，价格较低。

（3）缺乏大企业支撑，药农独自承担风险。峨眉山地区虽然有几家制药、饮片企业，但其实力比较薄弱，同时未对峨眉山地区的主产大宗药材进行有效的开发利用。峨眉山地区的中药材产品销售的主要形式是由各地收购大户与外地药商收购外运，占70%以上，而企业带动农户种植回收的约占20%。

二、 峨眉山中药资源保护的优势与条件

1. 中药资源种类多，可以发展的选择多

峨眉山特殊的地形地貌，丰富的气候类型，造就了丰富的生物多样性。峨眉山有中药资源2000多种，是中药资源保护的绝佳区域，同时为中药种植加工业提供了丰富的资源。食用、药用、观赏的药用植物种类多，为中医药种植业、中药药膳、中医药健康旅游业提供了广阔的发展空间。

2. 中药材种植基础较好

峨眉山是四川省三大中药材生产区之一，中药材种植面积已经超过2万亩（1亩≈666.67m^2），种植品种超过60个，主要有魔芋、黄连、黄柏、厚朴、杜仲、白术、天麻、白蜡、重楼、黄精、草珊瑚、干姜、灵芝、银杏、泽泻、黄柏、峨参、石斛、三七、五倍子等，种植区域主要分布在龙池镇、大为镇、龙门乡、黄湾乡、川主乡、沙溪乡等地，形成了“公司+基地+农户”的新型生产模式、营销大户带动业主种植模式、专业合作社带动农户种植模式等多样化种植，初步具备了发展中药材规范化与规模化种植的条件。

三、 峨眉山中药资源保护措施

将资源保护与产业发展相结合，大力推动传统技术挖掘、科技创新和转化应用，因地制宜、因时制宜、因种制宜，促进峨眉山中药材的科学种植养殖，切实加强濒危稀缺中药材资源的保护保存，减少对野生中药材资源的依赖，实现川产道地药材产业持续发展与生态环境保护相协调。

1. 筹建峨眉山中药资源保护区

联合四川省农业农村厅、四川省农业科学院、乐山市农业局、四川省林业厅、四川省林业科学研究院、乐山市林业局、四川省野生动植物保护协会、相关环保组织（如世界自然基金会、山水自然保护中心）等，将峨眉山自然保护区纳入中药材保护动态监测网络和保护体系之内，规划建设峨眉山濒危珍稀野生药用动植物保护区。

2. 分区保护中药材

峨眉山海拔落差大，药用植物具有明显的海拔分布规律性，根据海拔分布规律有针对性地对峨眉山中药材进行分区域保护。

3. 完善、提升峨眉山珍稀濒危中药资源动态监测网络

整合完善成都中医药大学、四川省中医药科学院、中药材天地网等科研机构和电子商务平台，建设1个中药资源动态监测点，在峨眉山区建立10个观察点，全面监测珍稀濒危中药资源的变化情况。

4. 建立健全峨眉山中药种质资源保存、保护体系

建设峨眉山中药种质资源库、药用植物园及标本库等，整理和保存中药种质资源2000份、基因组DNA样本2000份、离体保存药用物种种质500种以上。

5. 建设峨眉山濒危稀缺中药材种苗培育基地

依托中峰寺种植园、万年寺峨眉山植物园、龙池镇黄连基地、七里坪灵芝种植基地，针对资源紧缺、濒危野生中药材，开展峨眉拟单性木兰、桫椤、背蛇生（四川朱砂莲）、狭叶竹节参、虎舌红、峨眉报春、峨眉春蕙、黄花鹤顶兰、峨眉黄连、峨眉金线兰、八角莲、峨参、松叶蕨、延龄草、峨眉手参等品种的野生抚育与野生变家种的农业栽培实验，并建立特色示范性种质资源圃基地，为濒危稀缺道地药材的规模化繁育做好准备。

6. 建立国家药用植物重点物种保存圃

2016年12月20日，四川省中医药科学院与四川金杯集团正式签约在洪雅县七里坪共建“国家药用植物重点物种保存圃”。

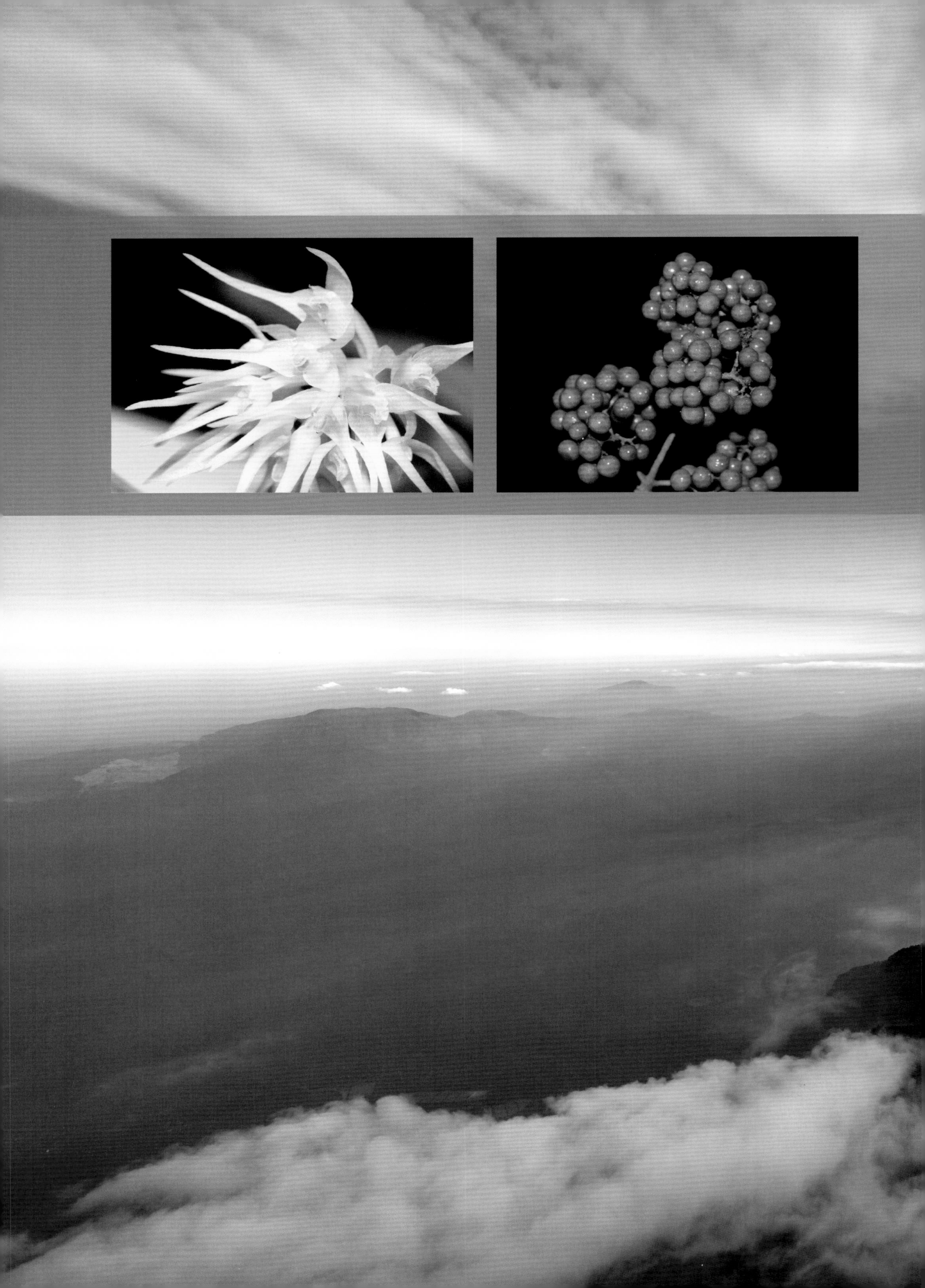

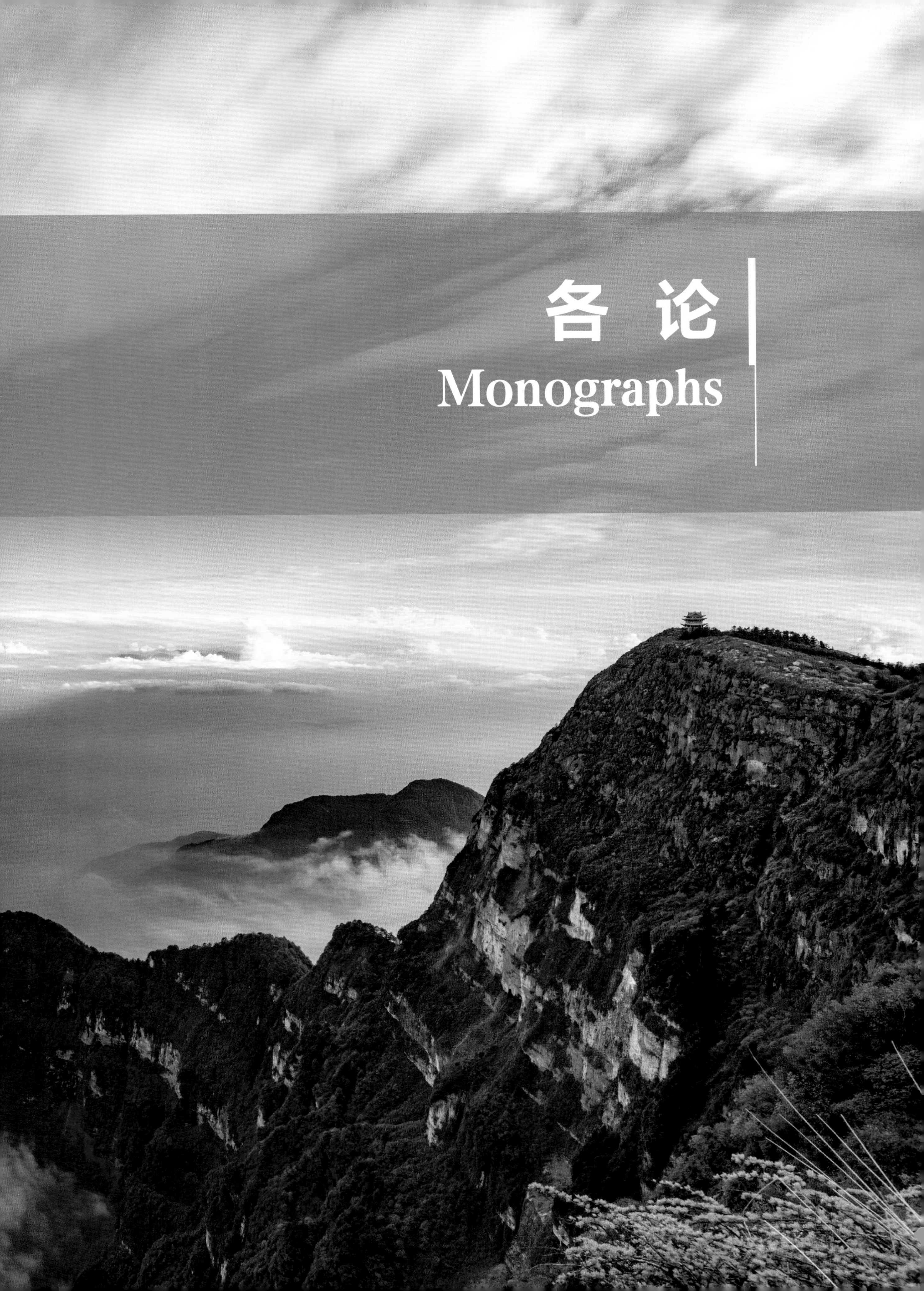
各 论
Monographs

FIRST CHAPTER

第一章

峨眉山地区药用植物资源

木耳科

木　耳　黑木耳、耳子

Auricularia auricula (L. ex Hook) Underw.

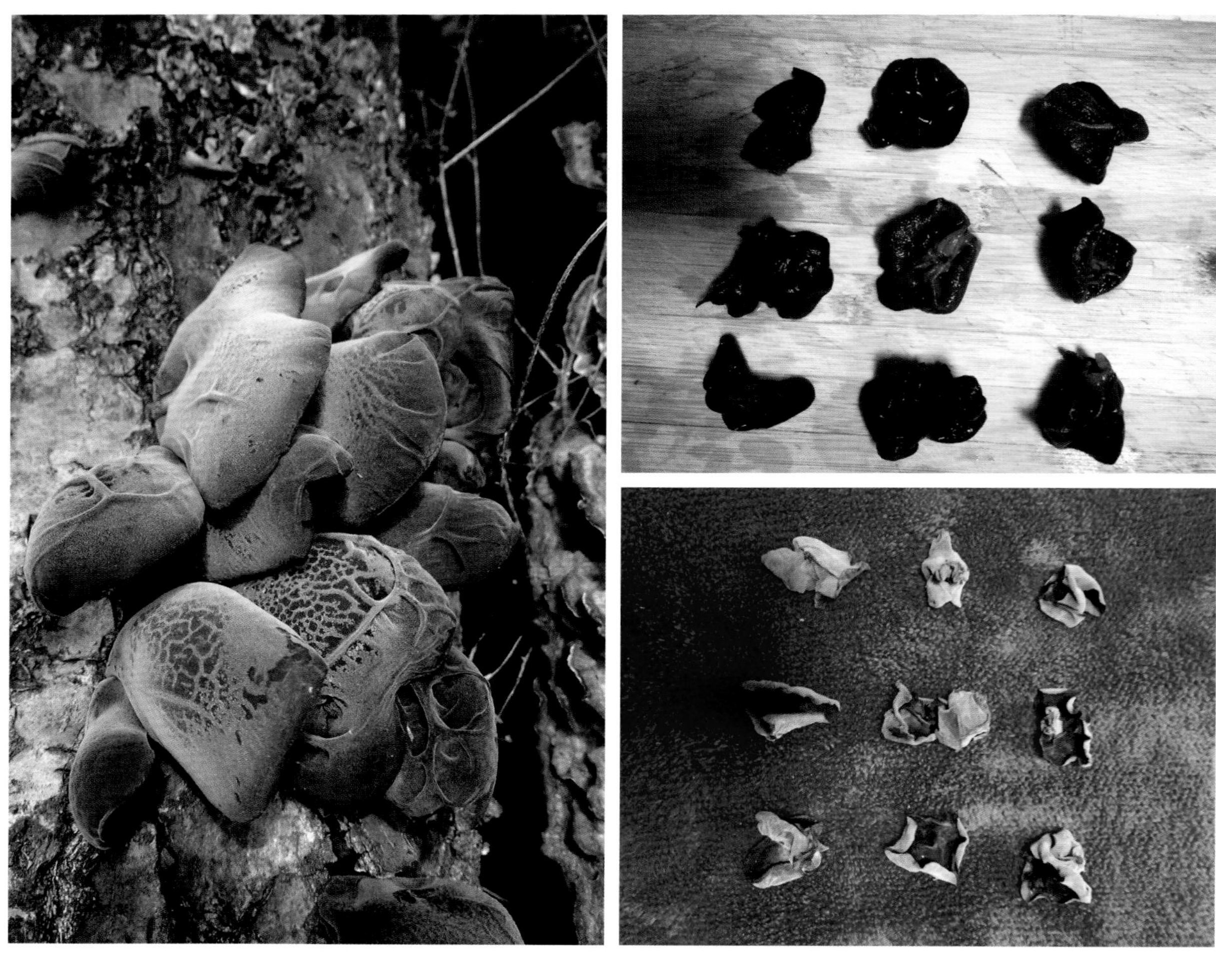

【形态特征】新鲜的木耳呈胶质片状，半透明，侧生在树木上，耳片直径5~10cm，有弹性，腹面平滑下凹，边缘略上卷，背面凸起，并有极细的绒毛，呈黑褐色或茶褐色。

【适宜生境】生于阔叶树腐烂的木材、树桩旁，多见于腐朽的槲栎、杂木林下。

【资源状况】分布于低山区、中山区。少见，有栽培。

【入药部位】子实体。

【功能主治】清热凉血，益气强身，活血祛瘀，止血，止痛，补血，补脾。用于肺热咳嗽，肠炎痢疾，尿路感染，痔疮出血。

评　述　川产道地药材，主要作为食材。

银耳科

金　耳

黄金银耳

Tremella mesenterica Fries.

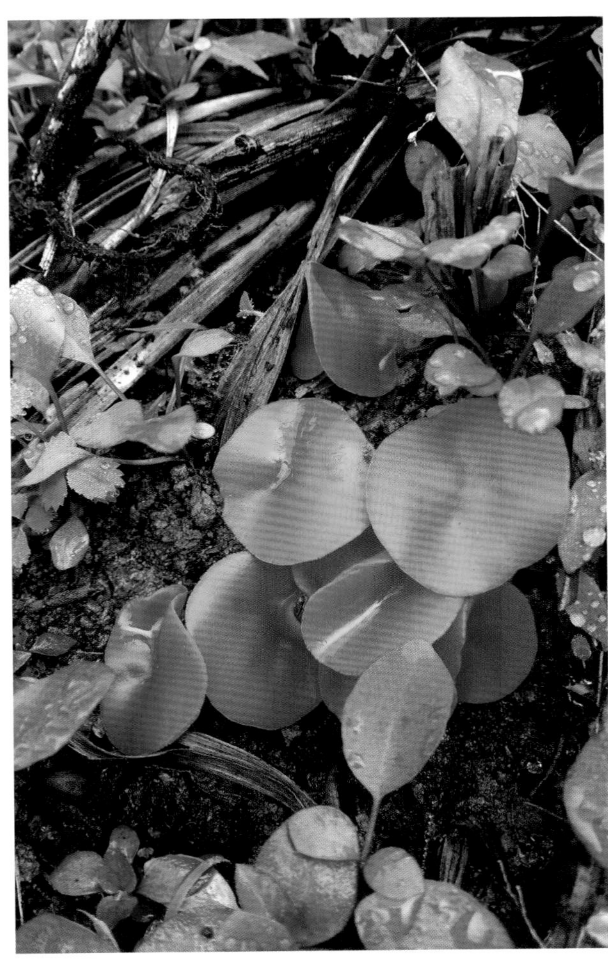

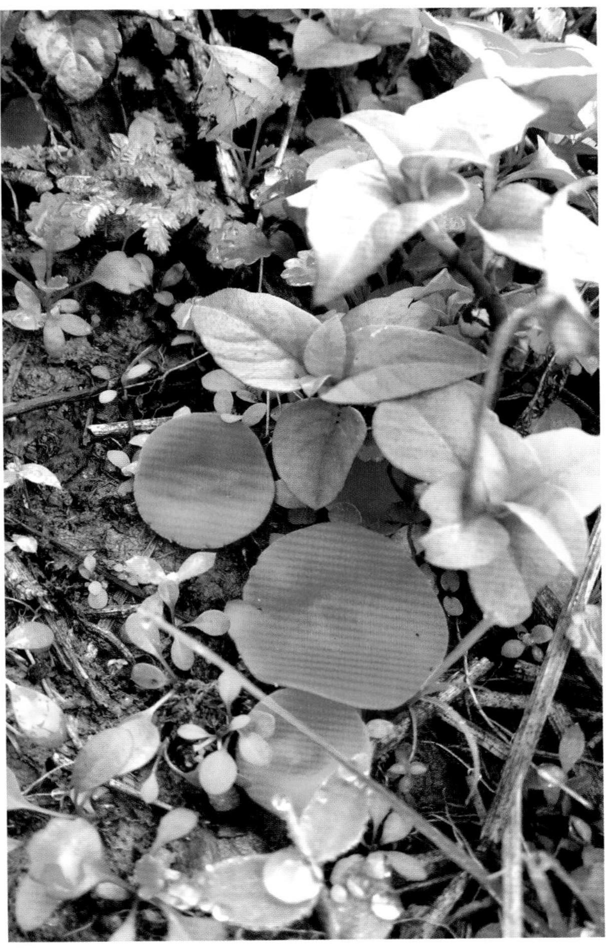

【形态特征】子实体散生或聚生，表面较平滑；渐渐长大至成熟初期，耳基部楔形，上部凹凸不平、扭曲、肥厚，形如脑状或不规则的裂瓣状，内部组织充实。成熟中、后期，裂瓣有深有浅。中期，部分裂瓣充实，部分组织松软；后期，组织呈纤维状，甚至变成空壳。子实体的颜色呈鲜艳的橙色、金黄色至橘红色；药用和美容的产品呈近白色。

【适宜生境】生于栎树及其他阔叶树的朽木上。

【资源状况】分布于中山区。罕见。

【入药部位】子实体。

【功能主治】益肺化痰，平喘止咳，降血压。用于肺痨，虚劳咳嗽，感冒，痰多，气喘，高血压。

麦角菌科

冬虫夏草菌 *Cordyceps sinensis* (Berk.) Sacc.

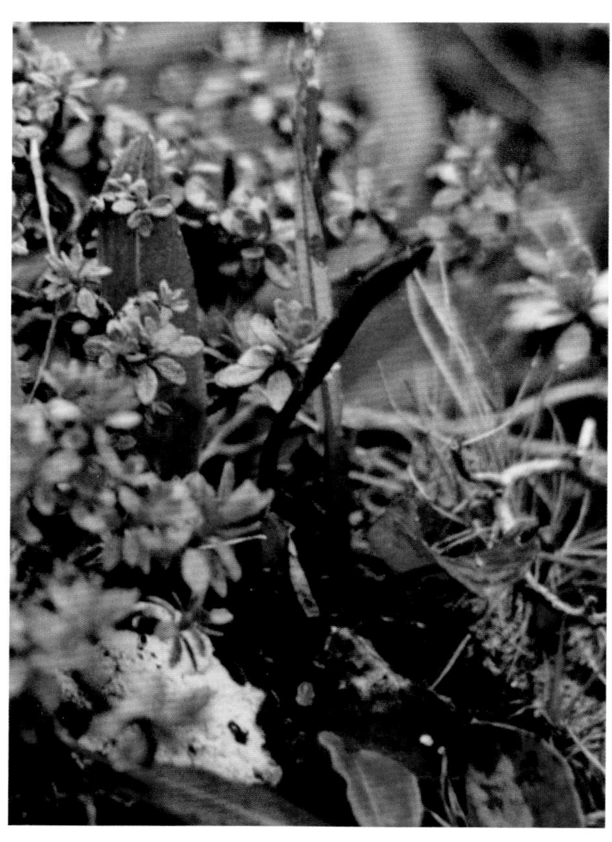

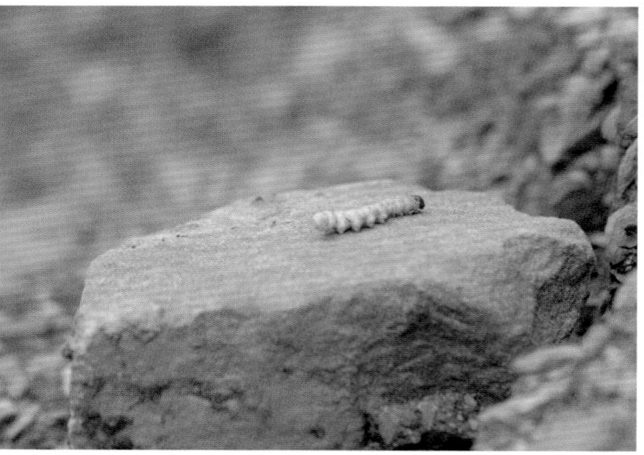

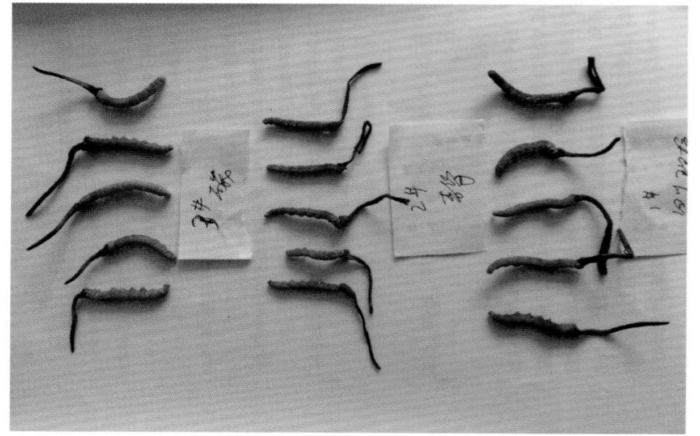

【形态特征】子座单生，棒球棍状，长4~11cm；不育柄部长3~8cm，直径1.5~4mm；上部为子座头部，稍膨大，呈圆柱形，长1.5~4cm，褐色，除先端小部外，密生多数子囊壳；子囊壳大部陷入子座中，先端凸出于子座之外，卵形或椭圆形，长250~500 μm，直径80~200 μm，子囊壳内有多数长条状线形的子囊；子囊内有8个具有隔膜的子囊孢子。

【适宜生境】生于山坡草地。

【资源状况】分布于高山区。罕见。

【入药部位】菌核及子座。

【功能主治】益肺肾，补精益髓，益气，止血，化痰，止劳嗽。用于自汗盗汗，阳痿遗精，病后久虚不复，腰膝酸痛，火咳虚喘，劳伤咯血。

评　　述　川产道地药材。

多孔菌科

赤　芝

灵芝、红芝、木灵芝、菌灵芝

Ganoderma lucidum (Leyss. ex Fr.) Karst.

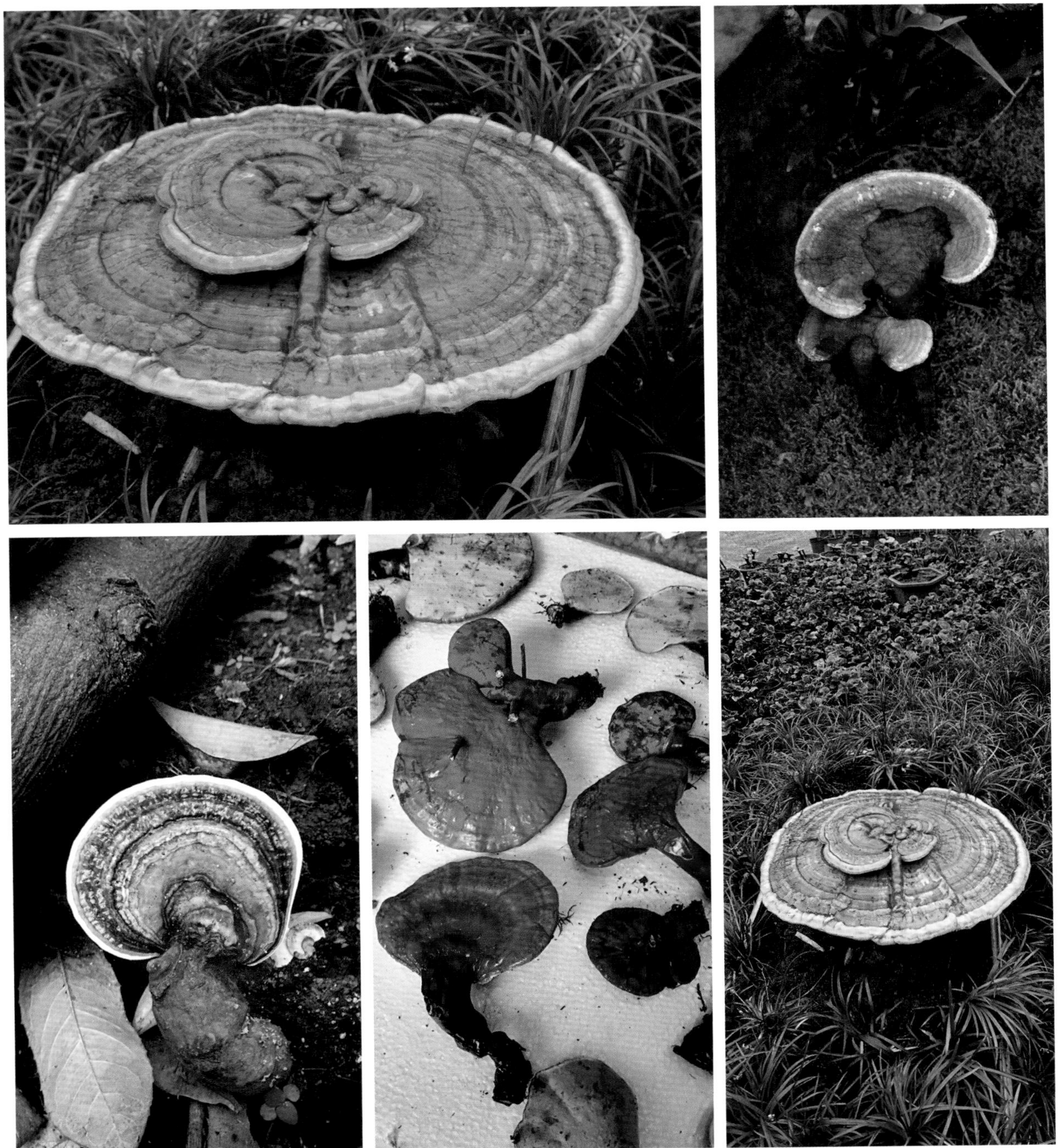

【形态特征】子实体红褐色，肾形或半圆形，表面光泽如漆。大小及形态变化很大，大型个体的菌盖长20cm，宽10cm。下面有无数小孔，管口呈白色或淡褐色，每毫米内有4~5个，管口圆形，内壁为子实层，孢子产生于担子顶端。菌柄侧生，极少偏生，长于菌盖直径，紫褐色至黑色，有漆样光泽，坚硬。孢子卵圆形，长8~11 μm，宽7 μm，壁2层，内壁褐色，表面有小疣，外壁透明无色。

【适宜生境】生于腐烂的木材、树桩旁，多见于腐朽的槲栎、杂木林下。

【资源状况】分布于低山区。少见，有栽培。

【入药部位】子实体。

【功能主治】补虚健胃，宁心安神，健脾，滋阴，健脑，强壮，消炎，利尿，益肾，解误食毒菌中毒。用于神经衰弱，白细胞减少，高血压，冠心病，胃痛，头晕，食欲不振，虚劳咳嗽，气喘，失眠，消化不良。

评　述　川产道地药材，主产于乐山市（峨眉山）。

茯　苓 *Poria cocos* (Schw.) Wolf.

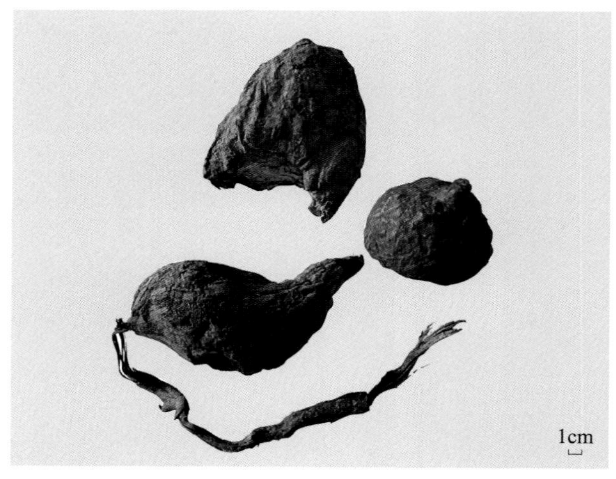

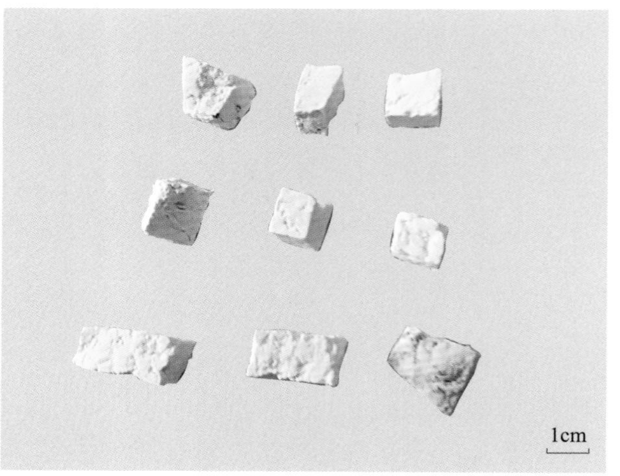

【形态特征】菌核形状不规则，如甘薯，球状，有特殊臭气；表面粗糙，呈瘤状皱缩，外皮淡棕色或黑褐色，内部粉质，白色。菌管单层，孔为多角形，孔缘变齿状。

【适宜生境】生于马尾松林下，常寄生在松树根上，埋于土中。

【资源状况】分布于低山区。少见。

【入药部位】菌核。

【功能主治】利水渗湿，健脾安神，补中，宁心安神，消肿。用于体虚浮肿，湿停水肿，脾胃虚弱，脾虚湿困，痰饮，恶心，心慌，头昏，心神不安，失眠。

评　述　川产道地药材。

蛇苔科

蛇　苔　蛇地钱

Conocephalum conicum (L.) Dumort.

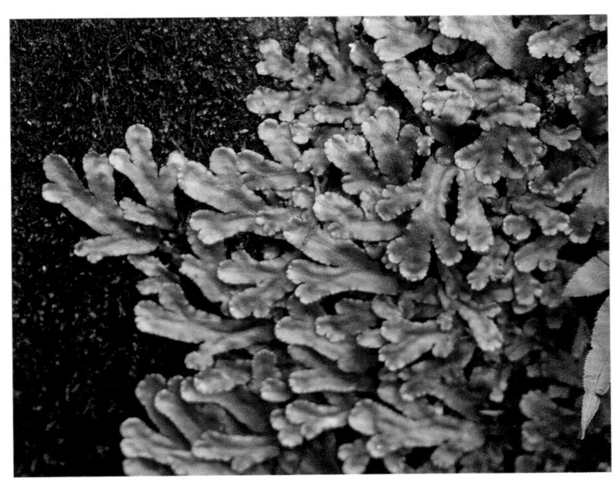

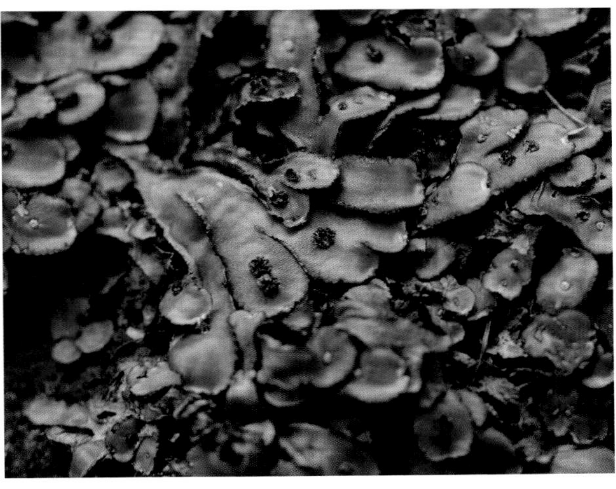

【形态特征】植物体大，密集着生，革质，深绿色。叶状体宽带状，多回二叉分枝，革质，深绿色，略具光泽，表面的花纹似蛇皮；背面有六角形或菱形气室，每室中央有1个单一型的气孔，气室内有多数直立的营养丝，营养丝顶端细胞长梨形，有细长尖。雌雄异株。雌托钝头圆锥形，褐黄色，有无色透明的长托柄；托下面着生总苞，苞内具1个孢蒴。雄托柄圆盘状，紫色，无柄，贴生于叶状体背面。

【适宜生境】生于潮湿地上。

【资源状况】分布于峨眉山各地。常见。

【入药部位】叶状体。

【功能主治】清热解毒，消肿止痛。用于痈疮肿毒，蛇虫咬伤，烧烫伤，外伤骨折，疔疮。

地钱科

地　钱 *Marchantia polymorpha* L.

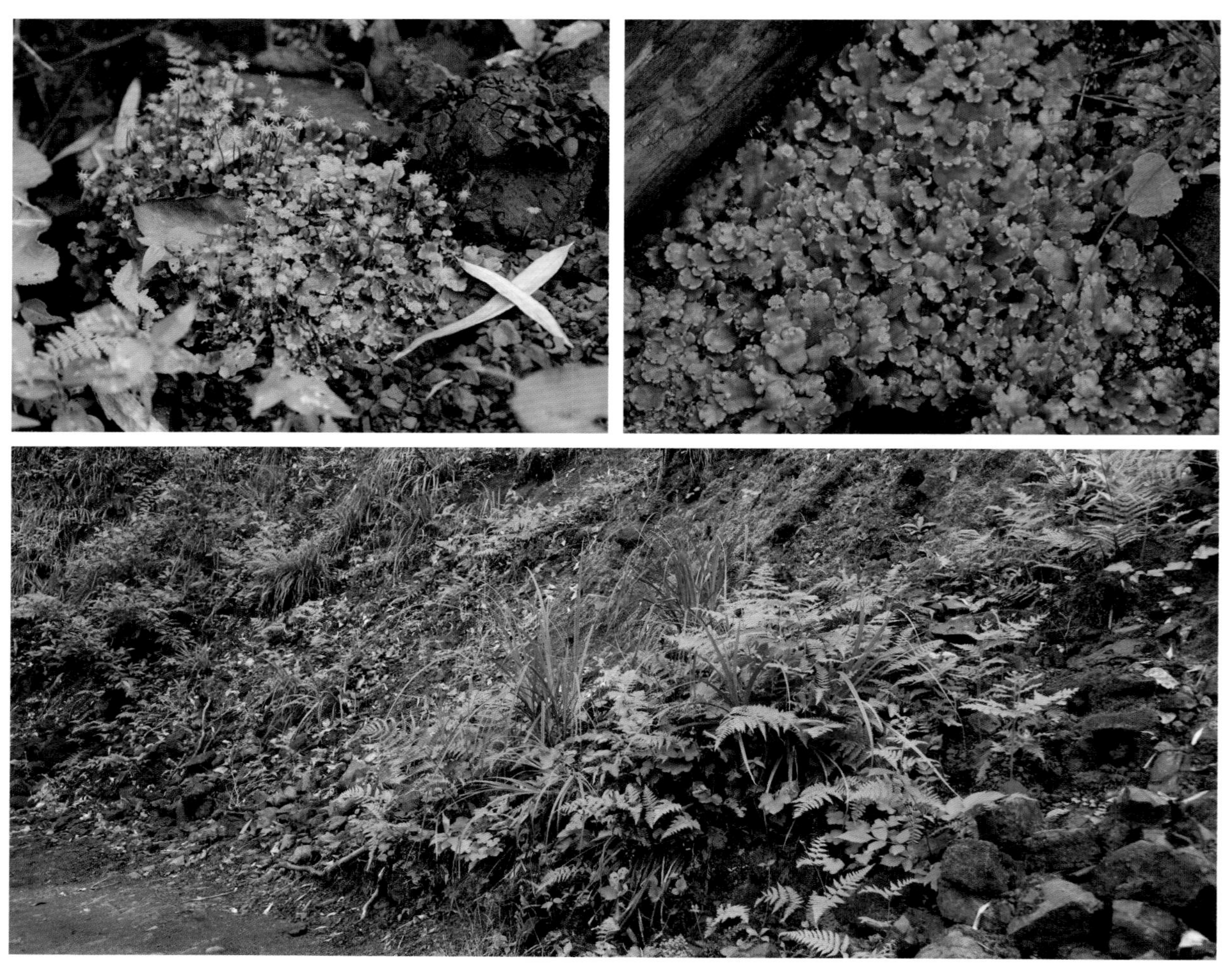

【形态特征】植物体大，密集丛生，宽带状，暗绿色。叶状体扁平，多回二叉分枝，边缘多波曲，背面具气孔；腹鳞片紫色，4~6列，附着物圆形。胞芽杯边缘具粗齿。雌雄异株。配子器托均有柄。雄托盘状，波状浅裂成7~8瓣；雌托扁平，深裂成9~11个指状。

【适宜生境】生于潮湿岩石或地上。

【资源状况】分布于峨眉山各地。常见，可以大量开发利用。

【入药部位】全草（地钱）。

【功能主治】生肌，拔毒，清热。用于烫火伤，癣，疮痈肿毒，刀伤，骨折，烂脚疮，臁疮，慢性骨髓炎，毒蛇咬伤。

葫芦藓科

葫芦藓 石松毛
Funaria hygrometrica Hedw.

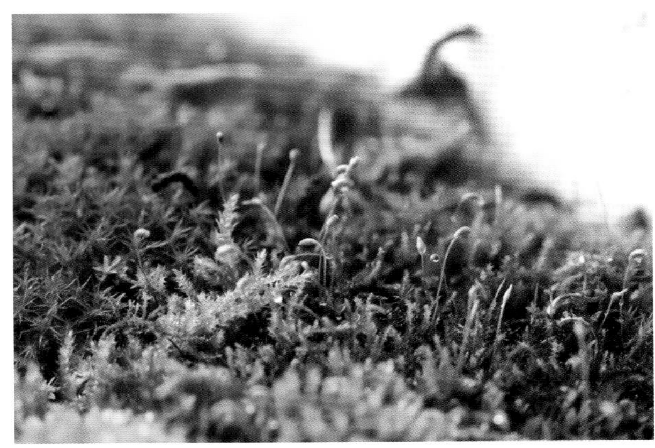
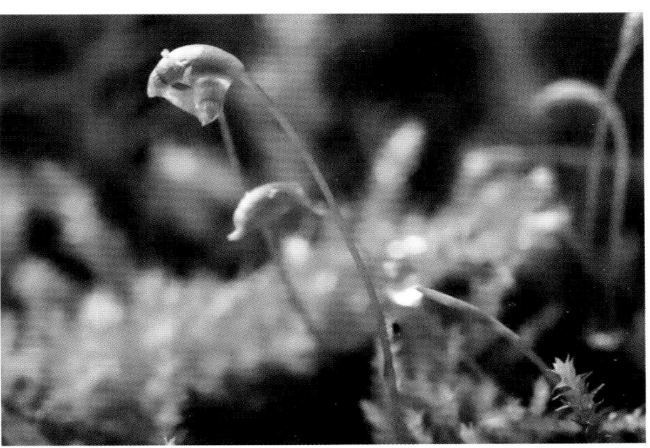
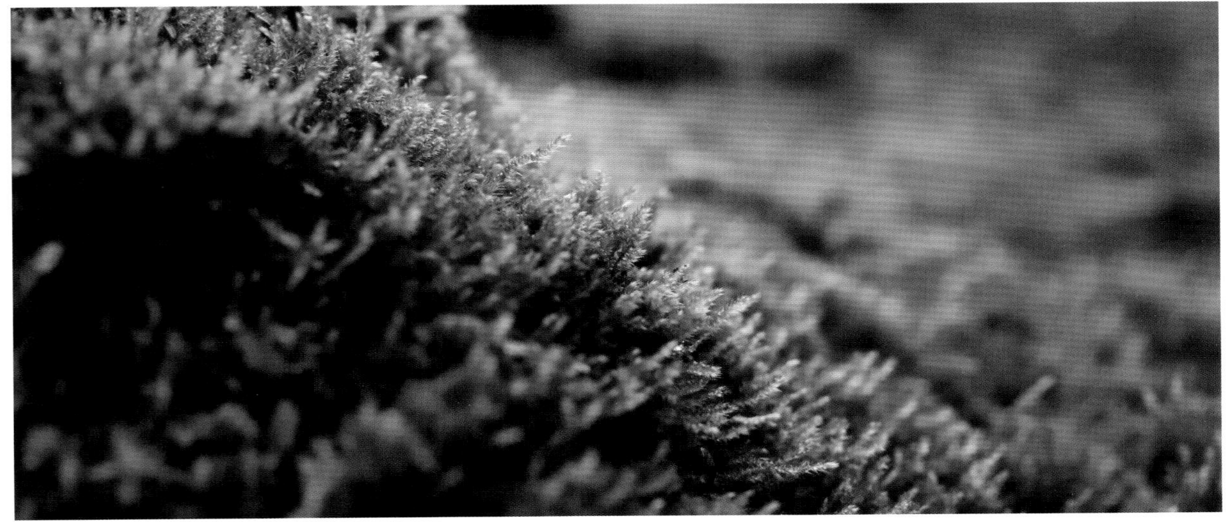

【形态特征】植物体小至中等大，稀疏或密集丛生，黄绿色，高1~3cm。茎单一或分枝。叶多簇生于茎先端，干时皱缩，湿时倾立，阔卵形、卵状披针形至倒卵圆形，先端急尖，叶边多少内卷，全缘；中肋单一，长达叶尖或偶有突出。雌雄同株异苞。雄苞顶生，花蕾状；雌苞则生于雄苞下的短侧枝上。蒴柄细长，黄褐色，长2~5cm，上部弯曲。孢蒴高出苞叶，梨形，不对称，倾立至垂倾；蒴帽兜形，形似葫芦瓢状。

【适宜生境】生于潮湿地上。

【资源状况】分布于低山区。常见。

【入药部位】全草。

【功能主治】除湿，止痛，活血。用于跌打损伤，劳伤吐血，肺痈吐血，风湿痹痛。

真藓科

暖叶大地藓 岩谷伞、回心草

Rhodobryum giganteum (Hook.) Par.

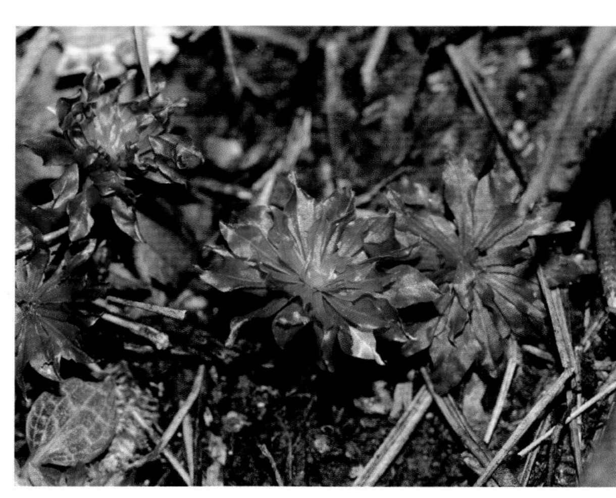

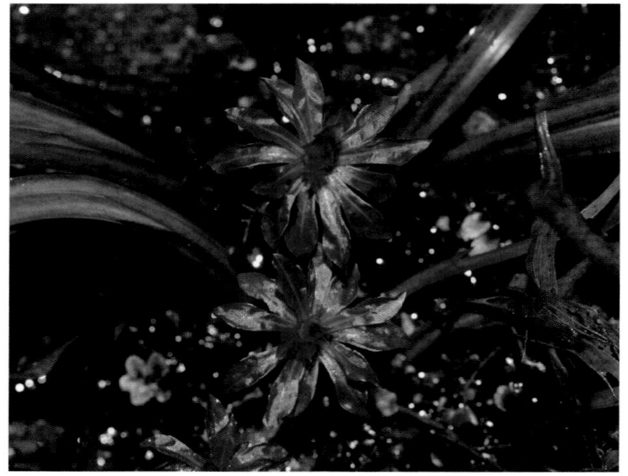

【形态特征】矮小草本，高4~7cm；植物体稀疏丛生，绿色或黄绿色。地下茎匍匐，地上茎直立，不分枝。叶莲座状集生于直立茎顶端，长舌形或近匙形，上部明显宽于基部，尖端渐尖，分化边明显，上部边缘具双齿；中肋单一，长达叶尖。蒴柄细长，孢蒴下垂，红黄色，长卵圆柱形。

【适宜生境】生于林下阴湿处。

【资源状况】分布于高山区。少见。

【入药部位】全草。

【功能主治】清热，明目，解毒。用于肺热，咳嗽，肝风目翳，心悸，神经衰弱，目赤肿痛。

金发藓科

金发藓

土马鬃、大金发藓

Polytrichum commune Hedw.

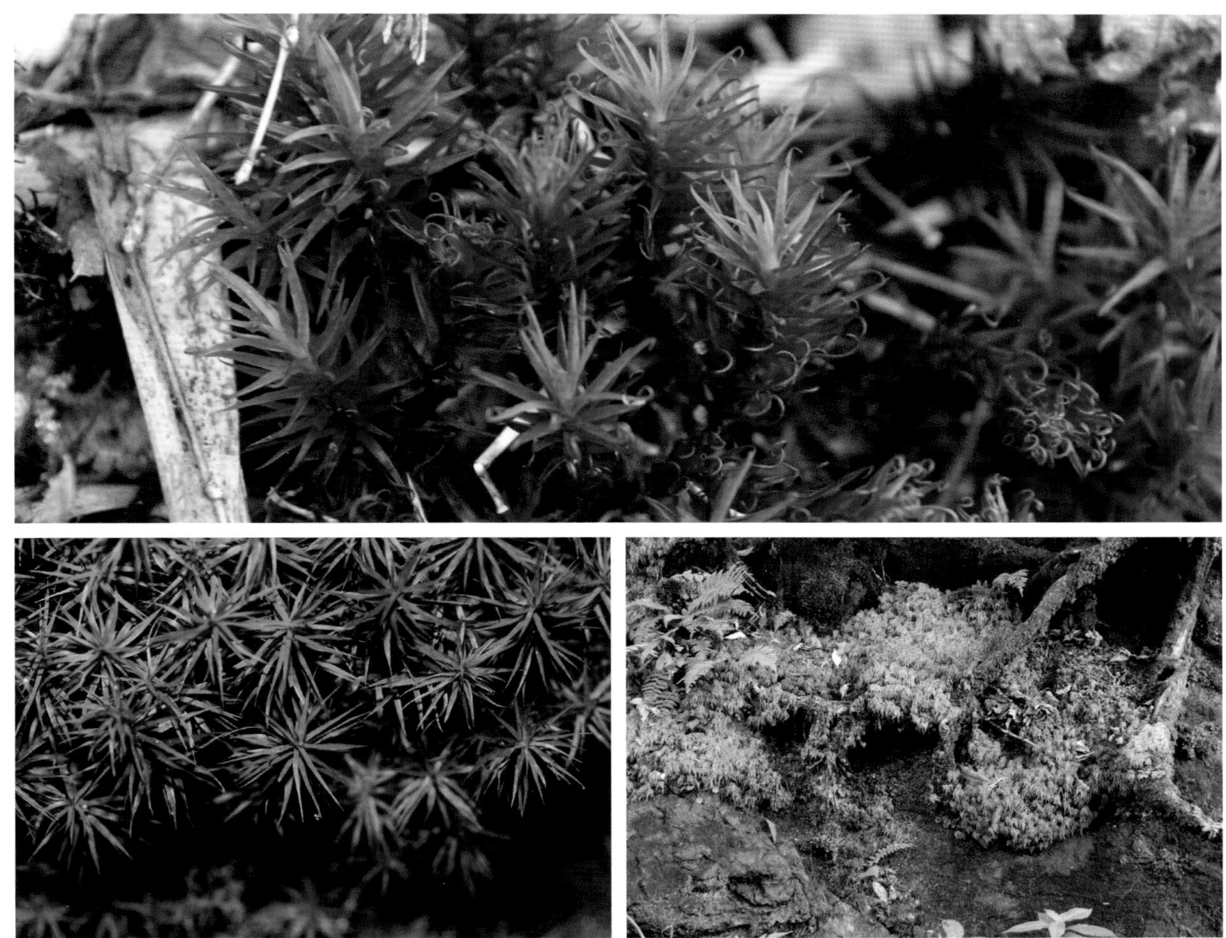

【形态特征】植物体大型，稀疏或密集丛生，绿色至暗绿色。植株较粗壮，高10~30cm。茎直立，常单一，扭曲。叶干时直立贴茎，湿时伸展，基部鞘状，上部披针形，叶缘具锐齿；栉片密生，高5~9个细胞，顶细胞略宽于下部细胞，上表面常明显内凹；中肋突出叶尖成芒状。蒴柄长4~8cm；孢蒴4棱，棕红色，方柱形，有4~6棱，台部明显；蒴帽密被金色纤毛。

【适宜生境】生于山坡与林下阴湿处。

【资源状况】分布于低山区。少见。

【入药部位】全草（土马鬃）。

【功能主治】败毒，止血，补脾，润肠。用于肺痨吐血，肺热咳嗽，痈毒，脾虚，便血。

松叶蕨科

松叶蕨

刷把连、石刷把

Psilotum nudum (L.) Beauv.

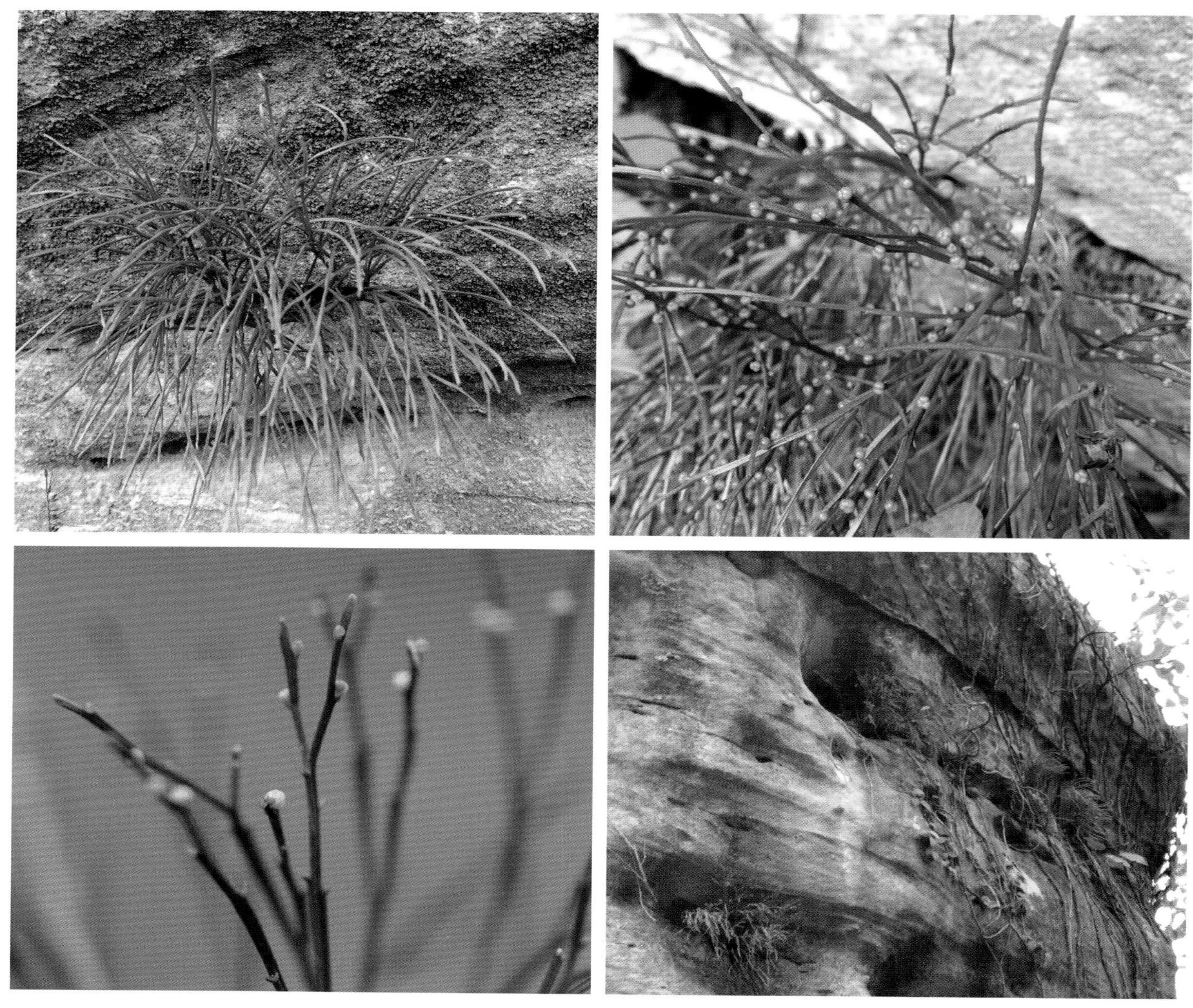

【形态特征】小型蕨类，高15~80cm。根状茎横走，圆柱形，褐色，具假根；地上茎直立，高15~25cm，无毛或被鳞片，绿色，下部不分枝，上部多回二叉分枝，密生白色气孔。孢子叶二叉形；孢子囊单生于孢子叶腋，常3个融合为三角形的聚囊，黄褐色。

【适宜生境】生于海拔400~900m的岩石上或竹林下。

【资源状况】分布于坝区、低山区。罕见，应加以保护。

【入药部位】全草（石刷把）。

【功能主治】通经活血。用于跌打损伤。

石杉科

蛇足石杉

鹿子草、虱子草、千层塔、峨眉石松

Huperzia serrata (Thunb. ex Murray) Trev.

【标本采集号】LEM120821001

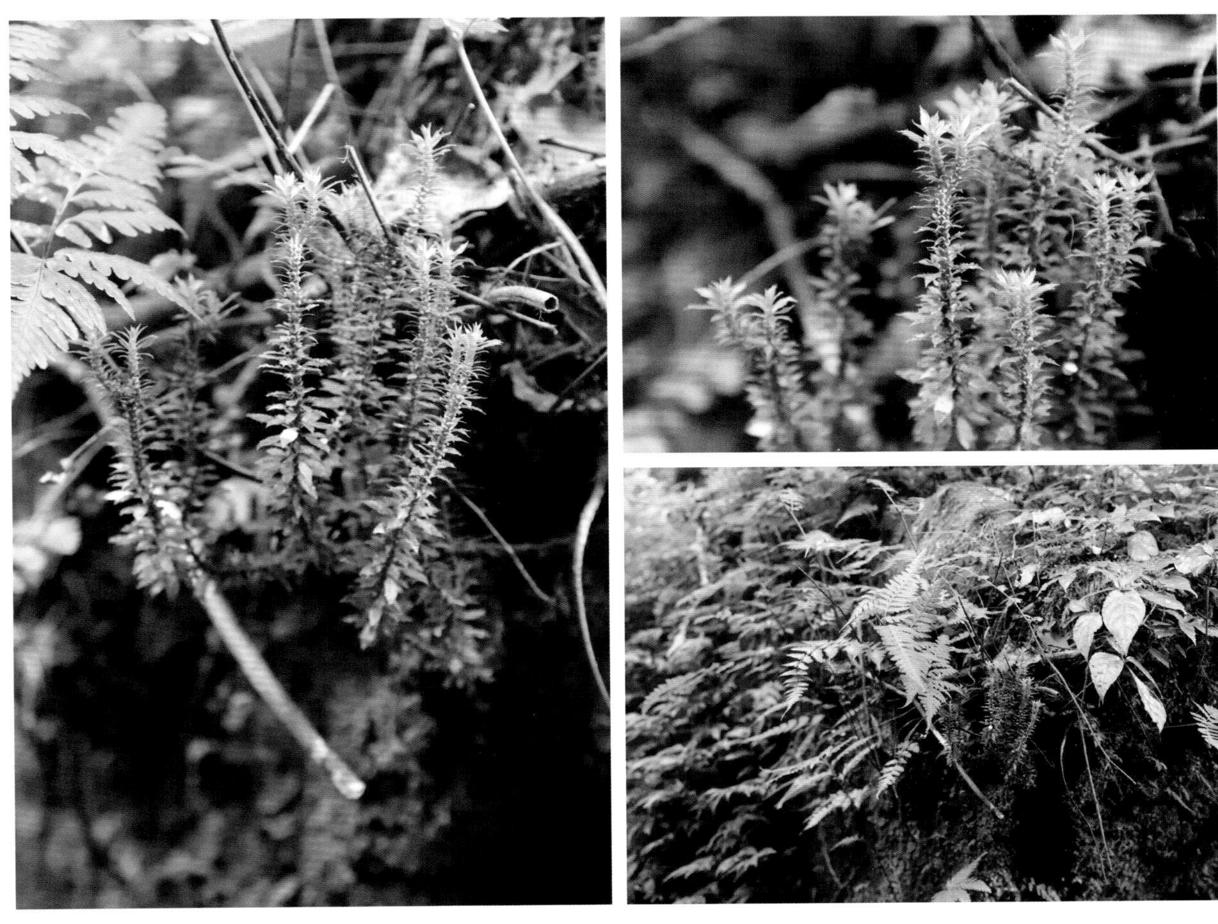

【形态特征】多年生草本，高 15~40cm。根须状。茎等二叉分枝，顶端常具生殖芽，落地生长为新苗。叶片卵形至椭圆状披针形，长 5~15mm，宽 1~2.5mm，最宽处靠近叶中部，柄长 0.5~1.5mm。孢子叶密生，平伸，披针形，长 4~6mm，宽 0.5~1.5mm；孢子囊肾形，横生于叶腋，两端超出叶缘，淡黄色。

【适宜生境】生于阴湿林下。

【资源状况】分布于中山区、高山区。少见。

【入药部位】全草（千层塔）。

【功能主治】收敛止血，解毒消肿，灭虱。用于肺炎，肺痈，劳伤吐血，肺热咳嗽，瘀血肿痛，风湿麻木，痔疮便血，白带异常，跌打损伤，痈疖肿毒，毒蛇咬伤，烧烫伤，虱子。

有柄马尾杉

鹿子草、虱子草、千层塔、峨眉石松

Phlegmariurus petiolatus (C. B. Clarke) H. S. Kung et L. B. Zhang

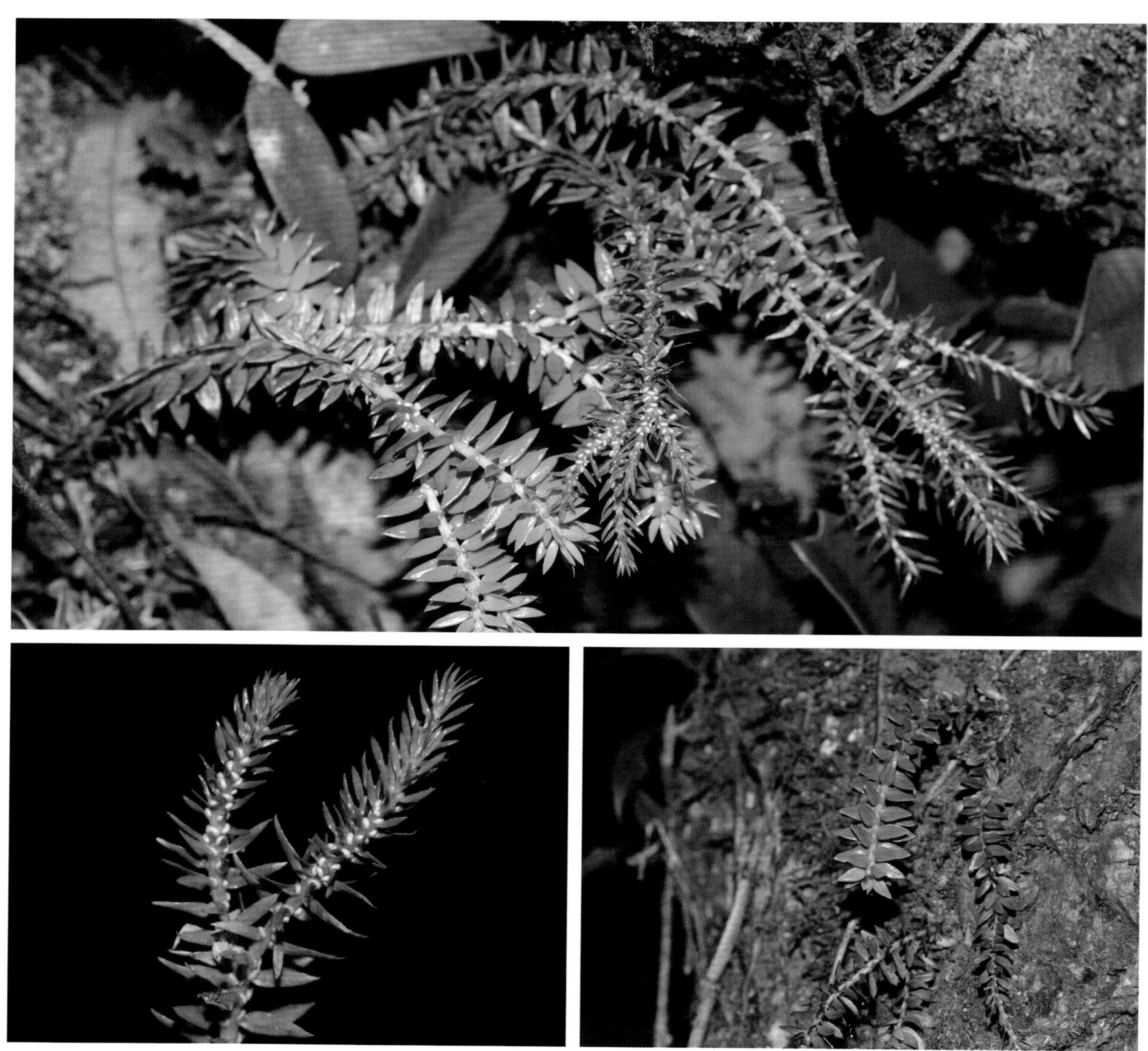

【形态特征】茎簇生，成熟枝下垂，二至多回分枝。营养叶平展或斜向上开展，椭圆状披针形，有明显的柄。孢子叶椭圆状披针形，排列稀疏；孢子囊穗比不育部分略细瘦，非圆柱形，顶生；孢子囊生于孢子叶腋，肾形，2瓣开裂，黄色。

【适宜生境】生于阴湿林下。

【资源状况】分布于低山区。常见。

【入药部位】全草。

【功能主治】通经活络，渗湿利水。用于腰痛，跌打损伤，水肿。

石松科

扁枝石松

地刷子、地刷子石松

Diphasiastrum complanatum (L.) Holub

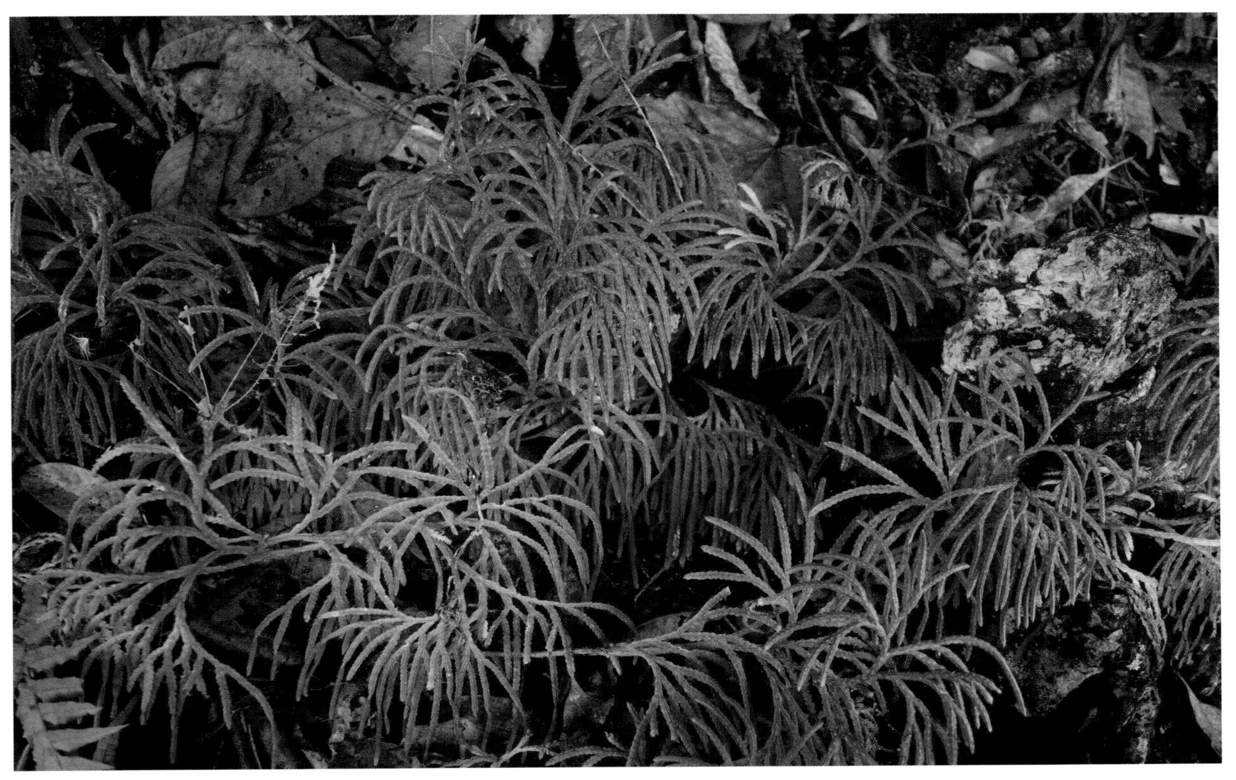

【形态特征】多年生草本，高30~40cm。主茎匍匐状；侧枝近直立，多回不等位二叉分枝；小枝扁平状明显，有背腹之分。叶4行排列，密集，三角形。孢子枝有囊穗2~5；孢子叶宽卵形，覆瓦状排列；孢子囊圆肾形。

【适宜生境】生于阴湿草丛。

【资源状况】分布于低山区。常见。

【入药部位】全草（地刷子）。

【功能主治】疏风胜湿，散瘀止痛。用于风湿麻痹，筋骨麻木，水肿等。

藤石松 舒筋草、散龙、石子藤石松

Lycopodiastrum casuarinoides (Spring) Holub ex Dixit

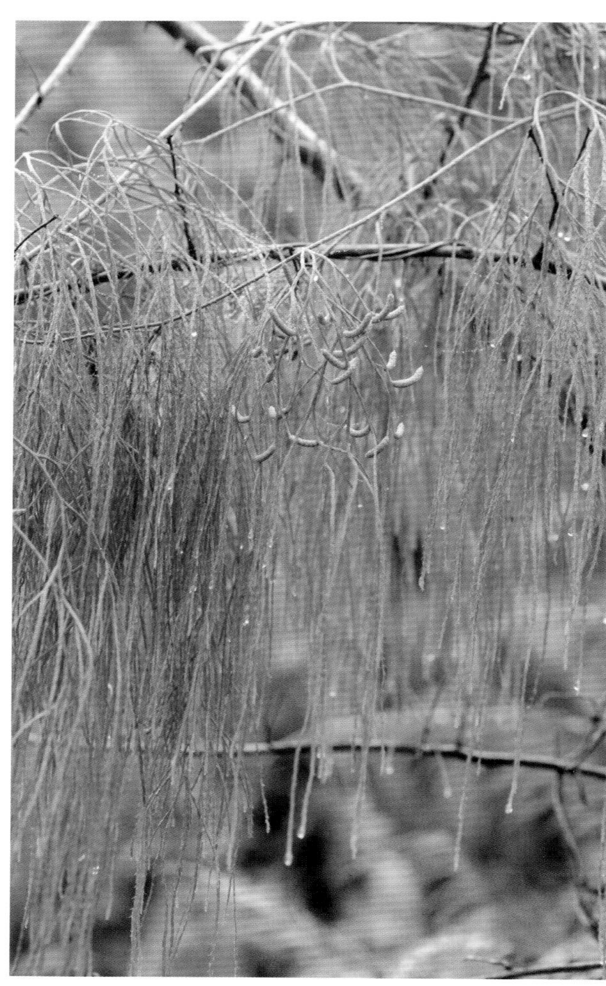

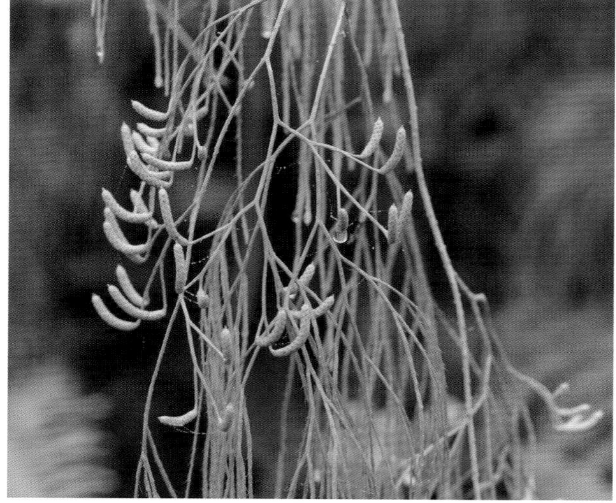

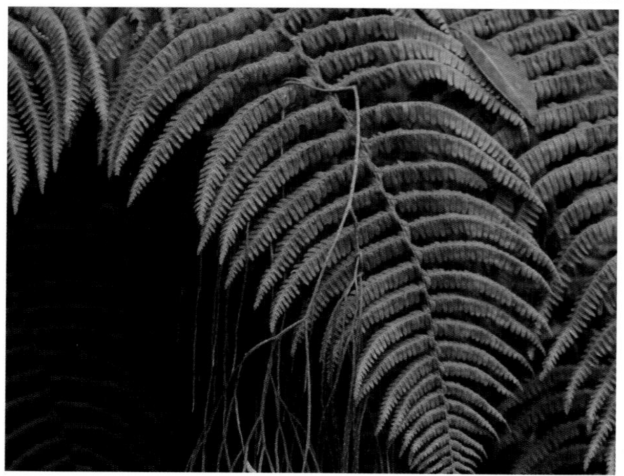

【形态特征】长达数米。地下茎长而匍匐，地上主茎木质藤状。叶螺旋状排列，贴生，卵状披针形至钻形。不育枝多回不等位二叉分枝，能育枝红棕色。孢子囊穗每6~26个一组生于多回二叉分枝的孢子枝顶端，排列成圆锥形，具直立的总柄和小柄；孢子叶阔卵形，覆瓦状排列，长2~3mm，宽约1.5mm，先端急尖，具膜质长芒，边缘具不规则钝齿，厚膜质；孢子囊生于孢子叶腋，内藏，圆肾形，黄色。

【适宜生境】生于草坡、灌木林下。

【资源状况】分布于中山区、高山区。常见。

【入药部位】全草（舒筋草）。

【功能主治】舒筋活血，祛风除湿。用于风湿麻木，筋骨疼痛，脚转筋痛，扭伤瘀血，流行性乙型脑炎后遗症，小儿麻痹症，月经不调。

多穗石松

伸筋草、杉蔓石松

Lycopodium annotinum L.

【标本采集号】LEM120720020

【形态特征】匍匐茎细长横走；侧枝斜立，一至三回二叉分枝，稀疏，圆柱状。叶螺旋状排列，密集，披针形，边缘有锯齿。孢子囊穗单生于小枝末端，无柄；孢子叶阔卵状，长约3mm，宽约2mm，先端急尖，边缘膜质，啮蚀状，纸质；孢子囊生于孢子叶腋，内藏，圆肾形，黄色。

【适宜生境】生于林下。

【资源状况】分布于中山区、高山区。常见。

【入药部位】全草（分筋草）。

【功能主治】止血，续筋。用于跌打，外伤出血。

石　松

伸筋草

Lycopodium japonicum Thunb. ex Murray

【标本采集号】511423140420356LY、LEM120730013

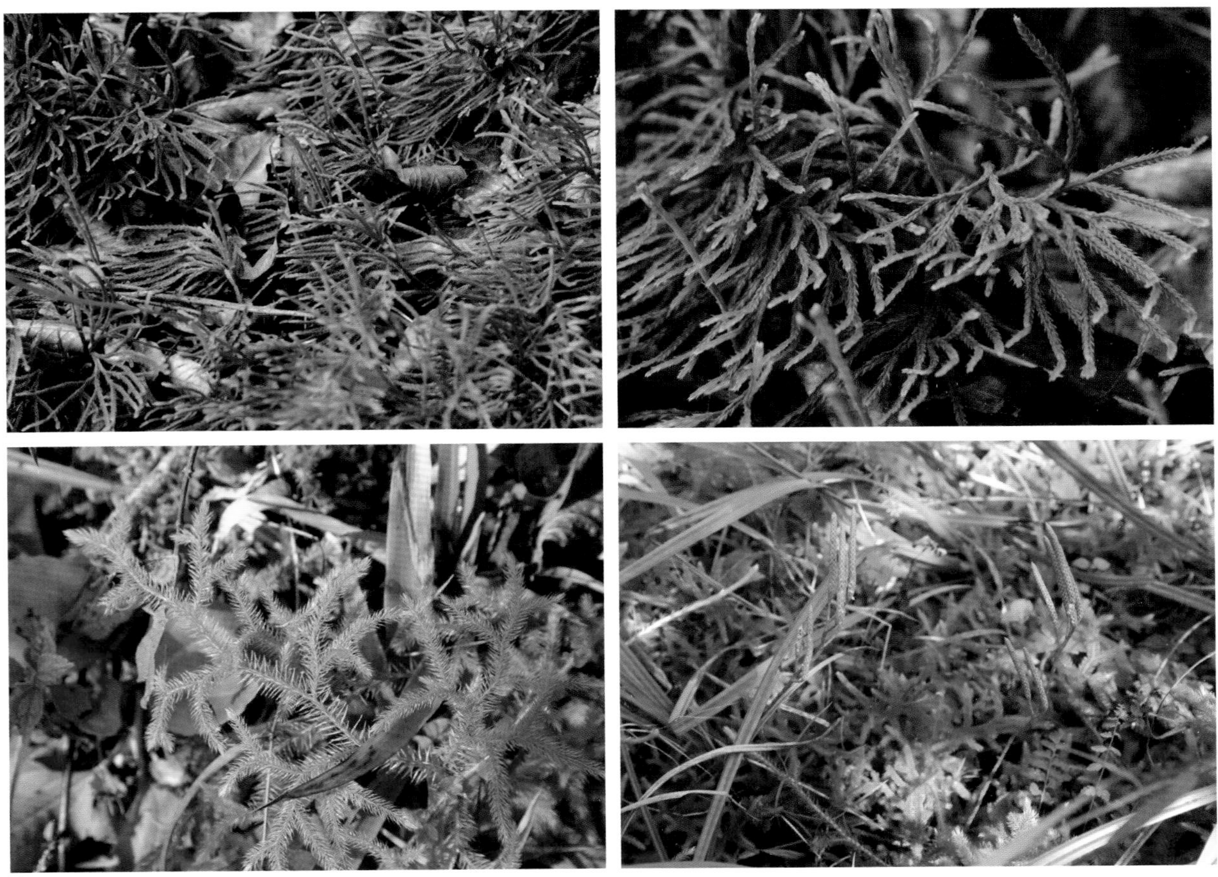

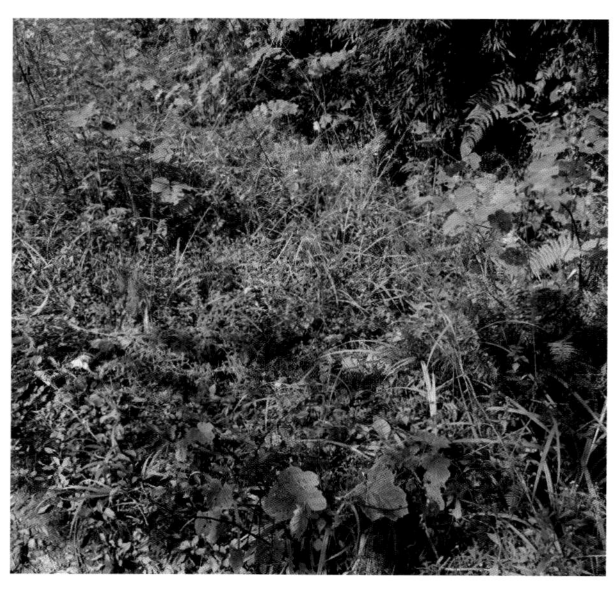

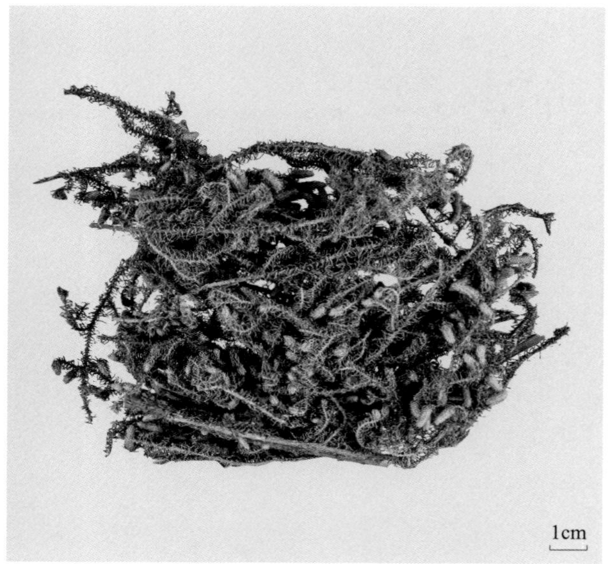

【形态特征】多年生草本。茎细长横走，二至三回分叉，被稀疏的叶。侧枝直立，高15~30cm，多回二叉分枝，稀疏，压扁状。叶多列，密生，披针形或线状披针形。孢子囊穗斜升，有长柄；孢子叶阔卵形，先端具芒状长尖头；孢子囊肾形。

【适宜生境】生于海拔2200m以下的灌木丛中及潮湿林下的酸性土壤。

【资源状况】分布于坝区、低山区、中山区。常见，可以开发利用。

【入药部位】全草（伸筋草）。

【功能主治】通经活络，祛风除湿。用于风寒湿痹，风湿疼痛，筋骨不利，关节酸痛，拘挛麻木，四肢软弱，腰膝冷痛，水肿，脚转筋，痢疾，外伤出血，跌打损伤，经闭，痛经。

玉　柏

舒筋草

Lycopodium obscurum L.

【形态特征】多年生草本。匍匐茎细长横走，棕黄色，光滑或被少量的叶。侧枝斜升或直立，下部不分枝，顶部二叉分枝。叶螺旋状排列，稍疏，斜立或近平伸，线状披针形。孢子囊穗直立；孢子叶阔卵形；孢子囊生于孢子叶腋，内藏，四面体球形，黄色。

【适宜生境】生于草坡、灌木林下。

【资源状况】分布于中山区、高山区。常见。

【入药部位】全草（玉柏）。

【功能主治】舒筋活血，祛风除湿。用于劳伤吐血，风湿痛，神经痛，四肢关节疼痛，跌打损伤。

垂穗石松

伸筋草、铺地蜈蚣

Palhinhaea cernua (L.) Vasc. et Franco

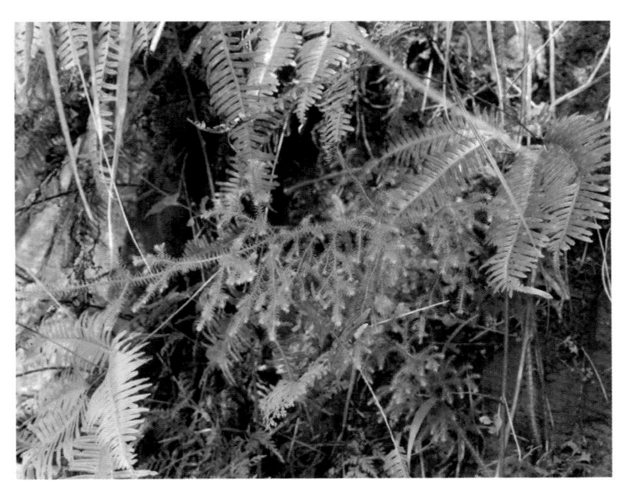

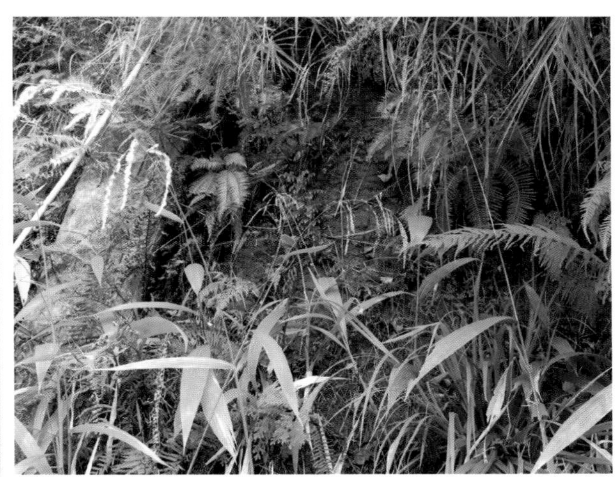

【形态特征】主茎直立，高达60cm。侧枝上斜，多回不等位二叉分枝。叶螺旋状排列，稀疏，钻形至线形。孢子囊穗下垂，无柄；孢子叶卵状菱形，覆瓦状排列，长约0.6mm，宽约0.8mm，先端急尖，尾状，边缘膜质，具不规则锯齿；孢子囊生于孢子叶腋，内藏，圆肾形，黄色。

【适宜生境】生于阴湿草丛、酸性土壤。

【资源状况】分布于低山区。常见。

【入药部位】全草。

【功能主治】通经活络，祛风除湿，收敛止血。用于肺热咳嗽，周身麻木，风湿疼痛，拘挛，腰膝冷痛，肝炎，痢疾，风疹，目赤，吐血，衄血，便血，跌打损伤，烫火伤，脚转筋。

卷柏科

蔓出卷柏 蔓生卷柏
Selaginella davidii Franch.

【形态特征】多年生草本。主茎匍匐生长，多回分枝；叶在主茎上伏地蔓生。叶明显具白边，侧叶不对称，上侧边缘具微齿；中叶先端具芒，边缘具细齿。孢子叶一型，具白边；孢子囊圆形。

【适宜生境】生于海拔1000m以上的潮湿草丛。

【资源状况】分布于低山区、中山区、高山区。常见。

【入药部位】全草（爬地卷柏）。

【功能主治】清热解毒，舒筋活络，止痛。用于各种无名肿痛，风湿骨痛。

薄叶卷柏 地柏叶、地柏枝
Selaginella delicatula (Desv.) Alston

【标本采集号】511423140416202LY

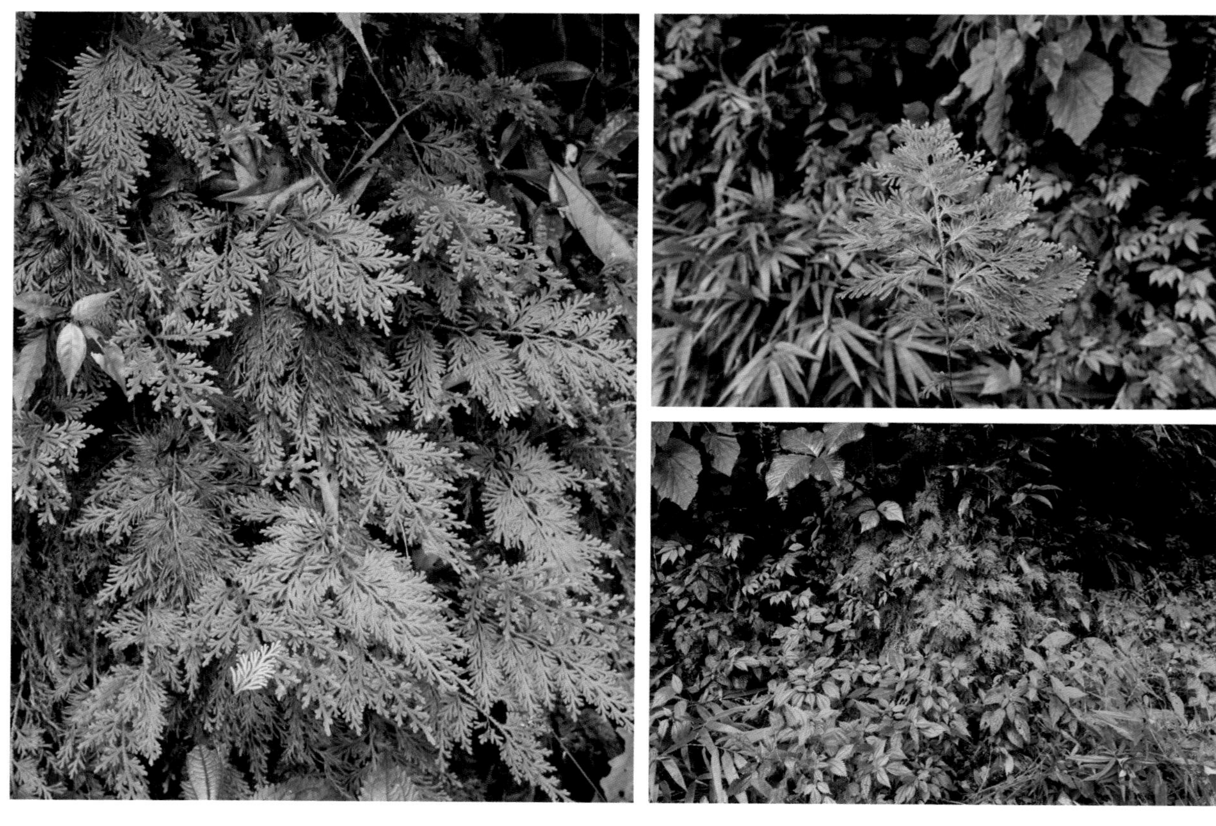

【形态特征】植株直立，高30~40cm。茎细，顶部干后不变黑。侧枝上小枝排列成整齐的一回羽状，单一或分叉。叶二型；叶全缘或先端略有微齿；侧叶几近全缘；中叶上表皮白色气孔肉眼可见。孢子叶球紧密，四棱柱形，单生于小枝末端。大孢子白色或褐色，小孢子橘红色或淡黄色。

【适宜生境】生于潮湿草丛中。

【资源状况】分布于中山区。常见。

【入药部位】全草（薄叶卷柏）。

【功能主治】清热解毒，活血祛瘀。用于无名肿毒，风湿骨痛。

深绿卷柏 石打穿

Selaginella doederleinii Hieron.

【形态特征】多年生常绿草本，高约35cm。主茎直立或倾斜，有棱，侧枝密，多回分枝。侧叶较长，长圆状镰形，上侧边缘具细齿；中叶先端渐尖和具短芒，边缘有细齿；叶表面无短刺。孢子叶一型，卵状三角形；孢子囊卵形。

【适宜生境】生于潮湿草丛中。

【资源状况】分布于中山区。常见，可以大量开发利用。

【入药部位】全草（石上柏）。

【功能主治】祛风除湿，散寒，消肿，止咳。用于风湿痹痛，风寒咳嗽，跌打损伤，肝硬化，盗汗，烫火伤，痔疮出血。

兖州卷柏 地柏叶、地柏枝

Selaginella involvens (Sw.) Spring

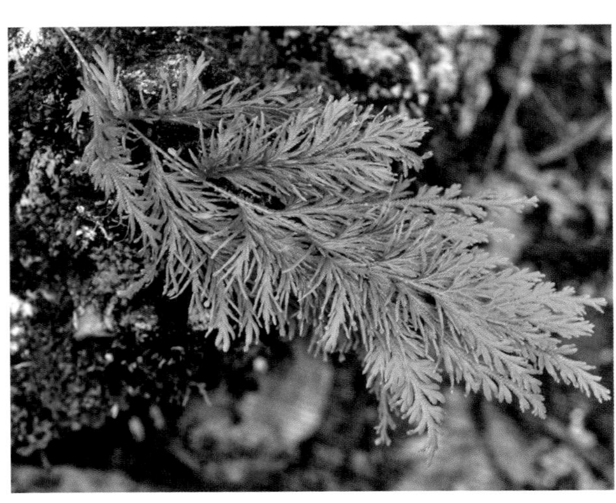
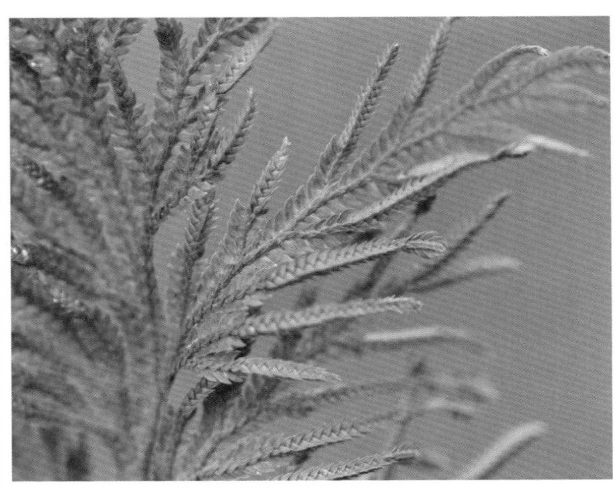

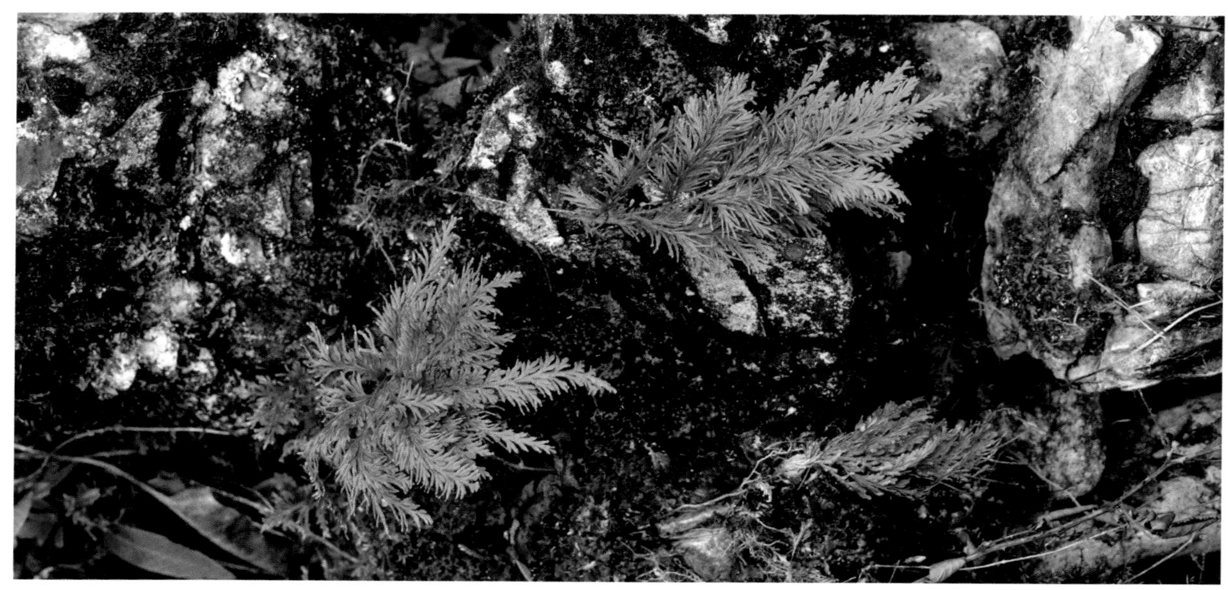

【形态特征】石生，旱生，直立。主茎自中部向上羽状分枝。主茎上的叶一型；中叶多少对称，边缘具细齿，先端具芒或尖头；侧叶不对称，上侧基部边缘具细齿。孢子叶球紧密，四棱柱形，单生于小枝末端；孢子叶一型，具细齿。大、小孢子叶相间排列，或大孢子叶位于中部的下侧。大孢子白色或褐色，小孢子橘黄色。

【适宜生境】生于潮湿草丛中。

【资源状况】分布于中山区。常见。

【入药部位】全草。

【功能主治】清热解毒，利湿，消炎。用于肝炎，胆囊炎，感冒咳嗽，吐血，衄血，脱肛，下血，痰咳，哮喘，黄疸，水肿，淋病，带下病，烫火伤，癫痫，外伤出血。

细叶卷柏 鸡脚草

Selaginella labordei Hieron. ex Christ

【形态特征】草本，高 10~40cm。主茎明显，自中下部开始羽状分枝；根托生于主茎基部。营养叶二型；叶排列稀疏；中叶先端具芒，芒常弯曲；侧叶上侧基部边缘具短睫毛。孢子叶略二型或二型，具白边。大孢子囊近球形，小孢子囊圆肾形。

【适宜生境】生于潮湿草丛中。

【资源状况】分布于中山区。常见。

【入药部位】全草（细叶卷柏）。

【功能主治】清热解毒，平喘，消炎，退热，凉血止血，祛风除湿，杀菌。用于肺热咳嗽，伤风鼻塞，肝炎，胆囊炎，小儿高热惊厥，哮喘，浮肿，小儿疳积，口腔炎，鼻渊，月经过多，外伤出血，咯血，衄血，血淋。

江南卷柏

地柏叶、地柏枝

Selaginella moellendorffii Hieron.

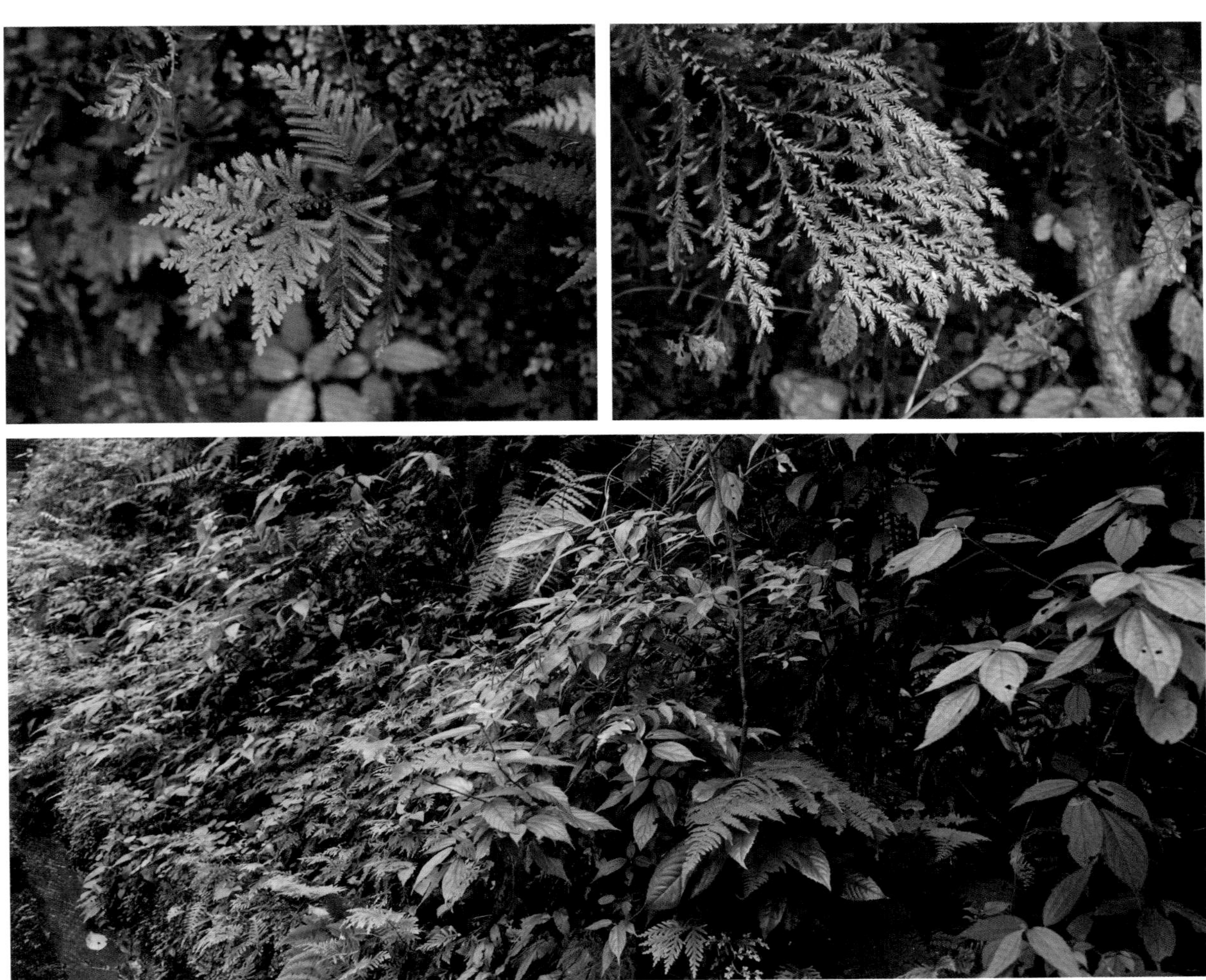

【形态特征】多年生常绿草本，高 10~40cm。叶稀疏螺旋状生于茎上；主茎中上部羽状分枝；不分枝的主茎上的叶排列较疏松；中叶不对称，边缘有细齿；侧叶不对称，边缘具白边，下侧边缘基部具细齿。孢子囊穗短，单生于枝顶，四棱形；孢子叶一型，卵状三角形；孢子囊近圆形。

【适宜生境】生于阴湿的岩石、林下、溪边、草丛中。

【资源状况】分布于中山区。常见。

【入药部位】全草（地柏枝）。

【功能主治】清热解毒，利湿，消炎。用于肺病咯血，感冒咳嗽，肝炎，胆囊炎，肠炎，痢疾，吐血，痔血，便血，衄血，血崩，黄疸性肝炎，全身浮肿，淋病，小儿惊风，跌打损伤，烧烫伤。

伏地卷柏

地柏枝

Selaginella nipponica Franch. et Sav.

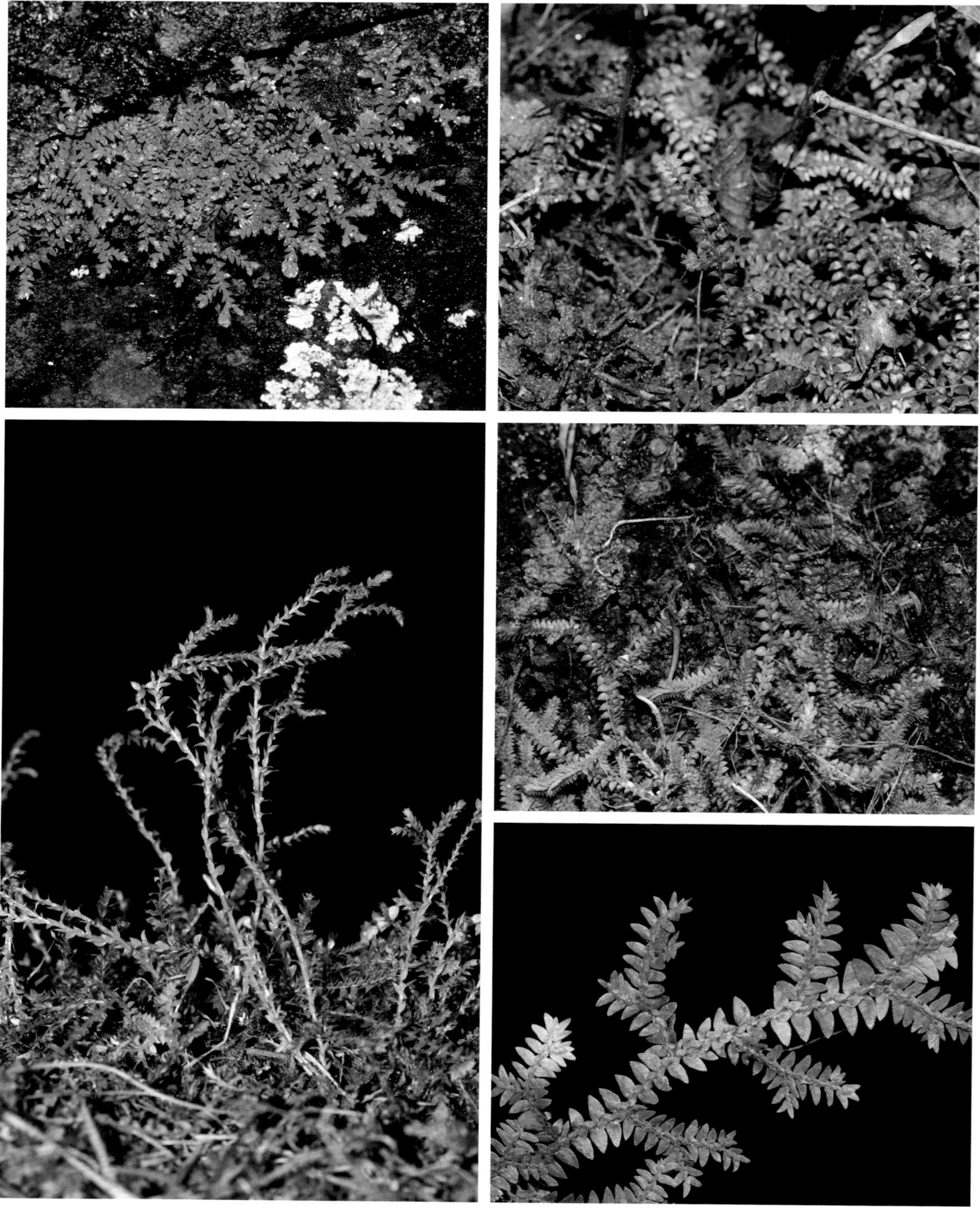

【形态特征】多年生草本，匍匐，能育枝直立。侧叶叶缘具细齿；中叶狭卵形，边缘具稀疏锯齿。孢子叶球疏松，孢子叶和营养叶近同形。孢子二型，大孢子白色，表面有疣状突起；小孢子橙红色，表面有棒状突起。

【适宜生境】生于海拔 800m 以上的路边草丛。

【资源状况】分布于低山区、中山区、高山区。常见，可以开发利用。

【入药部位】全草（小地柏）。

【功能主治】清热解毒，舒筋活络。用于风湿痹痛，腰膝酸软，跌打损伤。

垫状卷柏

万年青、九死还魂草

Selaginella pulvinata (Hook. et Grev.) Maxim.

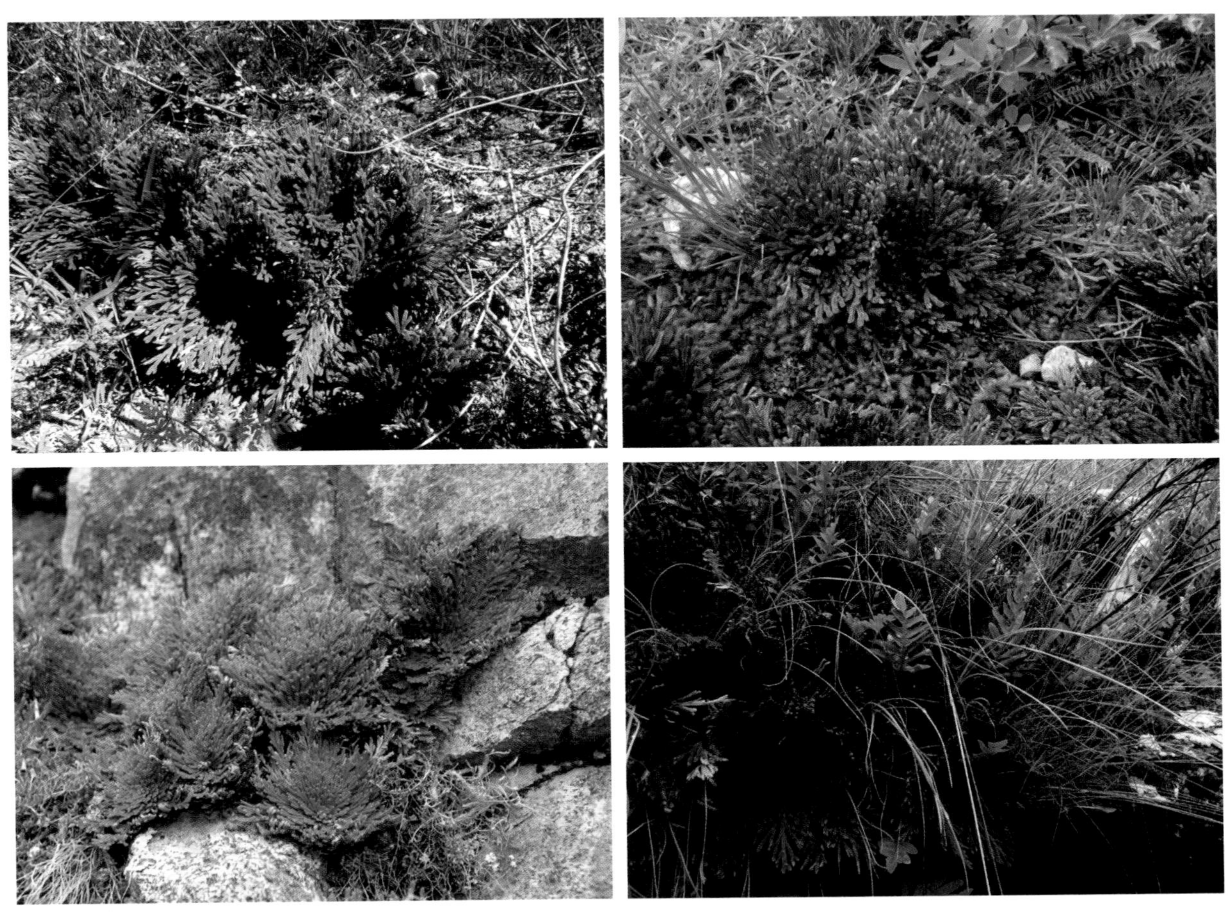

【形态特征】植株莲座状，干旱时拳卷。根散生，不聚集成干。主茎短，分枝多而密。中叶和侧叶的叶缘不具细齿，中叶的叶缘向下反卷；侧叶上侧边缘棕褐色，膜质，撕裂状。孢子叶一型，边缘撕裂状，具睫毛。

【适宜生境】生于海拔 1200~3000m 的干旱岩石上及路边草丛中。

【资源状况】分布于中山区、高山区。常见，可以大量开发利用。
【入药部位】全草（卷柏）。
【功能主治】清热利湿，疏肝，明目。用于风湿肿痛，下肢水肿，经闭腹痛，跌打损伤。

疏叶卷柏 *Selaginella remotifolia* Spring

【形态特征】多年生匍匐草本，长 20~60cm。主茎自近基部开始分枝，茎上有节。中叶不对称，边缘全缘或具微齿，先端具长尖头，基部一侧呈耳状；侧叶上侧边缘略具细齿或全缘。孢子叶球紧密，四棱柱形，端生或侧生，单生；孢子叶一型，卵状披针形，呈龙骨状。大孢子灰白色，小孢子淡黄色。
【适宜生境】生于海拔 1500~3000m 的林下、路旁、河岸阴湿处。
【资源状况】分布于中山区、高山区。常见。
【入药部位】全草（疏叶卷柏）。
【功能主治】清热解毒。用于肺结核，疮毒，狂犬咬伤，烧烫伤。

旱生卷柏 旱地卷柏 *Selaginella stauntoniana* Spring

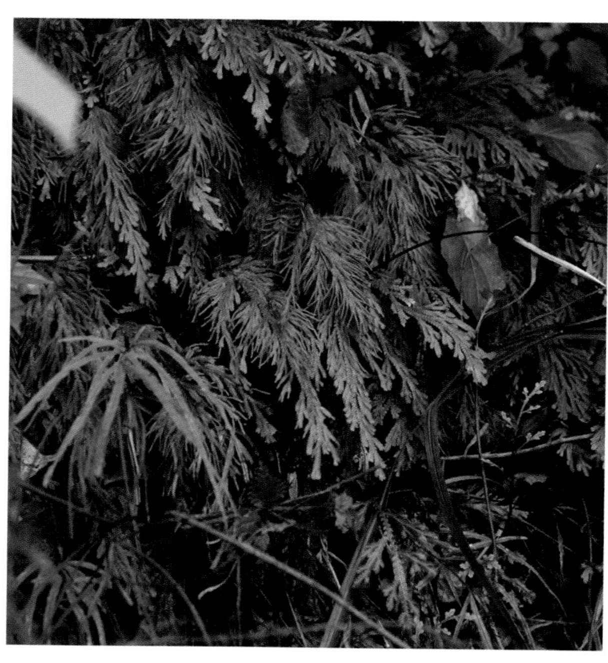

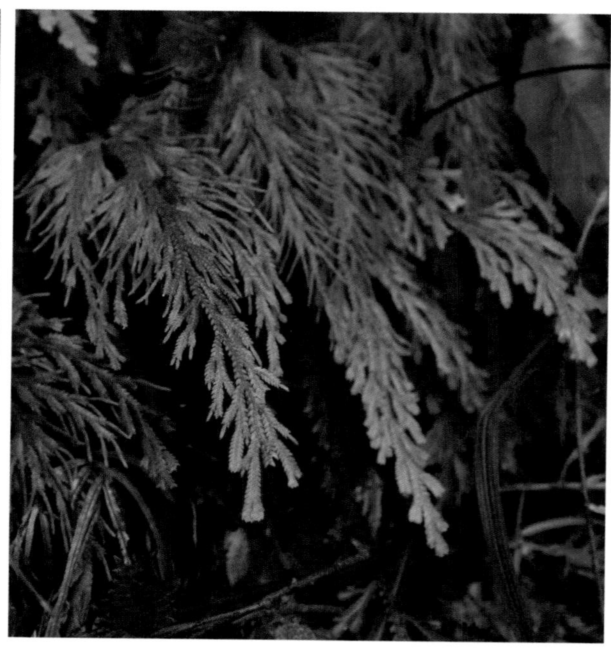

【形态特征】石生，旱生，直立，高15~35cm。具一横走的地下根状茎，其上生鳞片状红褐色的叶。主茎上部分枝或自下部开始分枝，不是很规则的羽状分枝，主茎呈紫红色。不分枝主茎上的叶排列紧密，一型；中叶不对称，具芒；侧叶下侧边缘仅具数根睫毛。孢子叶球紧密，四棱柱形，单生于小枝末端。孢子叶一型，卵状三角形。大孢子叶和小孢子叶在孢子叶球上相间排列，或大孢子叶分布于中部的下侧，或散布于孢子叶球的下侧。大孢子橘黄色，小孢子橘黄色或橘红色。

【适宜生境】生于海拔500~2500m的石灰岩石缝中。

【资源状况】分布于低山区、中山区、高山区。常见。

【入药部位】全草。

【功能主治】收敛，凉血止血。用于吐血，咯血等。

卷柏 还魂草

Selaginella tamariscina (P. Beauv.) Spring

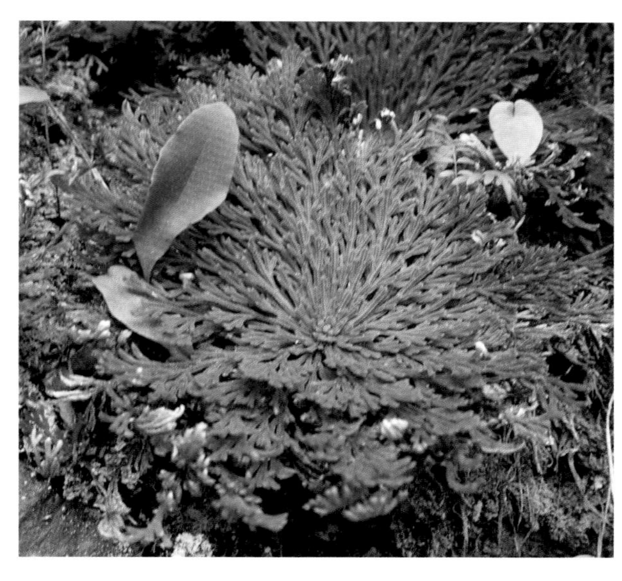

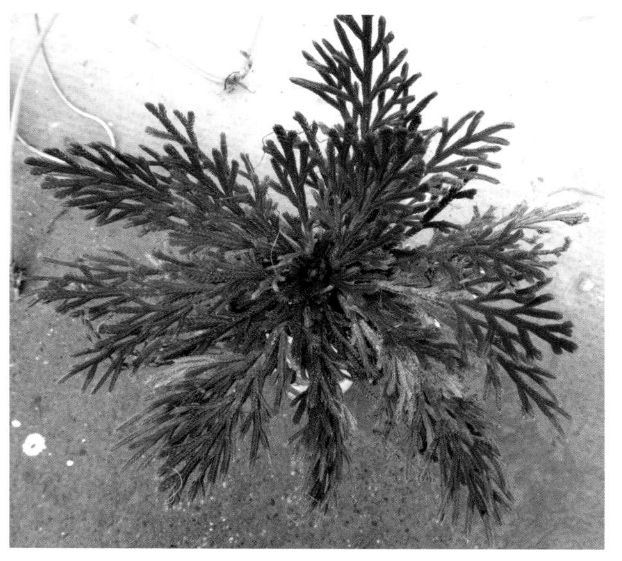

【形态特征】植株莲座状，干旱时拳卷，高5~15cm。根聚生成主干。叶二型，覆瓦状排列；中叶先端具芒，基部平截；侧叶卵形至三角形，基部上侧边缘呈撕裂状或具细齿，反卷。孢子叶一型，卵状三角形；孢子囊圆肾形。

【适宜生境】生于干旱岩石上。

【资源状况】分布于峨眉山各地。常见，可以大量开发利用。

【入药部位】全草（卷柏）。

【功能主治】活血，破血，炒用止血。用于吐血，咯血等。

翠云草 蓝地柏

Selaginella uncinata (Desv.) Spring

【标本采集号】511423140420373LY

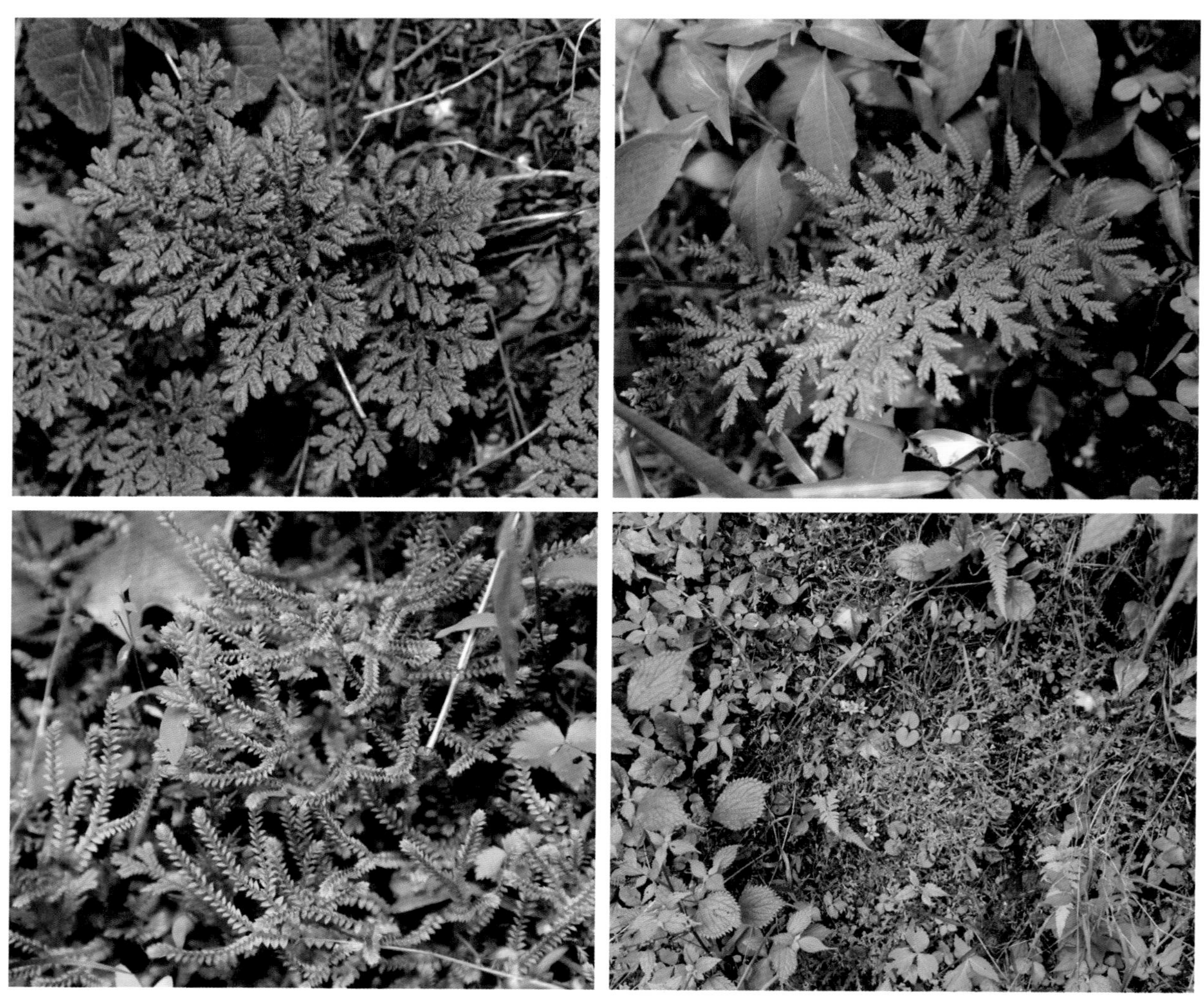

【形态特征】伏地蔓生。主茎先直立而后攀缘状。叶全部交互排列，二型；侧叶和中叶卵状披针形，全缘，先端钝或急尖。孢子叶球紧密，四棱柱形，单生于小枝末端。孢子叶一型，卵状三角形。大孢子叶分布于孢子叶球下部的下侧或中部的下侧或上部的下侧。大孢子灰白色或暗褐色，小孢子淡黄色。

【适宜生境】生于潮湿草丛中。

【资源状况】分布于低山区、中山区。常见，可以开发利用。

【入药部位】全草（翠云草）。

【功能主治】清热解毒，利湿，止血。用于急性黄疸性肝炎，胆囊炎，肾炎水肿，痢疾，风湿痹痛，便血，咳嗽吐血，喉痛，痔漏，刀伤，烫火伤。

木贼科

问 荆

锁眉草、马草

Equisetum arvense L.

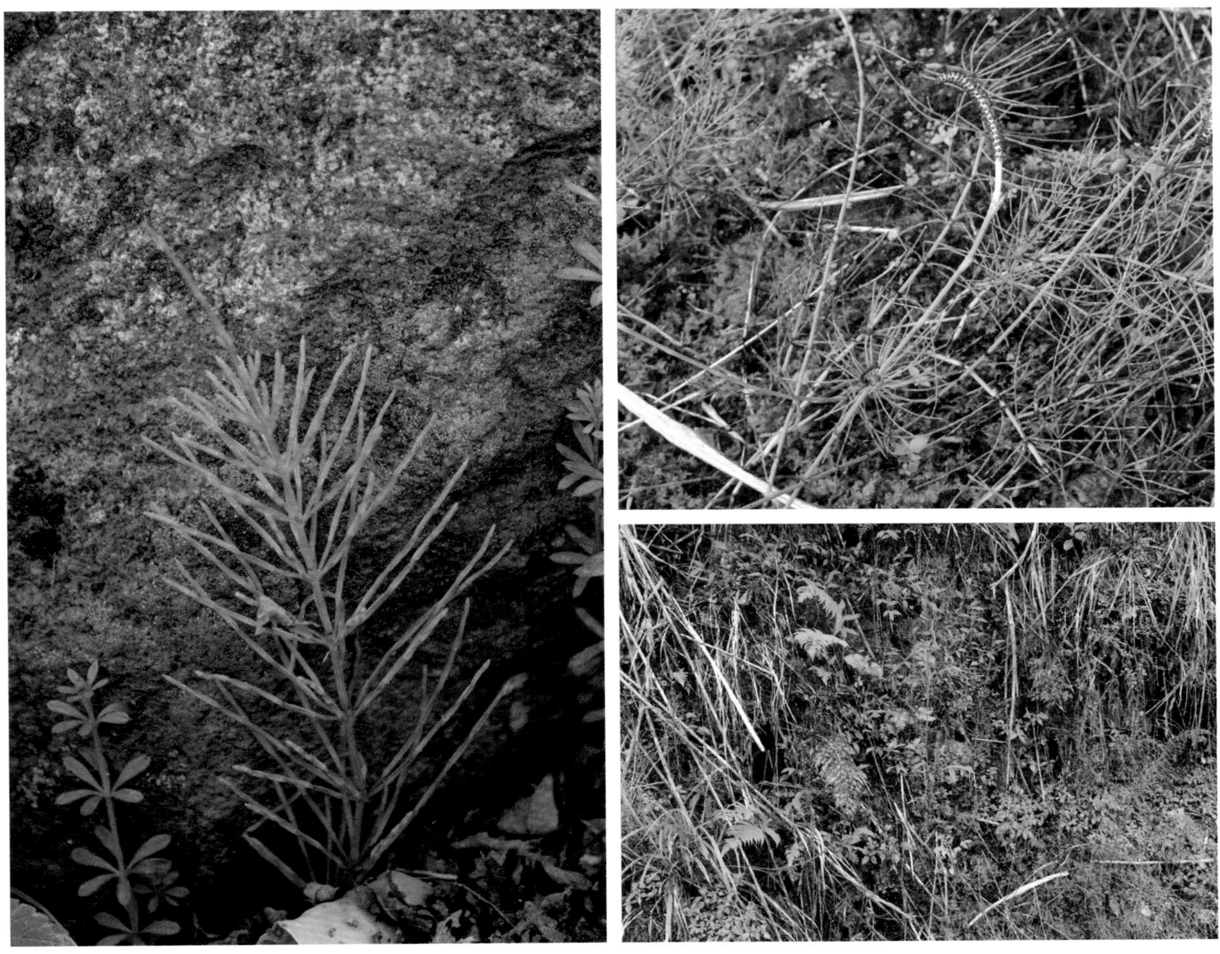

【形态特征】多年生草本。茎二型。营养枝的主枝连侧枝宽常在 10cm 以下；主枝中部以下有或无分枝，侧枝多而纤细柔软；成熟能育枝不分枝，顶端生有长圆形孢子囊穗，钝头，黑色。叶鞘边缘具白色膜质齿。孢子叶六角形，盾状着生，螺旋排列。

【适宜生境】生于田边、沟边和潮湿处。

【资源状况】分布于低山区。常见，可以大量开发利用。

【入药部位】地上部分（问荆）。

【功能主治】清热，利尿，止血，止咳。用于吐血，鼻衄，便血，咯血，痔疮出血，血崩，倒经，咳嗽气喘，肾炎，白带异常，淋病，小便不利，月经过多，眼睛红肿，尿路感染。

披散木贼

擦草、马尾草、散生木贼

Equisetum diffusum D. Don

【标本采集号】511423140915940LY

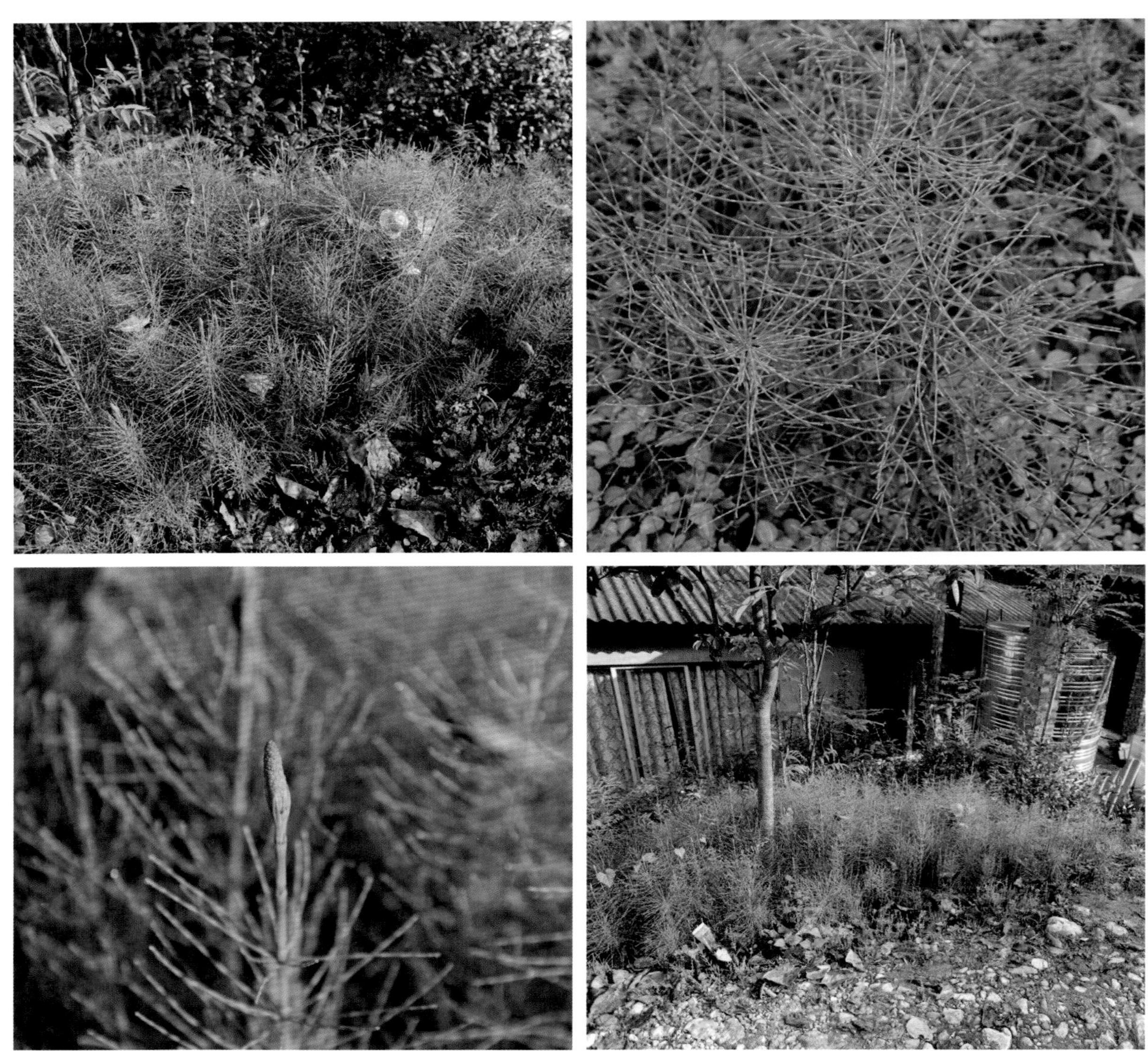

【形态特征】根状茎横走；地上枝当年枯萎，高 10~35cm，分枝多；地上枝同形，主枝及侧枝的脊的两侧有隆起的棱；上部主枝及侧枝的棱顶各有 1 行小瘤伸达鞘齿，有 1 条深纵沟贯穿整个鞘背。孢子囊穗圆柱形，成熟时柄伸长，柄长 1~3cm。

【适宜生境】生于海拔 1200m 以下的溪沟边、路边、石缝。

【资源状况】分布于坝区、低山区。常见。

【入药部位】全草。

【功能主治】清热，利尿，消积。用于目赤肿痛，淋证，风湿痹痛。

木　贼

擦草、贼草

Equisetum hyemale L.

【标本采集号】511423150827941LY

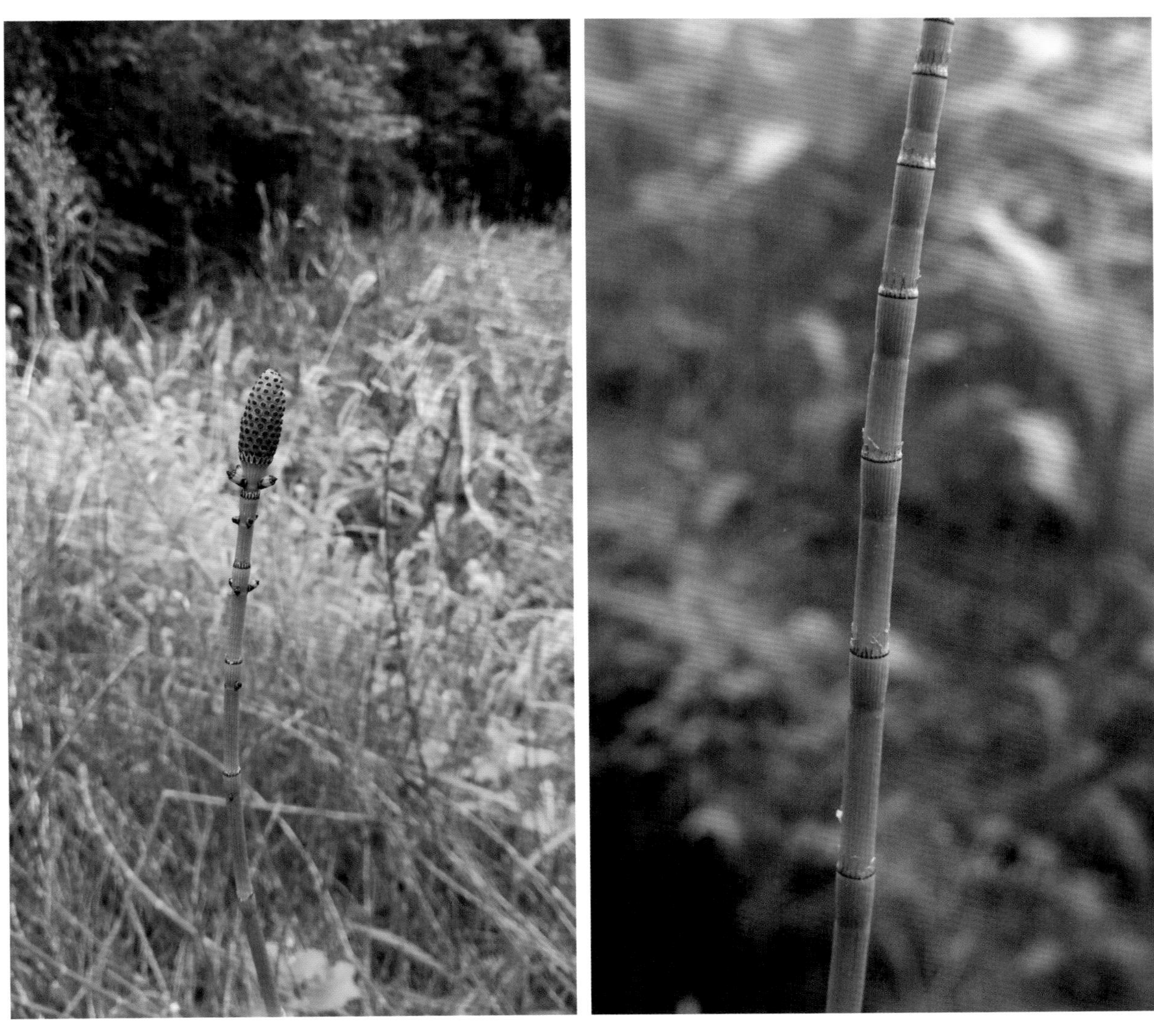

【形态特征】多年生常绿草本。根状茎粗短，黑褐色，横生地下，节上轮生黑褐色根。地上枝同形，主枝粗壮高大，中部直径 5~9mm，高达 1m 或更高，鞘齿上部早落，基部的背面有 2 条纵棱。孢子囊穗顶生，紧密，矩圆形，顶部有尖头，无柄，长 7~12mm。

【适宜生境】生于海拔 2500m 以下的田边、沟边。

【资源状况】分布于峨眉山各地。常见，可以大量开发利用。

【入药部位】地上部分（木贼）。

【功能主治】疏风，解热，止血，明目。用于目赤肿痛，角膜云翳，肠风下血，痔疮下血，脱肛，血痢，疟疾，喉痛，痈肿。

犬问荆 笔管草、沼泽问荆

Equisetum palustre L.

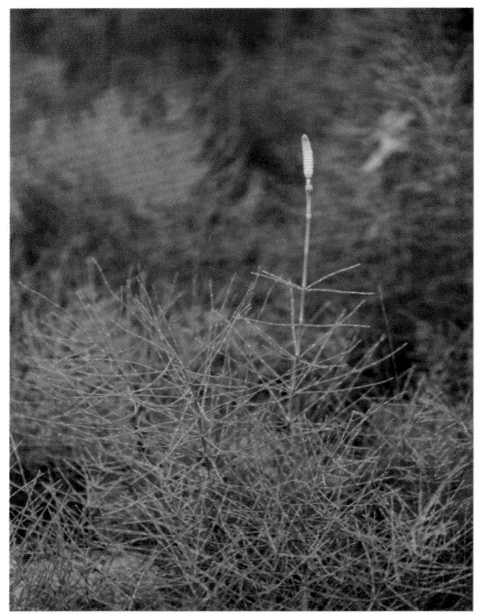

【形态特征】多年生草本，高 15~30cm。根状茎黑褐色。地上枝同形，绿色，但下部 1~2 节节间黑棕色，无光泽；主枝及侧枝的两侧背部呈弧形，无棱也无小瘤，仅有横纹；鞘齿 4~7 枚，黑棕色，披针形，先端渐尖，边缘膜质，鞘背上部有 1 条浅纵沟。孢子囊穗椭圆形或圆柱状，长 0.6~2.5cm，直径 4~6mm，顶端钝，成熟时柄伸长。

【适宜生境】生于田边、沟边潮湿处。

【资源状况】分布于低山区。常见。

【入药部位】全草。

【功能主治】清热，利尿，止血，止咳。用于目赤肿痛，月经过多，崩漏。

节节草 土木贼、多枝木贼

Equisetum ramosissimum Desf.

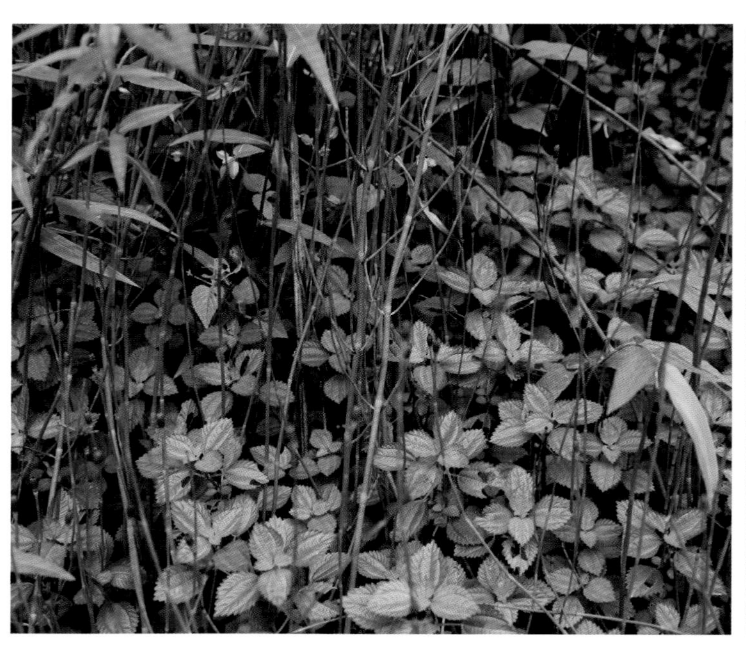

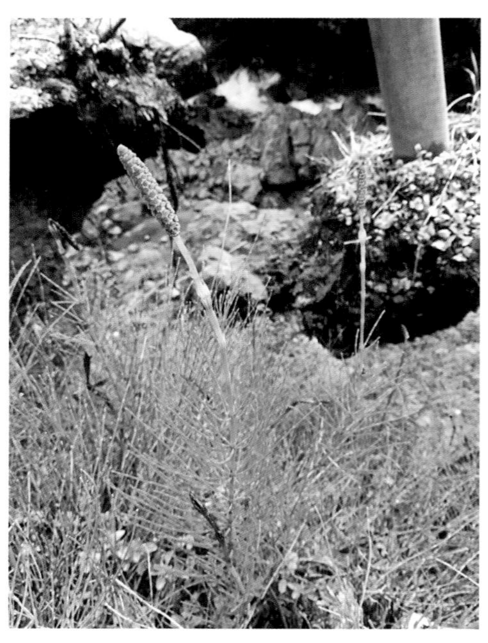

【形态特征】多年生草本，高 20~120cm。根状茎长而横走，黑褐色，基部多分枝，粗糙。地上枝同形，主枝较细；幼枝的轮生分枝明显，分枝簇生于地下茎或轮生于地上主枝；鞘齿灰白色，或有时为棕色，宿存，基部弧形气孔带明显。孢子叶六棱形，中央凹陷，盾状着生，排列紧密，边缘生孢子囊 6~9 个。孢子同形，有弹丝 4，遇水即弹开。

【适宜生境】生于田边、溪沟边、湿地。

【资源状况】分布于低山区。常见，可以大量开发利用。

【入药部位】全草（节节草）。

【功能主治】清心火，去潮热，解毒，利尿。用于感冒，急性黄疸性肝炎，胆囊炎，目赤肿痛，风热头痛，咽喉肿痛，暴发火眼，翳膜遮睛，淋浊，鼻衄，便血，尿血，牙痛。

笔管草 *Equisetum ramosissimum* Desf. subsp. *debile* (Roxb. ex Vauch.) Hauke

【标本采集号】511423150907691LY

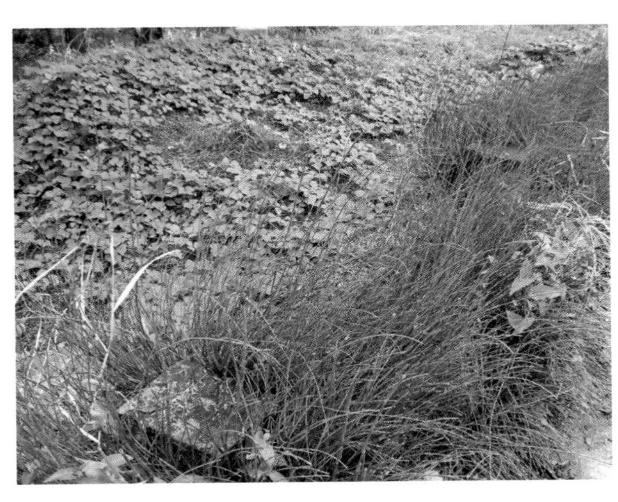

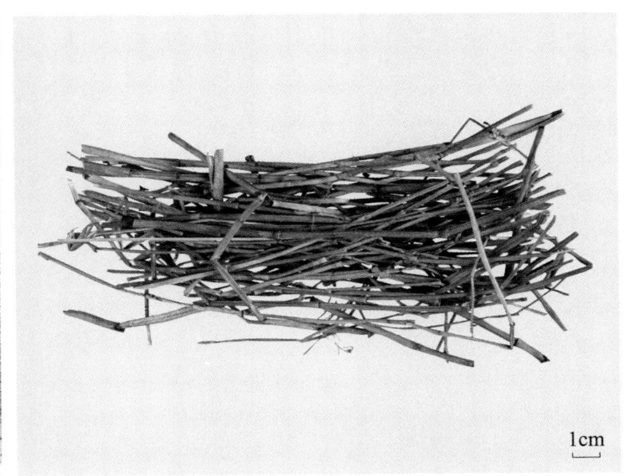

【形态特征】根状茎直立和横走，黑棕色，鞘筒短。地上枝同形，主枝较粗；幼枝的轮生分枝不明显；鞘齿黑棕色或淡棕色，早落或宿存，基部扁平，两侧有棱角；齿上气孔带明显或不明显。孢子囊穗长圆形，顶端有小尖突，无柄。

【适宜生境】生于路边、沟边潮湿处。

【资源状况】分布于低山区、中山区。资源丰富，可以开发利用。

【入药部位】全草。

【功能主治】清热疏风，退翳，明目，利湿，收敛止血。用于目赤胀痛，翳膜胬肉，急性黄疸性肝炎，淋病，血尿，衄血，外感风寒表证。

瓶尔小草科

心脏叶瓶尔小草

一支箭、心叶瓶尔小草

Ophioglossum reticulatum Linn.

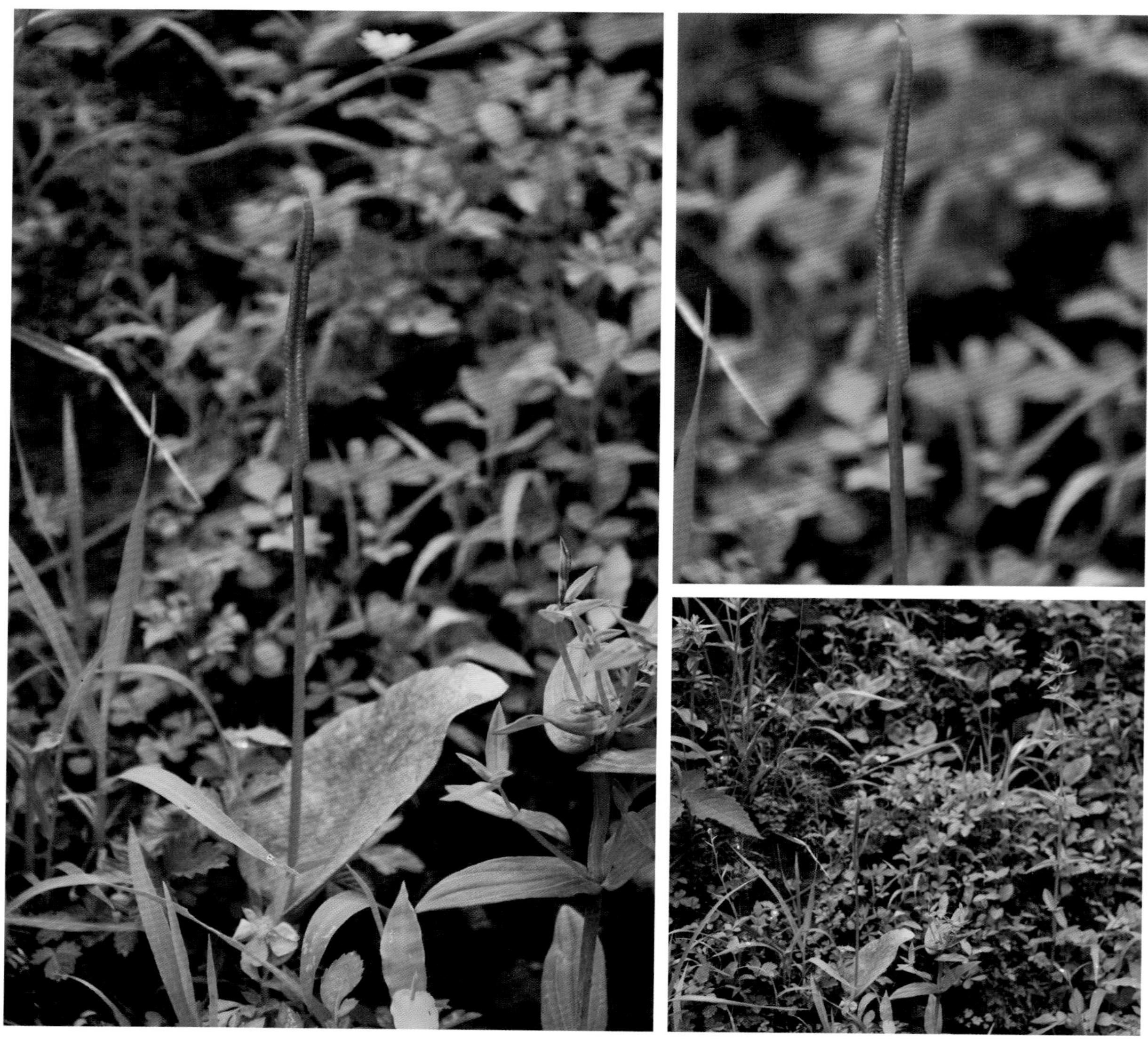

【形态特征】多年生草本，直立，高 15cm。根状茎直立，短而细，生有 1 簇肉质根，粗长。总叶柄淡绿色，基部灰白色；营养叶较大，叶片卵圆形或圆形，基部心形，具短柄，边缘呈波状，草质，网状脉明显。孢子囊 10~50 对，排成 2 列，无柄，横裂，无盖；孢子球状四面形。

【适宜生境】生于林下阴湿处。

【资源状况】分布于中山区。少见，应加以保护。

【入药部位】全草。

【功能主治】清热解毒，消痈肿。用于瘰疬，红肿，痈疮肿痛，疥疮身痒，蛇咬伤，小儿惊风，盘肠疝气，犬咬伤，跌打损伤。

狭叶瓶尔小草 一支箭

Ophioglossum thermale Kom.

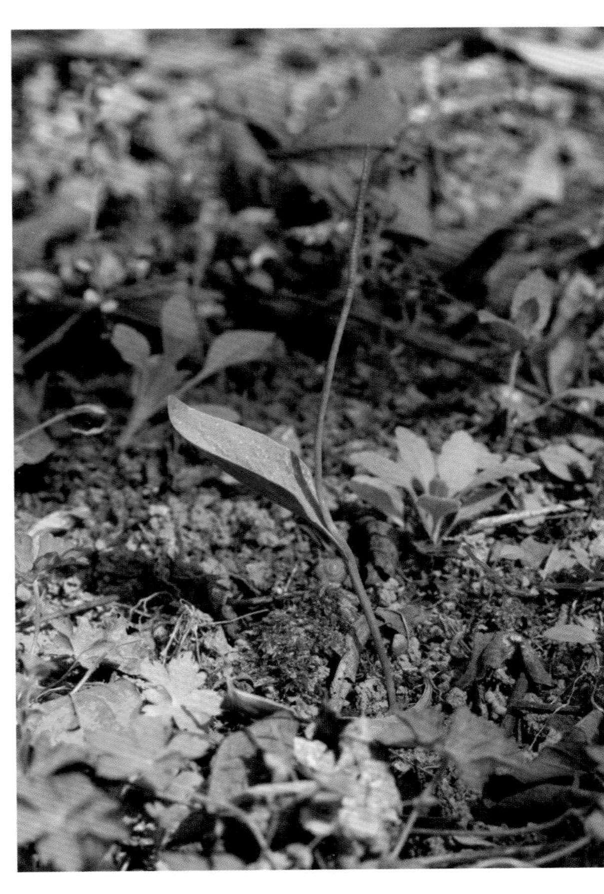

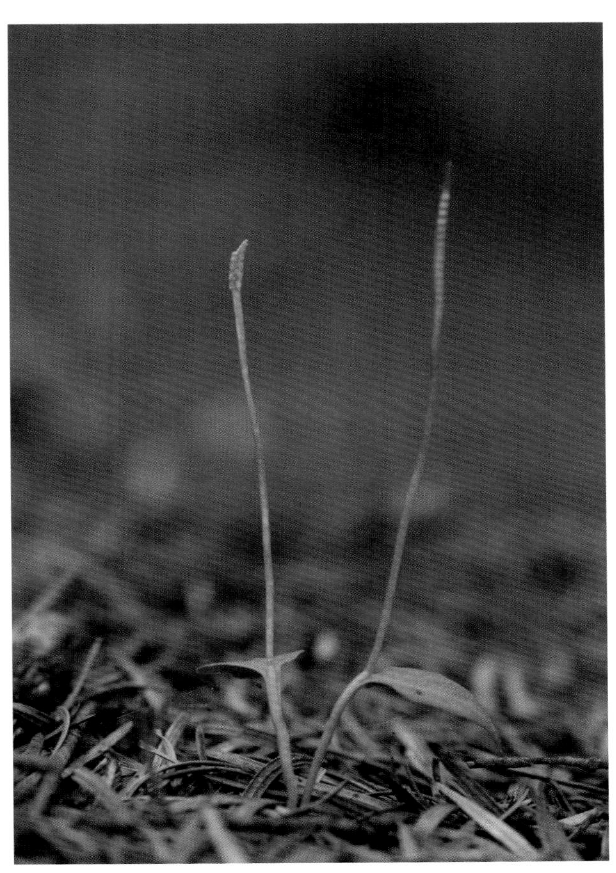

【形态特征】根状茎细短，直立，有一簇细长不分枝的肉质根，向四面横走如匍匐茎。叶纤细，绿色或下部埋于土中，灰白色；营养叶单叶，无柄，每梗1片，披针形，远高出地面之上。孢子叶自营养叶的基部生出；孢子囊穗狭线形，先端尖；孢子灰白色，近于平滑，超出营养叶。

【适宜生境】生于潮湿草坪。

【资源状况】分布于低山区。少见。

【入药部位】全草。

【功能主治】清热解毒，消痈肿。用于跌打损伤，毒蛇咬伤，犬咬伤，胃痛，痈肿。

瓶尔小草 一支箭

Ophioglossum vulgatum Linn.

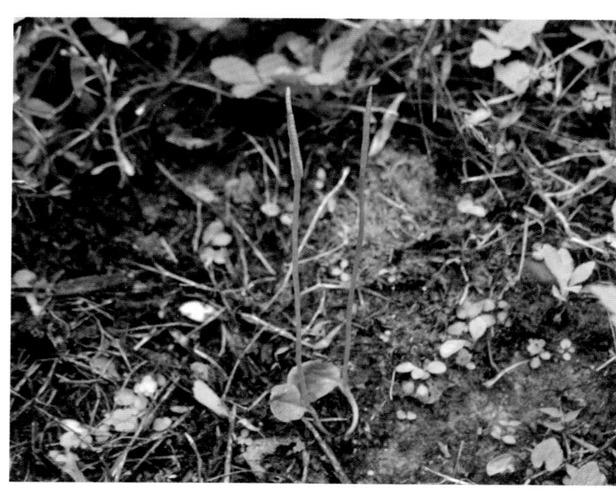
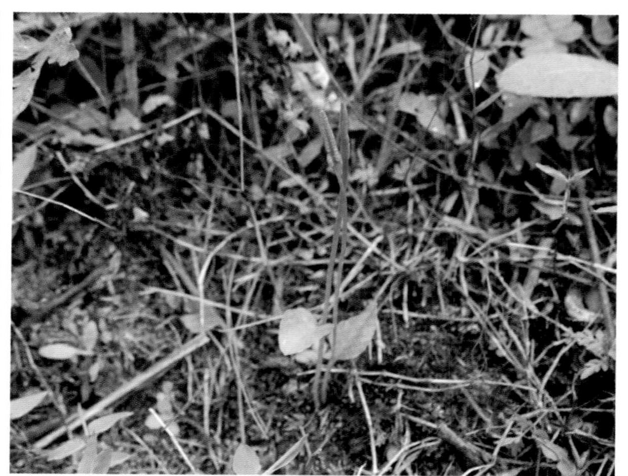

【形态特征】多年生小型草本，高 10~20cm。冬天无叶。叶通常单生，总叶柄深埋土中，下半部为灰白色，较粗大；营养叶卵圆形或长圆形，基部下延。孢子叶自营养叶基部生出；孢子穗先端尖，长 2.5~5cm，远超出于营养叶之上。

【适宜生境】生于海拔 1000m 以下的潮湿灌丛、草地、田埂、河岸。

【资源状况】分布于低山区。罕见，应加强保护。

【入药部位】全草（瓶尔小草）。

【功能主治】清热解毒，消痈肿。用于小儿肺炎，脘腹胀痛，肺热咳嗽，感冒发热，结膜炎，湿热腹泻，劳伤吐血，肺痈，黄疸，胃痛，痧证腹痛，淋浊，痈肿疮毒，蛇虫咬伤，跌打损伤。

阴地蕨科

扇羽阴地蕨

高山独脚蒿

Botrychium lunaria (Linn.) Sw.

【形态特征】多年生矮小草本。根状茎极短。总叶柄圆柱状，绿色，多汁草质，基部被褐色、鞘状鳞片；不育叶长圆形，圆头或圆钝头；小羽片扇形，无中脉。孢子叶比营养叶高，从不育叶片的基部抽出；孢子囊穗为狭圆锥形，直立，光滑无毛，1~2 次分枝。

【适宜生境】生于草坡和箭竹林下。

【资源状况】分布于高山区。常见。

【入药部位】全草。

【功能主治】清热解毒，杀虫。用于犬咬伤，毒蛇咬伤。

阴地蕨

独脚蒿、一朵云

Botrychium ternatum (Thunb.) Sw.

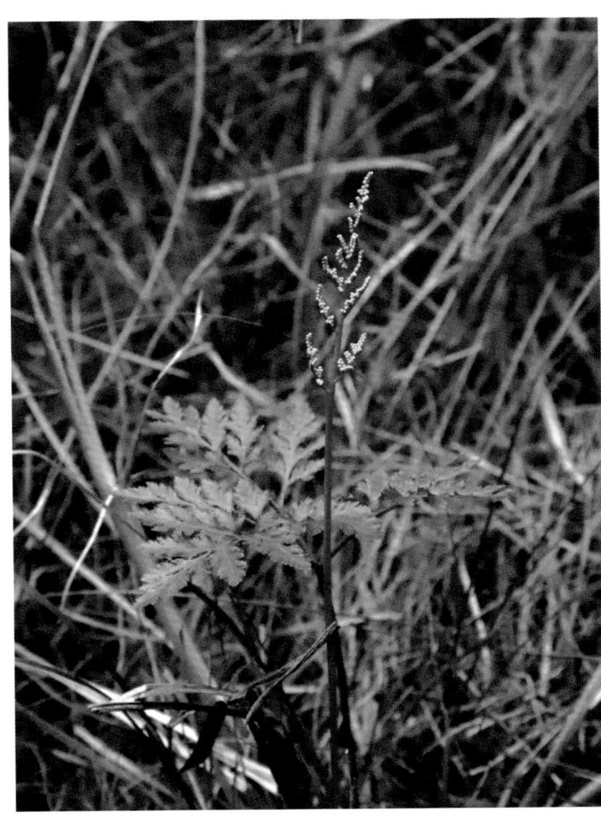

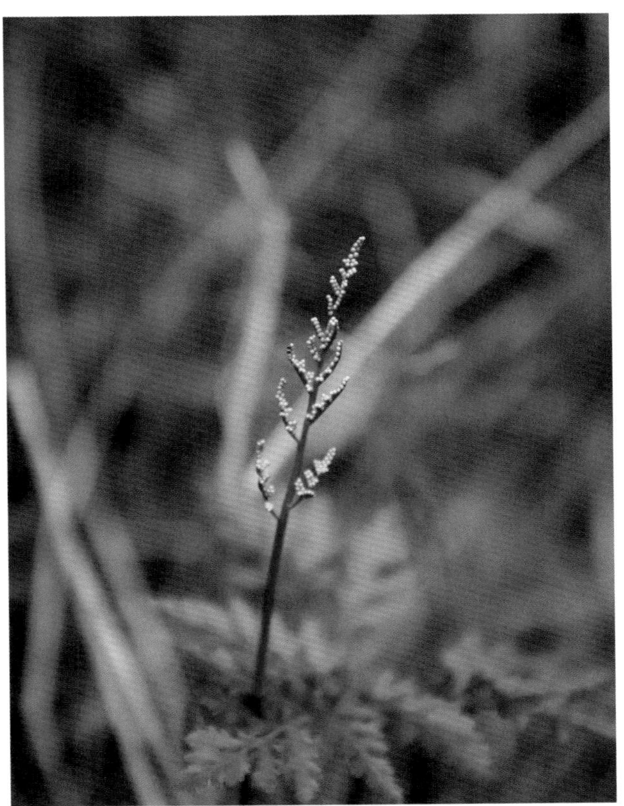

【形态特征】多年生草本，高 10~25cm。根状茎短，直立。营养叶片的柄光滑无毛，细长；叶片阔三角形，短尖头，三回羽状分裂；侧生羽片对生或近互生，有柄，叶薄肉质，裂片边缘有尖锯齿。孢子叶二至三回羽状分枝；孢子囊穗圆锥状，黄色。

【适宜生境】生于海拔 700~2200m 的阴湿林下。

【资源状况】分布于低山区、中山区。少见，应加强野生抚育。

【入药部位】全草（阴地蕨）。

【功能主治】清热解毒，平肝散积，补肾，明目，滋阴润肺，止咳平喘。用于肺结核，痈肿疮毒，蛇虫咬伤，跌打损伤，目翳，瘰疬，咳嗽气喘，体虚头晕，肾虚，带下病，脱发。

蕨　萁

大独脚蒿

Botrychium virginianum (Linn.) Sw.

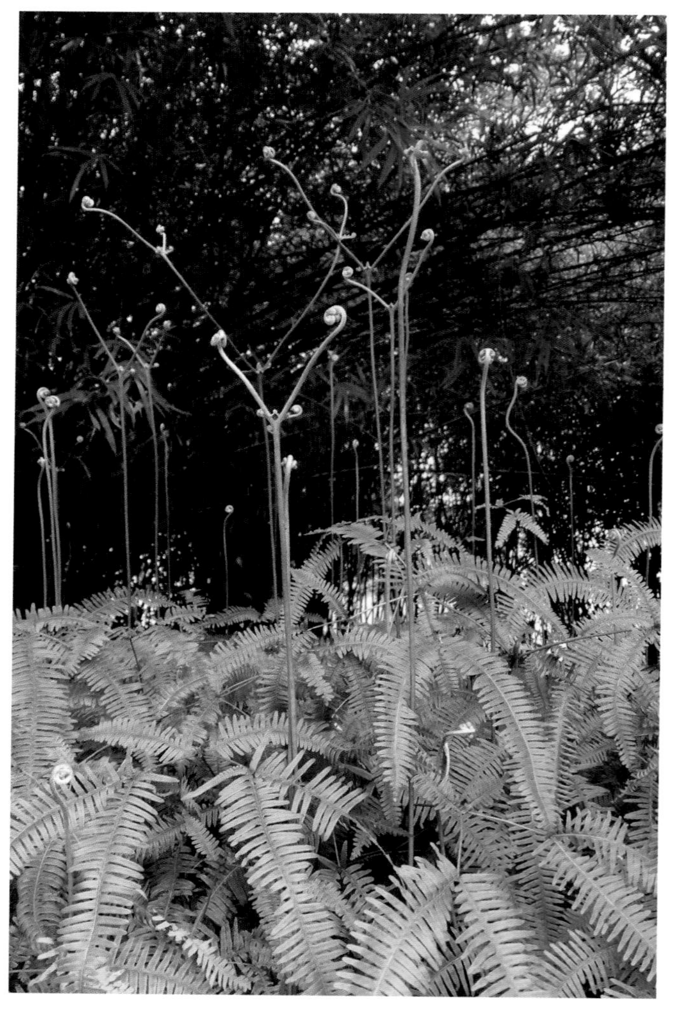

【形态特征】根状茎短而直立，有 1 簇不分枝的粗壮肉质的长根。总叶柄光滑无毛，多汁草质；不育叶片阔三角形，顶端短尖头，三回羽状，基部下方四回羽裂；末回裂片基部变狭，深裂。孢子叶自不育叶片的基部抽出；孢子囊穗为复圆锥状，成熟后高出于不育叶片之上，直立，几光滑或略具疏长毛。

【适宜生境】生于阴湿林下。

【资源状况】分布于中山区。常见，可以开发利用。

【入药部位】全草（蕨萁）。

【功能主治】清热解毒，消肿散结。用于肺痈，结膜炎，吐血，劳伤，颈淋巴结结核，神经衰弱，无名肿毒；外用于痈肿疮毒，蛇虫咬伤。

观音座莲科

峨眉观音座莲

观音莲、半边莲

Angiopteris omeiensis Ching

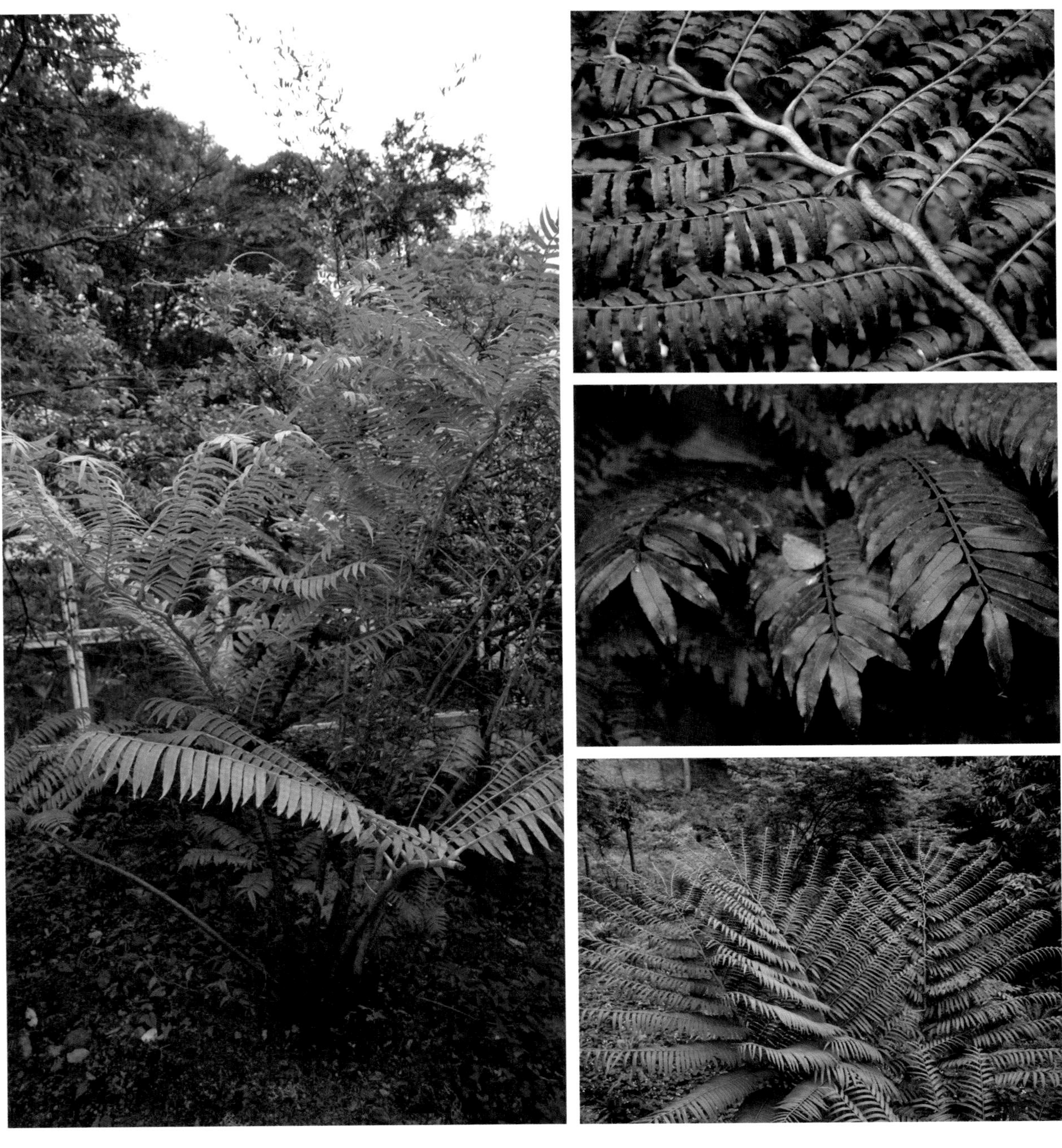

【形态特征】多年生草本，高 1.5~2m。根状茎肥大，肉质，球形。叶柄粗壮；叶片长达 80cm，纸质，光滑，仅中肋叶背稍有鳞片疏生，干后叶面为褐绿色，叶背为黄绿色，二回羽状，羽片 7~9 对，互生；小羽片几水平开展，长渐尖头；叶、叶柄、羽轴干后黑褐色。孢子囊群长圆形，由 11~15 个孢子囊组成，彼此接近，生于叶背边缘。

【适宜生境】生于海拔 500~1000m 的林下阴湿处。

【资源状况】分布于低山区。罕见，应加以保护。

【入药部位】根茎。

【功能主治】祛风湿，利小便，解热毒，止咳嗽。用于风湿骨痛，肺病热咳，小儿高热不退，小便不利，血痢，热毒痈肿，肺热咳嗽。

云南观音座莲

观音莲、云南莲座蕨

Angiopteris yunnanensis Hieron.

【形态特征】植株高大，高达 2m。叶柄直径 2~2.5cm，具沟槽；叶片广阔，二回羽状；羽片长圆形，互生，长 60cm，基部稍狭，羽柄粗壮，小羽片有纤细倒行假脉。孢子囊群长圆形或线形，由 14~20 个孢子囊组成，近边缘生，只有 1 条很狭的不育的边缘，平坦或稍反转。

【适宜生境】生于海拔 1000m 以下的林下阴湿处。

【资源状况】分布于坝区、低山区。罕见，应加以保护。

【入药部位】根茎。

【功能主治】活血通络，安神。用于风湿痹痛，跌打损伤等。

紫萁科

紫 萁 广东苔、紫萁贯众

Osmunda japonica Thunb.

【标本采集号】LEM120626005

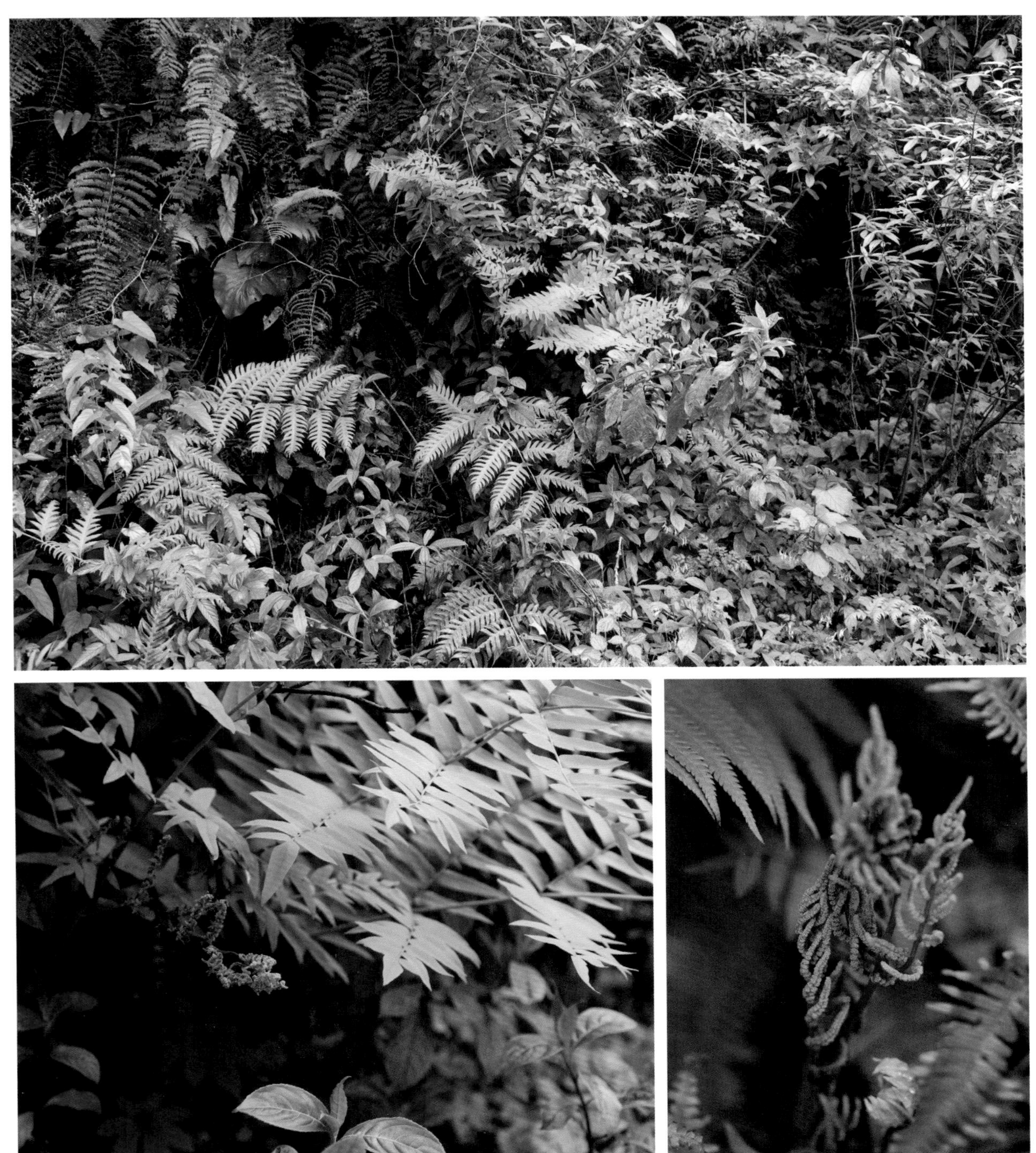

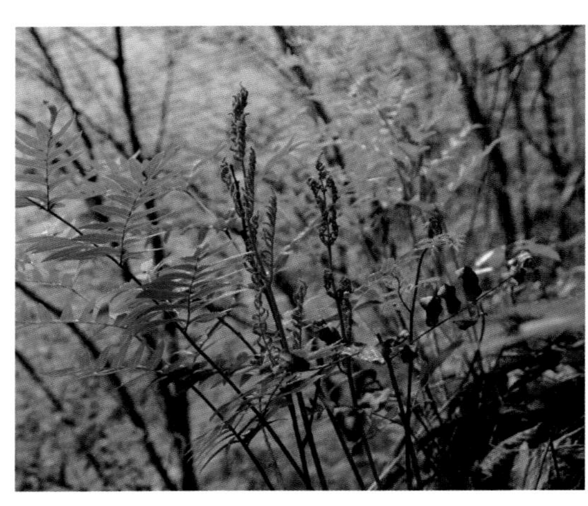

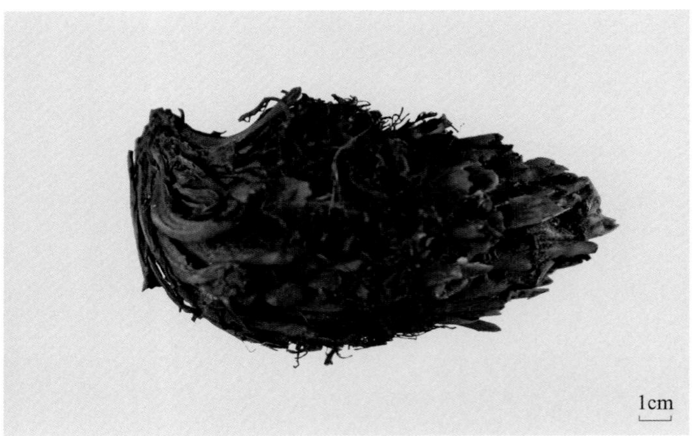

【形态特征】多年生草本，高 50~70cm。根状茎直立或斜生。叶直立，叶柄禾秆色；叶二型，或先端部分可育，顶部一回羽状，其下为二回羽状；能育叶与不育叶区别明显，不育叶叶片二回羽状；能育叶的小羽片退化，呈狭线形，沿主脉两侧密生孢子囊，成熟后枯死。

【适宜生境】生于海拔 700~2400m 的草坡、林缘、地边和沟边。

【资源状况】分布于低山区、中山区。常见，可以大量开发利用。

【入药部位】根茎和叶柄残基（紫萁）、嫩苗或幼叶柄上的绵毛。

【功能主治】根茎和叶柄残基清热解毒，利二便，杀虫。用于风热感冒，流行性感冒，流行性脑脊髓膜炎，湿热斑疹，吐血，衄血，肠风便血，血痢，血崩不止，带下病，痄腮肿痛，疮疡肿毒，虫积腹痛，湿热下痢。嫩苗或幼叶柄上的绵毛利水渗湿，止血。用于水肿，淋病，脚气病，外伤出血。

瘤足蕨科

镰叶瘤足蕨

斗鸡草

Plagiogyria distinctissima Ching

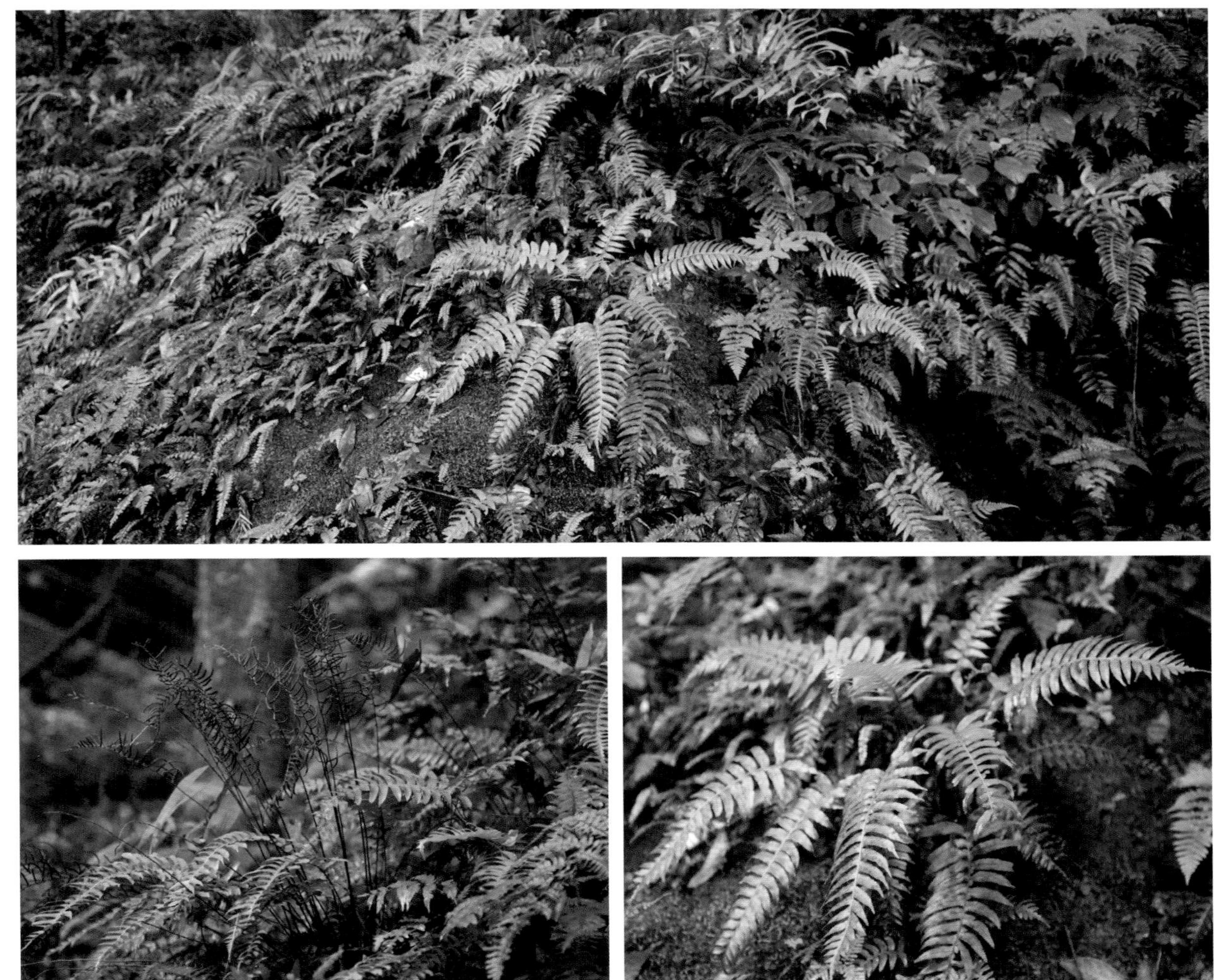

【形态特征】根状茎短小，直立。不育叶的柄锐三角形，禾秆色或褐棕色；叶片长披针形，渐尖头，下部渐变狭，羽状深裂几达叶轴；羽片互生，狭披针形，微向上弯。能育叶较高，柄长 20~30cm，深褐色，细瘦；羽片线形，无柄。

【适宜生境】生于海拔 1800m 以下的灌木林下。

【资源状况】分布于坝区、低山区、中山区。常见。

【入药部位】全草。

【功能主治】清热，发表，透疹止痒。用于流行性感冒，麻疹，皮肤瘙痒，血崩，扭伤。

耳形瘤足蕨 斗鸡草

Plagiogyria stenoptera (Hance) Diels

【形态特征】植株高 35~80cm。不育叶的柄草质，上面平坦或有阔沟槽，横切面为尖三角形，短于 5cm；叶片披针形，羽状深裂几达叶轴；羽片披针形，25~35 对，下部羽片贴生，突然缩成耳状。叶轴下面为锐龙骨形，上面有 1 条深阔沟。能育叶和营养叶同形，但柄较长，14~17cm；羽片 12~16 对，强度收缩成线形。

【适宜生境】生于海拔 1000~3000m 的林下。

【资源状况】分布于低山区、中山区、高山区。少见。

【入药部位】全草。

【功能主治】清热解毒，发表止咳。用于外感咳嗽，头痛。

海金沙科

海金沙 左转藤

Lygodium japonicum (Thunb.) Sw.

【标本采集号】LEM120626004

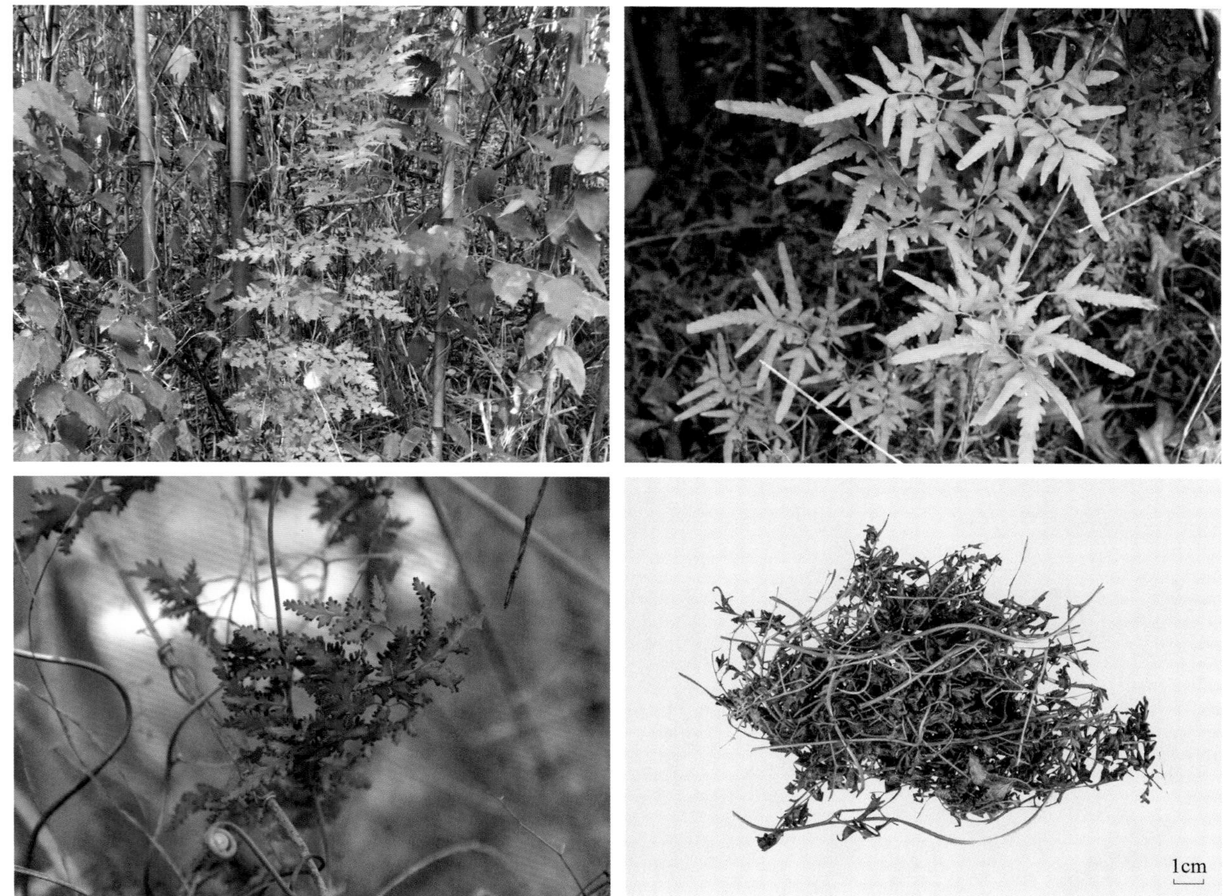

【形态特征】多年生缠绕草本。根状茎细而匍匐。能育叶和不育叶近二型；叶轴上面有 2 条狭边，羽片多数，对生，平展；不育羽片尖三角形，长约 12cm，宽约 10cm；一回羽状，一回羽片 2~4 对，二回小羽片 2~3 对，叶缘有不规则的浅圆锯齿；主脉明显，侧脉纤细。孢子囊穗长 2~4mm，在小羽片边缘呈流苏状。

【适宜生境】生于海拔 1000m 以下的林缘、地边稍阴湿处。

【资源状况】分布于坝区、低山区。常见，可以开发利用。

【入药部位】成熟孢子（海金沙）。

【功能主治】清热，通淋，利湿，消肿。用于尿路感染，小便不利，尿路结石，白浊，白带异常，肝炎，肾炎水肿，膀胱炎，咽喉肿痛。

小叶海金沙 *Lygodium scandens* (Linn.) Sw.

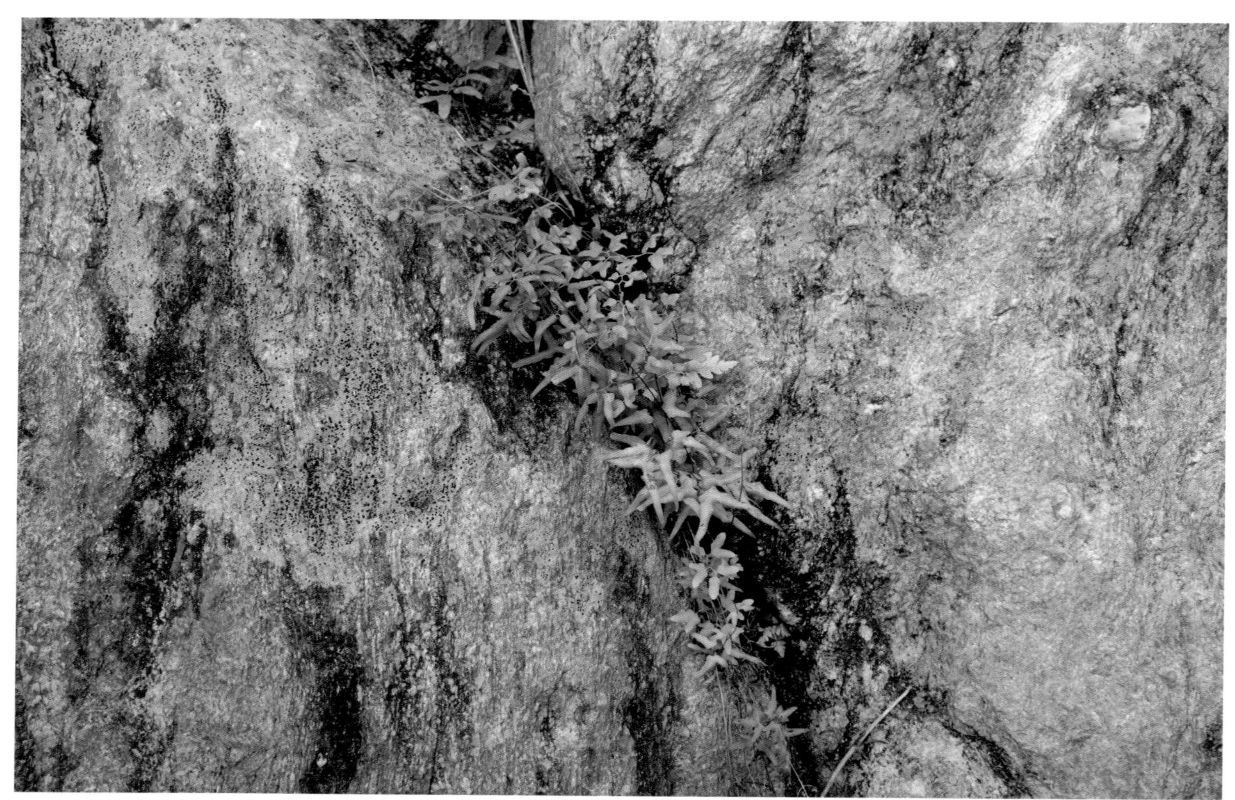

【形态特征】攀缘藤本，高 5~7m。不育羽片长圆形，基部宽几等于长；叶轴纤细如铜丝，二回羽状；羽片多数，对生于叶轴的距上，距长 2~4mm，顶端密生红棕色毛；末回小羽片短小，三角形，钝头，长 1.5~3cm。孢子囊穗排列于叶缘，到达先端，5~8 对，线形，一般长 3~5mm，最长的达 8~10mm，黄褐色，光滑。

【适宜生境】生于攀缘灌丛上。

【资源状况】分布于低山区、中山区。少见。

【入药部位】全草。

【功能主治】清热利湿，通淋止痛。用于热淋，石淋，血淋，尿道涩痛等。

里白科

芒萁 竹鸡草、蚕窝草

Dicranopteris dichotoma (Thunb.) Bernh.

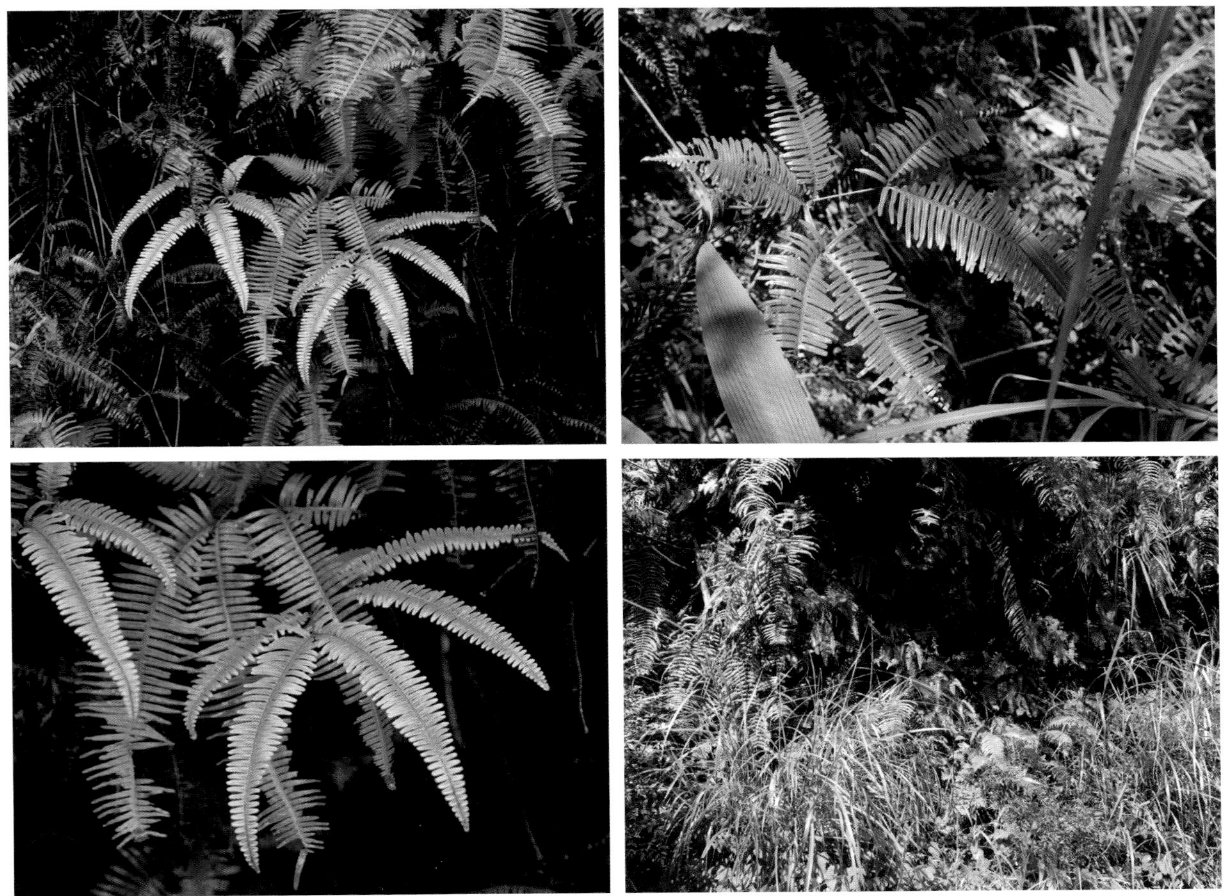

【形态特征】多年生草本，高 30~100cm。根状茎褐棕色，被棕色鳞片，须根多数。叶远生，棕禾秆色，光滑，基部以上无毛；叶轴二至三回二叉分枝；末回羽片 15~35 对；叶脉在羽片背面凸出分叉。孢子囊群圆形，着生于细脉中段；孢子囊 6 个以上。

【适宜生境】生于草坡和林下酸性土壤。

【资源状况】分布于低山区。常见，可以开发利用。

【入药部位】全草或根茎。

【功能主治】全草清热，利尿，祛瘀，止血。用于烧烫伤，红肿疼痛，血崩，血淋，热淋，白带异常，小便涩痛，阴部湿痒。根茎清热解毒。用于肺热咳嗽，跌打骨折，狂犬病，蛇咬伤，蜈蚣咬伤。

蚌壳蕨科

金毛狗

狗脊、金毛狗脊

Cibotium barometz (Linn.) J. Sm.

【标本采集号】LEM120821004

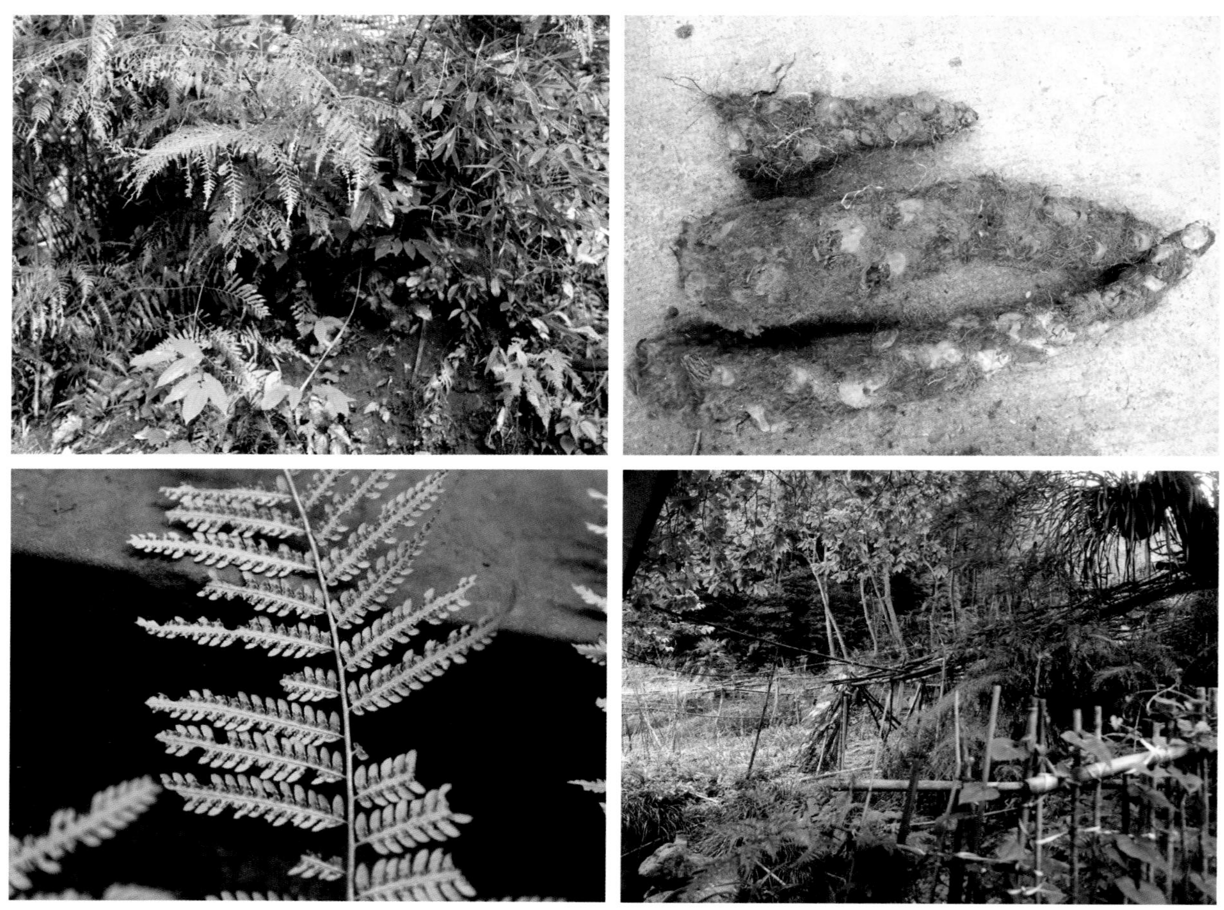

【形态特征】多年生大型蕨类，高 1~2.5m。根状茎卧生，粗大，密被金黄色长毛，顶端生出 1 丛大叶，柄棕褐色。叶片大，广卵状三角形，三回羽状分裂。孢子囊群生于小脉顶端，囊群盖 2 瓣，棕褐色，成熟时张开如蚌壳。

【适宜生境】生于海拔 800m 以下的灌木林下和岩脚。

【资源状况】分布于坝区、低山区。少见，应加强保护与野生抚育。

【入药部位】根茎（狗脊）。

【功能主治】强筋健骨，祛风补肾。用于腰背酸痛，腰脊强痛，脚膝无力，风湿寒痹，遗尿，遗精，白带异常。

评　述　本种为峨眉山特产之一。

陵齿蕨科

陵齿蕨　野黄连、鳞始蕨

Lindsaea cultrata (Willd.) Sw.

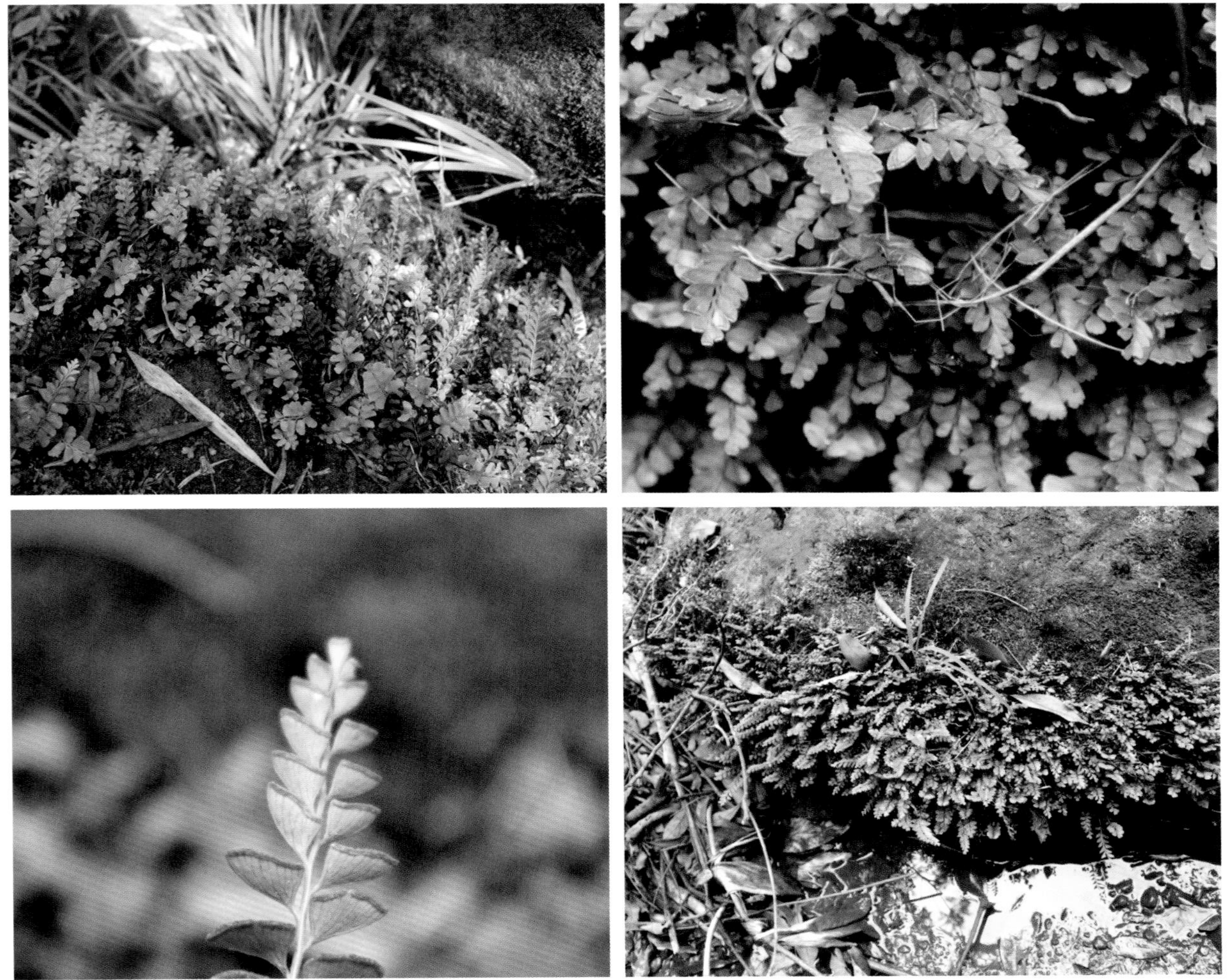

【形态特征】根状茎横走，直径 2mm，栗色，密被鳞片；鳞片线状钻形，栗红色。叶片一回羽状；羽片 17~20~30 对，互生，开展，有短柄，长 8~9（~13）cm，宽 5~6cm，基部楔形。孢子囊群沿羽片上级着生，每缺刻有 1 个囊群；囊群盖横线形。

【适宜生境】生于海拔 1000m 左右的灌木林下。

【资源状况】分布于低山区。常见。

【入药部位】全草。

【功能主治】清热解毒，杀虫。用于风热感冒，虫积腹痛等。

乌　蕨

乌韭、野黄连、地柏枝

Stenoloma chusanum Ching

【标本采集号】LEM120626003

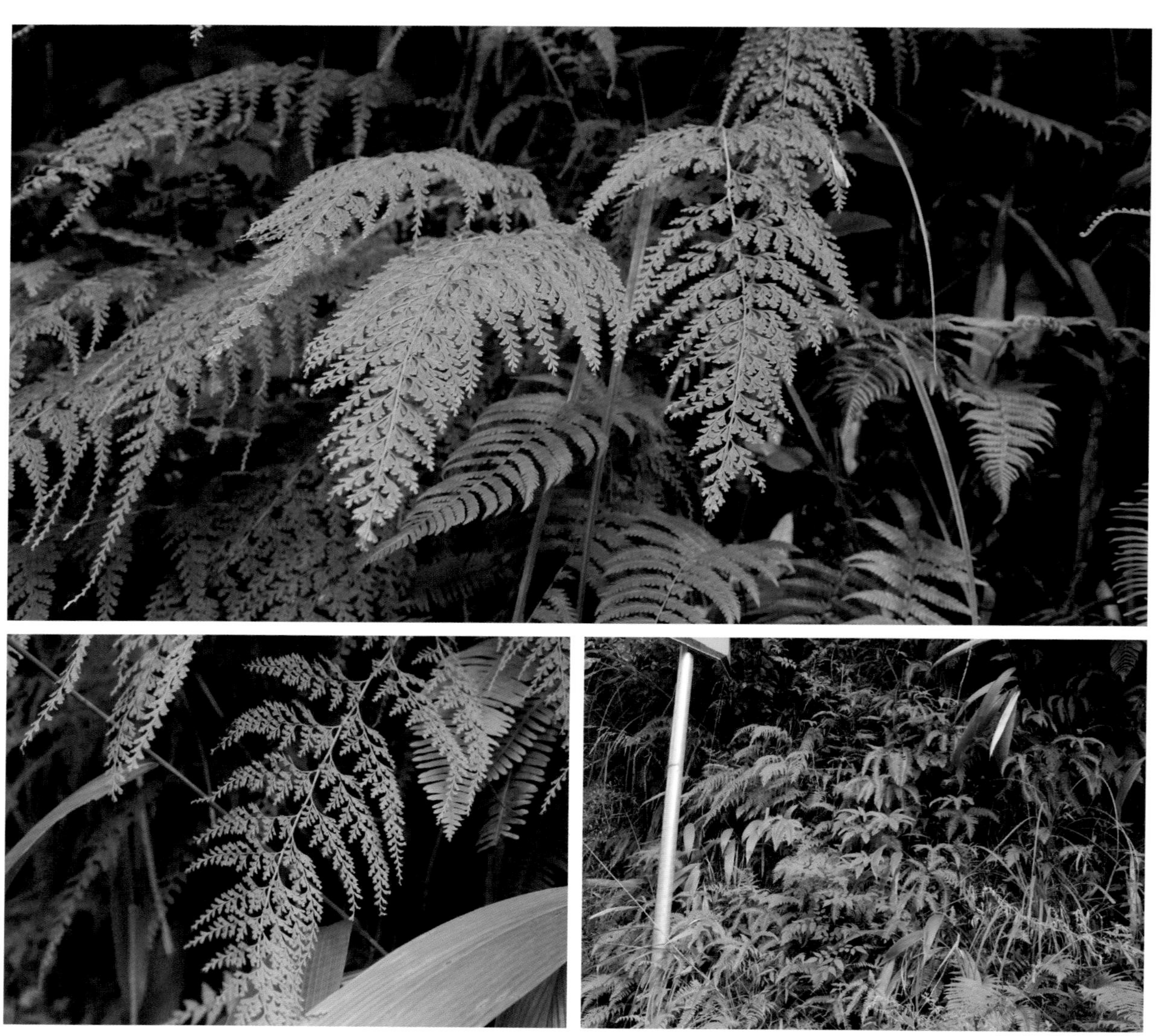

【形态特征】多年生草本，高 30~60cm。根状茎短而横走，密生钻状鳞片。叶片卵形至披针形，纸质；羽片开展至略斜生；叶脉叶面或两面略凸起，稀下陷，较叶片略黑。孢子囊群小，生于裂片顶端细脉上；囊群盖全缘或波状。

【适宜生境】生于海拔 600~1100m 的灌丛、田边和地边。

【资源状况】分布于低山区。常见，可以大量开发利用。

【入药部位】全草（大叶金花草）。

【功能主治】清热解毒，消炎，利湿，止血。用于风热感冒，扁桃体炎，腮腺炎，肠炎，肝炎，中暑发痧，泄泻，痢疾。

蕨　科

蕨

蕨根、蕨萁

Pteridium aquilinum (L.) Kuhn var. *latiusculum* (Desv.) Underw. ex Heller

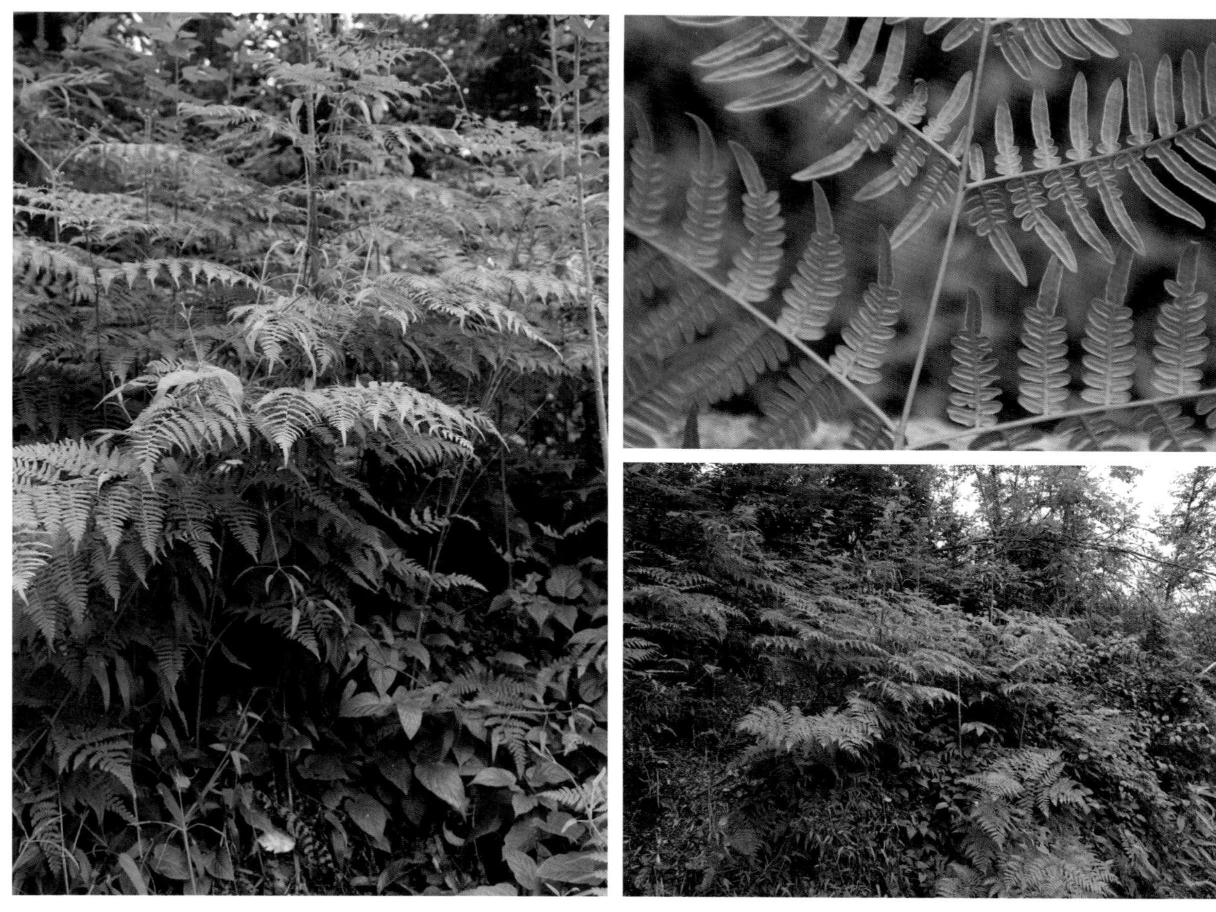

【形态特征】根状茎长而横走，密被锈黄色柔毛，以后逐渐脱落。叶干后近革质或革质，暗绿色，叶面无毛或在背轴面有稀疏的毛；叶片阔三角形或长圆三角形；三回羽状；末回全缘裂片阔披针形至长圆形，彼此接近或彼此间的间隔宽不超过裂片的宽。

【适宜生境】生于林缘、荒坡和草丛。

【资源状况】分布于低山区、中山区。常见，可以开发利用。

【入药部位】根茎、全草。

【功能主治】根茎健脾胃，利水道，清虚热。用于黄疸，湿热白带，痢疾，肠风下血，消化不良，热毒，肺热咳嗽，腹痛，湿疹，关节炎，高血压，蛔虫病，痔疮。全草祛风湿，利尿，解热。用于食膈，气膈，肠风热毒，高血压，头昏失眠。

肾蕨科

肾　蕨　篦子草、凤凰蛋

Nephrolepis auriculata (L.) Trimen

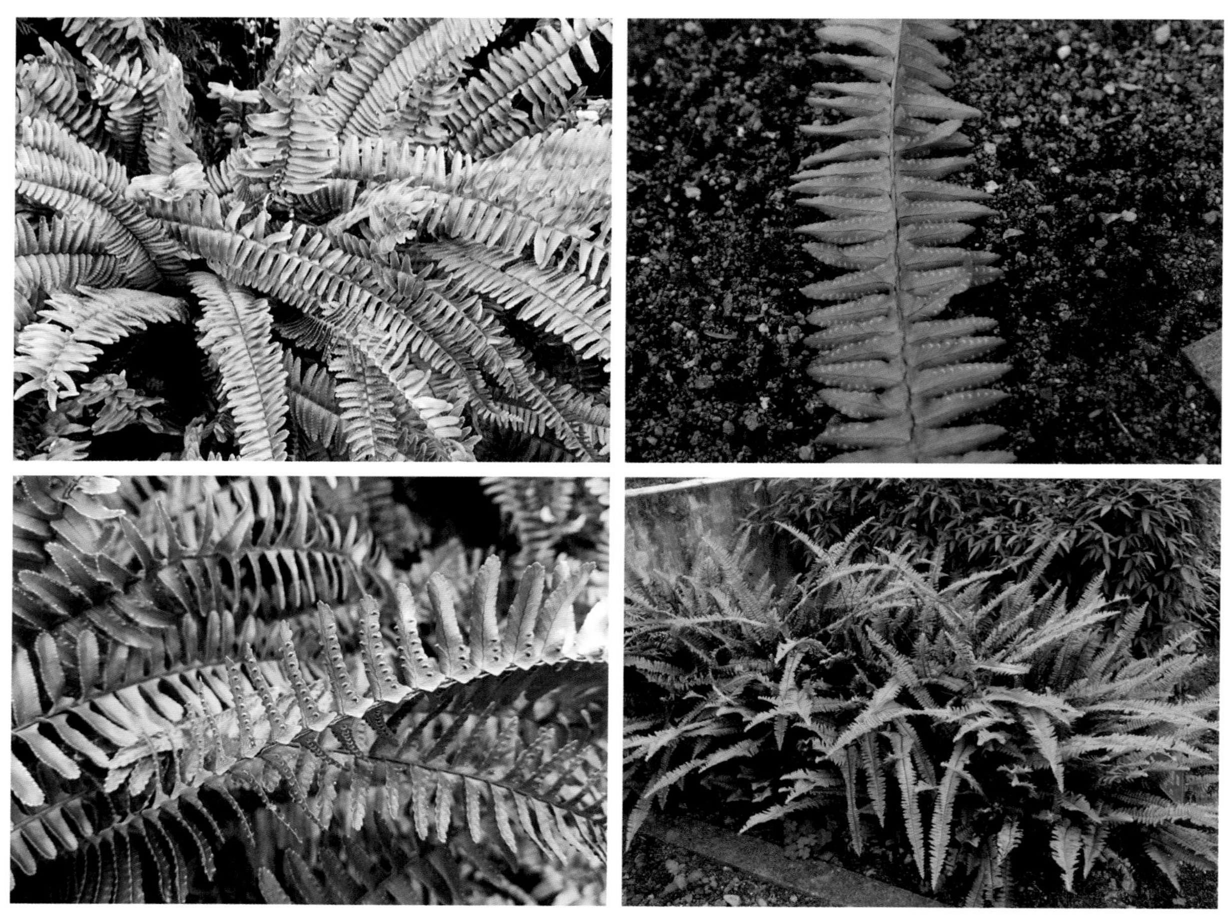

【形态特征】多年生草本，高 30~60cm。根状茎直立，被蓬松的淡棕色、长钻形鳞片；下部匍匐茎上生有近圆形的块茎，密被与根状茎同样的鳞片。叶簇生；叶片狭披针形，先端短尖，一回羽状；中部羽片通常长约 2cm，为圆钝头，有时为近急尖头，覆瓦状排列。孢子囊群着生于侧脉上部分枝的顶端，排成 1 行位于中脉两侧，肾形；孢子椭圆肾形。

【适宜生境】生于海拔 650m 以下的湿润岩壁。

【资源状况】分布于坝区、低山区。常见。

【入药部位】全草（肾蕨）。

【功能主治】健脾补肾，温补，解毒。用于感冒发热，肺结核咯血，黄疸，淋浊，小便涩痛，痢疾，疝气，乳痈，瘰疬，烫伤。

骨碎补科

鳞轴小膜盖蕨 *Araiostegia perdurans* (Christ) Cop.

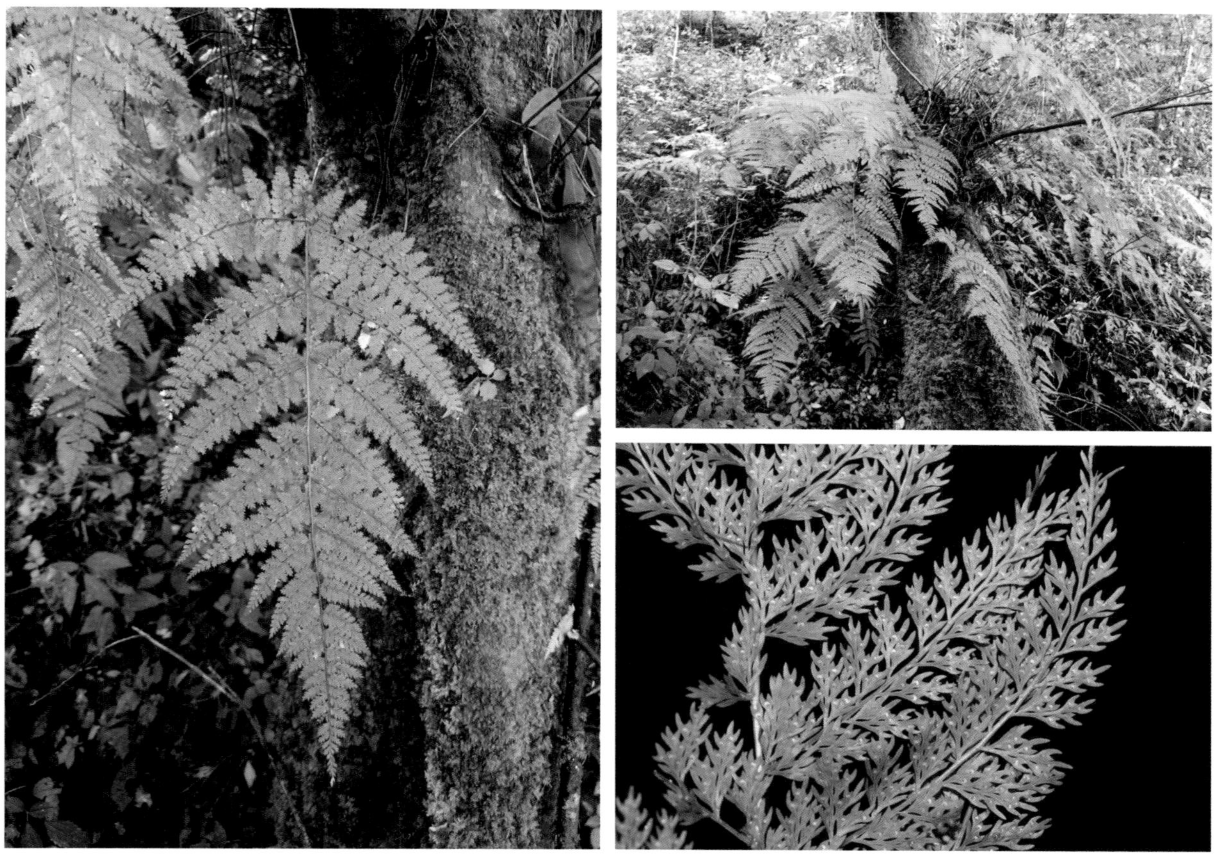

【形态特征】植株高50~70cm。根状茎粗壮，长而横走，直径6~8mm，密被鳞片；鳞片膜质，棕色而稍有光泽，覆瓦状蓬松地覆盖于根状茎上。叶远生；叶片卵形或三角状卵形，先端渐尖，基部阔圆形，四回羽状细裂；羽片椭圆形或椭圆披针形，彼此疏离，基部1对小羽片对生，末回裂片短披针形。孢子囊群位于裂片的缺刻之下，着生于上侧短小脉顶端或小脉分叉处，外侧有1条长线形的角状突起；囊群盖半圆形，基部黑褐色，边缘浅褐色，膜质，全缘，基部着生。

【适宜生境】生于山地混交林中树干上。

【资源状况】分布于中山区、高山区。常见。

【入药部位】全草。

【功能主治】清热解毒，凉血，祛风除湿。用于湿热黄疸，风湿骨痛。

阴石蕨 骨碎补

Humata repens (L. f.) Diels

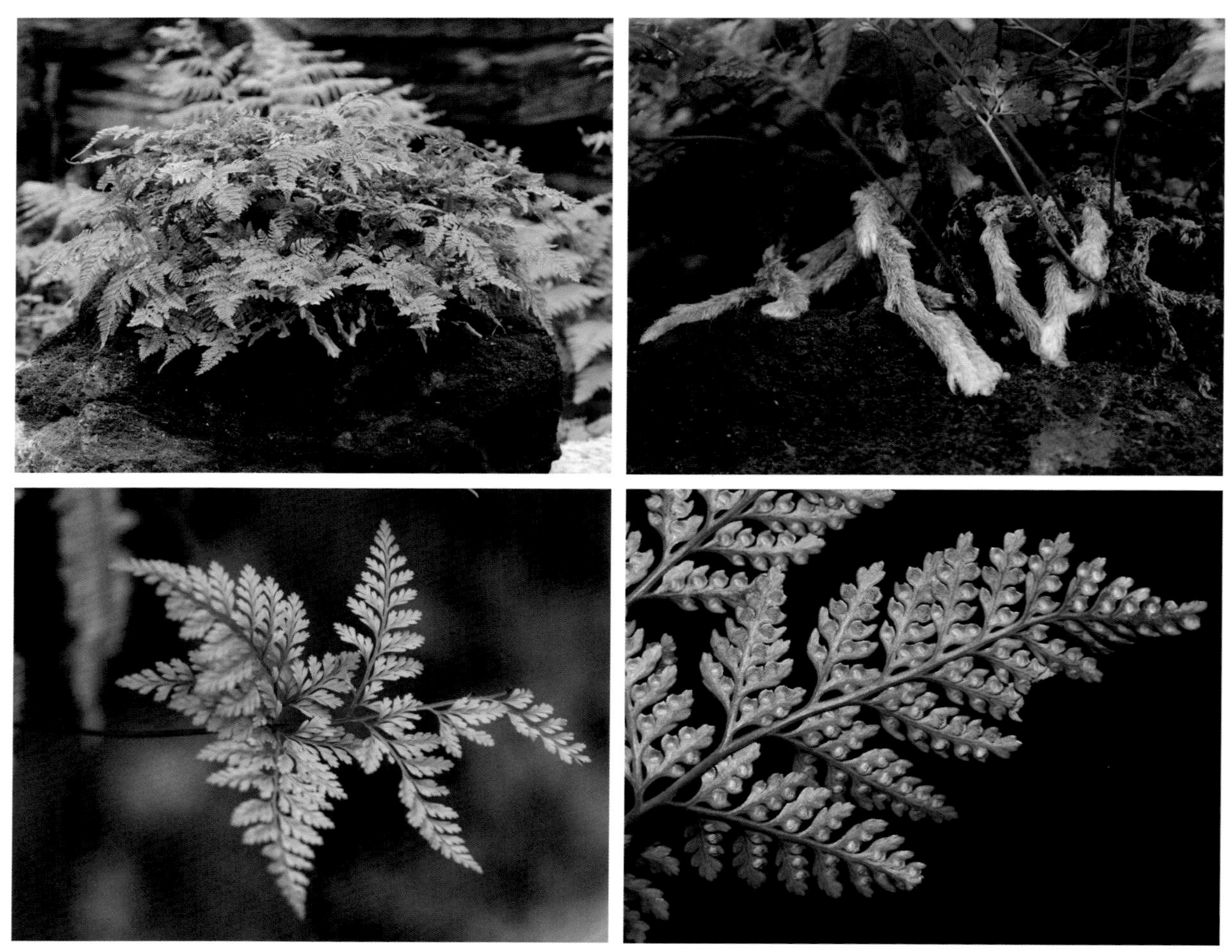

【形态特征】草本，高 10~20cm。根状茎长而横走，被蜡质白粉和密鳞片；鳞片膜质，披针形，红棕色，盾状着生。叶远生；叶片三角状卵形，近二型，革质，基部一回羽状深裂；羽片三角形卵状，基部 1 对羽片为深羽裂；叶柄及叶轴下面无鳞片或偶有少数鳞片。囊群盖半圆形，近革质，以阔基部着生。

【适宜生境】生于岩坎阴湿处。

【资源状况】分布于低山区。常见。

【入药部位】根茎（红毛蛇）。

【功能主治】清热解毒，凉血，祛风除湿。用于湿热黄疸，风湿痹病。

凤尾蕨科

凤尾蕨 凤尾草、三叉草、大井口边草

Pteris cretica L. var. *nervosa* (Thunb.) Ching et S. H. Wu

【标本采集号】LEM120808004

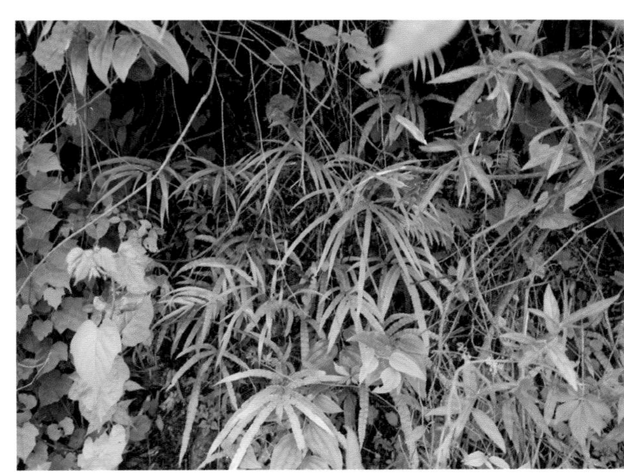

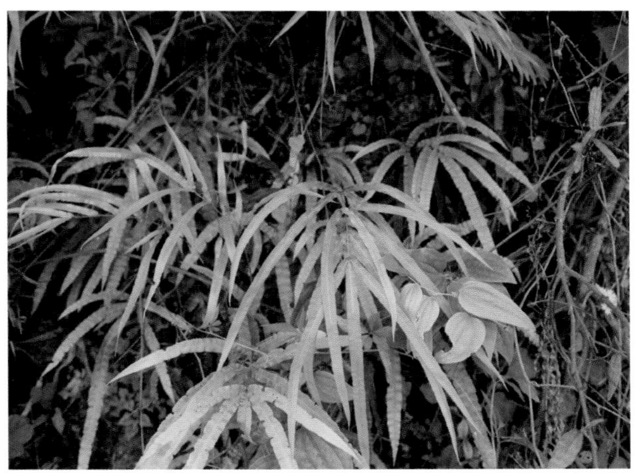

【形态特征】多年生草本，高约1m。根状茎短而直立或斜生，先端被黑褐色鳞片。叶二型或近二型；不育叶片一回羽状，偶有指状，卵形；可育叶片较长，羽片3~5（~8）对，羽片长12~25cm，宽5~12mm。孢子囊群生于羽片边缘至近先端而止；囊群盖狭长形，膜质。

【适宜生境】生于林下或石灰岩缝中。

【资源状况】分布于坝区、低山区。常见，可以大量开发利用。

【入药部位】地上部分（大叶井口边草）。

【功能主治】清热解毒，利湿，定惊。用于黄疸性肝炎，支气管炎，泻痢，水肿，淋浊，月经不调，扁桃体炎，烫火伤。

指叶凤尾蕨 凤尾草、掌叶凤尾蕨

Pteris dactylina Hook.

【形态特征】植株高20~40cm。根状茎短而横卧，先端被鳞片；鳞片狭线形，长约2mm，黑褐色，有光泽，全缘，上部稍旋卷。叶柄纤细，长15~30cm，直径约1mm，禾秆色，基部褐色，稍有光泽，光滑或偶有粗糙；羽片通常5~7片，指状分裂，不育羽片边缘具锯齿。孢子囊群线形，沿叶缘延伸，仅羽片顶部不育；囊群盖线形，灰白色，膜质，近全缘。

【适宜生境】生于石灰岩石上。

【资源状况】分布于低山区。常见。

【入药部位】全草（掌羽凤尾蕨）。

【功能主治】清热解毒，利水通淋。用于肺热咳嗽，肠炎痢疾，小儿痢疾，小儿惊风，虫积腹痛等。

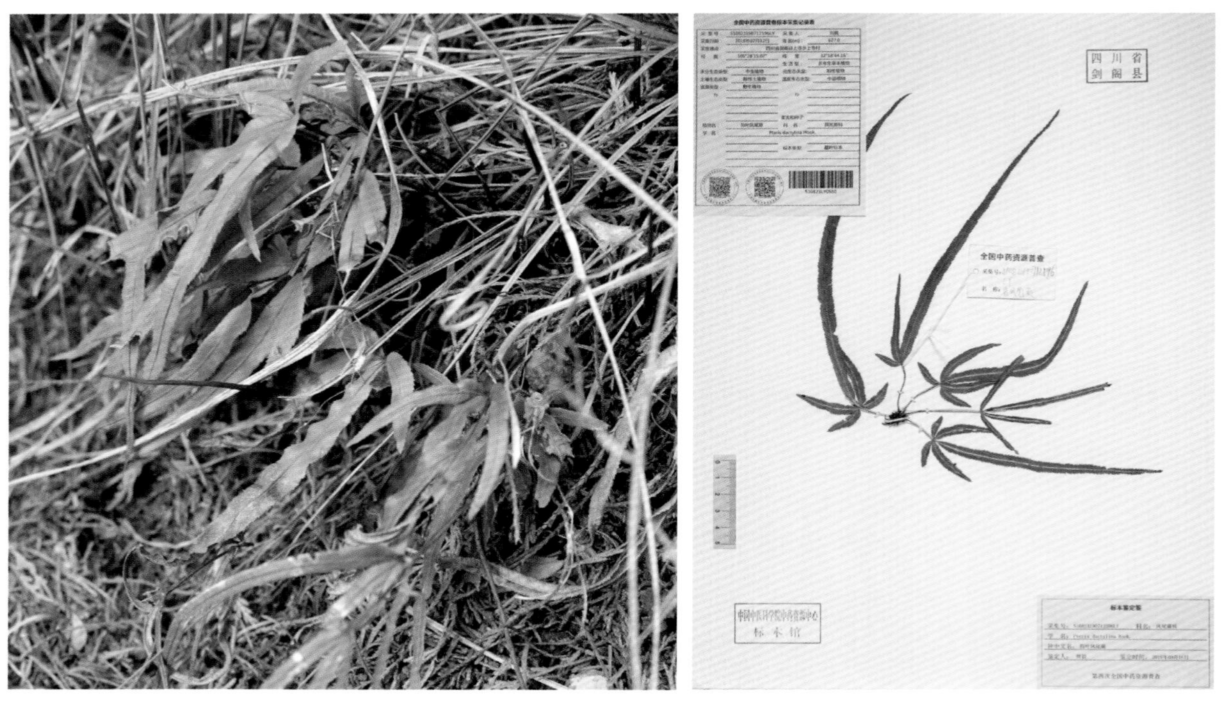

岩凤尾蕨

鸡爪凤

Pteris deltodon Bak.

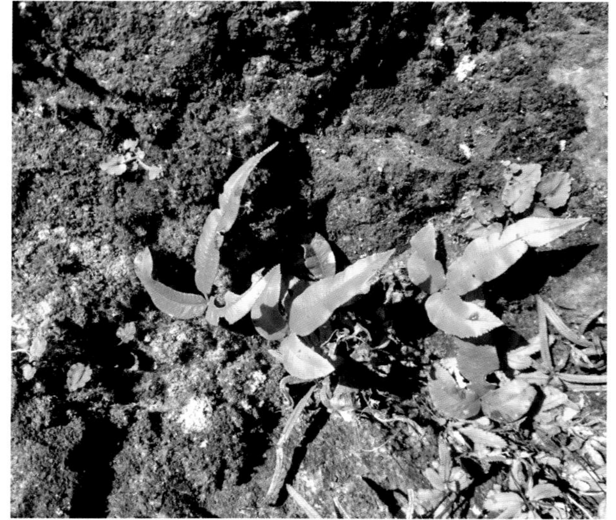

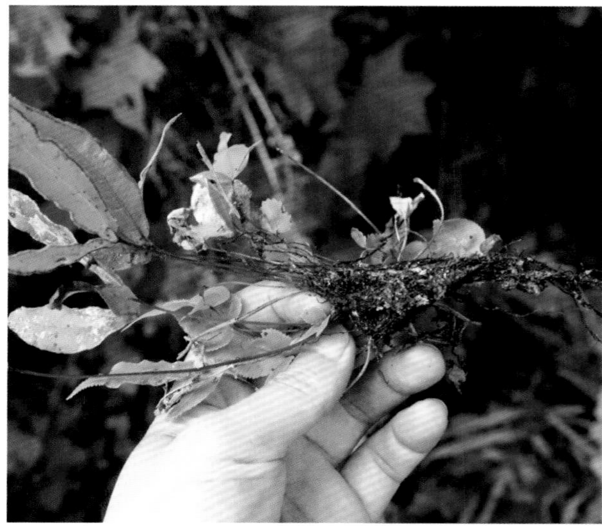

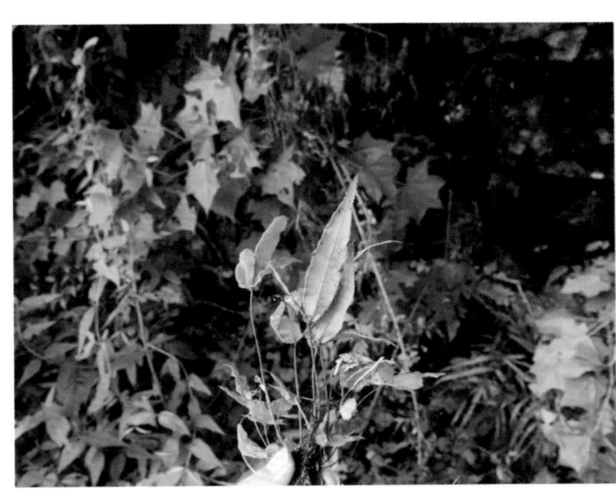

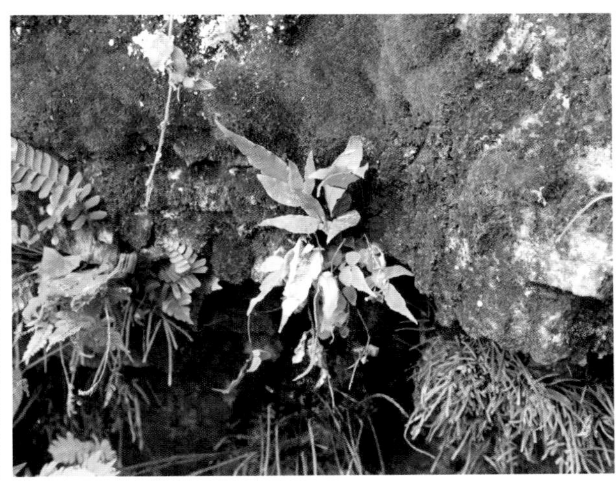

【形态特征】多年生草本，高 15~20cm。叶一型，簇生；叶片卵形或三角状卵形，三叉或为奇数一回羽状；羽片阔披针形，长 5~8cm，末端羽片阔披针形，先端渐尖，偶短渐尖；侧生羽片不浅裂。孢子囊群着生于羽片边缘的边脉上，线形；囊群盖线形，膜质；孢子囊成熟后黑色。

【适宜生境】生于海拔 700~1400m 的林下或石灰岩缝。

【资源状况】分布于低山区、中山区。常见。

【入药部位】全草。

【功能主治】清热解毒，解表。用于痢疾，淋病，疟疾。

剑叶凤尾蕨

凤尾草、三叉草

Pteris ensiformis Burm.

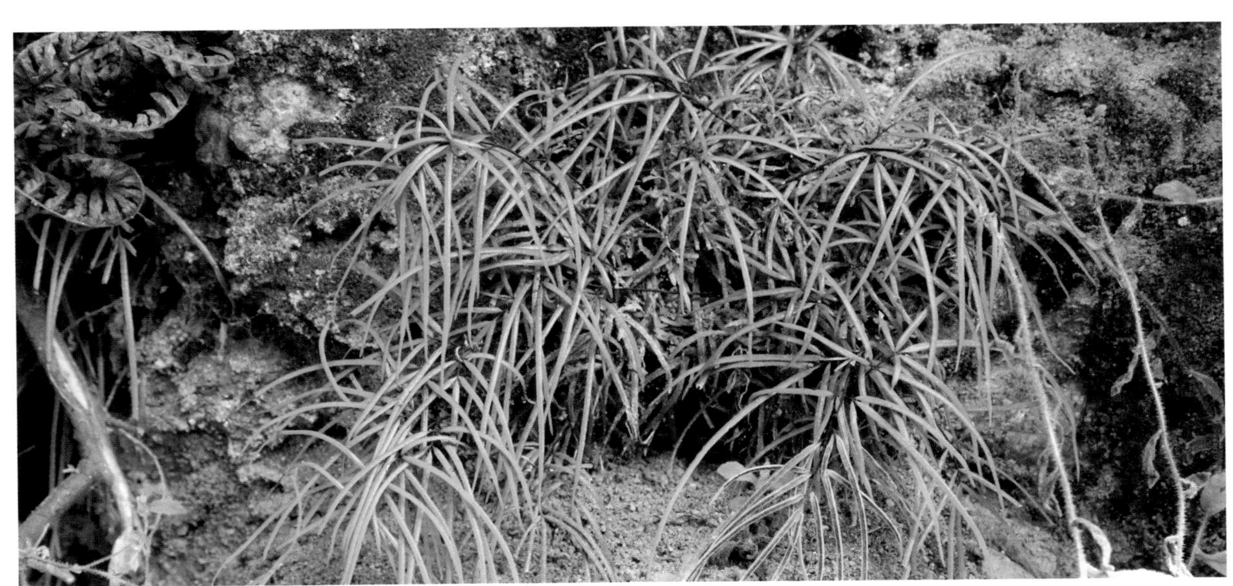

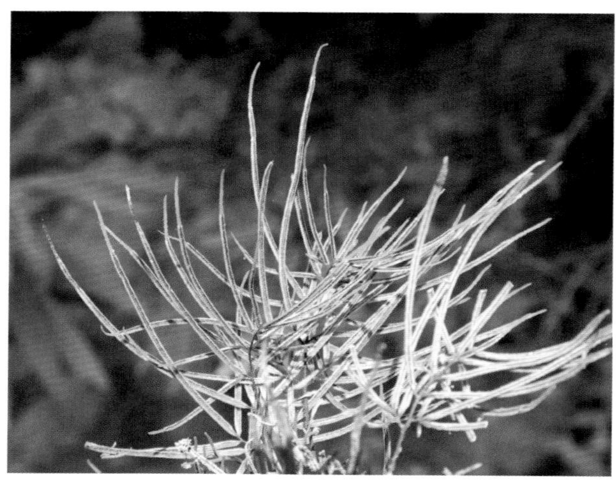

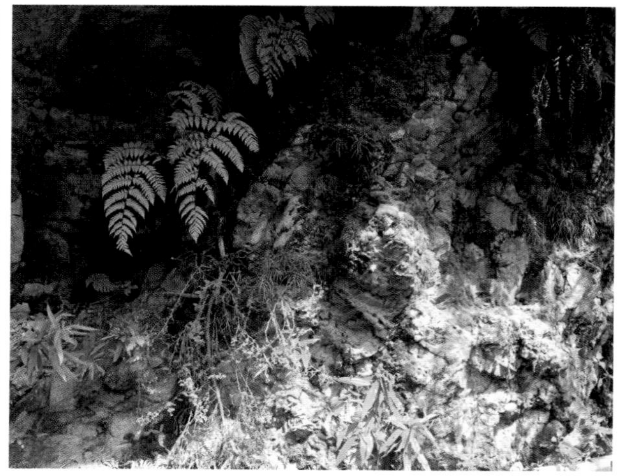

【形态特征】草本，高 30~50cm。根状茎细长，直径 4~5mm，被黑褐色披针形鳞片。叶二型；叶片长圆状卵形；中部不育羽片长 4~6cm，宽约 1cm；先端羽片不下延至叶轴；不育小羽片阔披针形或长圆形，先端钝圆，有时急尖。孢子囊群沿叶缘分布。囊群盖窄条形。

【适宜生境】生于阴湿林下。

【资源状况】分布于中山区。常见。

【入药部位】全草（凤冠草）。

【功能主治】清热解毒，利湿，消炎。用于咽喉肿痛，黄疸性肝炎，乳腺炎，小便不利，腮腺炎，淋证，痢疾。

井栏边草 野鸡尾、凤尾草

Pteris multifida Poir.

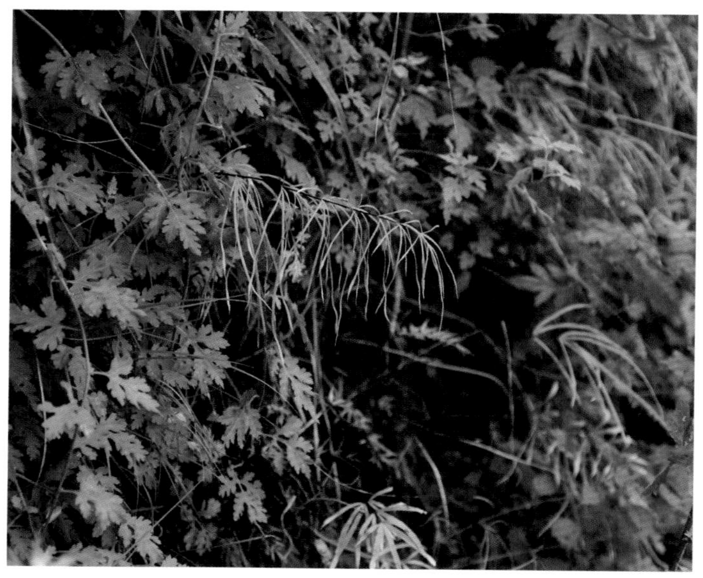

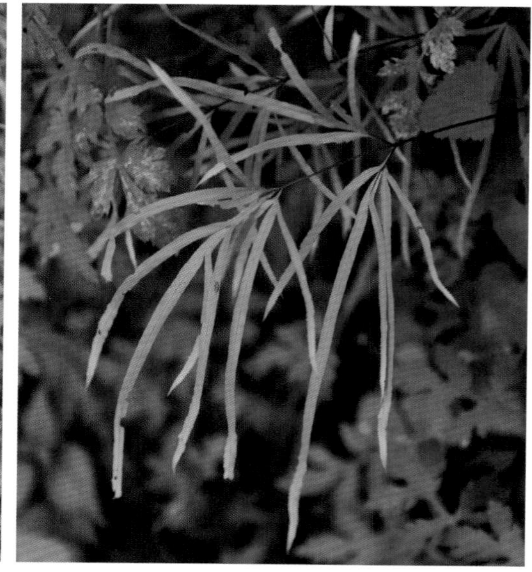

【形态特征】多年生草本，高 30~70cm。根状茎密被条状披针形黑褐色鳞片。叶多数，密而簇生，明显二型；叶片卵状长圆形，一回羽状，羽片通常 3 对，对生，斜向上，无柄；中部和上部羽片的基部下延成翅状；不育小羽片线状披针形，先端渐尖。孢子囊群线状，沿叶背叶缘连续分布。

【适宜生境】生于石灰岩缝、墙缝中。

【资源状况】分布于峨眉山各地。常见，可以开发利用。

【入药部位】全草（凤尾草）。

【功能主治】清热解毒，利湿，生肌，收敛止血。用于黄疸性肝炎，肠炎，痢疾，咳嗽咯血，淋浊，带下病，咽喉肿痛，吐血，跌打损伤。

半边旗 半边风

Pteris semipinnata L.

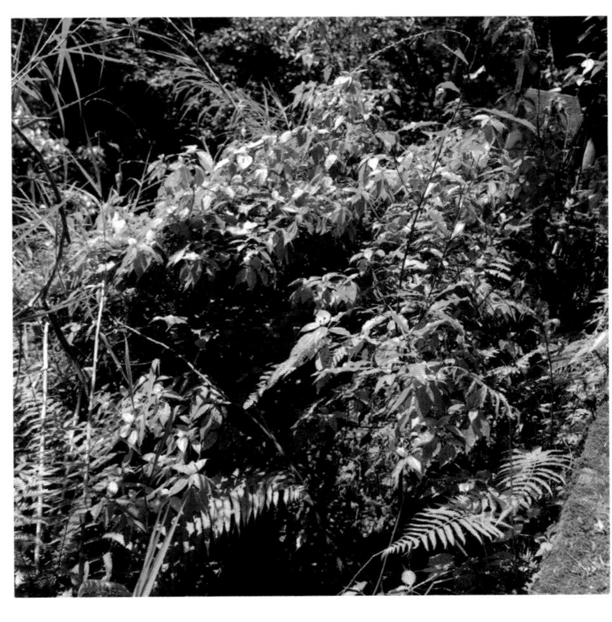

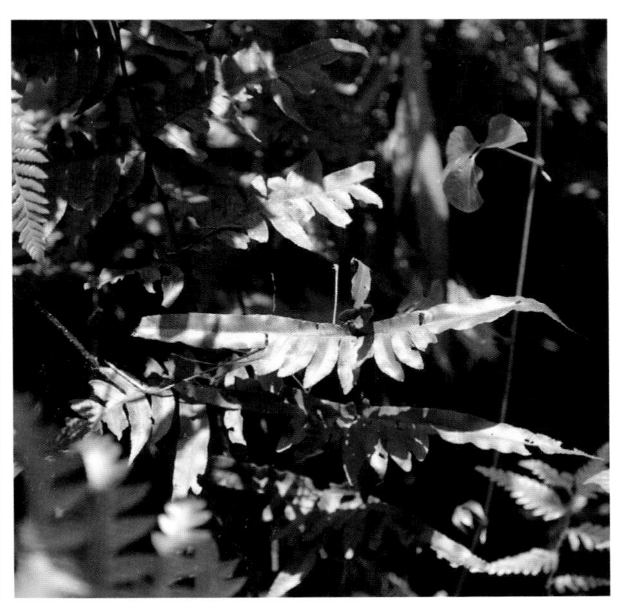

【形态特征】多年生草本，高 30~100cm。根状茎长而横走，直径 1~1.5cm，被黑褐色线状披针形鳞片。叶二型，叶片长圆披针形，二回半边深裂；羽片上侧全缘，下侧羽状深裂至羽状全裂；侧生羽片 4~7 对，对生或近对生，开展，基部偏斜，两侧极不对称；不育叶叶脉在基部生短渐尖齿。孢子囊群线形，连续排列于叶缘，囊群盖膜质。

【适宜生境】生于阴湿林下。

【资源状况】分布于中山区。常见。

【入药部位】全草。

【功能主治】消肿，生肌，止痛，止血。用于吐血，外伤出血，疔疮，跌打损伤，目赤肿痛。

蜈蚣凤尾蕨

黑舒筋草、牛肋巴、蜈蚣草

Pteris vittata L.

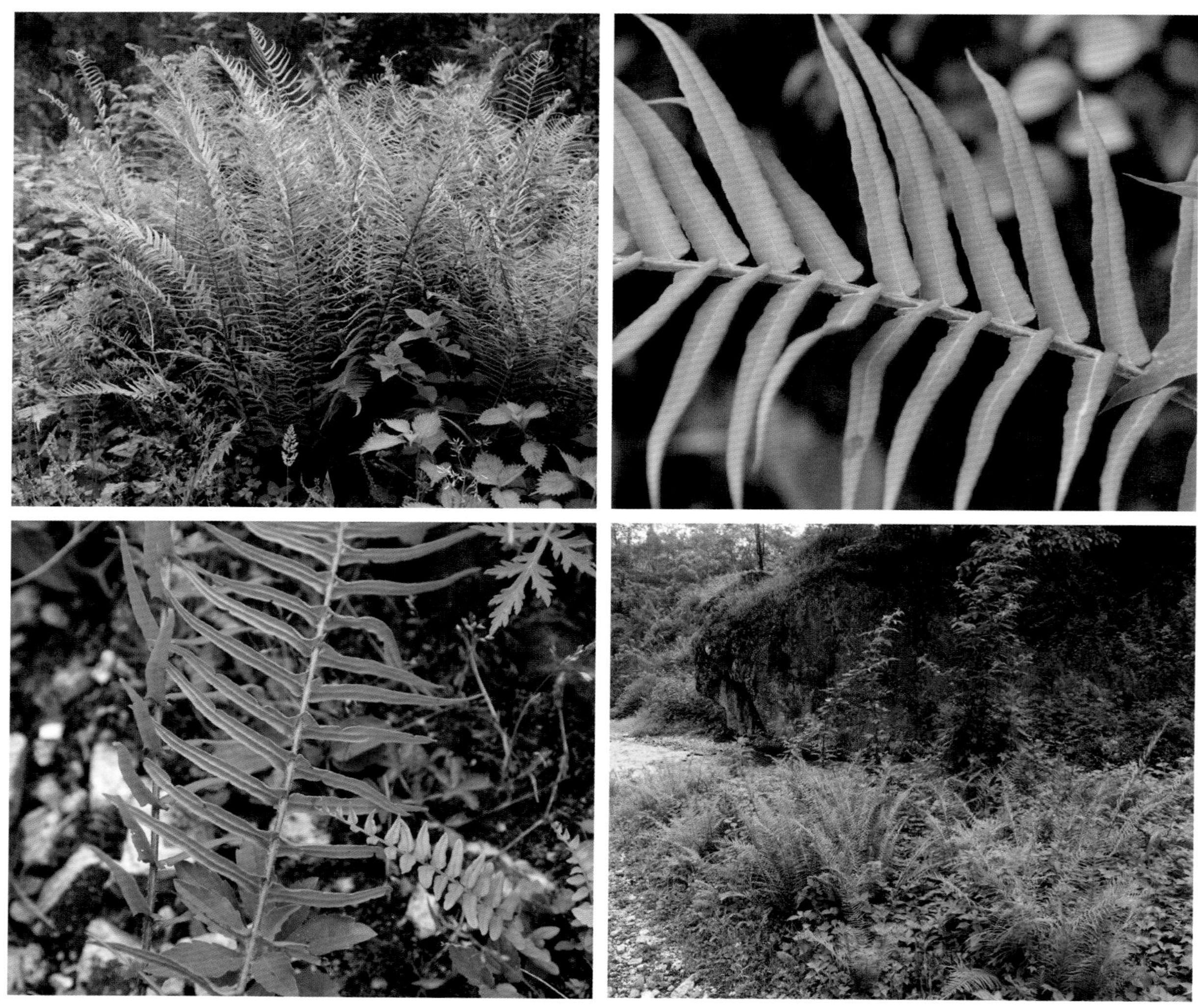

【形态特征】植株高可达150cm。根状茎直立，短而粗壮，木质，密被蓬松的黄褐色鳞片。叶一回羽状，倒披针形至长圆形；侧生羽片30~50对，下部羽片渐缩短，间距3~4cm，外倾，不与叶轴合生；羽片不分叉，基部1对羽片耳状，中间羽片最长，狭线形；在成熟的植株上除下部缩短的羽片不育外，几乎全部羽片均能育。

【适宜生境】生于石灰岩或钙质土中。

【资源状况】分布于峨眉山各地。常见，可以开发利用。

【入药部位】全草或根茎（蜈蚣草）。

【功能主治】舒筋活络，解毒，杀虫。用于流行性感冒，痢疾，疥疮，皮肤瘙痒，寒湿筋骨疼痛，风湿骨痛，小便下血，毒蛇咬伤，蜈蚣咬伤，无名肿毒，跌打损伤。

中国蕨科

银粉背蕨

钢丝草、金牛草

Aleuritopteris argentea (Gmél.) Fée

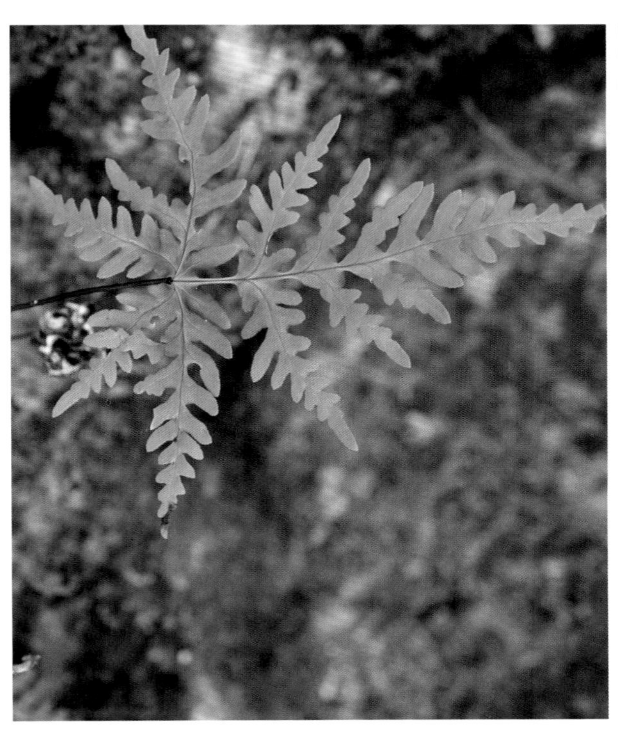

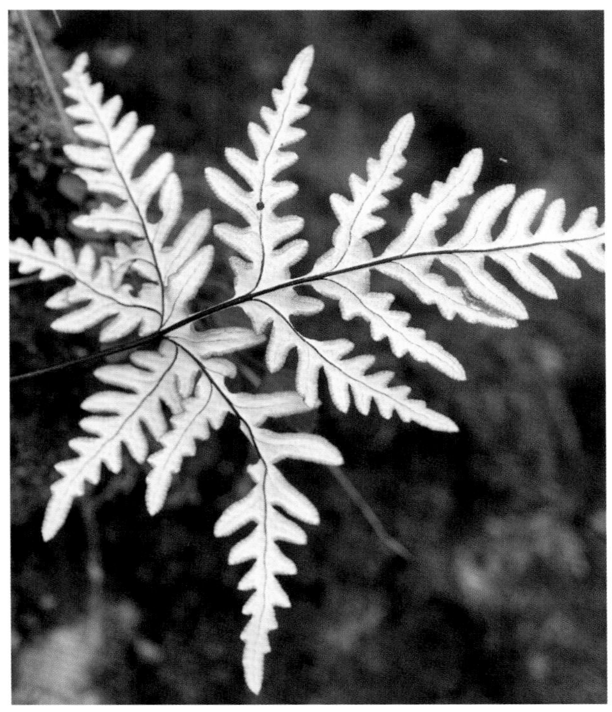

【形态特征】植株高 15~30cm。根状茎直立或斜升，先端被披针形、棕色、具光泽的鳞片。叶片五角形或卵状五角形，基部三回羽裂，中部二回羽裂，上部一回羽裂，背面具白色粉末；羽片平展或斜向上，基部上侧小羽片较下侧的短，有裂片 3~4 对，裂片三角形或镰刀形。孢子囊群较多；囊群盖连续，狭，膜质，黄绿色，全缘；孢子极面观为钝三角形，周壁表面具颗粒状纹饰。

【适宜生境】生于石灰岩缝中。

【资源状况】分布于低山区。常见。

【入药部位】全草（银粉背蕨）。

【功能主治】活血调经，补虚止咳。用于月经不调，闭经腹痛，肺结核咳嗽，咯血，痢疾下血，带下病。

粉背蕨 水郎鸡

Aleuritopteris pseudofarinosa Ching et S. K. Wu

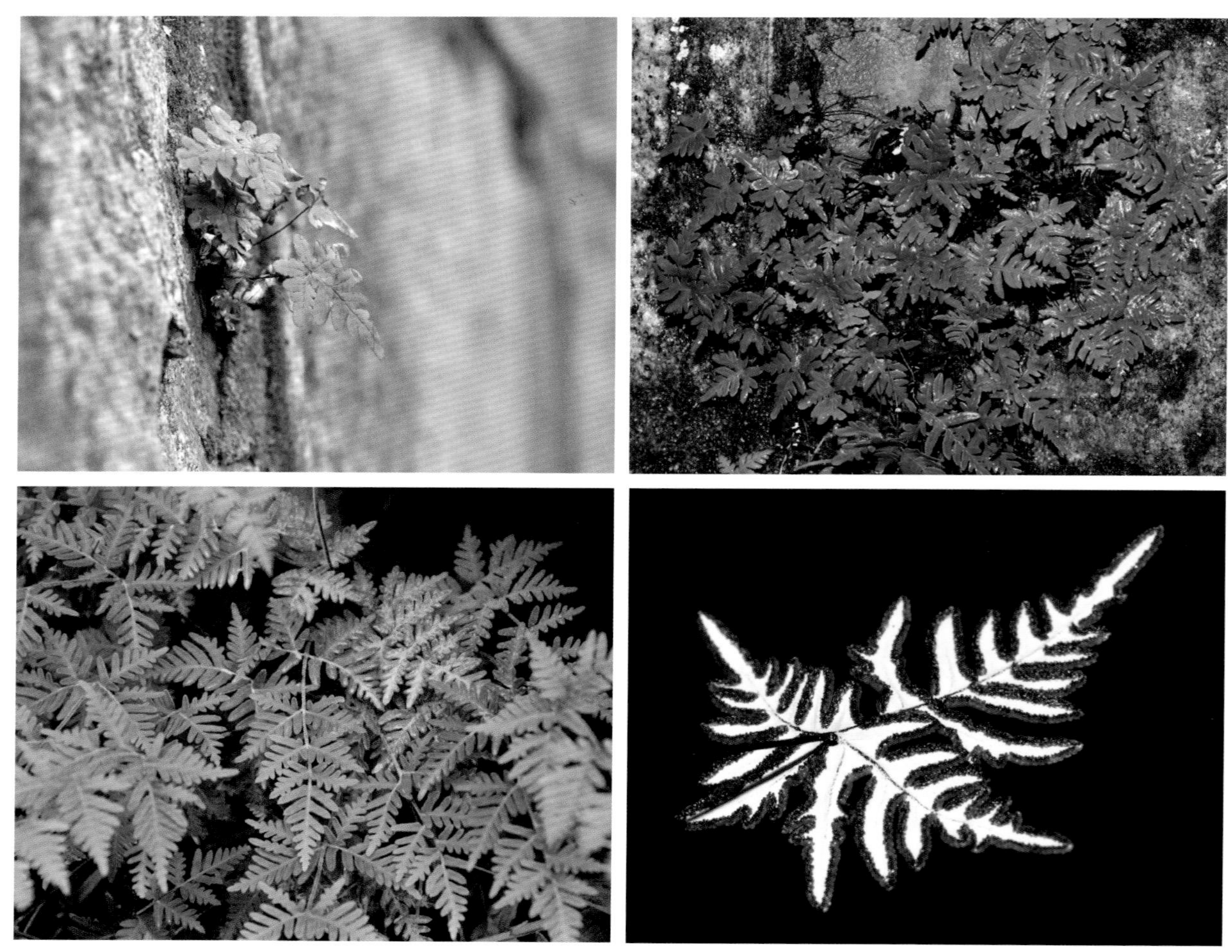

【形态特征】植株高 15~40cm。根状茎短而直立，密被鳞片；鳞片二色，披针形，稍厚，不透明。叶柄基部被有鳞片，有时可直达叶轴；叶簇生；叶片长圆状披针形，基部三回羽状深裂，叶背具白粉。孢子囊群连续生于叶缘小脉顶端；囊群盖断裂，膜质，边缘撕裂状。

【适宜生境】生于岩边、沟坎上。

【资源状况】分布于低山区。常见。

【入药部位】全草（水狼萁）。

【功能主治】止咳化痰，健脾，利湿，补虚，舒筋活络，止痛，活血调经。用于肺热咳嗽，咳嗽痰喘，痢疾，腹痛，消化不良，带下病，瘰疬，跌打损伤。

毛轴碎米蕨

舟山碎米蕨

Cheilosoria chusana (Hook.) Ching et Shing

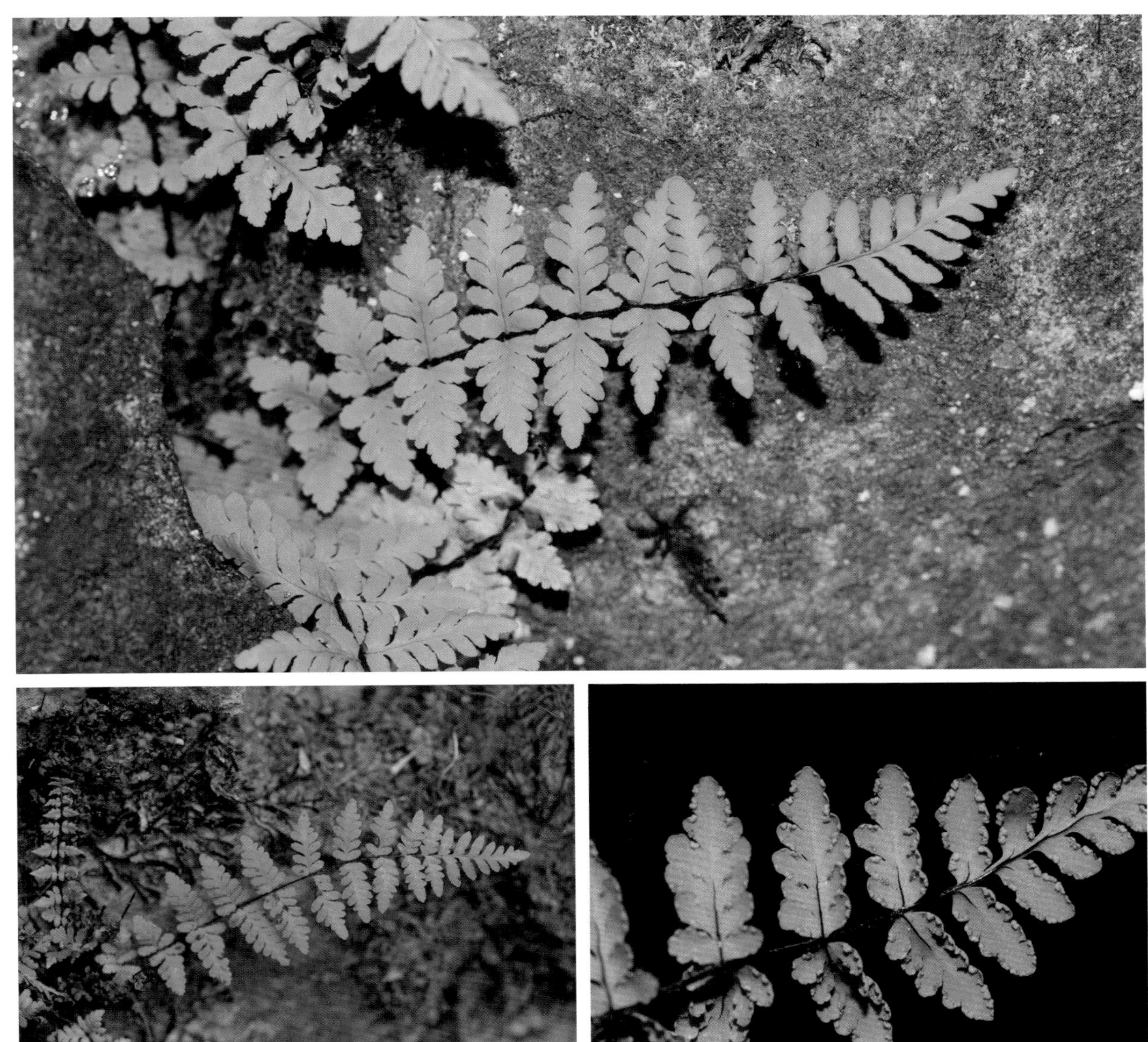

【形态特征】多年生草本，高 10~25cm。根状茎直立，密被黑棕色披针形鳞片。叶簇生，叶柄向上直到叶轴上面有纵沟；叶片狭卵形或狭倒卵形，二回羽状全裂，羽片近无柄；中部羽片较大。孢子囊群圆形；囊群盖椭圆肾形，黄绿色。

【适宜生境】生于海拔 400~900m 的林下阴湿处、岩壁上。

【资源状况】分布于坝区、低山区。少见。

【入药部位】全草。

【功能主治】清热解毒，止血散瘀。用于痢疾，小便不利，喉痛，蛇咬伤，痈疖肿疡。

野雉尾金粉蕨

山黄连、仙鸡尾、中华金粉蕨

Onychium japonicum (Thunb.) Kze.

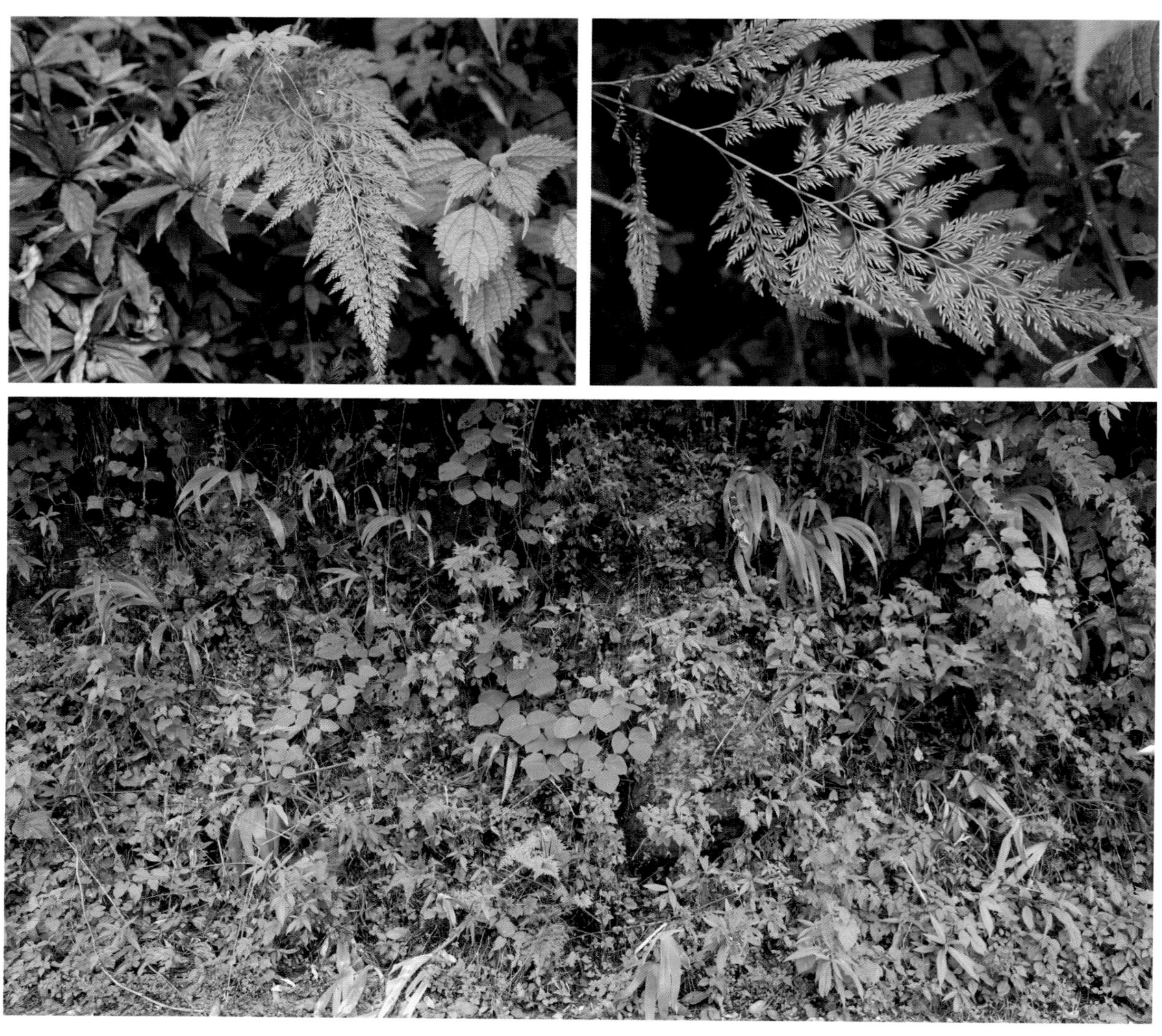

【形态特征】多年生草本，高 25~60cm。根状茎长而横走。叶散生；叶柄禾秆色，至多下部栗棕色；叶片四回羽状，卵状三角形或卵状披针形；各回小羽片及末回裂片彼此接近，羽轴坚挺。孢子囊群线形或短长圆形；囊群盖线形或短长圆形，膜质，灰白色，全缘。

【适宜生境】生于海拔 1800m 以下的林下、阴湿沟边。

【资源状况】分布于低山区。常见，可以开发利用。

【入药部位】全草（小野鸡尾）。

【功能主治】清热利湿，镇痛止血。用于风热感冒，咽喉肿痛，牙痛，吐血，便血，风火眼，痔疮，黄疸性肝炎，外伤出血，细菌性痢疾。

栗柄金粉蕨 山黄连

Onychium japonicum (Thunb.) Kze. var. *lucidum* (Don) Christ

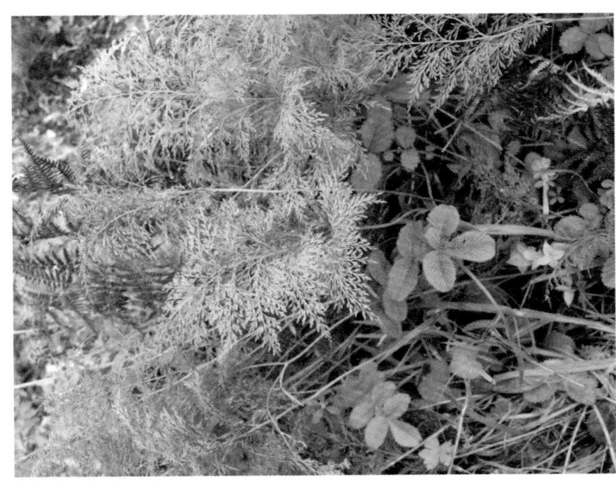
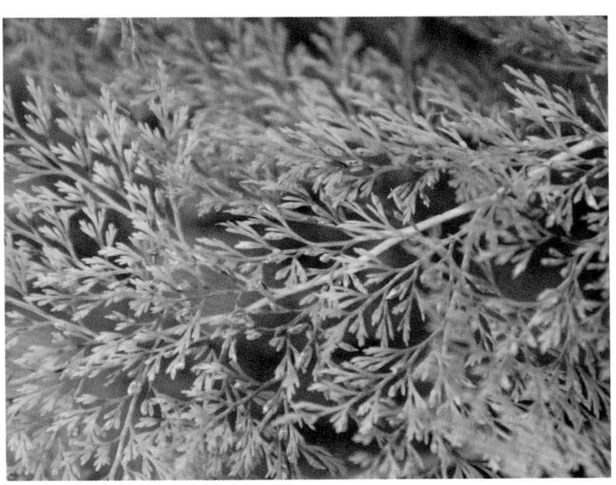

【形态特征】植株高大而粗壮，高 45~80cm。根状茎横走，被鳞片，直径约 4mm。叶柄栗色或棕色；叶质较厚，裂片较狭长，羽片长 9~17cm。孢子囊群布满小羽片背面；囊群盖棕色，膜质，全缘。

【适宜生境】生于灌木林下。

【资源状况】分布于低山区。常见。

【入药部位】全草。

【功能主治】清热解毒，祛风除湿，消肿。用于感冒，胃痛，风湿痛，跌打肿痛，外伤出血。

铁线蕨科

团羽铁线蕨 小猪鬃草
Adiantum capillus-junonis Rupr.

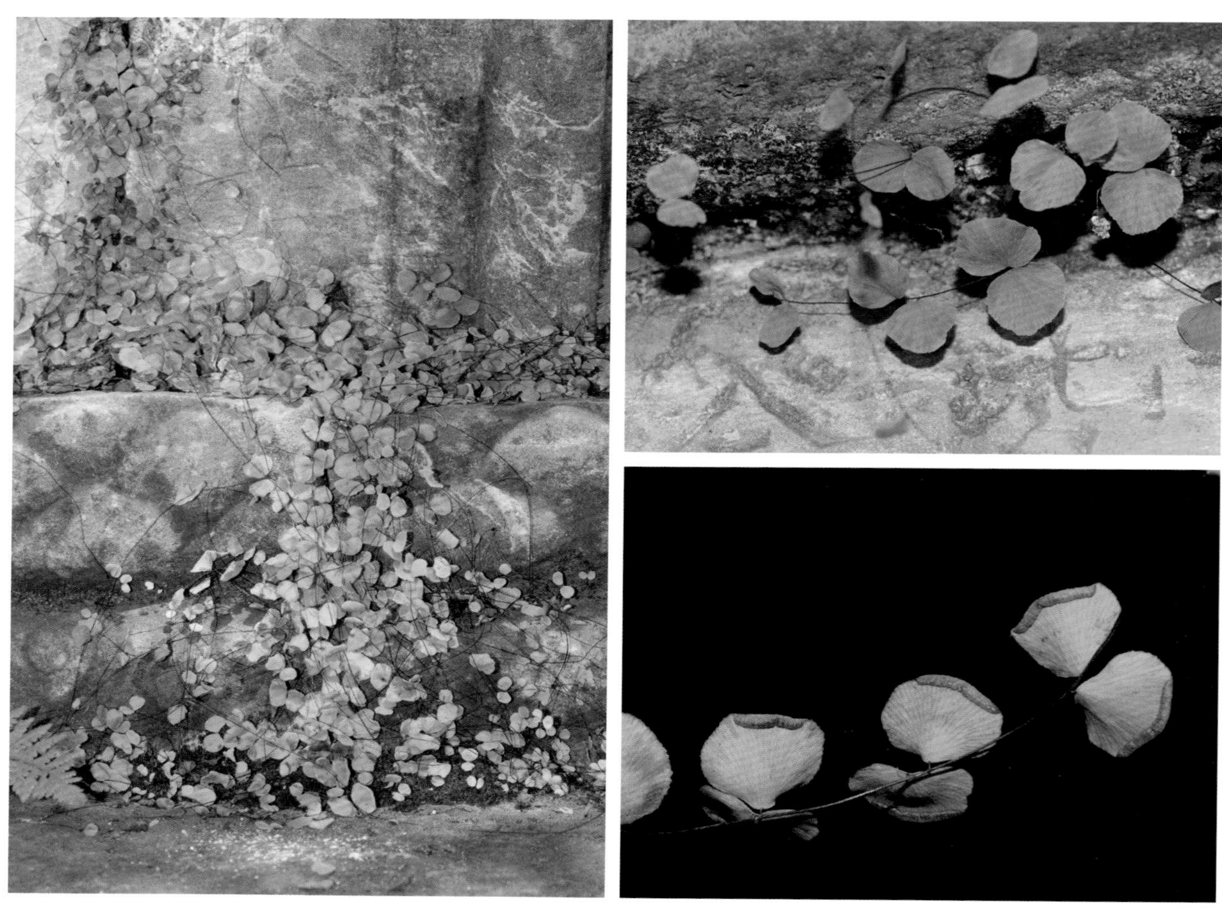

【形态特征】多年生草本，高 10~20cm。根状茎顶部有褐色披针形鳞片。叶柄纤细如铁丝，深栗色，有光泽，基部被与根状茎同样的鳞片，向上光滑；叶片披针形，一回羽状；羽片有约 3cm 的柄，圆形或近圆形，基部对称。孢子囊群每羽片 1~5 枚；囊群盖条状矩圆形或近肾形。

【适宜生境】生于潮湿石灰岩脚。

【资源状况】分布于低山区。常见，可以开发利用。

【入药部位】全草（猪毛针）。

【功能主治】清热解毒，利尿，止血，除湿。用于痢疾，血淋，尿闭，肺热咳嗽，咳喘吐血，小便不利，淋浊，肾炎水肿，红崩，乳腺炎，烫火伤，伤痛，乳痈。

铁线蕨

猪鬃草、猪毛七

Adiantum capillus-veneris L.

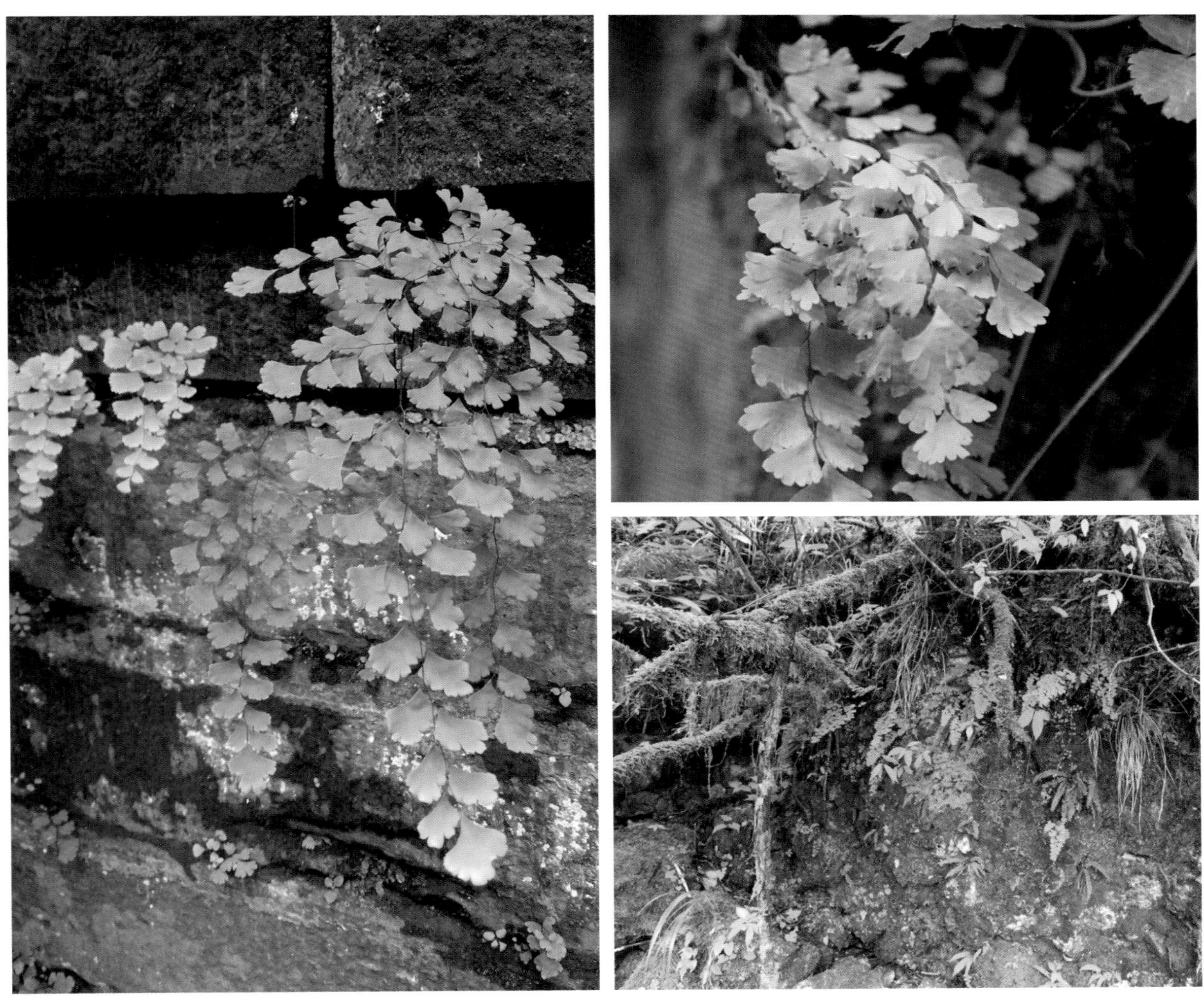

【形态特征】植株高 15~40cm。根状茎黄褐色，密被条形或披针形淡褐色鳞片。叶柄基部被与根状茎上同样的鳞片，向上光滑，近黑色，有光泽；叶片卵状三角形，尖头，基部楔形，中部以下多为二回羽状，中部以上为一回奇数羽状；羽片上侧边缘 2~4 浅裂。孢子囊群每羽片生 3~10 枚；假囊群盖狭肾形或圆肾形，由顶端的叶缘向下面反折而成。

【适宜生境】生于阴湿石灰岩脚。

【资源状况】分布于低山区。常见。

【入药部位】全草（猪鬃草）。

【功能主治】清热利尿，止咳定喘。用于感冒发热，肺热咳嗽，肺结核，淋巴结结核，哮喘，痰中带血，劳伤吐血，牙痛，腹泻，跌打损伤，胃痛，肝炎，肠炎。

白背铁线蕨

猪鬃草

Adiantum davidii Franch.

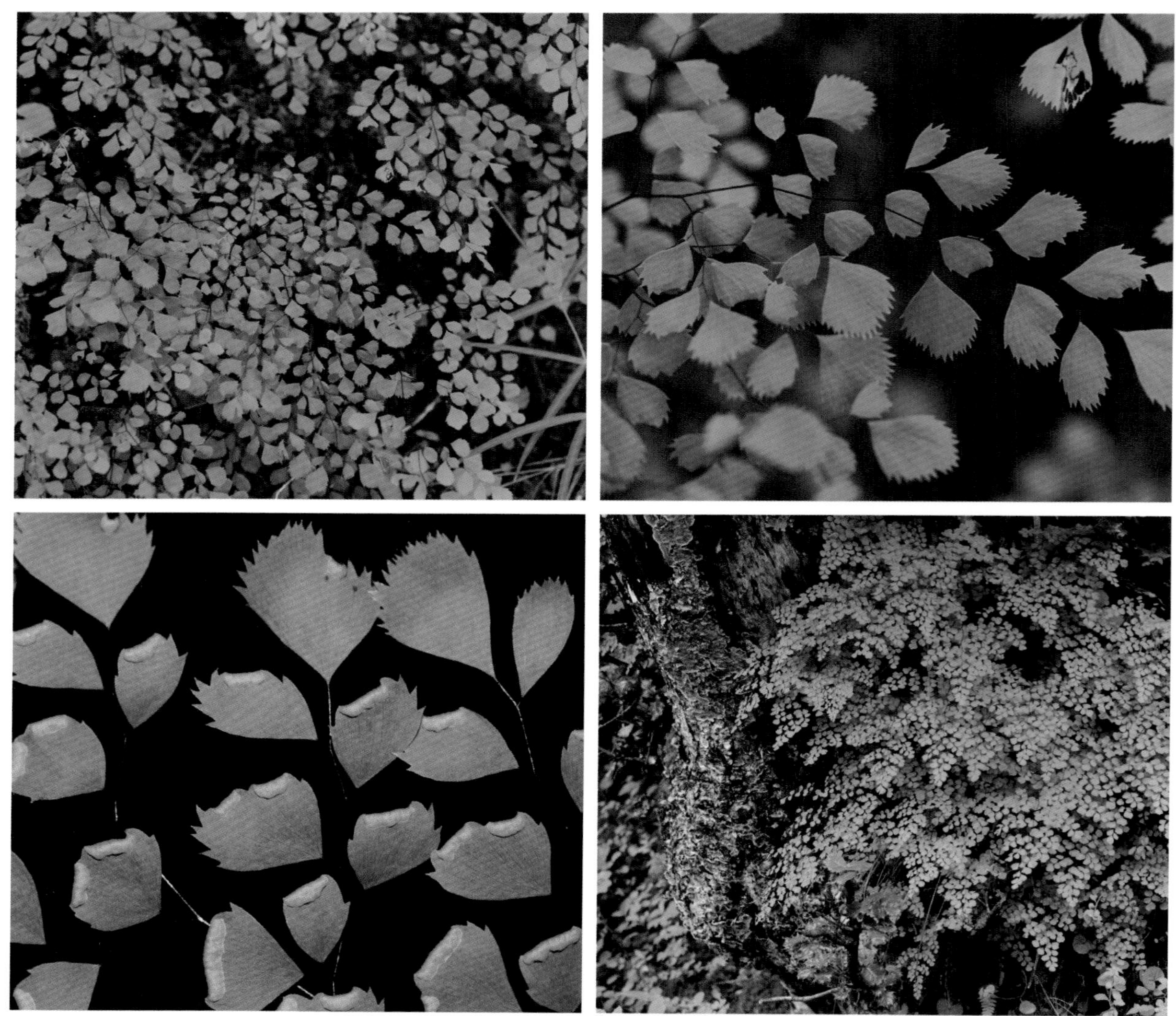

【形态特征】多年生草本，高20~30cm。根状茎细长，横走，先端被卵状披针形暗褐色鳞片。叶远生；叶柄深栗色，有光泽；叶片三角状卵形，三回羽状；小羽片4或5对，干后坚草质，下面灰绿色或灰白色；叶脉多回二歧分叉，直达锯齿尖端，两面均明显；每末次小羽片上生1或2个孢子囊群。囊群盖棕色，肾形或圆肾形。

【适宜生境】生于灌木林下。

【资源状况】分布于低山区。常见。

【入药部位】全草（猪鬃刚）。

【功能主治】清热解毒，利水通淋。用于痢疾，尿路感染，血淋，乳糜尿，睾丸炎，乳腺炎。

普通铁线蕨

猪鬃草

Adiantum edgewothii Hook.

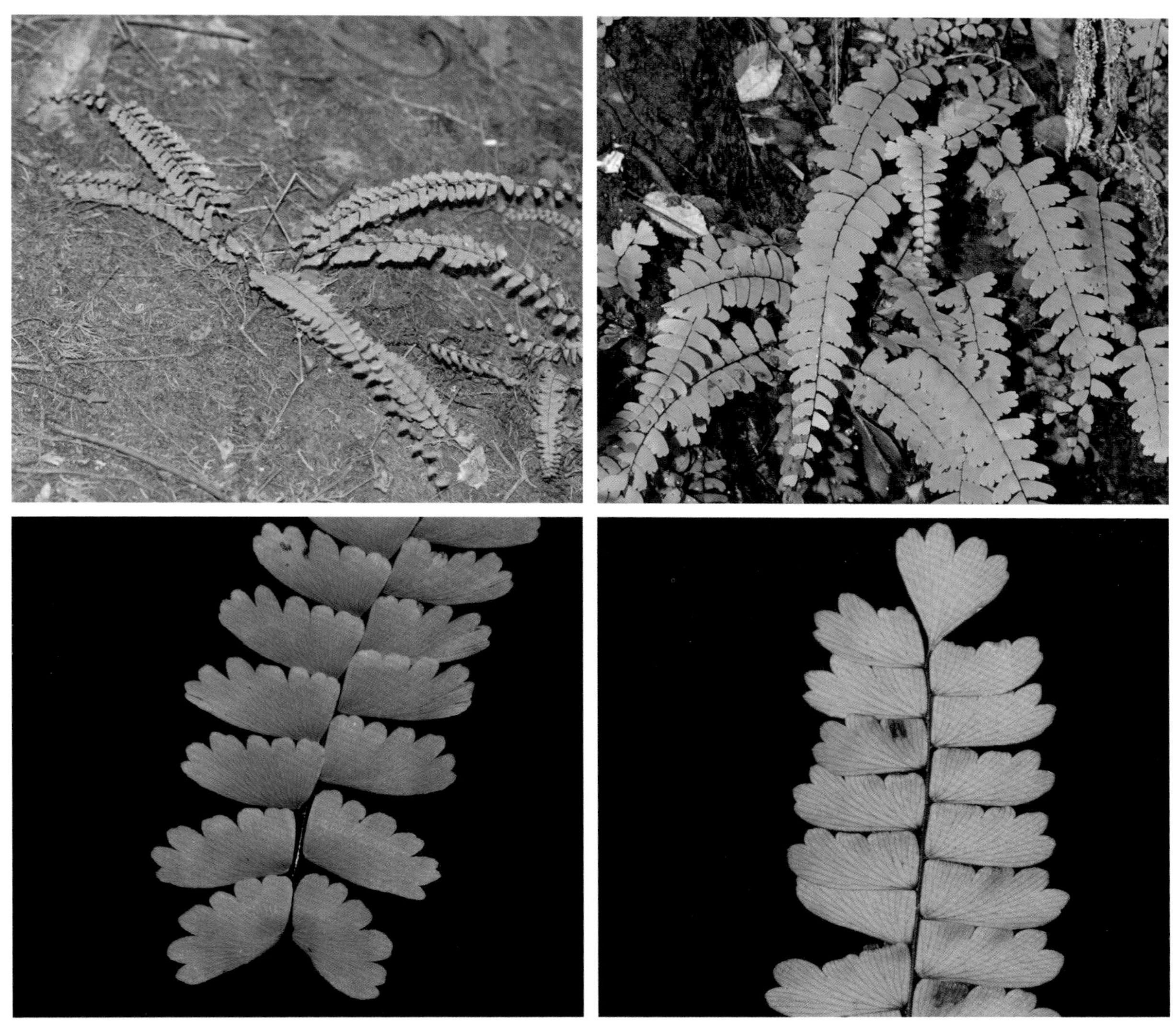

【形态特征】植株高 10~30cm。根状茎短而直立，被披针形黑褐色鳞片。叶柄、叶轴、羽柄均呈圆柱状；叶片线状披针形，先端渐尖，一回羽状；羽片双生或互生，近无柄，上侧羽片边缘浅裂。囊群盖圆形或长圆形；孢子周壁具颗粒状纹饰，处理后周壁易脱落。

【适宜生境】生于阴湿沟边。

【资源状况】分布于低山区。常见。

【入药部位】全草。

【功能主治】清热解毒，祛风除湿，利尿通淋。用于痈肿疮毒，风湿痹痛，小便淋赤等。

扇叶铁线蕨

旱猪毛七、黑骨头

Adiantum flabellulatum L.

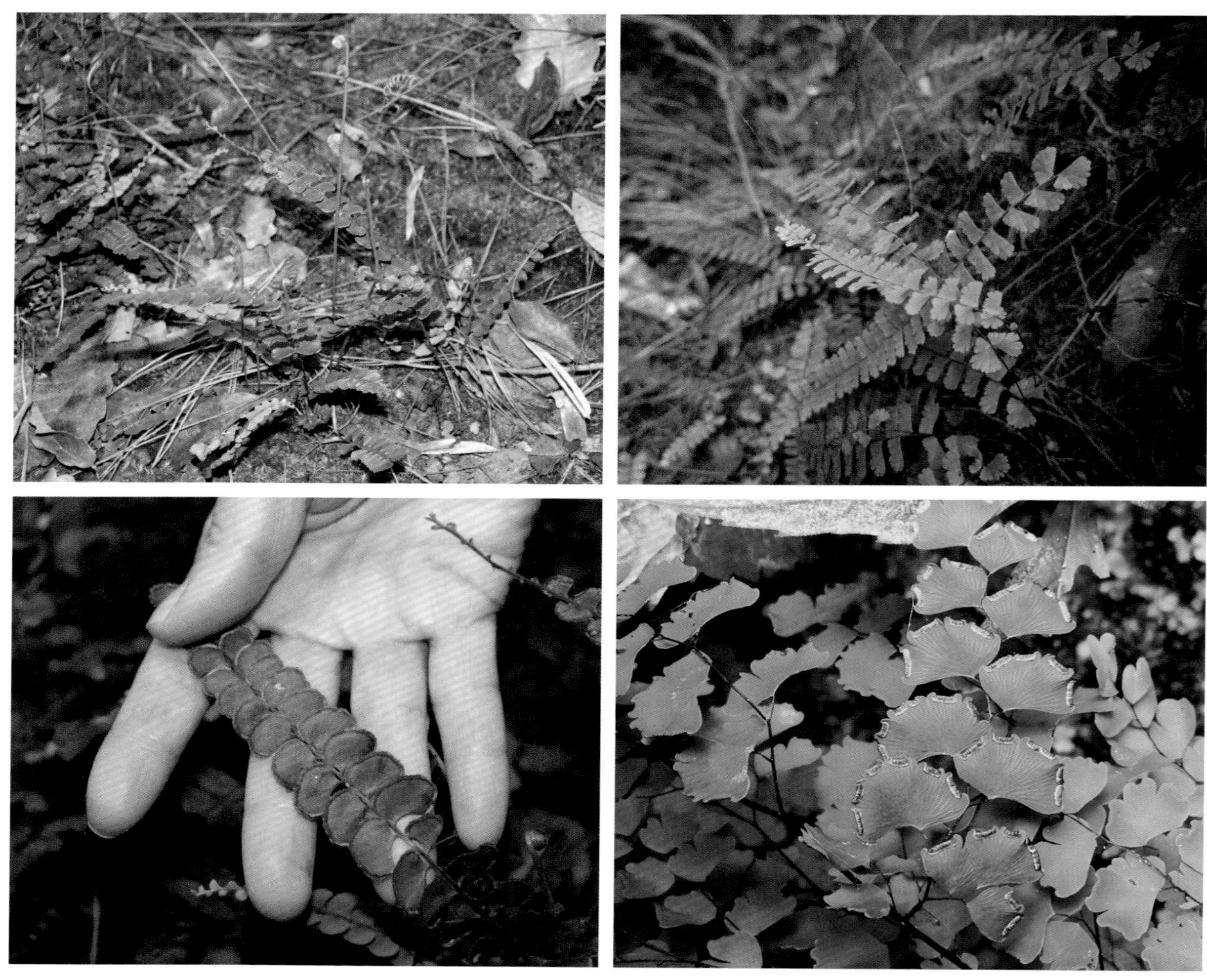

【形态特征】多年生草本，高 20~45cm。根状茎鳞片棕色，有光泽，钻状披针形。叶柄紫黑色，有光泽；叶轴和羽轴被毛；叶片扇形，二至三回不对称二叉分枝；羽片扇形，两面光滑。孢子囊群每羽片 2~5 枚，横生于裂片上缘和外缘；囊群盖光滑，半圆形或长圆形；囊群盖与孢子囊群同形，由叶缘锯齿反折而成。

【适宜生境】生于阴湿灌木林中。

【资源状况】分布于低山区。少见。

【入药部位】全草或根（乌脚枪）。

【功能主治】舒筋活络，行气活血，散结，清热利湿，止咳平喘。用于急性病毒性肝炎，肺热咳嗽，风湿痹痛，小便淋浊，痢疾，腹泻。

灰背铁线蕨 铁扇子、铁钉耙 *Adiantum myriosorum* Bak.

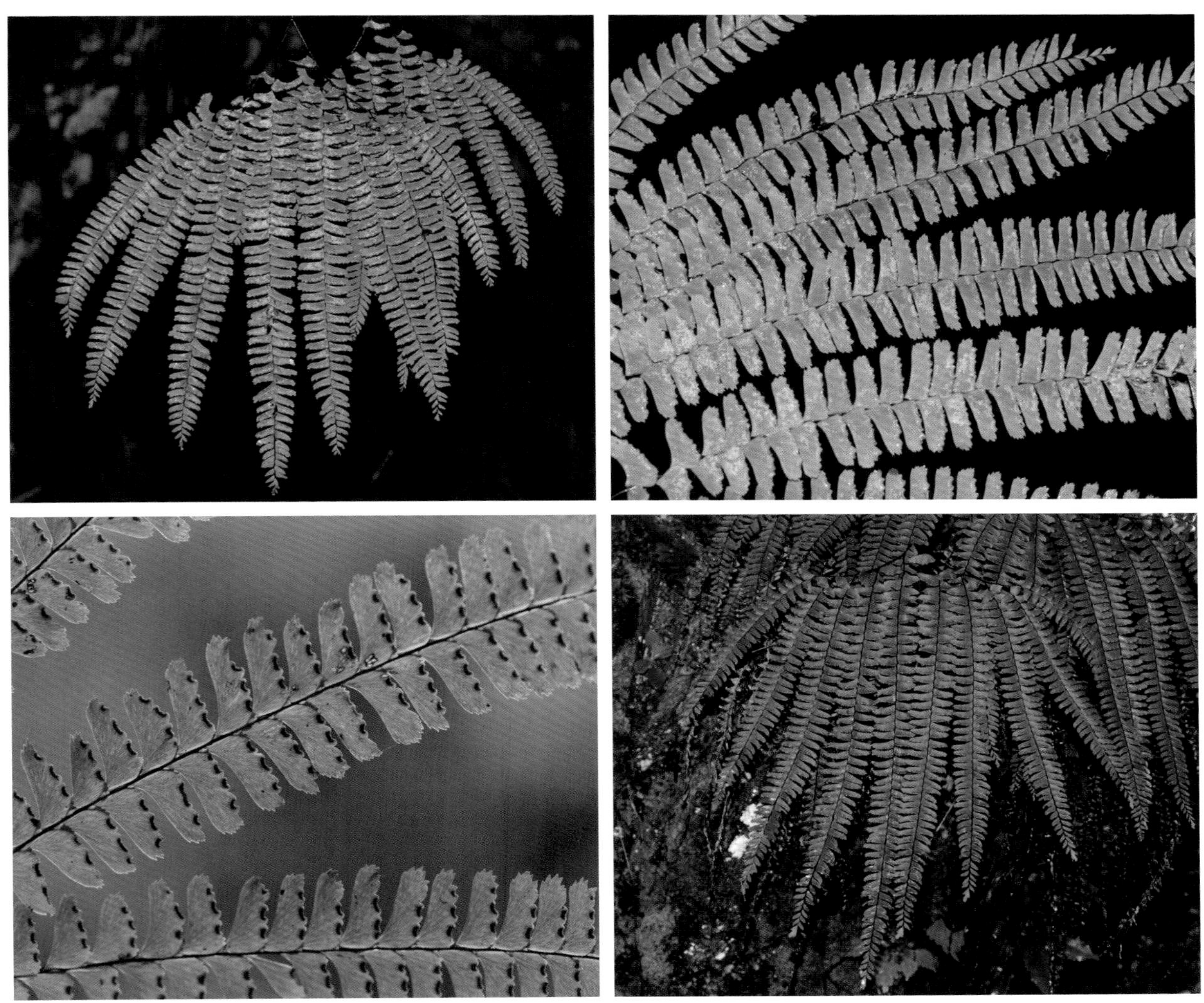

【形态特征】多年生草本，高 25~50cm。根状茎短，密生棕色阔披针形鳞片。叶片鸟足状分叉，阔扇形，叶背为灰白色；每分枝 3~7 对羽片，一回奇数羽状，线状披针形；小羽片上部叶缘浅裂，先端有三角形锯齿，背面光滑。孢子囊群近圆形；囊群盖圆肾形；孢子具明显的网状纹饰。

【适宜生境】生于海拔 1000~2200m 的阴湿灌木林中。

【资源状况】分布于低山区、中山区。常见。

【入药部位】全草。

【功能主治】行气活血，通五淋，解热，利尿。用于风湿痹痛，跌打损伤，淋证，尿路感染，肾炎水肿，小便不利，黄疸性肝炎，痢疾。

掌叶铁线蕨

铁扇子、铁钉耙

Adiantum pedatum L.

【标本采集号】LEM120802023

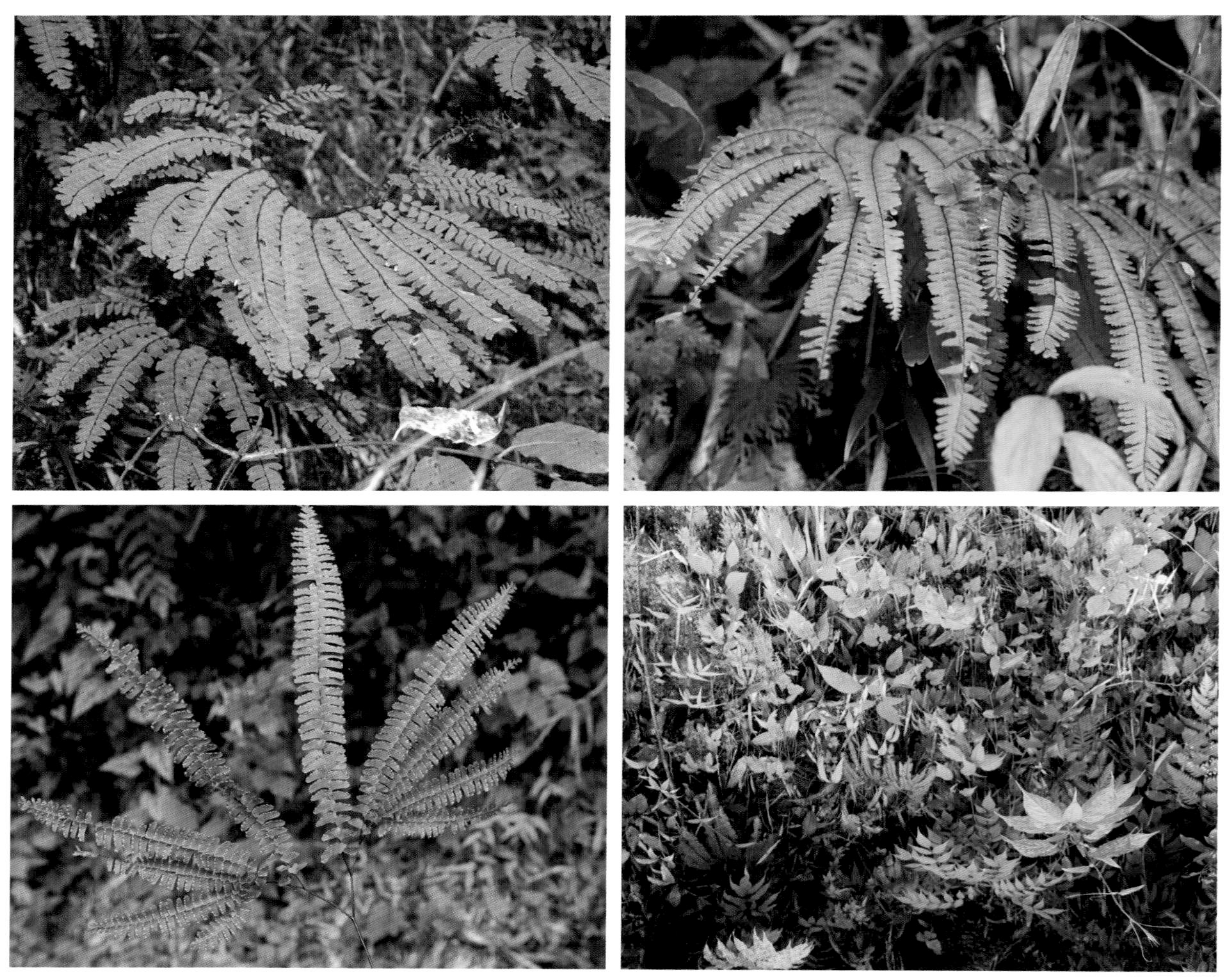

【形态特征】多年生草本，高达 80cm。根状茎短，粗壮，顶端密生褐棕色阔披针形鳞片，下部有极密须根。叶柄栗色或棕色，基部直径可达 3.5mm；叶片一回二叉或鸟足状分裂，长达 30cm，宽达 40cm；小羽片上部边缘分裂至 1/3~1/2 处，先端钝齿状，背面绿色。孢子囊群着生于小羽片边缘，近肾形，每小羽片 4~6 枚，横生于裂片先端的浅缺刻内；囊群盖上部边缘微凹。

【适宜生境】生于阴湿灌木林中。

【资源状况】分布于中山区。常见。

【入药部位】全草（铁扇子）。

【功能主治】行气活血，通五淋，解热，利尿。用于肺热咳嗽，小儿高热，尿路感染，小便不利，血尿，风湿肿痛，痢疾，黄疸性肝炎，白带异常，月经不调。

裸子蕨科

尖齿凤丫蕨

马力胯、马肋巴

Coniogramme affinis Hieron.

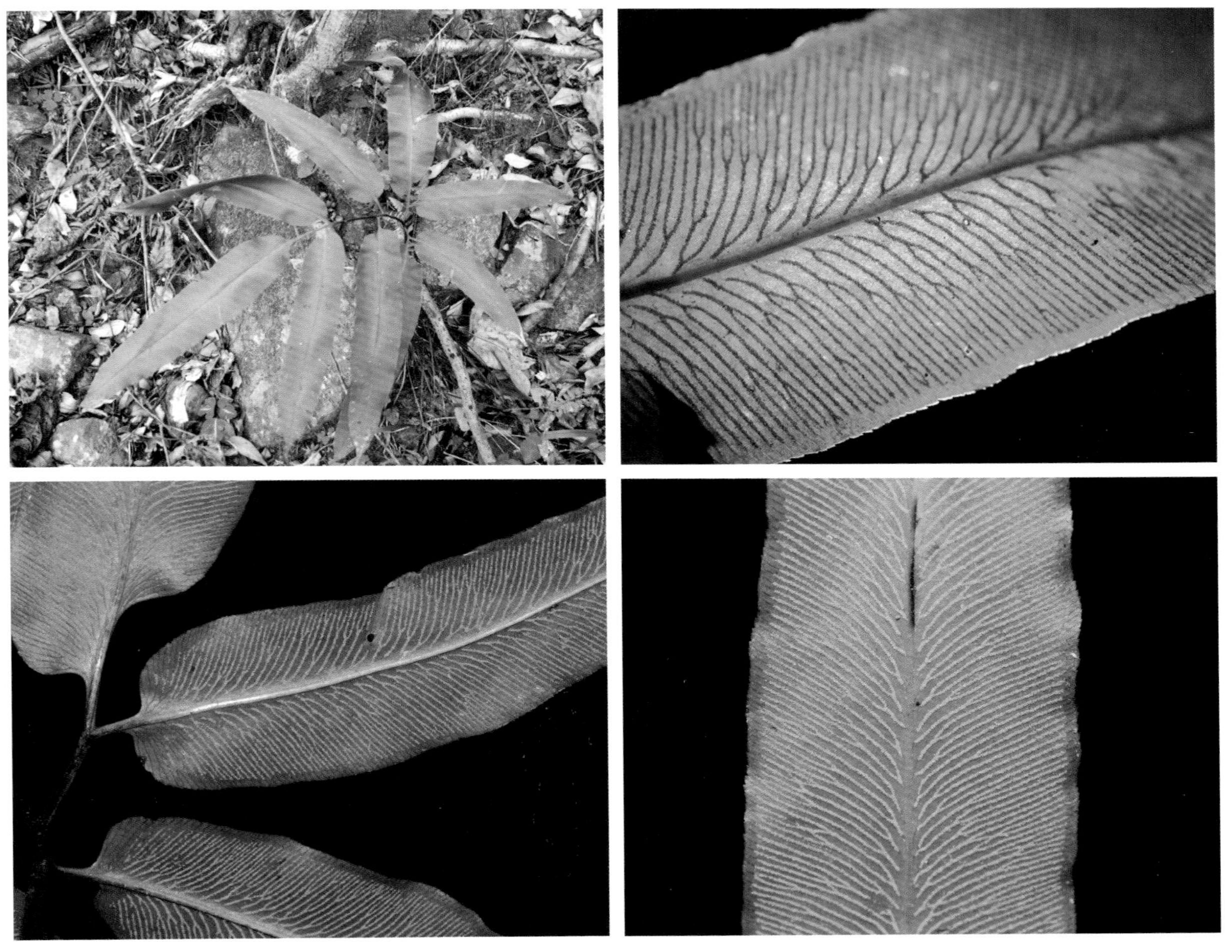

【形态特征】草本，高 60~120cm。叶干后草质，褐绿色，两面无毛；叶柄长 30~70cm，直径 3~7mm，禾秆色或有时下面褐棕色，基部疏被鳞片；叶片狭卵形或卵状长圆形，基部二或三回羽状；基部 1 对羽片卵形或狭卵形；侧生小羽片狭披针形，边缘为不规则尖细锯齿；水囊略加厚，达锯齿末端，与锯齿融合。

【适宜生境】生于阔叶树林下、林缘。

【资源状况】分布于中山区。常见。

【入药部位】根茎。

【功能主治】清热解毒，凉血，强筋骨。用于风湿痹痛，跌打损伤，狂犬咬伤。

凤丫蕨 马力胯、马肋巴

Coniogramme japonica (Thunb.) Diels

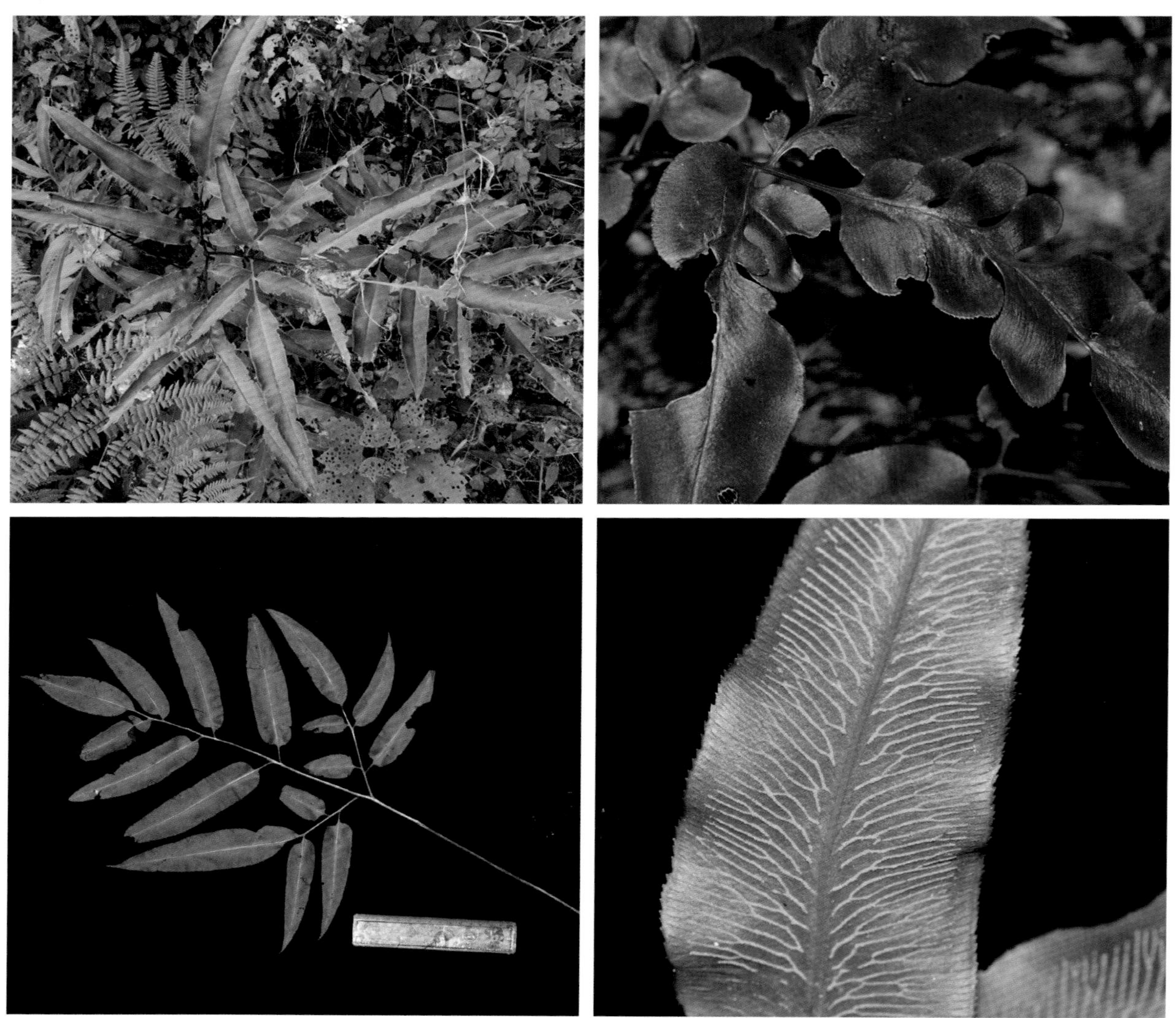

【形态特征】高大草本，高 80~120cm。根状茎细柱状，被少数鳞片。羽状复叶远生；叶柄黄棕色；叶片和叶柄等长或稍长，长圆三角形，二回羽状；羽片或小羽片狭长披针形，通常中部最宽，两端渐变狭，基部楔形或圆楔形；叶脉在中肋两侧各有 1~3 行网眼。孢子囊群沿叶脉分布，几达叶缘；囊群无盖。

【适宜生境】生于阔叶树林下、林缘。

【资源状况】分布于低山区。常见，可以开发利用。

【入药部位】根茎或全草（凤丫草）。

【功能主治】清热解毒，祛风除湿，活血止痛。用于风湿痹痛，跌打损伤，经闭，乳痈，肿毒初起。

乳头凤丫蕨 散血莲

Coniogramme rosthornii Hieron.

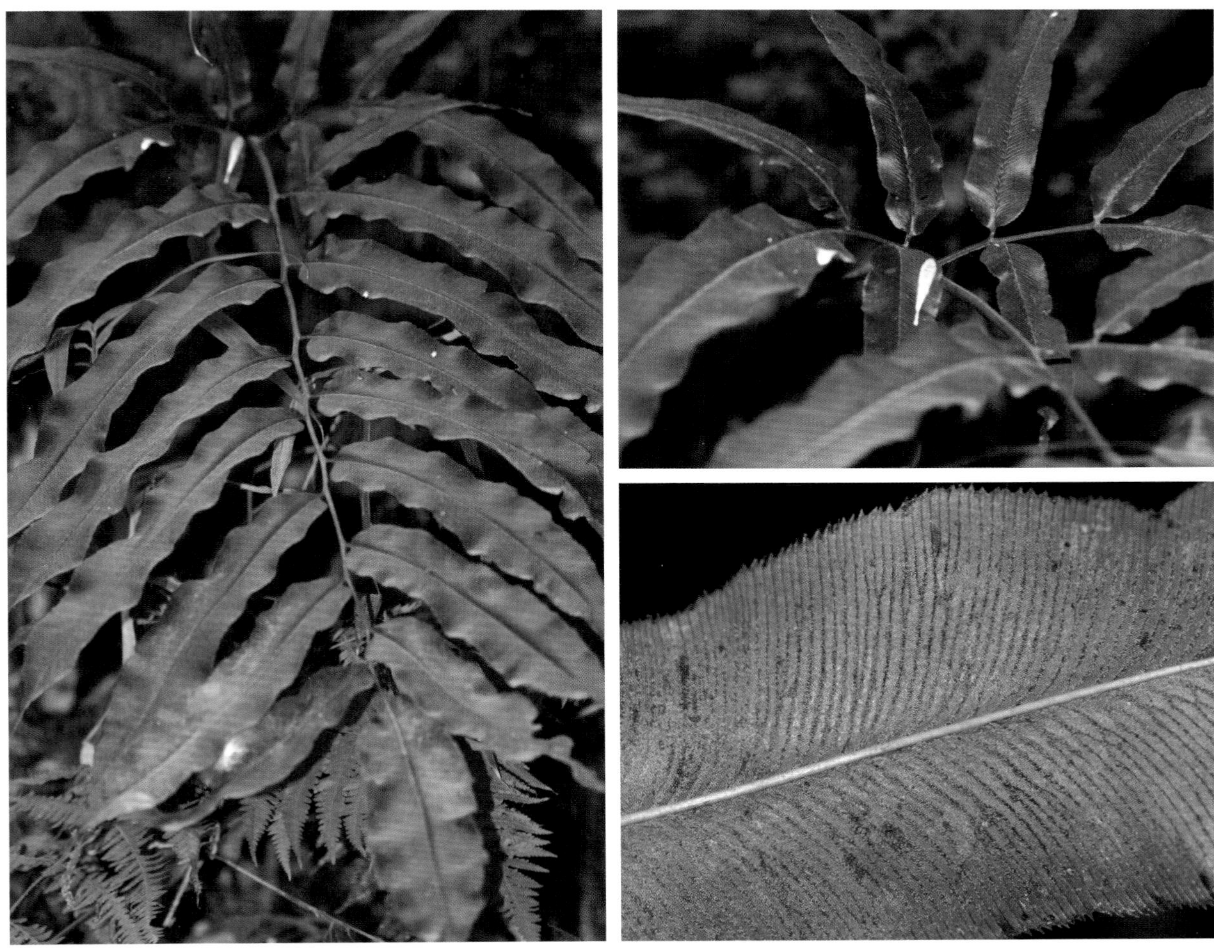

【形态特征】草本，高 60~100cm。根状茎长而横走，直径 5mm，密被棕色披针形鳞片。叶柄长 40~55cm，禾秆色或下部饰有棕色斑点；叶片狭卵形或卵状三角形，二回羽状，叶背密生乳头突起，突起上生灰白色短毛；侧生小羽片披针形；水囊伸进叶缘齿或达齿基部。孢子囊群伸达离叶边不远处。

【适宜生境】生于海拔 1000~3000m 的沟边阴湿地带。

【资源状况】分布于低山区、中山区、高山区。常见。

【入药部位】全草。

【功能主治】清热解毒，祛风除湿，活血止痛。用于目赤肿痛，眉棱骨痛，风湿关节痛，闭经，乳痈，肿毒。

蹄盖蕨科

翅轴蹄盖蕨 石韦

Athyrium delavayi Christ

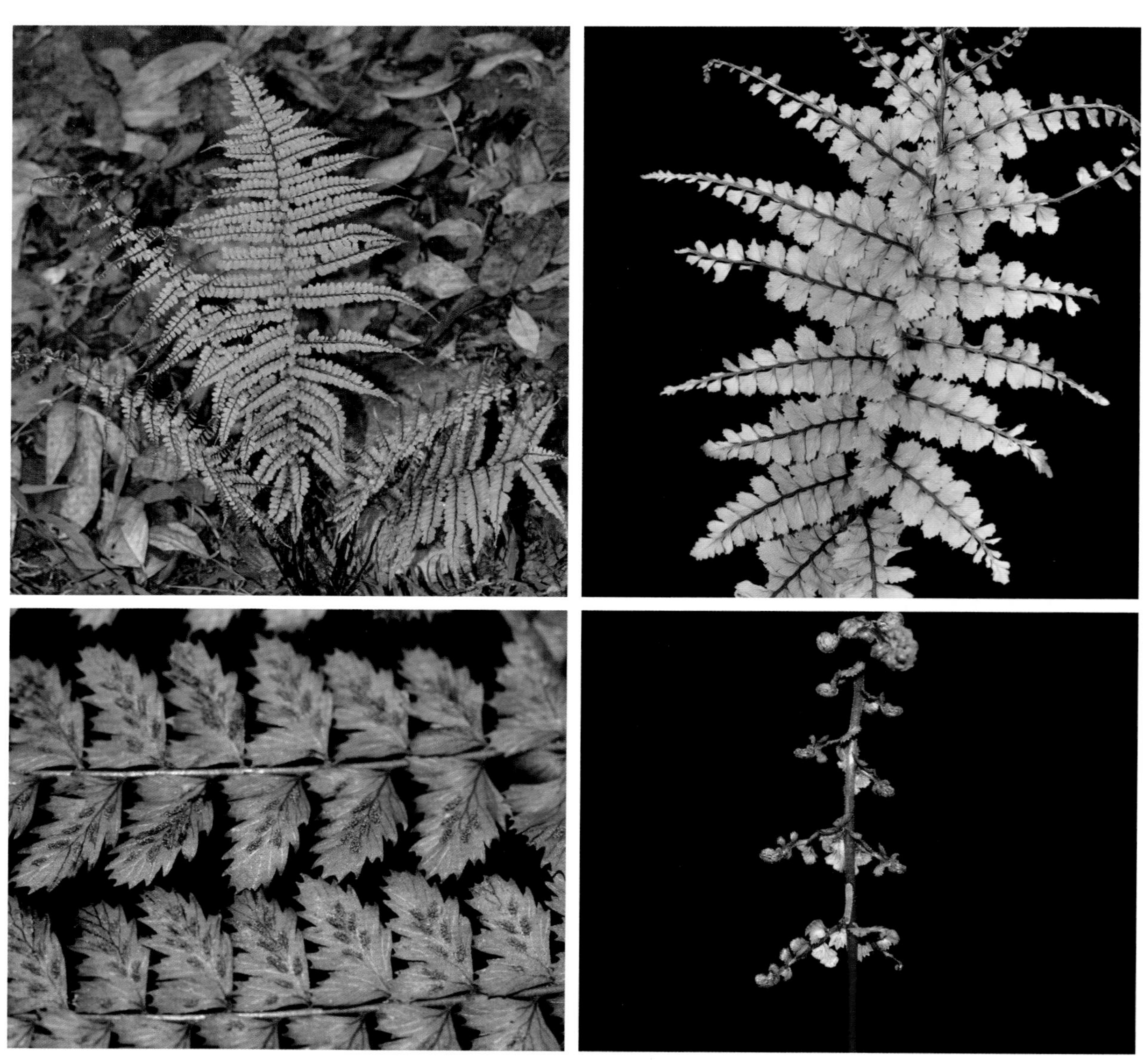

【形态特征】多年生草本，高 40~75cm。根状茎短粗，直立，先端密被鳞片；鳞片深褐色，线状披针形，先端纤维状。叶簇生；叶片卵状长圆形或披针形，二回羽状；羽片渐尖头，末回小羽片先端钝头，边缘具锯齿。孢子囊群长圆形或短线形；囊群盖同形，薄膜质，全缘。

【适宜生境】生于海拔 600~2100m 的灌木林下、林缘。

【资源状况】分布于低山区、中山区。常见。

【入药部位】全草。

【功能主治】清热解毒，利尿通淋，消肿，止痛。用于烫火伤，咳嗽，流行性感冒，流行性脑脊髓膜炎，淋证。

峨眉介蕨 *Dryoathyrium unifurcatum* (Bak.) Ching

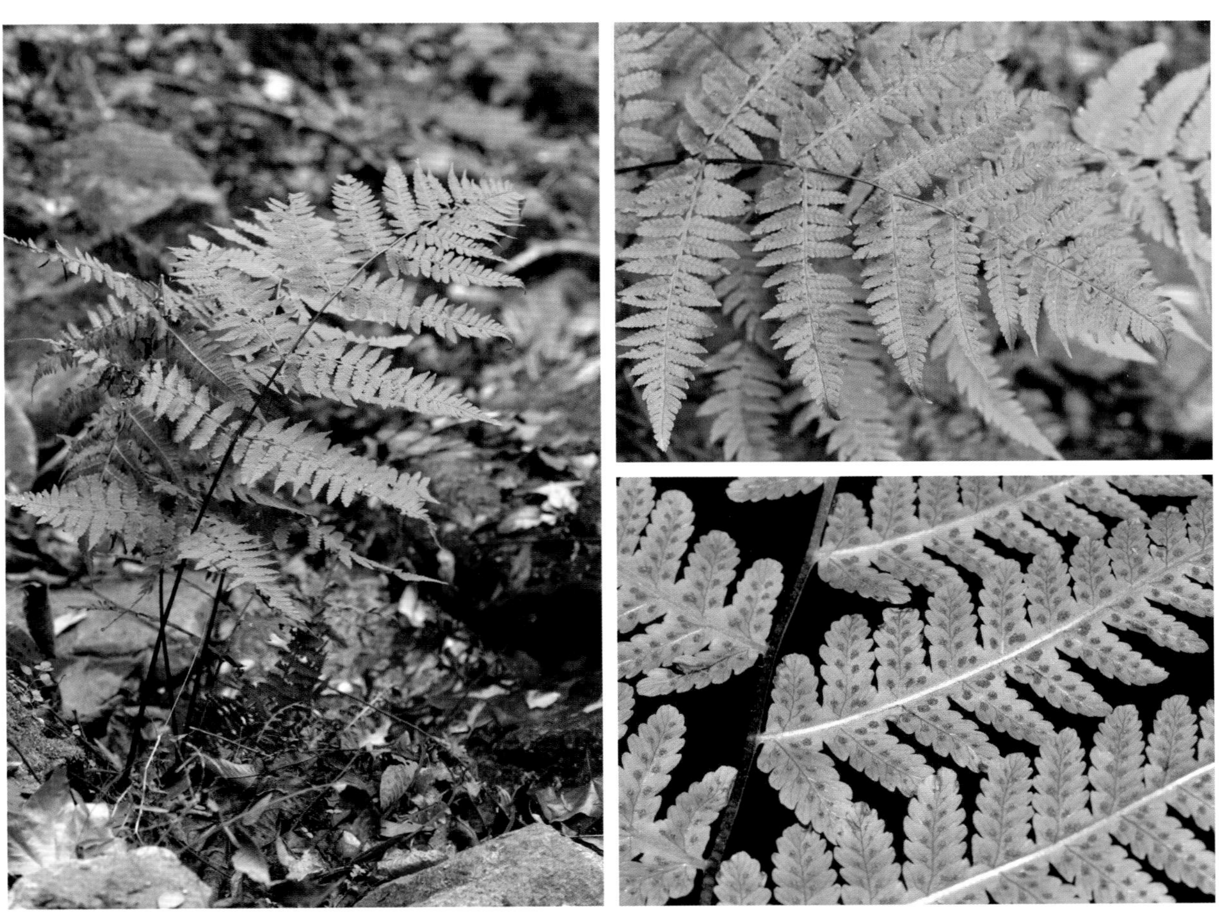

【形态特征】根状茎长而横走。叶远生；能育叶长 45~95cm；叶柄长 20~40cm，疏被黑褐色阔披针形或线形鳞片；叶片卵状长圆形，一回羽状；羽片近无柄，披针形，羽状深裂；裂片长圆形，整齐。孢子囊群小，圆形；囊群盖小，圆肾形，红褐色。

【适宜生境】生于海拔 1300m 左右的灌丛下。

【资源状况】分布于中山区。少见。

【入药部位】全草。

【功能主治】清热解毒，消肿。用于下肢疖肿。

华中蛾眉蕨

华中峨眉蕨

Lunathyrium shennongense Ching

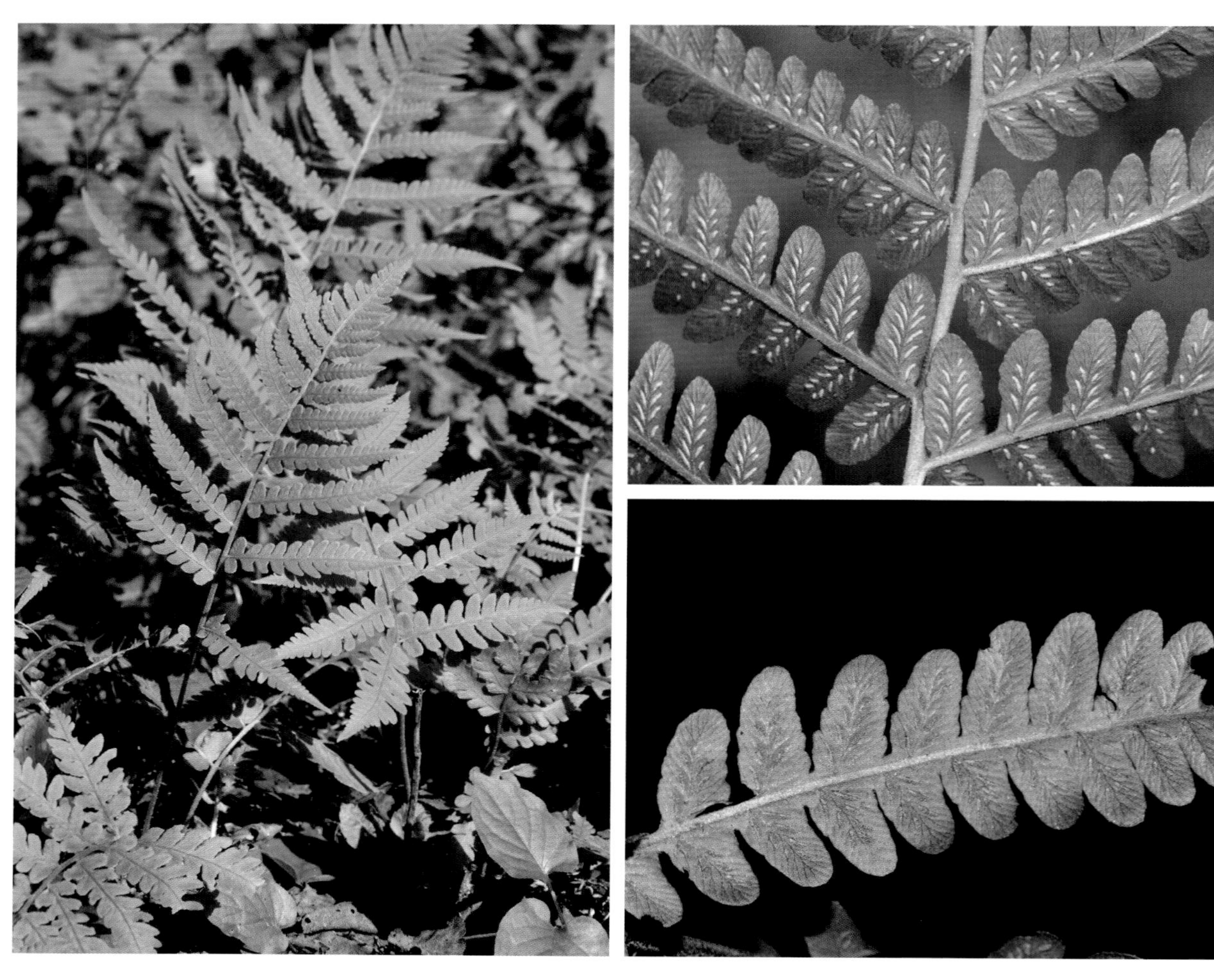

【形态特征】根状茎粗而直立或斜升，先端被有褐色或带黑褐色阔披针形大鳞片。能育叶长（30~）70（~100）cm；叶柄长（8~）12（~17）cm，直径2（~4）mm。叶片倒披针形或长圆状倒披针形，一回羽状；羽片深羽裂；裂片长圆形，先端钝圆或钝尖。孢子囊群椭圆形或短线形；囊群盖同形，灰褐色。

【适宜生境】生于林下阴湿处。

【资源状况】分布于低山区。常见。

【入药部位】全草。

【功能主治】清热解毒，消肿。用于无名肿痛，下肢疖肿。

铁角蕨科

切边铁角蕨

地柏枝

Asplenium excisum Presl

【形态特征】植株高 40~60cm。根状茎横走，直径 3~5mm，先端密被鳞片；鳞片披针形，厚膜质，黑褐色，全缘。叶远生；叶柄栗褐色，有光泽；叶片披针状椭圆形，向基部稍变宽，一回羽状；羽片较大，呈菱形，先端渐尖。孢子囊群阔线形，棕色，斜向上，生于小脉中部，位于主脉与叶边之间，但远离主脉与叶边，生于上侧小脉；囊群盖阔线形，黄棕色，开向主脉。

【适宜生境】生于阴湿林下。

【资源状况】分布于低山区。常见。

【入药部位】全草。

【功能主治】清热解毒，利湿，止血。用于肺热咳嗽，肠胃出血，外伤出血，跌打损伤。

虎尾铁角蕨

地柏枝

Asplenium incisum Thunb.

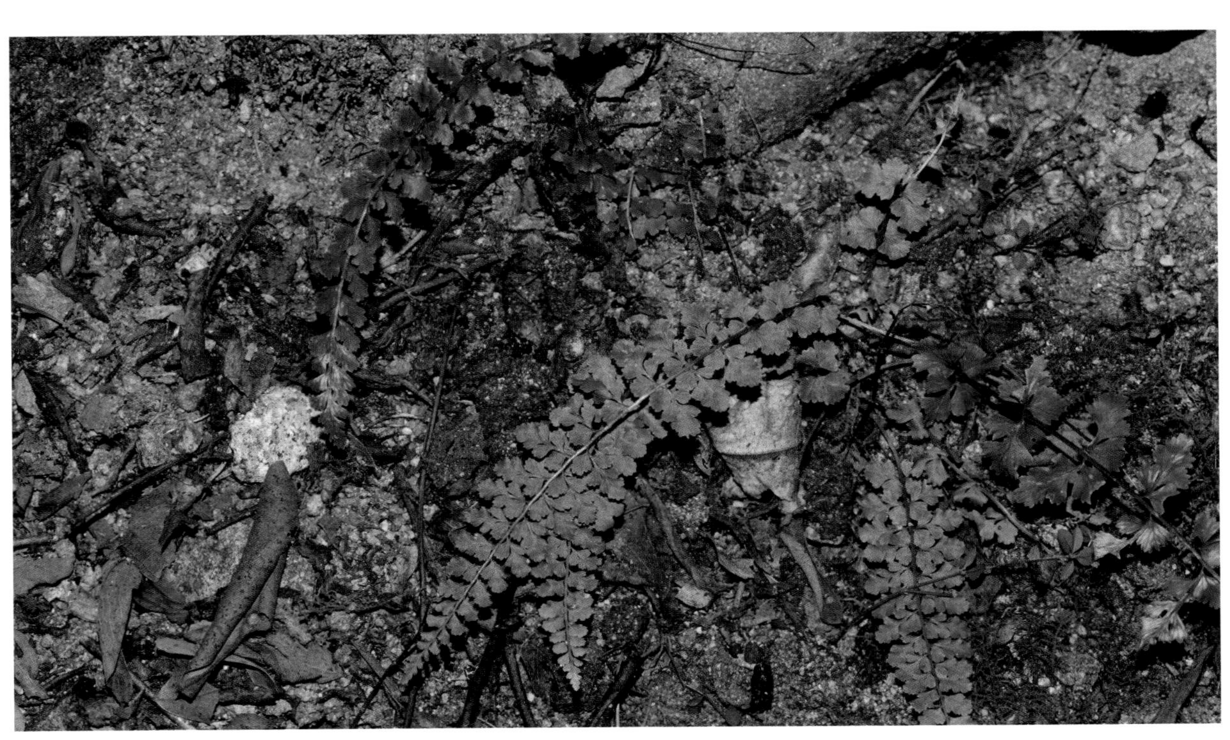

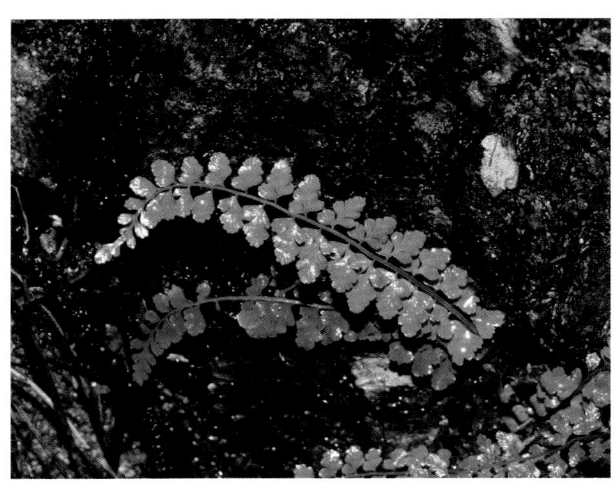

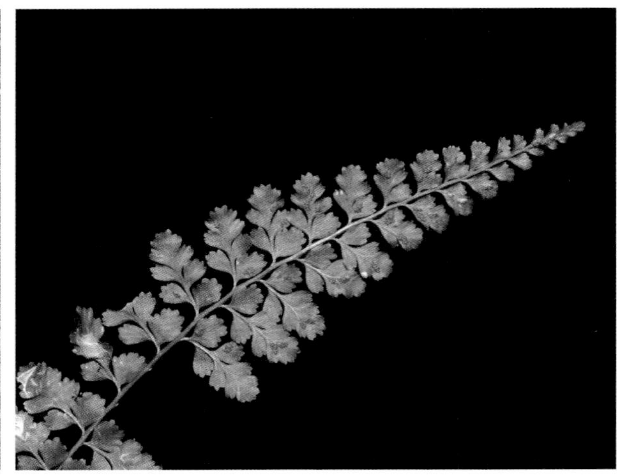

【形态特征】多年生草本，高 10~30cm。根状茎短而直，顶部密生鳞片；鳞片狭披针形，膜质，黑色，略有虹色光泽，全缘。叶密集簇生；叶柄淡棕色；叶片阔披针形，下侧羽片渐缩短；羽片长宽相等，边缘有粗齿牙。孢子囊群生于小脉中部，靠近主脉；囊群盖椭圆形，全缘，灰黄色，后变淡灰色。

【适宜生境】生于海拔 1500m 左右的灌木林下。

【资源状况】分布于中山区。常见，可以开发利用。

【入药部位】全草（万年柏）。

【功能主治】清热解毒，息风。用于小儿惊风，湿热黄疸，尿赤涩痛。

胎生铁角蕨

铁骨莲

Asplenium indicum Sledge

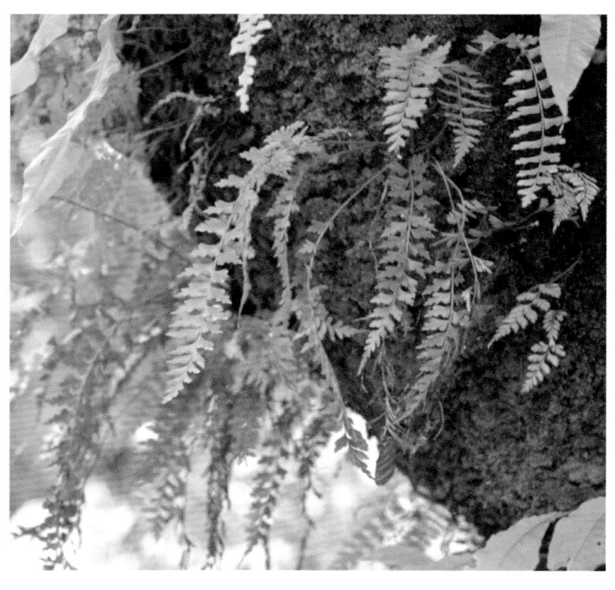

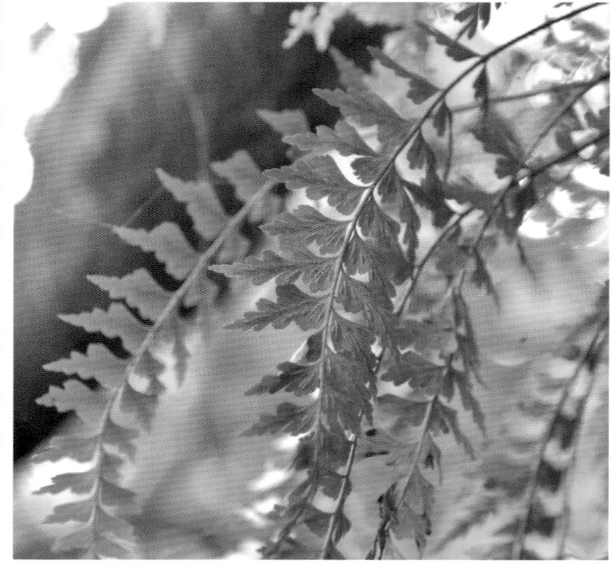

【形态特征】植株高 20~45cm。根状茎短粗，直立或斜升，密被红棕色、筛孔细密、全缘的钻状披针形鳞片。叶簇生；叶柄长 6~20cm，基部被鳞片；叶柄和叶轴黑绿色或棕色；叶片阔披针形顶部渐尖，一回羽状；羽片长 2~3.5cm。孢子囊群线形，背生于小脉上侧分叉的中部，靠近中脉；囊群盖线形，膜质，全缘。

【适宜生境】生于灌木林下阴湿处。

【资源状况】分布于低山区、中山区。常见。

【入药部位】全草。

【功能主治】清热解毒，凉血，止血，除湿。用于腰膝疼痛，跌打损伤，淋病等。

倒挂铁角蕨

倒挂草

Asplenium normale Don

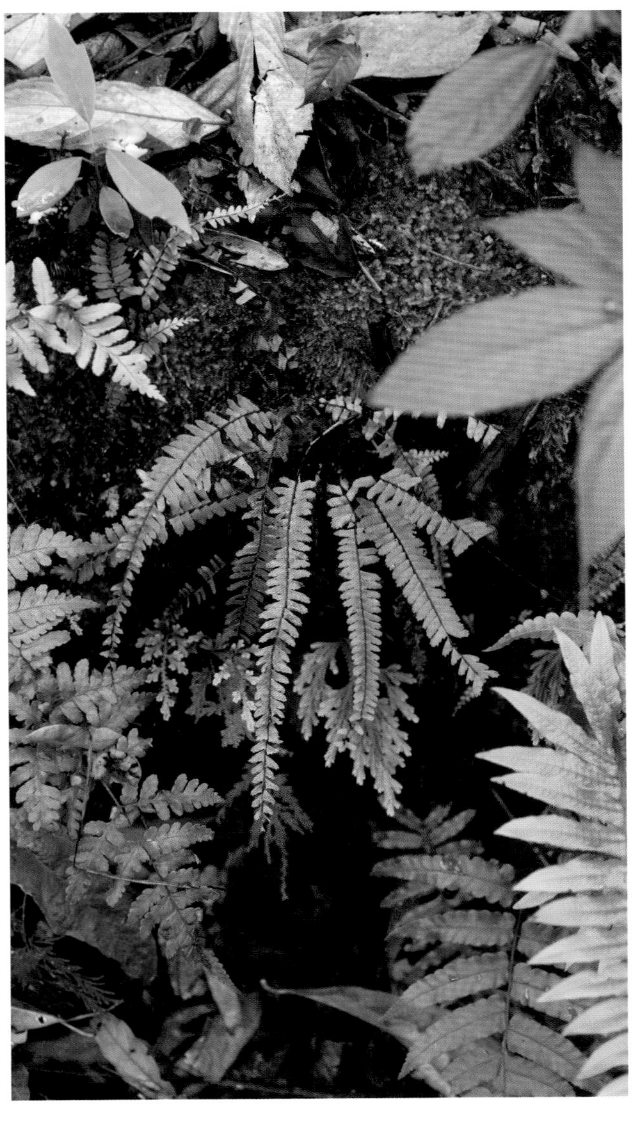

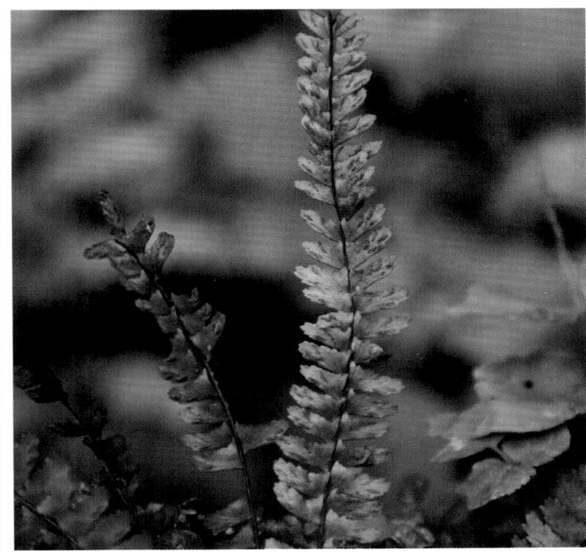

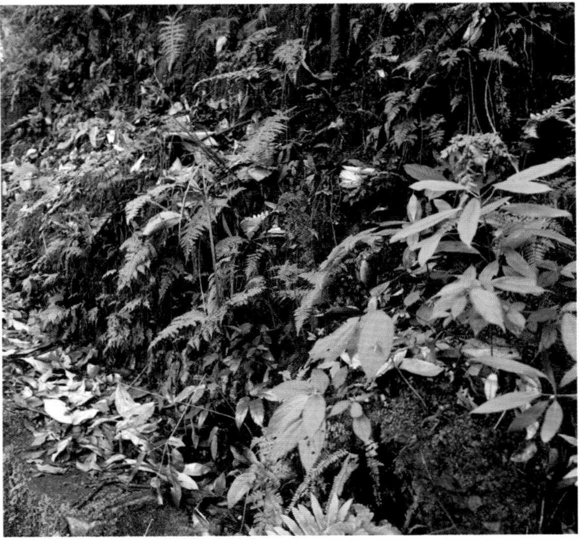

【形态特征】根状茎直径可达5mm，黑色，全部密被鳞片或仅先端及较嫩部分密被鳞片；鳞片披针形，全缘。叶簇生；叶柄栗褐色至紫黑色，有光泽；叶片披针形，通常宽2~3cm，一回羽状；羽片互生，平展，无柄，长为宽的1~2倍。孢子囊群椭圆形，棕色；囊群盖椭圆形，有时沿叶脉着生处色较深，膜质，全缘，开向主脉。

【适宜生境】生于石坎缝中。

【资源状况】分布于低山区。常见。

【入药部位】全草。

【功能主治】活血行瘀，镇痛。用于风湿骨痛，跌打损伤。

北京铁角蕨

铁杆地柏枝、臁疮药

Asplenium pekinense Hance

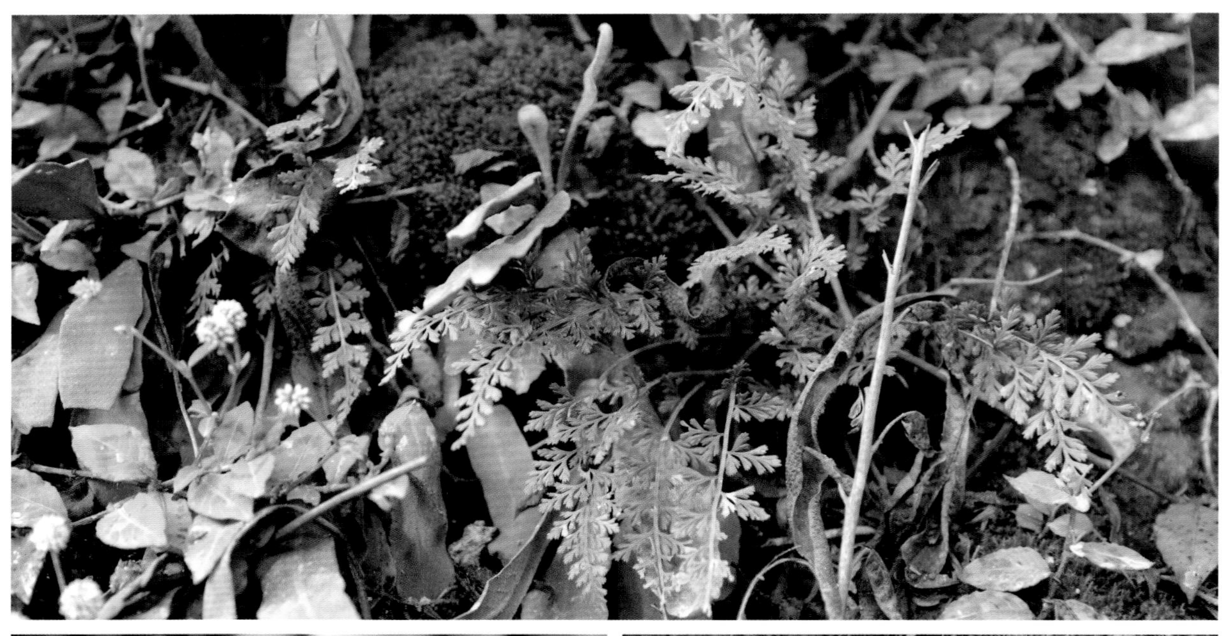

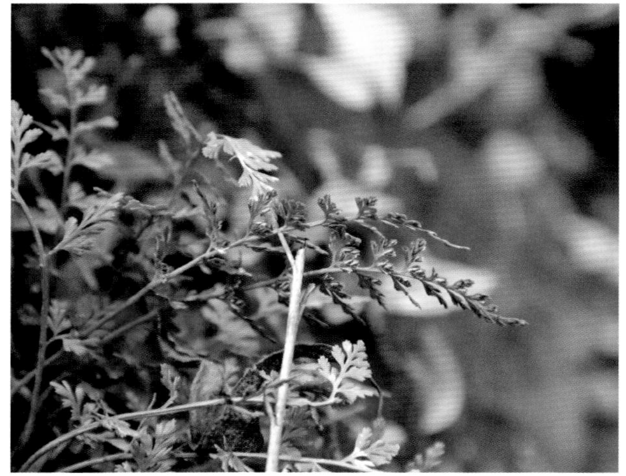

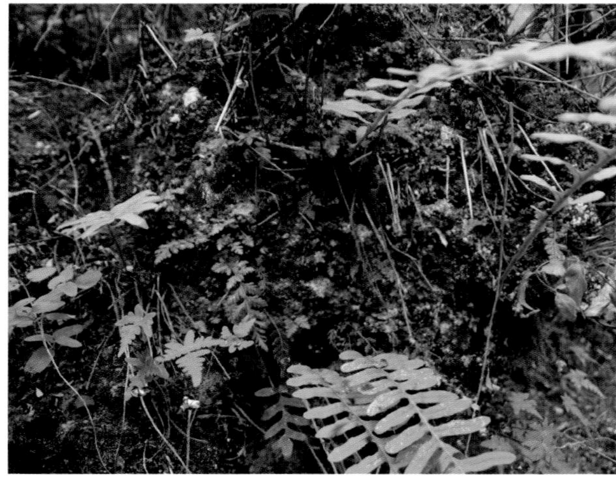

【形态特征】多年生草本，高 8~20cm。根状茎顶部密生鳞片；鳞片披针形，膜质，黑褐色，略有虹色光泽，全缘或略呈微波状。叶簇生；叶柄淡绿色，叶轴下部疏被黑褐色的纤维状小鳞片，向上光滑；叶片披针形，先端渐尖，基部略变狭，二回羽状或三回羽裂；裂片长圆形或四棱形，较宽而长。孢子囊群单生于小羽片上，成熟时布满叶背。

【适宜生境】生于阴湿沟坎、墙上。

【资源状况】分布于低山区。常见。

【入药部位】全草（铁杆地柏枝）。

【功能主治】化痰止咳，止血。用于感冒咳嗽，肺结核，外伤出血，咯血，疮毒；外用于臁疮。

长叶铁角蕨

树林珠、长生铁角蕨
Asplenium prolongatum Hook.

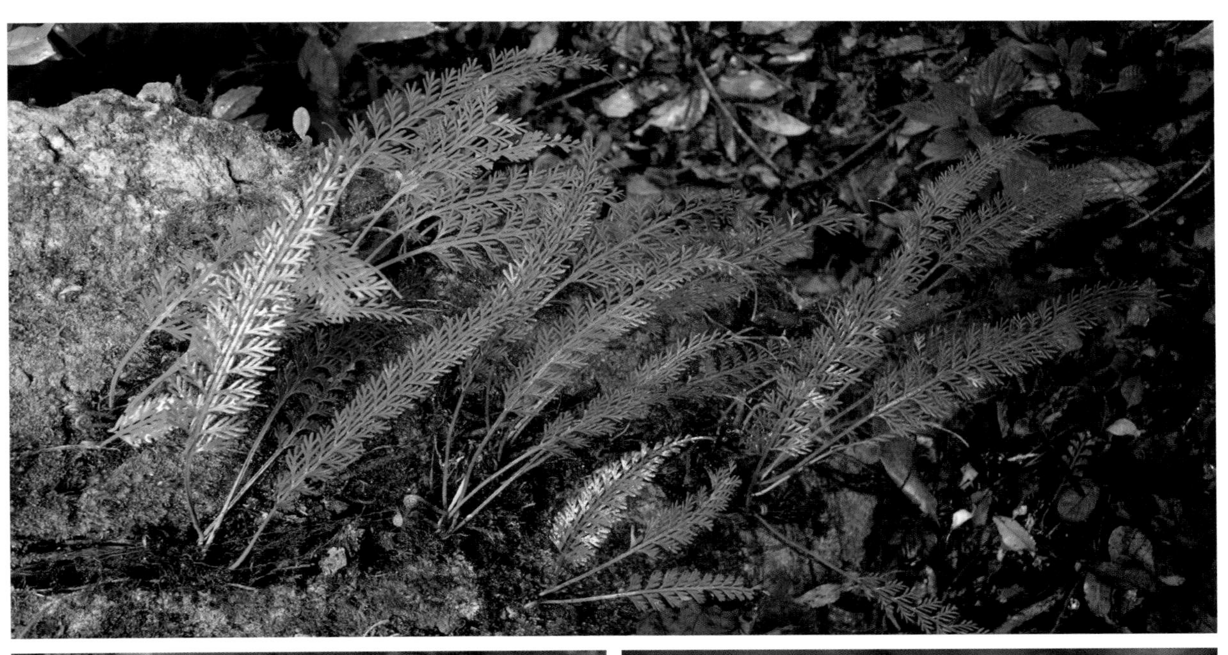

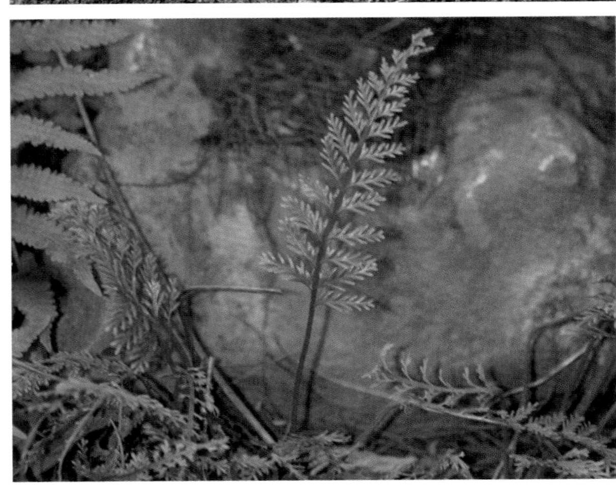

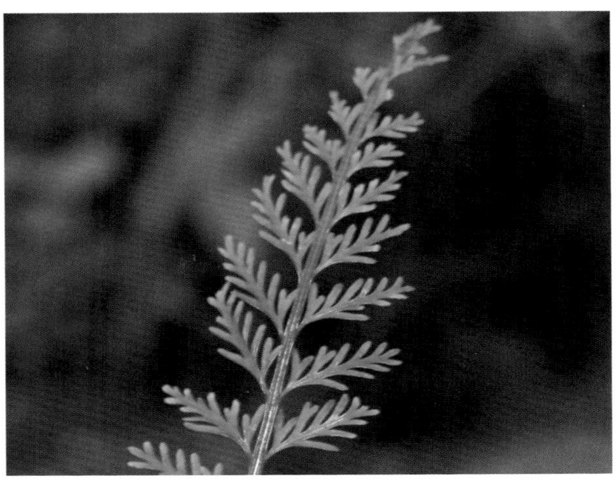

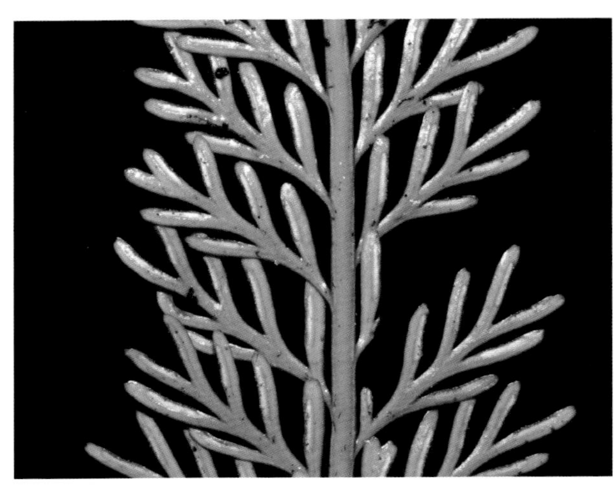
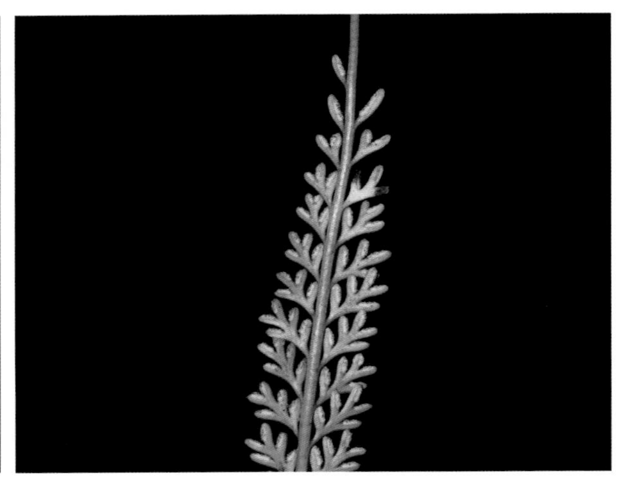

【形态特征】多年生草本，高 15~30cm。根状茎先端密被鳞片；鳞片披针形，黑褐色，有棕色狭边，有光泽，厚膜质，全缘或有微齿牙。叶簇生；叶柄淡绿色，上面有纵沟；叶轴顶端往往延长成鞭状；叶长椭圆形并伸长，先端具水囊；裂片上叶脉单一。孢子囊群狭线形，囊群盖同形。

【适宜生境】生于海拔 700~1300m 的阴湿岩石或树干上。

【资源状况】分布于低山区、中山区。常见，可以大量开发利用。

【入药部位】全草（倒生根）。

【功能主治】清热解毒，消炎，止血，镇痛。用于肺痨吐血，衄血，胁肋疼痛，湿热黄疸，吐血，风湿疼痛，肠炎，尿路感染，崩漏；外用于犬咬伤。

华中铁角蕨

猪鬃七

Asplenium sarelii Hook.

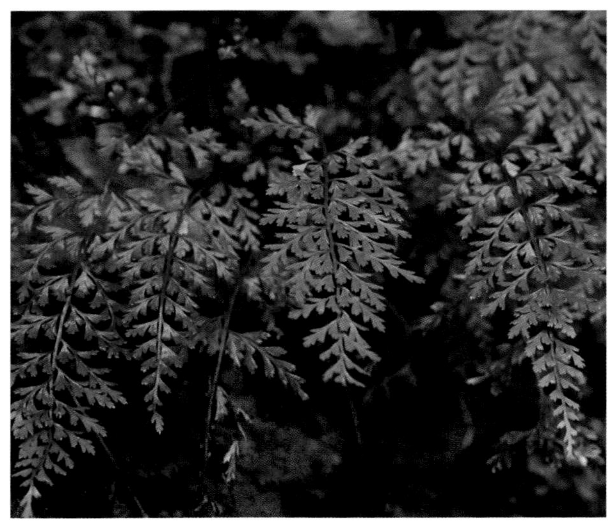
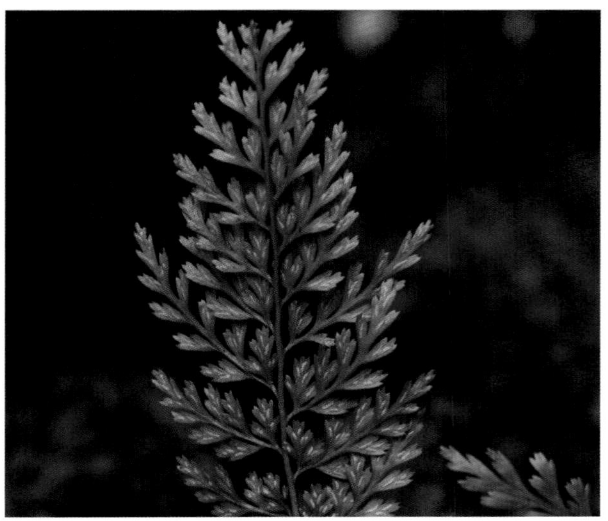

【形态特征】多年生草本，高 10~20cm。根状茎粗短，密被鳞片；鳞片狭披针形，厚膜质，黑褐色，有光泽，边缘有微齿牙。叶柄淡绿色，近光滑或略被 1~2 枚褐色纤维状的小鳞片，上面有浅阔纵沟；叶片椭圆形，三回羽状分裂；羽片 8~10 对，卵状三角形；小羽片裂片狭线形，较短。孢子囊群在每一裂片有 1~3 个，囊群盖同形。

【适宜生境】生于海拔 1500~3000m 的林下、石缝、岩壁等阴湿处。

【资源状况】分布于中山区、高山区。常见。

【入药部位】全草（地柏叶）。

【功能主治】清热解毒，燥湿，凉血，止血生肌，利湿，活血散瘀。用于黄疸，咳嗽，扁桃体炎，腮腺炎，肠炎，月经不调，带下病，跌打损伤，痢疾，疔疮，外伤出血，烫火伤。

铁角蕨 石林珠、猪鬃七

Asplenium trichomanes L.

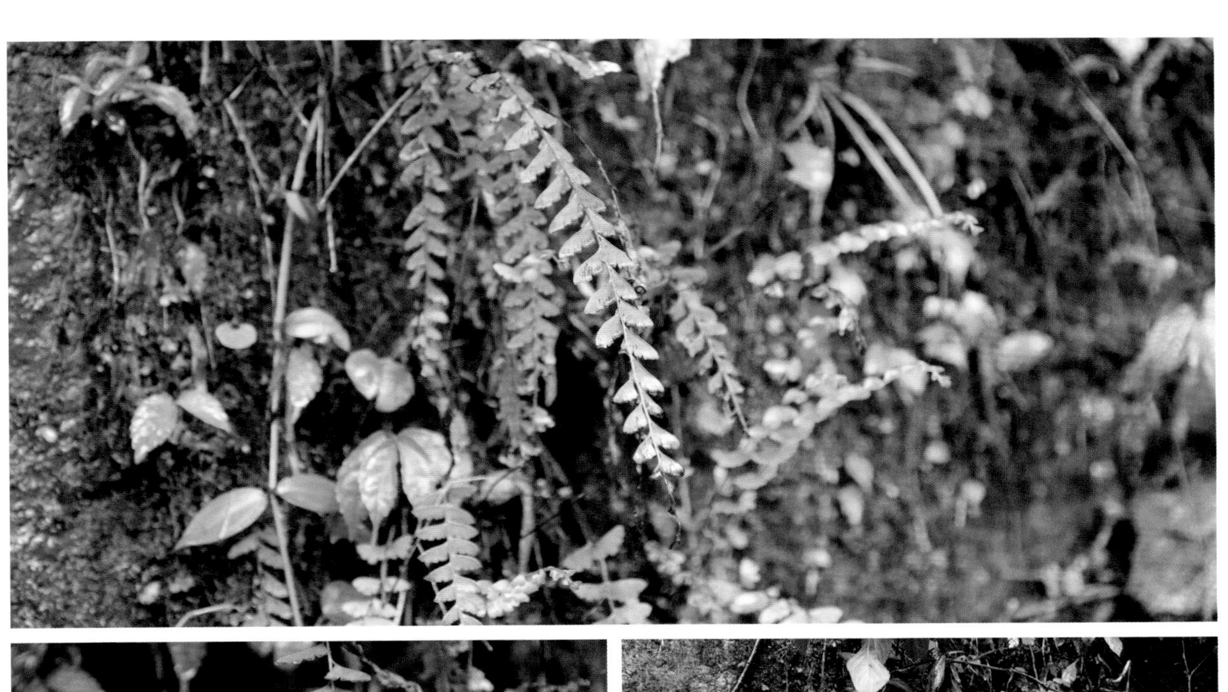

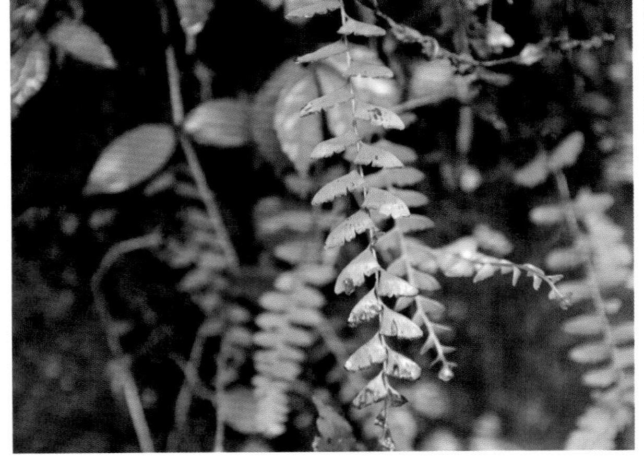

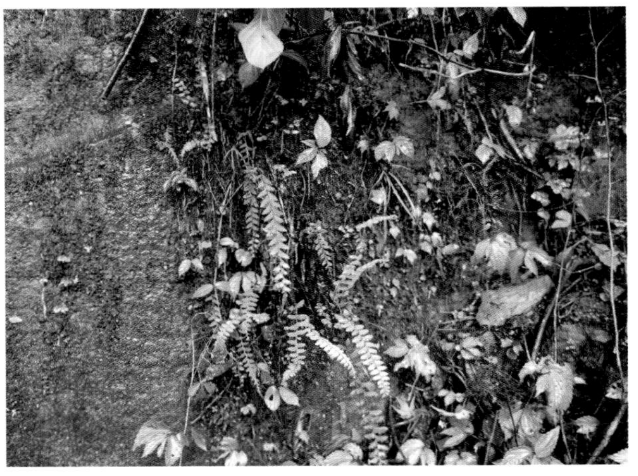

【形态特征】多年生草本，高 10~35cm。根状茎短而直立，密被鳞片；鳞片线状披针形，厚膜质，黑色，有光泽，略带虹色，全缘。叶多数，密集簇生；叶柄和叶轴光亮，棕黑色并具两条翅。孢子囊群生于侧脉的上侧小脉；囊群盖半月状条形，全缘。

【适宜生境】生于岩石上或沟边。

【资源状况】分布于中山区。常见。

【入药部位】全草（铁角凤尾草）。

【功能主治】利尿，通淋，补肾，调经。用于痢疾，淋病，白带异常，月经不调，疮疥，疔毒，跌打损伤，肾虚腰痛，小便淋涩，阴虚盗汗，遗精。

三翅铁角蕨

石林珠

Asplenium tripteropus Nakai

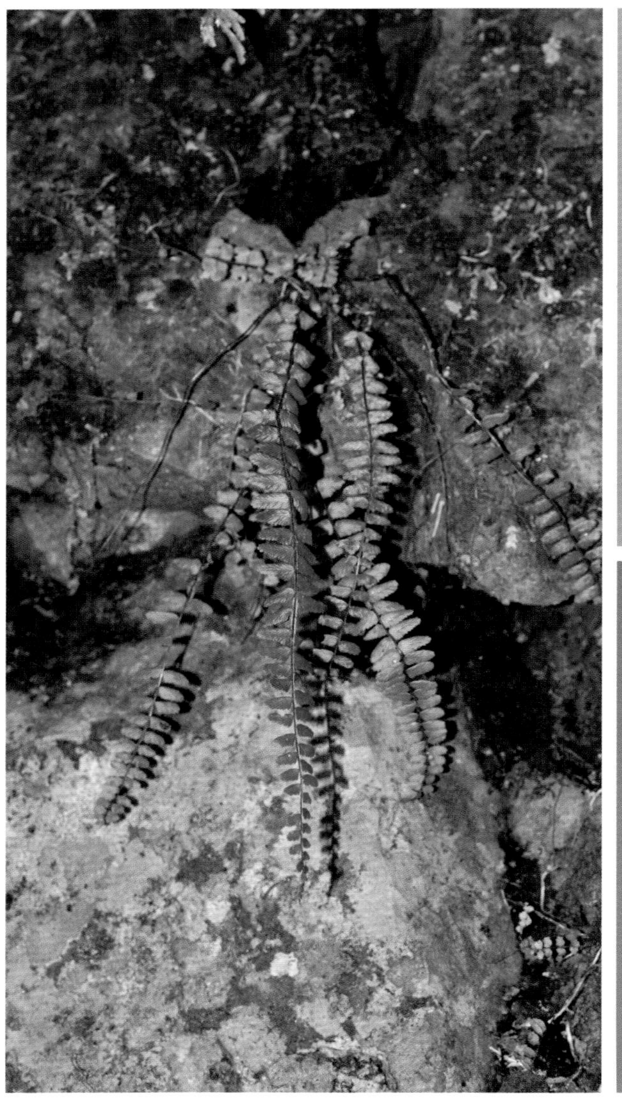
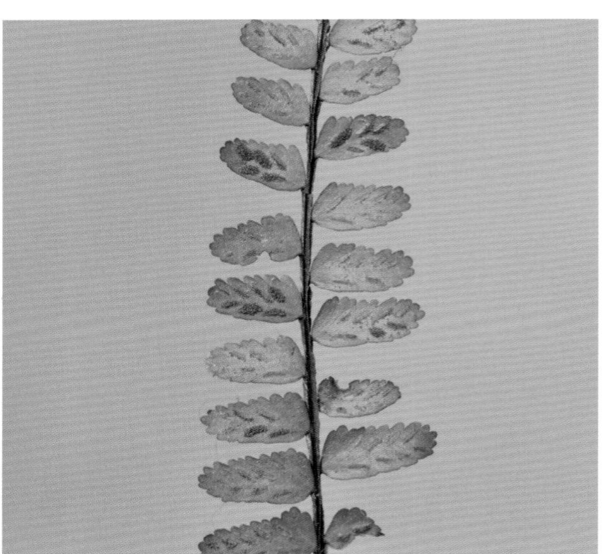
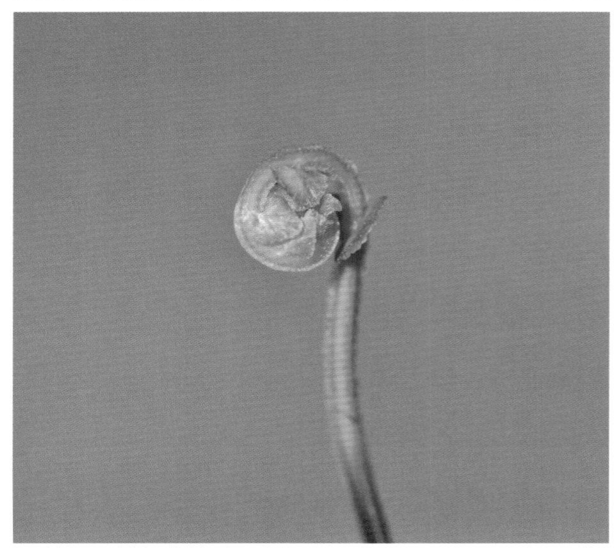

【形态特征】植株高 15~30cm。根状茎先端密被鳞片；鳞片线状披针形，厚膜质，棕色或深褐色而有棕色狭边，全缘。叶簇生；叶柄长 3~5cm，直径 1~1.3mm，乌木色，有光泽，基部密被与根状茎上同样的鳞片；叶柄和叶轴光滑，有阔翅 3 条，即上面两侧及背面各有 1 条；叶片长线形，一回羽状；叶轴向顶部常有 1~2（3）个被鳞片的腋生胞芽，能在母株上萌发。孢子囊群椭圆形，锈棕色；囊群盖椭圆形，灰绿色。

【适宜生境】生于岩石上或沟边。

【资源状况】分布于中山区。常见。

【入药部位】全草。

【功能主治】舒筋活络。用于腰疼，跌打损伤。

云南铁角蕨 *Asplenium yunnanense* Franch.

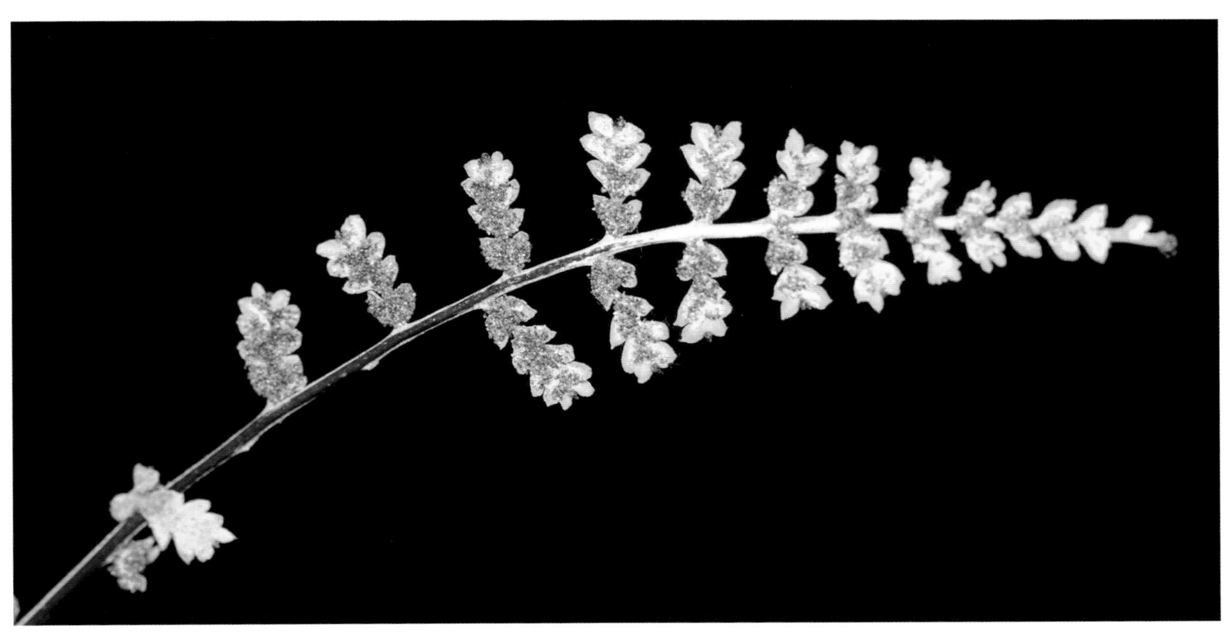

【形态特征】多年生草本，高 10~20cm。根状茎密被鳞片；鳞片披针形，狭长，膜质，黑褐色，有虹色光泽，边缘流苏状。叶密集簇生；叶柄纤细，红棕色或栗褐色，有光泽；叶线形或线状披针形，叶片顶端往往延长成鞭状；羽片无小柄，基部羽片上侧不分裂，末回羽片常有 1 胞芽。孢子囊群线形，棕色。

【适宜生境】生于海拔 2300m 左右的岩石上。

【资源状况】分布于中山区。少见。

【入药部位】全草（云南铁角蕨）。

【功能主治】清热解毒，利尿通乳，接骨。用于小便涩痛，乳汁不通，跌打骨折。

肿足蕨科

肿足蕨

金毛狮子草

Hypodematium crenatum (Forssk.) Kuhn

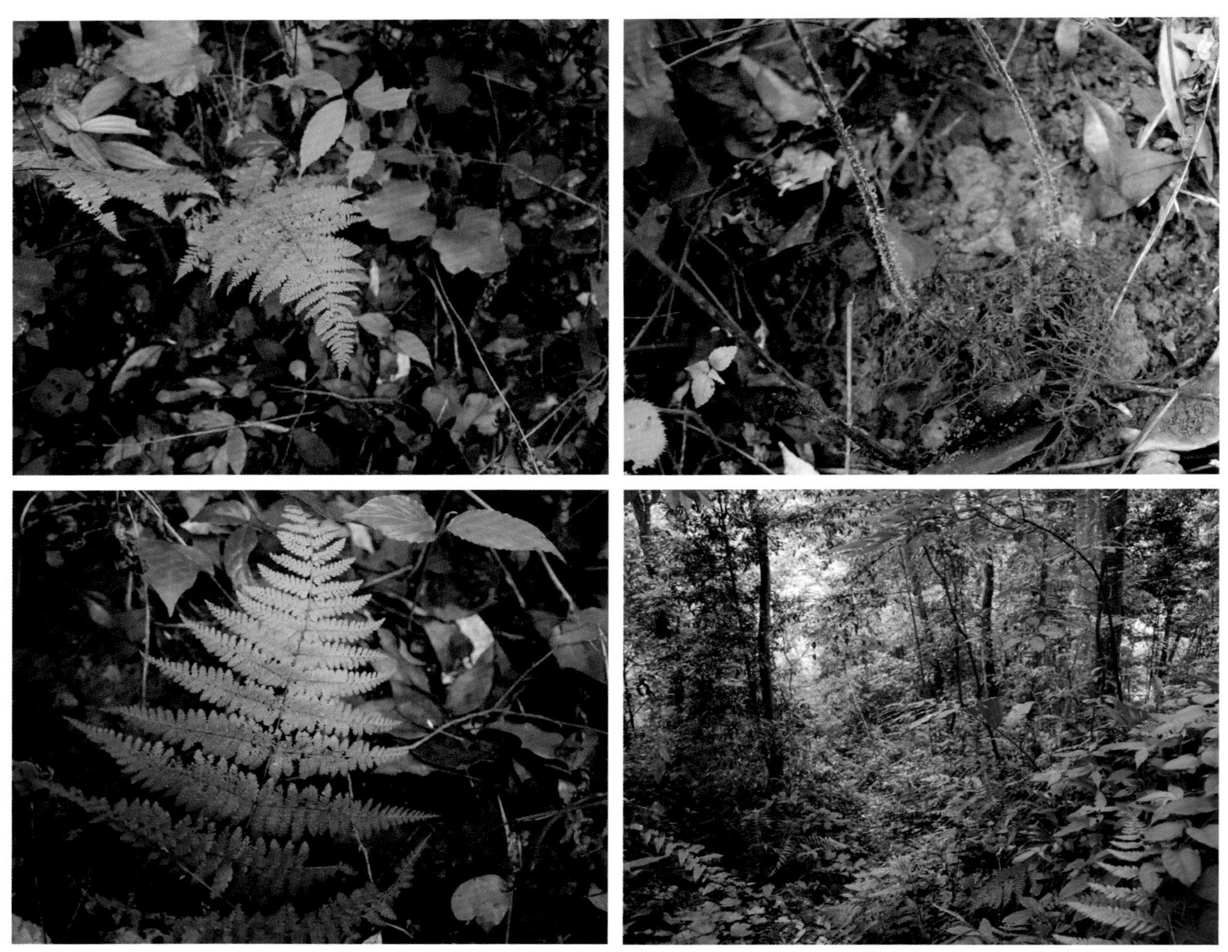

【形态特征】多年生草本，高 20~50cm。根状茎横走，密被狭披针形、全缘、膜质、亮红棕色鳞片。叶近生；叶柄禾秆色，基部有时疏被较小的狭披针形鳞片；叶片卵状五角形，三回羽状；羽片两面密被柔毛。孢子囊群圆形；囊群盖大，肾形。

【适宜生境】生于海拔 700~1000m 的石灰岩缝中。

【资源状况】分布于低山区。常见。

【入药部位】全草（肿足蕨）。

【功能主治】清热，拔毒，止血，生肌。用于瘰疬，痢疾，痈肿疮毒，风湿骨痛，外伤出血。

金星蕨科

渐尖毛蕨

舒筋草

Cyclosorus acuminatus (Houtt.) Nakai

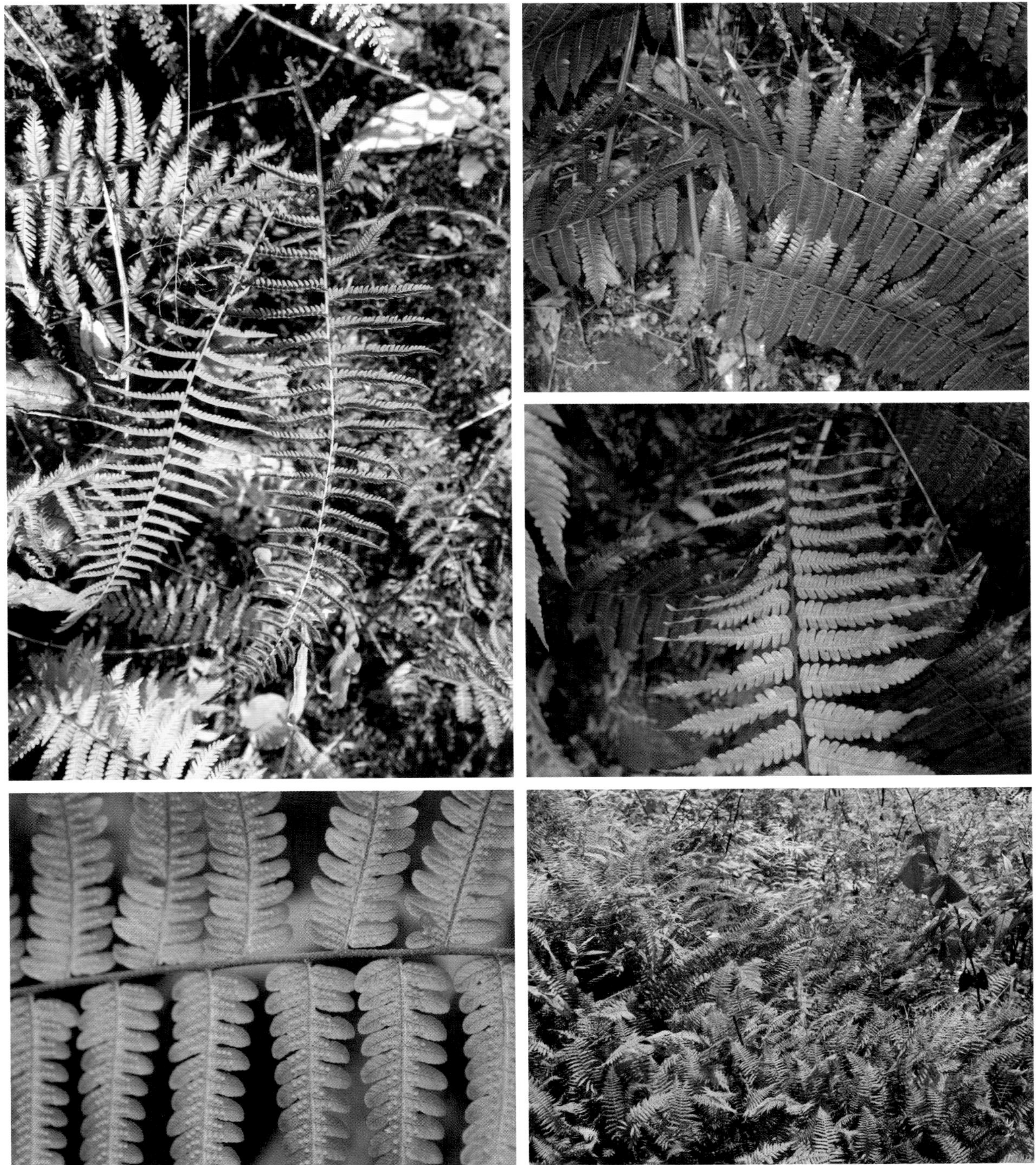

【形态特征】植株高 70~80cm。根状茎长而横走，被棕色披针形鳞片。叶片三角状披针形，二回羽裂，基部不狭缩；中部羽片线状披针形，常略有短柄；中部以下的羽片长 7~11cm，中部宽 8~12mm，基部较宽，披针形，渐尖头，基部不等，上侧凸出。孢子囊群圆形，生于侧脉中部以上；囊群盖大，圆肾形，棕色，膜质，最后卷缩，密生柔毛。

【适宜生境】生于海拔 900m 左右的灌木林、山坡。

【资源状况】分布于低山区。常见。

【入药部位】全草。

【功能主治】清热解毒，消肿，健脾，镇惊。用于狂犬咬伤，烧伤，小儿疳积。

干旱毛蕨

牛肋巴

Cyclosorus aridus (Don) Tagawa

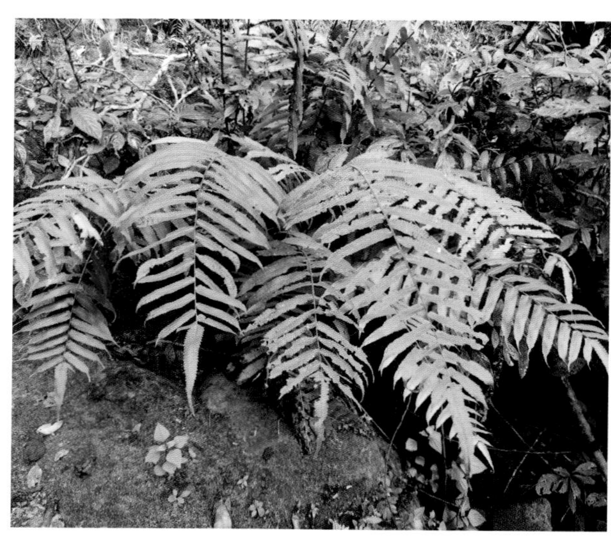

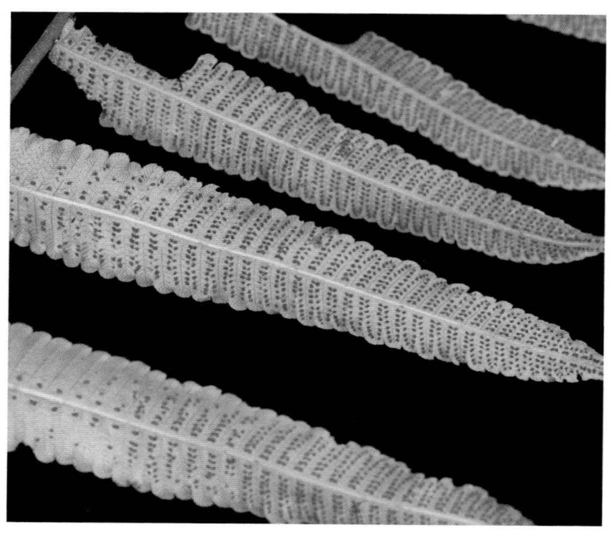

【形态特征】植株高达 140cm。根状茎长而横走，黑褐色，被棕色披针形鳞片。叶片阔披针形，长 60~80cm，宽 12~25cm，基部渐变狭，二回羽裂；下部 6~10 对羽片逐渐缩小成小耳片；中部羽片线状披针形，边缘齿状，叶背沿脉具棒状腺体；小脉平直、斜生，约 2 对联合。孢子囊群圆形，生于侧脉中部，在中脉两侧各排成 1 排；囊群盖无毛，宿存。

【适宜生境】生于海拔 1200m 左右的林下。

【资源状况】分布于中山区。常见。

【入药部位】全草。

【功能主治】清热解毒。用于狂犬咬伤。

齿牙毛蕨

牛肋巴、篦子舒筋草、黑舒筋草

Cyclosorus dentatus (Forssk.) Ching

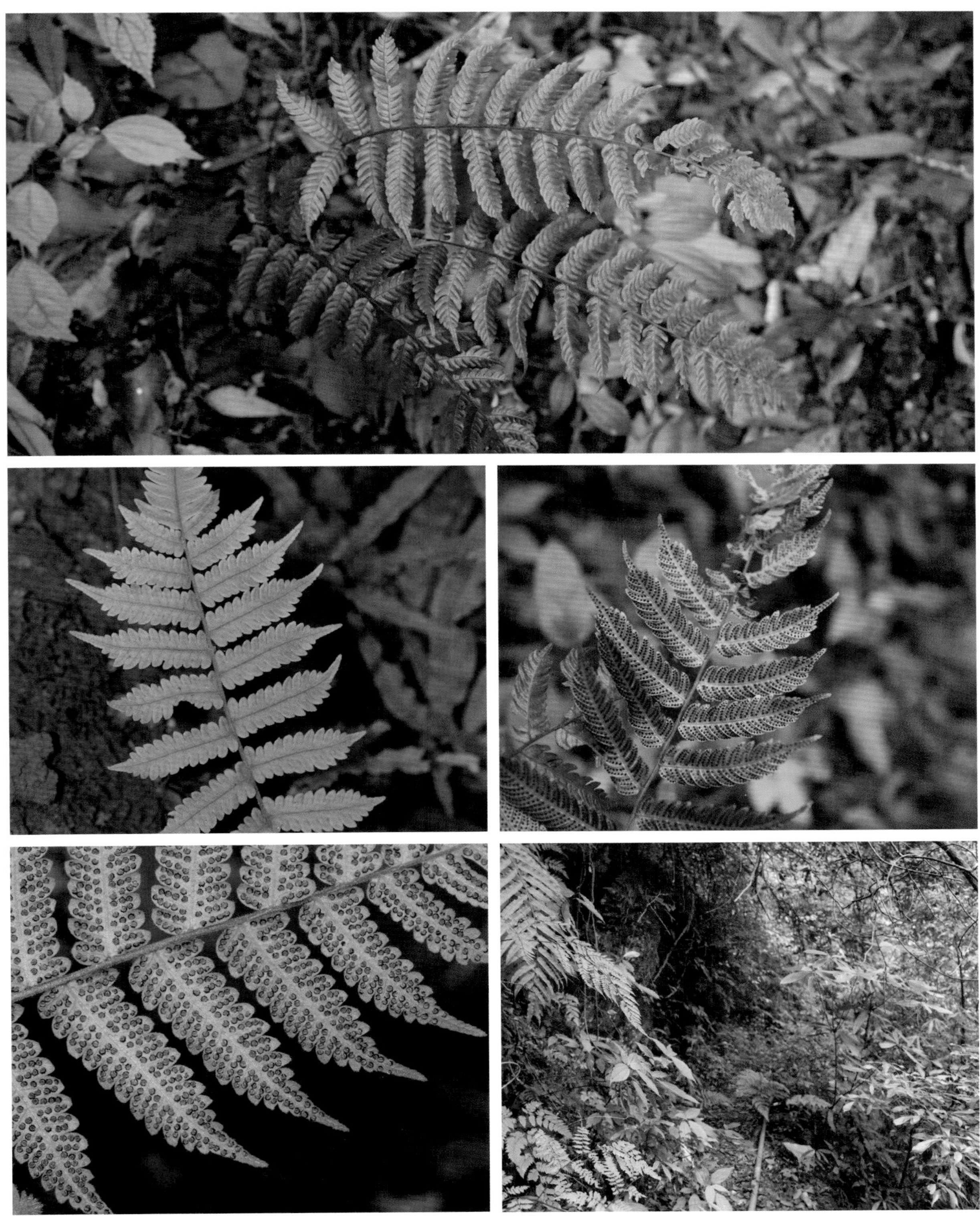

【形态特征】根状茎直立或斜升，被深棕色线状披针形鳞片。叶柄长 10~35cm，基部直径 1.5~2mm，褐色；叶片披针形，二回羽裂，基部略狭缩；中部羽片披针形；裂片长圆形；缺刻下侧脉 1~2 对联结；叶干后草质或纸质，淡褐绿色，上面密生短刚毛。孢子囊群圆形，生于侧脉中部以上，每裂片 2~5 对；囊群盖密被短毛。

【适宜生境】生于沟边、田坎。

【资源状况】分布于低山区、中山区。常见。

【入药部位】根茎（篦子舒筋草）。

【功能主治】舒筋活血，散寒，清热解毒。用于风湿筋骨疼痛，手指麻木，跌打损伤，瘰疬，痞块，狂犬咬伤。

延羽卵果蕨 *Phegopteris decursive-pinnata* (H. C. Hall) Fée

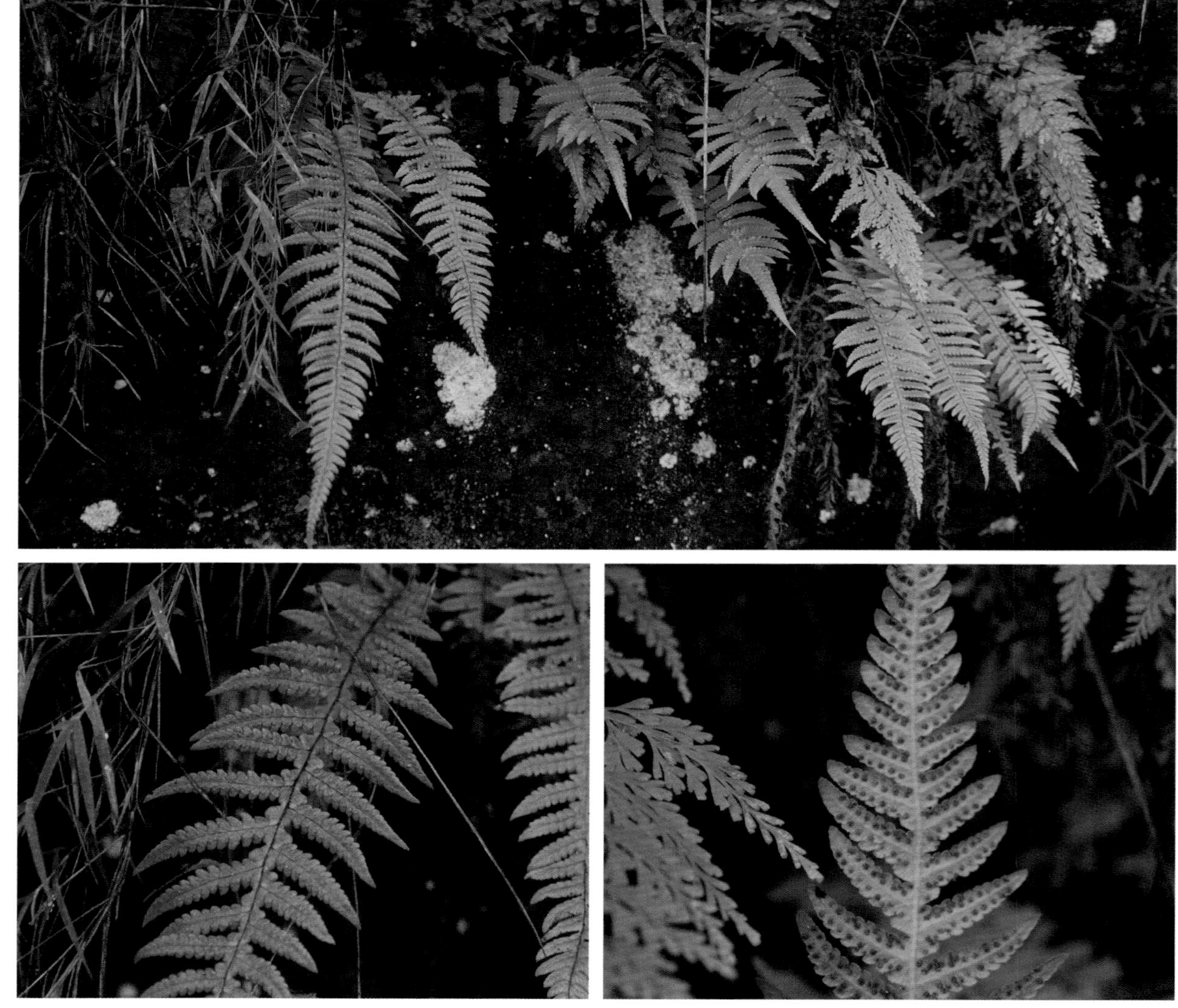

【形态特征】草本，高 30~60cm。根状茎短而直立，被红棕色线状披针形鳞片。叶簇生；叶片披针形，二回羽裂；羽片之间由狭翅联结，基部羽片向下渐缩，基部 1 对羽片缩减成耳形；侧脉单一或偶有分叉。孢子囊群近圆形，背生于小脉近先端；无囊群盖。

【适宜生境】生于沟边、田坎。

【资源状况】分布于中山区。常见。

【入药部位】根茎。

【功能主治】清热解毒，利湿，消胀。用于水湿腹胀，疮疡溃烂，痈肿疮毒，疮口久不收口等。

披针新月蕨 地苏木

Pronephrium penangianum (Hook.) Holtt.

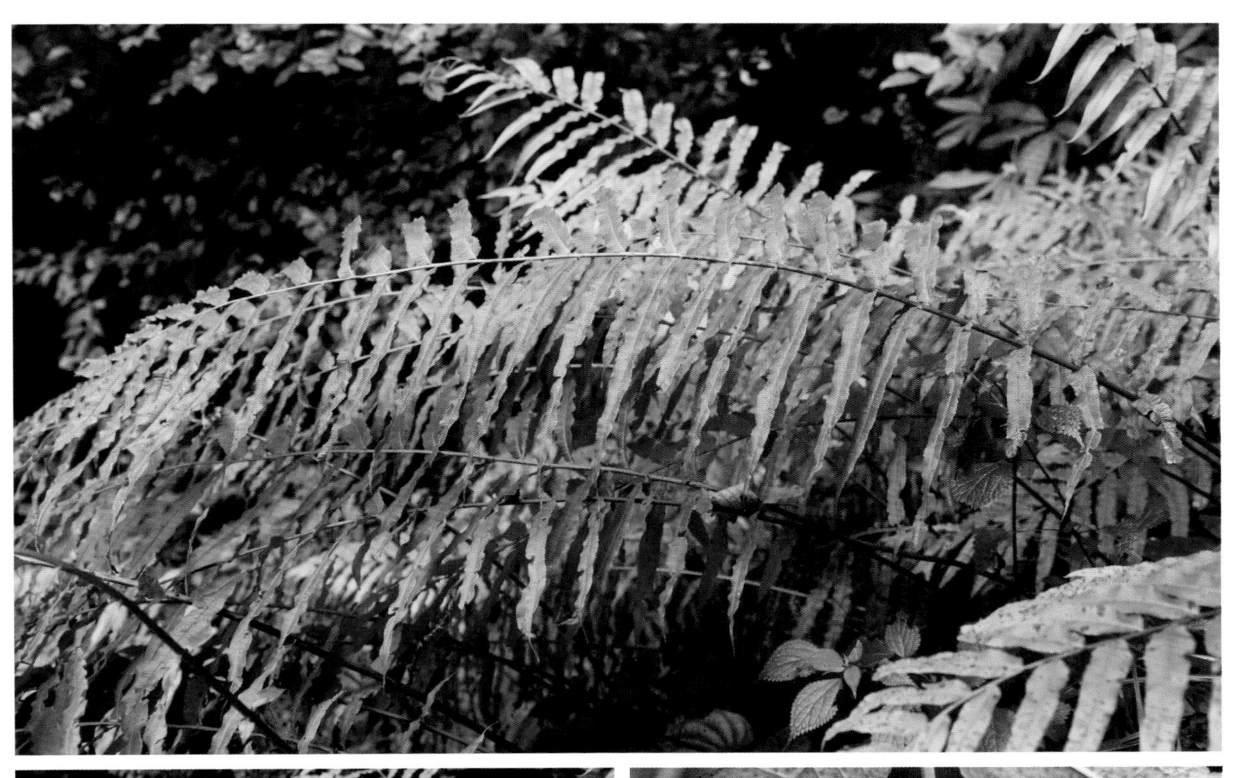

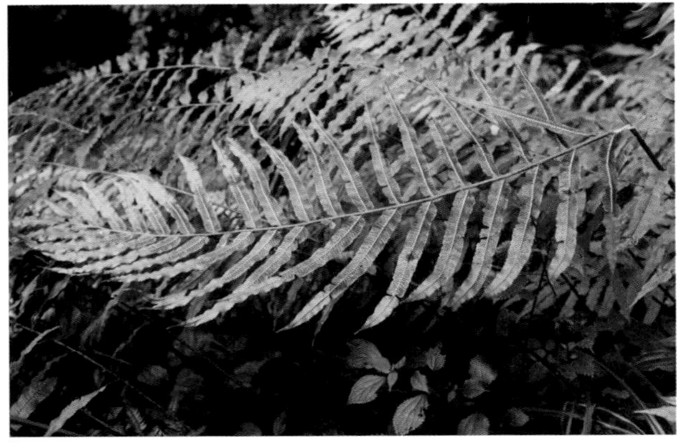

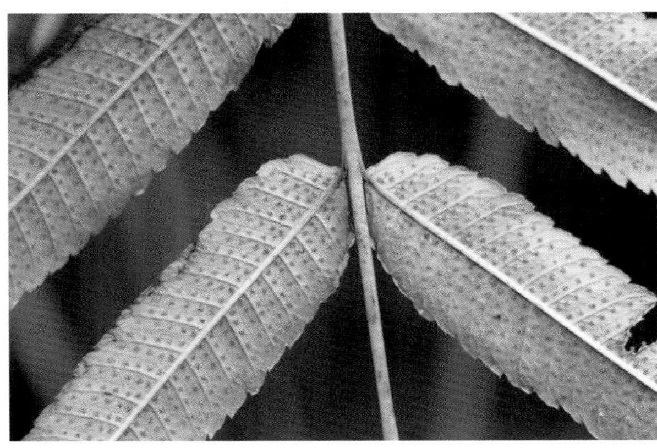

【形态特征】草本，高 120~200cm。根状茎粗壮，横走，疏被棕色阔披针形鳞片。叶柄长达 100cm，淡红棕色；叶片长 40~80cm，长圆披针形，奇数一回羽状，通常干后带红色；羽片 10~15 对，线状披针形，边缘整齐锐锯齿状，有短柄。孢子囊群圆形，背生于小脉中部或中部以下；无囊群盖。

【适宜生境】生于稀疏灌木林下。

【资源状况】分布于中山区。常见。

【入药部位】根茎、叶。

【功能主治】根茎通经活络，理气，利湿，散瘀。用于劳伤，胃气痛，痢疾，血凝气滞，崩漏。叶活血。用于血凝气滞。

乌毛蕨科

乌毛蕨

贯众

Blechnum orientale L.

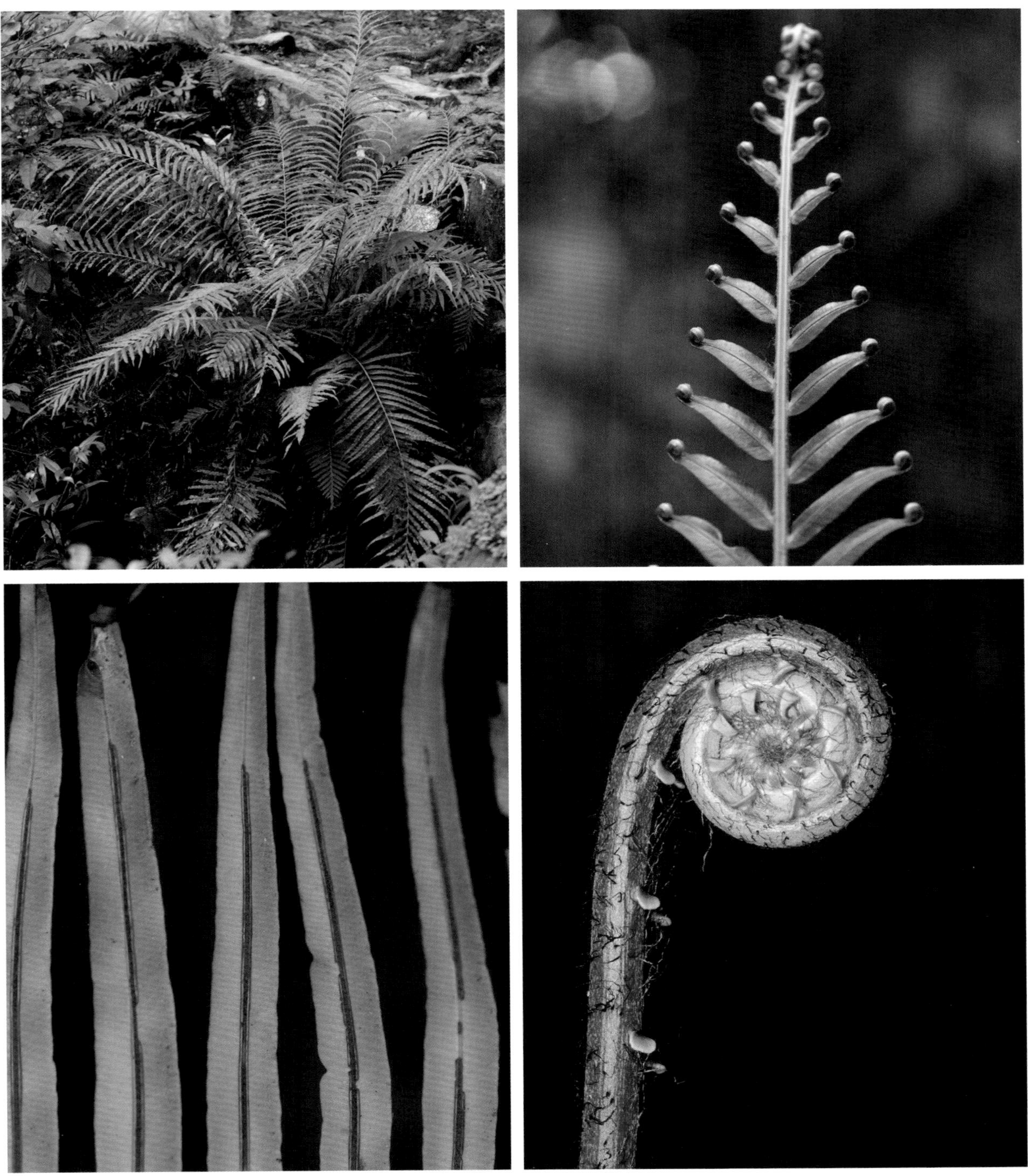

【形态特征】草本，高 0.5~2m。根状茎直立，粗短，木质，先端及叶柄下部密被鳞片；鳞片狭披针形，先端纤维状，全缘。叶簇生；叶柄坚硬，无毛；叶片卵状披针形，一回羽状；下部羽片缩小为耳状，边缘全缘。孢子囊群线形，连续，紧靠主脉两侧，与主脉平行，仅线形或线状披针形的羽片能育（通常羽片上部不育）；囊群盖线形，开向主脉，宿存。

【适宜生境】生于疏林、荒坡、田坎。

【资源状况】分布于低山区。常见。

【入药部位】全草。

【功能主治】清热解毒，活血散瘀。用于痈肿疮毒，风热感冒等。

荚囊蕨

锯草、铁角萁

Struthiopteris eburnea (Christ) Ching

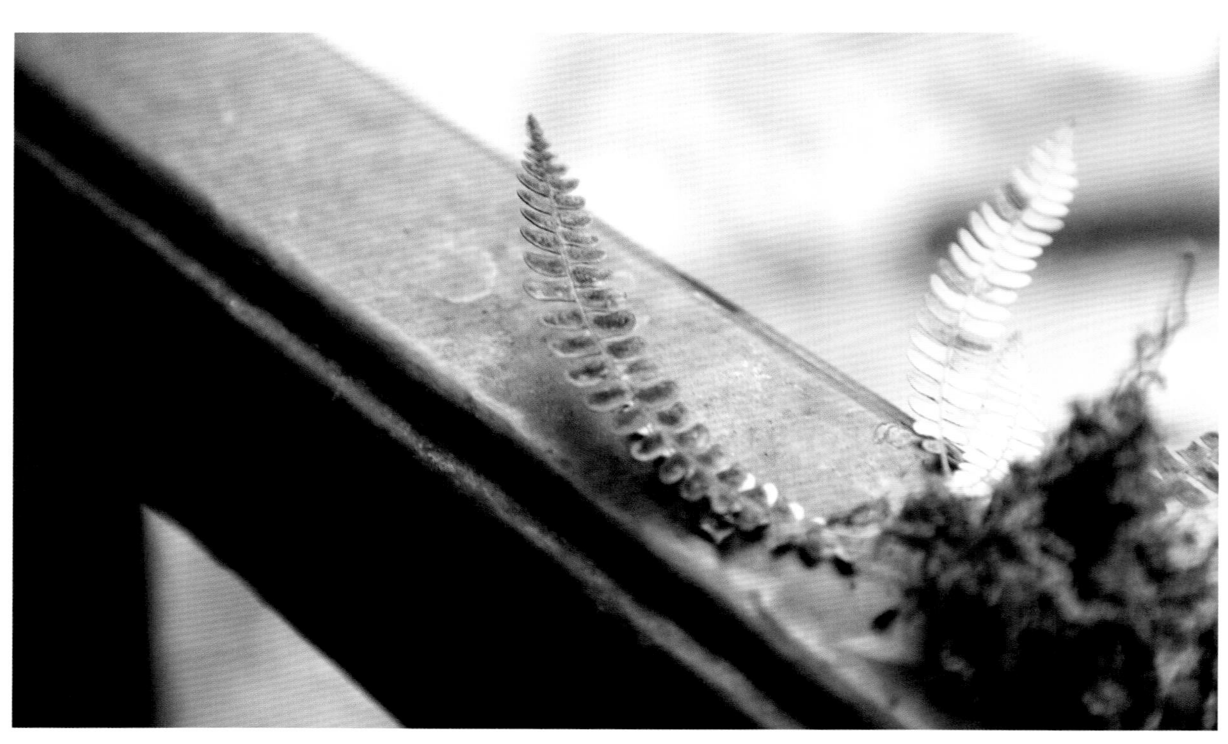

【形态特征】多年生草本，高 10~35cm。根状茎横卧或斜升，密被栗棕色披针形鳞片。叶二型；幼时呈淡红色；营养叶片披针形，厚革质，两面光滑，一回羽裂几达叶轴。孢子叶通常略长；孢子囊群条形，生于叶缘内；囊群盖同形。

【适宜生境】生于海拔 500~1800m 的林缘、干旱石灰岩壁上。

【资源状况】分布于低山区、中山区。少见。

【入药部位】全草。

【功能主治】清热解毒，活血散瘀。用于痈肿疮毒，风热感冒等。

狗 脊

贯众、牛肋扇、狗脊蕨

Woodwardia japonica (L. f.) Sm.

【标本采集号】LEM120622008

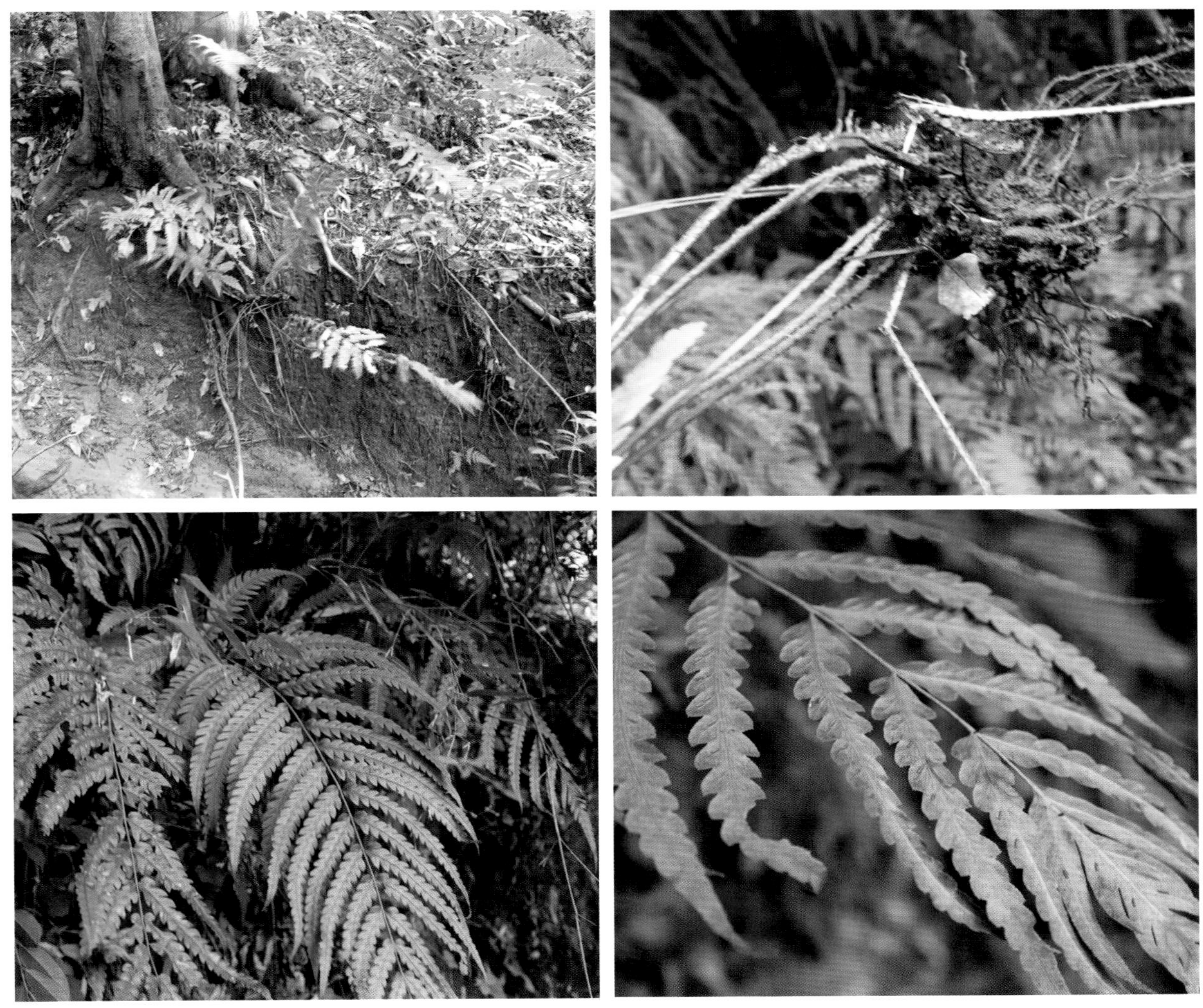

【形态特征】草本，高 80~120cm。根状茎粗壮，横卧，密被鳞片；鳞片披针形或线状披针形，先端长渐尖，有时为纤维状，全缘。叶近生；叶柄暗浅棕色，坚硬；叶片长卵形，先端渐尖，二回羽裂；下部羽片近对称，基部下侧的 1 枚裂片缩小成圆耳形或椭圆形。孢子囊群线形，挺直，着生于主脉两侧的狭长网眼上，不连续，呈单行排列；囊群盖线形，质厚，棕褐色。

【适宜生境】生于 690~1500m 的稀疏林下、荒坡。

【资源状况】分布于低山区、中山区。常见。

【入药部位】根茎。

【功能主治】清热解毒，驱虫，散瘀。用于虫积腹痛，湿热便血，血崩，痢疾，疔疮痈肿。

顶芽狗脊

贯众、牛肋扇、单芽狗脊蕨

Woodwardia unigemmata (Makino) Nakai

【标本采集号】LEM120808008

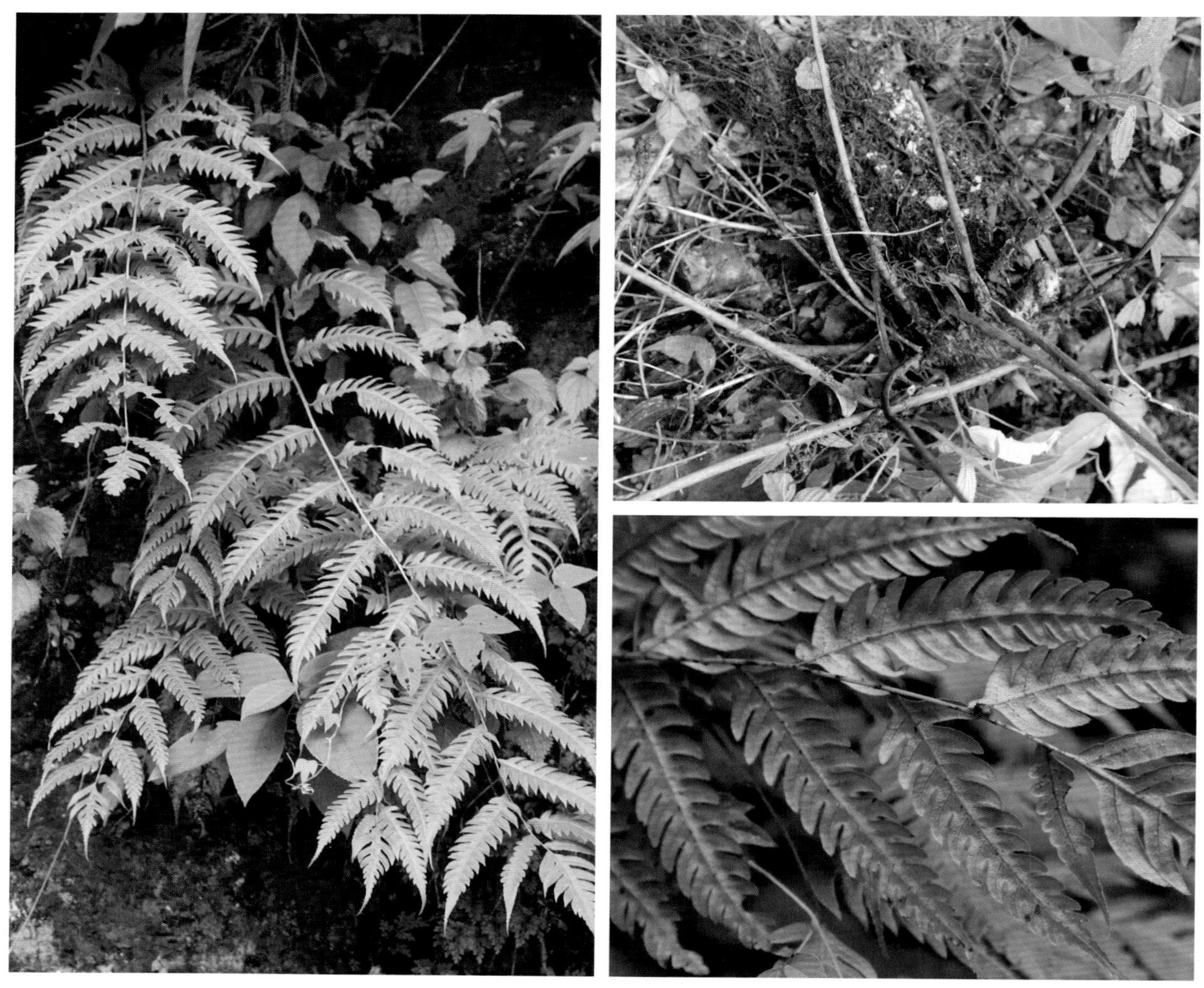

【形态特征】根状茎横卧，密被鳞片；鳞片披针形，先端纤维状，全缘。叶柄基部褐色并密被与根状茎上相同的鳞片；叶片长卵形或椭圆形，二回深羽裂；叶轴近先端具1个被棕色鳞片的腋生大胞芽。孢子囊群粗短线形。

【适宜生境】生于稀疏林下、荒坡。

【资源状况】分布于低山区、中山区。常见，可以大量开发利用。

【入药部位】根茎。

【功能主治】清热解毒，预防流行性感冒、麻疹，止血，驱虫。用于绦虫病，蛲虫病，流行性乙型脑炎，流行性感冒，子宫出血，湿热疮毒，崩漏下血，麻疹。

评　述　本种为中药材贯众的来源之一，资源量大，值得开发利用。

球子蕨科

东方荚果蕨 巴来马、大叶蕨

Matteuccia orientalis (Hook.) Trev.

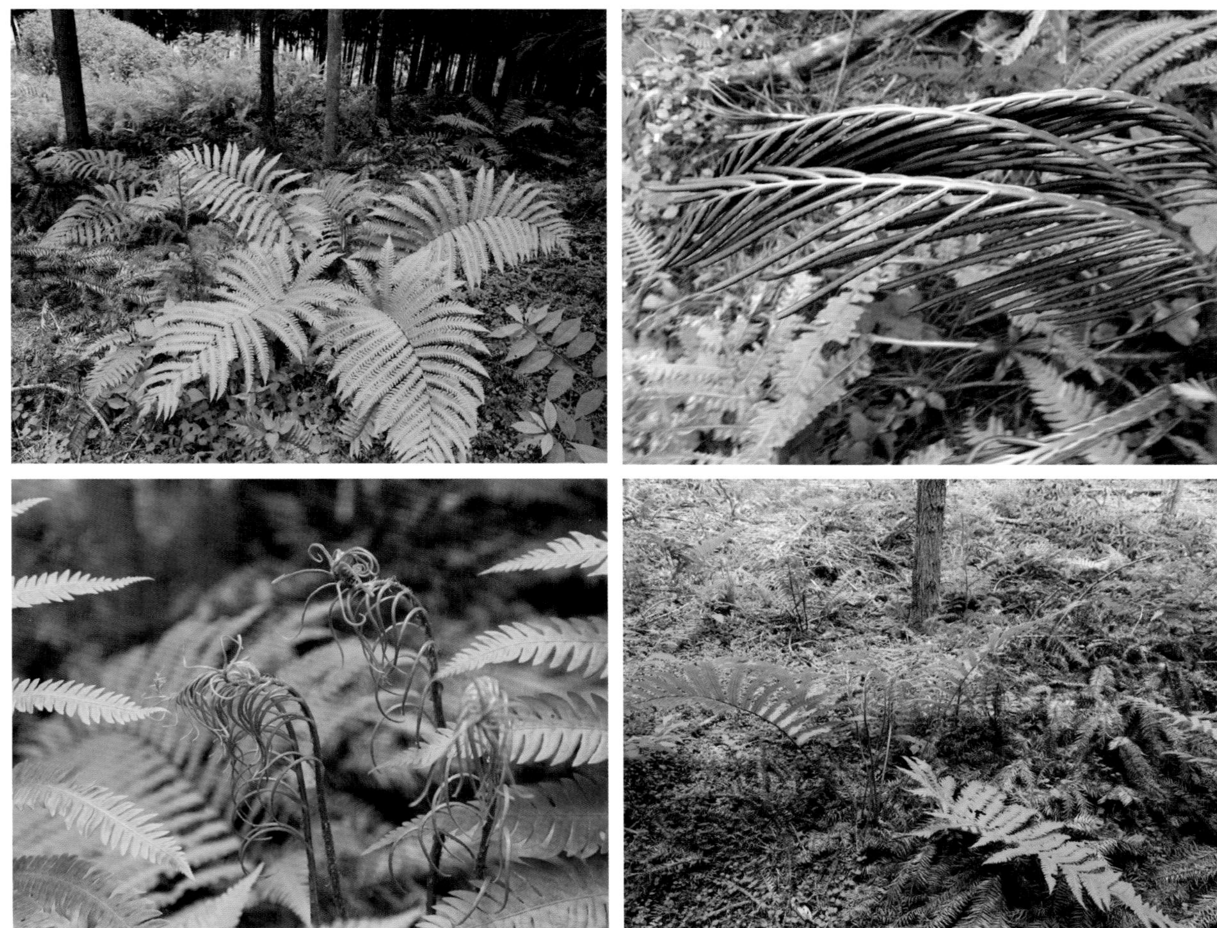

【形态特征】多年生草本，高达 1m。根状茎直立。叶簇生，二型；不育叶二回羽状分裂；羽片互生，纸质；能育叶与不育叶等高或稍矮，有长柄，一回羽状，羽片两侧反卷，深紫色。孢子囊群着生于囊托上，成熟时汇合成线形；囊群盖膜质。

【适宜生境】生于海拔 700~2600m 的灌丛中、林下。

【资源状况】分布于低山区、中山区、高山区。常见。

【入药部位】根茎。

【功能主治】清热解毒，凉血，止血，止痒，杀虫。用于风热感冒，湿热斑疹，吐血，衄血，肠风便血，血痢，血崩，带下病，头癣，蛔虫病，蛲虫病，绦虫病。

荚果蕨

鼠头蕨、贯众、黄瓜香

Matteuccia struthiopteris (L.) Todaro

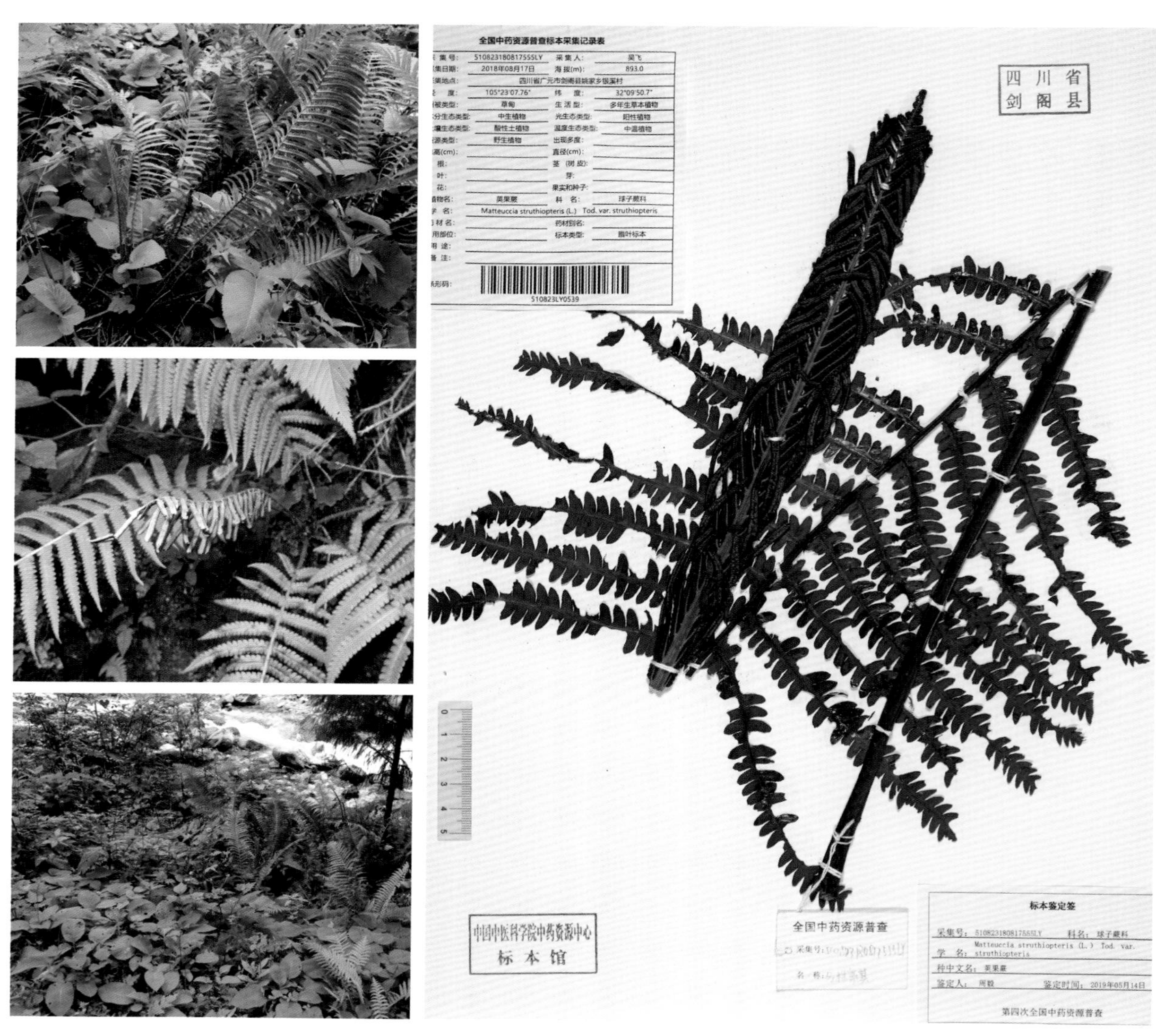

【形态特征】植株高达90cm。根状茎短而直立，连同叶柄基部密被鳞片；鳞片披针形，先端纤维状，全缘。叶簇生，二型；下部羽片向基部渐狭；能育叶片狭，倒披针形，羽片呈念珠状；羽片向下反卷成为有节的荚果状，包被囊群。孢子囊群圆形，生于侧脉分枝的中部，成熟时连接而呈线形。

【适宜生境】生于灌丛中。

【资源状况】分布于中山区。常见。

【入药部位】根茎及叶柄残基。

【功能主治】清热解毒，止血，驱虫。用于风热感冒，蛔虫腹痛，跌打损伤。

岩蕨科

耳羽岩蕨

耳羽草

Woodsia polystichoides Eaton

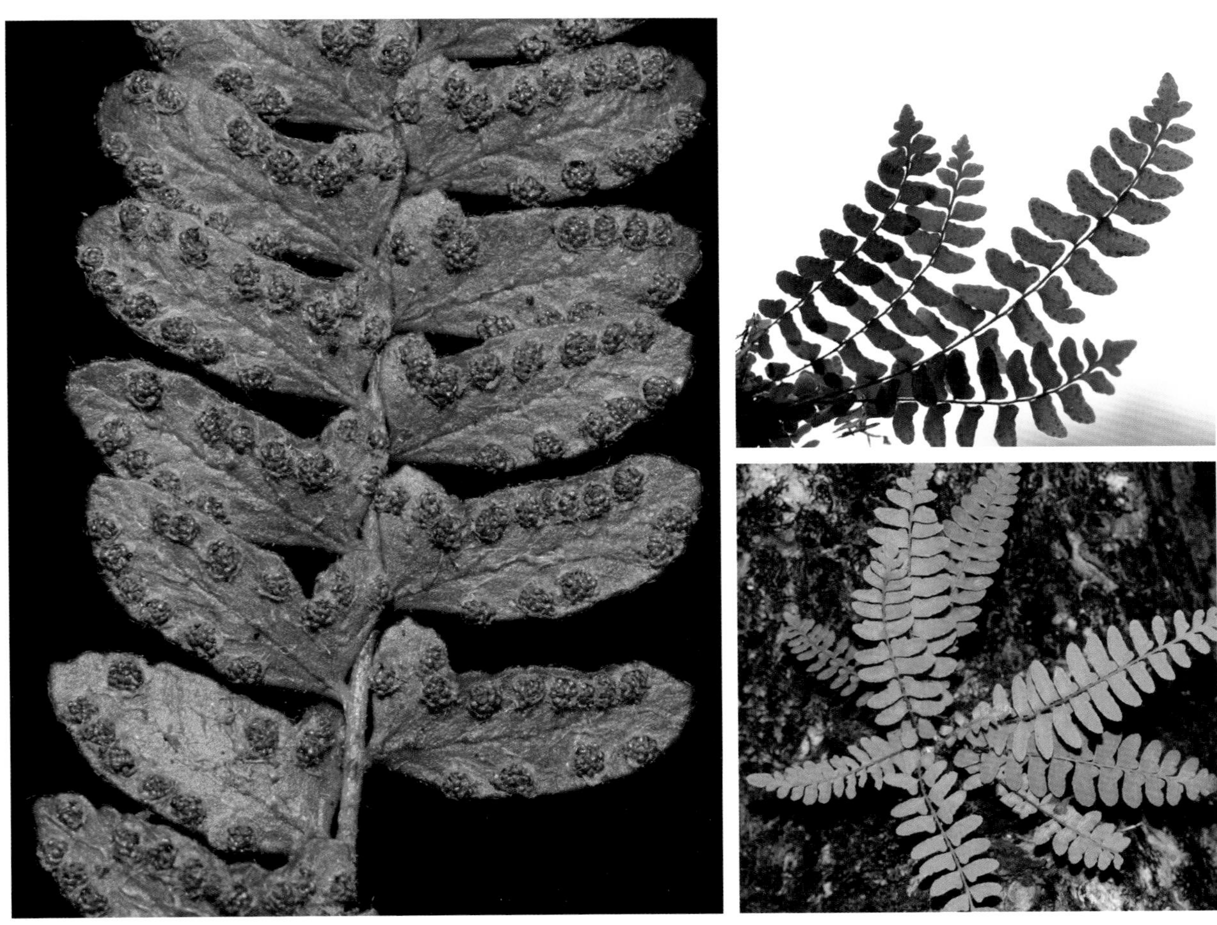

【形态特征】植株高 15~35cm。根状茎短而直立，密生鳞片；鳞片披针形或卵状披针形，先端渐尖，棕色，膜质，全缘。叶簇生；叶柄禾秆色或棕禾秆色，略有光泽，顶部有倾斜的关节，基部以上到叶轴密生长毛和小鳞片；叶片线状披针形或狭披针形，一回羽状；羽片近对生或互生，边缘全缘或为波状。孢子囊群圆形，囊群盖杯形。

【适宜生境】生于岩石缝中。

【资源状况】分布于中山区。常见。

【入药部位】全草。

【功能主治】舒筋活络，强筋骨，活血。用于伤筋，跌打损伤。

桫椤科

桫　椤

树蕨、桫椤树

Alsophila spinulosa (Wall. ex Hook.) R. M. Tryon

【标本采集号】LEM120822001

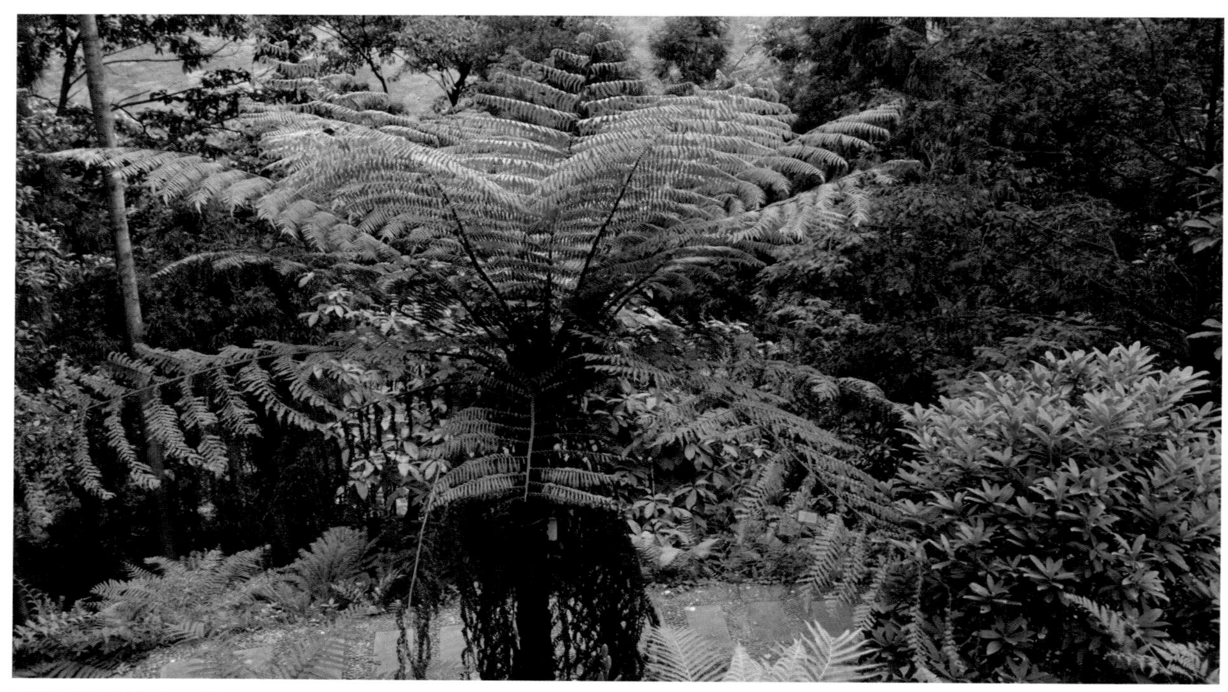

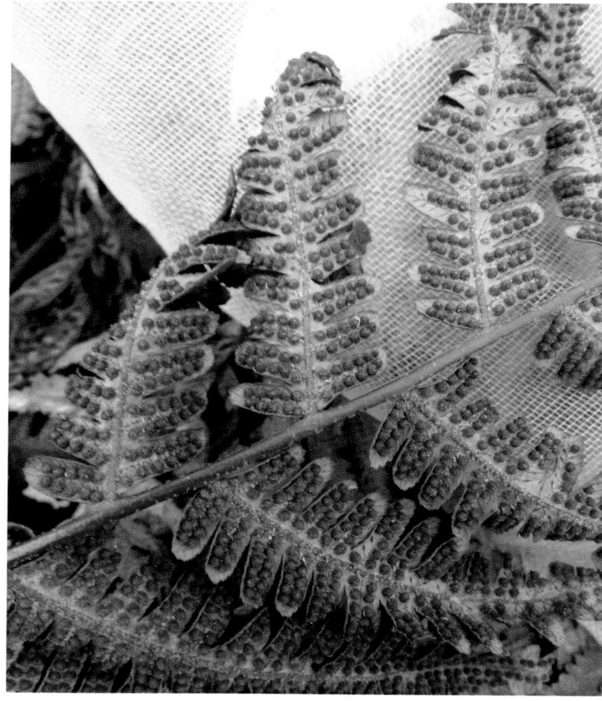

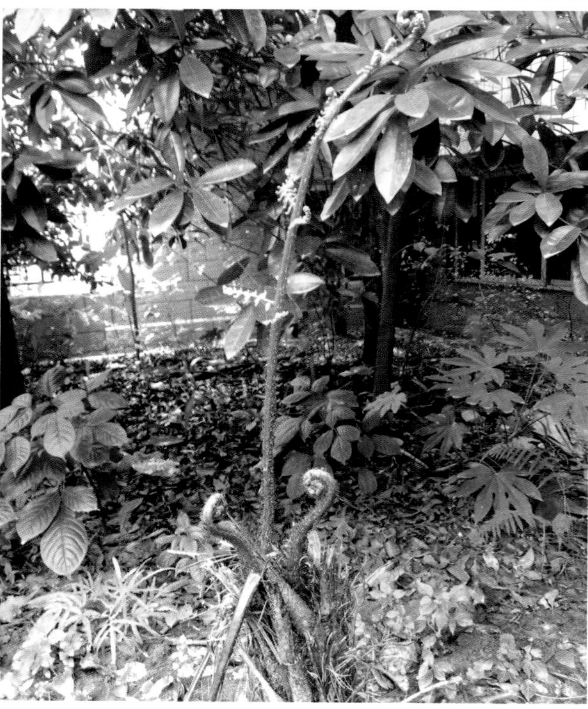

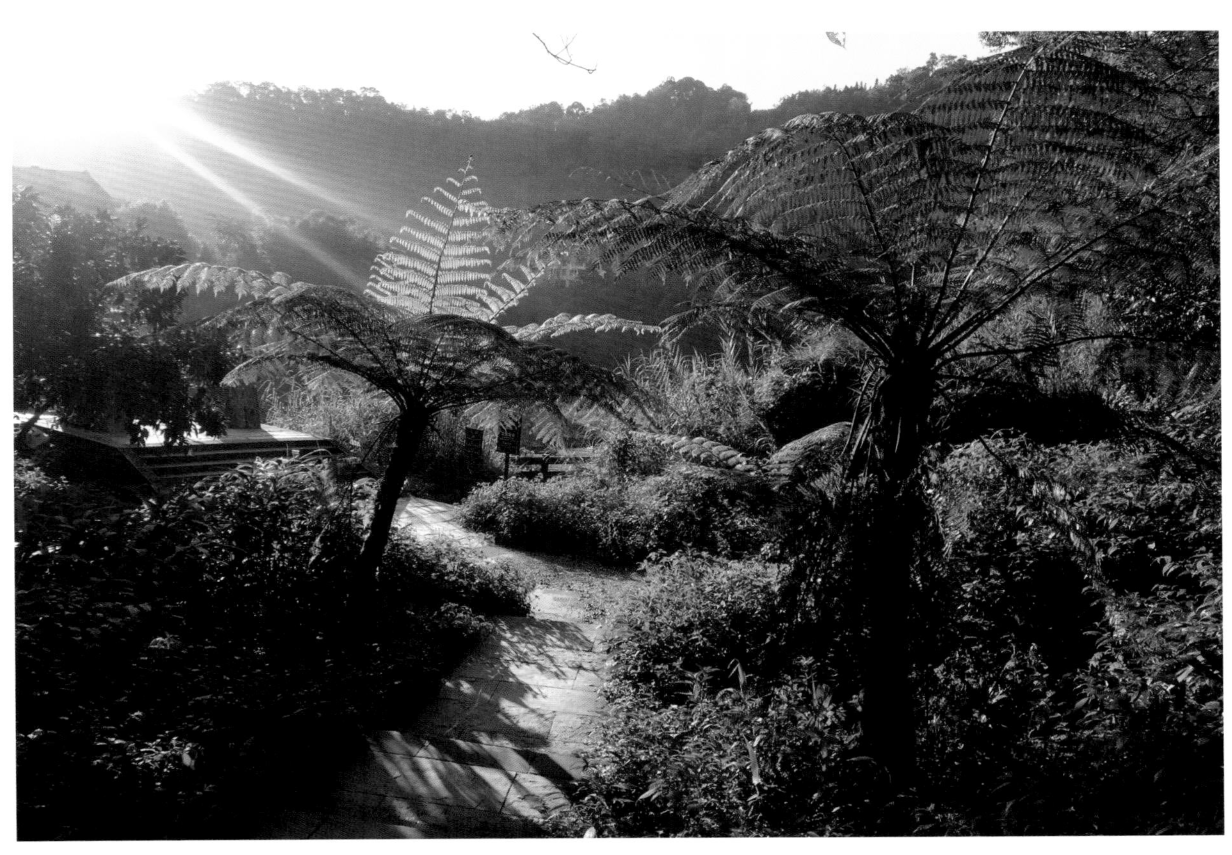

【形态特征】乔木状大型蕨类，茎干高达 6m 或以上，棕榈状。茎干上部有残存的叶柄，向下密被交织的不定根；叶螺旋状排列于茎顶端；叶柄通常棕色，基部具明显的刺；叶轴有刺状突起；叶片大，长矩圆形，三回羽状深裂；羽片互生。孢子囊群圆球形，囊群盖成熟后开裂反折向中脉。

【适宜生境】生于海拔 850m 以下的阴湿沟边、林下。

【资源状况】分布于坝区、低山区。常见，可以适度开发利用。

【入药部位】茎（飞天蠄螃）。

【功能主治】祛风除湿，强筋骨，活血。用于流行性感冒，肺热咳嗽，慢性支气管炎，吐血，风火牙痛，风湿关节痛，肾炎水肿，跌打损伤，腰痛。

鳞毛蕨科

斜方复叶耳蕨

巨蕨草

Arachniodes rhomboidea (Wall. ex Mett.) Ching

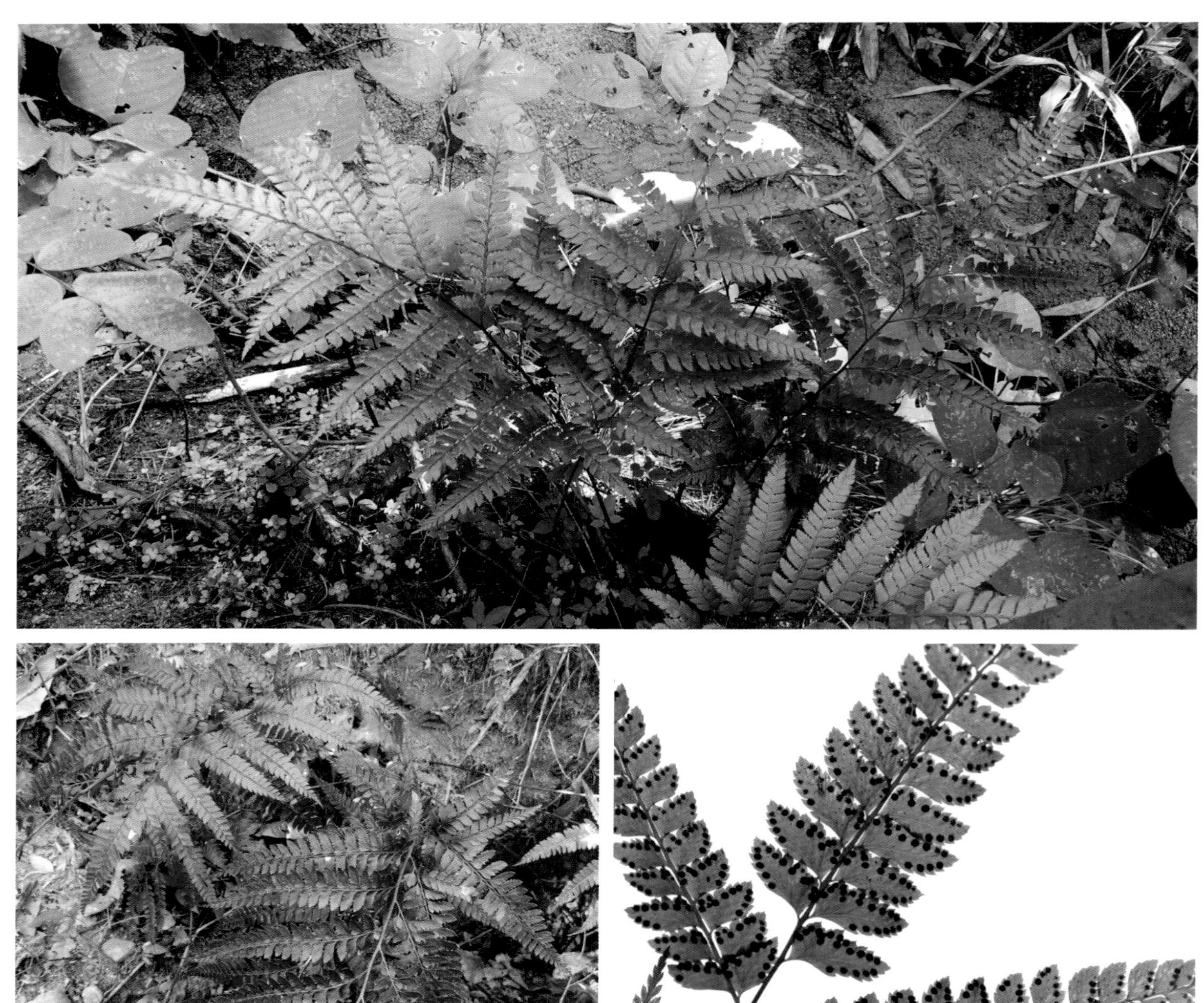

【形态特征】植株高 40~80cm。叶柄长 20~38cm，直径 3~6mm，禾秆色，基部密被棕色阔披针形鳞片；叶片长卵形，二回羽状，往往基部三回羽状；侧生羽片互生，有柄，斜展。孢子囊群生于小脉顶端，耳片有时 3~6 枚；囊群盖棕色，膜质，边缘有睫毛，脱落。

【适宜生境】生于林下阴湿处。

【资源状况】分布于低山区。常见。

【入药部位】全草。

【功能主治】清热解毒，消肿止痛。用于风湿性关节炎，关节肿痛。

刺齿贯众

大乌骨鸡

Cyrtomium caryotideum (Wall. ex Hook. et Grev.) Presl

【标本采集号】LEM120623002

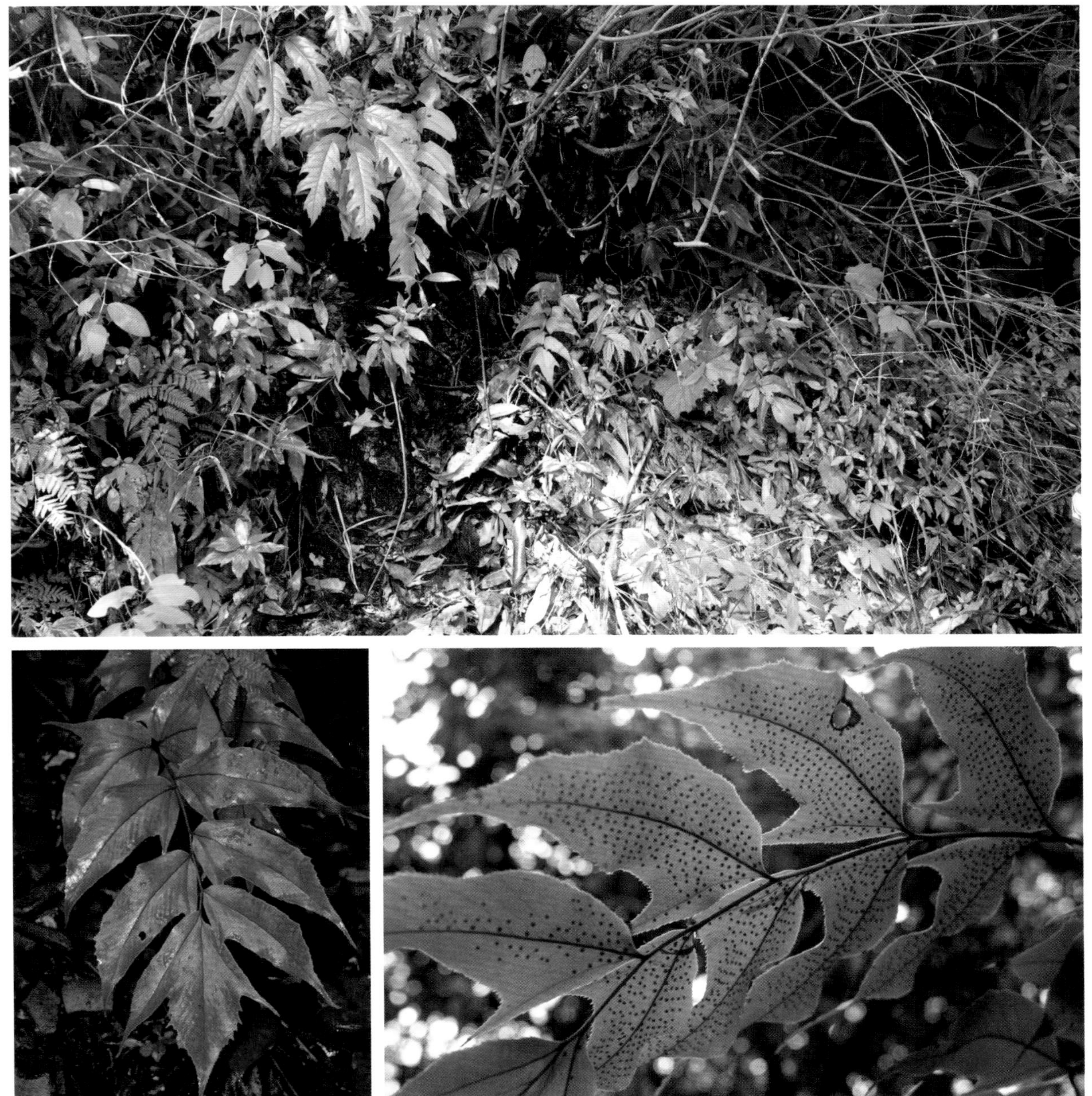

【形态特征】草本，高 40~70cm。根状茎密被有缘毛的鳞片；鳞片披针形，黑棕色。叶簇生；叶柄腹面有浅纵沟；叶片矩圆形或矩圆披针形，奇数一回羽状；羽片基部上侧有长而尖的三角状耳状突起，边缘有重锯齿，顶部羽片 2 叉或 3 叉状。孢子囊群圆形，通常布满叶背；囊群盖黑色，有长睫毛。

【适宜生境】生于林下、溪边。
【资源状况】分布于峨眉山各地。常见，可以开发利用。
【入药部位】根茎（大昏鸡头）。
【功能主治】清热解毒，驱虫，散瘀。用于肺痿咳嗽，淋巴结结核，痈肿疮毒，水肿。

全缘贯众 大乌骨鸡

Cyrtomium falcatum (L. f.) Presl

【形态特征】植株高 30~40cm。根状茎直立，密被披针形、棕色鳞片。叶簇生；叶柄长 15~27cm，基部直径 3~4mm，禾秆色，腹面有浅纵沟，下部密生卵形、棕色有时中间带黑棕色鳞片，鳞片边缘流苏状，向上秃净；叶片宽披针形，奇数一回羽状；侧生羽片偏斜的卵形或卵状披针形，具明显的上侧耳突；羽片边缘加厚，全缘或呈波状。孢子囊群遍布羽片背面；囊群盖圆形，盾状，边缘有小齿缺。
【适宜生境】生于林下、溪边。
【资源状况】分布于峨眉山各地。常见。
【入药部位】带叶柄残基的根茎。
【功能主治】清热解毒，驱虫，散瘀。用于感冒，热病，斑疹，湿热疮毒，阿米巴痢疾，疟疾，肝炎，肝阳眩晕头痛，吐血，便血，血崩。

贯　众 昏鸡头、乌骨鸡

Cyrtomium fortunei J. Sm.

【标本采集号】LEM120615014

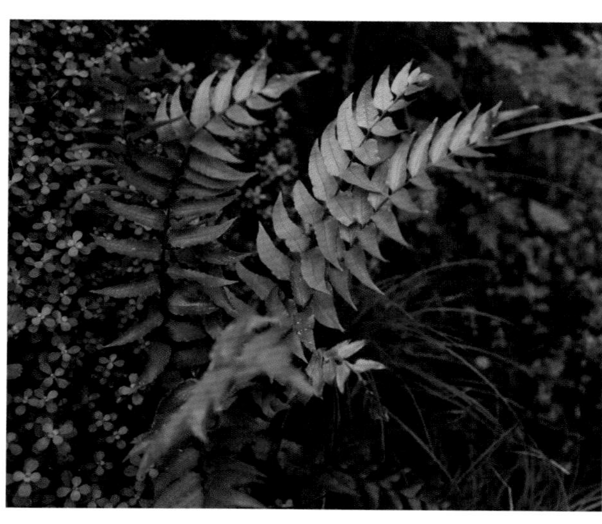

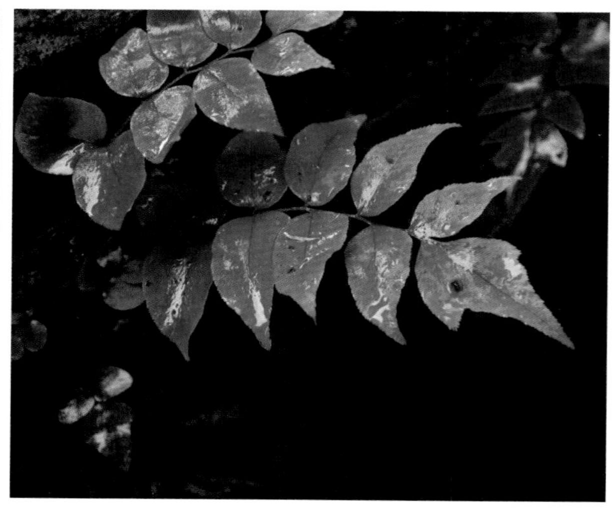

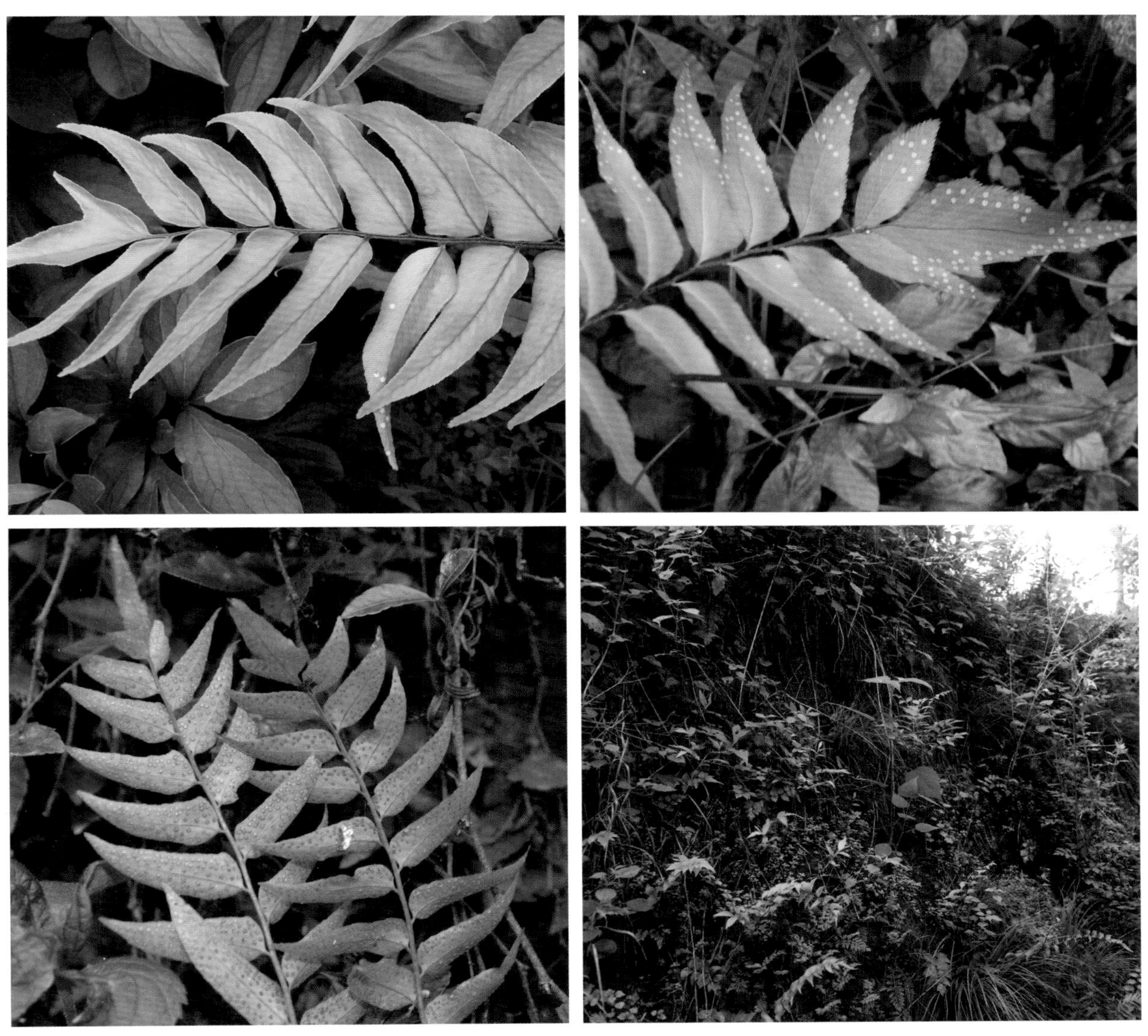

【形态特征】多年生草本，高 25~50cm。根状茎直立，密被棕色鳞片。叶簇生；叶片矩圆披针形，奇数一回羽状；侧生羽片较小，一般长 8cm 以下，基部上侧有时有耳状突起。孢子囊群遍布羽片背面；囊群盖圆形，全缘。

【适宜生境】生于海拔 400~1760m 的石坎、沟壁和墙脚。

【资源状况】分布于坝区、低山区、中山区。常见，可以大量开发利用。

【入药部位】带叶柄残基的根茎（小贯众）。

【功能主治】清热解毒，凉血止血，息风，镇静安神，祛风止痒，驱虫，活血祛瘀，利湿，养血平肝。用于感冒，热病，斑疹，湿热疮毒，阿米巴痢疾，疟疾，肝炎，肝阳眩晕头痛，吐血，便血，血崩，脾虚带下，乳痈，乳腺炎，麻疹，流行性感冒，流行性脑脊髓膜炎，瘰疬，跌打损伤，高血压。

评　述　当地医生认为本种具有很好的治疗脑血管疾病及脑血栓的作用。

大叶贯众

大乌骨鸡

Cyrtomium macrophyllum (Makino) Tagawa

【标本采集号】LEM120726008

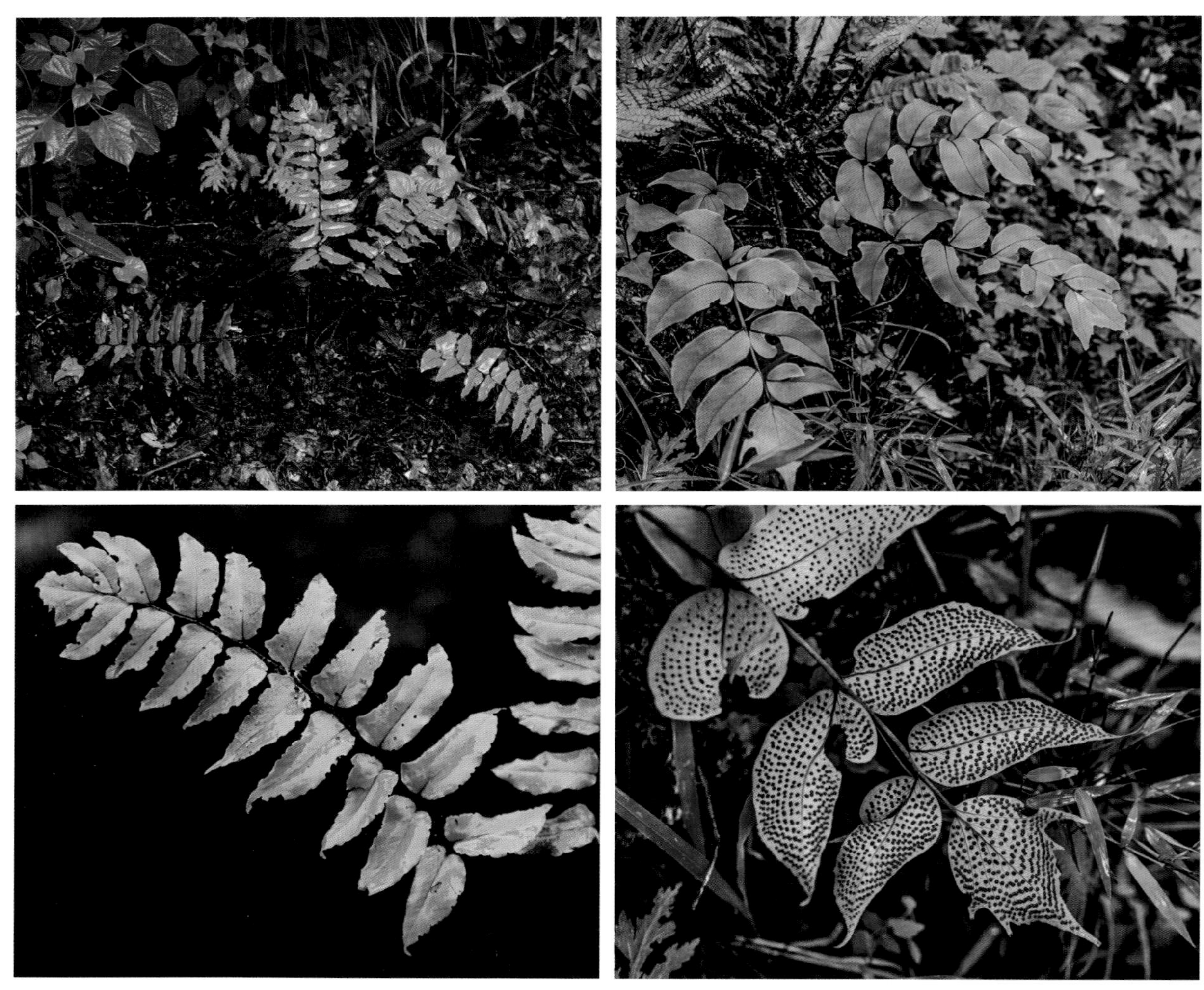

【形态特征】植株高 30~60cm。根状茎直立，密被披针形、黑棕色鳞片。叶簇生；叶柄腹面有浅纵沟，下部密生卵形及披针形、黑棕色鳞片，鳞片边缘有齿，常扭曲，向上部渐秃净；叶片矩圆卵形或狭矩圆形，奇数一回羽状；羽片 2~6 对，长 10~18cm，宽 5~8cm，基部卵形。孢子囊群遍布羽片背面；囊群盖圆形，盾状，全缘。

【适宜生境】生于灌丛中。

【资源状况】分布于中山区。常见。

【入药部位】带叶柄残基的根茎。

【功能主治】清热解毒，驱虫，散瘀。用于肺痿咳嗽，淋巴结结核，蛔虫病，鼻衄，牙痛，便血，血崩，外伤出血，漆疮。

中华鳞毛蕨

昏鸡头

Dryopteris chinensis (Bak.) Koidz.

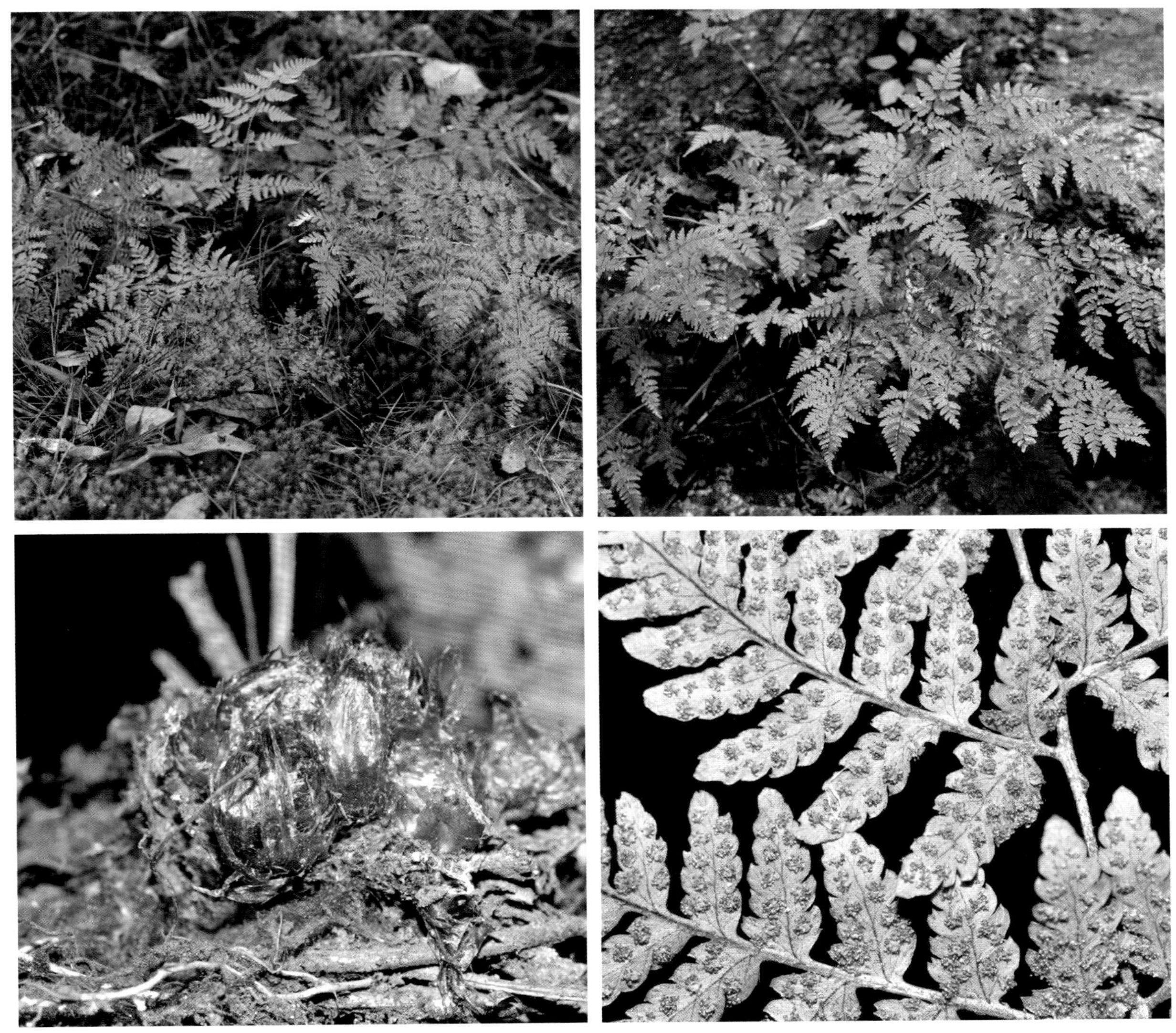

【形态特征】植株高 25~35cm。根状茎粗短，直立，连同叶柄基部密生棕色或有时中央褐棕色的披针形鳞片。叶柄禾秆色；叶片五角形，渐尖头，基部四回羽裂；末回羽片疏锯齿；叶面光滑，叶背沿叶轴及羽轴有褐棕色披针形小鳞片。孢子囊群生于小脉顶部，靠近叶边；囊群盖圆肾形，近全缘，宿存。

【适宜生境】生于林下阴湿处。

【资源状况】分布于峨眉山各地。常见。

【入药部位】根茎及叶柄残基。

【功能主治】清热解毒，消肿止痛。用于绦虫病。

粗茎鳞毛蕨

绵马贯众、昏鸡头

Dryopteris crassirhizoma Nakai

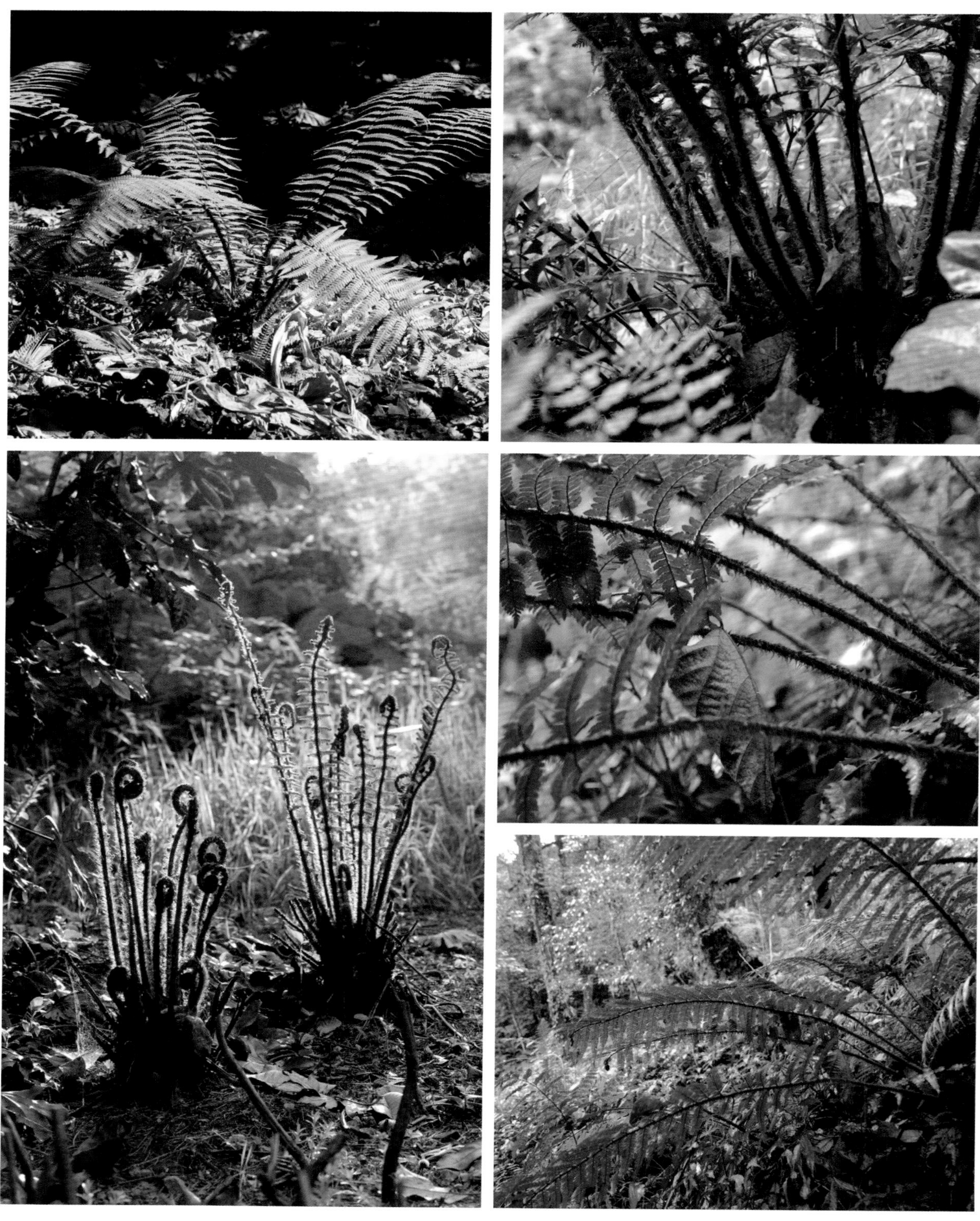

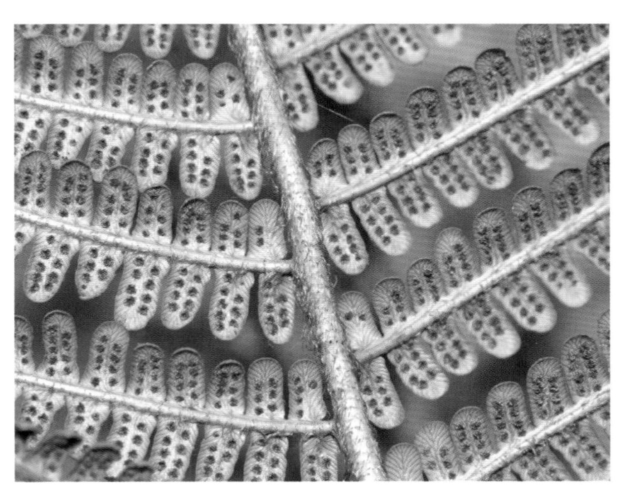
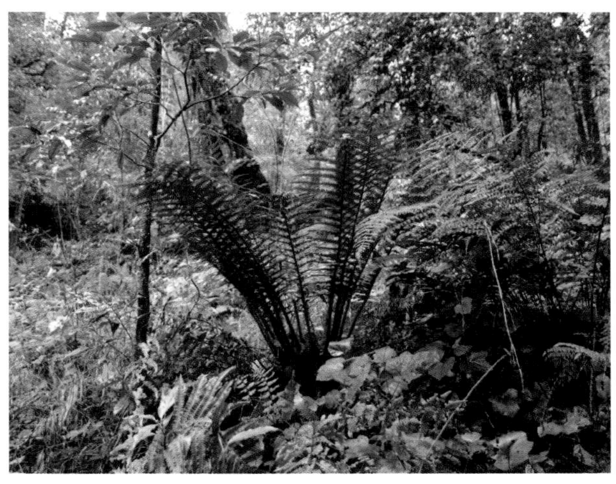

【形态特征】根状茎粗大，直立或斜升，根状茎与叶柄基部密生淡褐色至栗棕色、具光泽的鳞片。叶簇生；叶柄上的鳞片深棕色至黑色；叶片草质，长圆形至倒披针形，二回羽状深裂；羽片无柄；裂片长圆形，基部与羽轴广合生。孢子囊群仅分布于叶片中部以上的羽片上，生于小脉中部以下，每裂片 2~4 对；囊群盖肾形。

【适宜生境】生于林下阴湿处。

【资源状况】分布于峨眉山各地。常见，可以开发利用。

【入药部位】根茎及叶柄残基（绵马贯众）。

【功能主治】清热解毒，驱虫。用于虫积腹痛，疮疡。

黑足鳞毛蕨 *Dryopteris fuscipes* C. Chr.

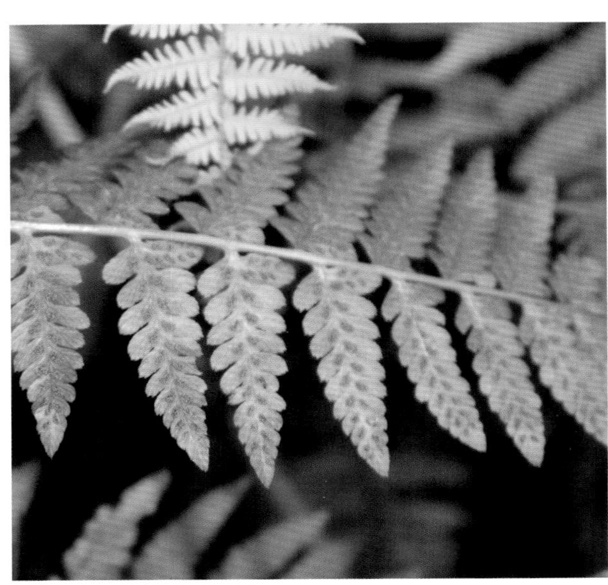
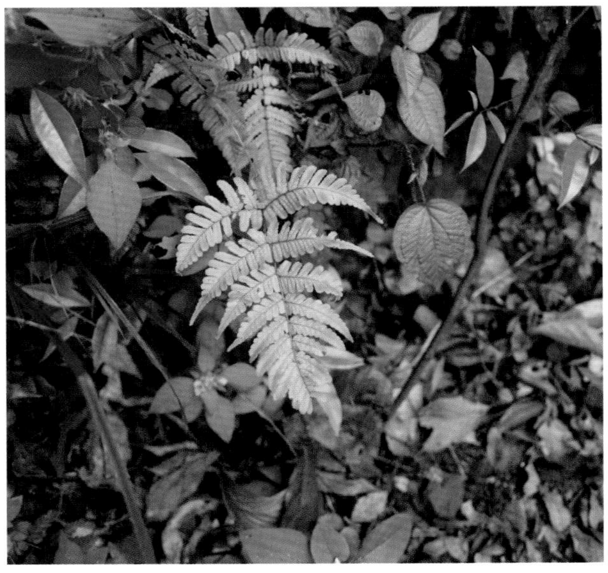

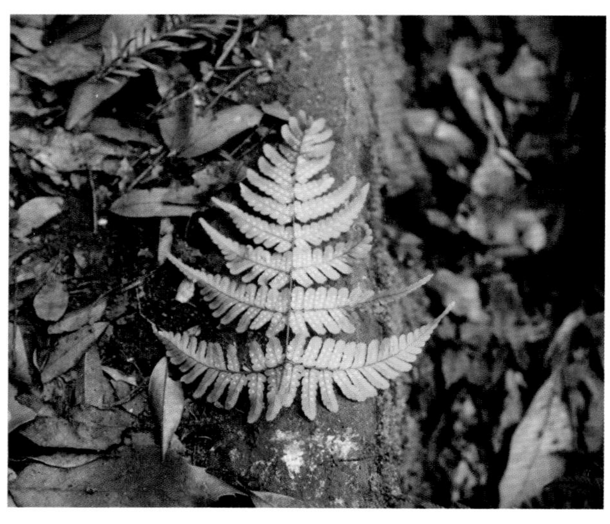
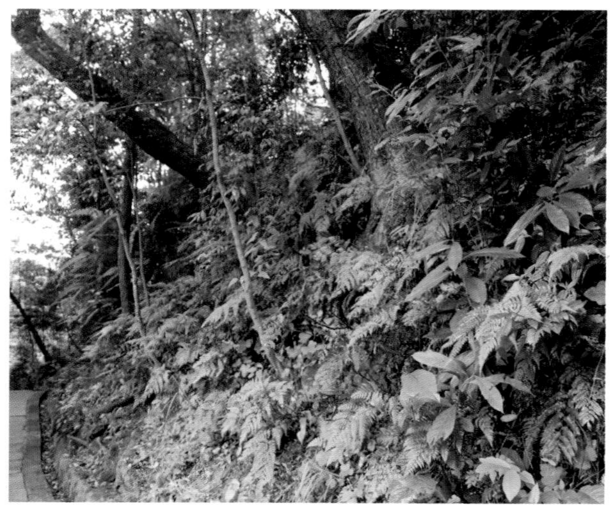

【形态特征】植株高 50~90cm。叶柄基部黑色，密被披针形、棕色、有光泽的鳞片；叶片卵状披针形或三角状卵形，二回羽状；羽片披针形；小羽片三角状卵形，边缘有锯齿或羽状浅裂，顶端钝圆。孢子囊群大，靠近中脉着生；囊群盖膜质，圆肾形，全缘。

【适宜生境】生于灌丛中。

【资源状况】分布于中山区。常见。

【入药部位】根茎（黑足鳞毛蕨）。

【功能主治】收敛生肌。用于毒疮溃烂久不收口。

无盖鳞毛蕨

鳞毛贯众

Dryopteris scottii (Bedd.) Ching ex C. Chr.

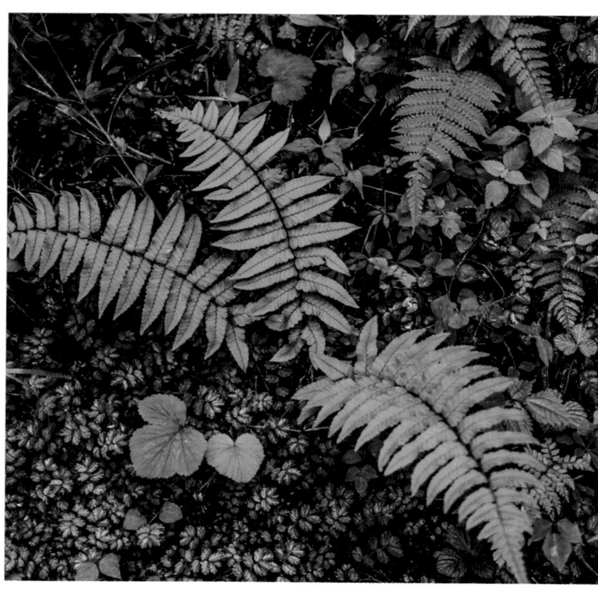
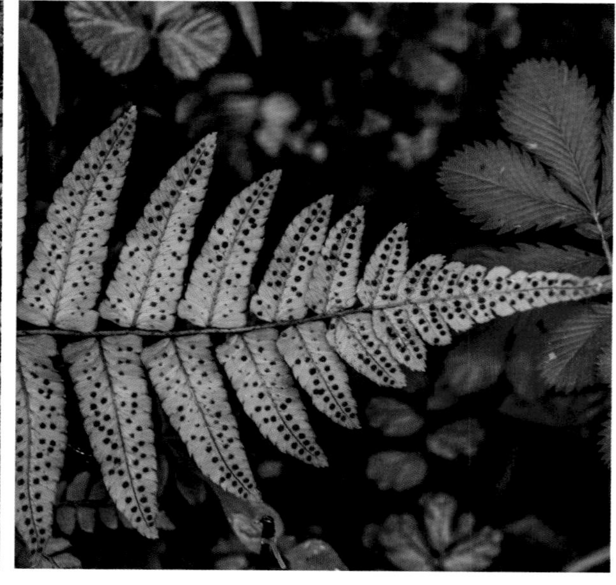

【形态特征】植株高 50~80cm。根状茎粗短，直立，连同叶柄下部密生褐黑色、披针形、具疏齿的鳞片。叶片长圆形或三角状卵形，顶端羽裂渐尖，一回羽状；侧生羽片通常约 10 对，下部羽片披针形，侧生羽片向上渐缩小。孢子囊群近中肋生，在羽轴两侧各排列成不整齐的 2~3（4）行；无囊群盖。

【适宜生境】生于荒坡、灌木林下。

【资源状况】分布于峨眉山各地。常见。

【入药部位】根茎。

【功能主治】清热解毒，止咳平喘。用于感冒，咳嗽气喘，便血。

两色鳞毛蕨　耳蕨

Dryopteris setosa (Thunb.) Akasawa

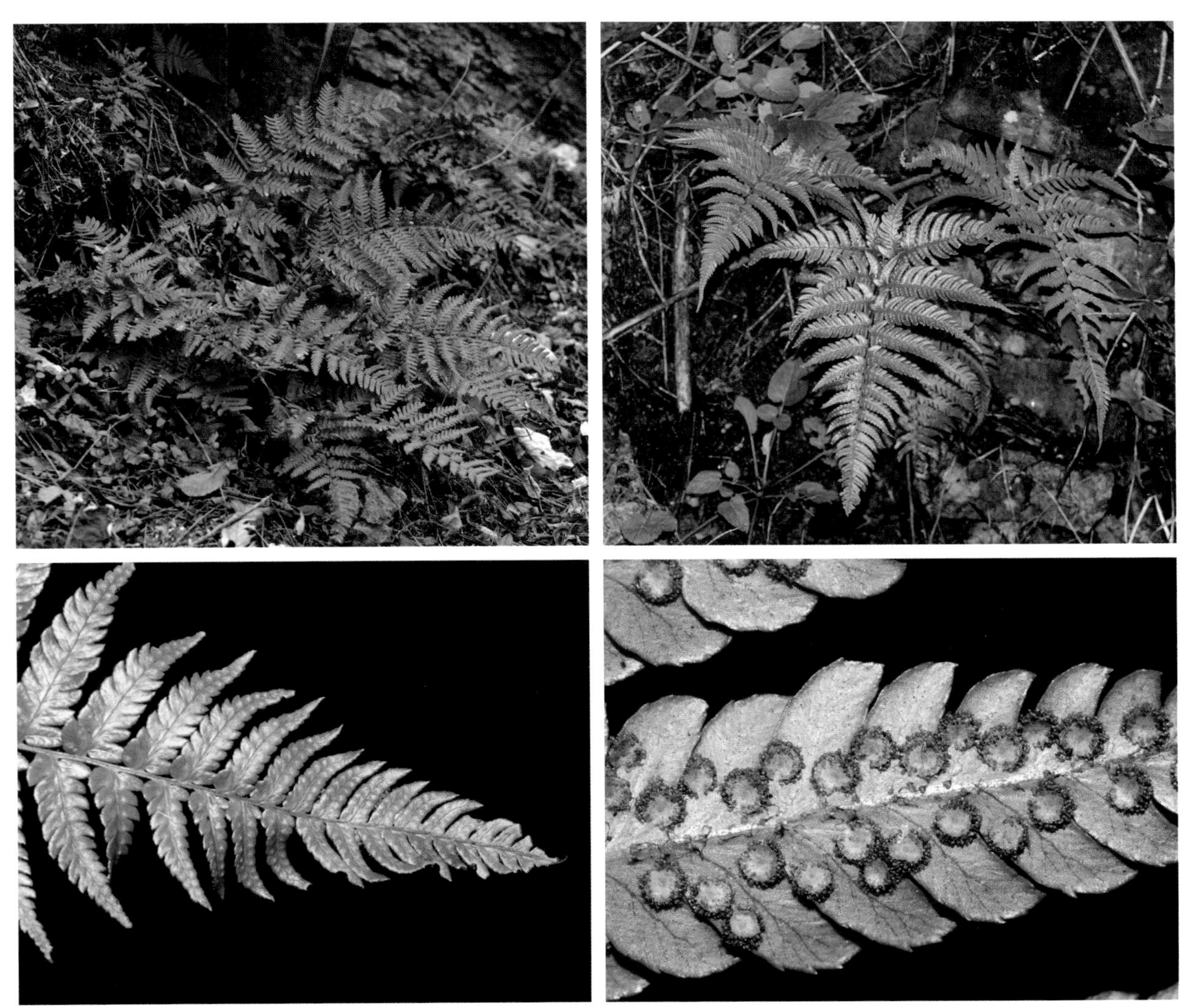

【形态特征】植株高 40~60cm。根状茎横卧或斜升，顶端密被鳞片；鳞片黑色或黑褐色，狭披针形。叶簇生；叶柄禾秆色，基部密被黑色、狭披针形鳞片，顶端毛状卷曲；叶近革质，干后黄绿色；叶轴和羽轴密被基部棕色泡状、中上部黑色狭披针形的鳞片，小羽轴和末回裂片中脉下面密被棕色的泡状鳞片；叶片卵状披针形，三回羽状。孢子囊群大；囊群盖棕色，圆肾形，边缘全缘或有短睫毛。

【适宜生境】生于阴湿林下。

【资源状况】分布于低山区。常见。

【入药部位】根茎。

【功能主治】清热解毒，消肿止痛。用于各种无名肿毒，毒疮。

尖齿耳蕨 贯众

Polystichum acutidens Christ

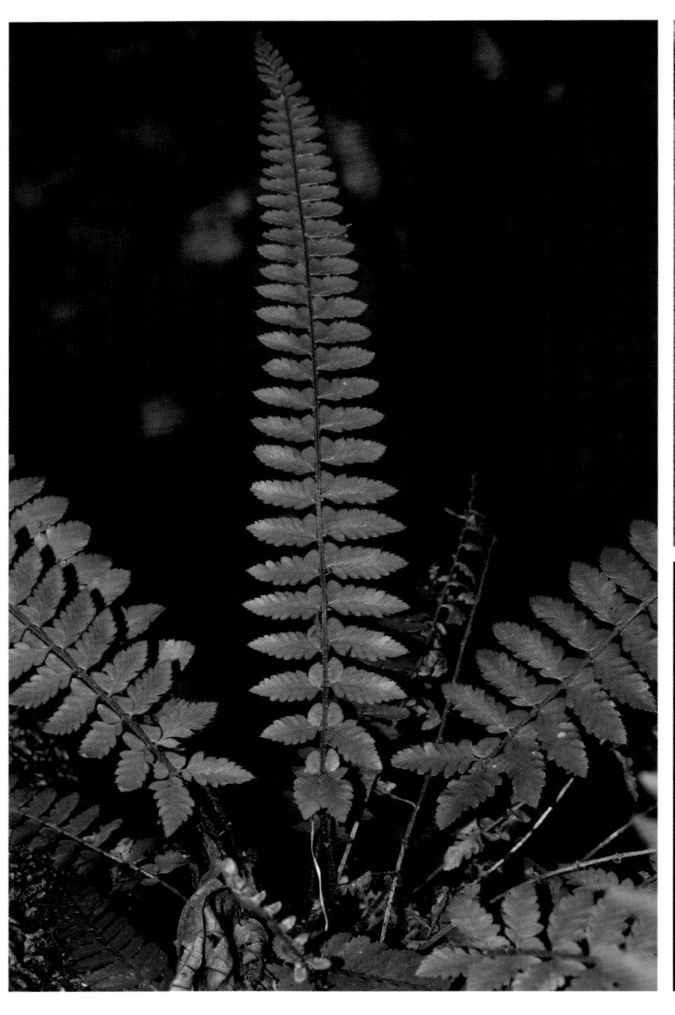

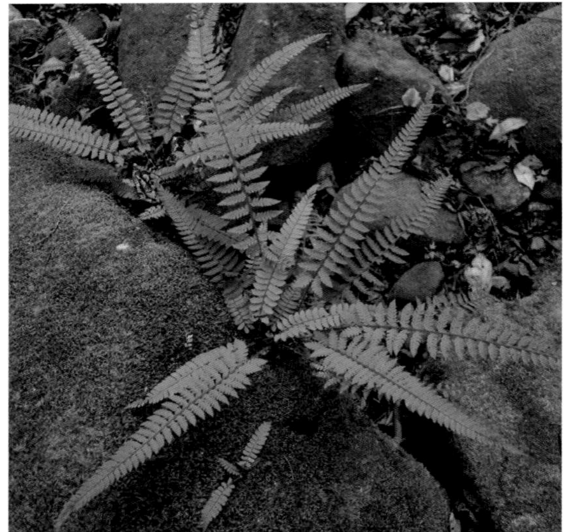

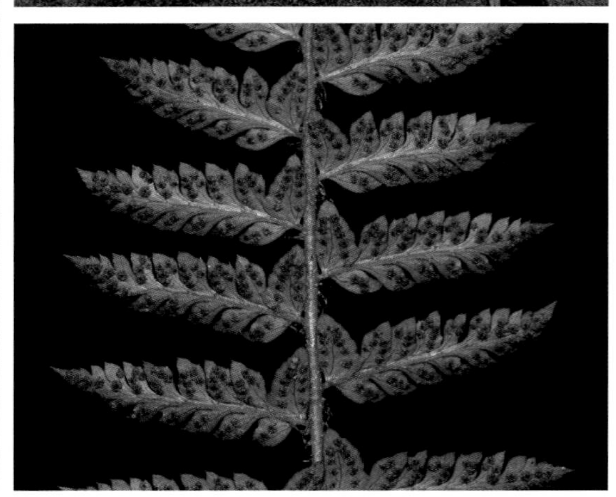

【形态特征】植株高 25~100cm。根状茎直立，高可达 10cm，连同残存的叶柄基部直径可达 3cm；顶端及叶柄基部密被棕色或深棕色的卵形或卵状披针形厚膜质鳞片，长达 8mm，宽达 3mm，全缘。叶簇生；叶柄上面有沟槽；叶片一回羽状，线状披针形；羽片镰状披针形，边缘有锯齿，内弯。孢子囊群较小，生于较短的小脉顶端；圆盾形的囊群盖小，深棕色，近全缘，早落。孢子赤道面观豆形，极面观长椭圆形，周壁具褶皱，常联结成网状。

【适宜生境】生于海拔 600~2400m 的沟边、林下。

【资源状况】分布于低山区、中山区。常见。

【入药部位】根茎。

【功能主治】清热解毒，利水消肿。用于胃痛，淋巴结结核，痈肿疮毒，水肿。

革叶耳蕨

新裂耳蕨

Polystichum neolobatum Nakai

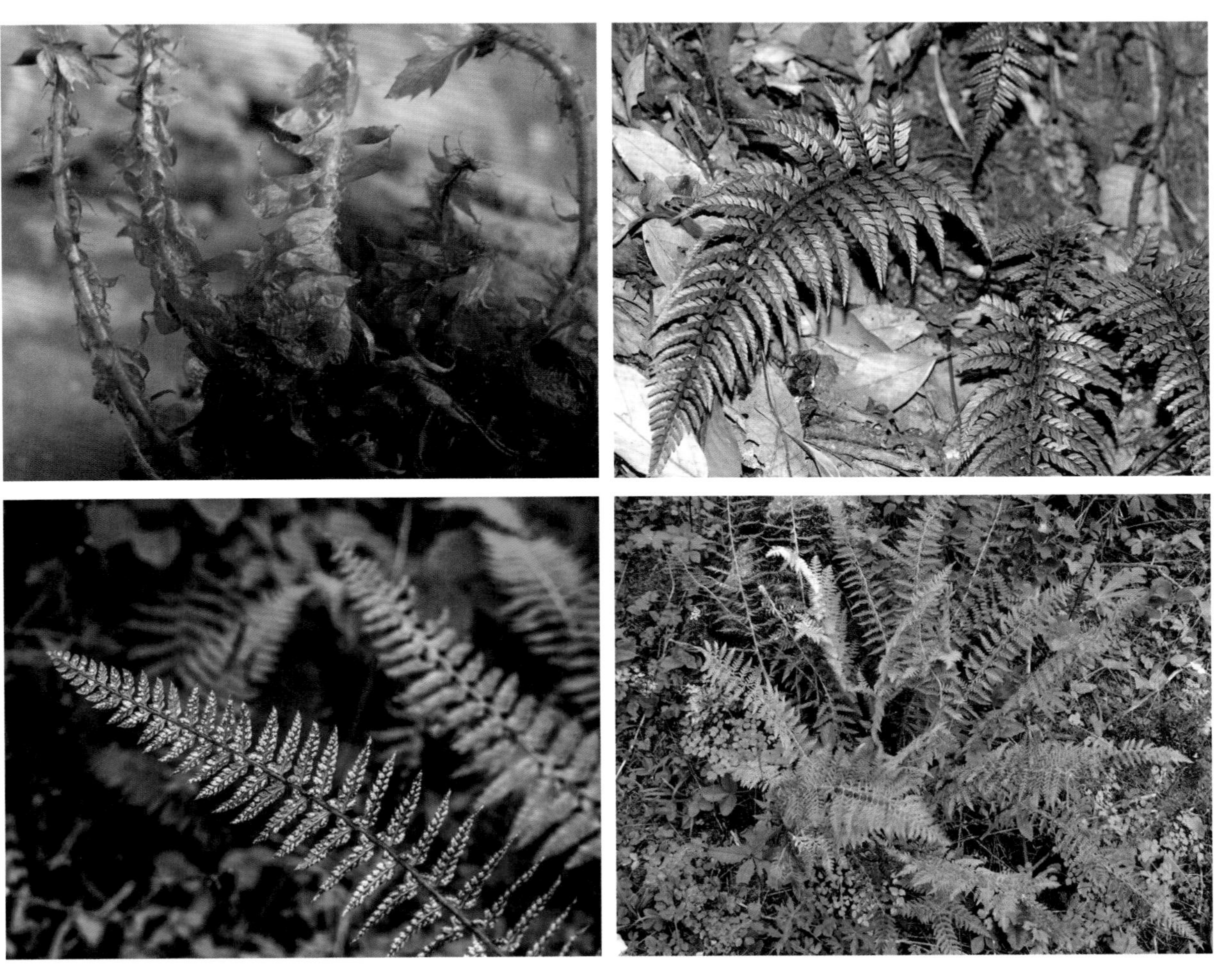

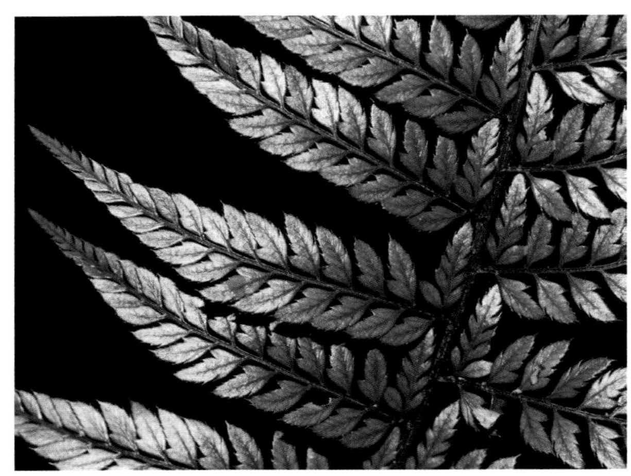

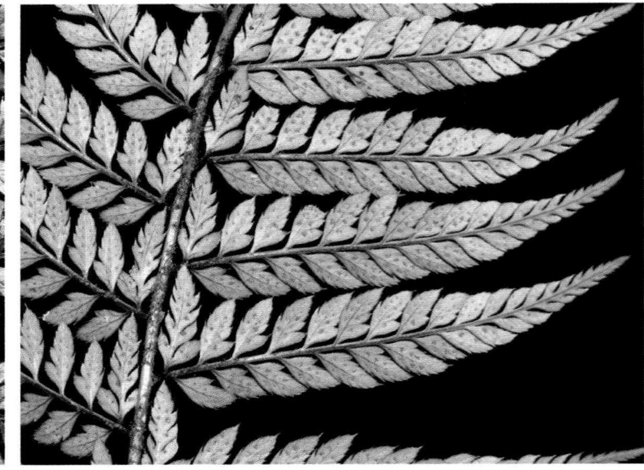

【形态特征】植株高 30~60cm。根状茎直立，密生披针形、棕色鳞片。叶簇生；叶柄长 12~30cm，密生卵形或披针形鳞片，鳞片棕色至褐棕色，先端扭曲；叶片狭卵形或宽披针形，二回羽状。孢子囊群位于主脉两侧；囊群盖圆形，盾状，全缘。

【适宜生境】生于灌丛中。

【资源状况】分布于中山区。常见。

【入药部位】根茎。

【功能主治】清热，消炎，止痛。用于肺热咳嗽，虫积腹痛，虚劳，内热腹痛。

峨眉耳蕨

草苓子、石黄连

Polystichum omeiense C. Chr.

【形态特征】多年生草本，高 15~30cm。根状茎短而斜升，被鳞片。叶簇生；叶片狭椭圆形或椭圆状披针形，中部或上部最宽；羽片达 40 对，彼此接近，黄绿色，中部以下或上部渐狭；叶轴上的鳞片狭披针形；羽轴禾秆色或绿禾秆色。孢子囊群生于小脉顶端；囊群盖圆盾形，全缘。

【适宜生境】生于海拔 900~1400m 的潮湿岩石或树上。

【资源状况】分布于低山区、中山区。少见。

【入药部位】根茎。

【功能主治】清热解毒，止泻，止痢。用于各种疮毒，乳痈，腹泻。

对马耳蕨 贯众、毛鸡脚

Polystichum tsus-simense (Hook.) J. Sm.

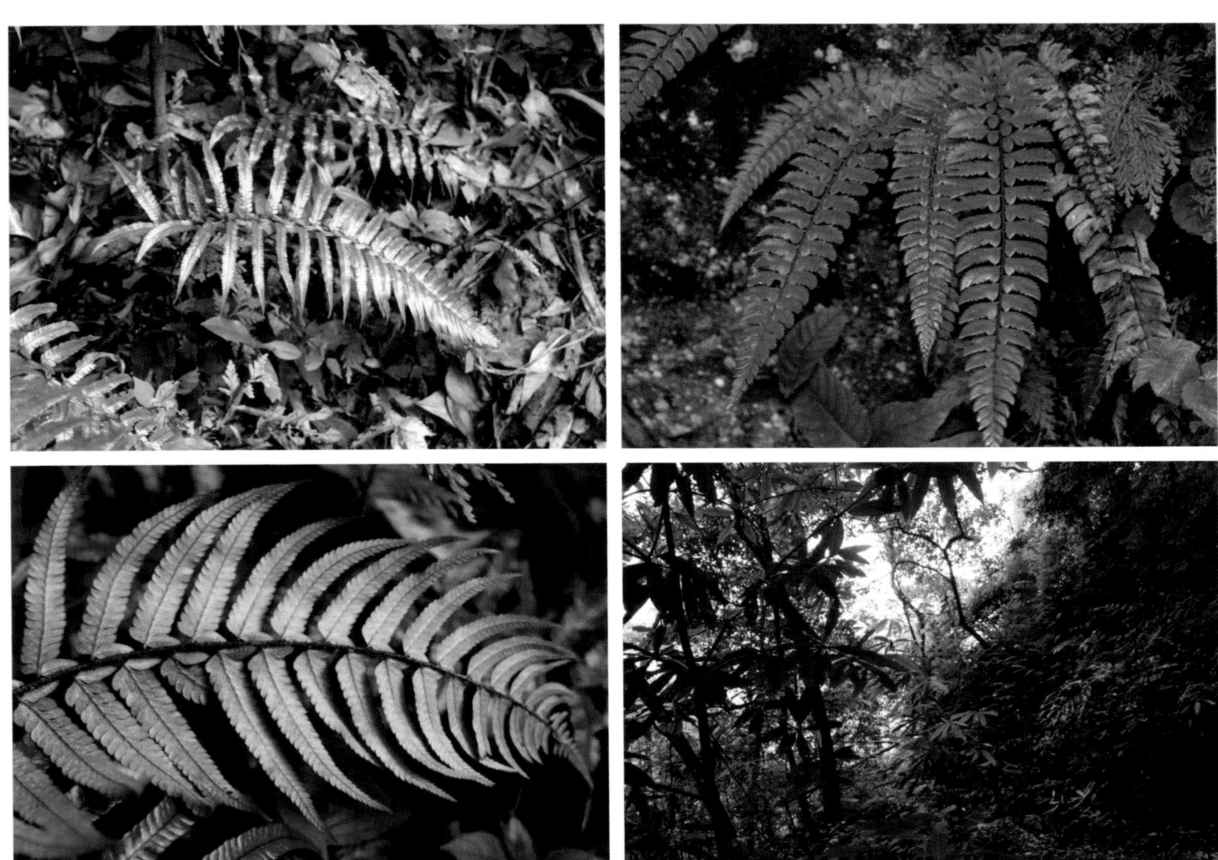

【形态特征】多年生草本，高 30~60cm。根状茎及叶柄下部密生披针形或线形、黑棕色鳞片，向上部渐成为线形鳞片，鳞片边缘睫毛状。叶柄丛生，长 15~30cm；叶片宽披针形或狭卵形，二回羽状；小羽片先端刺状，较宽，排列较密。孢子囊群生于小脉顶端；囊群盖盾形。

【适宜生境】生于灌丛中。

【资源状况】分布于低山区。常见，可以开发利用。

【入药部位】根茎与嫩叶。

【功能主治】清热解毒，清利头目，散瘀。用于外感咳嗽，扁桃体炎，肠炎，痢疾，肿毒初起，乳痈，腹泻。

实蕨科

长叶实蕨

鸭公尾

Bolbitis heteroclita (Presl) Ching

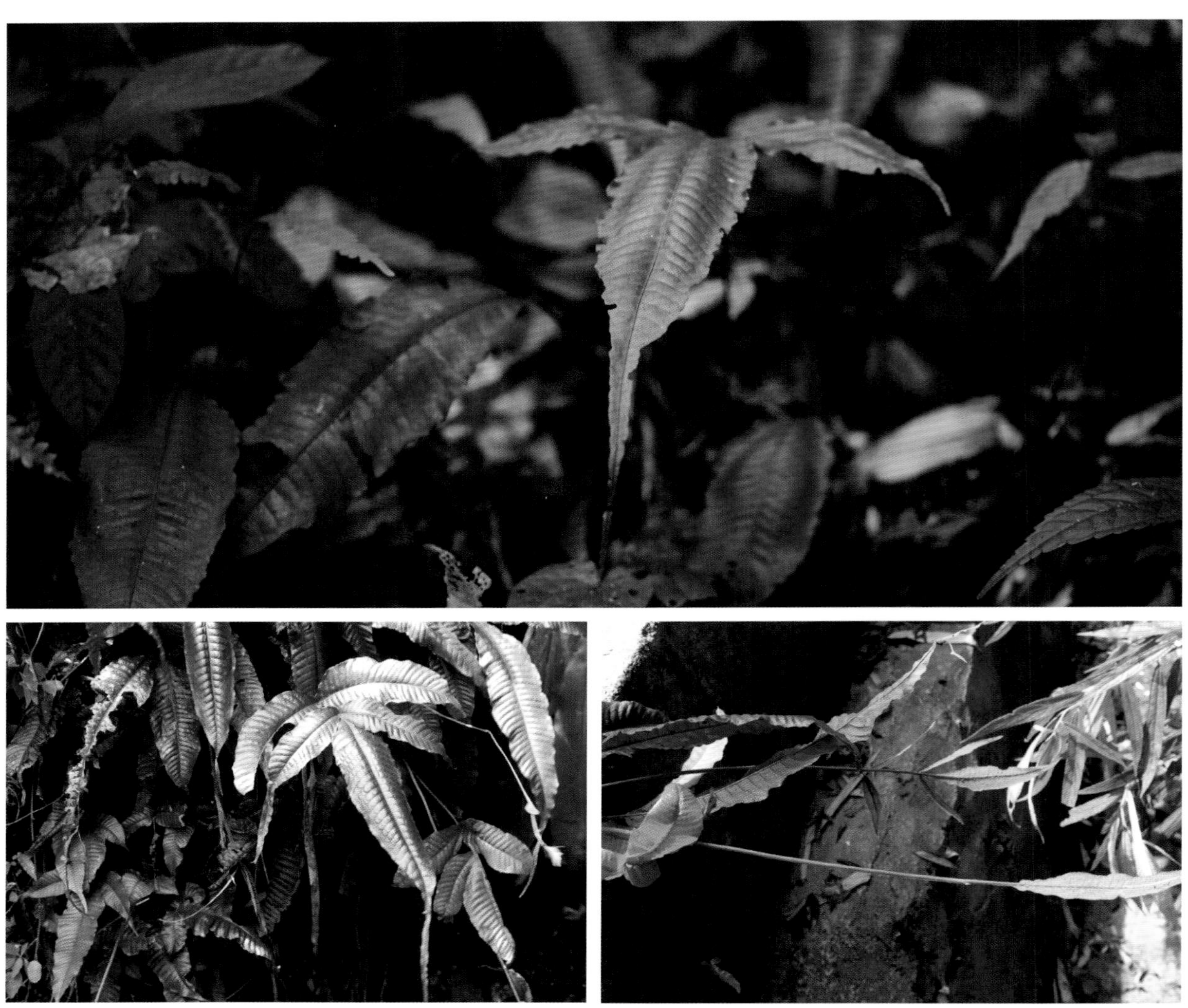

【形态特征】多年生草本。根状茎横走，直径 3~4mm，密被鳞片。叶近生；叶柄疏被鳞片，上面有沟；叶椭圆状披针形，先端具 1 胞芽；不育叶的侧生羽片 1~3 对，侧脉近平展。孢子囊群初沿网脉分布，成熟时满布能育叶叶背。

【适宜生境】生于海拔 600~1000m 的溪边石上。

【资源状况】分布于低山区。少见。

【入药部位】全草。

【功能主治】清热解毒，凉血止血。用于肺热咳嗽，咯血，衄血，蛇咬伤，痢疾，吐血，跌打损伤。

水龙骨科

节肢蕨

龙头席、肢节蕨

Arthromeris lehmanni (Mett.) Ching

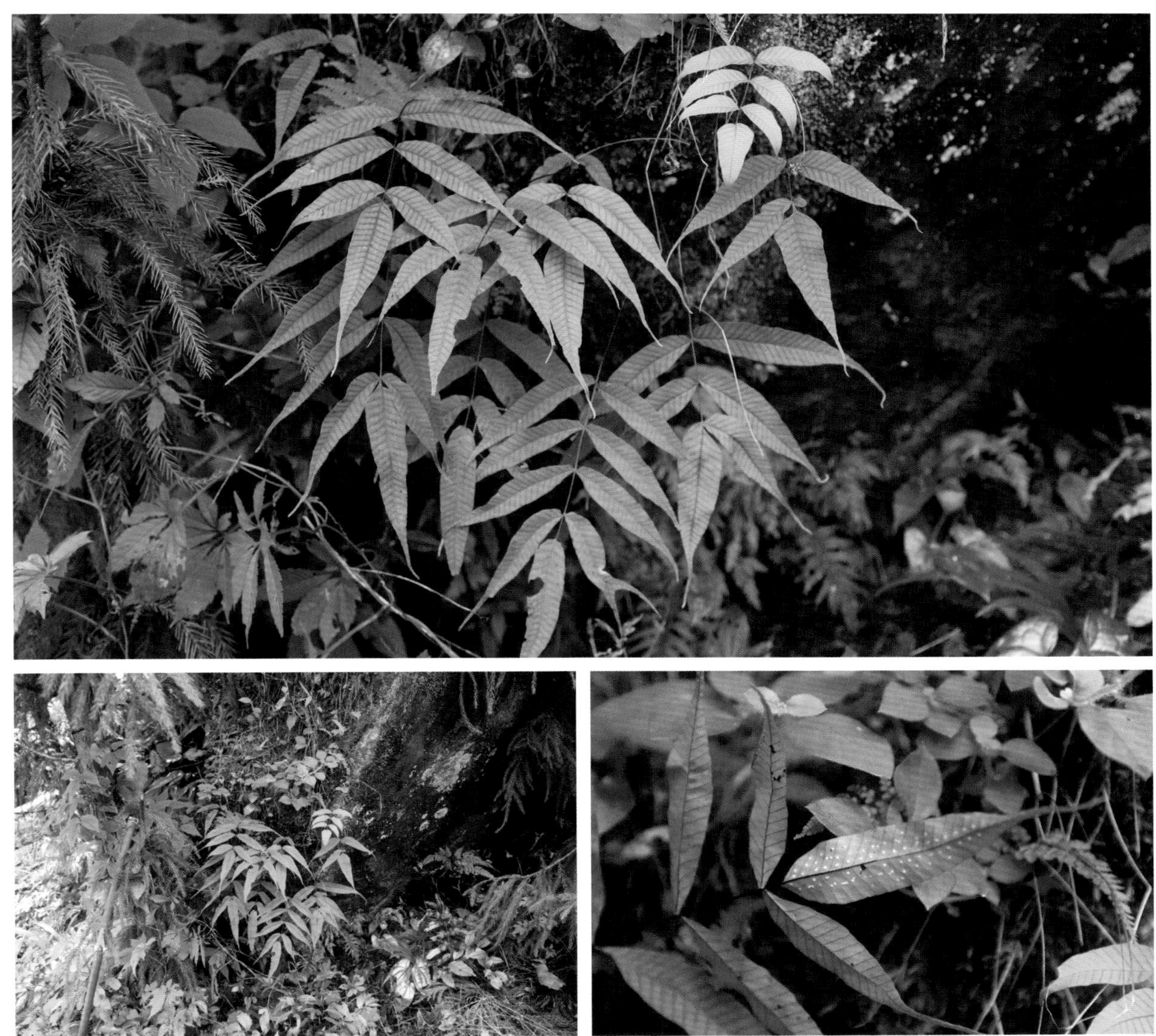

【形态特征】附生。根状茎长而横走，通常被白粉与鳞片；鳞片较密或较稀疏，披针形，顶端呈钻形，基部阔，边缘具睫毛。叶柄禾秆色或淡紫色，光滑无毛；叶片一回羽状，侧生羽片 5~8 对。孢子囊群在羽片中肋两侧各排成不整齐的 2~3 行，不规则分布；孢子具稀疏的小刺和疣状纹饰。

【适宜生境】生于海拔 1400m 左右的灌木林下。

【资源状况】分布于中山区。常见。

【入药部位】全草。

【功能主治】祛风除湿，活络止痛。用于风湿性关节炎，食积便秘。

多羽节肢蕨

蚂蝗连、多羽肢节蕨

Arthromeris mairei (Brause) Ching

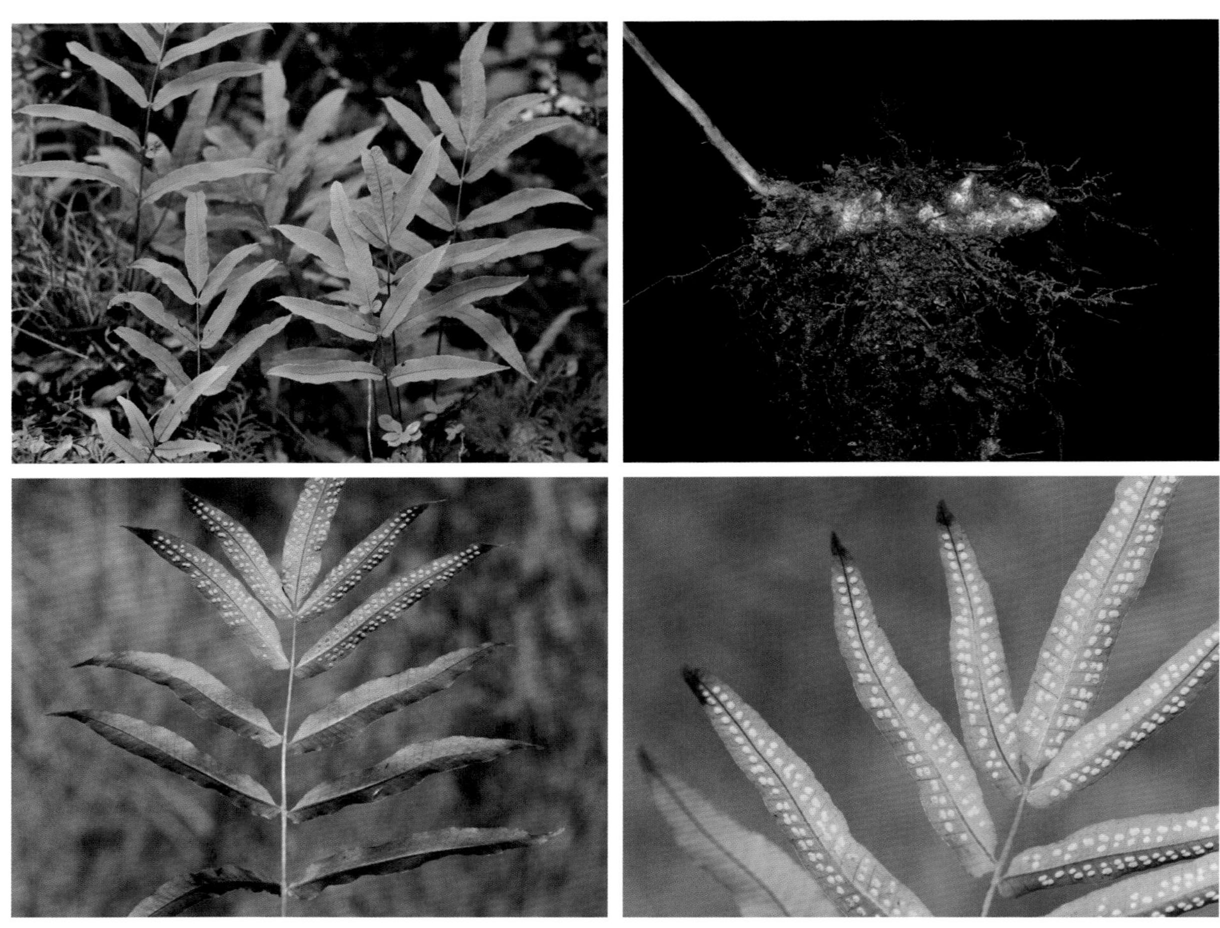

【形态特征】植株高 50~70cm。根状茎横走，密被鳞片；鳞片卵状披针形，浅棕色或偶为灰白色。叶柄禾秆色或淡紫色，光滑无毛；叶片一回羽状，卵状披针形，侧生羽片达 12 对；羽片卵状披针形，叶脉明显，小脉不明显。多行者，孢子囊群通常极小，单行者，孢子囊群又极大；孢子具刺和疣状纹饰。

【适宜生境】生于灌丛下。

【资源状况】分布于中山区。常见。

【入药部位】根茎（风尾搜山虎）。

【功能主治】活络止痛，祛风，消积滞。用于食积，胃痛，便秘，风湿筋骨痛，牙痛，头痛。

矩圆线蕨 *Colysis henryi* (Baker) Ching

【标本采集号】511423140416159LY、LEM120705003

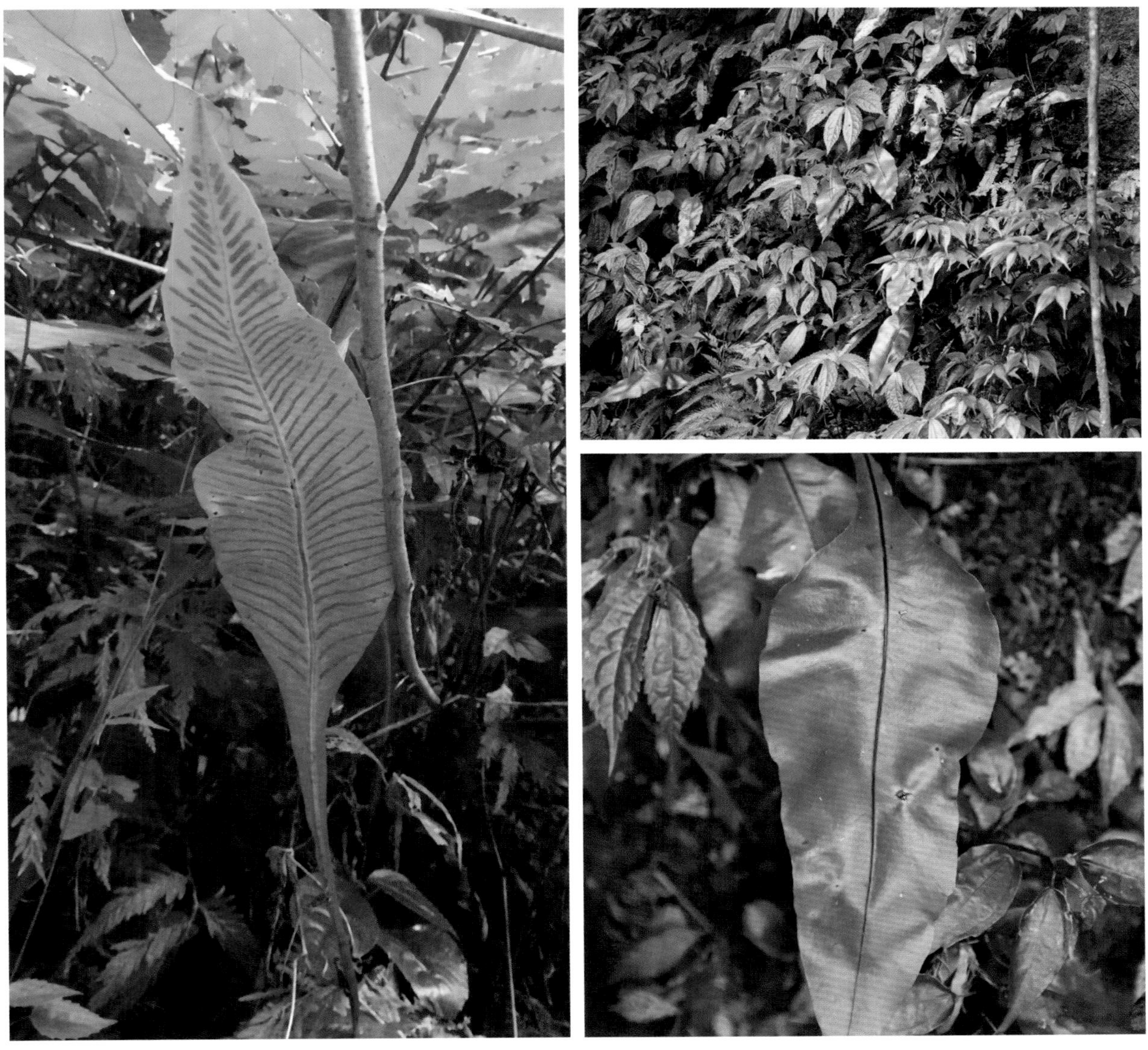

【形态特征】植株高 30~70cm。根状茎横走，密被鳞片；鳞片褐色，卵状披针形，顶端渐尖，边缘有疏锯齿。叶一型，光滑无毛，叶片椭圆形或卵状披针形，叶片中部以下突变狭，叶质厚，叶脉隐约可见。孢子囊群线形，在中脉两侧的侧脉间斜出，伸达叶边；无囊群盖。

【适宜生境】生于林下阴湿处。

【资源状况】分布于中山区。常见。

【入药部位】全草。

【功能主治】清热解毒，利尿通淋。用于肺热咳嗽，小便短赤，尿血，血淋等。

抱石莲

石瓜子

Lepidogrammitis drymoglossoides (Baker) Ching

【标本采集号】LEM120808009

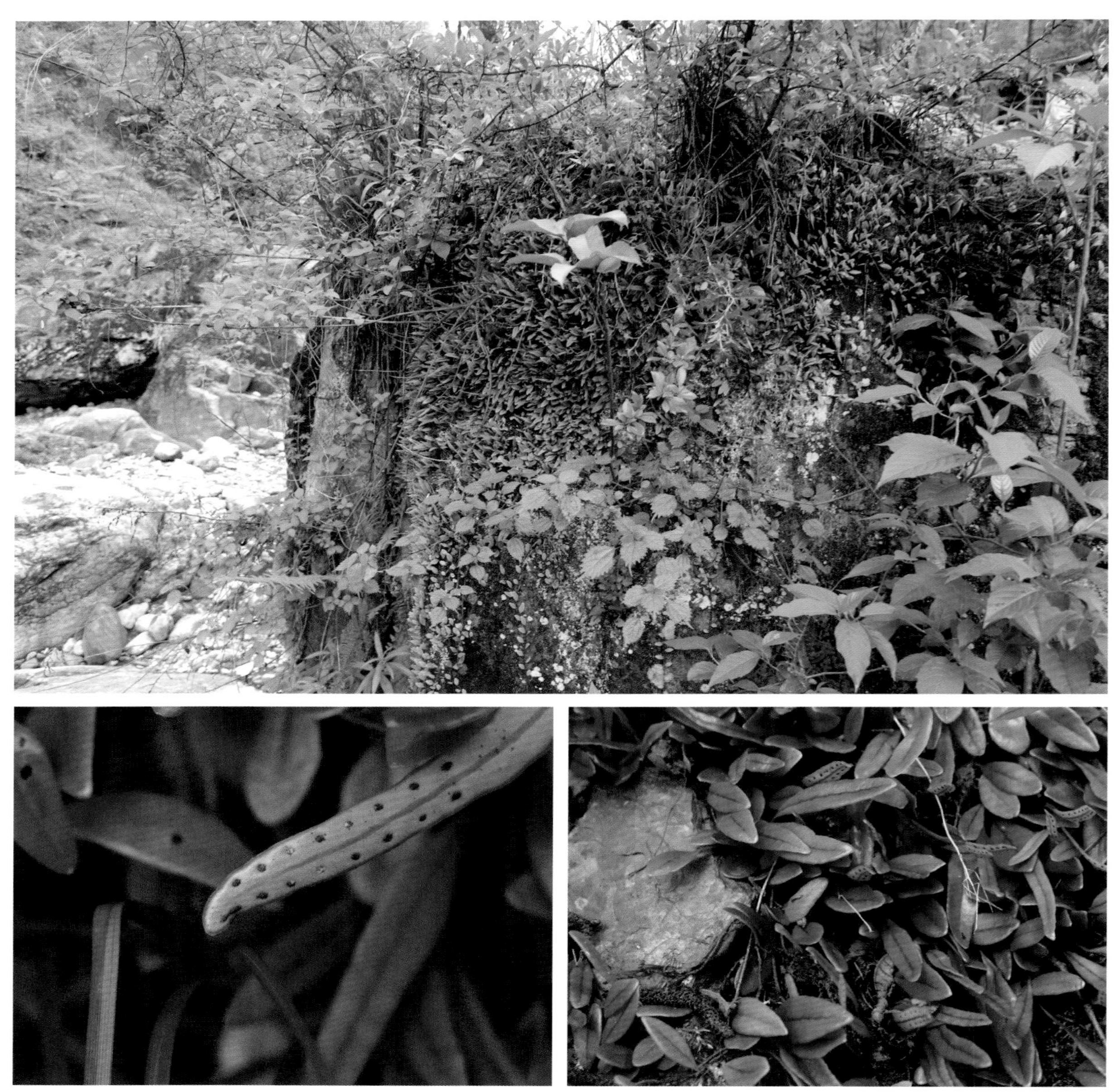

【形态特征】根状茎细长横走，粗如铁丝，淡绿色，疏被具粗筛孔的鳞片，或近光滑。叶远生，相距1.5~5cm，二型；不育叶长圆形至卵形，长1~2cm或稍长，圆头或钝圆头，基部楔形；能育叶舌状或倒披针形，长3~6cm，宽不及1cm，基部狭缩，几无柄或具短柄，肉质，干后革质，叶面光滑，叶背疏被鳞片。孢子囊群圆形，分离，沿主脉两侧各排成1行，位于主脉与叶缘之间。

【适宜生境】附生于海拔 2100m 以下的岩石上或树上。

【资源状况】分布于坝区、低山区、中山区。常见，可以开发利用。

【入药部位】全草（抱石莲）。

【功能主治】清热凉血，解毒，化痰，祛风除湿，利水，散瘀，强筋壮骨，舒经活络，镇痛。用于小儿高热，痄腮，咽喉肿痛，胆囊炎，痞块，臌胀，肺结核，咯血，淋巴结炎，肝炎，疔疮，虚劳咳嗽，瘰疬，淋浊，尿血，疔痈，疮痈肿毒，风湿骨痛，刀伤出血，跌打损伤。

黄瓦韦

小瓦韦

Lepisorus asterolepis (Baker) Ching

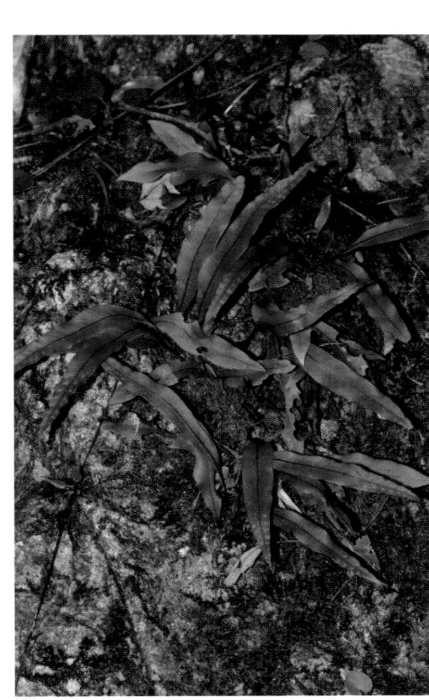

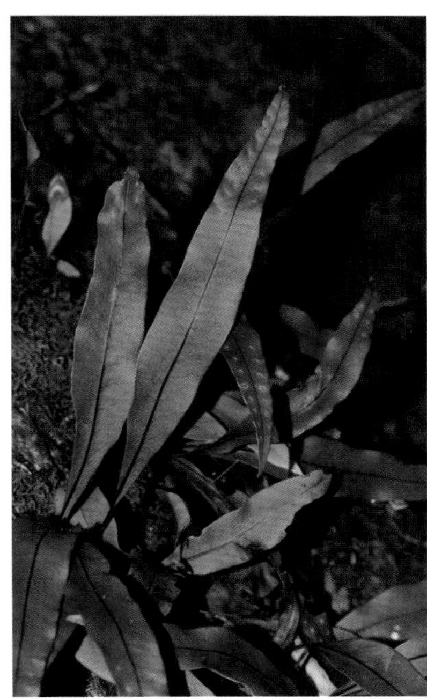

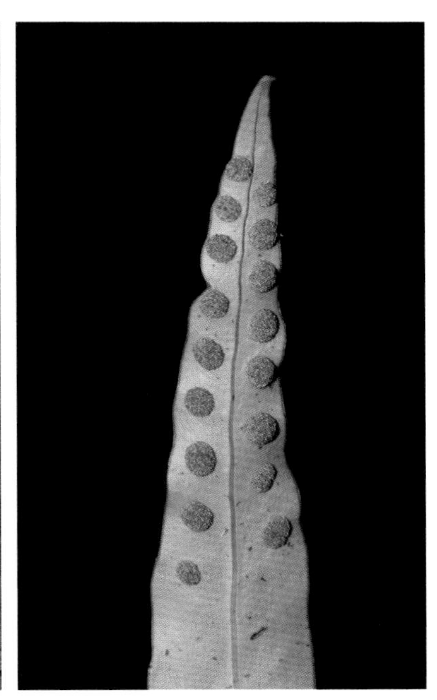

【形态特征】植株高 12~28cm。根状茎长而横走，褐色，密被鳞片；鳞片基部卵状，网眼细密，透明，棕色，老时易从根状茎脱落。叶柄禾秆色；叶片革质，披针形，宽 1.5~4cm，无软骨质的狭边。孢子囊群圆形或椭圆形，着生于中肋与叶缘之间，孢子囊群成熟后扩展而彼此密接或接触，幼时被圆形棕色透明的隔丝覆盖。

【适宜生境】生于阴湿岩上、树上。

【资源状况】分布于低山区、中山区。常见。

【入药部位】全草。

【功能主治】清热解毒，散风止咳，利尿通淋。用于肺热咳嗽，臌胀，淋证。

二色瓦韦 七星丹、两色瓦韦 *Lepisorus bicolor* Ching

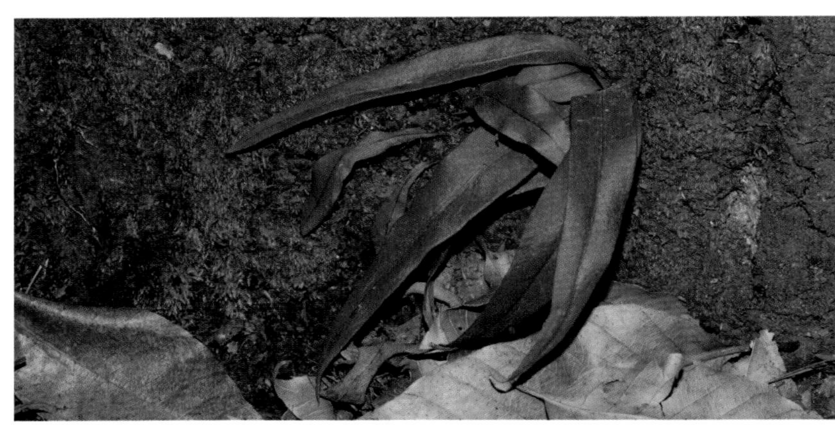
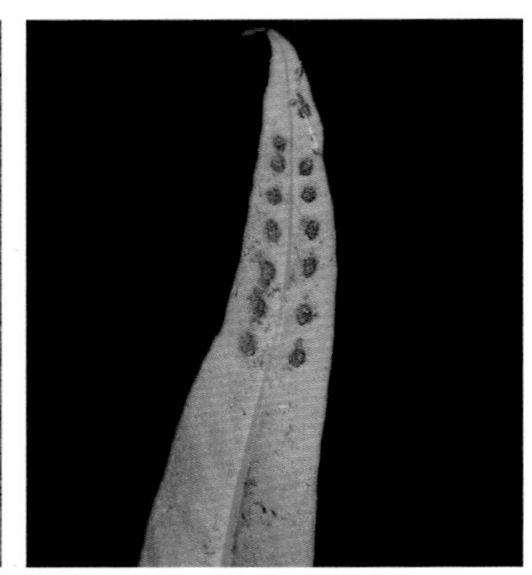

【形态特征】植株高 15~30（~35）cm。根状茎粗壮，横走，密被鳞片；鳞片两色，中部近黑色，边缘淡棕色，阔卵状披针形，渐尖头，筛孔细密，有不规则的锐刺。叶柄疏被鳞片；叶片阔披针形。孢子囊群大型，椭圆形或近圆形；隔丝近圆形，中部有大而透明的网眼，胞壁加厚，黑色，周边为不规则的网眼，棕色，膜质，边缘齿蚀状。

【适宜生境】生于阴湿岩坎石上。

【资源状况】分布于低山区、中山区。常见。

【入药部位】全草。

【功能主治】清热解毒，消肿止痛。用于烫火伤，咽喉肿痛，胃肠炎，痢疾等。

扭瓦韦 *Lepisorus contortus* (Christ) Ching

【标本采集号】LEM120720021

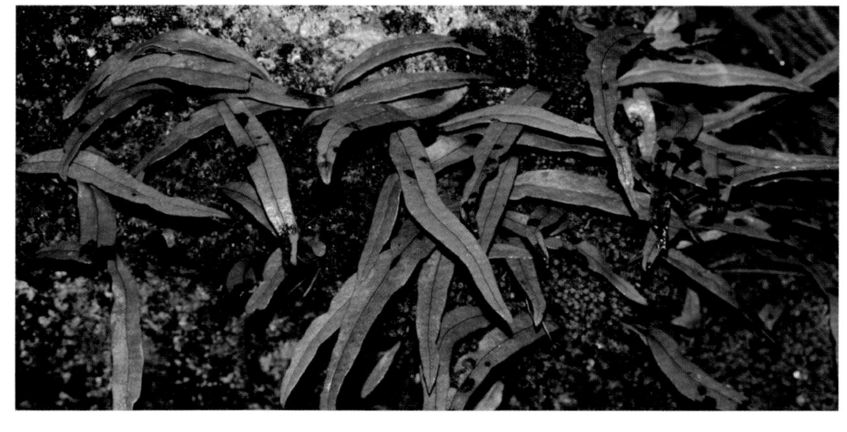
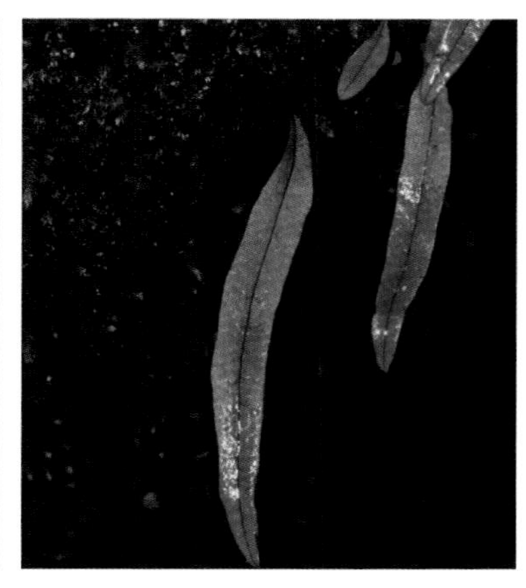

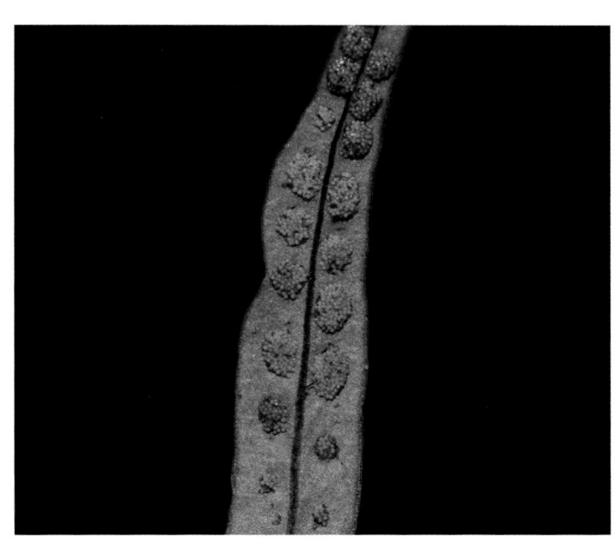
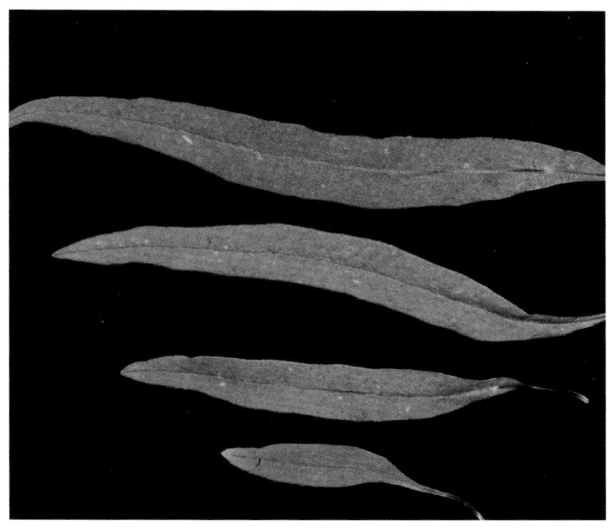

【形态特征】植株高 10~25cm。根状茎长而横走，密被鳞片；鳞片卵状披针形，覆瓦状，中间有不透明深褐色的狭带，有光泽，边缘具锯齿。叶略近生；叶柄长度约为叶片的 1/4；叶线形，软革质。孢子囊群圆形或卵圆形，聚生于叶片中上部，位于主脉与叶缘之间，幼时被中部褐色圆形隔丝所覆盖。

【适宜生境】附生于海拔 700~3000m 的林下树干或岩石上。

【资源状况】分布于低山区、中山区、高山区。常见。

【入药部位】全草。

【功能主治】清热解毒，利尿通淋，消炎，止血，止痛。用于肾炎水肿，尿路感染，跌打损伤。

高山瓦韦 石豇豆

Lepisorus eilophyllus (Diels) Ching

【形态特征】多年生草本，高 20~30cm。根状茎横走，粗壮，被黑色鳞片；鳞片大部分网眼褐色而不透明，细胞壁加厚，边缘具无色透明的狭边。叶片长线形，宽小于 5mm，边缘强烈反卷。孢子囊群圆形或椭圆形，幼时被隔丝覆盖，隔丝圆形，中部具大而透明的网眼，全缘，棕色。

【适宜生境】生于阴湿岩坎石上。

【资源状况】分布于中山区。常见。

【入药部位】全草（高山瓦韦）。

【功能主治】祛风除湿，利尿通淋。用于风湿，劳伤，淋证，崩漏。

大瓦韦 *Lepisorus macrosphaerus* (Baker) Ching

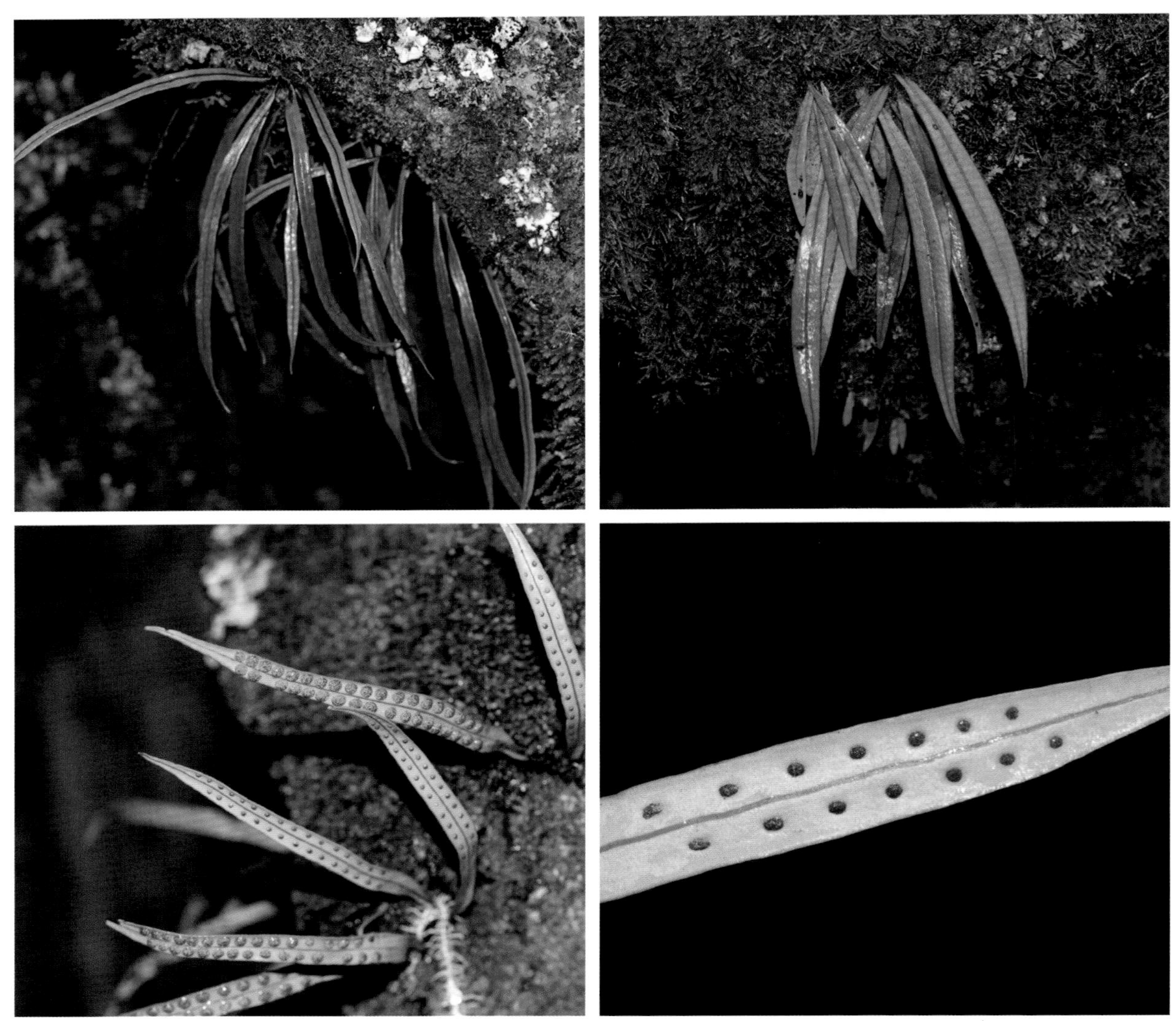

【形态特征】植株高 20~40cm。根状茎横走，密生鳞片；鳞片棕色，卵圆形，长 2~3mm，顶端钝圆，中部网眼近长方形，其壁略加厚，颜色较深，边缘的网眼近多边形，色淡，老时易脱落。叶片披针形或狭长披针形；叶脉明显可见。孢子囊群大，长圆形，靠近叶边着生，在叶片下面高高隆起，而在叶片背面呈穴状凹陷，幼时被圆形棕色全缘的隔丝覆盖。

【适宜生境】生于阴湿岩石上、树上。

【资源状况】分布于低山区、中山区。常见。

【入药部位】全草。

【功能主治】清热解毒，散风，止咳，利尿通淋。用于肺热咳嗽，臌胀，淋证。

瓦　韦

骨牌草

Lepisorus thunbergianus (Kaulf.) Ching

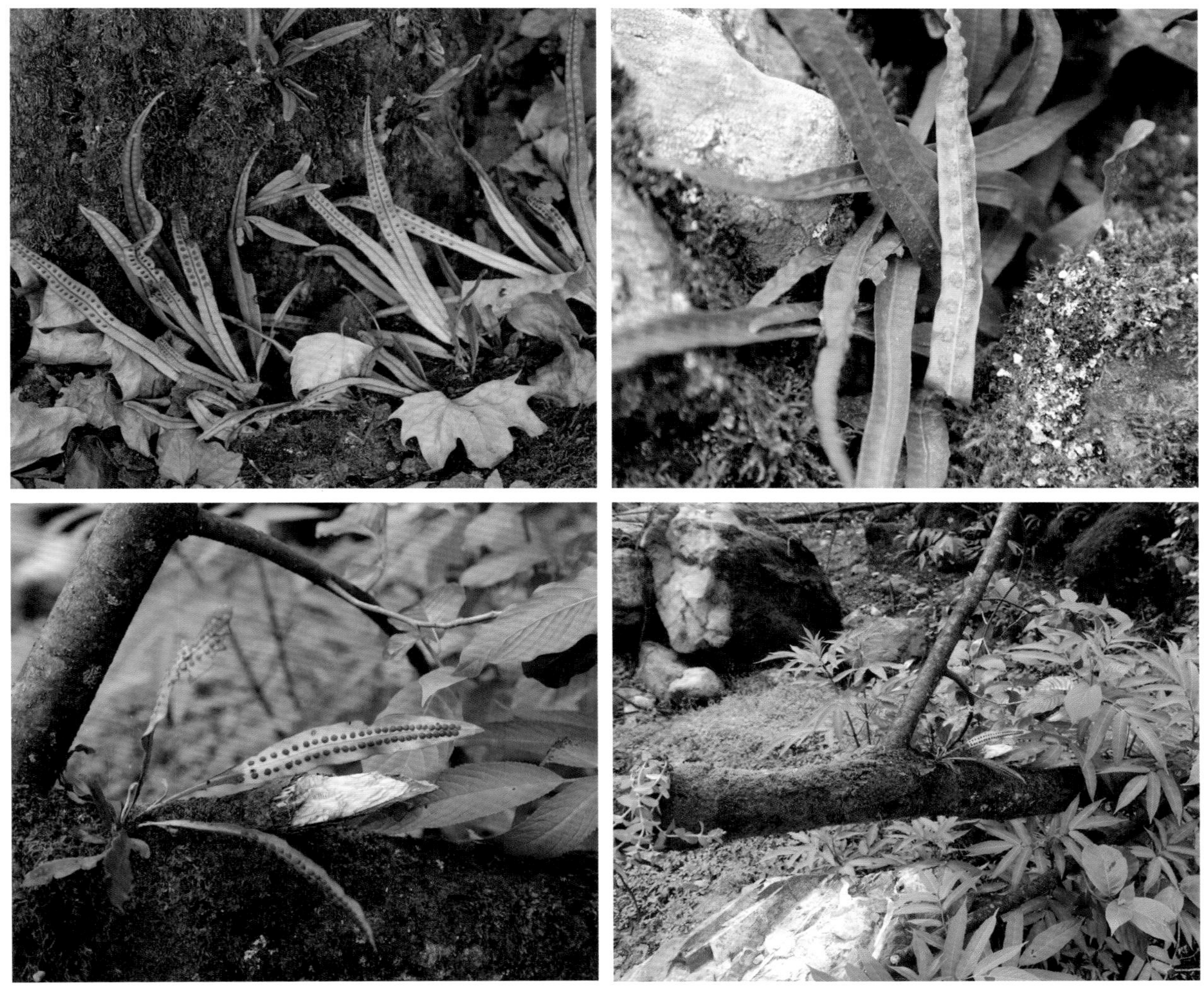

【形态特征】多年生草本，高不及 20cm。根状茎横走，密被鳞片；鳞片褐棕色，大部分不透明，仅叶边 1~2 行网眼透明，具锯齿。叶柄基部有 4 条维管束，排列成四角形；叶线状披针形，浅黄色。孢子囊群圆形或椭圆形，彼此相距较近，成熟后扩展几密接，幼时被圆形褐棕色的隔丝覆盖。

【适宜生境】生于海拔 600~1500m 的岩石、瓦房屋顶。

【资源状况】分布于低山区、中山区。常见，可以开发利用。

【入药部位】全草（瓦韦）。

【功能主治】止血，止痢，利尿。用于淋病，痢疾，肺热咳嗽，风气肿毒，暑湿，疟疾，尿路感染，吐血，牙痈。

江南星蕨

旋鸡尾、金星蕨、大叶骨牌草

Microsorum fortunei (T. Moore) Ching

【标本采集号】511423140416160LY

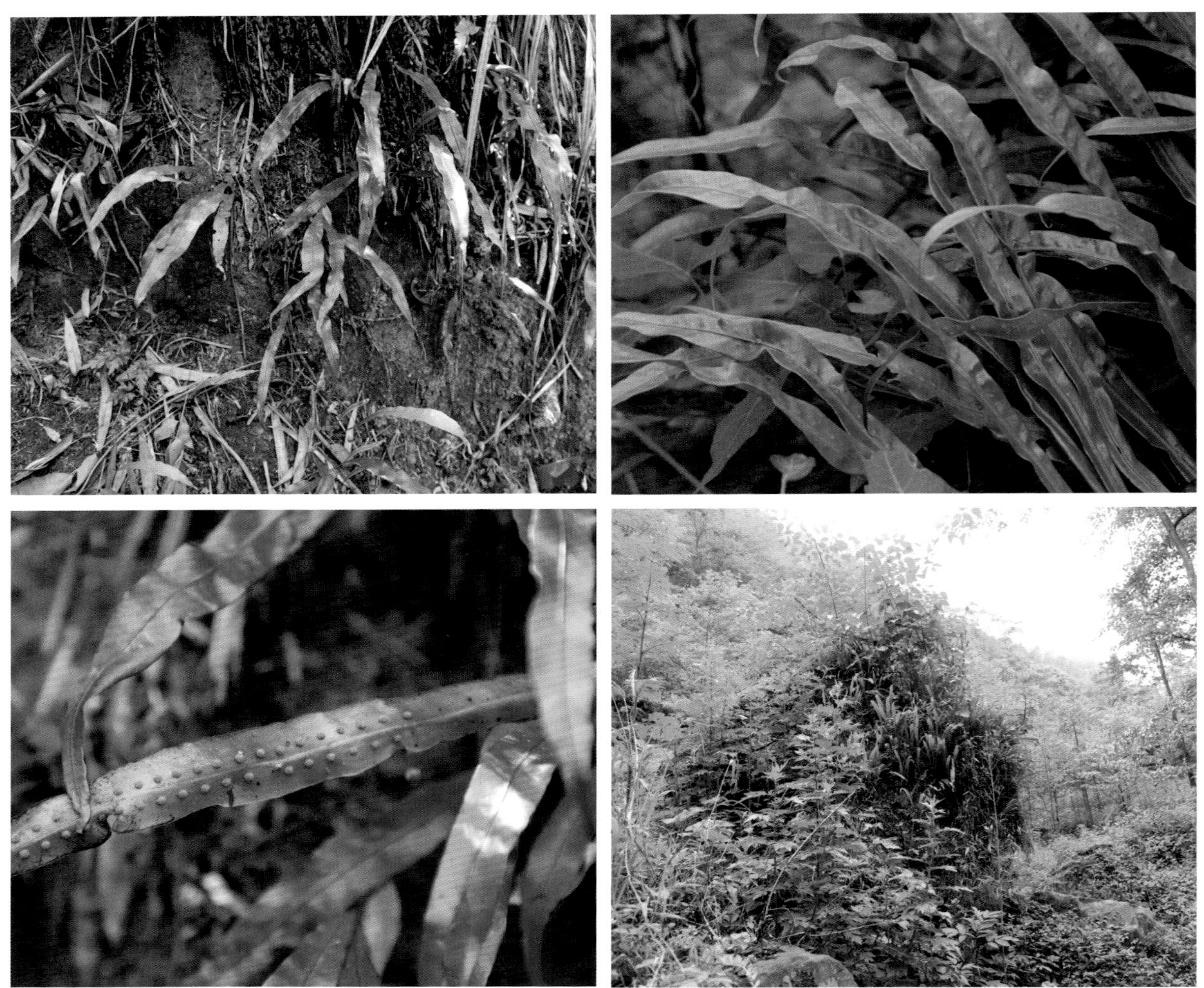

【形态特征】多年生草本，高 20~70cm。根状茎横走，顶部被鳞片；鳞片基部卵圆形，中部以上变窄，呈披针形，有疏齿。叶远生；叶柄禾秆色，上面有浅沟，基部疏被鳞片，向上近光滑；叶片厚纸质，长披针形。孢子囊群近圆形，在靠近主脉两侧各排成 1~2 行与主脉平行的不整齐纵行；无囊群盖。

【适宜生境】生于海拔 1800m 以下的阴湿林下或岩石上。

【资源状况】分布于坝区、低山区、中山区。常见，可以开发利用。

【入药部位】全草。

【功能主治】利尿，通淋，退热。用于肺痈，五淋，带下病，尿路感染，肺热咳嗽，痢疾，淋浊，风湿，乳痈，疮疖，瘰疬。

羽裂星蕨

观音莲、七星剑

Microsorum insigne (Blume) Copel.

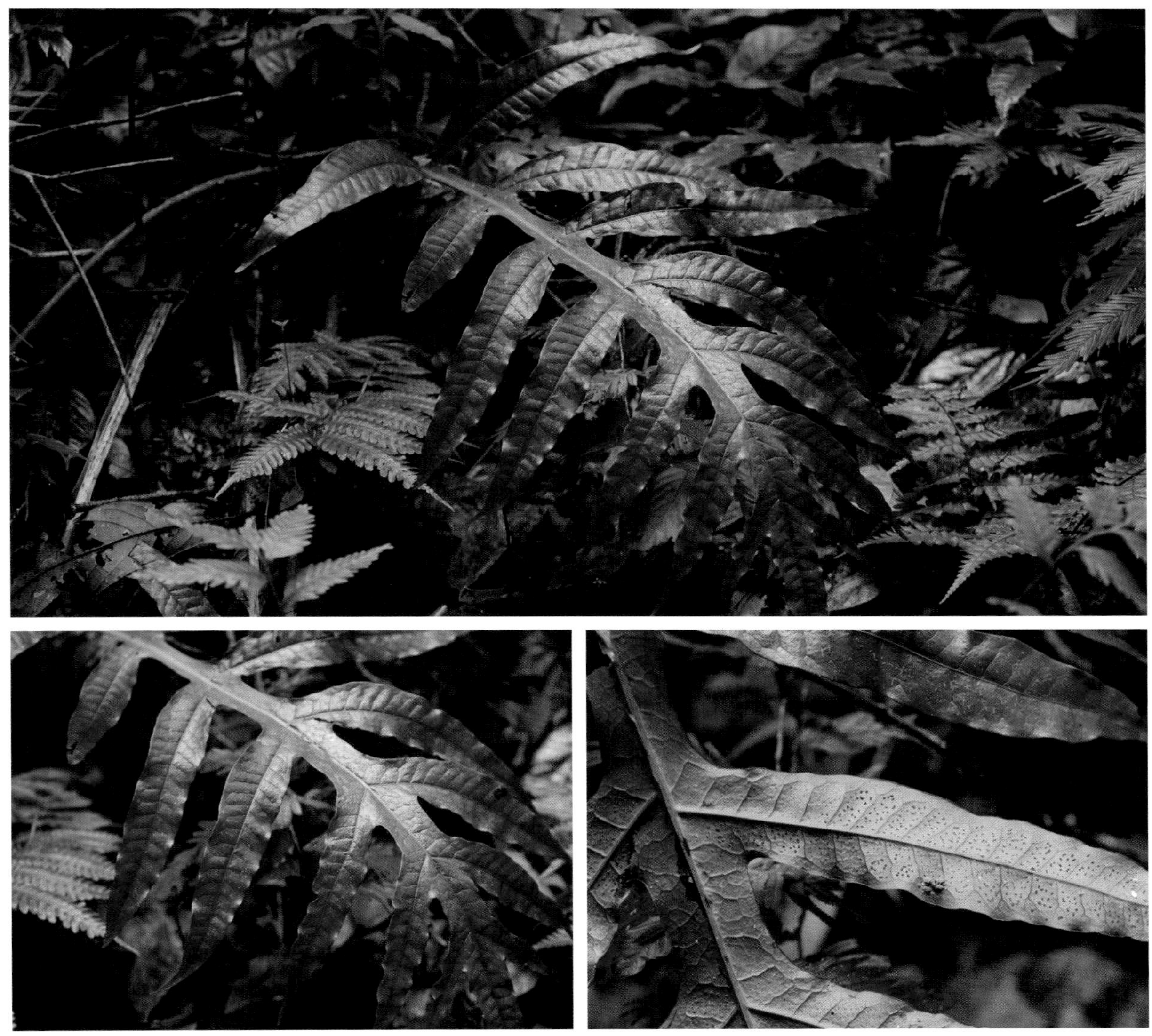

【形态特征】植株高 50~100cm。根状茎粗短，横走，肉质，密生须根，疏被鳞片；鳞片淡棕色，卵形至披针形，基部阔圆形，筛孔较密。叶疏生或近生；叶柄及叶面主脉下面近无鳞片；叶片羽状深裂。孢子囊群近圆形或长圆形，小而散生于网脉连接处；无囊群盖。

【适宜生境】生于疏林阴湿处。

【资源状况】分布于低山区、中山区。常见。

【入药部位】全草。

【功能主治】清热解毒，利尿通淋。用于痈肿疮毒，小便不利。

扇　蕨
金沙箭、半把伞
Neocheiropteris palmatopedata (Baker) Christ

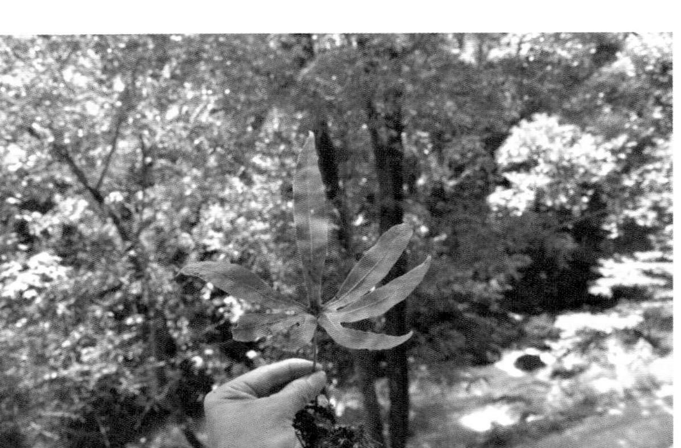
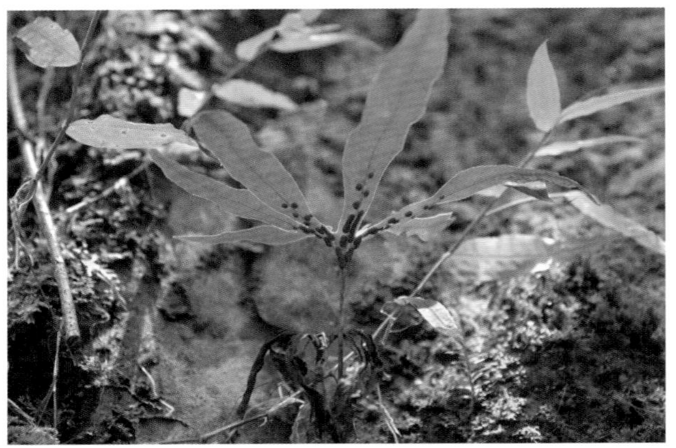

【形态特征】多年生草本，植株高达 65cm。根状茎密生鳞片；鳞片卵状披针形，长渐尖头，边缘具细齿。叶远生；叶柄长 30~45cm；叶片扇形，鸟足状掌状分裂，中央裂片披针形。孢子囊群生于裂片基部，紧靠主脉，腊肠形。

【适宜生境】生于林下岩壁。

【资源状况】分布于中山区。少见。

【入药部位】根茎。

【功能主治】理气，除湿，镇痛。用于足痛，风湿痛，胃脘胀满。

盾　蕨
大金刀
Neolepisorus ovatus (Bedd.) Ching

【标本采集号】511423140416146LY

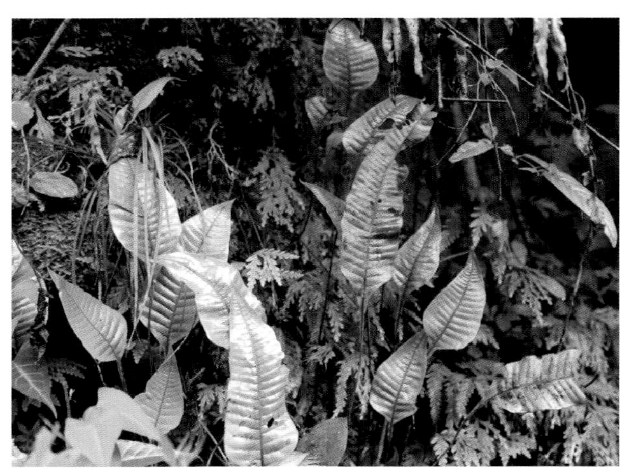
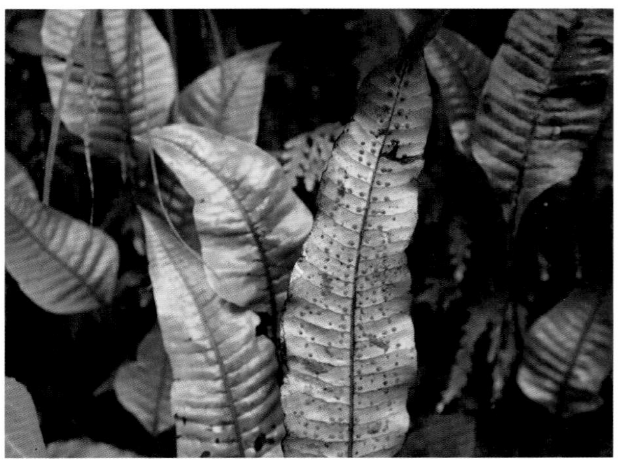

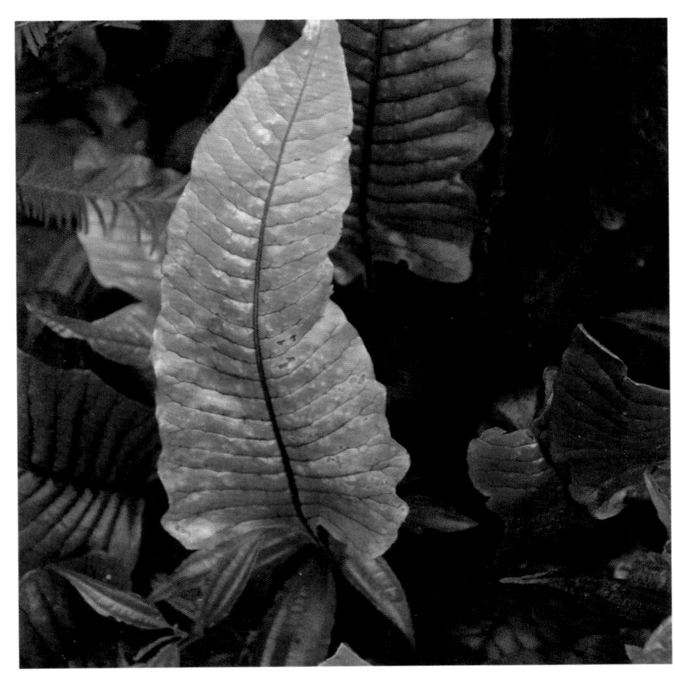
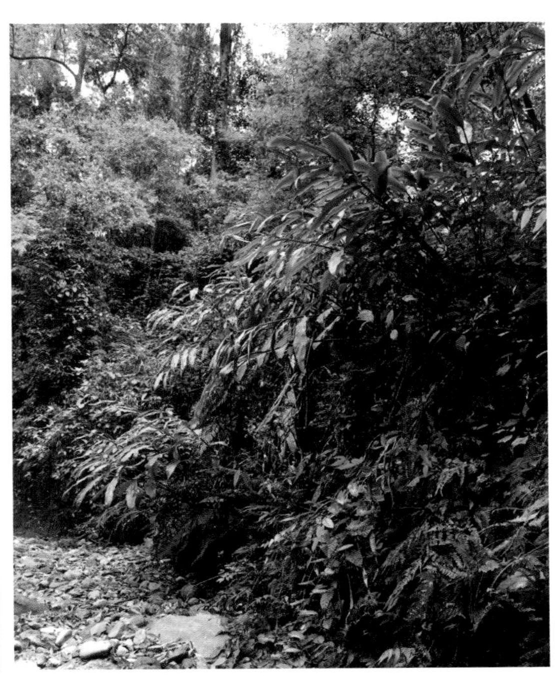

【形态特征】多年生草本，高 20~40cm。根状茎横走，密被鳞片；鳞片卵状披针形，长渐尖头，边缘具疏锯齿。叶远生；叶柄密被鳞片；叶片卵状长圆形，基部最宽，侧脉明显，小脉不显。孢子囊群在主脉两侧排成不整齐的 4~5 行，幼时被盾状隔丝覆盖。

【适宜生境】生于海拔 850~1200m 的林下阴湿处。

【资源状况】分布于低山区、中山区。常见，可以开发利用。

【入药部位】全草或叶。

【功能主治】清热，利窍，凉血，止血。用于肾炎水肿，肺结核，尿路感染，肺痈，瘰疬，白带异常，吐血，血淋，痈毒。

大果假瘤蕨 *Phymatopteris griffithiana* (Hook.) Pic. Serm.

【形态特征】根状茎长而横走，密被鳞片；鳞片披针形，棕色，顶端渐尖，全缘。叶远生，单叶；叶柄长 5~15cm，禾秆色，光滑无毛；叶片披针形，全缘，基部最宽，阔楔形，顶端短渐尖。孢子囊群大，圆形，在中脉两侧各 1 行，紧靠近中脉着生；孢子表面具刺状纹饰。

【适宜生境】生于林下阴湿处。

【资源状况】分布于低山区、中山区。常见。

【入药部位】全草。

【功能主治】清热，凉血，利尿通淋。用于肺热咳嗽，咽喉肿痛，单双乳肿，痢疾等。

金鸡脚假瘤蕨

鹅掌金星草、七星草、小凤尾、凤尾金星草、金鸡脚

Phymatopteris hastata (Thunb.) Pic. Serm.

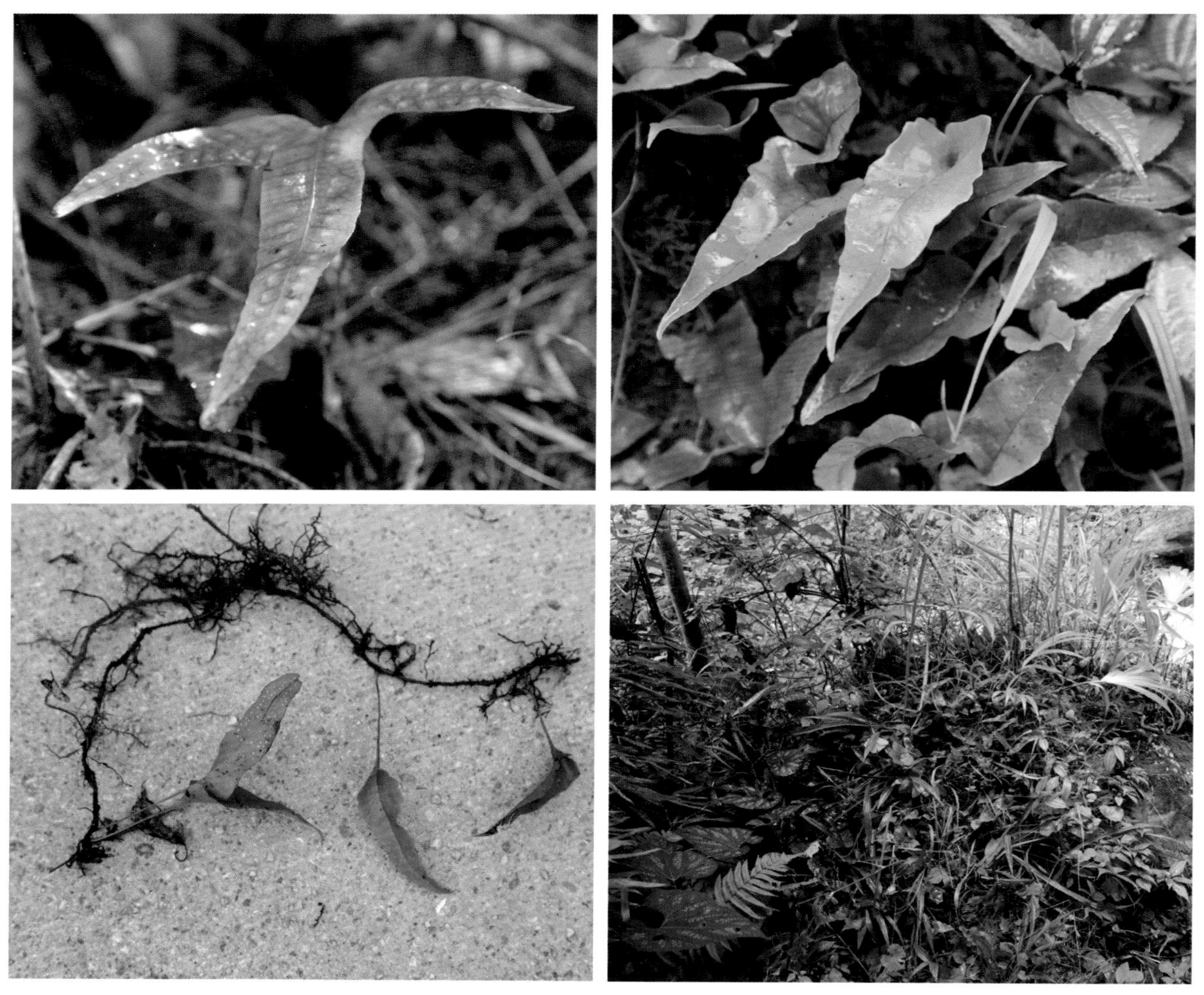

【形态特征】多年生附生草本，高 10~35cm。根状茎长而横走，密被鳞片；鳞片披针形，红棕色，顶端长渐尖，边缘全缘或偶有疏齿。叶远生；叶片为单叶，边缘有缺刻，形态变化极大，单叶不分裂，或戟状 2~3 分裂。孢子囊群大，圆形，稍近主脉着生，在叶片背面不凹陷。

【适宜生境】附生于岩石上。

【资源状况】分布于低山区。常见。

【入药部位】全草。

【功能主治】除湿，利尿，解毒。用于伤寒热病，烦渴，小儿惊风，乳肿，咽喉肿痛，扁桃体炎，细菌性痢疾，慢性肝炎，肠炎，小便不利。

友水龙骨

骨碎补、友水龙骨

Polypodiodes amoena (Wall. ex Mett.) Ching

【标本采集号】LEM120802034

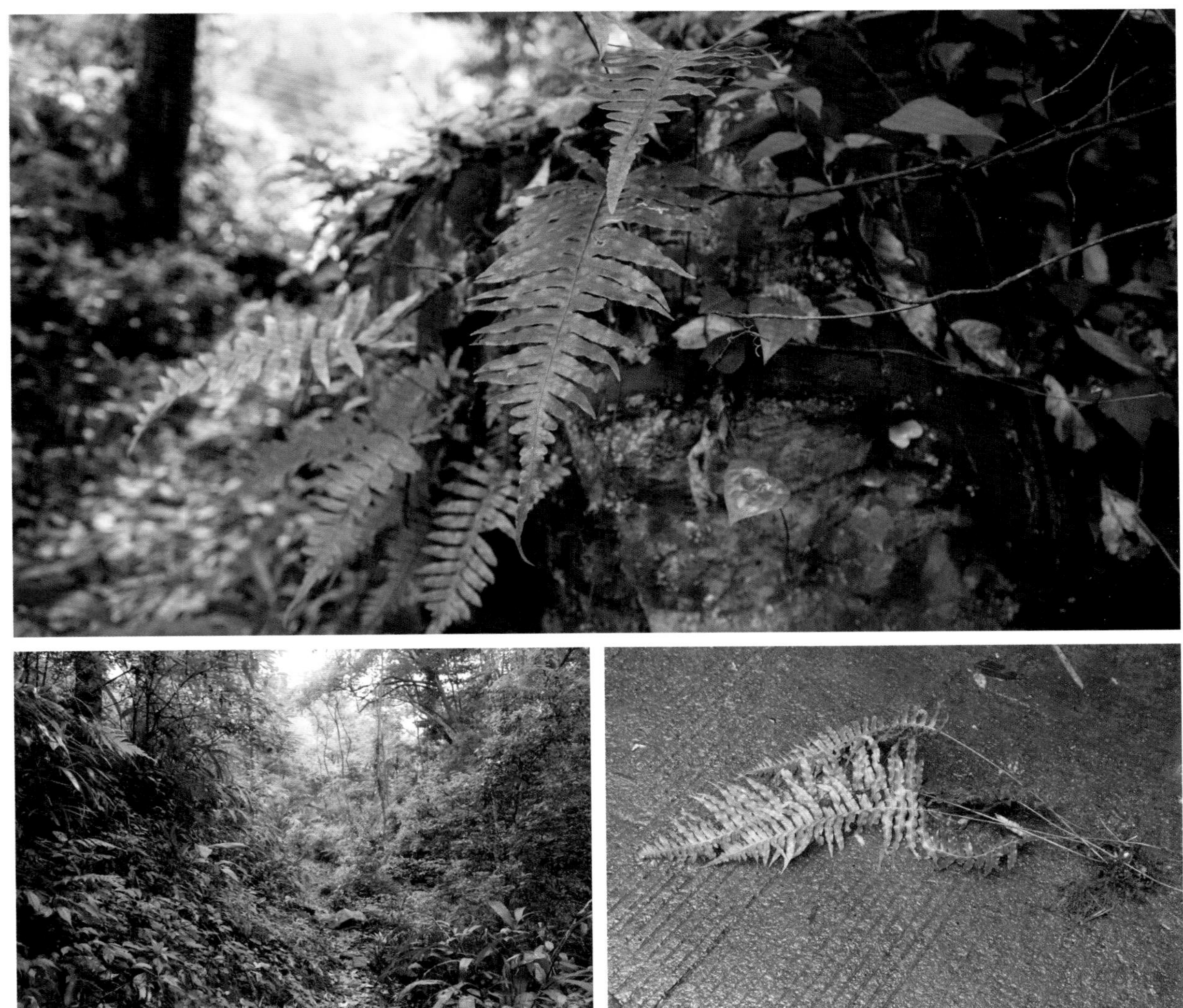

【形态特征】多年生附生草本，高 25~50cm。根状茎横走，密被棕色、披针形鳞片。叶柄禾秆色，光滑无毛；叶片长圆形或长圆状披针形；裂片边缘具锯齿，基部的裂片缩短；叶背叶轴及裂片中脉具较多的披针形褐色鳞片。孢子囊群圆形，在裂片中脉两侧各 1 行，位于裂片中脉与边缘之间；无囊群盖。

【适宜生境】附生于海拔 600~2000m 的岩石上。

【资源状况】分布于低山区、中山区。常见，可以开发利用。

【入药部位】根茎。

【功能主治】舒筋活血，消肿止痛。用于风湿关节痛，跌打损伤，牙痛，痈肿疮毒。

光石韦

石韦、大石韦

Pyrrosia calvata (Baker) Ching

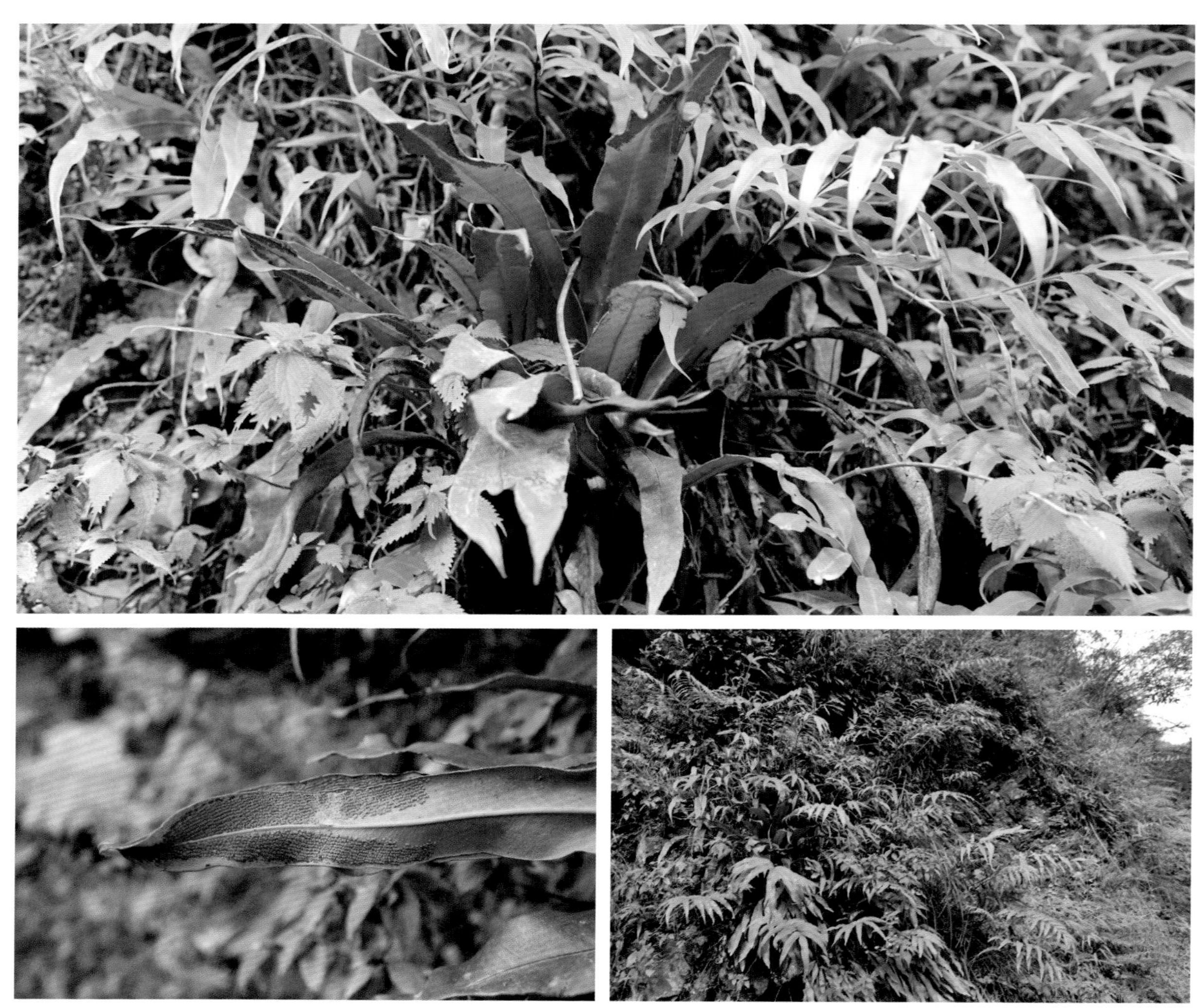

【形态特征】多年生草本，高 20~60cm。根状茎短粗，横卧，被披针形鳞片；鳞片具长尾状渐尖头，边缘具睫毛，棕色，近膜质。叶一型；叶柄木质，禾秆色；叶片狭长披针形，向上渐变狭，基部常下延，中部宽 2~5cm，下面绿色，近无毛。孢子囊群近圆形，在叶片中部以上；无囊群盖。

【适宜生境】附生于岩石上或树上。

【资源状况】分布于中山区。常见。

【入药部位】全草。

【功能主治】利水通淋，清肺泄热。用于肺热咳嗽，吐血，腹泻，小便不利，尿路感染，尿路结石，肾炎水肿，颈淋巴结结核。

毡毛石韦

石韦、大石韦

Pyrrosia drakeana (Franch.) Ching

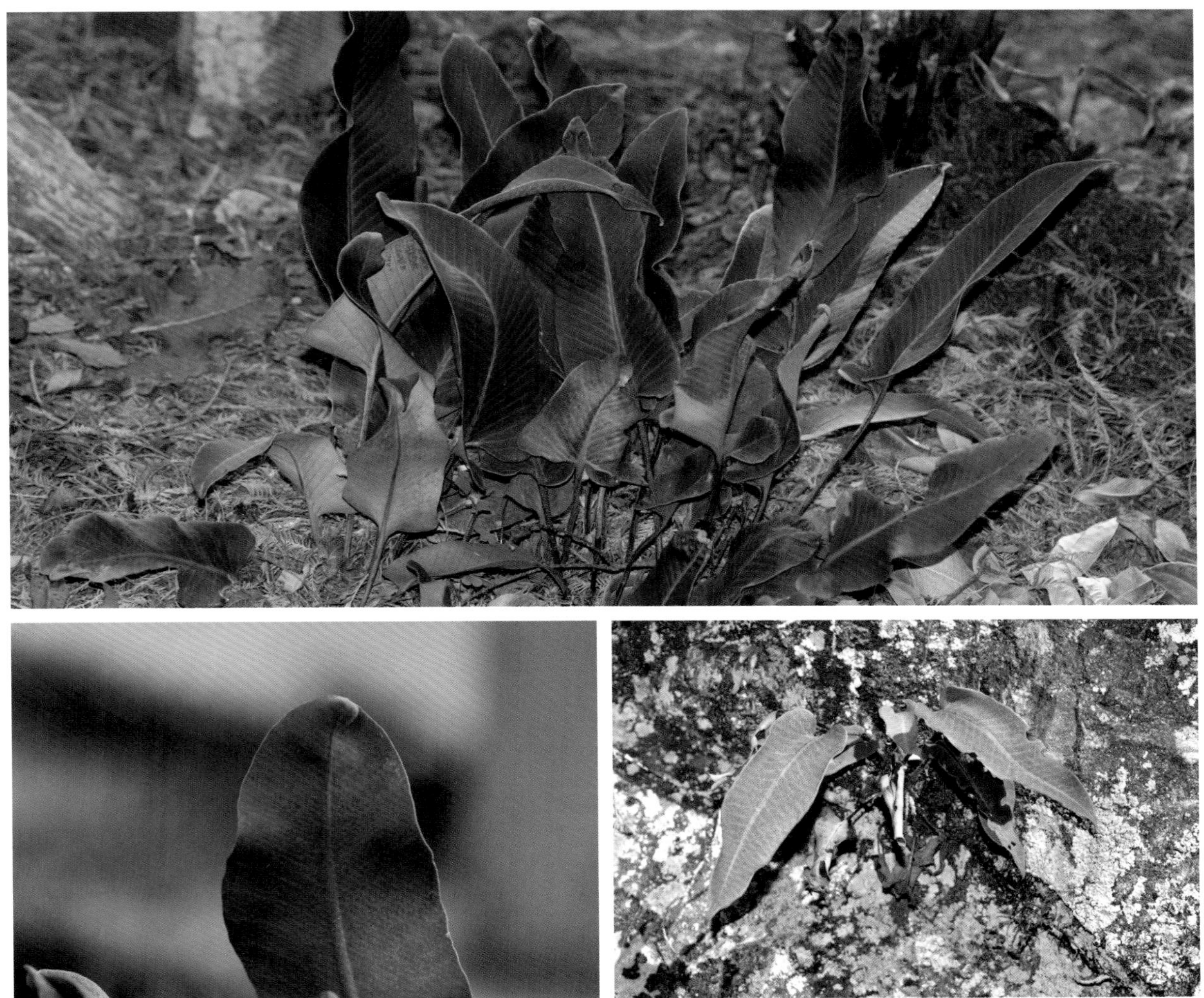

【形态特征】植株高 25~60cm。根状茎短促，横卧，密被披针形、棕色鳞片；鳞片具长尾状渐尖头，周身密被睫状毛，全缘。叶一型；叶柄基部密被鳞片，向上密被星状毛；叶片阔披针形，短渐尖头，基部不对称，叶背被 2 种星状毛。孢子囊群近圆形，整齐地呈多行排列于侧脉之间，幼时被星状毛覆盖，呈淡棕色，成熟时孢子囊开裂，呈砖红色，不汇合。

【适宜生境】附生于岩石上或树上。

【资源状况】分布于中山区。常见。

【入药部位】全草。

【功能主治】利水通淋，清肺泄热。用于小便癃闭，淋浊，痢疾，吐血，尿血，外伤出血，尿路感染，尿路结石。

石　韦 小石韦

Pyrrosia lingua (Thunb.) Farwell

【标本采集号】LEM120802013

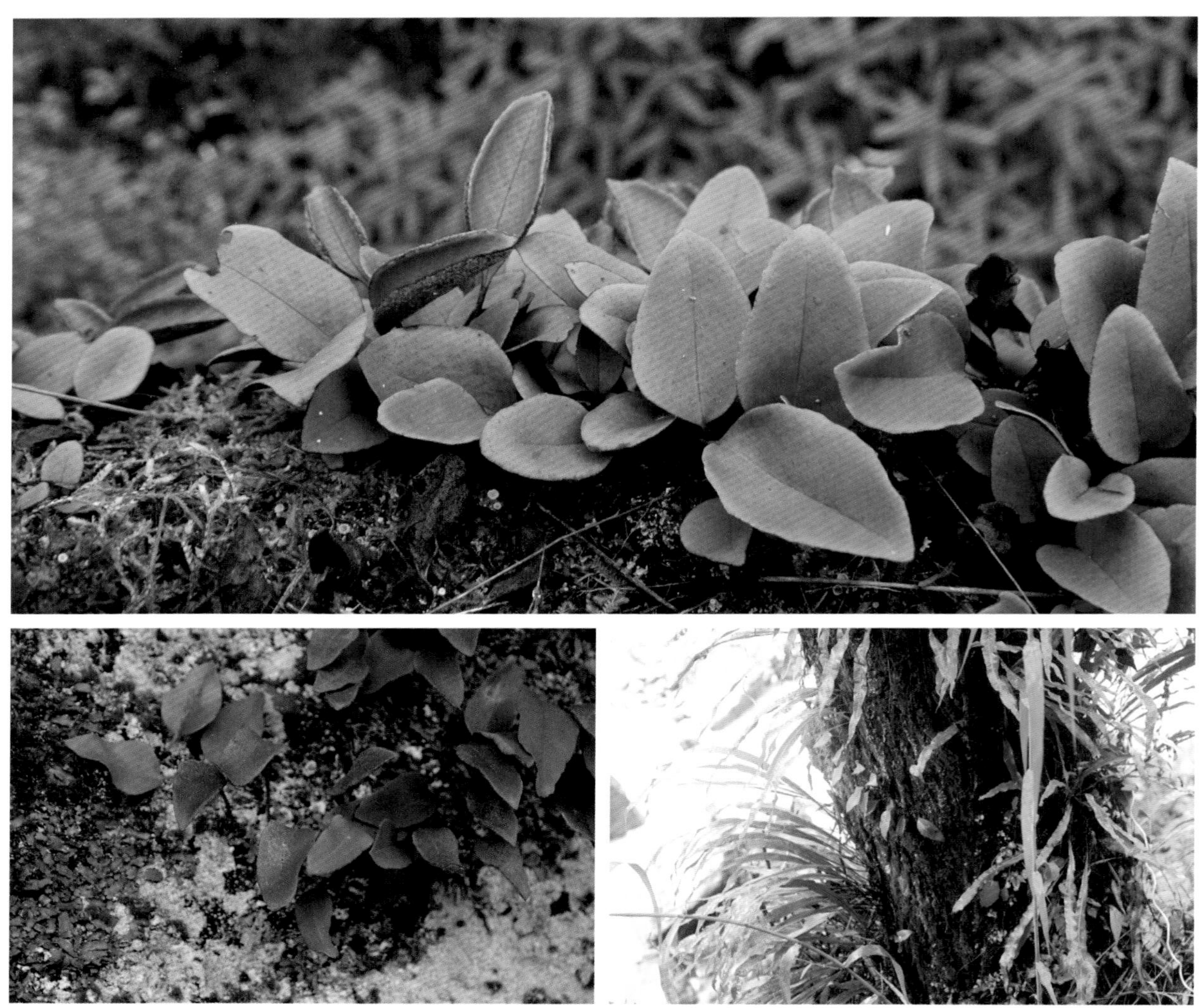

【形态特征】多年生草本，高 10~30cm。根状茎长而横走，被披针形、茶褐色鳞片；鳞片长渐尖头，边缘有睫毛。叶片长达 20cm；叶柄短于叶片；不育叶近长圆形或长圆状披针形，厚革质，先端短渐尖；侧脉明显。孢子囊群近椭圆形，在侧脉间整齐呈多行排列；无囊群盖。

【适宜生境】附生于海拔 1300m 以下的树干或岩壁、石缝中。

【资源状况】分布于坝区、低山区、中山区。常见，可以大量开发利用。

【入药部位】叶（石韦）。

【功能主治】利尿通淋，清肺止咳，凉血止血。用于热淋，血淋，石淋，小便不通，淋沥涩痛，肺热喘咳，吐血，衄血，尿血，崩漏。

有柄石韦

小石韦、石韦

Pyrrosia petiolosa (Christ) Ching

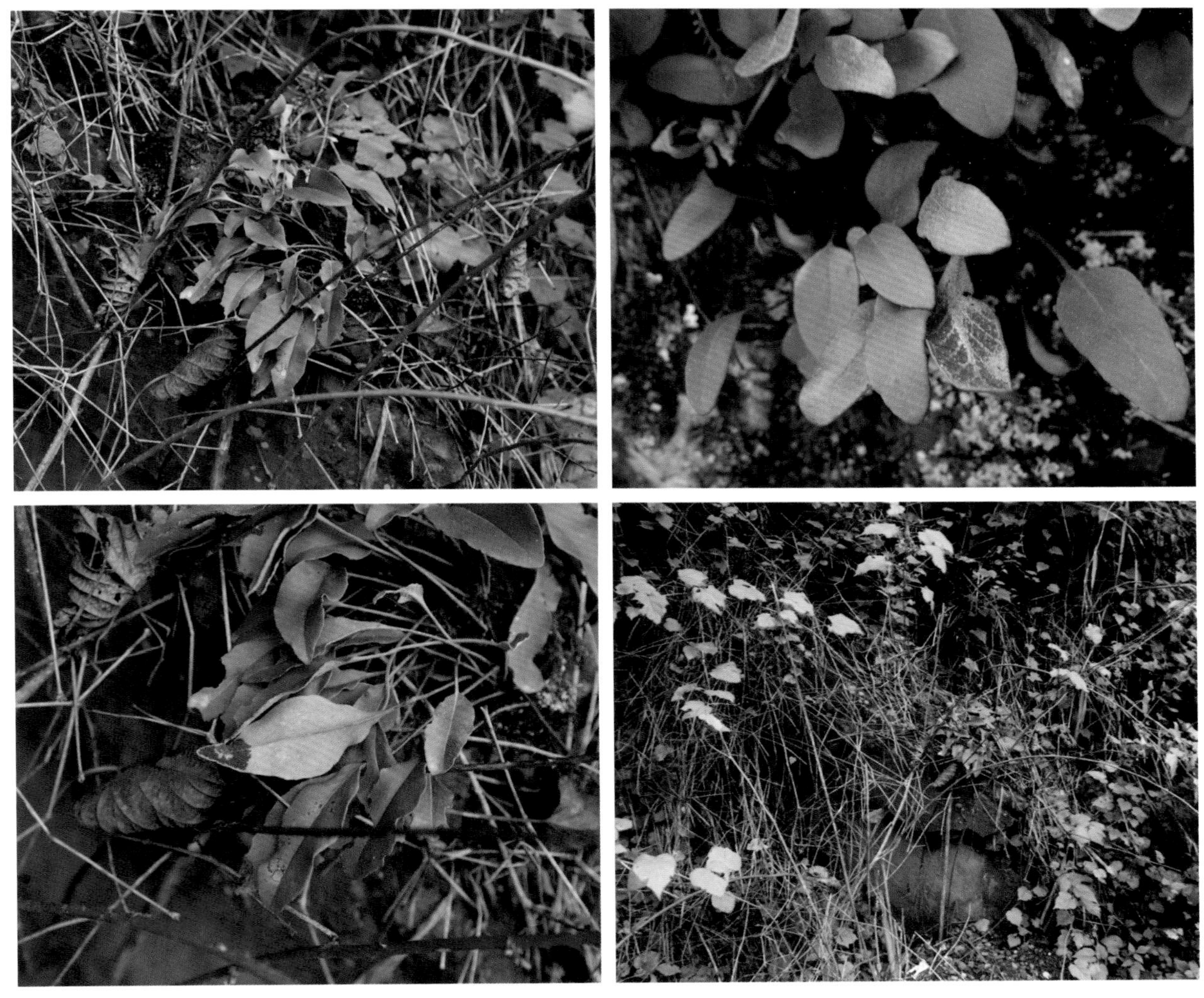

【形态特征】多年生附生草本。根状茎细长横走，如粗铁丝，密被褐棕色、卵状披针形鳞片；鳞片长尾状渐尖头，边缘具睫毛。叶片通常长 3~6cm，具长柄，通常等于叶片长度的 1~2 倍，叶片椭圆形，急尖短钝头，基部楔形，下延。孢子囊群布满叶背，成熟时扩散并汇合；无囊群盖。

【适宜生境】附生于岩石上或树上。

【资源状况】分布于中山区。常见。

【入药部位】叶（石韦）。

【功能主治】利尿通淋，清肺止咳，凉血止血。用于热淋，血淋，石淋，小便不通，淋沥涩痛，肺热喘咳，吐血，衄血，尿血，崩漏。

庐山石韦

石韦、大石韦

Pyrrosia sheareri (Baker) Ching

【标本采集号】511423140619770LY、LEM120730012

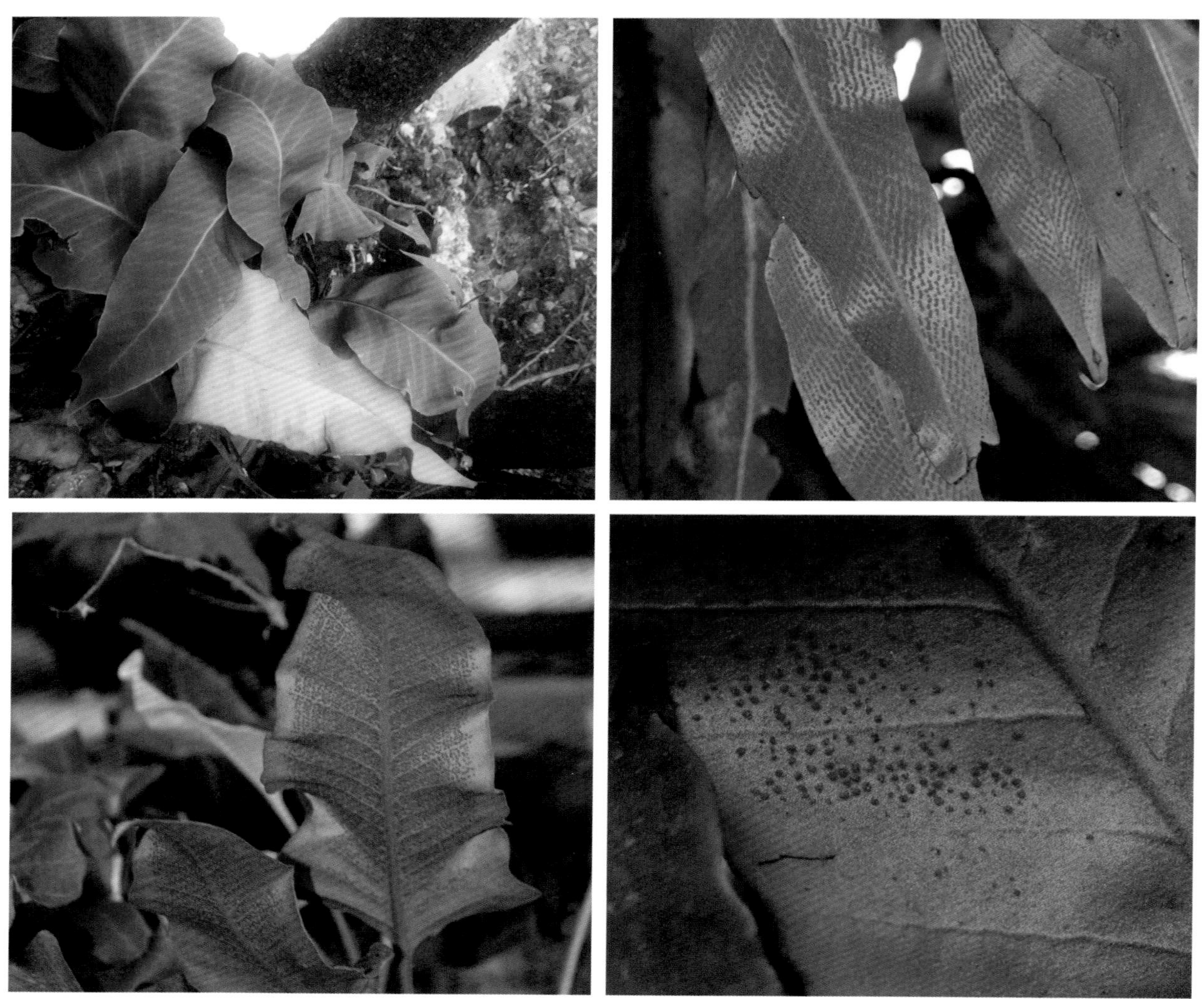

【形态特征】多年生草本，高 20~35cm。根状茎粗壮，横走，密生棕色鳞片；鳞片线形，长渐尖头，边缘具睫毛，着生处近褐色。叶柄基部密被鳞片，向上疏被星状毛，禾秆色至灰禾秆色；叶革质，叶片阔披针形，基部近心形或圆截形，通常对称，最宽，革质。孢子囊群不规则地分布于叶背；无囊群盖。

【适宜生境】附生于海拔 1800m 以下的岩石上或树上。

【资源状况】分布于坝区、低山区、中山区。常见，可以开发利用。

【入药部位】叶（石韦）。

【功能主治】利尿通淋，清肺止咳，凉血止血。用于热淋，血淋，石淋，小便不通，淋沥涩痛，肺热喘咳，吐血，衄血，尿血，崩漏。

石 蕨

鸭舌石韦、石豇豆

Saxiglossum angustissimum (Gies.) Ching

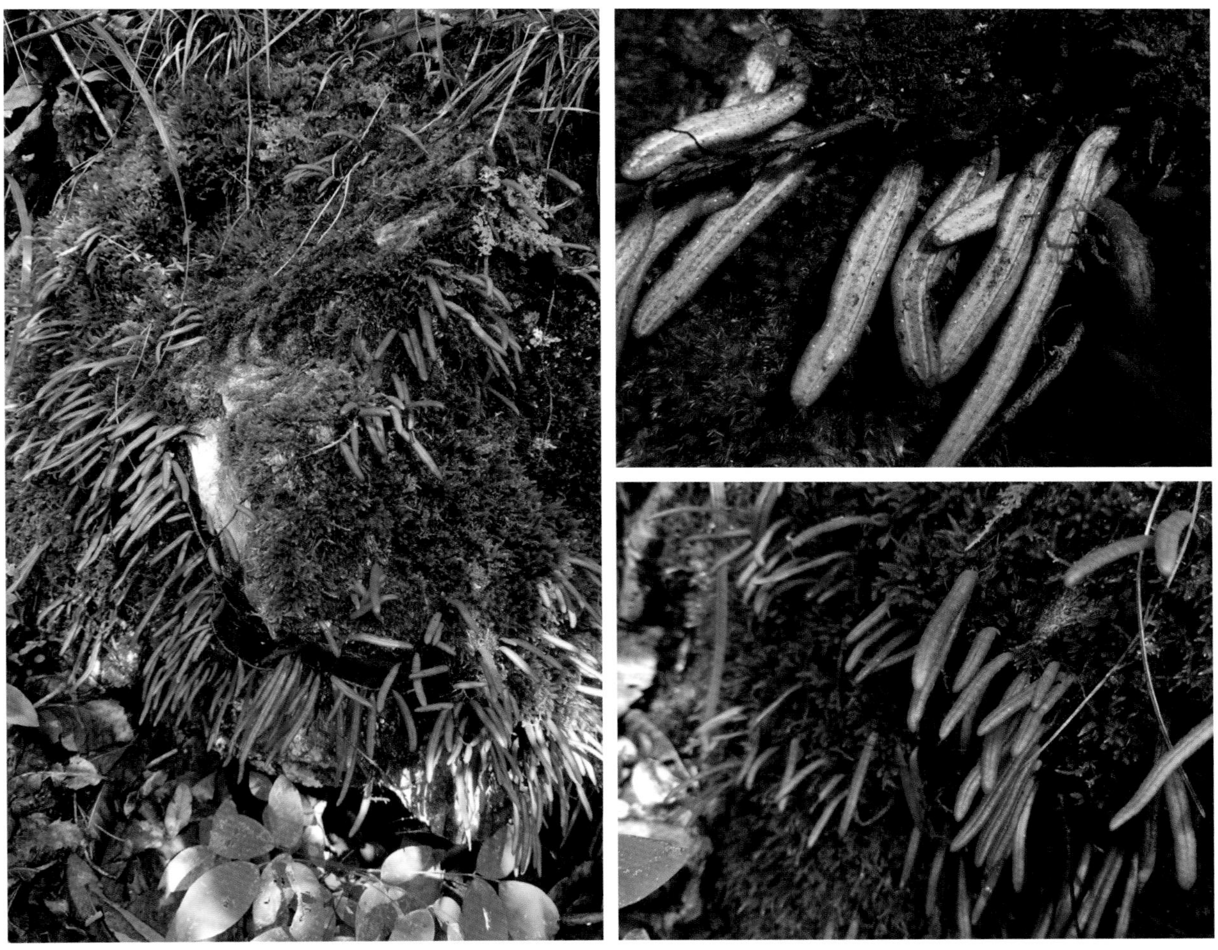

【形态特征】附生草本。根状茎细长横走，密被鳞片；鳞片卵状披针形，长渐尖头，边缘具细齿，红棕色至淡棕色，盾状着生。叶远生，几无柄，基部以关节着生；叶线形，两面被黄色星状毛。孢子囊群条形，在中脉两侧各排成连续的 1 行，被反卷的叶边覆盖。

【适宜生境】附生于岩石上或树上。

【资源状况】分布于中山区。常见。

【入药部位】全草。

【功能主治】清热利湿，凉血止血。用于肺胃出血，鼻出血，疝气肿痛，小便不利，尿路感染，目赤肿痛，咽喉肿痛，肺热咳嗽，崩漏，白带异常。

槲蕨科

石莲姜槲蕨

骨碎补、爬岩姜、光叶槲蕨

Drynaria propinqua (Wall. ex Mett.) J. Sm. ex Bedd.

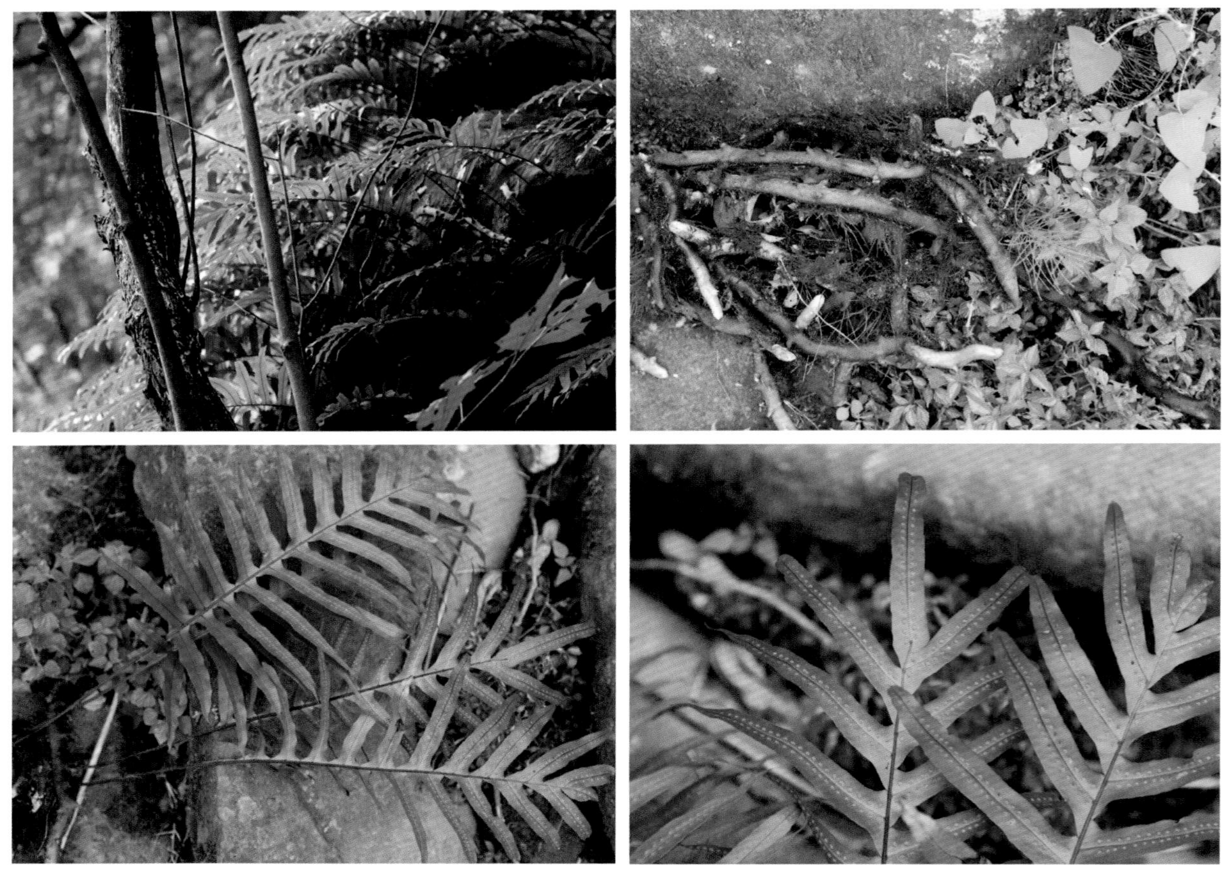

【形态特征】根状茎长而横走，分枝，直径1~2mm，密被鳞片；鳞片贴生，盾状着生，三角形或卵形，边缘具长齿。叶二型；基生不育叶圆形或卵圆形；正常能育叶叶柄狭翅不明显，裂片8~12对，叶片三角形至卵形。孢子囊群圆形，叶背全部分布，在下部裂片多生于基部，在中肋两侧各排成整齐的1行，靠近主脉，生于2~4个小脉交汇处；孢子囊环带加厚细胞（12）13~14（15）个，孢子囊上无腺毛；孢子表面有圆形突起和刺状突起。

【适宜生境】附生于岩石上或树上。

【资源状况】分布于低山区。常见。

【入药部位】根茎。

【功能主治】益肾，强骨，利湿，通经。用于风湿性关节炎，耳鸣，齿痛，下痢，骨折，腰痛，跌打损伤，风湿骨痛，肾虚火泻。

槲蕨 骨碎补、爬岩姜

Drynaria roosii Nakaike

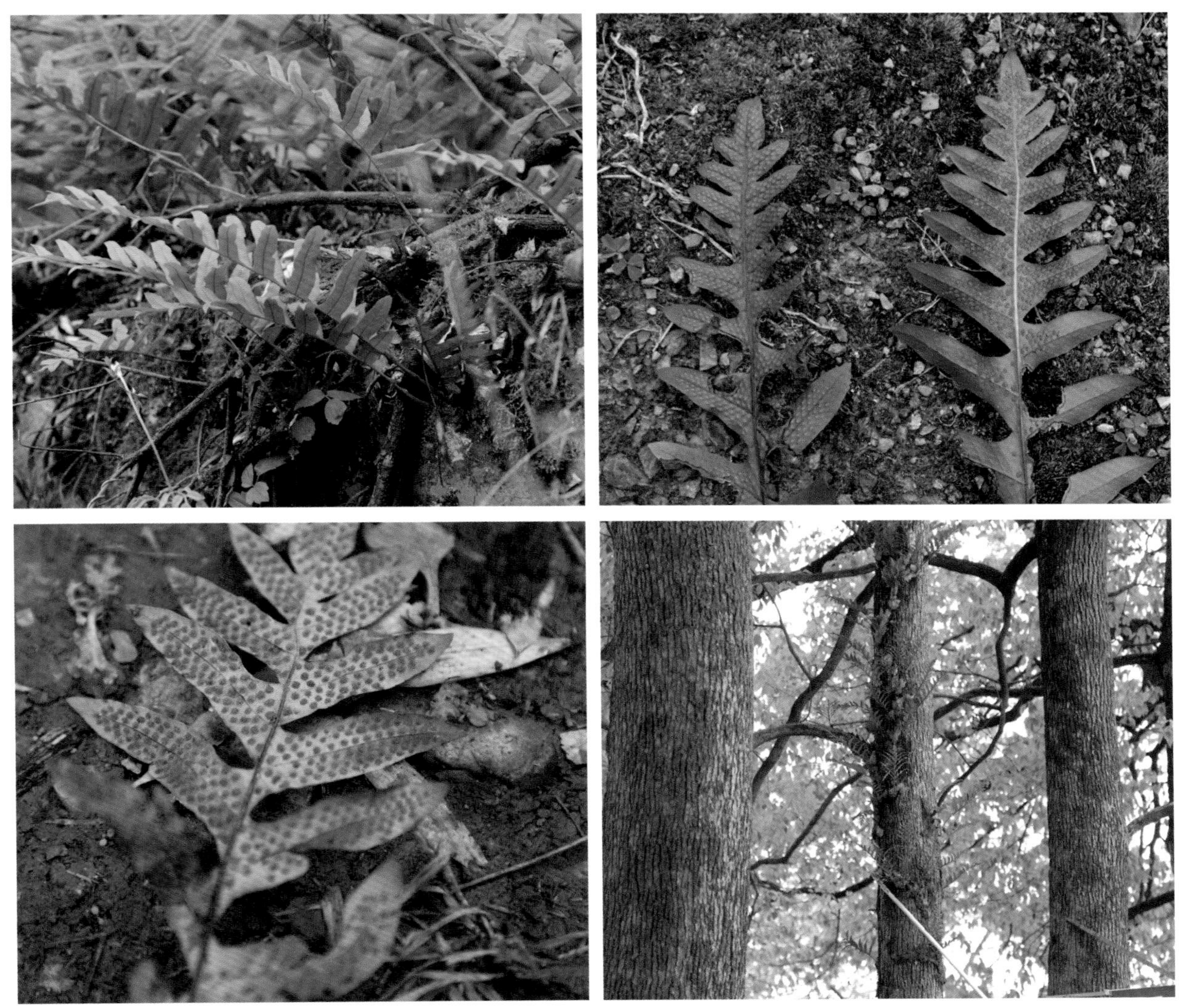

【形态特征】多年生草本，高 20~40cm。根状茎粗壮，肉质，密生棕黄色鳞片；鳞片斜升，盾状着生，边缘有齿。叶长 30~50cm；能育叶裂片宽 2~3cm，先端渐尖；不育叶小，长 3~5cm，宽 2~4cm。孢子囊群圆形、椭圆形，在侧脉之间排成 2~4 行。

【适宜生境】附生于海拔 800m 以下的岩石上或树上。

【资源状况】分布于坝区、低山区。常见，可以大量开发利用。

【入药部位】根茎（骨碎补）。

【功能主治】疗伤止痛，补肾强骨；外用消风祛斑。用于跌扑闪挫，筋骨折伤，肾虚腰痛，筋骨痿软，耳鸣耳聋，牙齿松动；外用于斑秃，白癜风。

秦岭槲蕨

骨碎补、爬岩姜、中华槲蕨

Drynaria sinica Diels

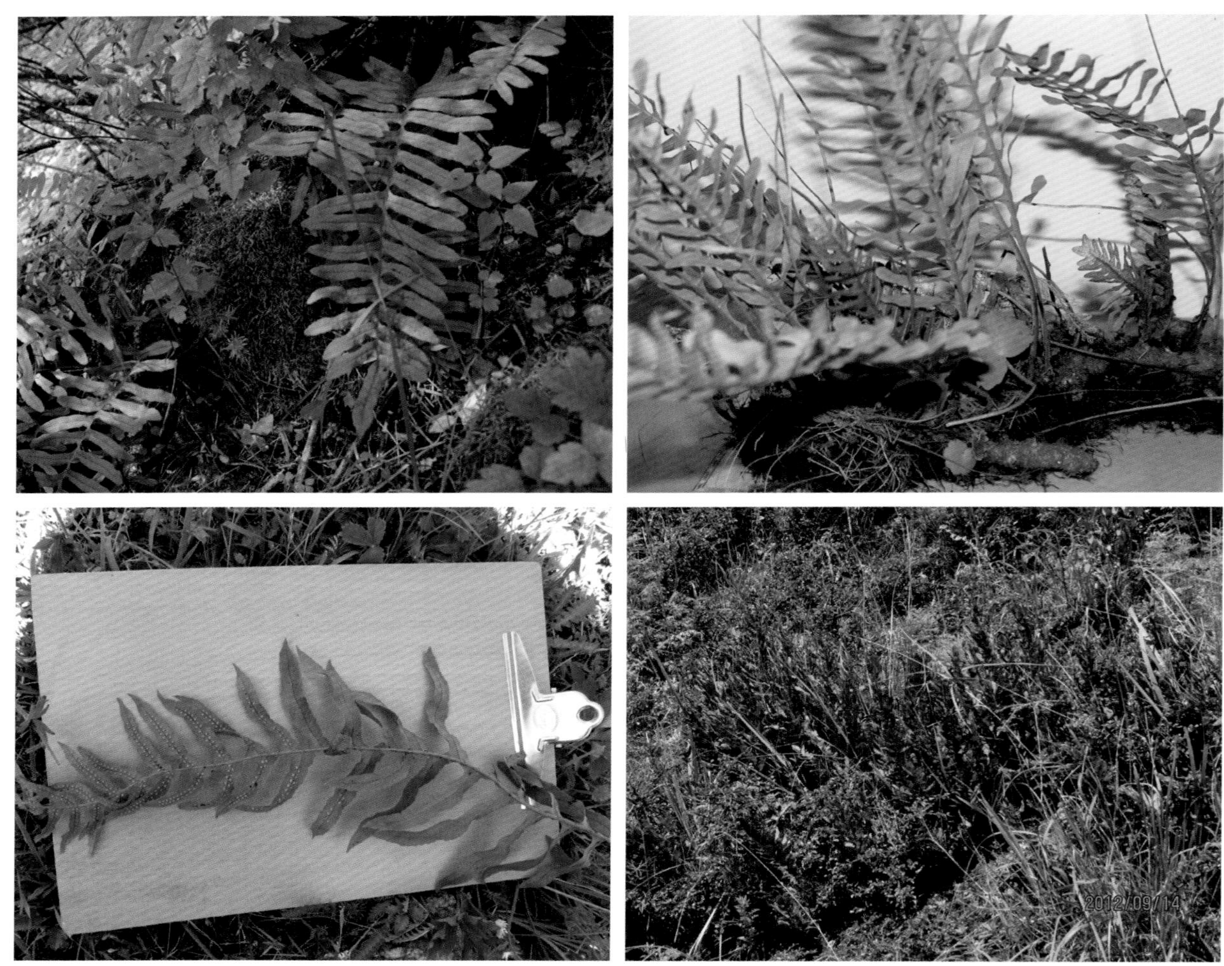

【形态特征】根状茎横走，有宿存的叶柄和叶轴，密被鳞片；鳞片基部着生，呈耳状，边缘重锯齿。叶二型，基部叶有时不见；基部叶无柄或柄很短，长圆披针形，基部渐狭，不呈心形或耳状，在2/3处或以上羽状分裂；上部叶具柄，叶柄明显有翅；叶片羽状深裂。孢子囊群在裂片中肋两侧各1行，通直，靠近中肋，在每2条相邻侧膜间仅有1个，生2~4小脉交汇处；孢子囊上无腺毛。孢子外壁光滑或有褶皱，具刺状突起，周壁具小疣状纹饰。

【适宜生境】附生于岩石上。

【资源状况】分布于中山区。常见。

【入药部位】根茎。

【功能主治】益肾，强骨，利湿，通经。用于风湿关节痛，肠风下血，跌打损伤，腰膝酸痛，肾虚火泻。

剑蕨科

匙叶剑蕨

匙叶剑、石虎

Loxogramme grammitoides (Baker) C. Chr.

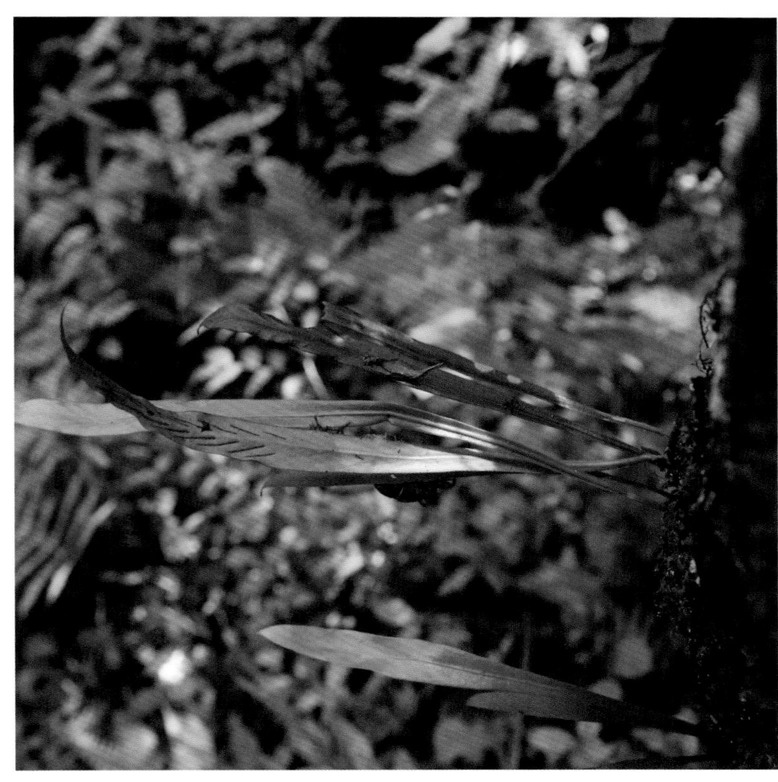

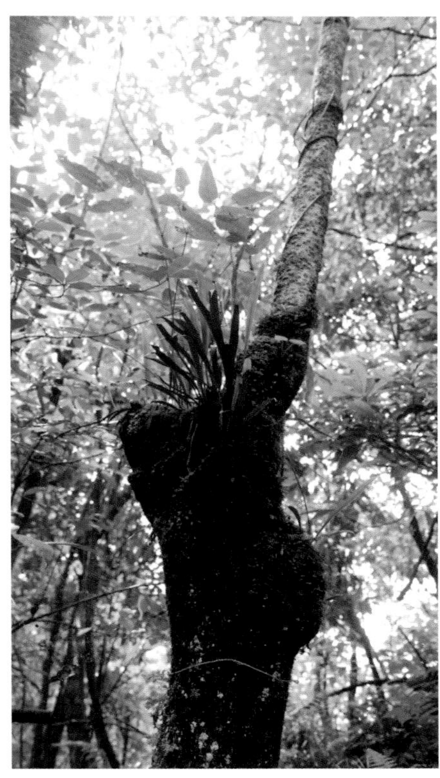

【形态特征】根状茎细长横走，密被鳞片；鳞片褐棕色，披针形，边缘略有微齿。叶远生；叶柄短或近无柄，淡绿色，基部被鳞片；叶匙形，长 5~8cm。孢子囊群呈条形，成熟时矩圆形，多少下陷于叶肉，排列于主脉两侧。

【适宜生境】生于海拔 2000m 左右的岩石上。

【资源状况】分布于中山区。常见。

【入药部位】全草。

【功能主治】清热解毒，消肿排脓。用于无名肿毒，乳腺炎，淋病，尿路结石。

中华剑蕨 *石龙*

Loxogramme chinensis Ching

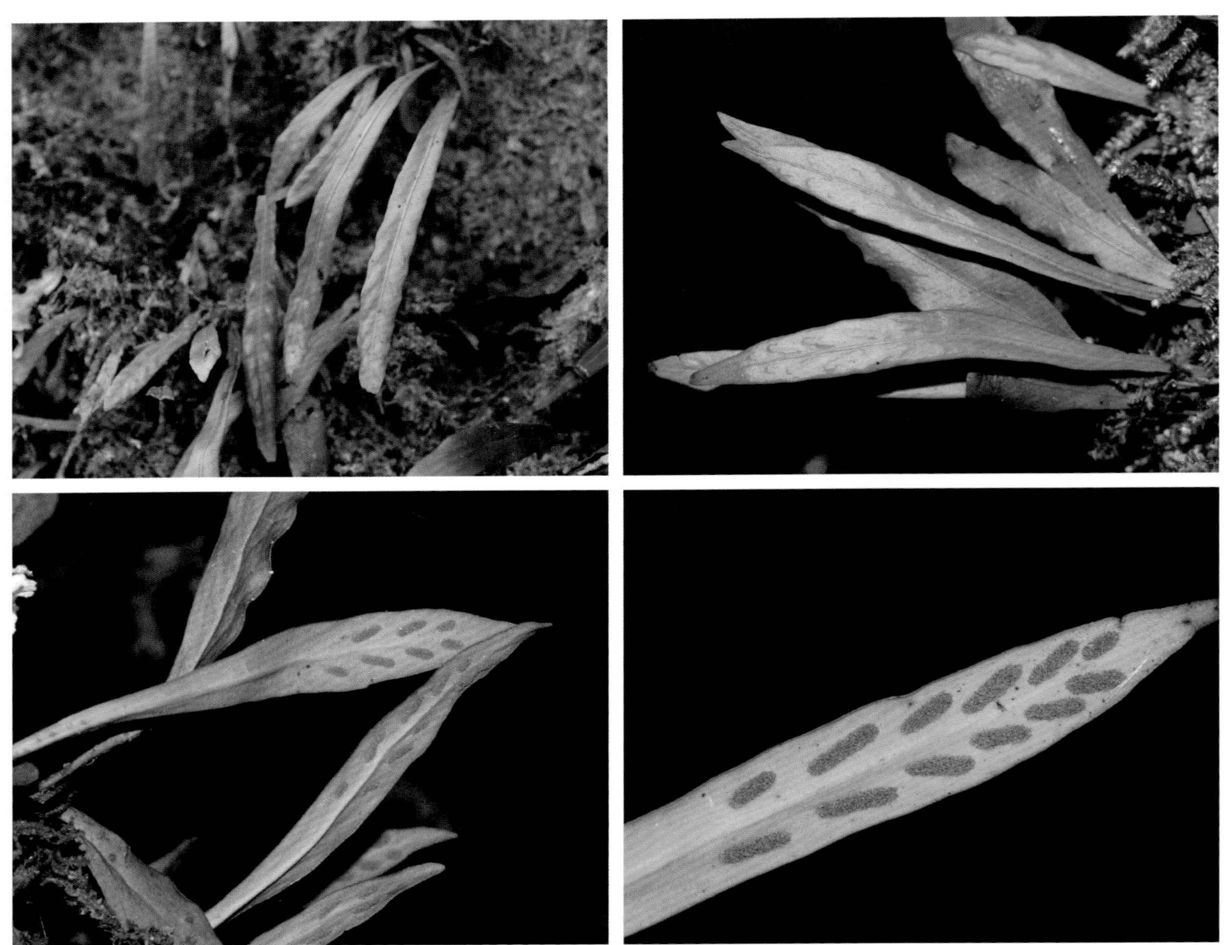

【形态特征】根状茎长而横走，密生鳞片；鳞片质薄，披针形，先端钻状。叶片长5~10cm，宽0.5~1cm，线状披针形，中部最宽，顶端锐尖，基部下延于叶柄基部，全缘或微波状，干后略反卷。孢子囊群靠近中肋生，无隔丝；无囊群盖。

【适宜生境】附生于岩石上。

【资源状况】分布于中山区。常见。

【入药部位】全草。

【功能主治】清热解毒。用于无名肿毒，乳腺炎，淋病，尿路结石。

柳叶剑蕨

七星蕨

Loxogramme salicifolia (Makino) Makino

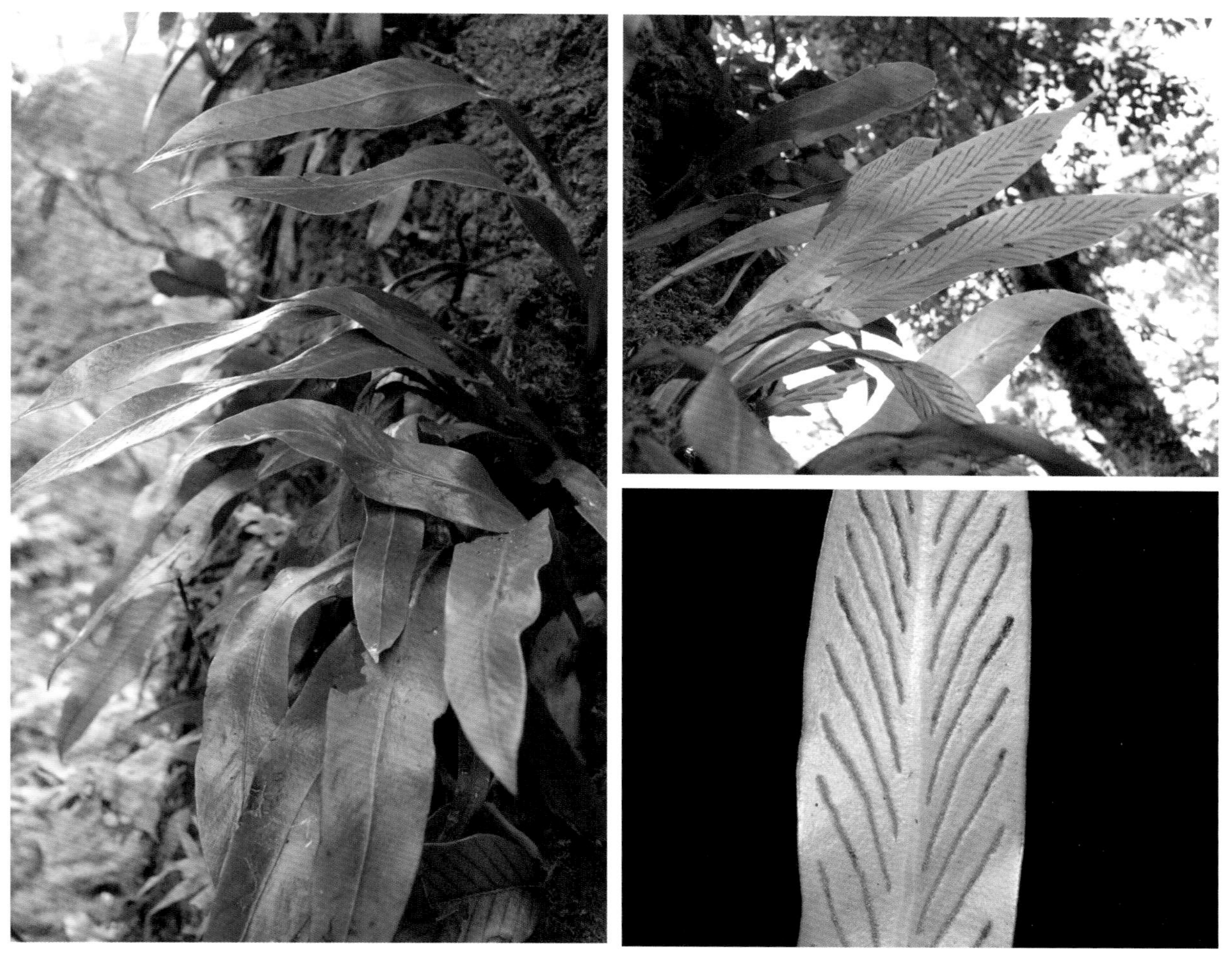

【形态特征】多年生草本，高 15~30cm。根状茎横走，被棕褐色、卵状披针形鳞片。叶远生；柄长 2~5cm 或近无柄，基部有卵状披针形鳞片，向上光滑；叶披针形，叶柄绿色。孢子囊群线形，无隔丝，分布于叶片中部以上，下部不育。

【适宜生境】附生于海拔 900~1500m 的岩石上、树干上。

【资源状况】分布于低山区、中山区。常见，可以适度开发利用。

【入药部位】全草。

【功能主治】清热解毒。用于膀胱炎，乳腺炎，尿道炎，血尿。

书带蕨科

书带蕨

细柄书带蕨

Vittaria flexuosa Fée

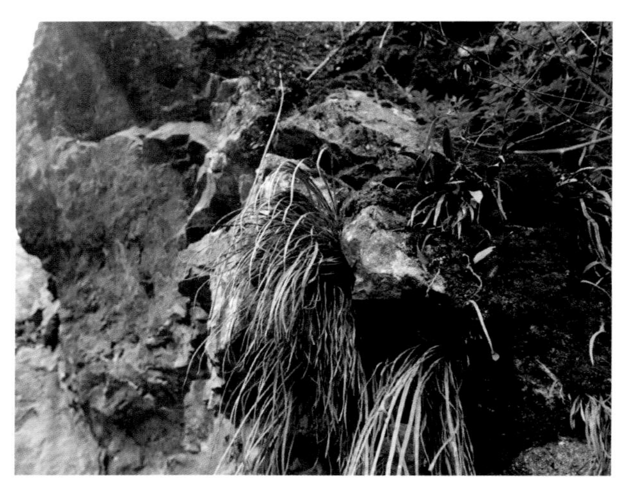

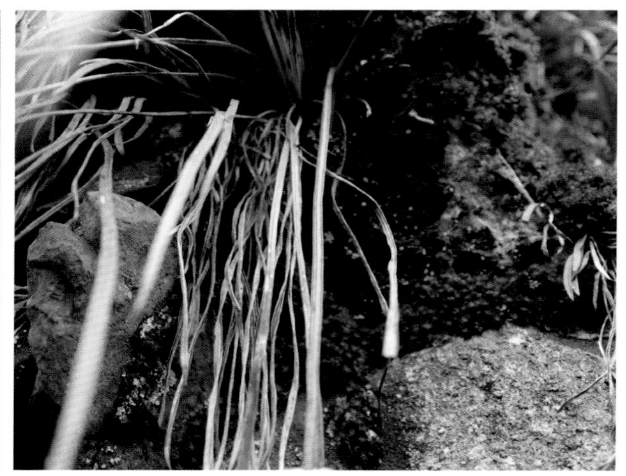

【形态特征】多年生附生草本，下垂，长 15~40cm。根状茎横走，密生鳞片；鳞片黄褐色，钻状披针形，长 4~6mm，先端纤毛状，边缘具睫毛状齿。叶柄短，基部被纤细的小鳞片；叶片线形，宽 4~6mm，中肋背面凸起，狭。孢子囊群线形，生于叶缘内侧的浅沟槽中；孢子囊群线与中肋间距阔。

【适宜生境】生于海拔 1500m 以下的林下阴湿处、溪边。

【资源状况】分布于坝区、低山区、中山区。常见。

【入药部位】全草。

【功能主治】活血调经，行气止痛。用于月经不调，跌打损伤。

车前蕨科

长柄车前蕨

金线标

Antrophyum obovatum Bak.

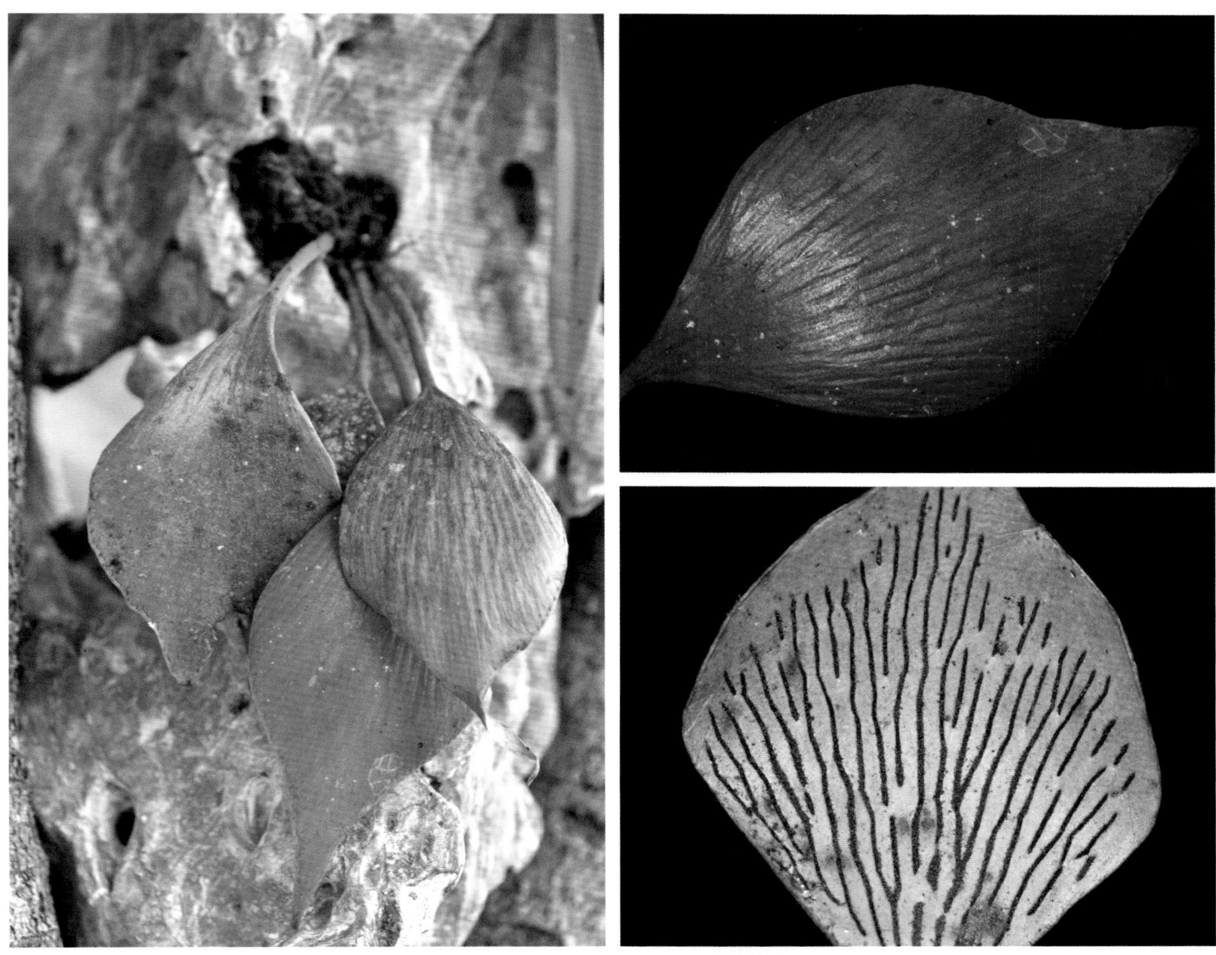

【形态特征】根状茎粗短，直立，密被肉质须根，先端密被鳞片；鳞片黑褐色，披针形，顶端长渐尖而呈纤毛状，边缘有疏细齿，粗筛孔状，筛孔狭长而透明，有虹色光泽。叶簇生，叶片倒卵形，与叶柄等长，最宽处在中部以上；隔丝顶端细胞膨大成头状或倒圆锥状。

【适宜生境】附生于林下岩石上。

【资源状况】分布于中山区。常见。

【入药部位】全草。

【功能主治】清热解毒，活血行瘀。用于乳腺炎。

蘋　科

蘋

田字草、四瓣草

Marsilea quadrifolia L.

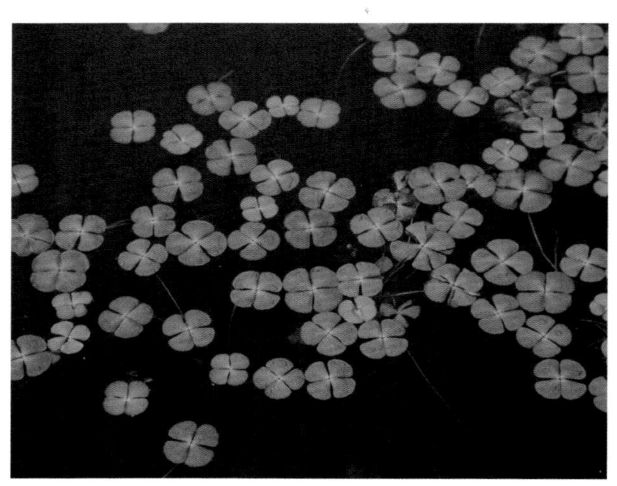

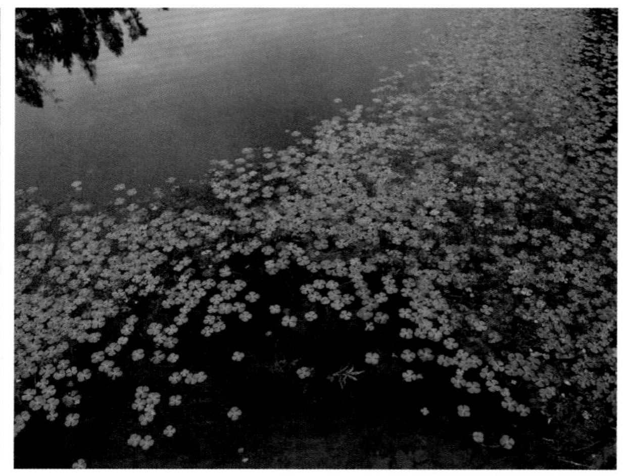

【形态特征】多年生水生草本。根状茎细长横走，分枝，顶端被有淡棕色毛，茎节远离，向上发出1至数枚叶子。叶片为相等的4瓣，叶柄长5~20cm。孢子果双生或单生于短柄上，而柄着生于叶柄基部，长椭圆形，坚硬。

【适宜生境】生于水田、池塘边。

【资源状况】分布于坝区、低山区。常见，可以开发利用。

【入药部位】全草。

【功能主治】清肝，明目，利水，消肿。用于头晕头痛，风火牙痛，高热不退，痈疖肿毒，脚气水肿，白带异常，风热目赤，肾炎浮肿。

槐叶苹科

槐叶苹

大浮漂、蜈蚣草

Salvinia natans (L.) All.

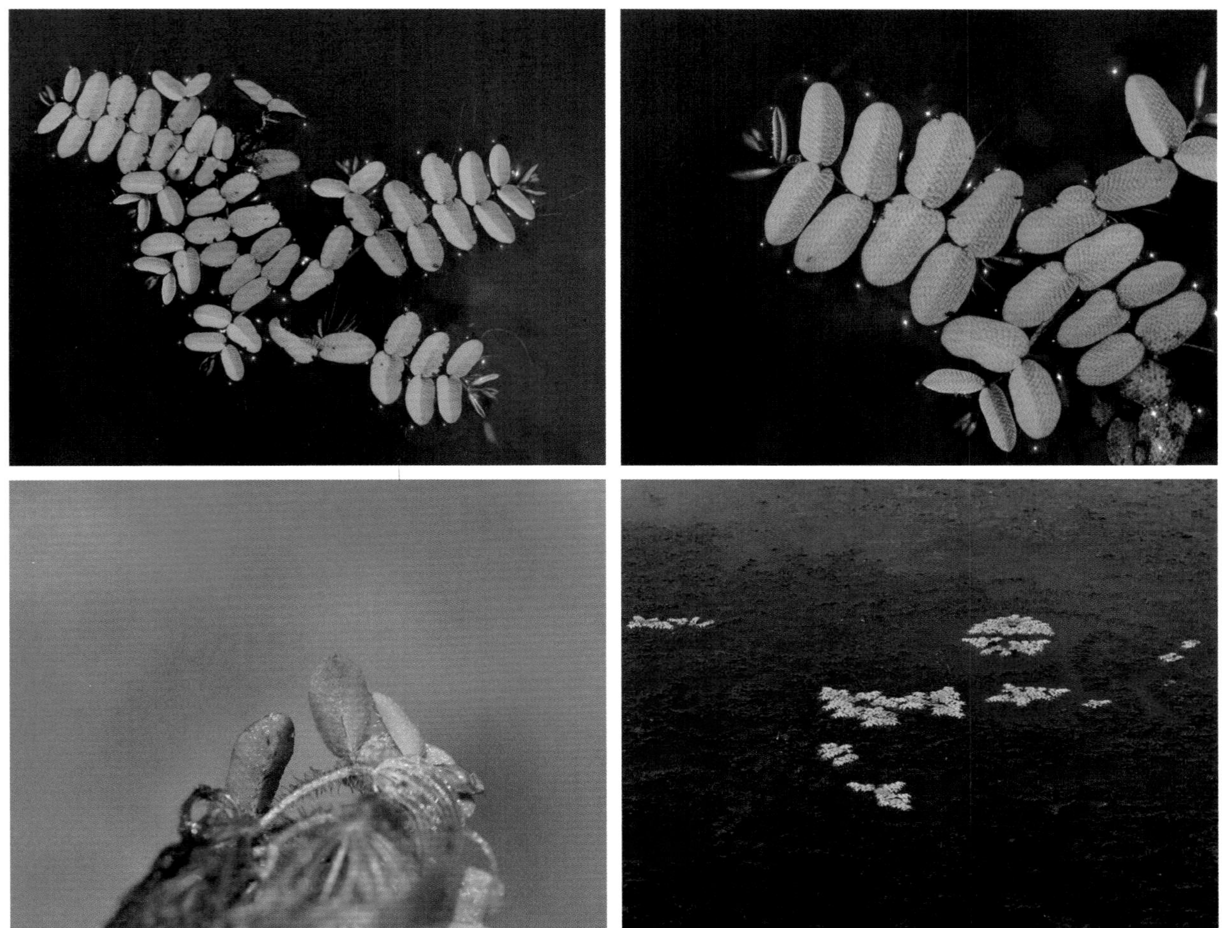

【形态特征】水生漂浮植物。茎细长而横走，被褐色节状毛。3 叶轮生，上面 2 枚叶漂浮水面；叶椭圆形或长圆形，叶背密被棕色茸毛。孢子果簇生于沉水叶的基部，表面疏生成束的短毛；小孢子果表面淡黄色，大孢子果表面淡棕色。

【适宜生境】生于海拔 600m 以下的水田、池塘中。

【资源状况】分布于坝区、低山区。常见，可以开发利用。

【入药部位】全草。

【功能主治】清热，除湿，消肿。用于虚劳发热，痈肿疔毒，瘀血肿痛，浮肿，疔疮，湿疹，火烫伤。

满江红科

满江红 红浮漂

Azolla imbricata (Roxb.) Nakai

【形态特征】植株呈三角形，浮于水面。根状茎细长横走，侧枝腋生，假二歧分枝，向下生须根。叶小，如芝麻，肉质，互生，无柄，分裂为 2 片，有乳头状突起，秋季变红。孢子果双生于分枝处；大孢子果体积小，长卵形，顶部喙状小孢子果体积较大，圆球形或桃形。

【适宜生境】生于水田中。

【资源状况】分布于坝区、低山区。常见，可以开发利用。

【入药部位】全草。

【功能主治】发汗，利尿，祛风，胜湿，止渴。用于风寒感冒，全身发痒，风湿疼痛，麻疹透发不出，水肿。

苏铁科

苏　铁

铁树、铁甲松

Cycas revoluta Thunb.

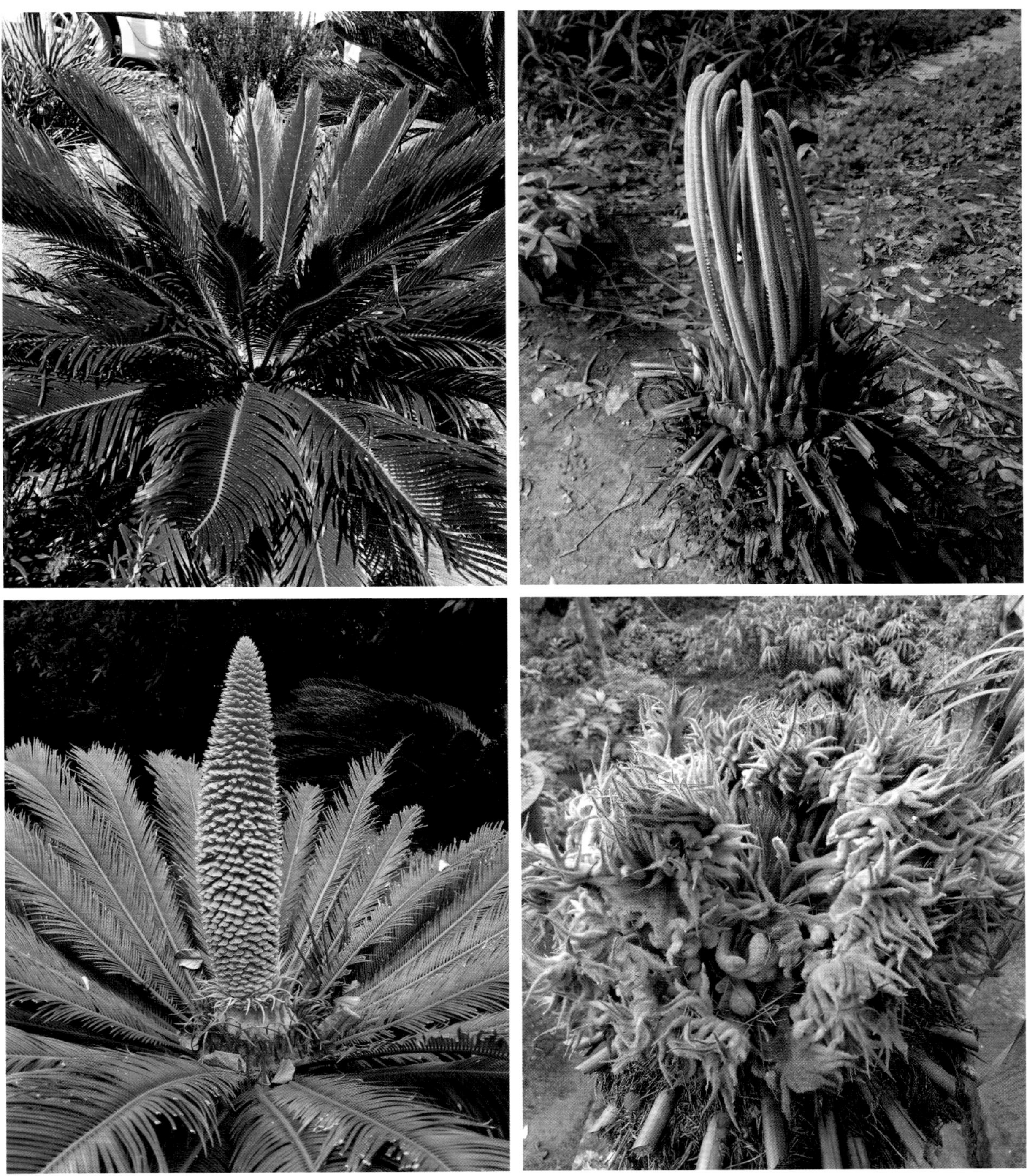

【形态特征】常绿，高1~4m。茎干顶端被厚绒毛，密被宿存的叶基和叶痕。叶的羽片呈“V”字形伸展，革质，边缘明显反卷，叶面中脉微凹，叶背微被柔毛，中脉显著隆起，上部渐窄，先端刺尖。大孢子叶密被绒毛。种子疏被绒毛，熟时朱红色；中种皮光滑，两侧不具槽。授粉期6~7月，种子成熟期10月。

【适宜生境】庭院栽培。

【资源状况】分布于低山区。常见。

【入药部位】根、叶、花、种子。

【功能主治】根祛风通络，活血止血。用于风湿麻木，筋骨疼痛，跌打损伤，劳伤吐血，腰痛，带下病，口疮。叶理气止痛，散瘀止血，消肿解毒。用于肝胃气滞疼痛，经闭，吐血，便血，痢疾，肿毒，外伤出血，跌打损伤。花理气祛湿，活血止血，益肾固精。用于胃痛，慢性肝炎，风湿疼痛，跌打损伤，咳血，吐血，痛经，遗精，带下病。种子平肝降压，镇咳祛痰，收敛固涩。用于高血压，慢性肝炎，咳嗽痰多，痢疾，遗精，带下病，跌打，刀伤。

银杏科

银　杏 白果

Ginkgo biloba Linn.

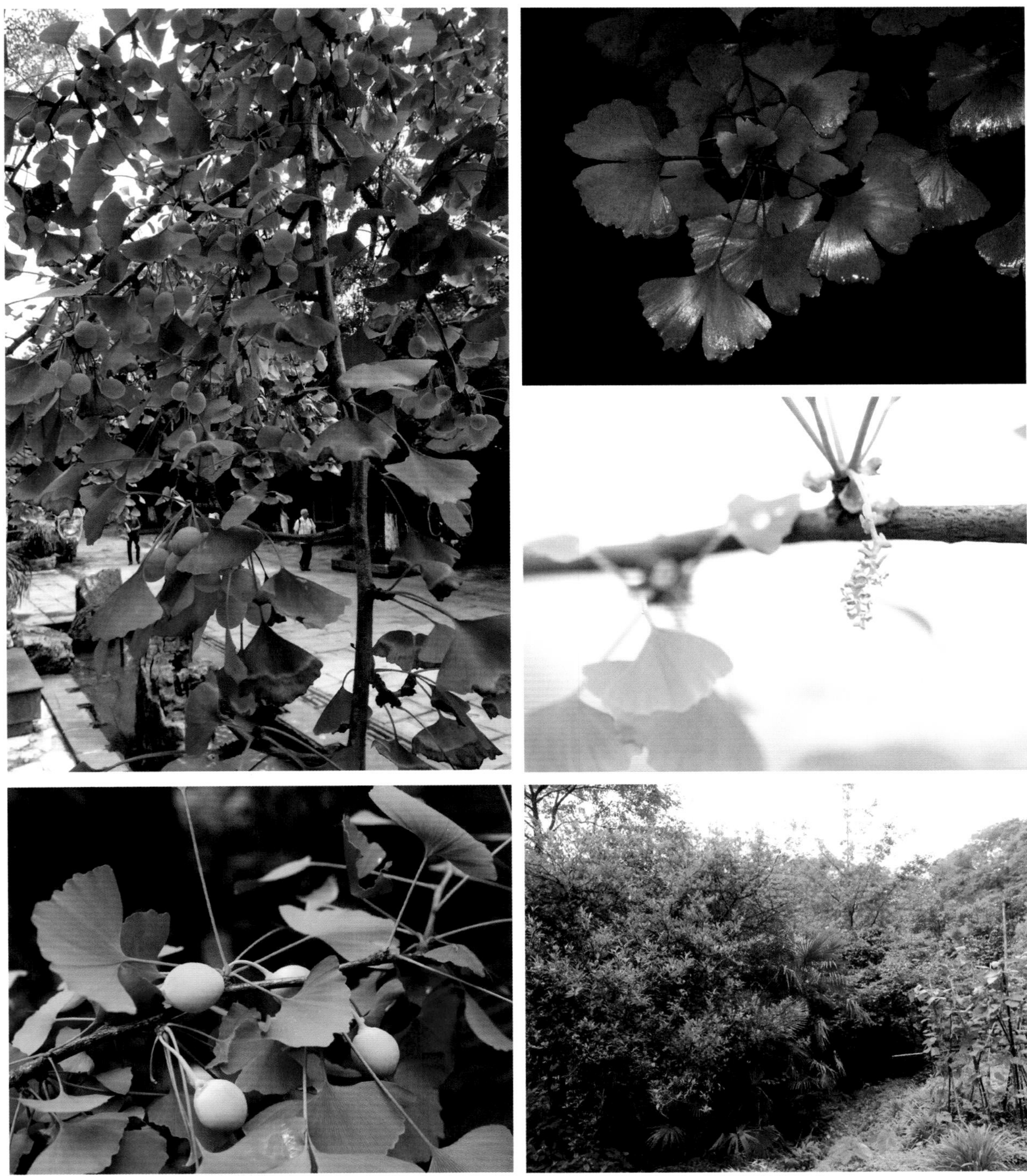

【形态特征】落叶乔木，高达 35m。叶在长枝上散生，在短枝上簇生，具长柄；叶片扇形，具多数二歧分枝的平行细脉，基部宽楔形，上部边缘有浅或深的波状缺刻。雌雄球花生于短枝叶腋上。中种皮骨质，白色，种子具长柄，肉质假种皮被白粉。花期 3~4 月，种子 9~10 月成熟。

【适宜生境】栽培。

【资源状况】分布于低山区、中山区。常见，目前大量人工栽培，叶与果实都可以大量开发利用。

【入药部位】叶（银杏叶）、种仁（白果）。

【功能主治】叶益气敛肺，化湿止泻。用于胸闷心痛，心悸怔忡，带下病，咳嗽痰喘，泻痢。种仁敛肺气，止咳平喘，止带浊，缩小便。用于咳嗽，哮喘，白带异常，白浊，遗精，淋病，小便频数；外用于鸡眼，足疣。

松 科

冷 杉 冷杉果

Abies fabri (Mast.) Craib

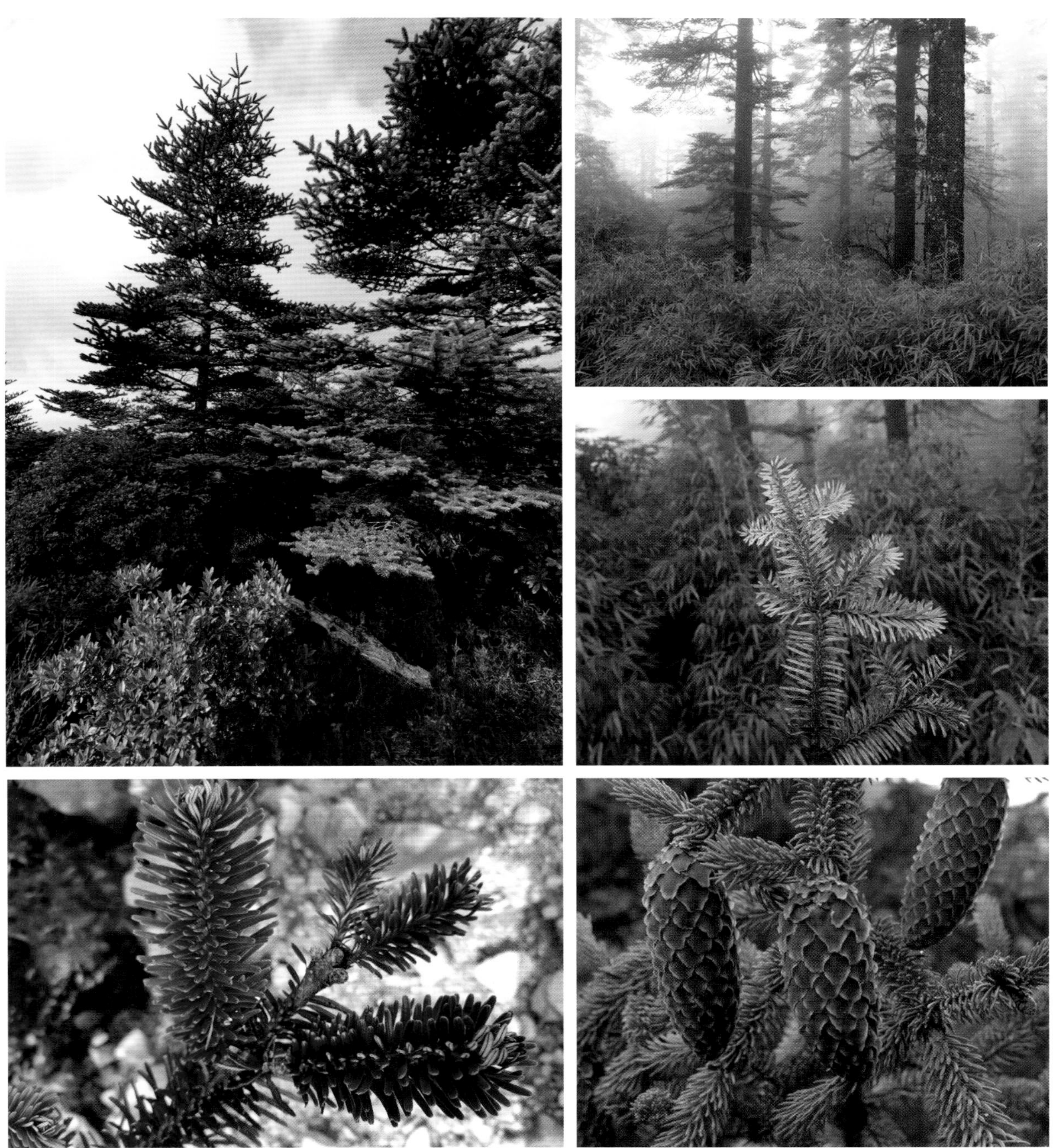

【形态特征】乔木，高达40m。树皮分裂为不规则的薄片，大枝向上斜展。叶长达2.7cm，边缘微反卷，干后反卷明显，树脂道边生。球果长6~11cm，成熟时暗黑色或淡黄黑色；中部种鳞扇状四边形；苞鳞尖头露出，常反曲。种子长椭圆形。

【适宜生境】生于海拔3000m以下的山坡、谷地。

【资源状况】分布于峨眉山各地。野生少见，大量人工栽培，主要作为行道树。

【入药部位】果实。

【功能主治】理气，散寒，止痛。用于脘腹冷痛，疝气腹痛。

华山松　五须松、青松

Pinus armandii Franch.

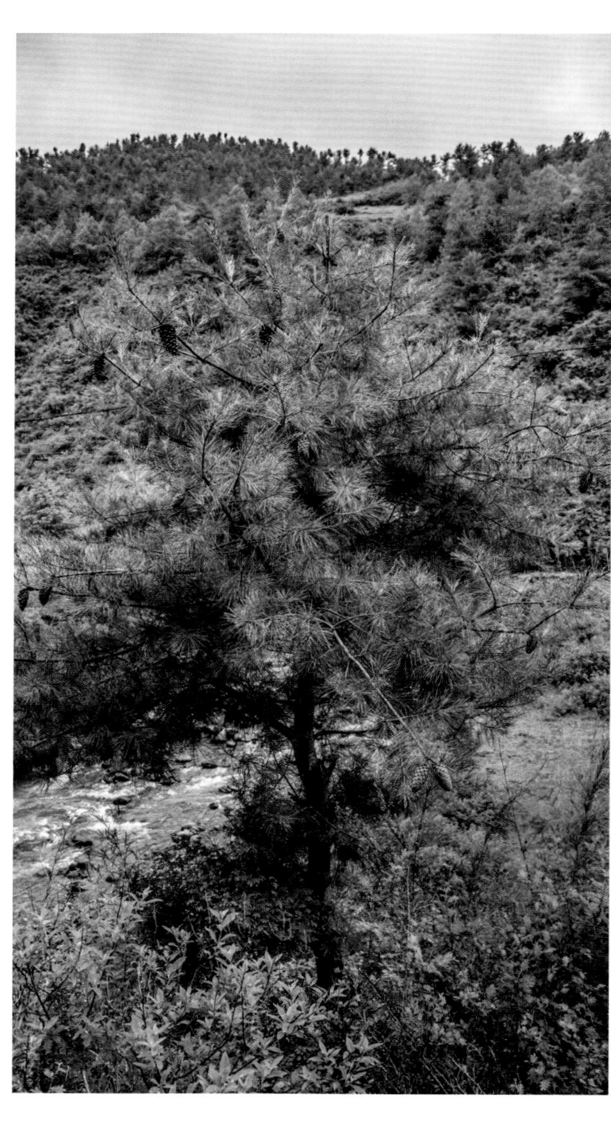

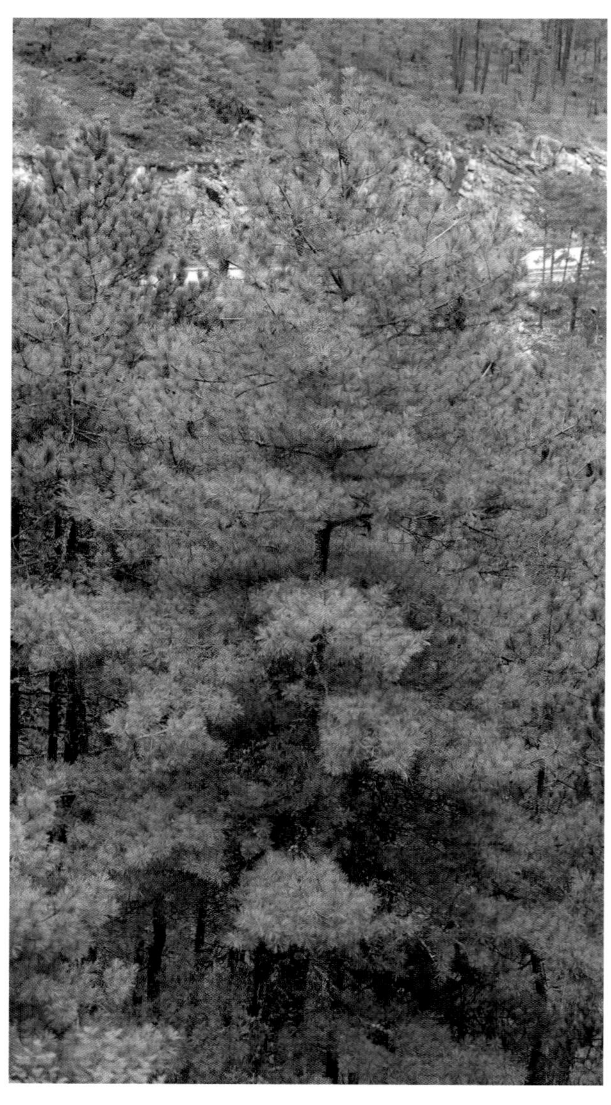

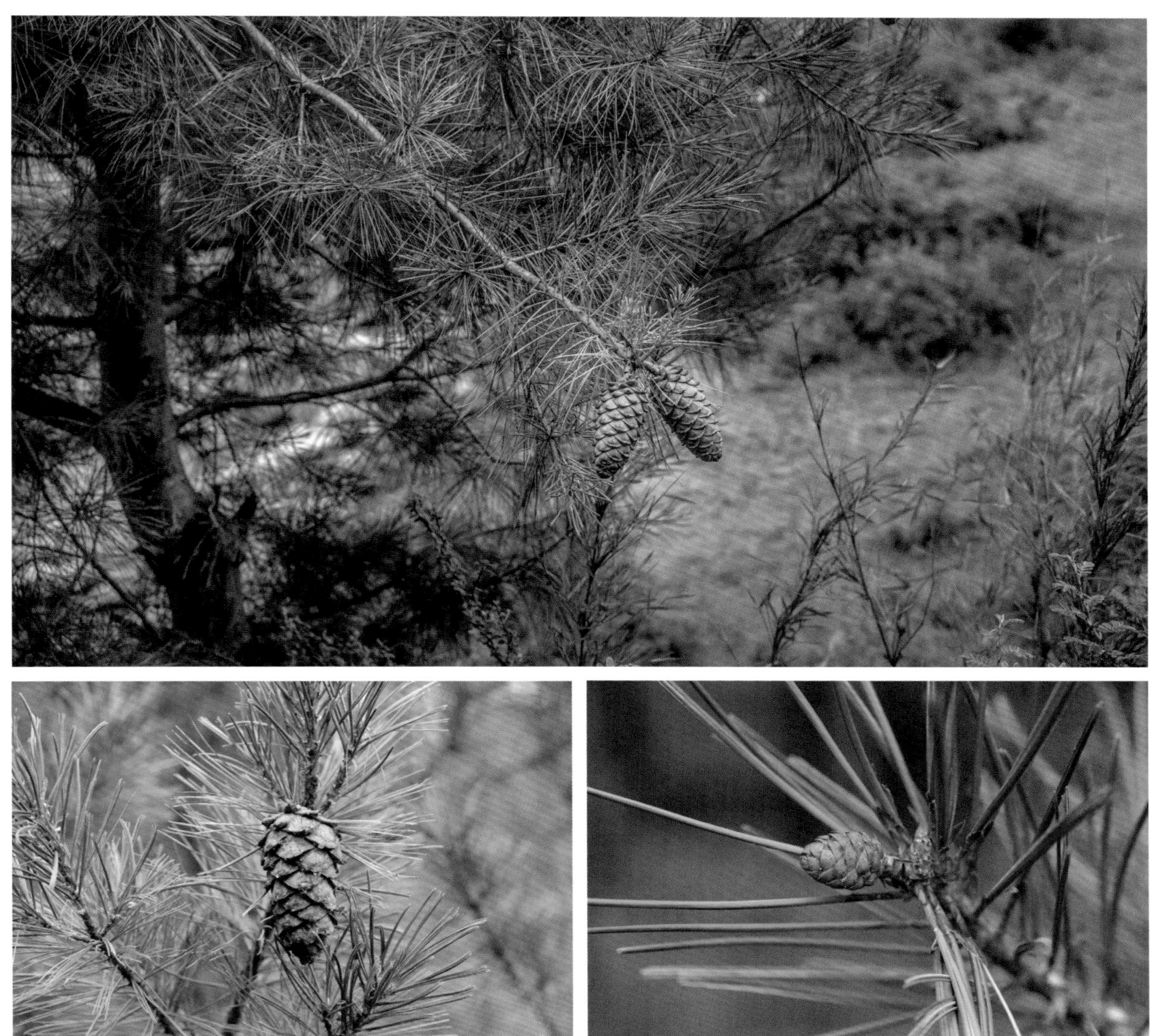

【形态特征】乔木，高达 35m。小枝无毛。针叶 5（~7）针 1 束。冬芽近圆柱形，褐色，微具树脂，芽鳞排列疏松。雄球花黄色，卵状圆柱形，长约 1.4cm，基部围有近 10 枚卵状匙形的鳞片，多数集生于新枝下部而呈穗状，排列较疏松。球果成熟时张开，鳞盾边缘不反曲，鳞脐顶生。种子脱落，无翅或具棱脊。授粉期 4~5 月，球果成熟期翌年 9~10 月。

【适宜生境】生于干旱山坡，与马尾松、杉树混杂生长。

【资源状况】分布于低山区。常见。

【入药部位】松节或松树生病后长出的瘤状物（松节）、花粉（松花粉）、针叶（松针）、种仁（松子仁）。

【功能主治】松节或松树生病后长出的瘤状物祛风燥湿，舒筋活络。用于风湿寒痹，筋骨疼痛。花粉祛风益气。用于血虚头昏；外用于湿疮。针叶祛风活血，安神，解毒止痒。用于感冒，风湿关节痛，跌打肿痛，高血压；外用于冻疮，湿疹，疥癣。种仁润肺止咳，安神通便。用于肺热咳嗽，肠燥便秘。

马尾松

松节、丛树

Pinus massoniana Lamb.

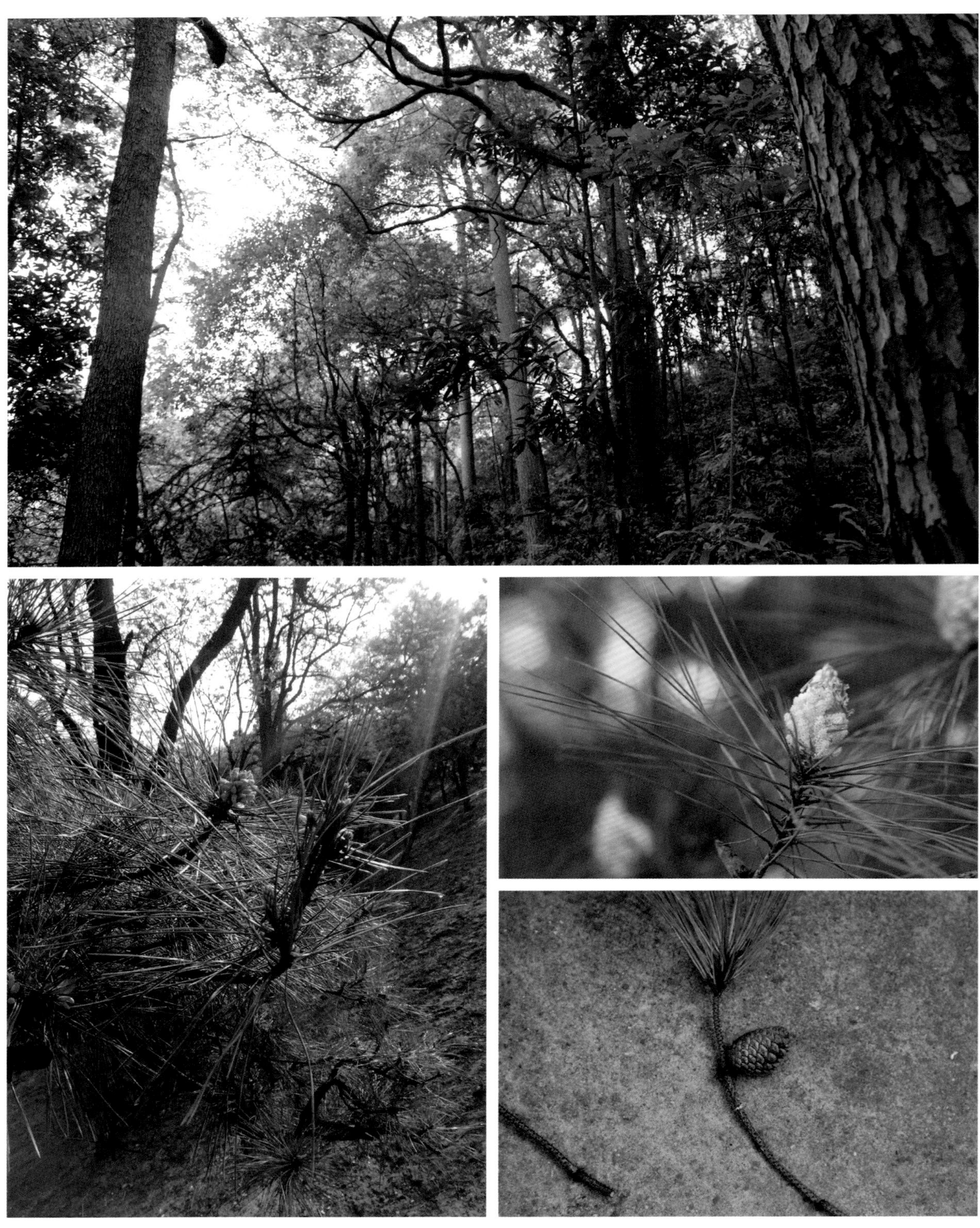

【形态特征】常绿乔木，高达 45m。树皮红棕色，裂成鳞状块片。针叶 2 针 1 束，叶鞘不脱落，细，长达 30cm，直径约 1mm。球果卵圆形，成熟时种鳞张开，鳞盾微隆起或平，鳞脐无刺。种子长卵圆形，有翅，翅长 2.2~2.7cm。授粉期 4~5 月，球果成熟期翌年 10~12 月。

【适宜生境】生于向阳坡、酸性红壤。

【资源状况】分布于低山区。常见。

【入药部位】油树脂除去挥发油后留存的固体树脂（松香）、松节或松树生病后长出的瘤状物（松节）、花粉（松花粉）、针叶（松针）、种仁（松子仁）。

【功能主治】油树脂除去挥发油后留存的固体树脂排脓生肌，除湿杀虫。用于风痛，痈疽恶疮，秃头。松节或松树生病后长出的瘤状物祛风燥湿，益气止痛。用于夜盲症，风湿骨痛，下肢骨烧痛，历节风痛，转筋挛急，脚气痿软，鹤膝风。花粉润心肺，收敛止血。外用于刀伤，湿疹，黄水疮，皮肤糜烂，脓水淋漓。针叶安神，解毒，活血止血，利气血，预防流行性感冒与流行性脑脊髓膜炎。用于失眠，维生素 C 缺乏症，脚气水肿，跌打损伤，气痛发痧。种仁润肺止咳，安神通便。用于肺热咳嗽，肠燥便秘。

杉 科

铁 杉 *Tsuga chinensis* (Franch.) Pritz.

【标本采集号】LEM120723012

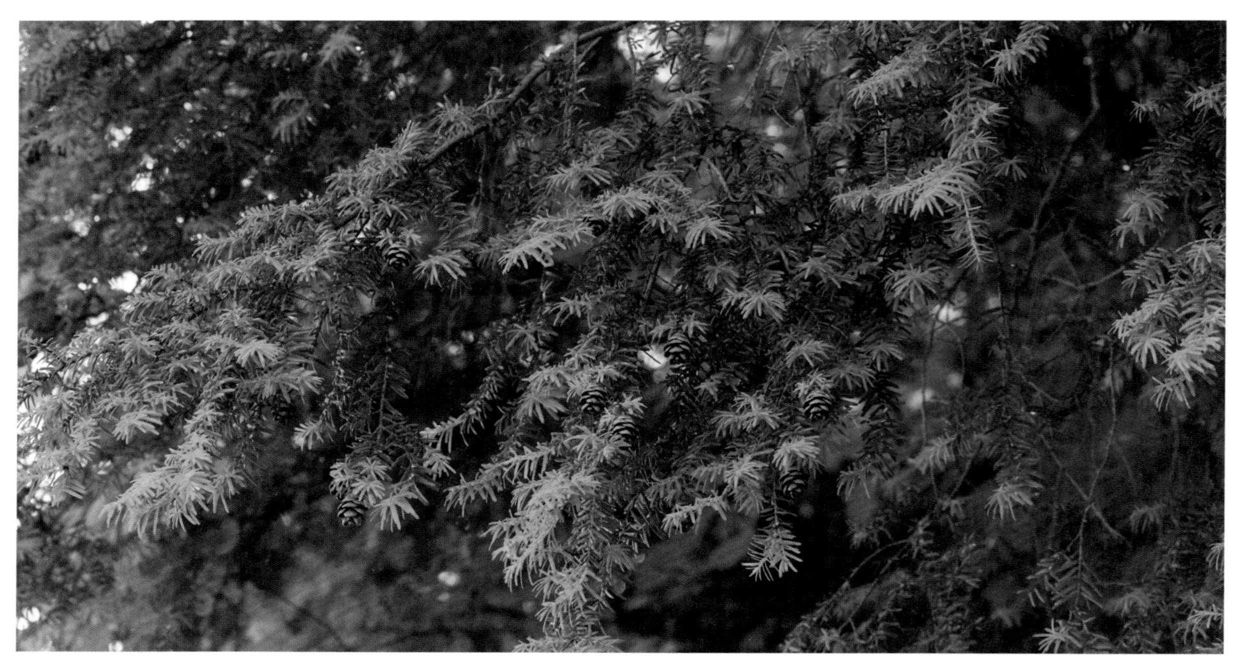

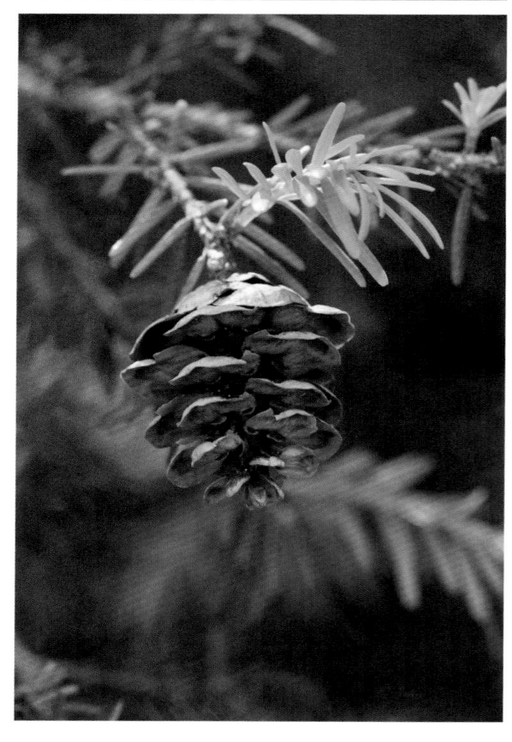

【形态特征】乔木，高达 50m，胸径达 1.6m。树皮暗深灰色，纵裂，呈块状脱落。叶线形，排成不规则 2 列，先端有凹缺，叶面中脉凹下，叶背有 2 条灰绿色气孔带。雄球花单生于叶腋，雌球花单生于侧枝顶端。球果当年成熟，下垂，长 1.5~2.5cm，种鳞上端边缘微内曲，苞鳞短，倒三角状楔形或斜方形，种翅上部较窄。种子连翅长 7~9mm。授粉期 4 月，球果成熟期 10 月。

【适宜生境】生于山区。

【资源状况】分布于低山区、中山区、高山区。少见。

【入药部位】根、叶。

【功能主治】祛风除湿。用于风湿疼痛。

评　　述　珍稀濒危植物。

杉　木

杉树、杉材

Cunninghamia lanceolata (Lamb.) Hook.

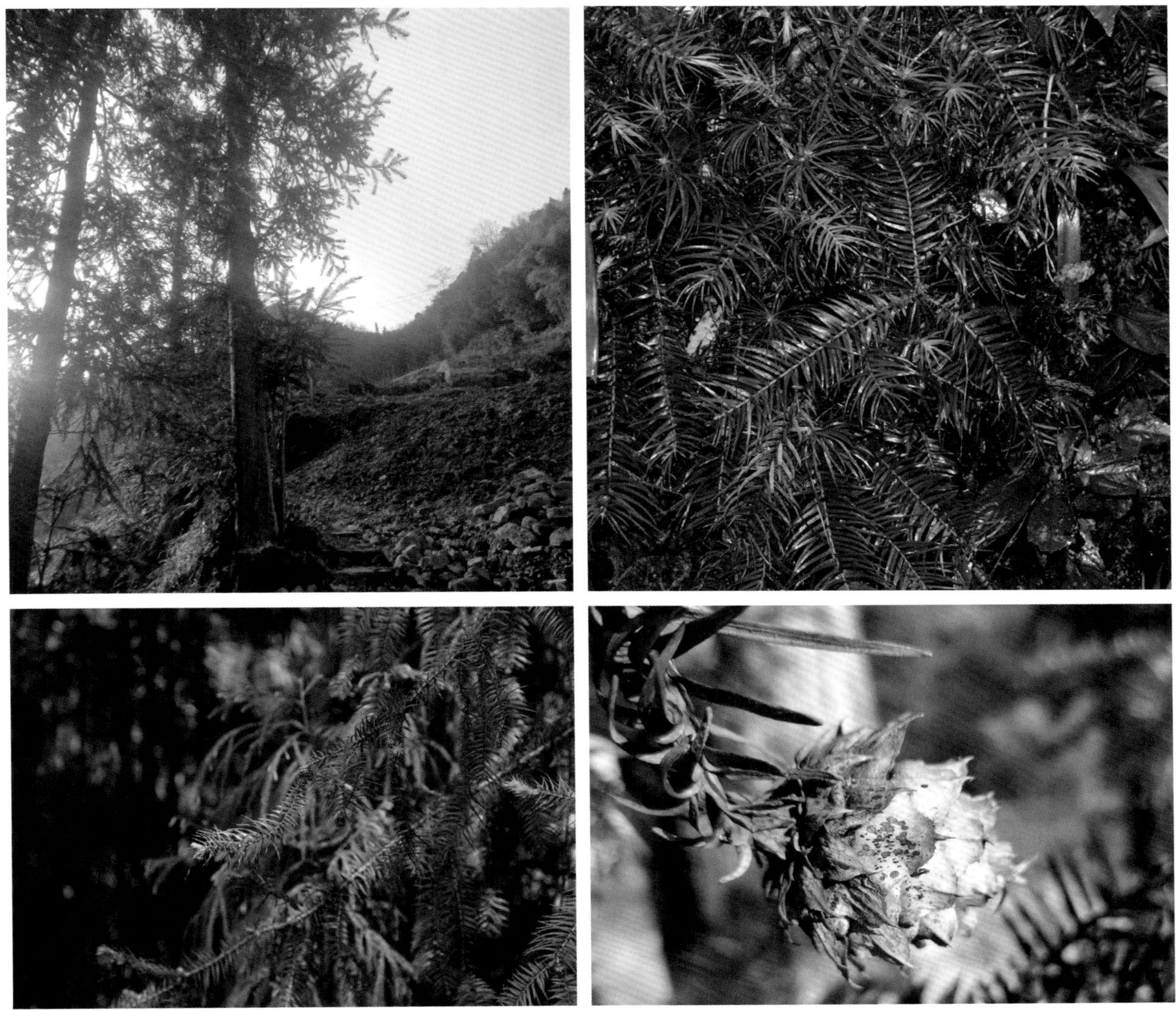

【形态特征】常绿乔木，高达 30m。树皮灰褐色，裂成长条状。叶螺旋状排列，线状披针形，基部下延，边缘有细齿，先端有刺尖。雄球花多数，簇生于枝顶；雌球花 1~3 个生于枝顶。球果的苞鳞大，边缘有锯齿；种鳞小，每种鳞有 3 种子。种子长卵圆形，有光泽，两侧边缘有翅。授粉期 3~4 月，种子成熟期 10~11 月。

【适宜生境】栽培或生于向阳坡地。

【资源状况】分布于低山区、中山区。常见，可以大量开发利用。

【入药部位】心材、根皮。

【功能主治】心材避秽，止痛，散湿毒，降逆气。用于疝气痛，脚痛，发痧腹痛，脚气病。根皮散瘀消肿，行气止痛。用于疝气痛，脚痛，发痧腹痛；外用于金疮疥癣。

水　杉 *Metasequoia glyptostroboides* Hu et Cheng

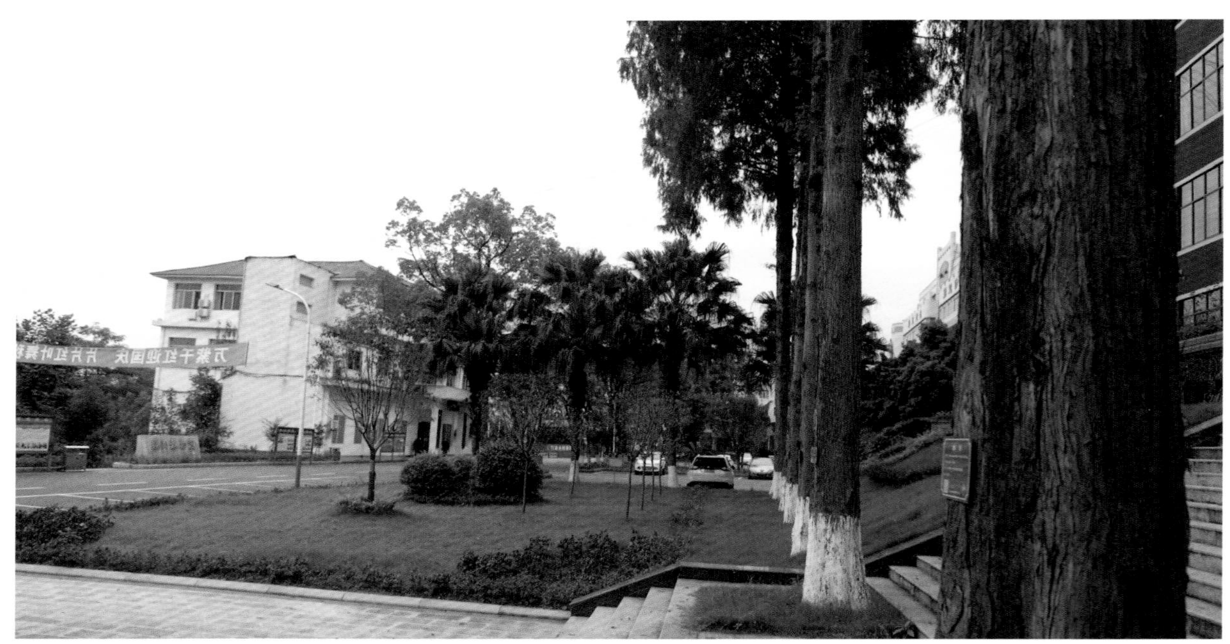

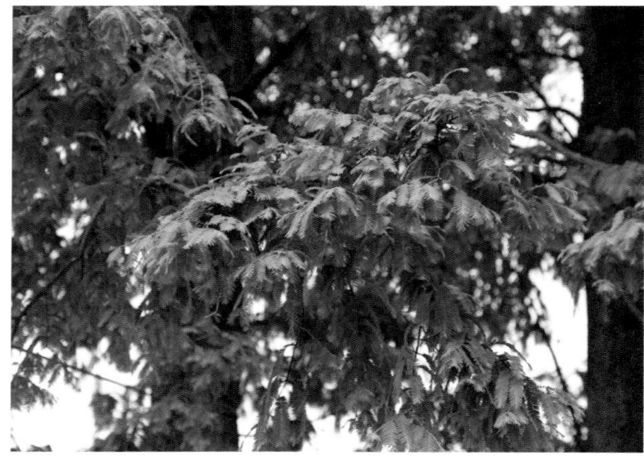

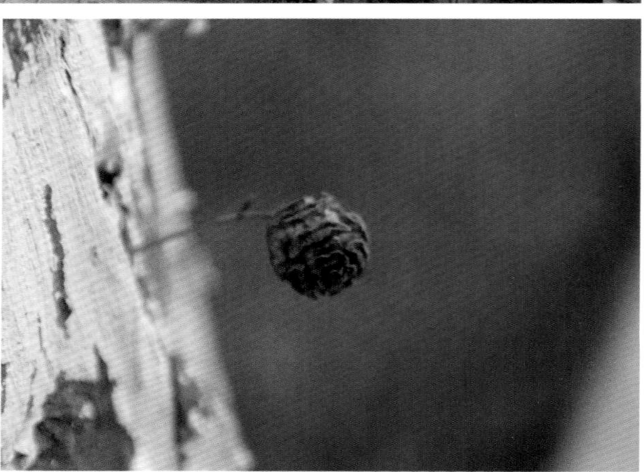

【形态特征】落叶乔木。小枝对生，下垂。叶、种鳞均交互对生。叶线形，排成羽状。雄球花在枝顶排成总状或圆锥花序；雌球花单生于侧枝顶端。球果近球形，下垂；种鳞木质，盾形；每种鳞具 5~9 种子。种子周围有窄翅。授粉期 2~3 月，种子成熟期 10~11 月。

【适宜生境】生于海拔 400~1000m 的向阳山坡。

【资源状况】分布于坝区、低山区。多栽培为行道树。常见，可以大量开发利用。

【入药部位】叶、果。

【功能主治】清热解毒，杀虫。用于瘰疬，疥癣。

柏 科

柏 木

柏树、柏香树

Cupressus funebris Endl.

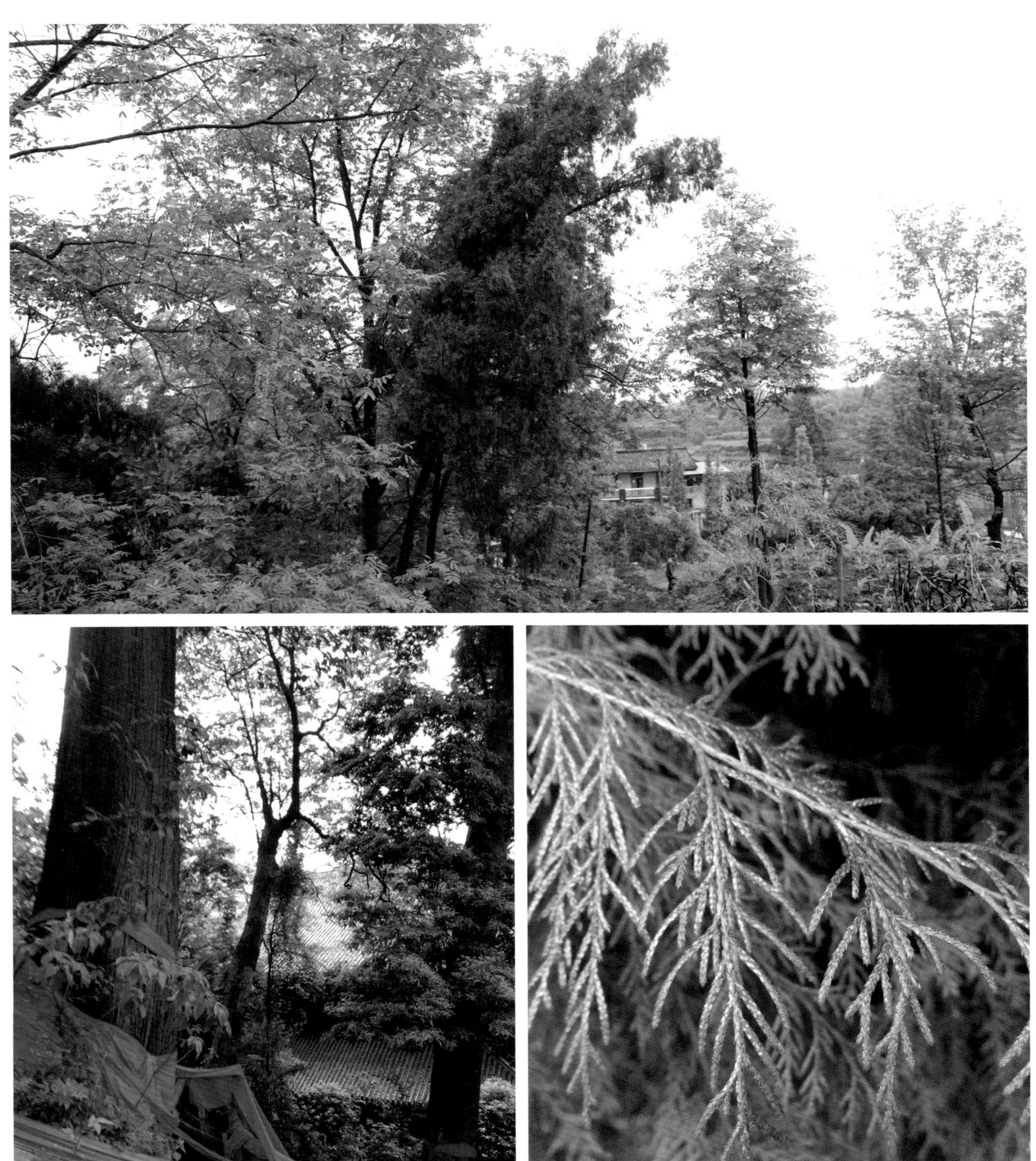

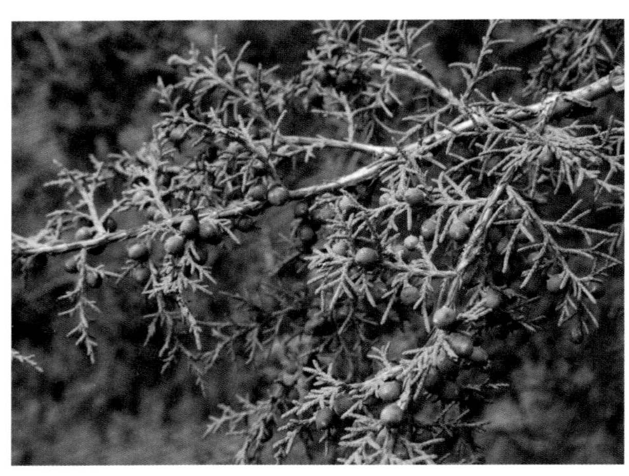

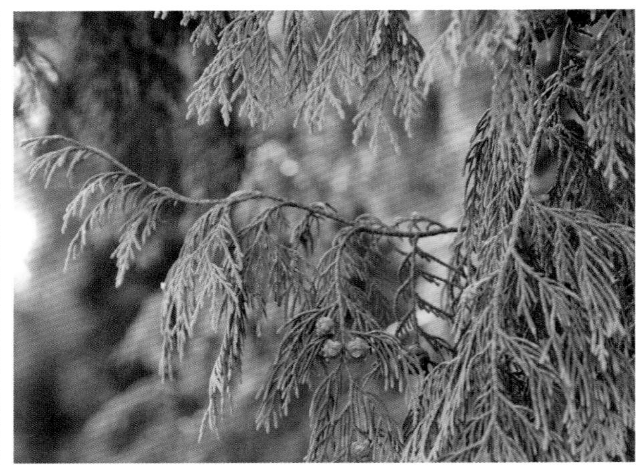

【形态特征】常绿乔木，高达 30m。树皮细纵裂；小枝下垂。鳞叶枝扁平，排成平面，两面绿色，中央之叶的背部有线状腺点，两侧之叶有背脊。球果近球形，直径 0.8~1.2cm；种鳞 6~8（~12），木质，盾形。种子两侧有窄翅。授粉期 3~5 月，球果成熟期翌年 5~6 月。

【适宜生境】生于向阳坡地及屋旁。

【资源状况】分布于低山区。常见，可以大量开发利用。

【入药部位】种子、叶、树脂。

【功能主治】种子祛风，清热，安神，凉血，止痛止血。用于风寒感冒，头痛发热，胃痛，小儿高热，烦躁，吐血，腹泻，鼻衄。叶祛风散寒，解表，活血行瘀。用于吐血，心气痛，血痢，筋缩症，烫伤，痔疮，外伤出血，黄癣。树脂祛风，解毒，生肌镇痛，燥湿。用于风热头痛，白带异常，淋浊，痈疽疮疡，外伤出血。

刺　柏

刺松

Juniperus formosana Hayata

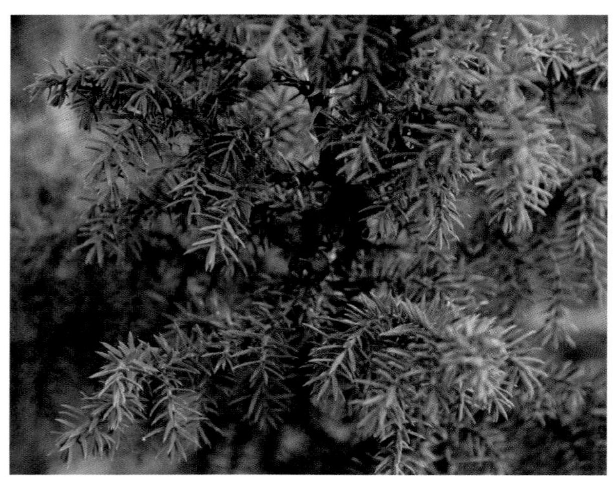

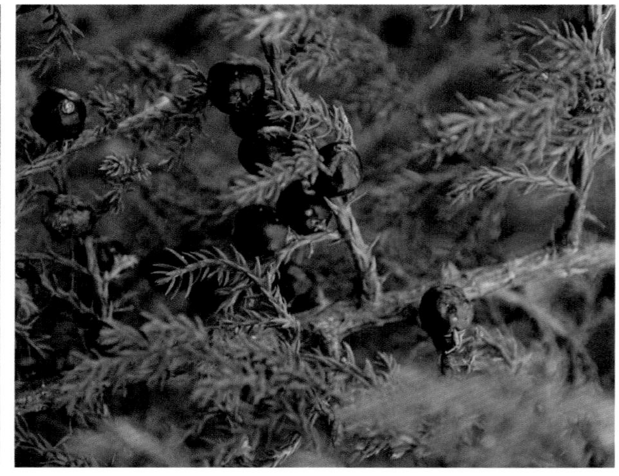

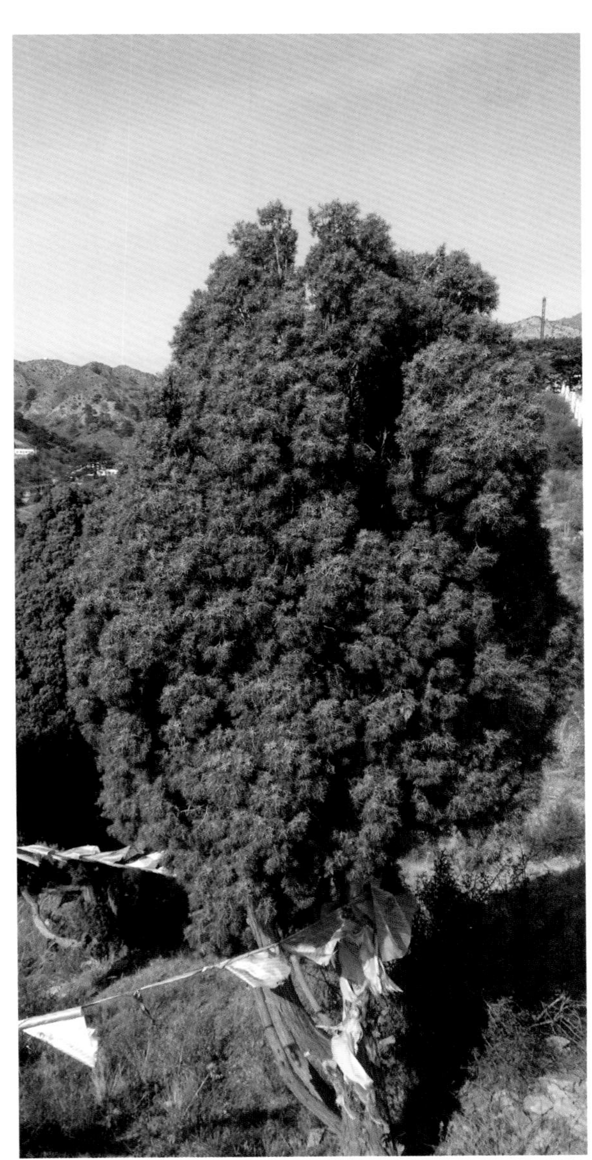

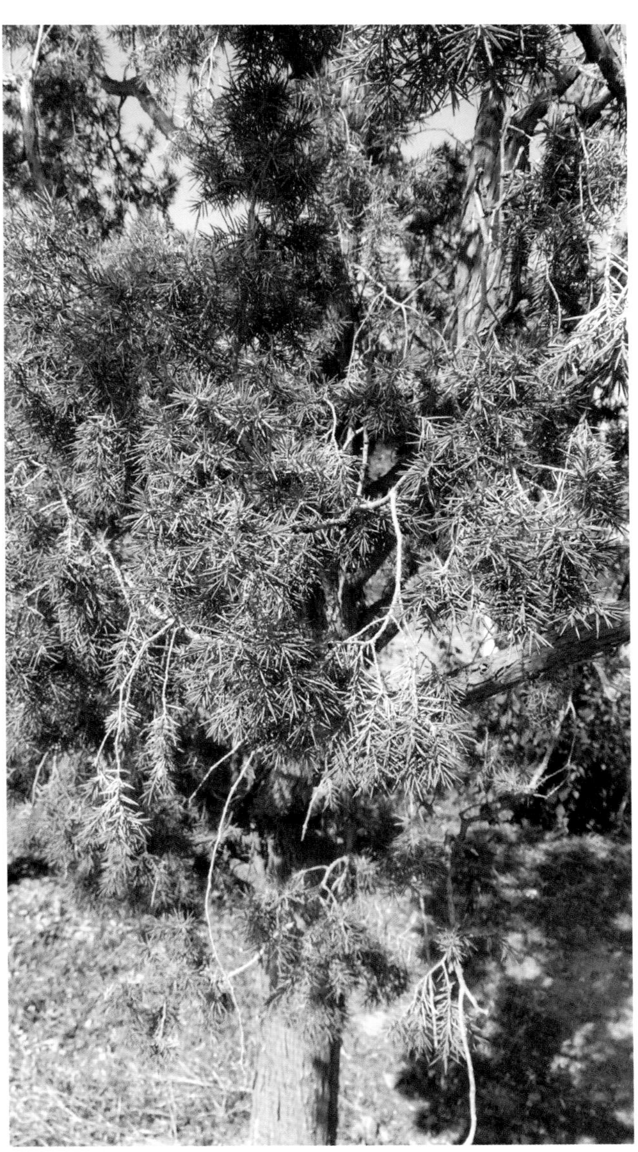

【形态特征】乔木，高达 12m。树皮褐色，纵裂成长条薄片脱落；枝条斜展或直展，树冠塔形或圆柱形。叶条状刺形或条状披针形，3 叶轮生，不下延生长，基部有关节，叶面中脉绿色，两侧有白色的气孔带。雄球花圆球形或椭圆形，长 4~6mm，药隔先端渐尖，背有纵脊；雌球花具 3 枚珠鳞，胚珠生于珠鳞之间。球果肉质，成熟时顶端微张开。种子具棱脊和树脂槽。授粉期 4~5 月，球果成熟期翌年 10~11 月。

【适宜生境】生于海拔 600m 左右的向阳山坡。

【资源状况】分布于低山区。常见。

【入药部位】根。

【功能主治】解表透疹。用于肺痿咳嗽，麻疹不透。

侧　柏

扁柏、柏子仁

Platycladus orientalis (Linn.) Franco

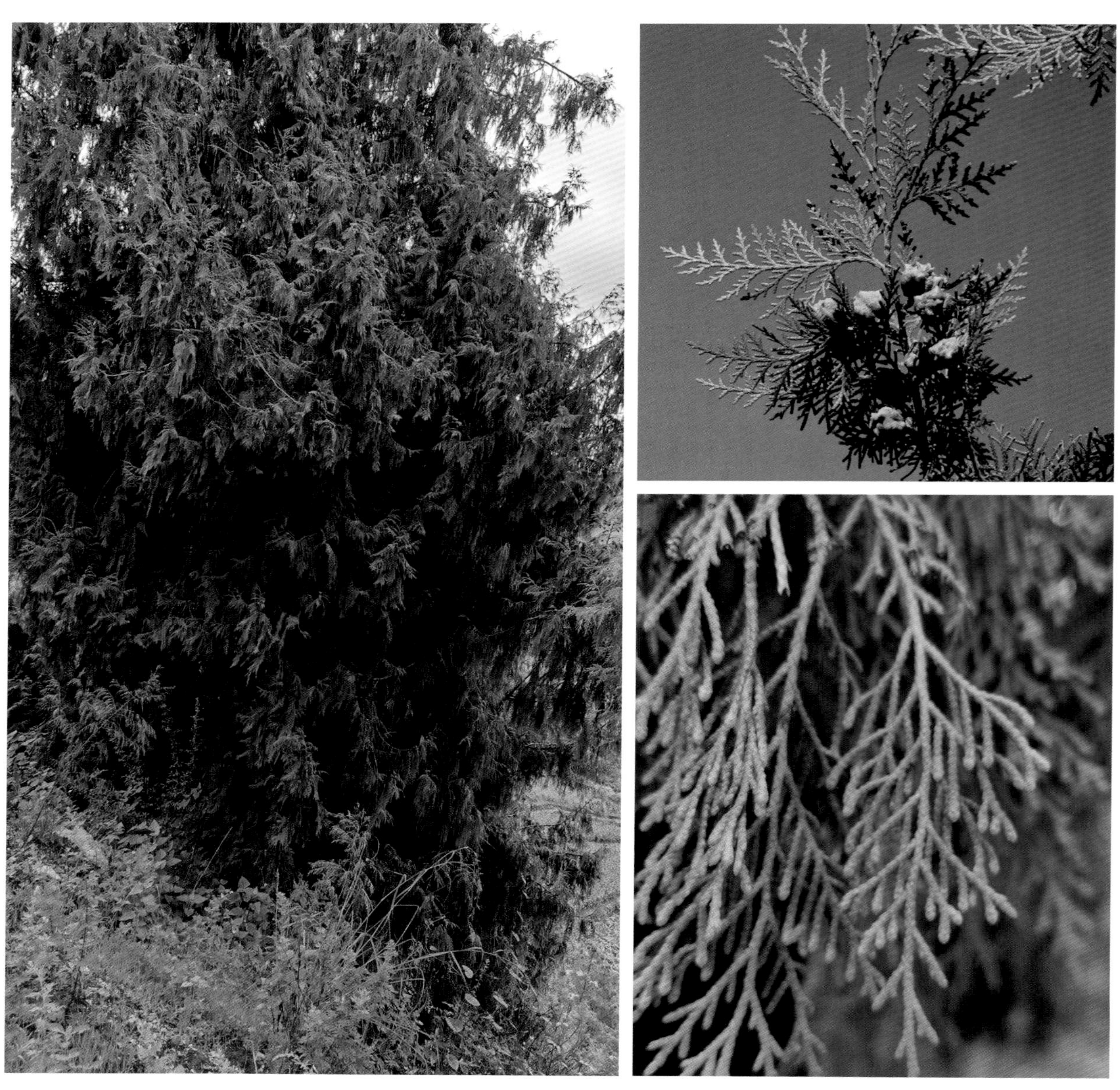

【形态特征】常绿乔木，高达 20m。叶细小，鳞叶枝排成一平面，扁平；鳞叶二型，交叉对生，背面有腺点。球花单生于枝顶。球果具 4 对种鳞；种鳞木质，背部顶端下方有 1 弯曲的钩状尖头。种子卵形，栗褐色，无翅或有棱脊。授粉期 3~4 月，球果成熟期 10 月。

【适宜生境】生于山地阳坡或栽培。

【资源状况】分布于低山区。多栽培作为观赏用。常见。

【入药部位】枝梢及叶（侧柏叶）、种仁（柏子仁）。

【功能主治】枝梢及叶凉血止血，化痰止咳，生发乌发。用于吐血，衄血，咯血，便血，崩漏下血，肺热咳嗽，血热脱发，须发早白。种仁滋补强壮，养心安神，利尿。用于神经衰弱，惊悸失眠，健忘，虚汗，遗精，便秘，盗汗，素体阴虚，老年及产后大便秘结。

圆　柏

刺柏、桧柏

Sabina chinensis (Linn.) Ant.

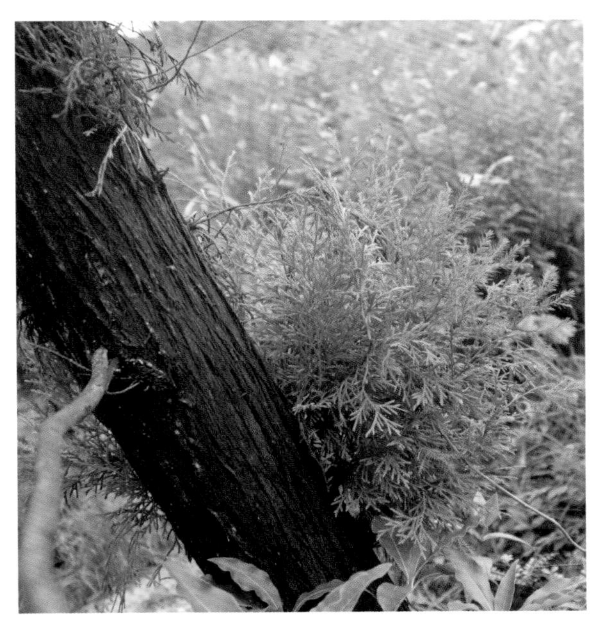

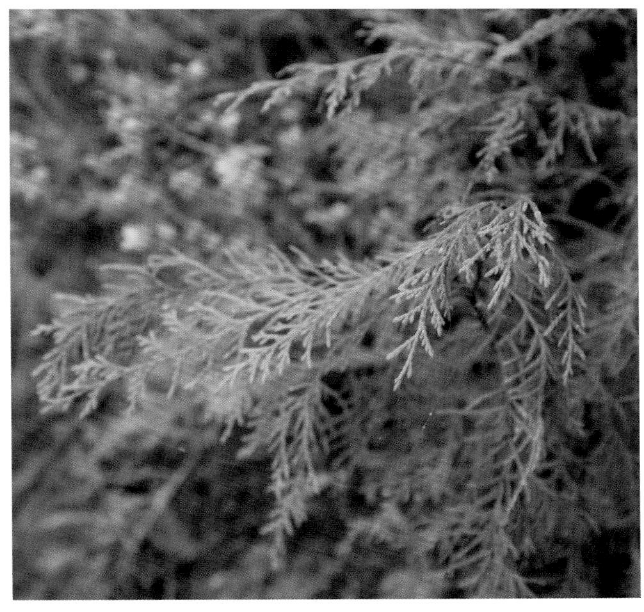

【形态特征】常绿高大乔木，高达 20m。树皮赤褐色，树冠尖塔形。叶二型，幼树全为刺叶，老龄树全为鳞形，壮龄树二型兼具，鳞叶先端钝尖，叶面中部有微凹的腺体，刺叶叶面有 2 条白粉带。雌雄异株。球果近圆球形，被白粉，成熟时褐色。授粉期 4 月下旬，球果成熟期翌年 10~11 月。

【适宜生境】庭院栽培。

【资源状况】分布于低山区。常见，可以大量开发利用。

【入药部位】枝、叶、树皮。

【功能主治】祛风散寒，活血消肿，利尿。用于风寒感冒，跌打损伤，外伤出血，血淋，石淋，风湿骨痛，咯血，荨麻疹，肿毒初起。

高山柏

峨沉香、藏柏、鳞桧

Sabina squamata (Buch. -Hamilt.) Ant.

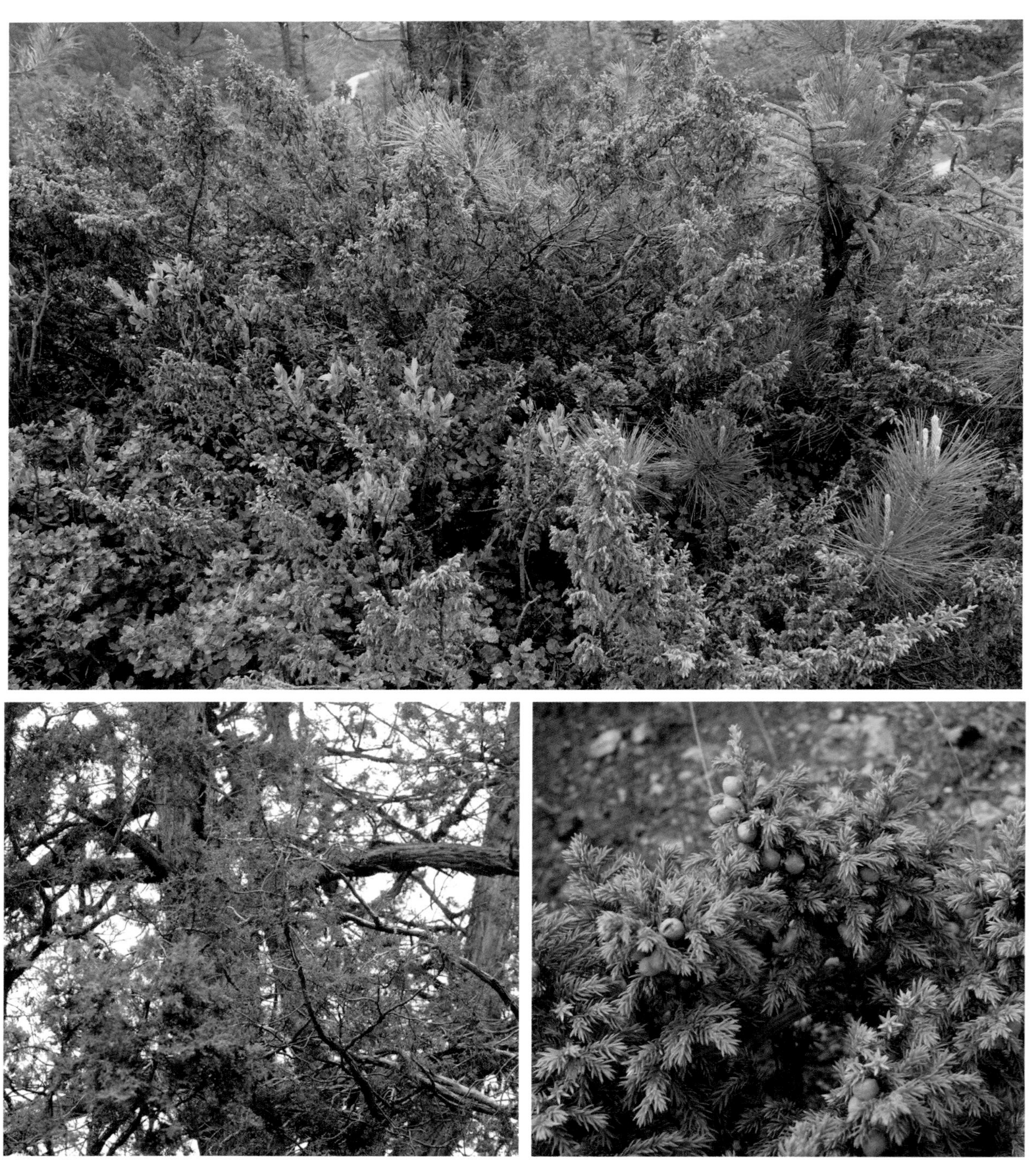

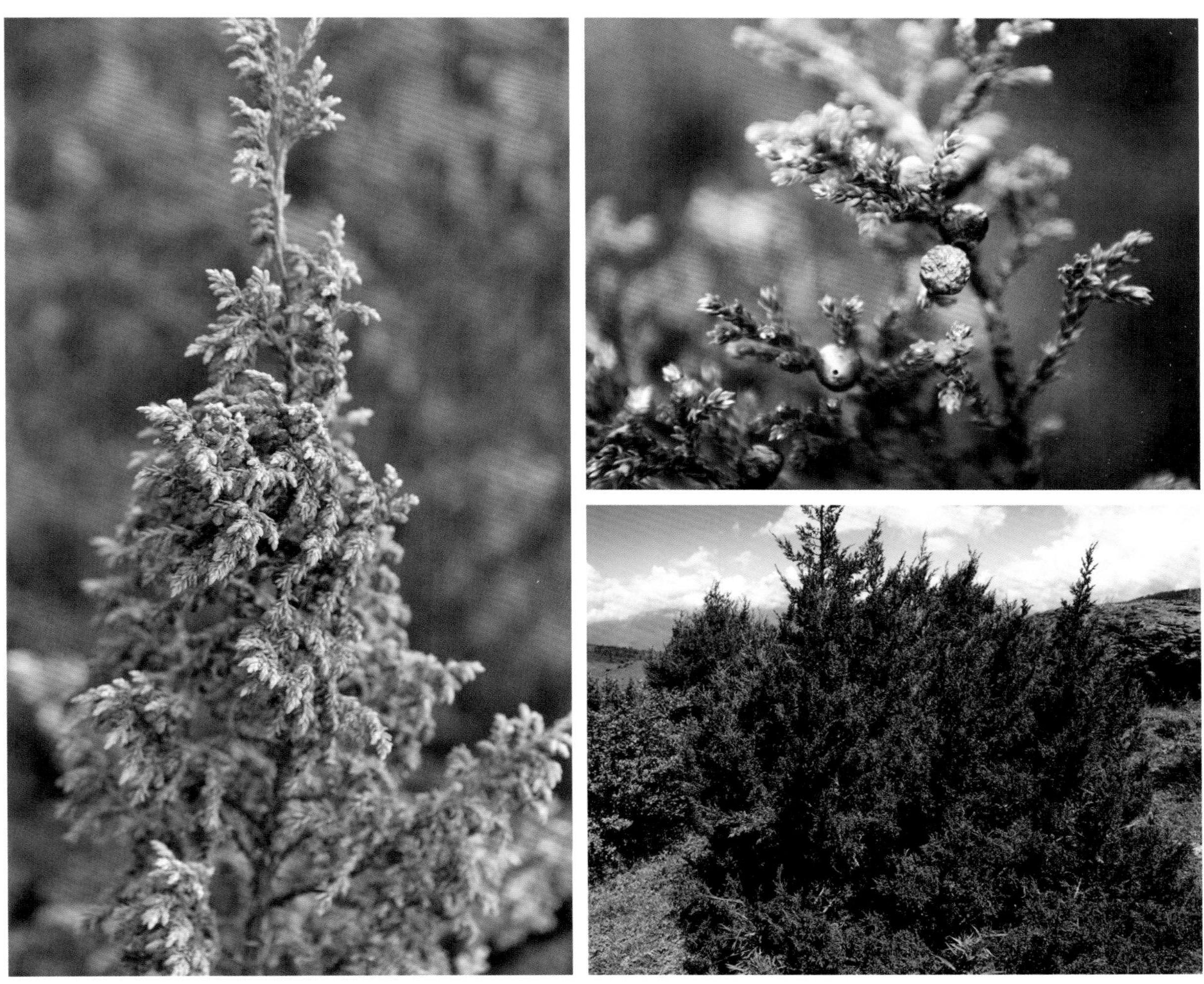

【形态特征】灌木，高 1~3m，或呈匍匐状，或为乔木，高 5~10（~16）m。小枝弧状弯曲。叶刺形，3 叶交叉轮生，斜伸，排列紧密，微曲，先端急尖，上面微凹，有白粉，绿色中脉不明显。雄球花卵圆形，长 3~4mm，雄蕊 4~7 对。球果成熟时黑色或蓝黑色，无白粉。种子上部常有 2~3 钝纵脊。授粉期 3~4 月，球果成熟期 9~10 月。

【适宜生境】生于箭竹、灌木林中。

【资源状况】分布于高山区。常见。

【入药部位】根。

【功能主治】透疹，健胃止痢，抗菌止血。用于跌打损伤，麻疹不透，痢疾腹痛。

罗汉松科

罗汉松

土杉

Podocarpus macrophyllus (Thunb.) D. Don

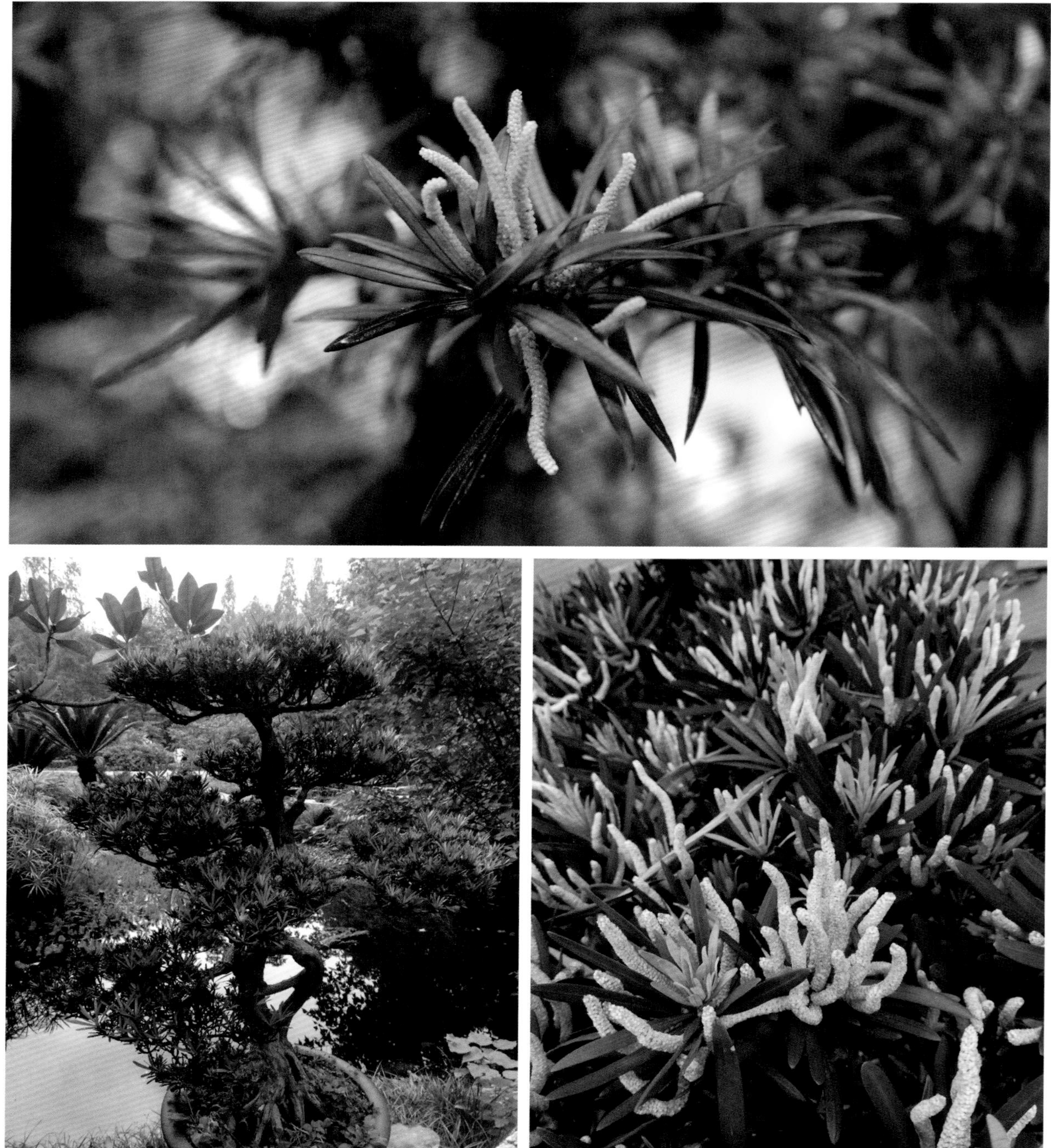

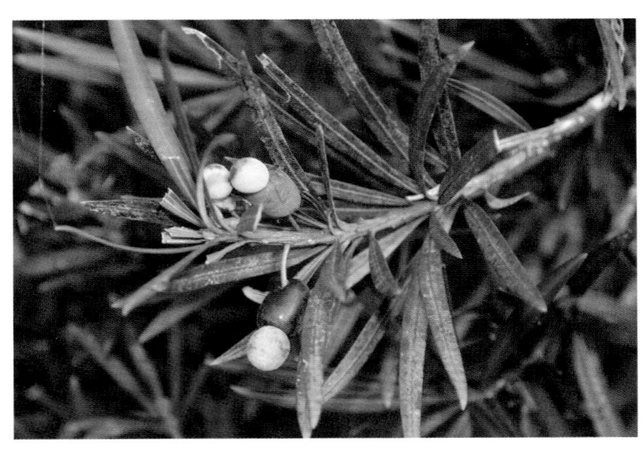

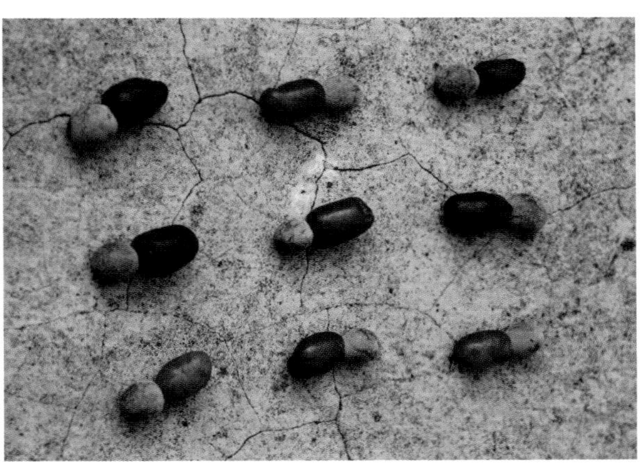

【形态特征】常绿乔木，枝叶密。树皮呈薄鳞片剥落。叶螺旋状排列，线状披针形，长 7~12cm，叶面中脉凸起。雄球花穗状，常 2~5 簇生；雌球花常单生，有梗。种子被白粉，肉质种托宽圆，成熟时红色或紫红色。授粉期 4~5 月，种子成熟期 10~11 月。

【适宜生境】庭院栽培。

【资源状况】分布于低山区、中山区。常见。

【入药部位】种子及花托（罗汉松实）、根皮（罗汉松根皮）、叶（罗汉松叶）。

【功能主治】种子及花托益气，补中，补肾，益肺。用于心胃疼痛，血虚面色萎黄。根皮活血，止痛，杀虫。外用于跌打损伤，疥癣。叶止血。用于咯血，吐血。

百日青 罗汉松

Podocarpus neriifolius D. Don

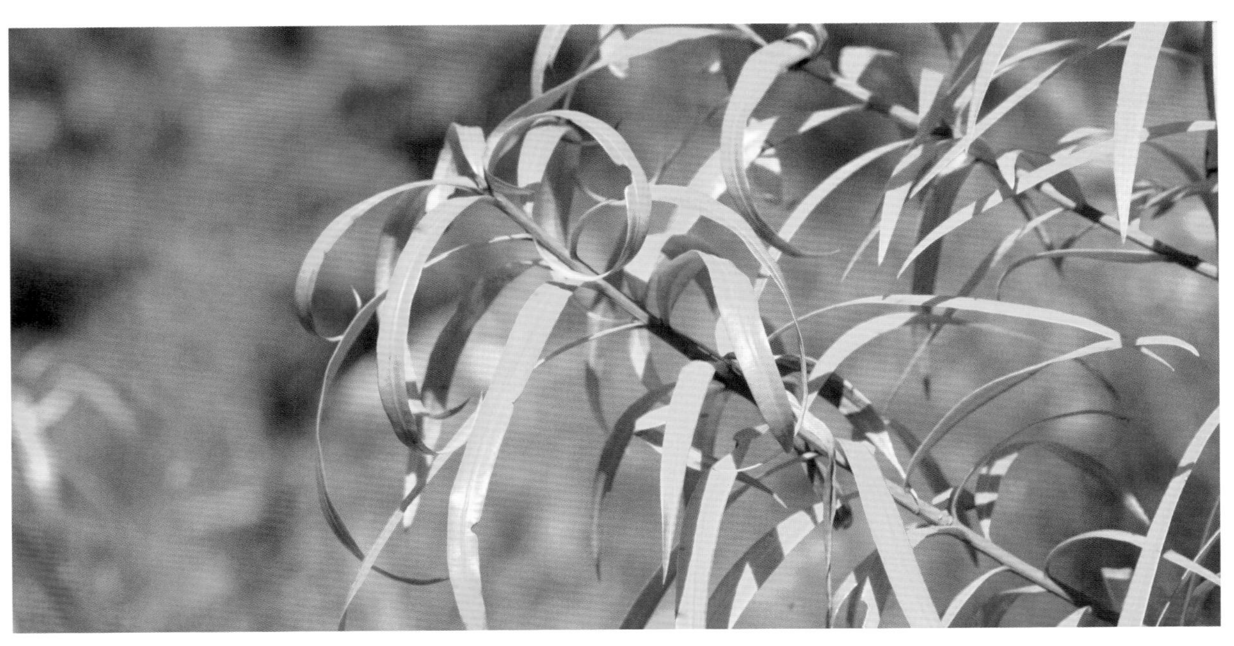

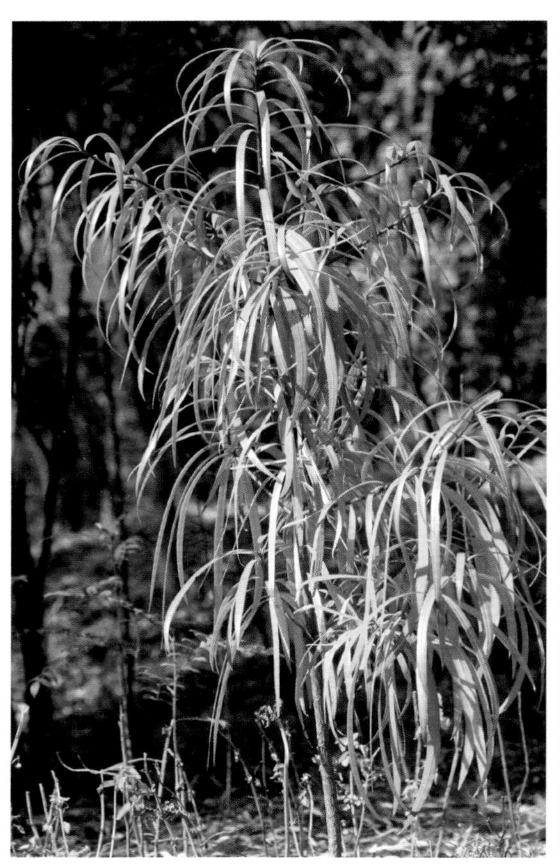
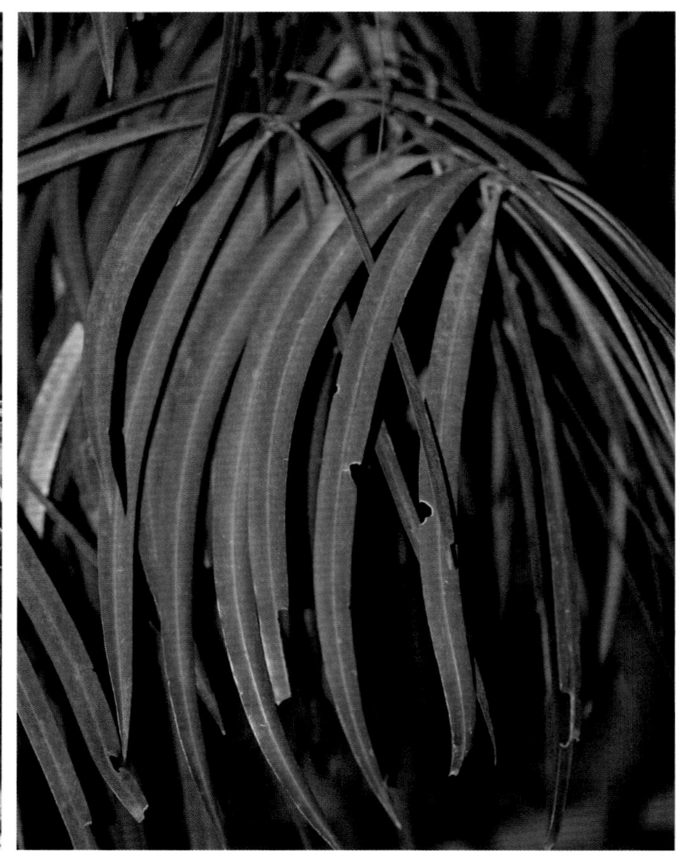

【形态特征】常绿乔木，高达 15m。叶螺旋状着生，革质，披针形，中脉明显，长 7~15cm。雄球花穗状，单生或 2~6 簇生。种子卵圆形，成熟肉质假种皮紫红色，肉质种托橙红色，梗长 9~22mm。花期 5 月，种子 10~11 月成熟。

【适宜生境】生于海拔 700~1300m 的杂木林中。

【资源状况】分布于低山区、中山区。少见。

【入药部位】根、根皮、枝叶。

【功能主治】根、根皮补中益气，止血，杀虫。用于胃脘气痛，疥癣。枝叶用于骨质增生，关节疼痛。

三尖杉科

三尖杉

长叶粗榧、扁柏

Cephalotaxus fortunei Hook. f.

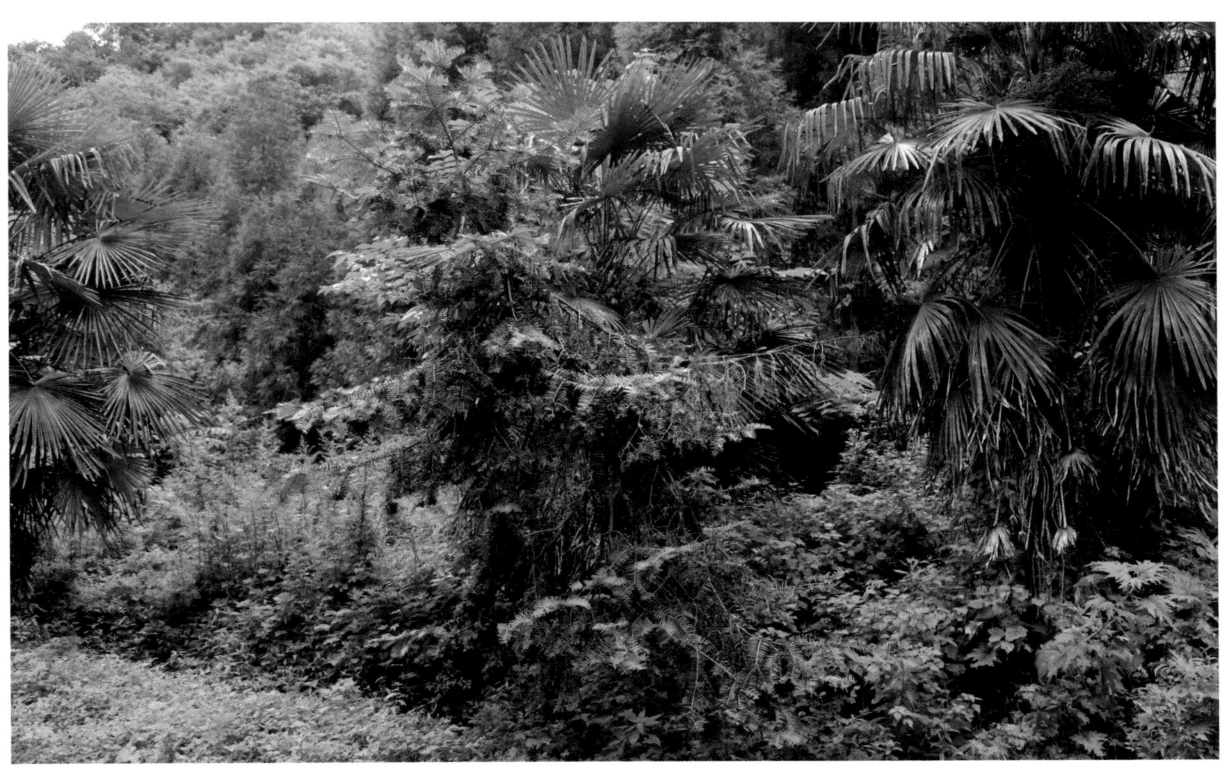

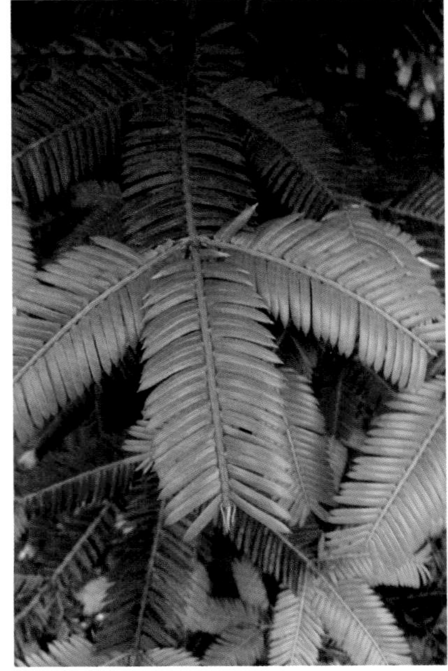

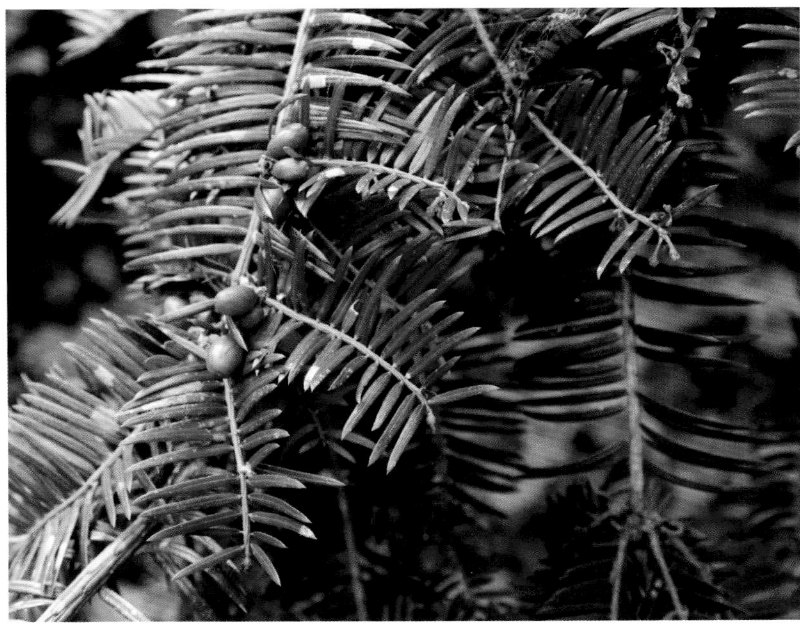

【形态特征】常绿乔木，高 10~20m。下部分枝，树皮红褐色，幼枝由顶三出，其枝端冬芽常 3 个排列。叶螺旋状着生，基部扭曲，排成 2 列，披针状线形，常微弯，长 4~13cm，宽 3~4.5cm，先端有长尖头，基部楔形。雄球花 8~10 个聚生成头状，直径 0.8~1.2cm；雌球花具长梗，有交叉对生的苞片，每苞腋生 2 枚胚珠。种子核果状，卵圆形，包于肉质假种皮中。授粉期 4 月，种子成熟期 10~11 月。

【适宜生境】生于海拔 2000m 以下的杂木林中。

【资源状况】分布于坝区、低山区、中山区。少见。

【入药部位】全株（三尖杉）、枝叶、种子（粗榧子）。

【功能主治】全株凉血，活血，抗癌。用于肺痿咳嗽，跌打损伤，白血病。枝叶抗肿瘤。用于淋巴肉瘤，肺癌。种子驱虫，消积。用于蛔虫病，钩虫病，食积腹胀。

评　述　现代研究表明，三尖杉的枝叶具有抗癌的功效。

篦子三尖杉

扁柏、花枝杉

Cephalotaxus oliveri Mast.

【形态特征】常绿灌木，高达 3m。枝轮生或近轮生。叶 2 列，篦齿状紧密排列，叶面拱圆，中脉不明显或微隆起，基部心状截形，几无柄。雄球花 6~7 个聚生成头状；雌球花具长约 6mm 的长梗。种子长约 2.7cm，顶端中央有小突尖。花期 3~4 月，种子 8~10 月成熟。

【适宜生境】生于海拔 750~1200m 的杂木及针叶林中。

【资源状况】分布于坝区、低山区。少见。

【入药部位】枝叶、种子。

【功能主治】润肺，止咳，消积，抗癌。用于肺痈咳嗽，跌打损伤，癌症，白血病。

评　述　渐危种。

红豆杉科

红豆杉

血柏

Taxus chinensis (Pilger) Rehd.

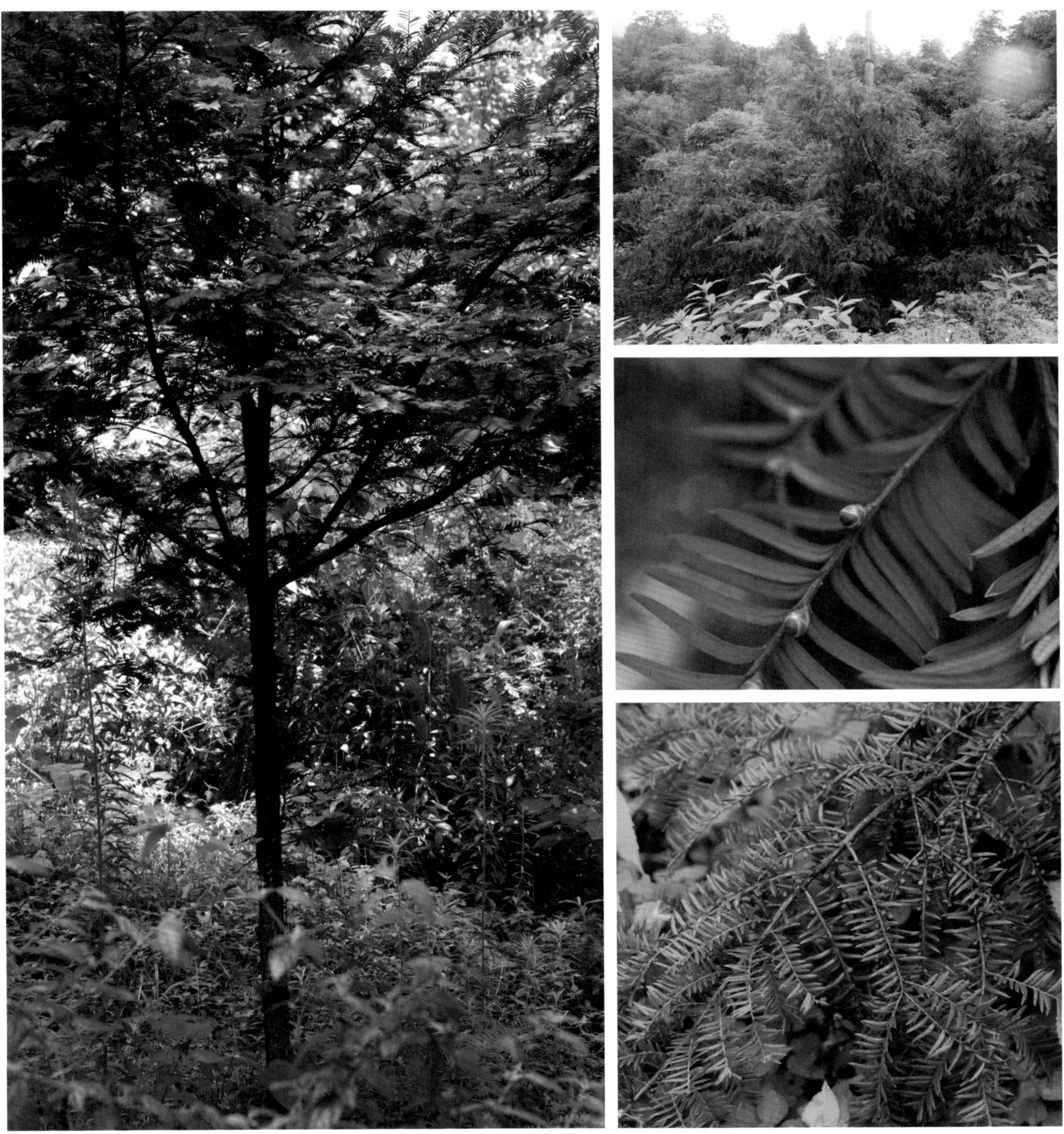

【形态特征】常绿乔木，高达 30m。树皮红褐色。叶线形，排成 2 列，较短，通常长 1.5~2.2cm，上部微宽，先端急尖或微急尖，叶背有 2 条淡灰色、灰绿色或淡黄色的气孔带，叶背中脉带上密生乳头点，其与气孔带同色。种子卵圆形，生于杯状肉质红色假种皮内。

【适宜生境】生于海拔 800~2000m 的林间。

【资源状况】分布于低山区、中山区。栽培。常见，应加以保护。

【入药部位】种子、叶。

【功能主治】驱虫，消积。用于食积，蛔虫病，痢疾。

三白草科

白苞裸蒴

白猪鼻孔、白侧耳根

Gymnotheca involucrata Pei

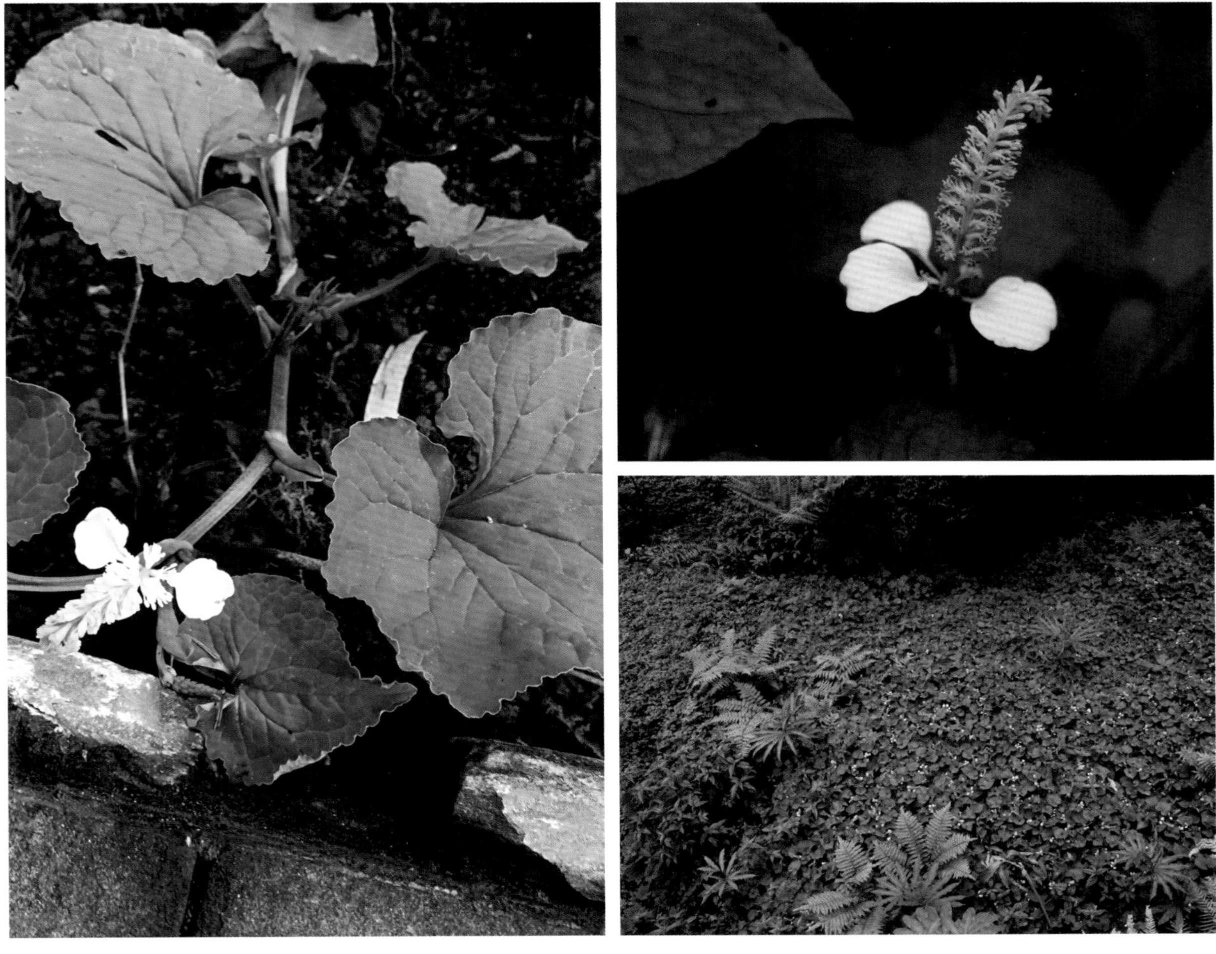

【形态特征】多年生草本。茎多少匍匐。单叶互生；叶纸质，心形或肾形，无腺点；叶鞘长为叶柄的 1/4~1/3。花序单生，常与叶对生于茎中部，基部有 3~4 片白色、叶状苞片；苞片倒卵状长圆形或倒披针形；子房下位，倒圆锥状，花柱线形，外弯而不卷。花期 2~6 月，果期 7~10 月。

【适宜生境】生于海拔 1000m 以下的阴湿地或灌丛中。

【资源状况】分布于坝区、低山区。常见，可以开发利用。

【入药部位】全草。

【功能主治】清热解毒，活血化瘀，止咳，止带，消痈排脓，祛暑，利水。用于肺痨咳嗽，跌打损伤，腹胀水肿，白带异常，白浊，小便涩痛。

蕺　菜　侧耳根、猪鼻孔

Houttuynia cordata Thunb.

【标本采集号】511423140515628LY、LEM120530007

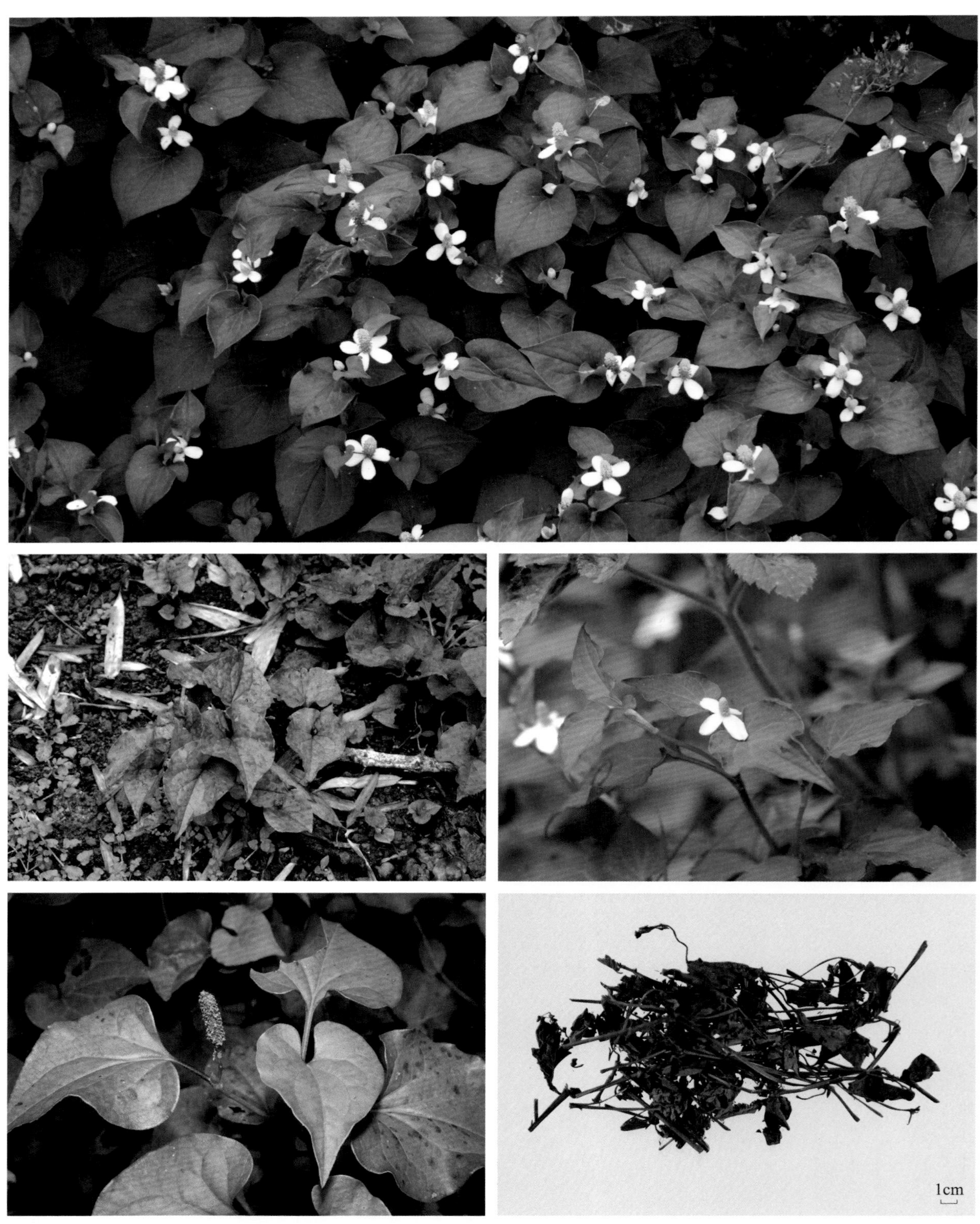

【形态特征】多年生草本，高 15~50cm，全株有鱼腥味。叶阔卵形或卵状心形，薄纸质，密具腺点，叶背常淡紫色，基部心形。总苞片长圆形或倒卵形，顶端钝圆；雄蕊长于子房，花丝长为花药的 3 倍；雌蕊由 3 个下部合生的心皮组成，子房上位。蒴果顶端有宿存的花柱。花期 4~7 月，果期 7~9 月。

【适宜生境】生于海拔 1350m 以下的田坎、沟边、草坡和林缘。

【资源状况】分布于坝区、低山区、中山区。常见，可以大量开发利用。

【入药部位】全草（鱼腥草）。

【功能主治】清热解毒，消痈排脓，利尿通淋。用于肺痈吐脓，痰热喘咳，热痢，热淋，痈肿疮毒。

评　述　川产道地药材，主产于雅安市。

三白草　白节藕、塘边藕、白面姑

Saururus chinensis (Lour.) Baill.

【标本采集号】LEM120802002

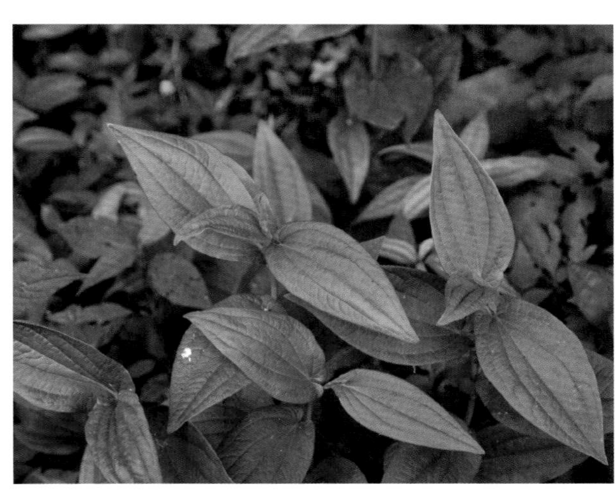

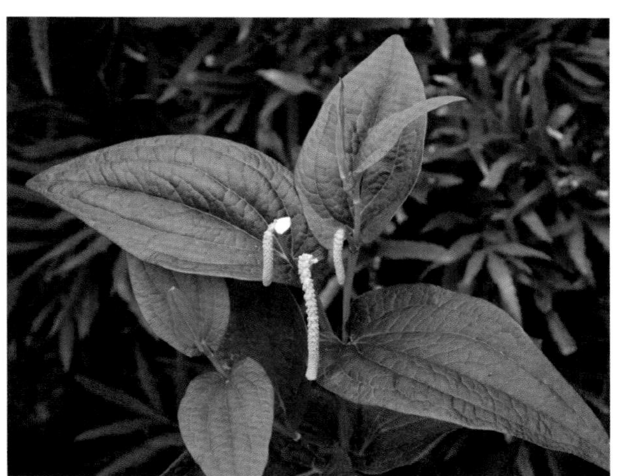

【形态特征】多年生草本，高30~70cm。根状茎肉质，匍匐，白色，粗厚。叶卵形至卵状披针形，纸质，密具腺点，无毛；顶端叶较小，2或3枚生于茎顶，常花瓣状，花期白色。总状花序，腋生或顶生；花小，无花被；雌蕊由4个基部合生的心皮组成；雄蕊6枚。蒴果成熟后分裂为4个果爿，每个果爿表面多疣状突起，不开裂。花期4~6月，果期6~7月。

【适宜生境】生于水沟边、池塘边、潮湿地。

【资源状况】分布于坝区。常见，可以开发利用。

【入药部位】地上部分（三白草）。

【功能主治】利尿消肿，清热解毒。用于水肿，小便不利，淋沥涩痛，带下病；外用于疮疡肿毒，湿疹。

胡椒科

豆瓣绿 石还魂、一炷香
Peperomia tetraphylla (Forst. f.) Hook. et Arn.

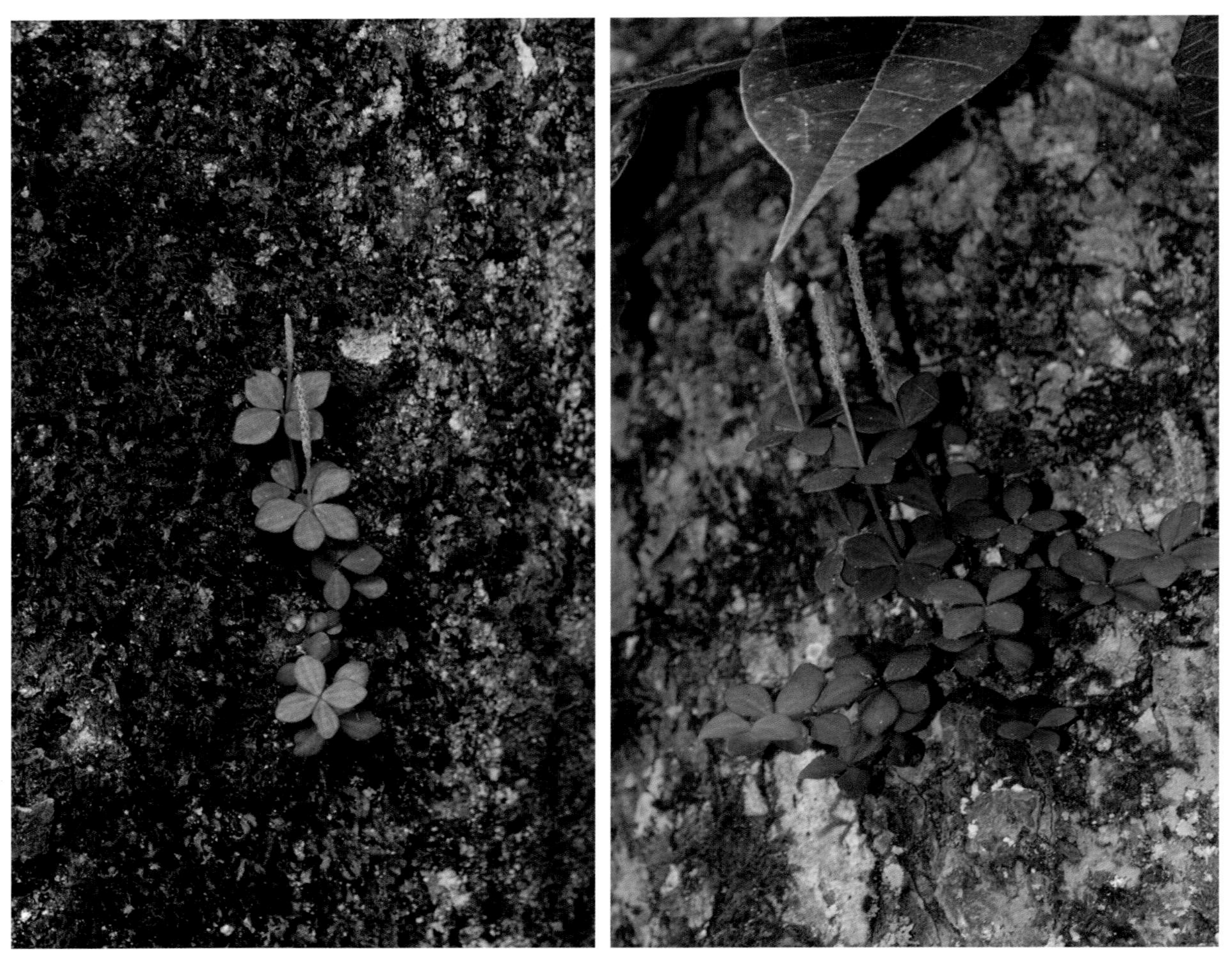

【形态特征】多年生丛生草本，肉质，成丛。茎、叶无毛或稀疏被毛。茎多分枝，高 10~20cm。叶密生，阔椭圆形或近圆形，肉质，具透明腺点。穗状花序单生，顶生及腋生，花序长 2~4.5cm。小坚果近卵球形，顶端尖。花期 2~4 月，果期 9~12 月。

【适宜生境】生于海拔 700~1400m 的阴湿岩石上。

【资源状况】分布于低山区、中山区。常见，可以适度开发利用。

【入药部位】全草。

【功能主治】润肺止咳，活血化瘀，止痛。用于肺结核，劳伤，咳嗽，哮喘，风湿痹痛，痢疾，中暑，腹泻，疳积，跌打损伤，支气管炎，骨折，痛经。

毛 蒟

石南藤、南藤、绒毛胡椒

Piper puberulum (Benth.) Maxim.

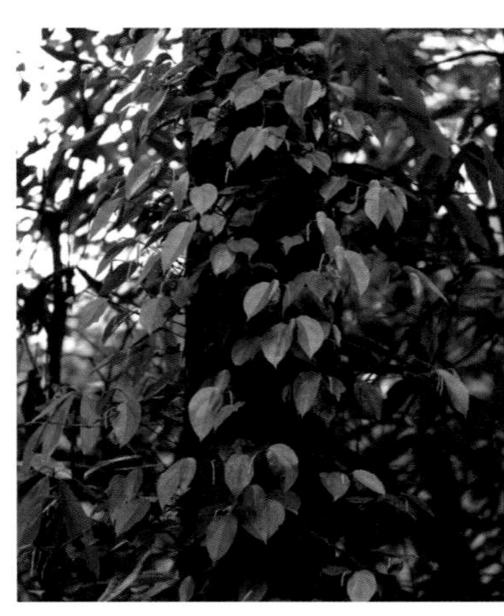
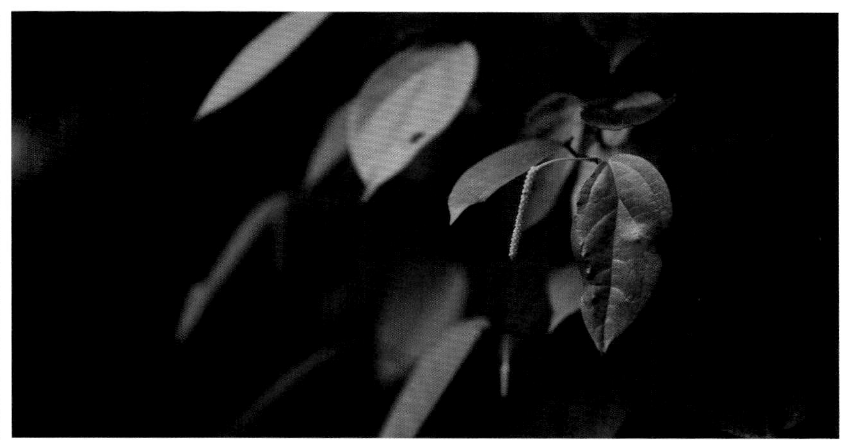

【形态特征】攀缘藤本，揉之有极浓香气，长达数米。茎与分枝被短柔毛。叶心状椭圆形或卵形，基部近心形，硬纸质，5~7 条脉。花单性，雌雄异株；花序与叶对生；子房近球形，柱头 4。核果球形，直径约 2mm。花期 3~5 月。

【适宜生境】附生于岩石上或树上。

【资源状况】分布于低山区。常见，可以开发利用。

【入药部位】全株（穿壁风）。

【功能主治】补肾壮阳，行气止痛，活血祛风。用于肾虚阳痿，虚寒白带，风湿痹痛，胃痛，牙痛，筋骨疼痛，风湿麻木，蛇咬伤。

石南藤

毛山蒟、湖北胡椒、爬岩香

Piper wallichii (Miq.) Hand.-Mazz.

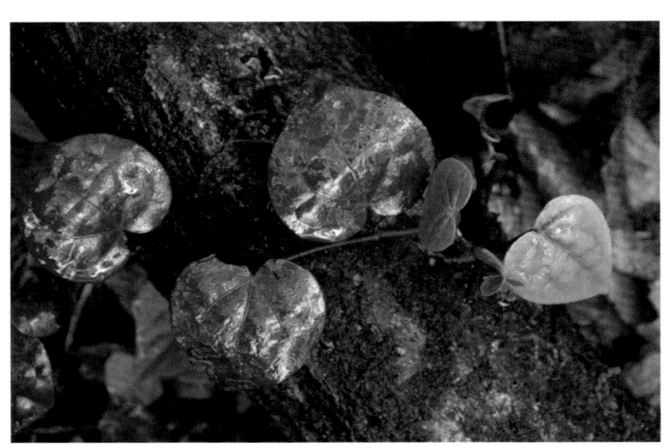
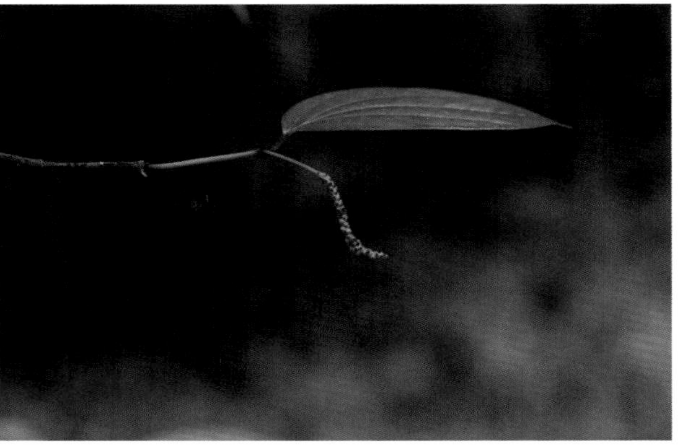

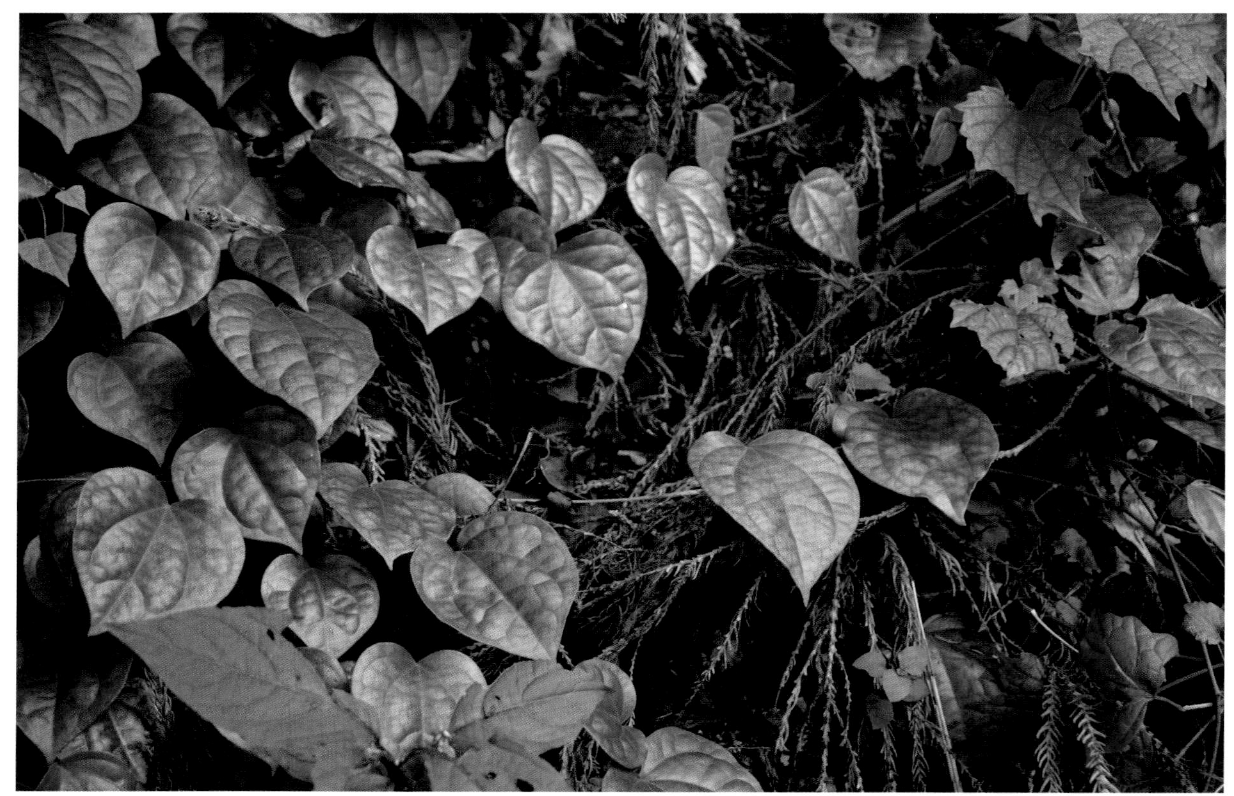

【形态特征】攀缘藤本，长达数米。叶心状椭圆形或卵形，基部短狭或钝圆，硬纸质，5~7条脉。花单性，雌雄异株；花序与叶对生；子房近球形，柱头4。浆果球形，直径3~3.5mm，有疣状突起。花期3~5月。

【适宜生境】附生于海拔600~1200m的林下、岩石上或树上。

【资源状况】分布于低山区、中山区。常见，可以开发利用。

【入药部位】全株。

【功能主治】祛风湿，通经络，强腰膝，除痹，止痛，止咳。用于风寒感冒，咳嗽气喘，风湿痹痛，扭挫伤，跌打，胸腹痛，风湿麻木，筋骨疼痛。

金粟兰科

鱼子兰 *Chloranthus elatior* Link

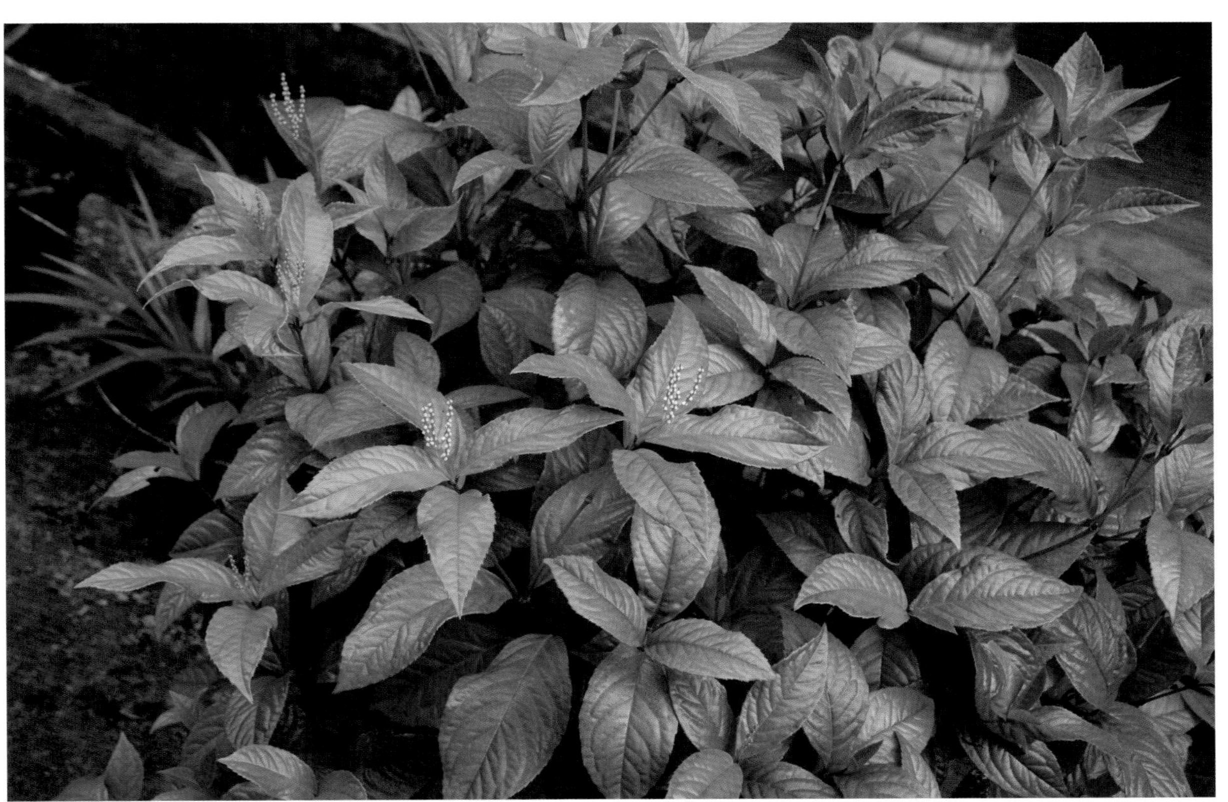

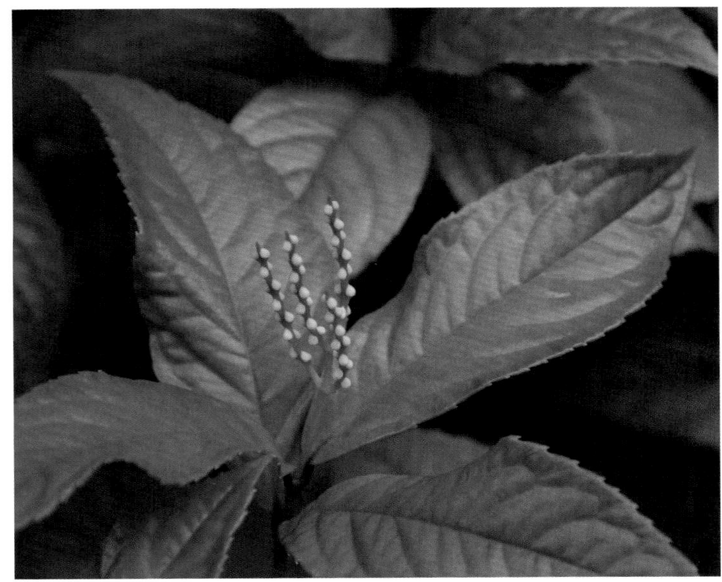

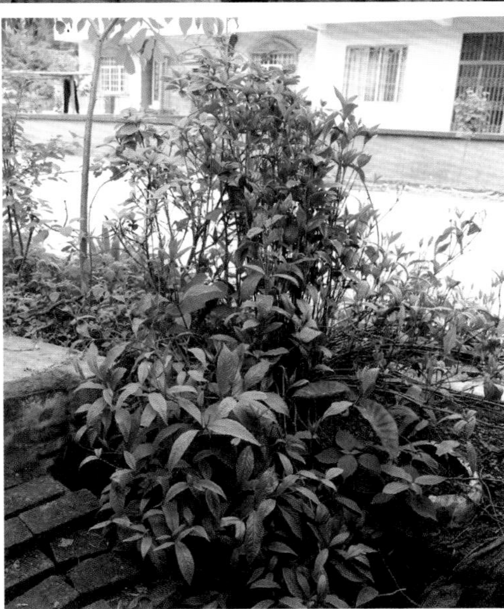

【形态特征】直立亚灌木，高约 1m。根木质，黑褐色。茎直立，有分枝。叶对生，宽椭圆形、倒卵形至长倒卵形，长 10~20cm，宽 4~8cm，纸质，边缘具腺头锯齿，先端渐尖。穗状花序常顶生，4~13 个，在总花梗顶部排列为圆锥状；花白色，芳香；雄蕊 3 枚，药隔合生成一卵状体，顶端 3 浅裂，不伸长。果实倒卵形，幼时绿色，成熟时白色。花期 4~7 月，果期 7~9 月。

【适宜生境】生于山坡林下。

【资源状况】分布于低山区。常见，可以开发利用。

【入药部位】全株（节节茶）。

【功能主治】清热解毒。用于恶疮。

宽叶金粟兰 四大天王

Chloranthus henryi Hemsl.

【标本采集号】LEM120708006

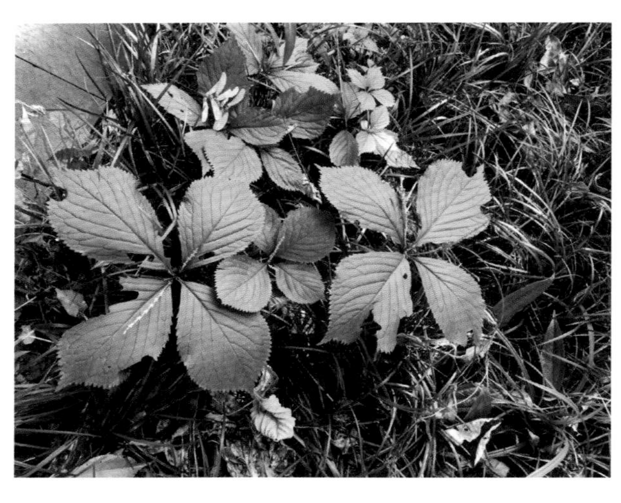

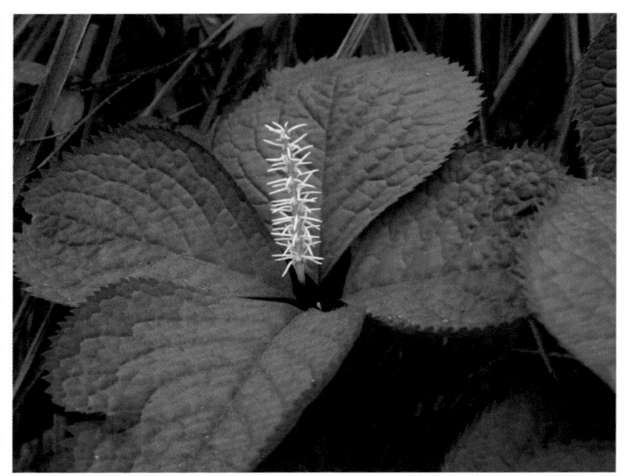

【形态特征】多年生草本，高 30~60cm。单叶对生，常 4 片生于茎顶，宽椭圆形或倒卵形或倒卵状椭圆形，长 9~20cm，宽 5~11cm，纸质，边缘具圆齿状锯齿，先端渐尖。穗状花序 1~4(~6)，着生于总花梗顶端，有时具腋生花序；苞片宽卵状三角形；花白色；雄蕊（药隔）3 裂至基部，仅内侧基部联合，外展，药隔长圆形，花粉囊位于药隔基部。核果球形，具短柄。花期 4~7 月，果期 7~9 月。

【适宜生境】生于海拔 1000~1700m 的林下阴湿处。

【资源状况】分布于低山区、中山区。常见，可以开发利用。

【入药部位】全草。

【功能主治】祛风除湿，消肿止痛，活血散瘀，散寒止咳，理气。用于痛经，筋骨疼痛，风湿骨痛，牙痛，骨折，疮痈肿毒，跌打损伤，风寒咳嗽。

全缘金粟兰

四大天王、鱼子兰

Chloranthus holostegius (Hand. -Mazz.) Pei et Shan

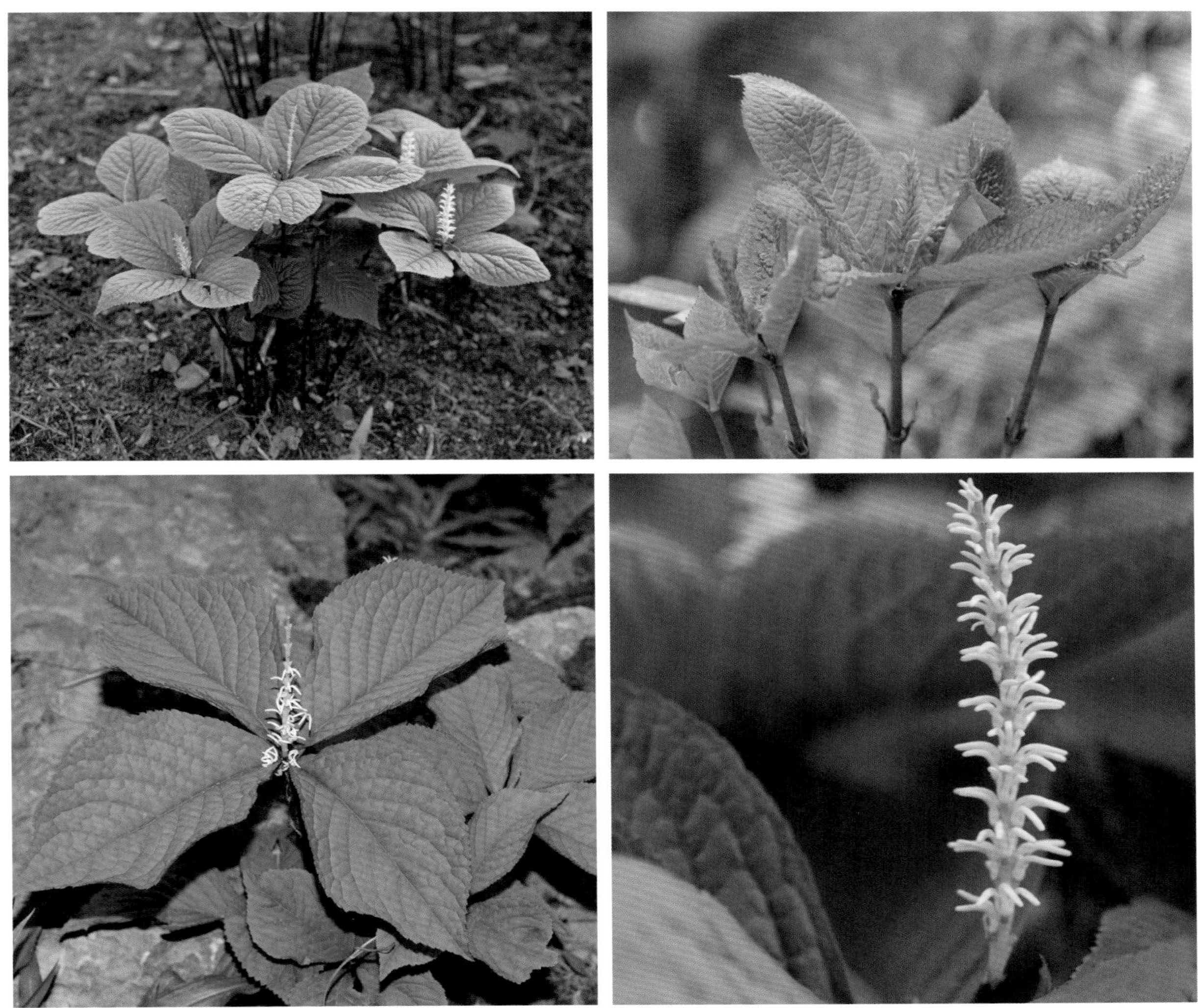

【形态特征】多年生草本。根状茎生多数须根；茎直立，通常不分枝，下部节上对生 2 片鳞状叶。叶对生，常 4 片生于茎顶且轮生；叶阔椭圆形或倒卵形，坚纸质，具腺点，边缘具锯齿或牙齿状锯齿。穗状花序顶生及腋生，常 1~5 个聚生；花白色；雄蕊 3 枚，药隔基部联合，着生于子房顶部柱头外侧，药隔长而伸出，3 深裂，线形。核果绿色，近球形或倒卵球形。花期 5~6 月，果期 7~8 月。

【适宜生境】生于林下阴湿处。

【资源状况】分布于中山区。常见，可以开发利用。

【入药部位】全草。

【功能主治】活血调经，散瘀止痛。用于风湿关节痛，疮痈肿毒，牙龈肿痛，跌打损伤。

及　己

四块瓦

Chloranthus serratus (Thunb.) Roem et Schult.

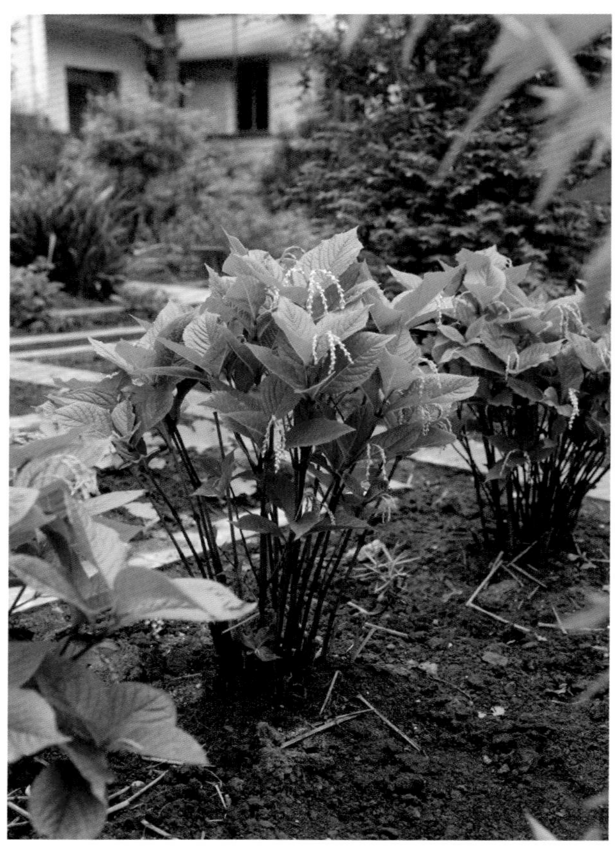

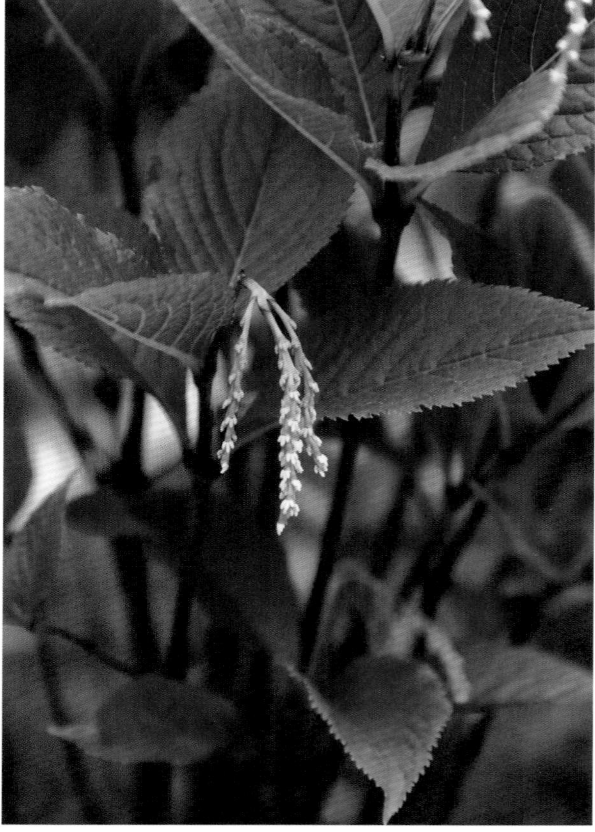

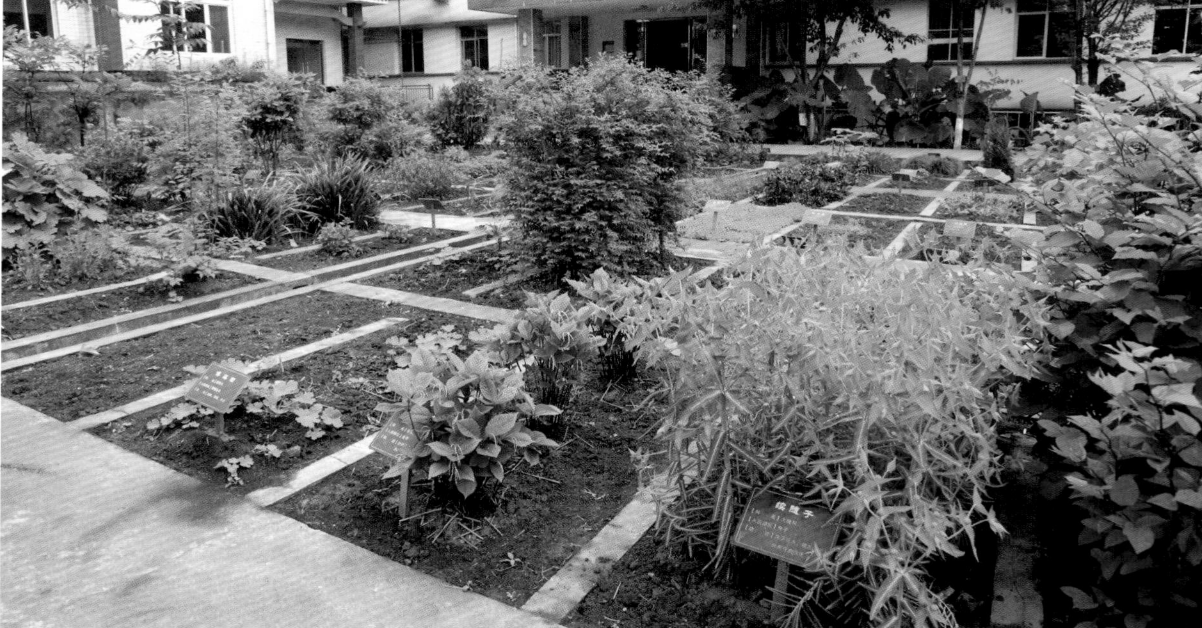

【形态特征】多年生草本，高 15~50cm。根状茎横生，有多数黄色须根。叶对生，4~6，常 4 片生于茎上部或茎顶，长椭圆形或长倒卵状椭圆形，长 5~15cm，宽 3~6cm，纸质，边缘具圆齿状锯齿，先端渐尖。穗状花序单一或 2~4 分叉，常顶生，有时具腋生花序；花白色；3 裂雄蕊（药隔）合生至中部，内弯，长 2~3mm，花粉囊着生于药隔中上部。核果绿色，球形或梨形。花期 3~5（~7）月，果期（4~）6~8 月。

【适宜生境】生于林下阴湿处。

【资源状况】分布于低山区、中山区。常见。

【入药部位】根或全草。

【功能主治】祛风除湿，消肿止痛。用于风湿痹痛，牙痛，骨折，痈肿疮毒，跌打损伤。

金粟兰

珠兰、鱼子兰

Chloranthus spicatus (Thunb.) Makino

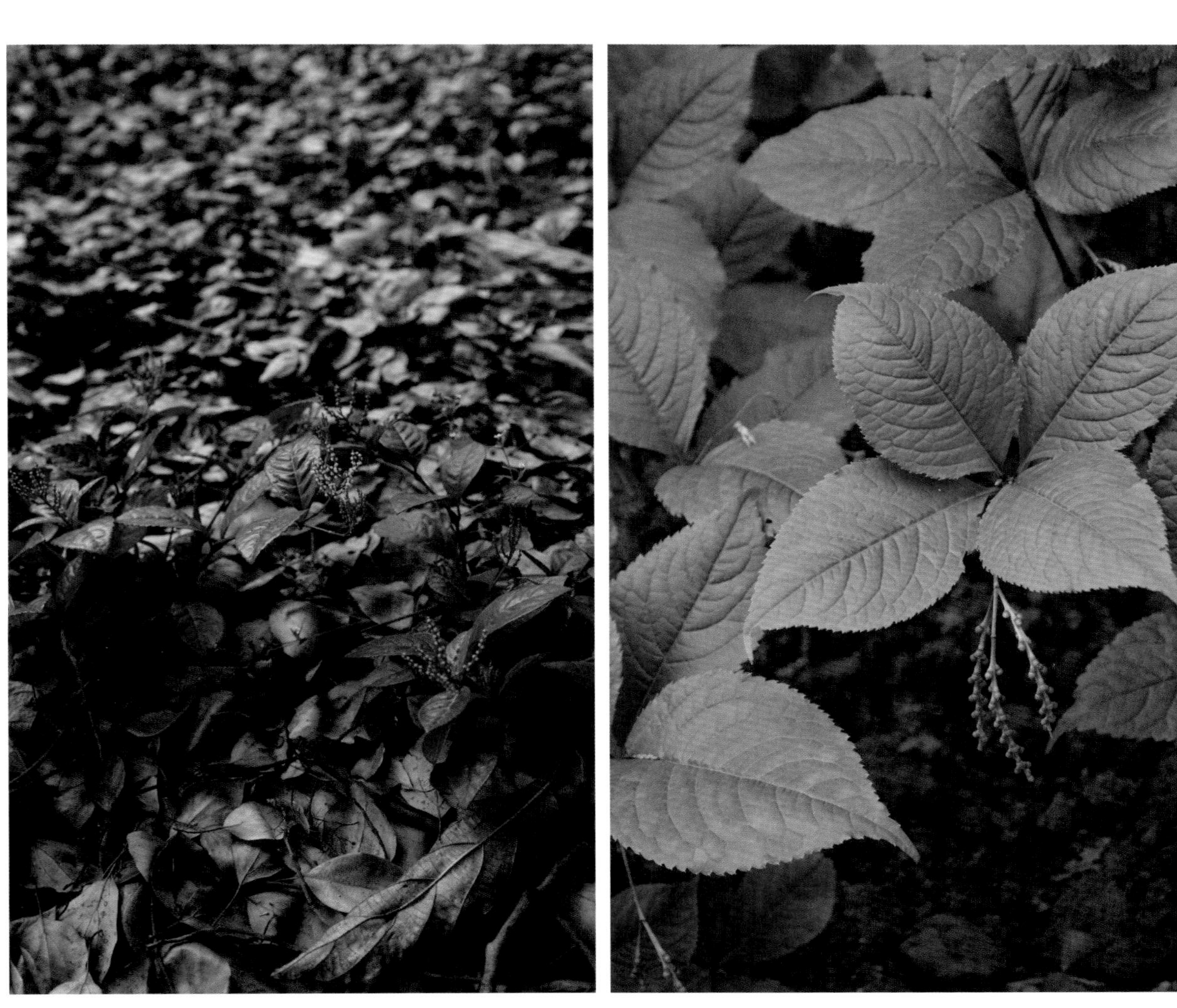

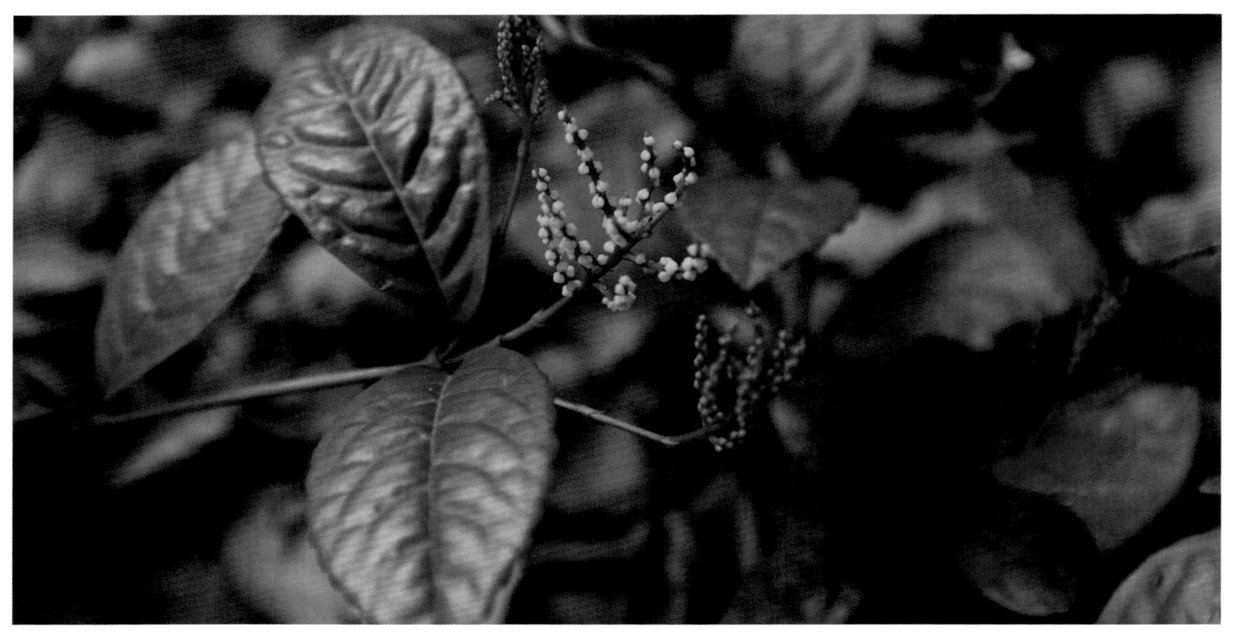

【形态特征】亚灌木。茎斜伸或稍匍匐，高 30~100cm，节膨大。叶椭圆形或倒卵状椭圆形，长 5~11cm，宽 2.5~5.5cm，叶背浅黄绿色，边缘具圆齿状锯齿，先端锐尖或钝。穗状花序排列成圆锥状，常顶生；花黄绿色，极芳香；雄蕊（药隔）顶端不规则 3 浅裂，中央裂片稍大，有时再 3 浅裂；花柱不明显，柱头平截。核果。花期 4~7 月，果期 8~9 月。

【适宜生境】庭院栽培。

【资源状况】分布于坝区、低山区。常见，可以开发利用。

【入药部位】全草（珠兰）。

【功能主治】祛风湿，接筋骨。用于风湿疼痛，牙痛，痈肿疮毒，骨折，癫痫，跌打损伤，刀伤出血。

草珊瑚

九节风

Sarcandra glabra (Thunb.) Nakai

【标本采集号】LEM120622001

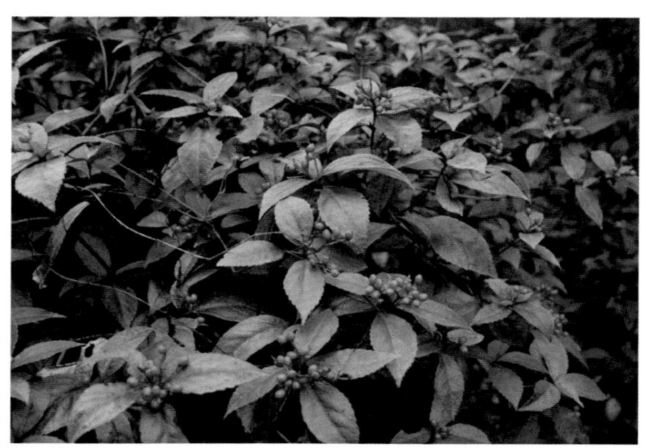

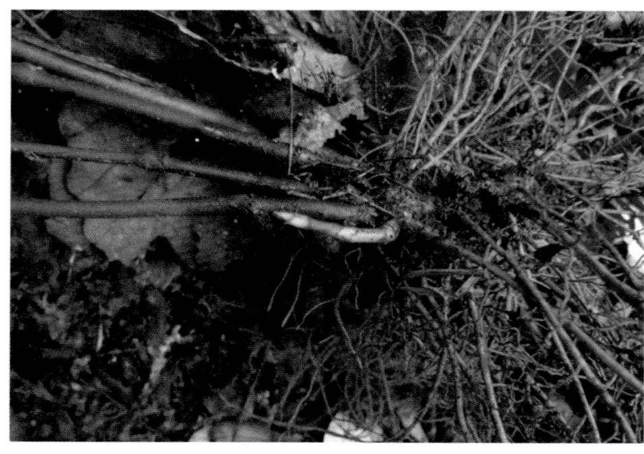

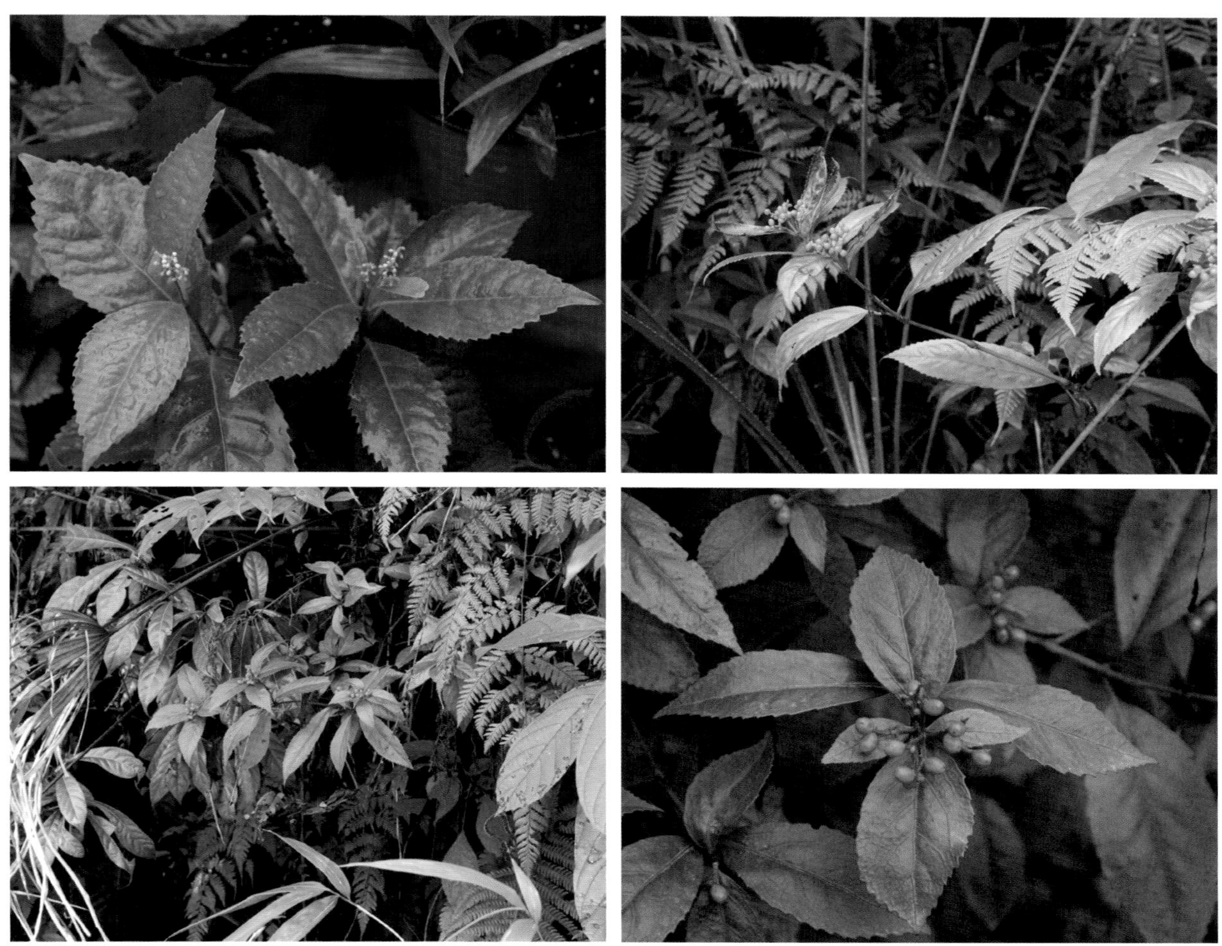

【形态特征】常绿亚灌木，高 50~120cm。茎与枝的节膨大。单叶对生，革质或纸质，边缘锯齿具腺状短尖，无毛。穗状花序顶生，通常有分枝；花黄绿色，无花梗；雄蕊 2 倍长于花粉囊。核果球形或卵球形，成熟时亮红色。花期 5~6 月，果期 8~12 月。

【适宜生境】生于海拔 600~1600m 的林下阴湿处。

【资源状况】分布于低山区、中山区。常见。

【入药部位】全草（肿节风）。

【功能主治】清热解毒，祛风除湿，消肿止痛，抗菌消炎，消痈散结，活血，接骨。用于肺炎，咽喉肿痛，痈肿疮毒，急性阑尾炎，肠胃炎，细菌性痢疾，风湿骨痛，跌打损伤，痈疽肿毒，癌肿。

杨柳科

响叶杨

白杨树

Populus adenopoda Maxim.

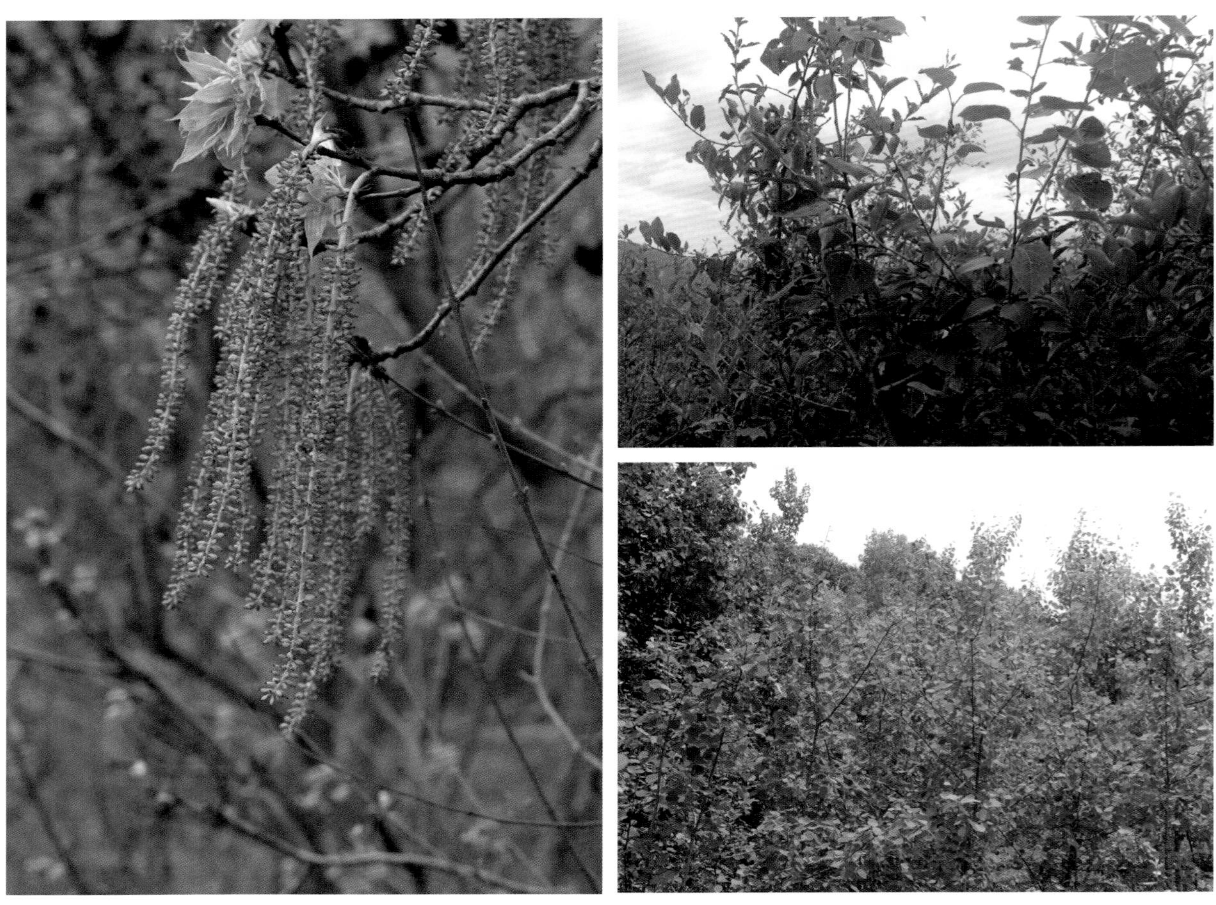

【形态特征】乔木，高 15~30m。老树皮深灰色，纵裂；小枝暗赤褐色，被柔毛。叶卵状圆形或卵形，先端具长渐尖或尾尖，基部具 2 个凸起的腺体，边缘反卷，具腺状浅圆齿或粗齿；叶柄侧扁。雄花序长 6~10cm；苞片掌状分裂。蒴果长卵球状椭圆形，2 瓣裂。种子倒卵状椭圆形，暗褐色。花期 3~4 月，果期 4~5 月。

【适宜生境】生于公路旁。

【资源状况】分布于低山区。常见，可以大量开发利用。

【入药部位】全株、根皮、叶、树皮。

【功能主治】全株祛风，止痛，驱虫。用于风湿骨痛，虫积腹痛。根皮活血散瘀，止痛。用于跌打损伤，瘀血肿痛。叶用于龋齿。树皮用于风痹，四肢不遂。

垂　柳

杨柳、柳树

Salix babylonica L.

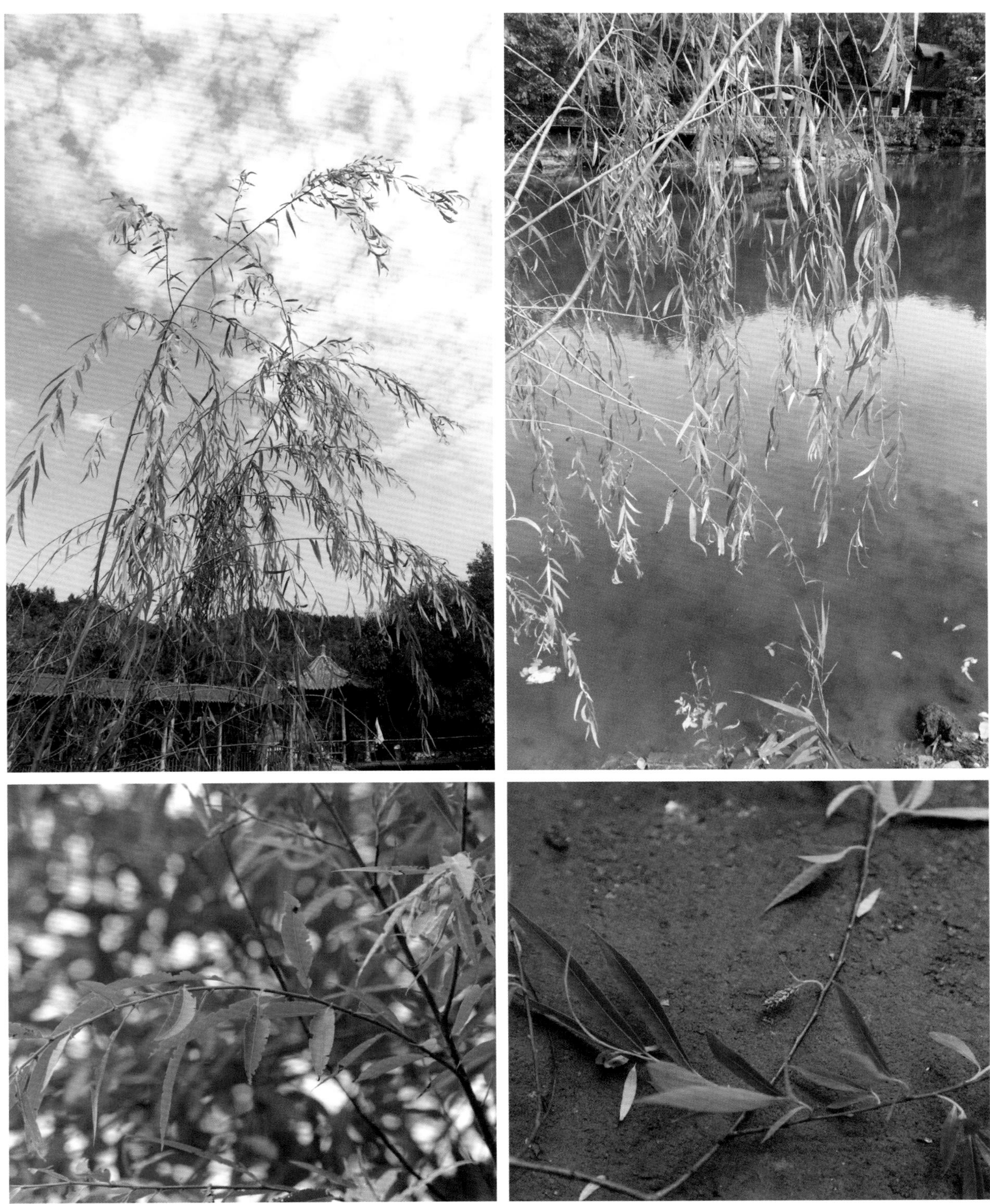

【形态特征】乔木，高达 18m。小枝细而下垂。雄柔荑花序长 1.5~2（~3）cm，总花梗短，苞片披针形；雄花具 2 腺体；雄蕊 2，约等长或长于苞片。雌柔荑花序长 2~3（~6）cm，总花梗具 3~4 叶；子房无毛或基部稍具毛，花柱短，柱头 2~4 深裂。蒴果。花期 3~4 月，果期 4~5 月。

【适宜生境】栽培于沟边、路旁。

【资源状况】分布于坝区、低山区。常见。

【入药部位】枝、叶（柳叶）、树皮、根、须根。

【功能主治】枝及须根祛风除湿，清热消肿，散结，解毒透疹。用于风湿性关节炎，风湿筋骨疼痛，气虚带下，牙龈肿痛，痧疹透发不畅，白带异常，淋病，小便不利，病毒性肝炎。叶祛风利湿，消炎，杀孑孓。用于慢性支气管炎，尿道炎，膀胱炎，膀胱结石，高血压；外用于关节肿痛，痈疽肿毒，皮肤瘙痒，灭蛆。树皮祛风除湿，消肿止痛。用于风湿骨痛，风肿瘙痒，黄疸，淋浊，乳痈，牙痛，烫伤。根利水，通淋，祛风除湿。用于风湿拘挛，筋骨疼痛，湿热带下，淋病。

皂　柳

山杨柳、华丽柳

Salix wallichiana Anderss.

【形态特征】灌木或乔木。小枝红褐色、黑褐色或绿褐色。芽有棱，常外弯，红褐色或栗色。叶背有柔毛或无毛，叶基被丝状毛或疏柔毛。花序先叶或与叶同时开放；雄柔荑花序苞片长圆形或倒卵形；雌柔荑花序圆柱形；花丝部分合生。蒴果开裂后，果瓣向外反卷。花期 4~5 月，果期 5 月。

【适宜生境】生于林中、林缘。

【资源状况】分布于低山区。常见。

【入药部位】根。

【功能主治】祛风除湿，止痛。用于风湿疼痛。

胡桃科

山核桃 野胡桃

Carya cathayensis Sarg.

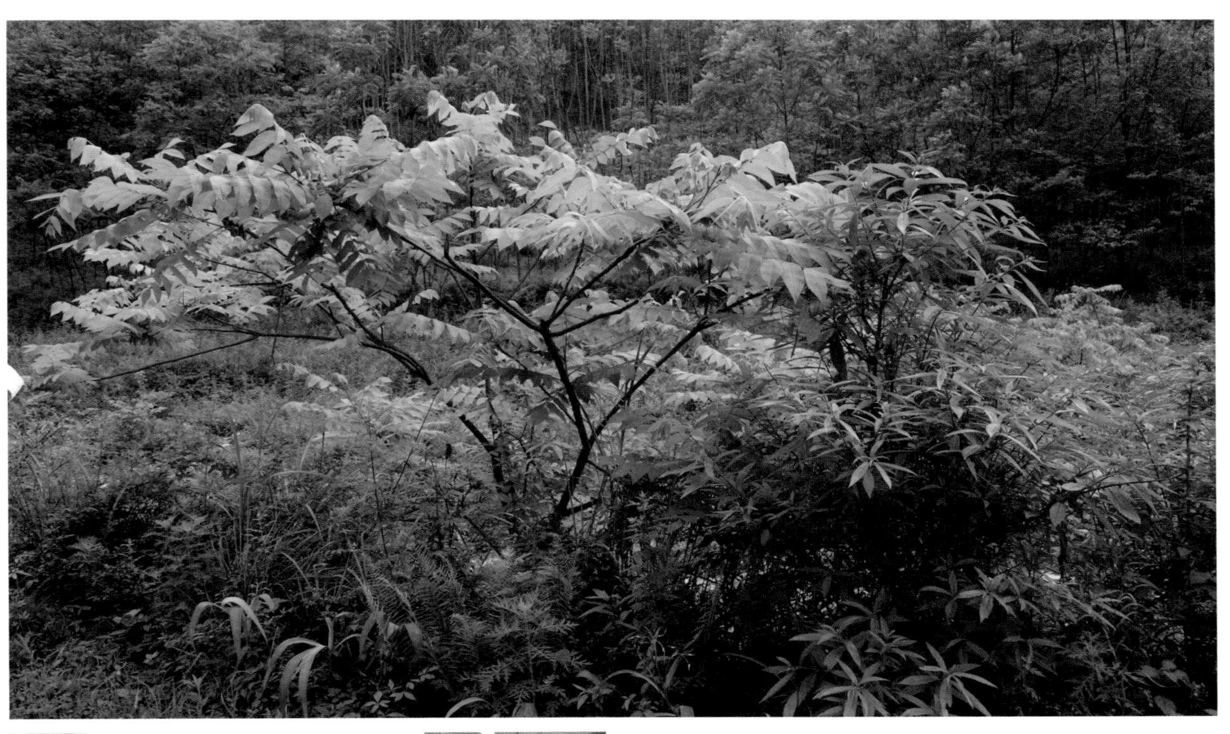

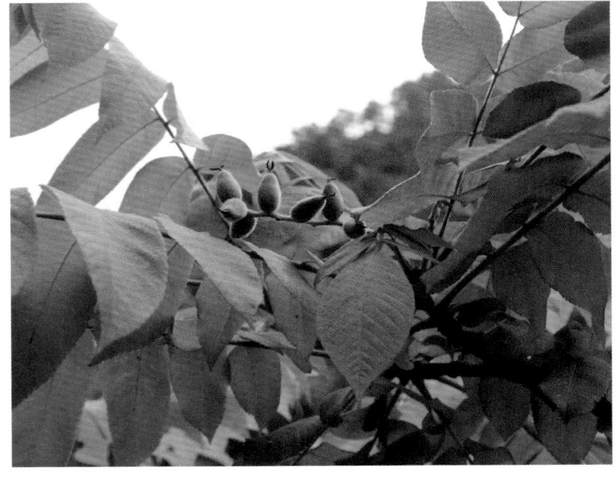

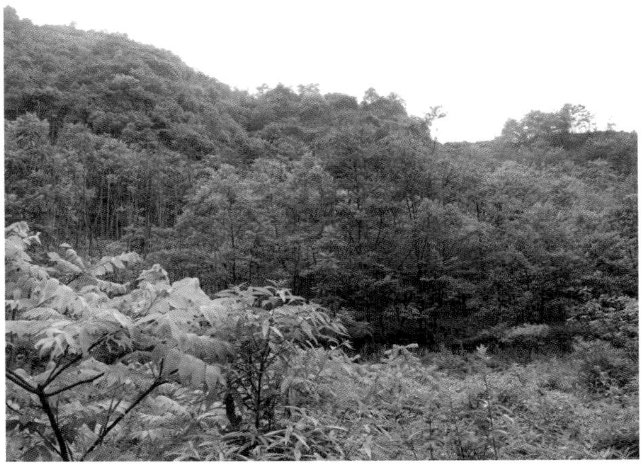

【形态特征】乔木，高 10~20m。髓部实心，冬芽裸露，不具芽鳞。小叶 5 或 7，披针形或卵状披针形，叶背脉上具宿存或脱落的毛。雄穗状花序长 10~15cm。坚果椭圆体形，外壳具翅至基部；果壳具 4 条不明显的纵棱。种子先端急尖，子叶 2，深裂。花期 4~6 月，果期 8~9 月。

【适宜生境】生于杂木林中。

【资源状况】分布于中山区。常见，可以开发利用。

【入药部位】种仁、根皮、外果皮。

【功能主治】种仁滋补强壮，润肺通便。根皮、外果皮清热解毒，杀虫。根皮用于脚癣；外果皮用于皮肤癣。

青钱柳 山麻柳

Cyclocarya paliurus (Batal.) Iljinsk.

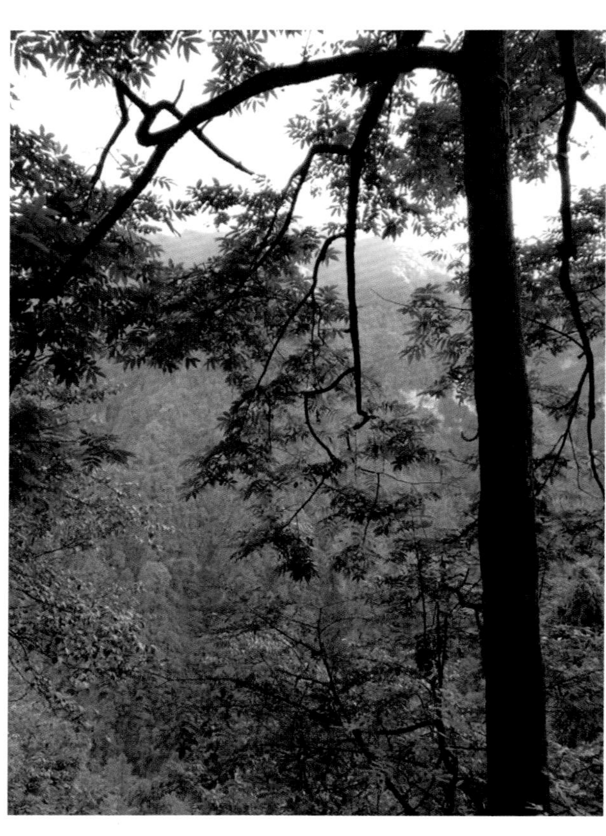

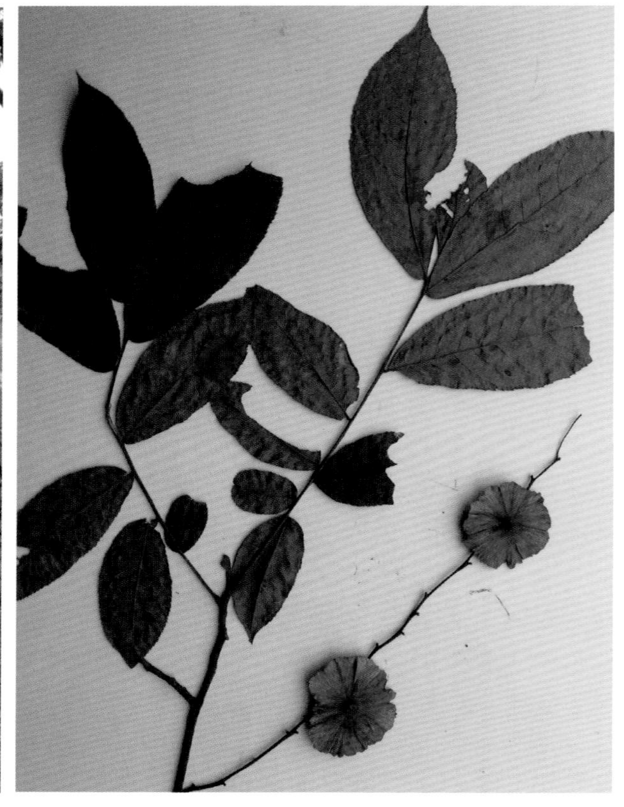

【形态特征】乔木。奇数羽状复叶，具有（5~）7~9（~11）小叶；小叶椭圆状卵形至宽披针形。花为风媒；雄花序 3~5 个簇生；果期穗状花序长 25~30cm。坚果扁球形，中部围有 1 盘状翅。花期 5~6 月，果期 7~9 月。

【适宜生境】生于杂木林中。

【资源状况】分布于中山区。少见。

【入药部位】叶（青钱柳）。

【功能主治】清热活血，止痛消肿。用于无名肿痛，痈肿疮毒，糖尿病。

评　述　叶泡茶饮，用于糖尿病。

野核桃 *Juglans cathayensis* Dode

【标本采集号】511423140418309LY

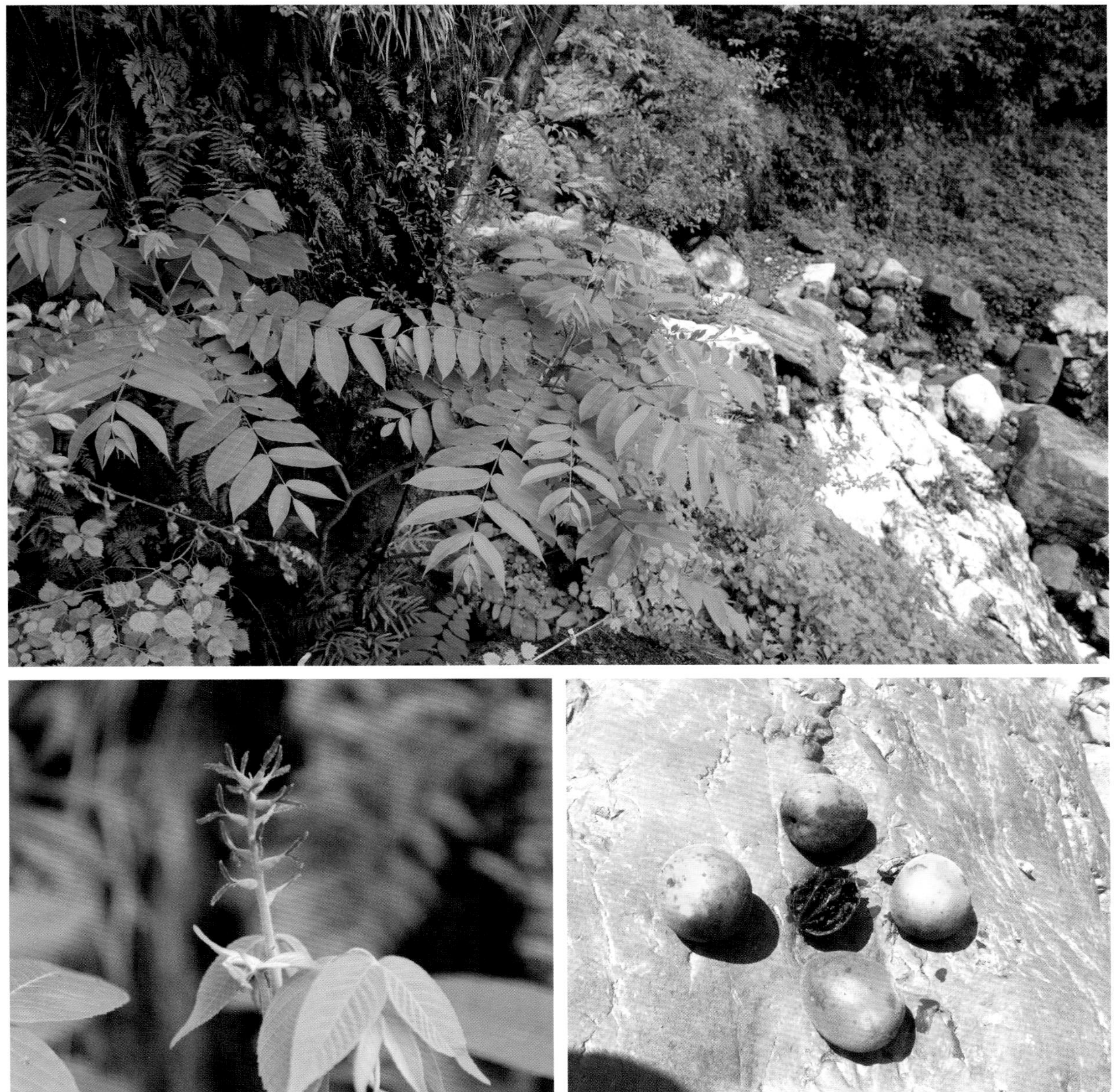

【形态特征】乔木，有时为灌木，高达 12~25m。幼枝被腺毛；顶芽裸露，锥形，长约 1.5cm，黄褐色，密生毛。小叶 9~17，卵状长圆形，先端渐尖，边缘有细锯齿，两面被星状毛，侧脉 11~17 对。果序有 6~10（~13）个果实；果实卵球形，长 3~4.5（~6）cm，外皮密被腺毛，顶端尖，核卵状或阔卵状，顶端尖，内果皮坚硬，有 6~8 条纵向棱脊，棱脊之间有不规则排列的尖锐的刺状突起和凹陷，仁小。花期 4~5 月，果期 8~10 月。

【适宜生境】生于海拔 800~2000m 的林中。

【资源状况】分布于低山区、中山区。常见。

【入药部位】全株、种仁、油、叶、鲜根皮、鲜外果皮。

【功能主治】全株清热解毒，杀虫。用于虚寒咳嗽，下肢酸痛。种仁补益气血，润燥化痰，益命门，利三焦，温肺润肠。用于肠燥便秘，干咳，肾虚。油驱除绦虫。外用于皮肤疥癣，疔疮，腋臭。叶与鲜外果皮外用于牛皮癣。鲜根皮外用于脚丫湿痒。

胡桃 核桃

Juglans regia L.

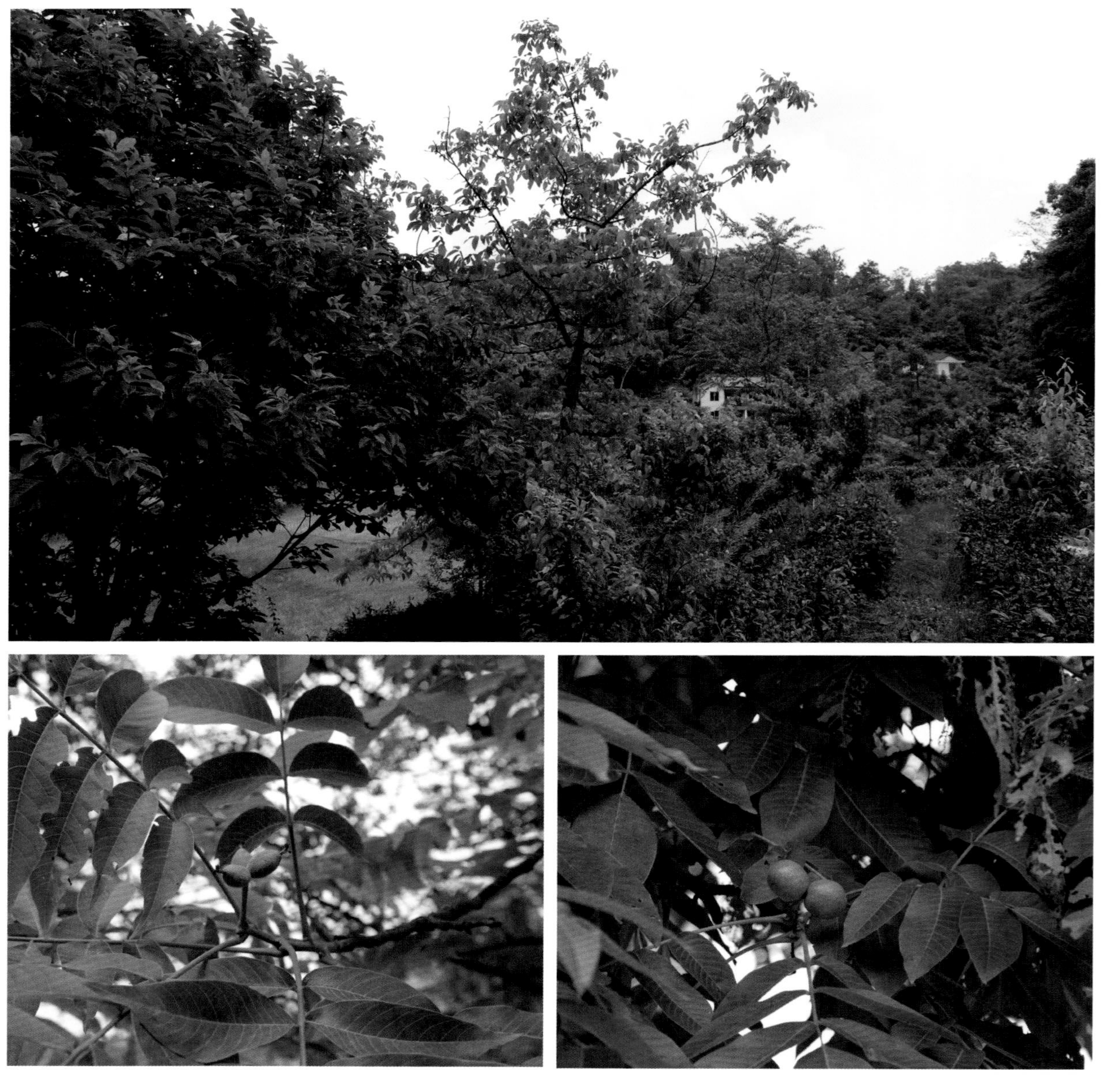

【形态特征】乔木，高达 25m。树皮灰色，纵裂；小枝有片状髓，被盾状着生的腺体。小叶 5~9，椭圆状卵形或狭长圆形，全缘，顶端钝或急尖，侧脉 11~15 对，腋内具簇短柔毛，余近无毛。雄花为柔荑花序，下垂；雌花序穗状，顶生。果序具 1~3（~5）果。核果外皮无毛，不规则开裂；果核皱纹状，有 2 条纵棱，坚硬，骨质。花期 4~5 月，果期 10 月。

【适宜生境】栽培于向阳处。

【资源状况】分布于坝区、低山区。极为常见，可以大量开发利用。

【入药部位】成熟果实（核桃仁）、种隔（分心木）、外果皮（青龙衣）、叶。

【功能主治】成熟果实温补肾肺，润肠，定喘化痰。用于肾虚喘咳，腰痛脚软，体弱，头昏耳鸣，阳痿，遗精，小便频数，石淋，大便燥结。种隔固肾涩精。用于肾虚遗精，滑精，遗尿，崩漏下血。外果皮消肿，止痒。用于头癣，牛皮癣，痈肿疮疖，秃疮。叶解毒消肿。用于食管癌，象皮肿，带下病，疥癣。

评　述　本种主要作为干果食用。核桃的雄花序在汶川等地食用。

化香树

山麻柳

Platycarya strobilacea Sieb. et Zucc.

【标本采集号】LEM120618002

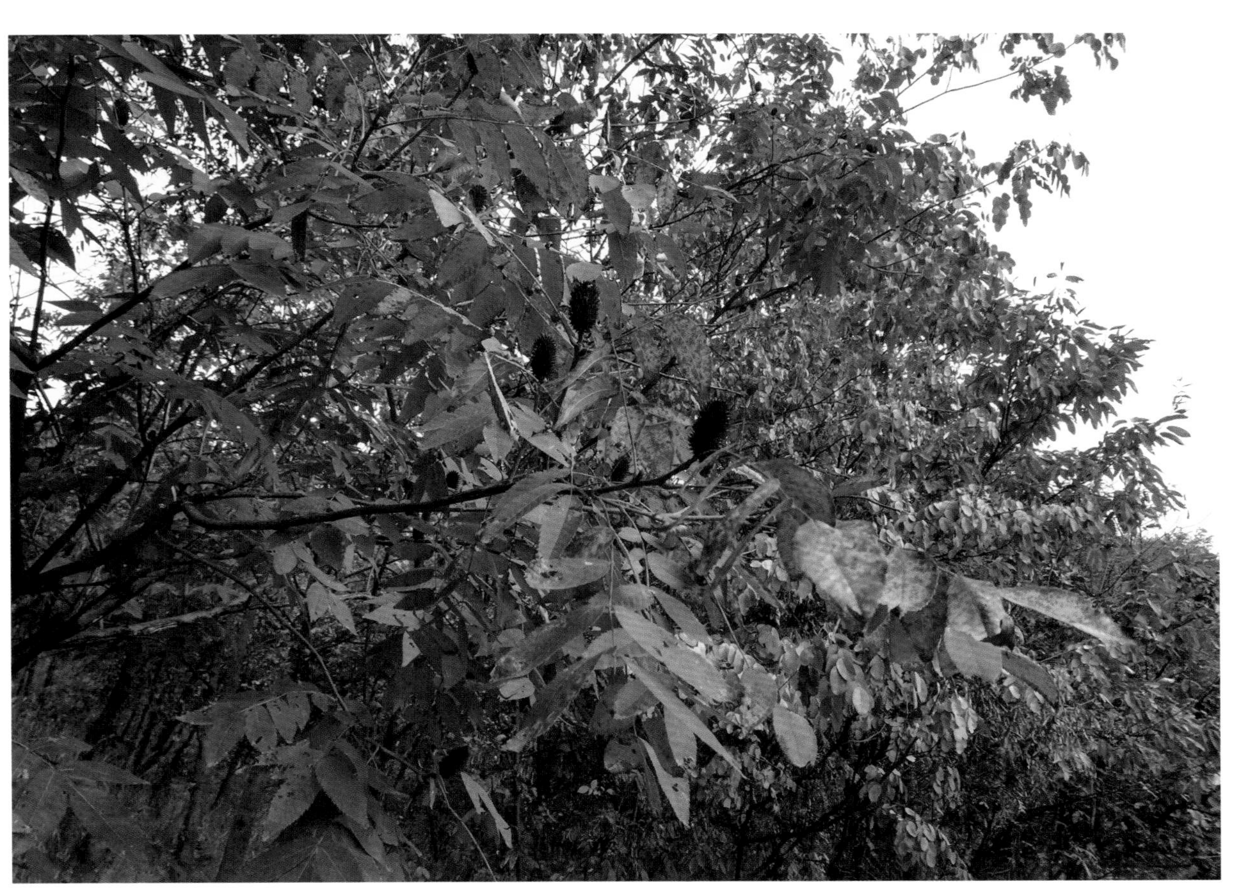

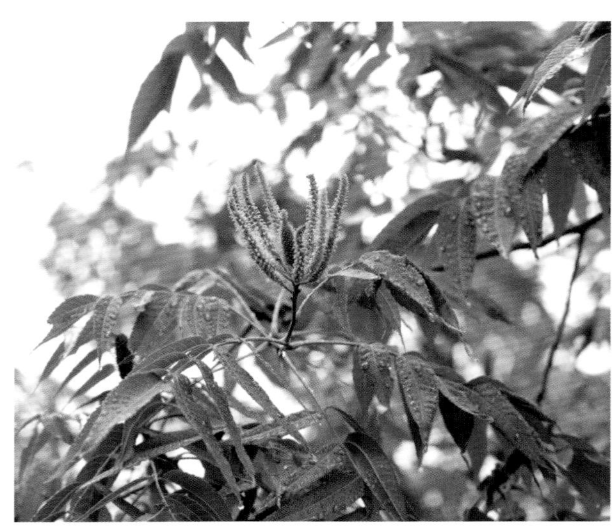
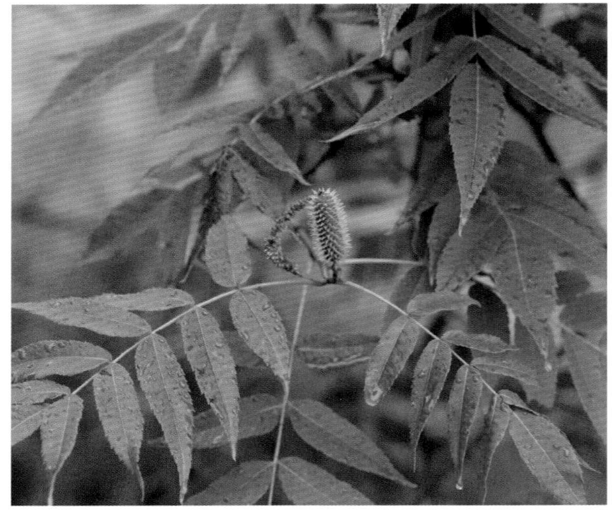

【形态特征】乔木或灌木，高5~15m。奇数羽状复叶，小叶7~23，叶长（6~）8~30cm，叶轴无毛。穗状花序雌雄兼有，基部中央为雌性穗状花序，顶端为雄性，或有时缺无。果穗卵状椭圆形至长椭圆状卵形；小坚果近球形至倒卵球形，长约3.6mm，宽约3.6mm。种子卵形，种皮膜质。花期5~7月，果期7~10月。

【适宜生境】生于杂木林中。

【资源状况】分布于低山区。常见。

【入药部位】叶。

【功能主治】解毒，杀虫，祛风除湿，理气消肿。用于淋巴结结核，阴疽，疖疹，骨结核。

湖北枫杨 *Pterocarya hupehensis* Skan

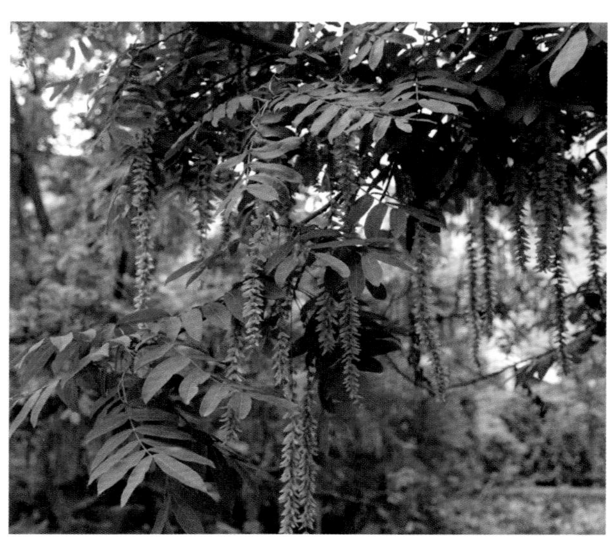
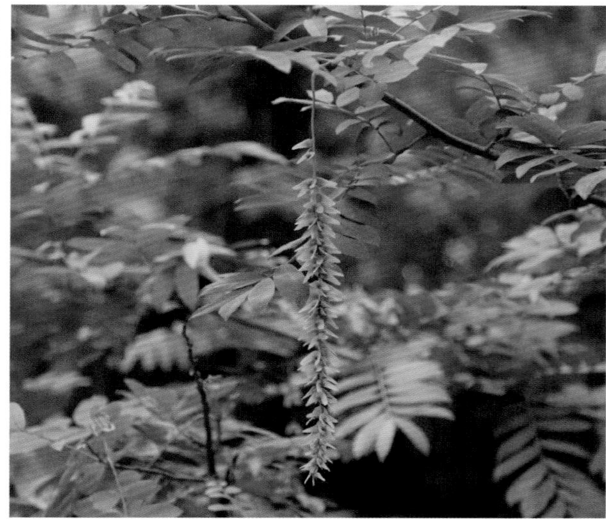

【形态特征】乔木，高 10~20m。小枝深灰褐色，无毛或被稀疏的短柔毛，皮孔灰黄色，显著；芽显著具柄，裸出。奇数羽状复叶，长（18~）20~25cm；叶轴无翅，无毛；小叶 5~11（~15），长椭圆形至卵状椭圆形。穗状花序长 20~40cm。果翅阔，椭圆状卵形，长 10~15mm，宽 12~15mm。花期 4~5 月，果期 8 月。

【适宜生境】生于林边、路旁。

【资源状况】分布于低山区。常见。

【入药部位】根或根皮。

【功能主治】解毒，杀虫。用于龋齿，疥疮，烫伤。

华西枫杨 麻柳叶

Pterocarya insignis Rehd. et Wils.

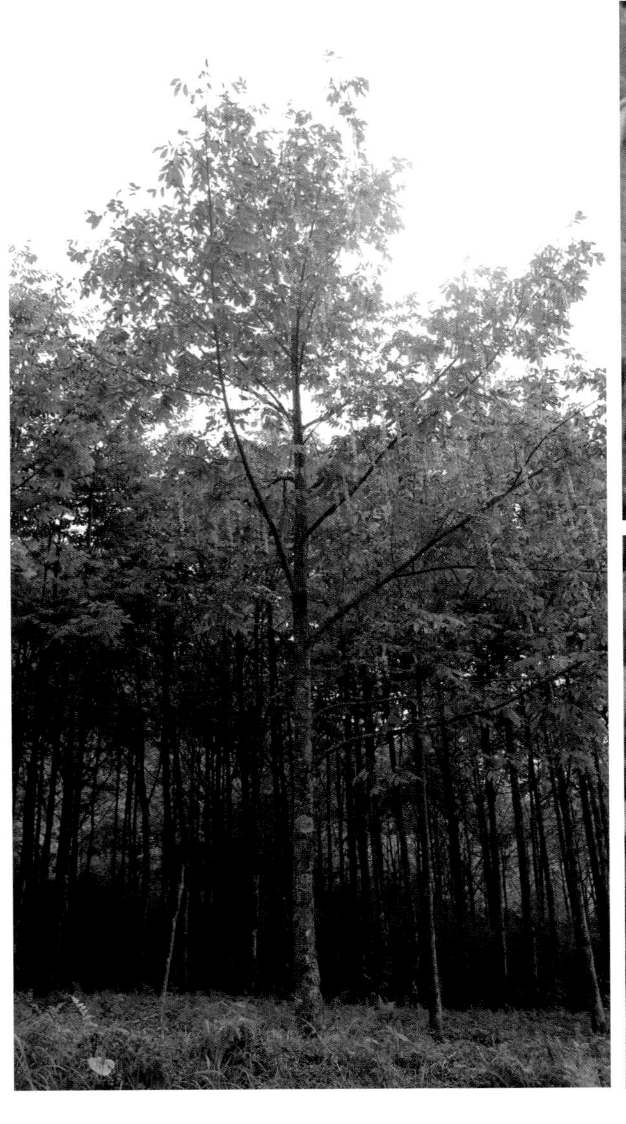

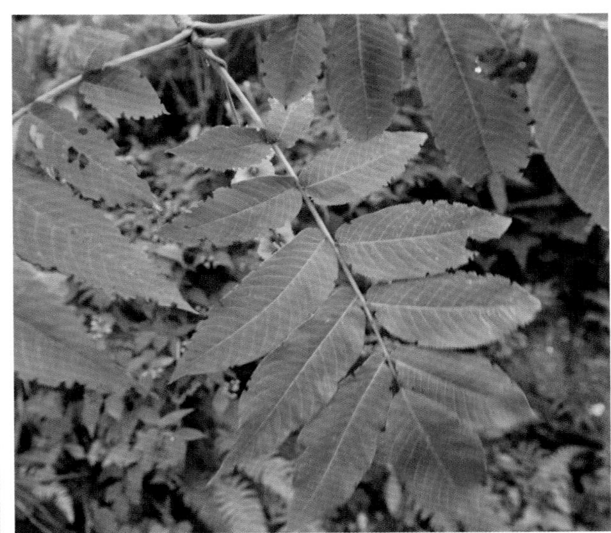

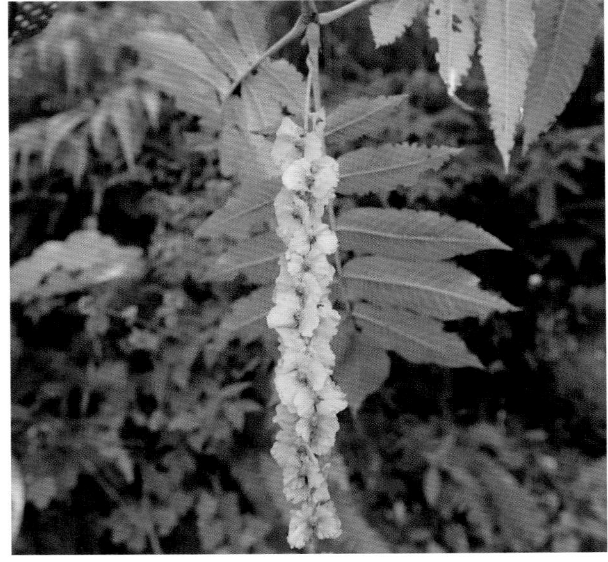

【形态特征】乔木，高达25m。树皮灰色或暗灰色，平滑，浅纵裂；小枝褐色或暗褐色，具灰黄色皮孔。芽具3枚披针形的芽鳞，芽鳞长2~3.5cm，通常仅被有盾状着生的腺体，稀被稀疏柔毛。叶长（20~）30~45cm，小叶（5~）7~13。雄性柔荑花序3~4条各由叶丛下方的芽鳞痕的腋内生出，稀有由叶腋内生出，长达18~20cm。结果穗状花序长达45cm，轴无毛或近无毛。坚果长约8mm，无毛；翅圆卵形，在果一侧长1~1.5cm。花期5~6月，果期8~9月。

【适宜生境】生于林边、路旁。

【资源状况】分布于低山区。常见。

【入药部位】根或根皮。

【功能主治】解毒，杀虫。用于龋齿，疥疮，烫伤。

枫　杨

麻柳

Pterocarya stenoptera C. DC.

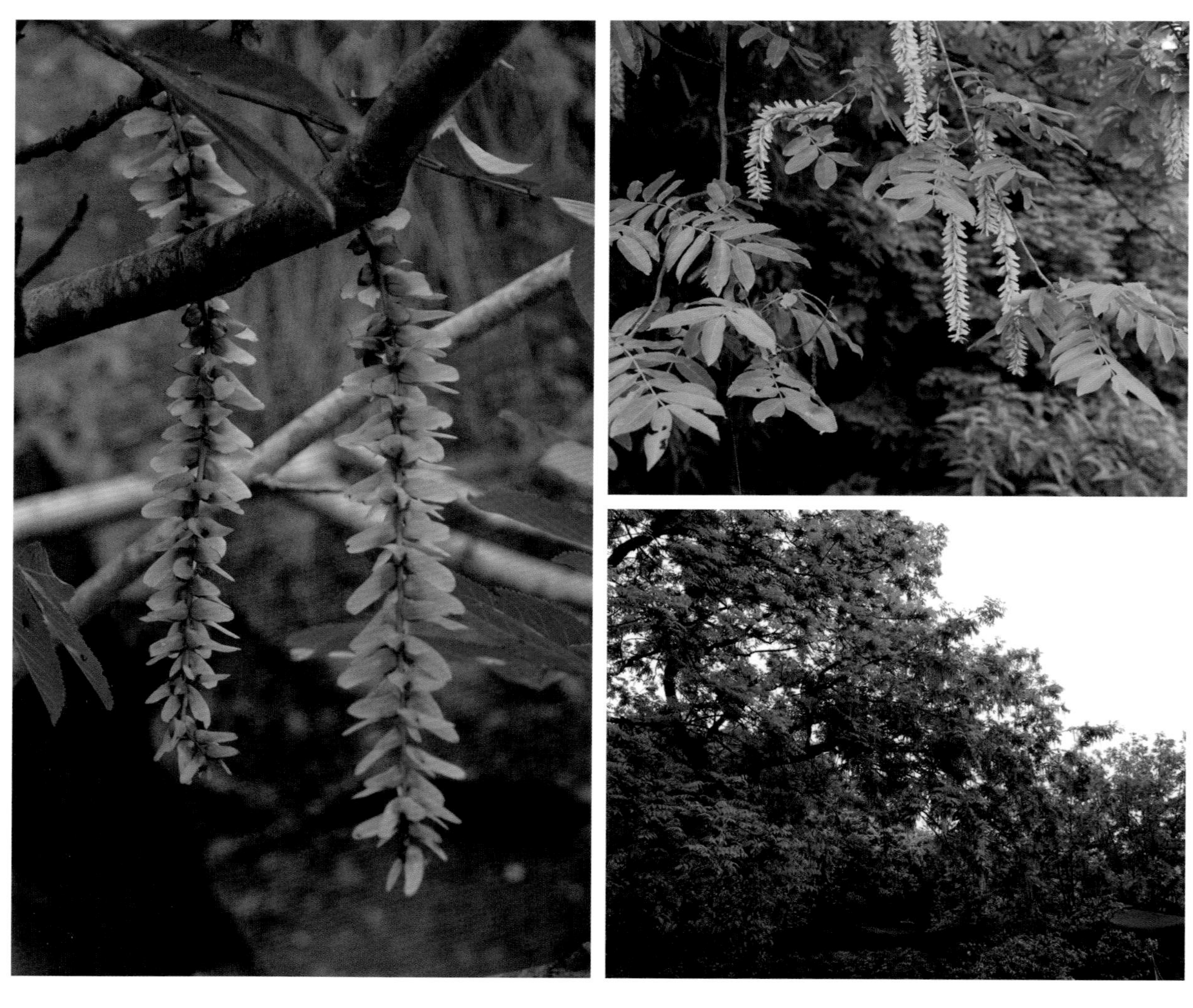

【形态特征】落叶高大乔木，高达 30m。芽具柄，密被锈褐色盾状着生的腺体。偶数羽状复叶，具（6~）11~21（~25）无柄小叶；叶轴具翅至翅不甚发达；小叶椭圆形或椭圆状披针形，长 6~12cm，宽 2~3cm，先端钝至锐尖。雄柔荑花序单生；雌花几无梗。果序长 20~40cm；果长圆形；果翅狭，条形或阔条形。花期 4~5 月，果期 8~9 月。

【适宜生境】生于海拔 1000m 以下的路旁、沟边和屋侧。

【资源状况】分布于坝区、低山区。为丘陵地区常见的乔木，资源量大，可以大量开发利用。

【入药部位】叶、果、根或根皮（麻柳树根）、树皮。

【功能主治】叶截疟，解毒，杀虫，杀蛆，杀孑孓，杀钉螺。用于慢性支气管炎，关节痛，疮疽痈肿，疥癣风痒，皮肤湿疹，烫火伤，疟疾，痒疹，牙痛，烂脚丫，血吸虫病。果散寒止咳。用于天疱疮。根或根皮用于疥癣，牙痛，风湿筋骨痛，烫火伤。树皮用于龋齿，疥癣，烫火伤。

桦木科

桤　木 桤木树
Alnus cremastogyne Burk.

【标本采集号】511423140420391LY

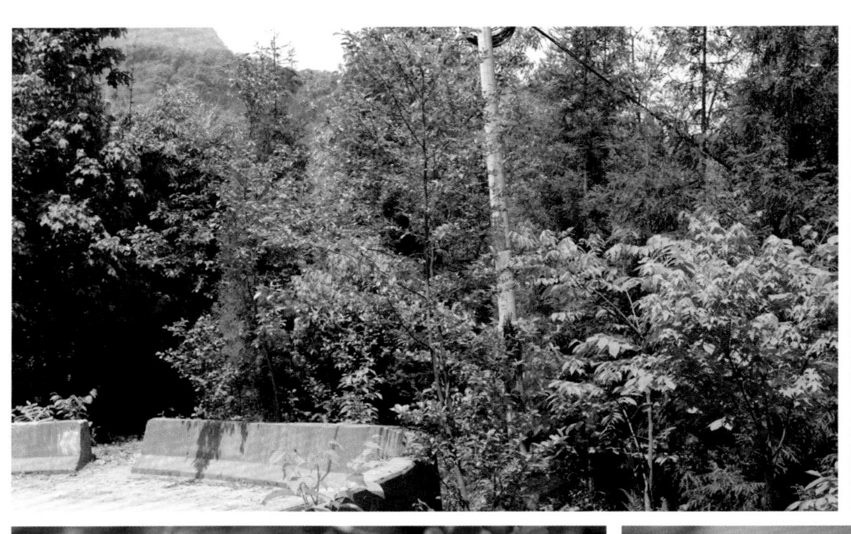
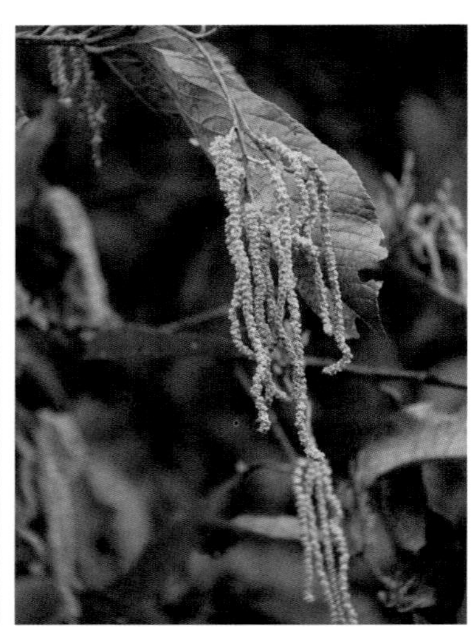
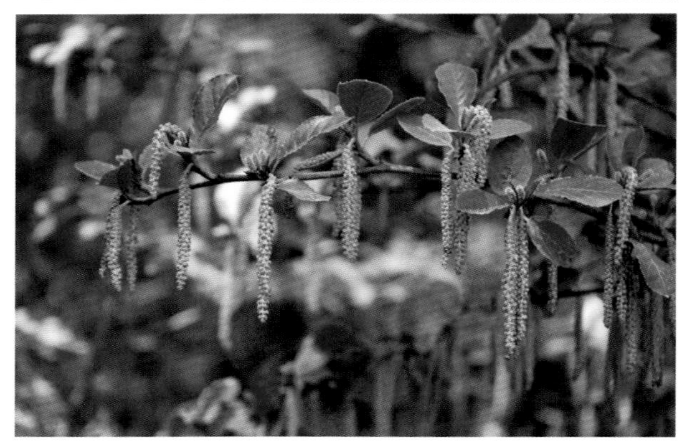
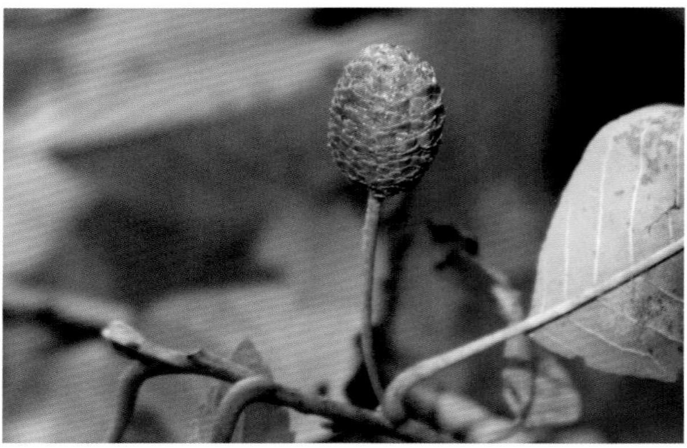

【形态特征】乔木，高达40m。芽有2枚无毛鳞片。小枝、叶柄、总花梗和叶幼时叶背疏具白色柔毛。叶倒卵形、倒卵状长圆形、长圆形或倒披针形，侧脉8~11对。雌花序单生于叶腋；雌花序梗长4~8cm，下垂。小坚果卵形，扁平，具宽而膜质的翅。花期5~7月，果期8~9月。

【适宜生境】生于山沟、谷地、田坎和沟边。

【资源状况】分布于坝区、低山区。常见，可以大量开发利用。

【入药部位】树皮、嫩枝叶。

【功能主治】清热泻火，止泻止痢。用于吐血，衄血，水泻，热淋，肝炎，胆囊炎，肾炎，腹泻，崩漏，肠炎，痢疾。

亮叶桦

桦树、桦稿

Betula luminifera H. Winkl.

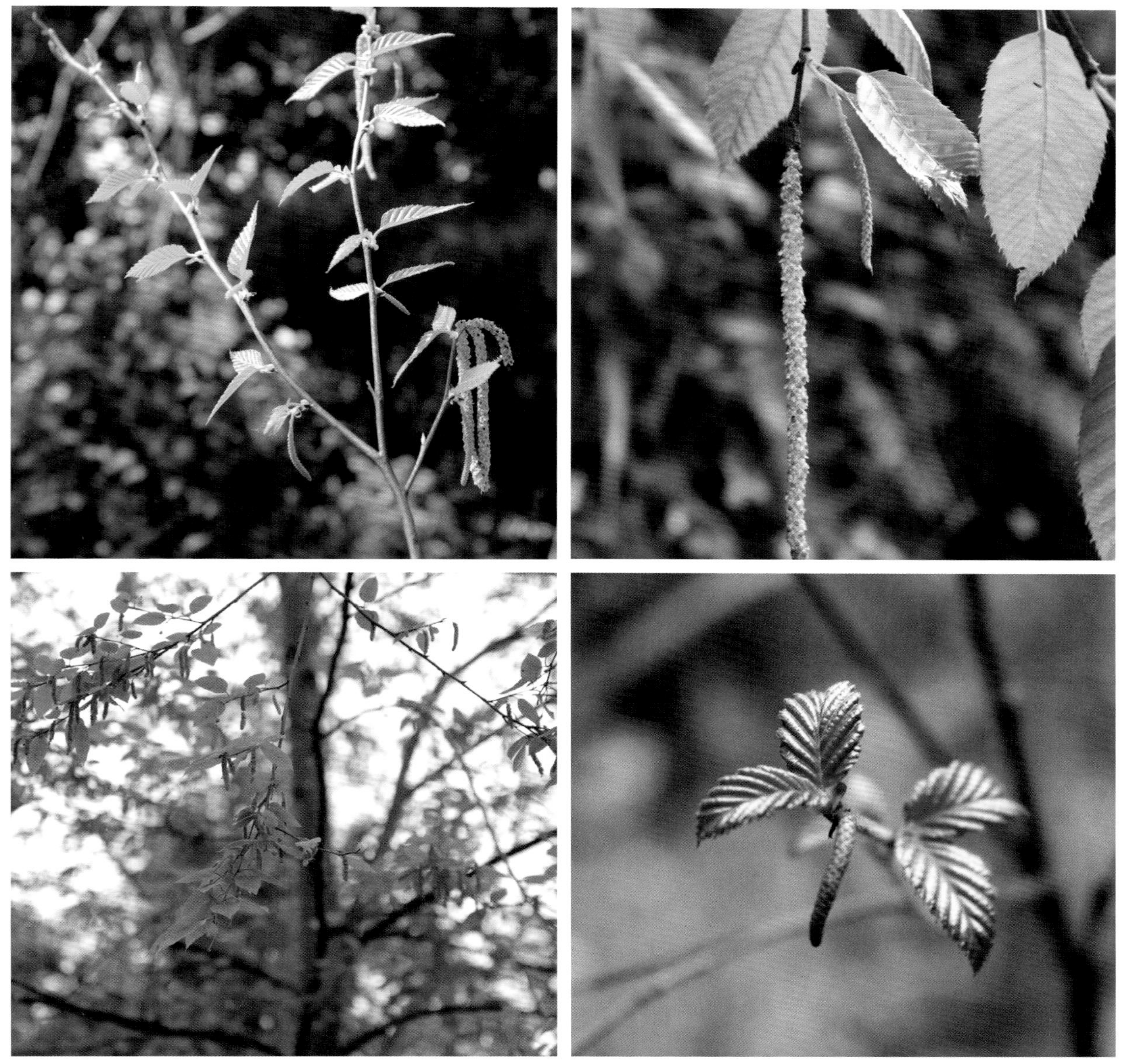

【形态特征】乔木。树皮红褐色或暗黄灰色，坚密，平滑；枝条红褐色，无毛，有蜡质白粉；小枝黄褐色，密被淡黄色短柔毛，疏生树脂腺体；芽鳞无毛，边缘被短纤毛。叶长圆形、阔长圆形或长圆状披针形，叶背密生树脂腺点，边缘具不规则和重刚毛状锯齿。雄花序 2~5 枚簇生于小枝顶端或单生于小枝上部叶腋；花序梗密生树脂腺体；苞鳞背面无毛，边缘具短纤毛；雌花序 1（2）。果序长圆柱形。小坚果倒卵球形，膜质翅宽为小坚果的 1~2 倍。花期 5~6 月，果期 6~8 月。

【适宜生境】生于林间、沟边。

【资源状况】分布于低山区、中山区。常见。

【入药部位】嫩叶、根、树皮。

【功能主治】嫩叶清热解毒，利尿。用于水肿；外用于疥毒。根清热利尿。用于小便淋痛，水肿。树皮清热除湿，消积，解毒。用于小便不利，水肿，食积停滞，黄疸，时行热毒。

川黔千金榆

长穗鹅耳枥

Carpinus fangiana Hu

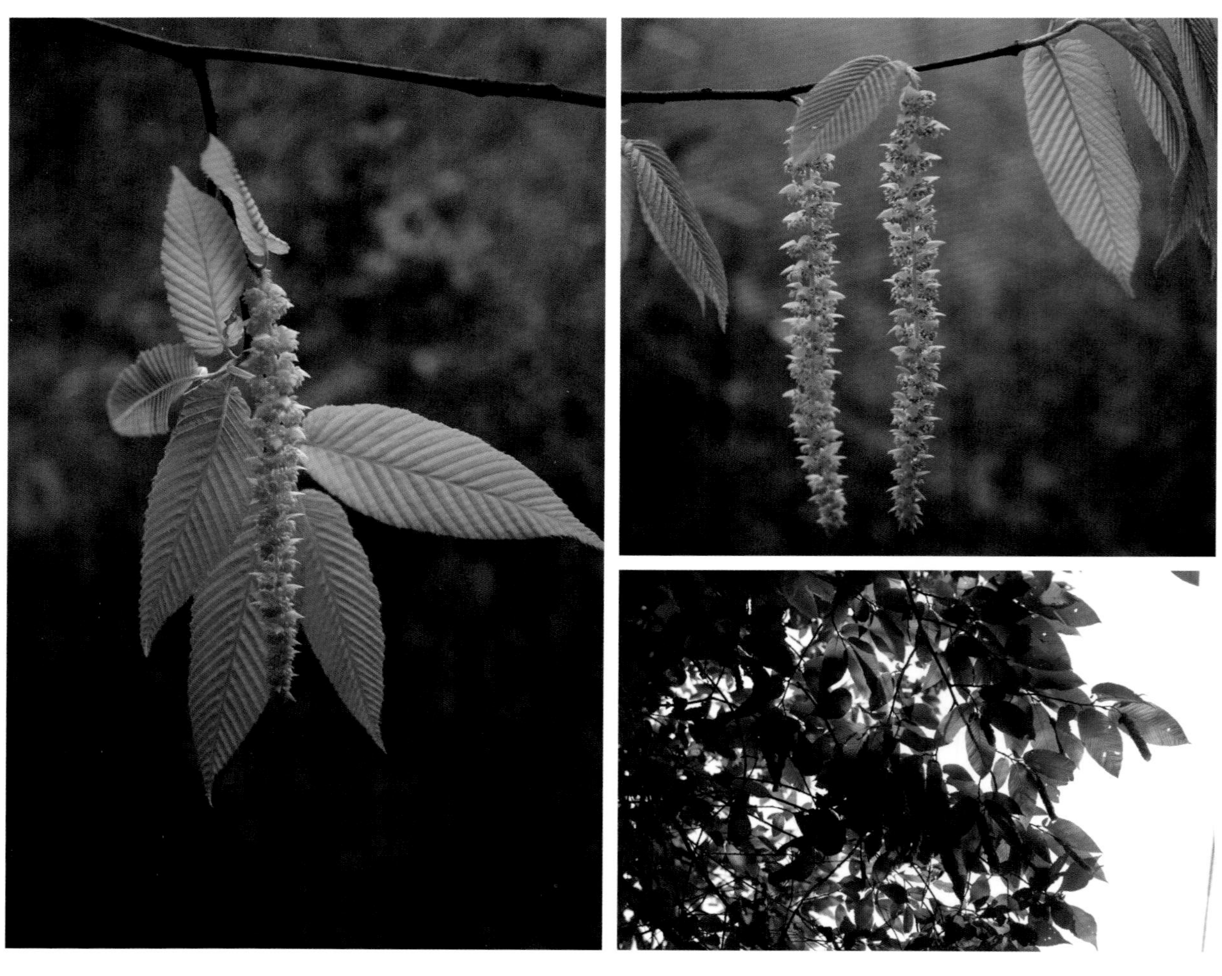

【形态特征】乔木，高达 20m。树皮暗灰色或灰棕色；小枝紫褐色，无毛。叶厚纸质，卵状披针形或椭圆状披针形，侧脉 24~34 对，基部心形、近圆形或宽楔形，边缘具不规则刚毛状重锯齿。雌性花序长 45~50cm，宽 3~4cm；果苞纸质，覆瓦状排列，椭圆形，内侧边缘上部具疏锯齿。小坚果长圆形。花期 5~6 月，果期 7~9 月。

【适宜生境】生于山坡、树林。

【资源状况】分布于低山区。常见。

【入药部位】根皮。

【功能主治】清热解毒，消肿止痛。用于跌打损伤，痈肿疮毒。

雷公鹅耳枥

华鹅耳枥、大穗鹅耳枥

Carpinus viminea Wall.

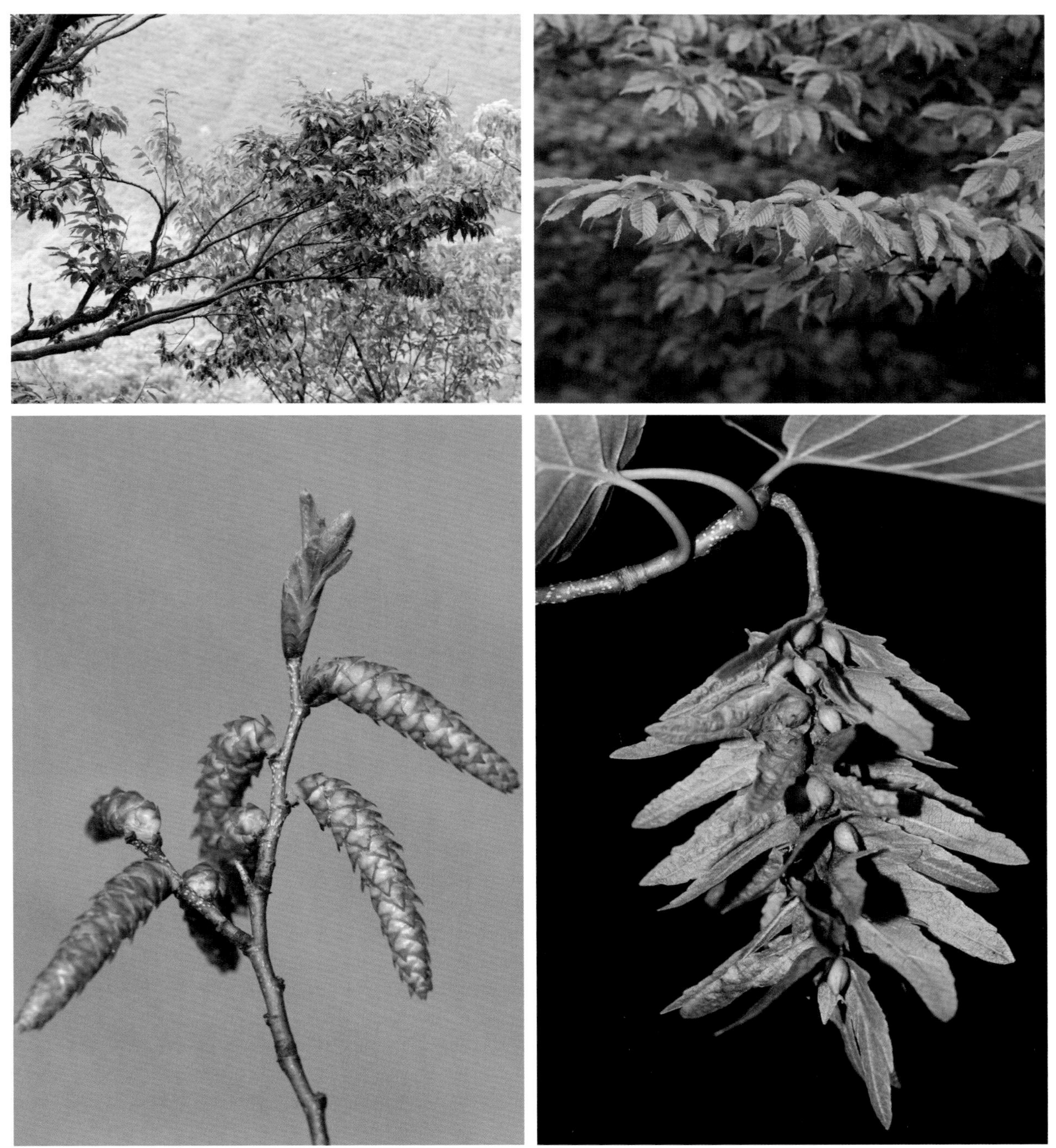

【形态特征】乔木，高 10~20m。树皮深灰色；小枝密生白色皮孔，无毛。叶缘具规则或不规则重锯齿，先端急尖、锐尖或尾状渐尖；叶柄细弱，长（1~）1.5~3cm，无毛。果苞外侧苞片具牙齿。果序长 5~15cm，直径 2.5~3cm，下垂；序梗疏被短柔毛；序轴纤细，长 1.5~4cm，无毛；果苞长 1.5~2.5（~3）cm，内外侧基部均具裂片。小坚果宽卵球形，无毛，有时上部疏生小树脂腺体和细柔毛。花期 4~6 月，果期 7~9 月。

【适宜生境】生于山坡、树林。

【资源状况】分布于中山区。少见。

【入药部位】根皮。

【功能主治】清热解毒，消肿止痛。用于跌打损伤，痈肿疮毒。

华　榛 *Corylus chinensis* Franch.

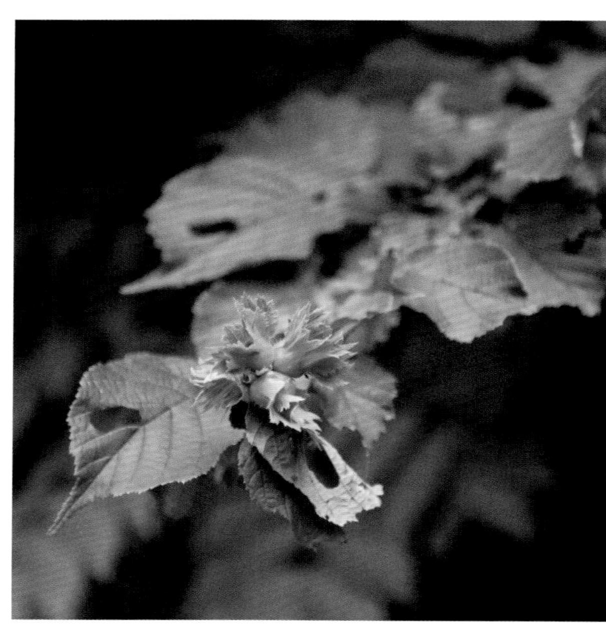

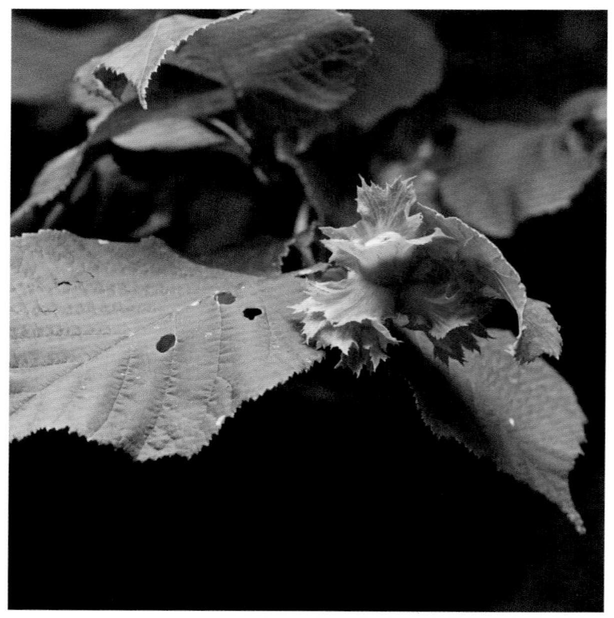

【形态特征】乔木，高达 40m。叶卵形、卵状椭圆形或倒卵状椭圆形，基部斜心形，边缘具不规则重细齿。雄花序圆柱状，4~6 个簇生；苞片具柔毛；雌花序 2~6 个簇生，果苞管状。小坚果被果苞，卵球形，无毛。

【适宜生境】生于海拔 1000m 左右的山坡、树林。

【资源状况】分布于低山区。常见。

【入药部位】种仁。

【功能主治】调中，开胃，明目。用于目赤肿痛，视物昏花。

刺　榛 *Corylus ferox* Wall.

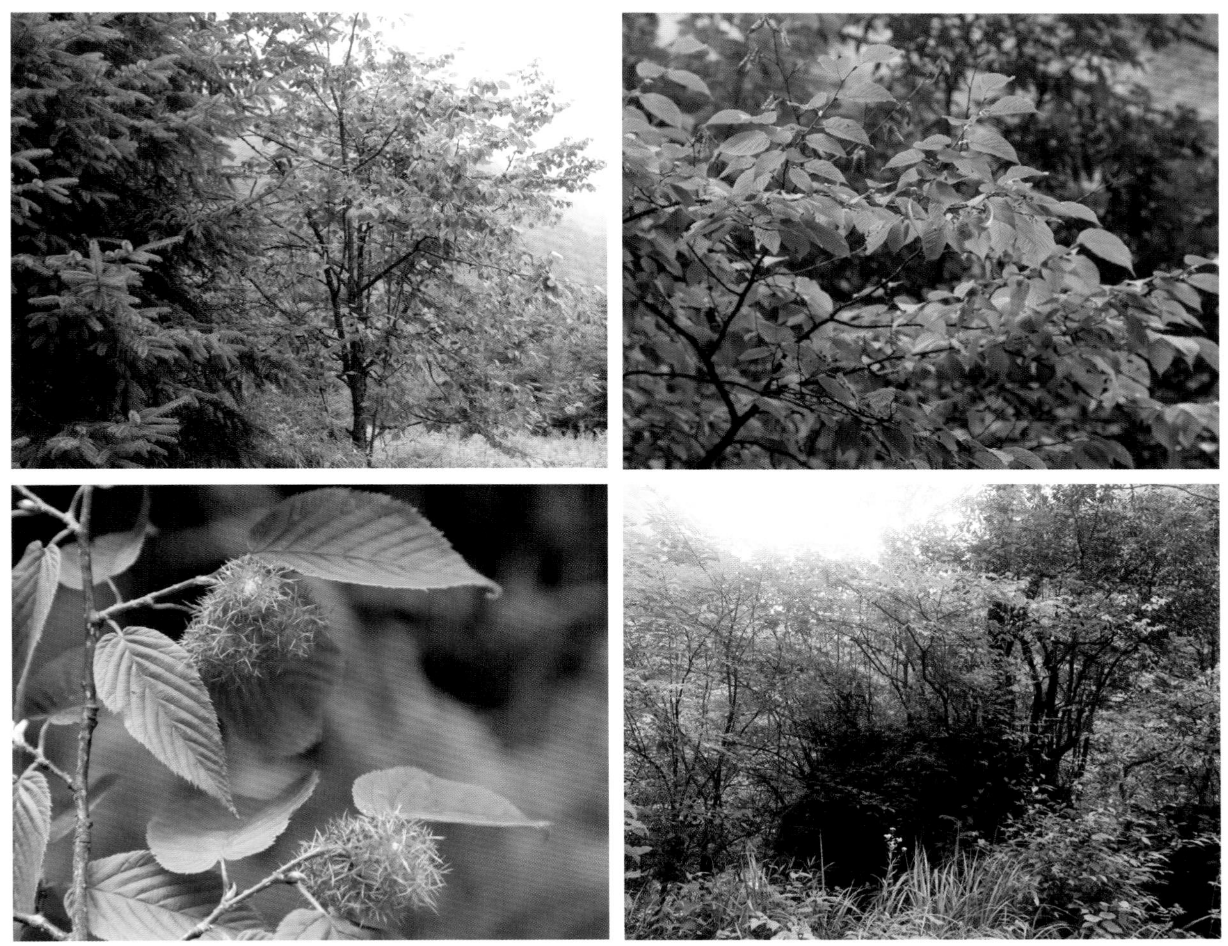

【形态特征】乔木或小乔木。芽鳞被白色柔毛；树皮灰黑色或灰色；枝条灰褐色或暗灰色，无毛；小枝褐色，疏被长柔毛，基部密生黄色长柔毛，有时具或疏或密的刺状腺体。叶片卵状长圆形或倒卵状长圆形，边缘具重细密锐尖锯齿。苞片合成钟形，上部具分叉而锐利的针刺状裂片，在坚果上部不收缩。坚果扁球形，上部裸露，顶端密被短柔毛，长1~1.5cm。花期5~7月，果期7~9月。

【适宜生境】生于海拔1500~3000m的山坡林中。

【资源状况】分布于中山区、高山区。常见。

【入药部位】果实、种仁。

【功能主治】果实滋补强壮。种仁用于痢疾，咳喘。

壳斗科

锥 栗 榛子

Castanea henryi (Skan) Rehd. et Wils.

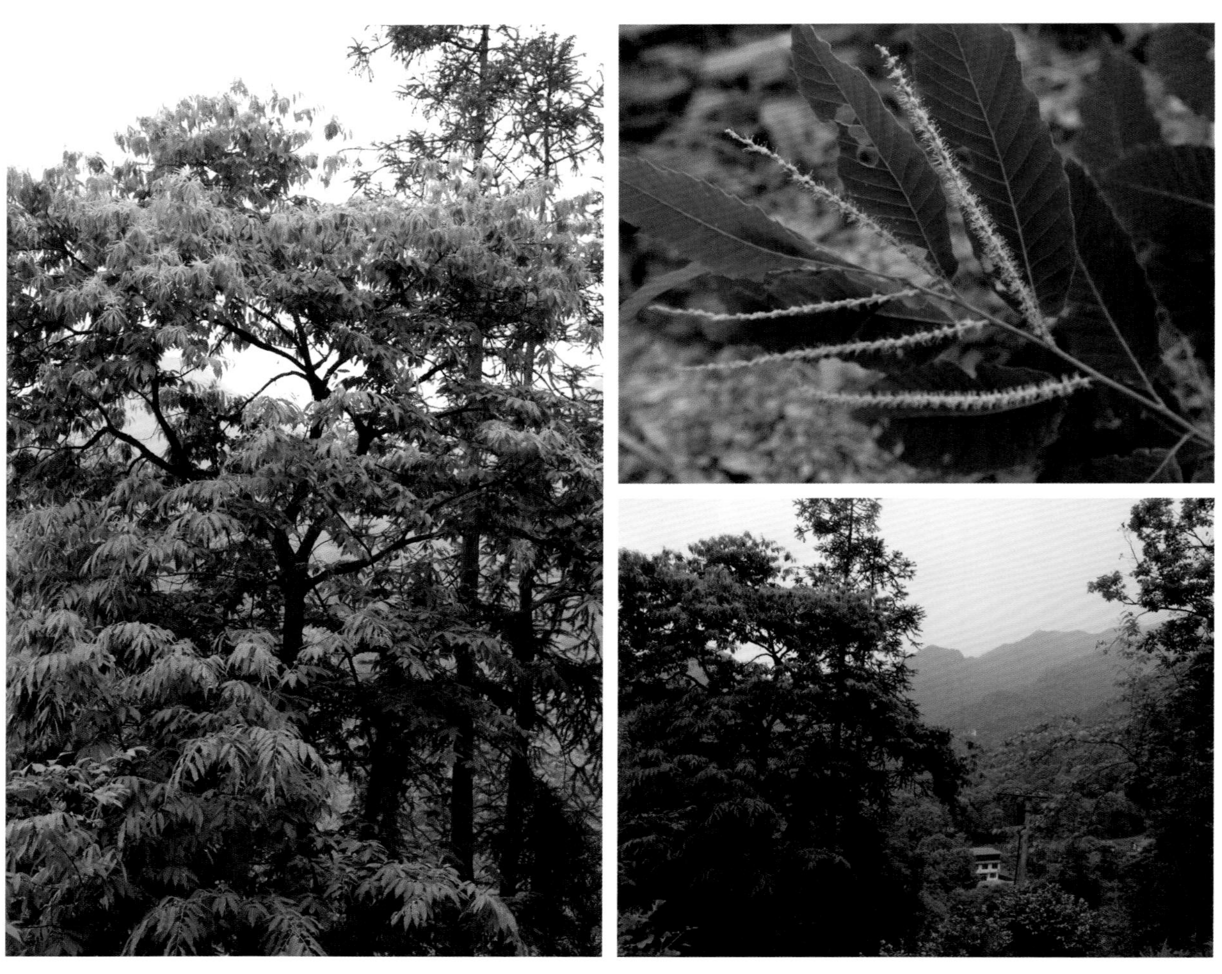

【形态特征】落叶大乔木，高达 25m，胸径 1m。叶长圆形或披针形，叶背被黄褐色鳞片状腺体及幼时沿脉疏具毛，渐无毛，顶端长渐尖至尾状长尖。雄花序长 5~16cm；每个壳斗有雌花序 1 朵。壳斗生于短穗状花序上。每壳斗有坚果 1，卵球形，长多于宽。花期 5~7 月，果期 9~10 月。

【适宜生境】生于海拔 700~1400m 的杂木林中。

【资源状况】分布于低山区、中山区。常见，可以开发利用。

【入药部位】叶、壳斗、种子。

【功能主治】益气健脾，止泻。用于脾虚泄泻，脾胃热引起的食滞纳呆。

栗 板栗

Castanea mollissima Bl.

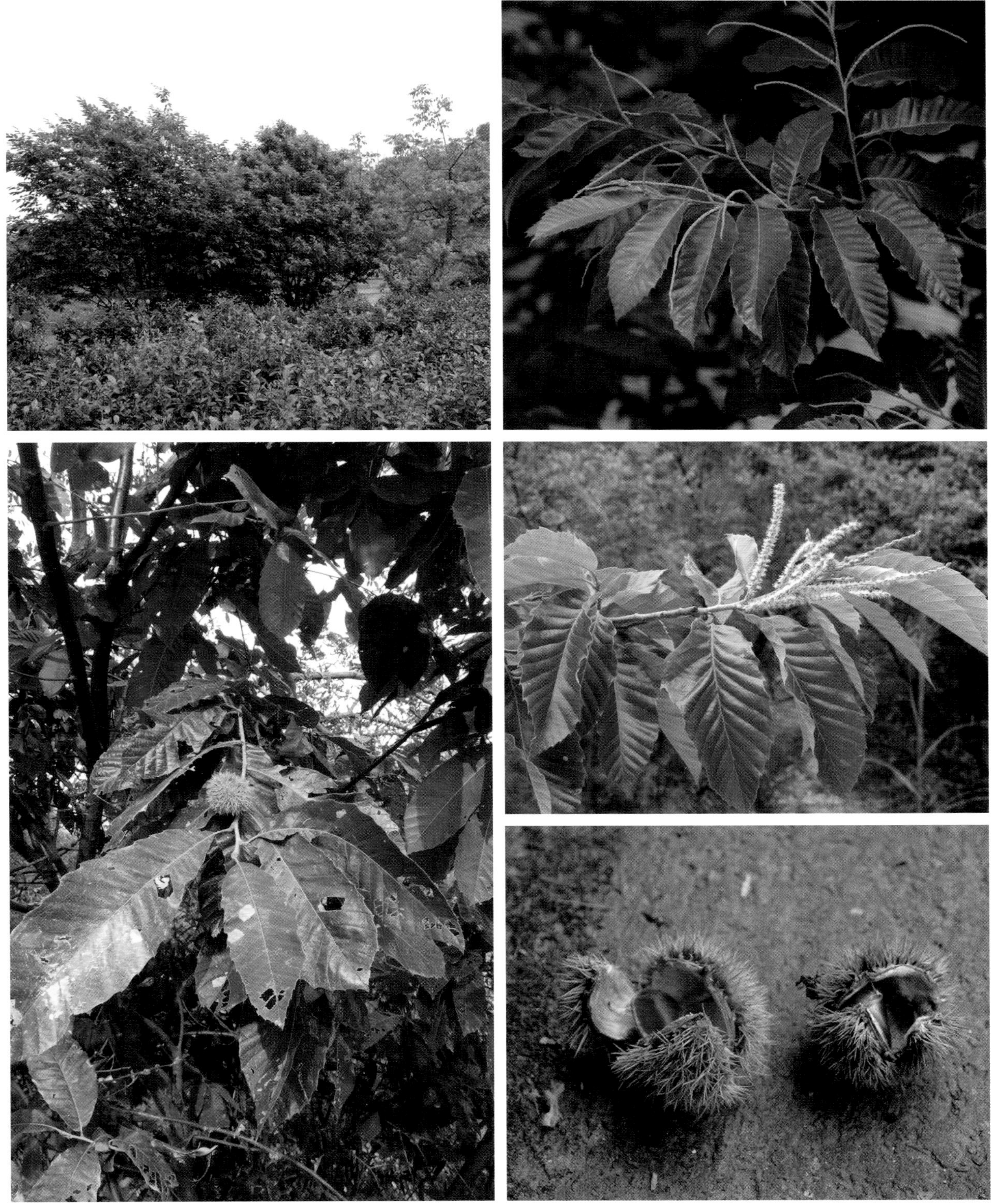

【形态特征】乔木，高达 20m。托叶长圆形，长 10~15mm，被疏长毛及鳞腺；叶椭圆状长圆形至长圆状披针形，叶背被星芒状伏贴绒毛或因毛脱落变为几无毛，顶端短尖至渐尖。花序外具总苞，苞片针刺状。壳斗密覆柔毛及针状苞片。每壳斗有坚果 2 或 3，直径 2~3cm，褐色。花期 4~6 月，果期 8~10 月。

【适宜生境】栽培或野生于林间。

【资源状况】分布于低山区。常见，可以大量开发利用。

【入药部位】叶、种仁、花、树白皮、根、总苞、外果皮、内果皮。

【功能主治】叶收敛解毒。用于喉疔火毒；外用于漆疮。种仁益气健脾，消肿解毒。用于反胃，泄泻，腰脚酸软，肾虚腰痛，吐血，衄血，便血，金疮，折伤肿痛，筋骨扭伤，瘰疬。花收敛，止泻。用于泻痢，便血，瘰疬，小儿消化不良，痢疾，久泻不止。树白皮用于癞疮，口疮，漆疮。根行血调经。用于偏坠疝气，血痹，风湿腰腿痛。总苞健脾，止泻。用于丹毒，红肿，百日咳。外果皮养胃，止血。用于反胃，鼻衄，便血。内果皮用于瘰疬，骨鲠。

茅　栗

板栗

Castanea seguinii Dode

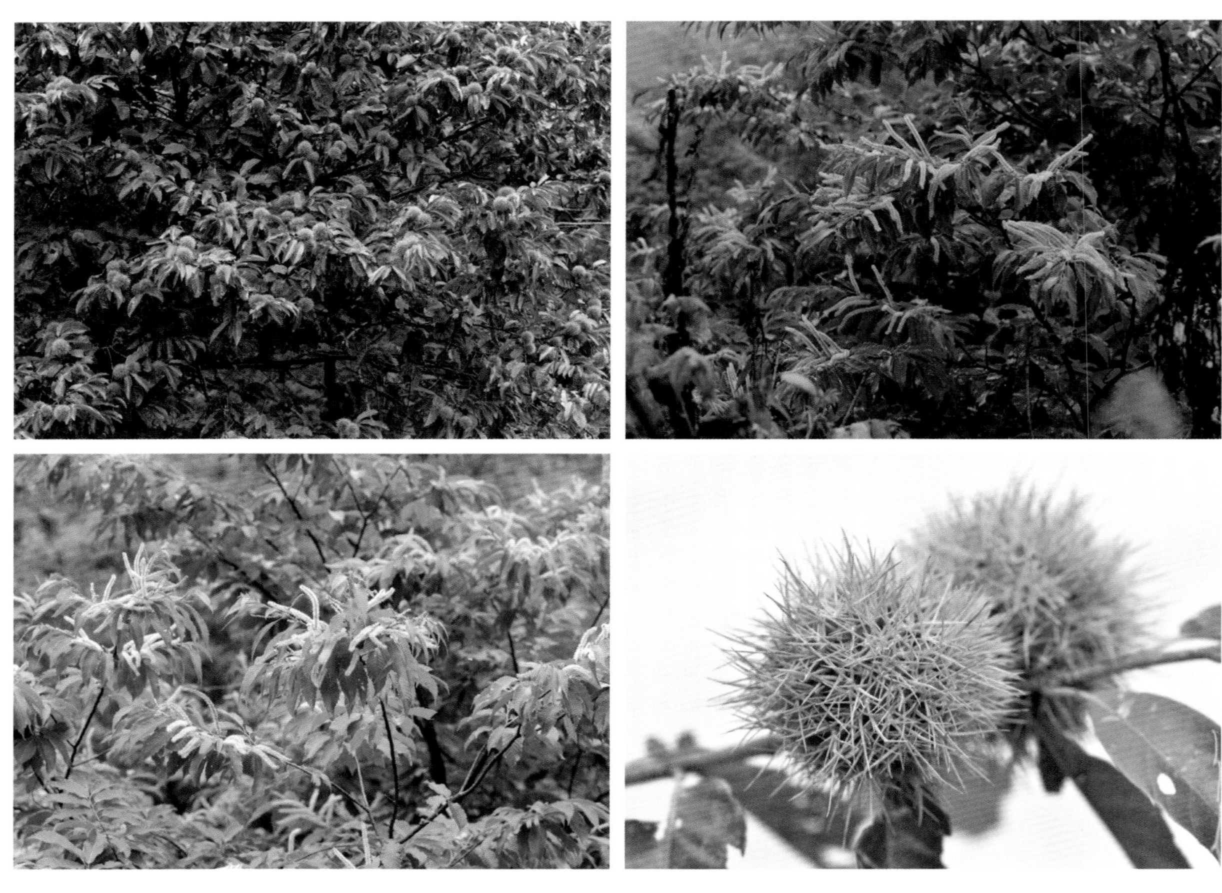

【形态特征】灌木或小乔木。冬芽长 2~3mm；小枝暗褐色。托叶细长，长 7~15mm，开花仍未脱落；叶长圆状卵形、长圆状披针形或披针形，叶背被黄褐色或浅灰色鳞状腺，幼时沿脉散生柔毛。壳斗外壁密生锐刺，成熟壳斗连刺直径 3~5cm，宽略过于高，刺长 6~10mm。每个壳斗具 2 或 3 小坚果，卵球形，长小于宽。花期 5~7 月，果期 9~11 月。

【适宜生境】生于向阳坡或林缘。

【资源状况】分布于中山区。常见。

【入药部位】果实、根或叶。

【功能主治】健脾，止泻，收敛。用于脾虚泄泻，胃病体虚纳差。

瓦山锥

瓦山栲

Castanopsis ceratacantha Rehd. et Wils.

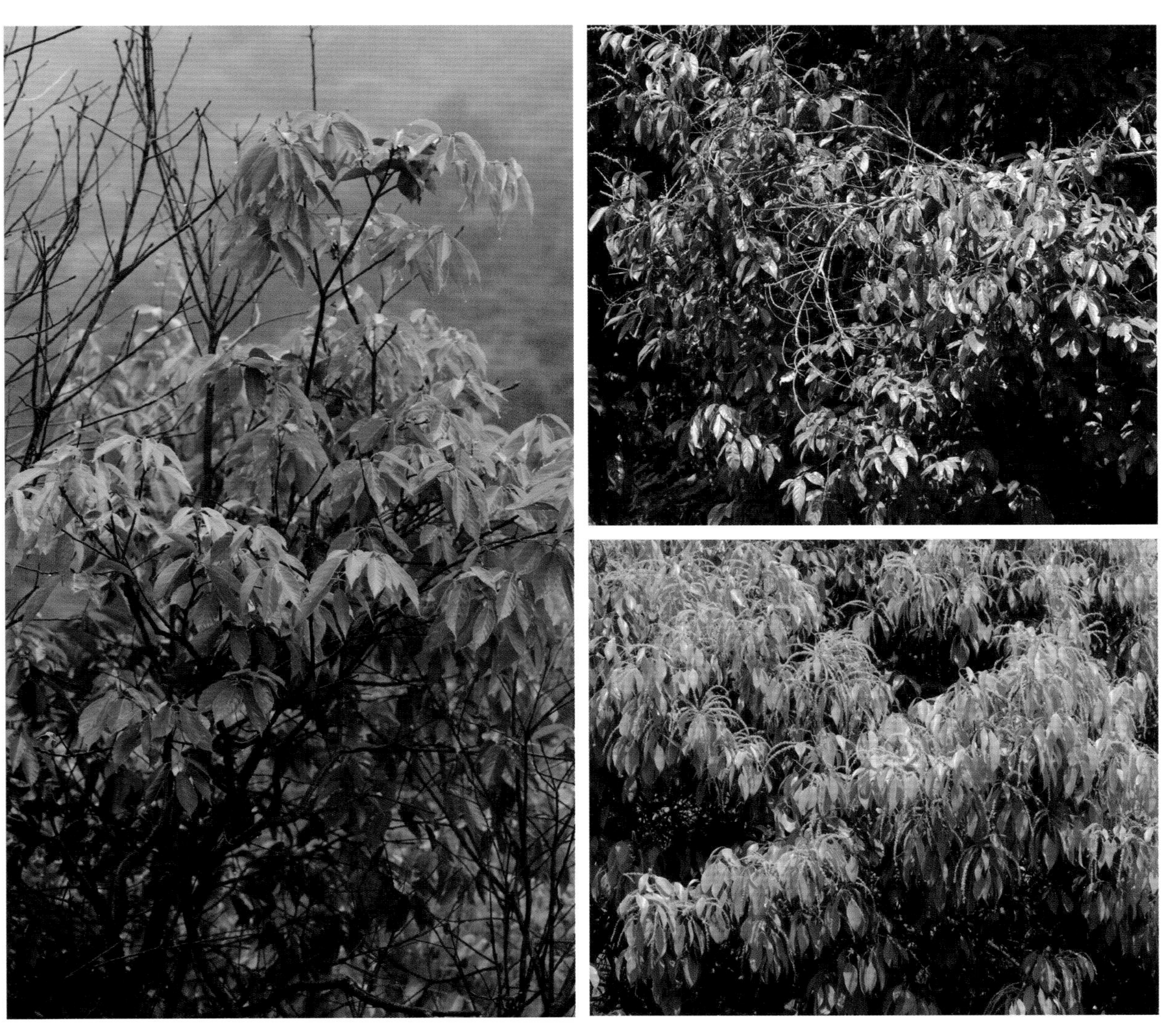

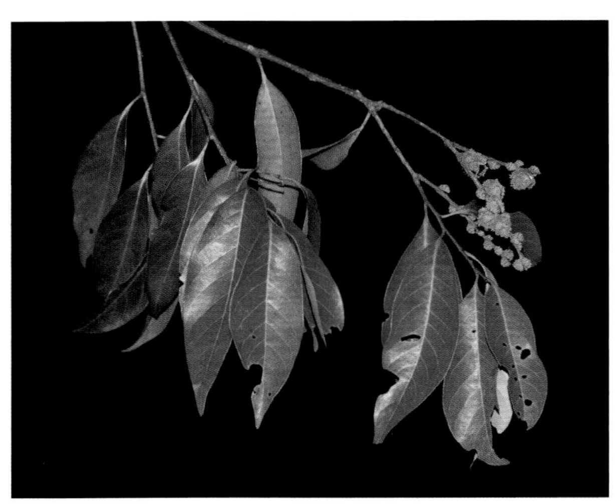

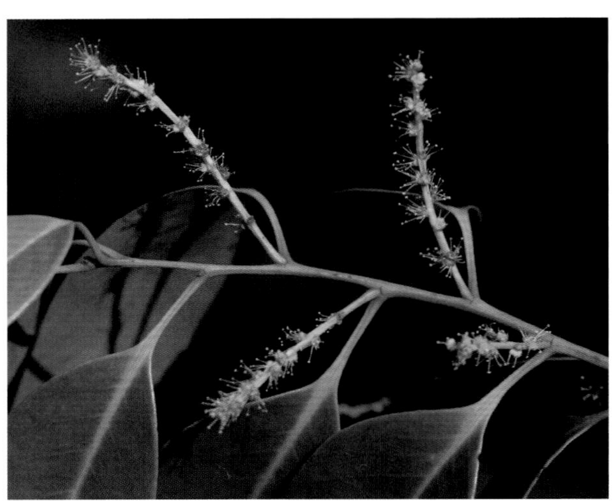

【形态特征】乔木。叶披针形、长圆形或有时倒披针形，略呈硬纸质，长 10~18cm，宽 2~5cm，侧脉 13~17 对。雄穗状花序常单穗生于新枝的基部；雌花序多穗位于去年生枝的上部或顶部，每壳斗有花 3 或 2 朵，花柱 3，有时 2。成熟壳斗近圆球形；苞片针刺状，数个自中部或顶端贴生成刺束，有时鸡冠状。每个壳斗有坚果 1 或 2，稀 3，阔圆锥形，常一侧面平坦，被伏毛，果脐位于坚果底部。花期 4~5 月，果期秋季至翌年初冬。

【适宜生境】生于海拔 2500m 左右的树林中。

【资源状况】分布于高山区。常见。

【入药部位】种子、叶。

【功能主治】健脾，除湿。用于胃脘胀痛，腹泻等。

栲

丝栗栲

Castanopsis fargesii Franch.

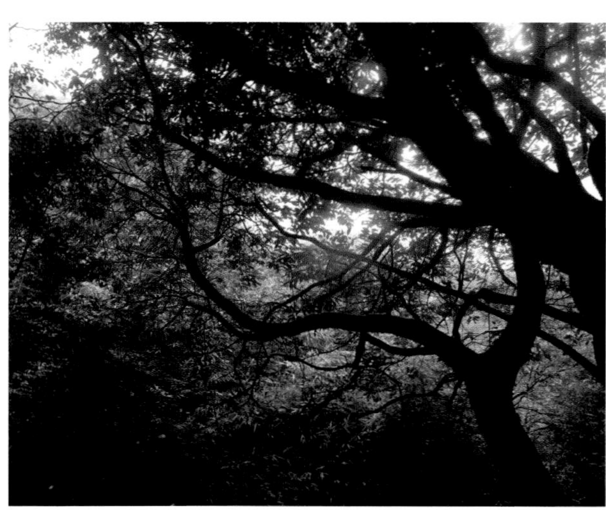

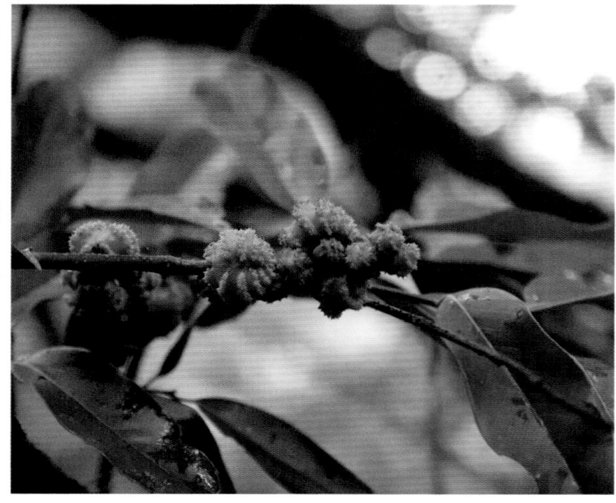

【形态特征】常绿乔木，高可达 30m，胸径达 80cm。叶边缘全缘或近顶部有凸起的齿。雌花序单生于长达 30cm 的花序轴上，无毛。壳斗散生在轴上，壳斗球形至宽卵球形，直径 2.5~3cm，不规则开裂；苞片刺状。每壳斗内 1 坚果，圆锥形至近球形，果脐在坚果底部。花期 4~6 月和 8~10 月，果期翌年 4~10 月。

【适宜生境】生于海拔 500m 以上的山林。

【资源状况】分布于低山区、中山区、高山区。少见。

【入药部位】总苞。

【功能主治】清热收敛，消肿止痛。用于胃炎，腹痛。

元江锥 毛果栲

Castanopsis orthacantha Franch.

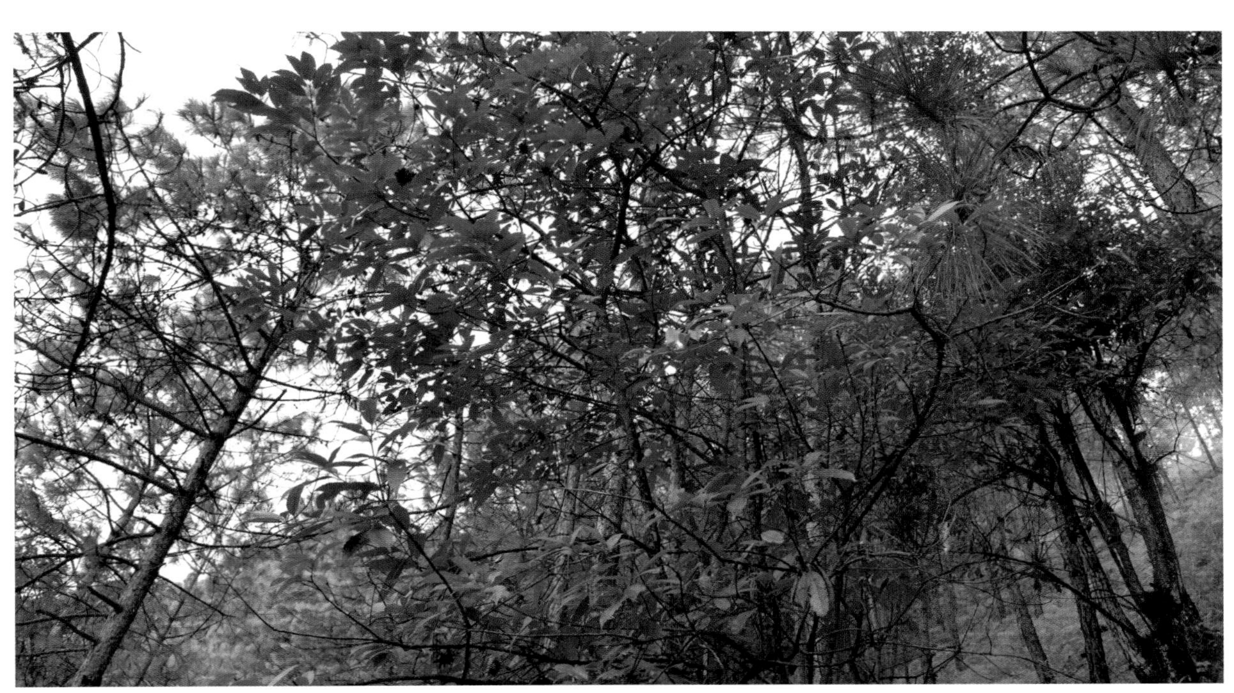

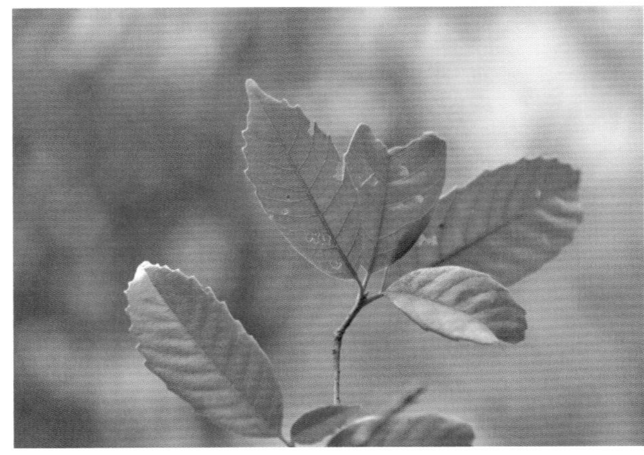

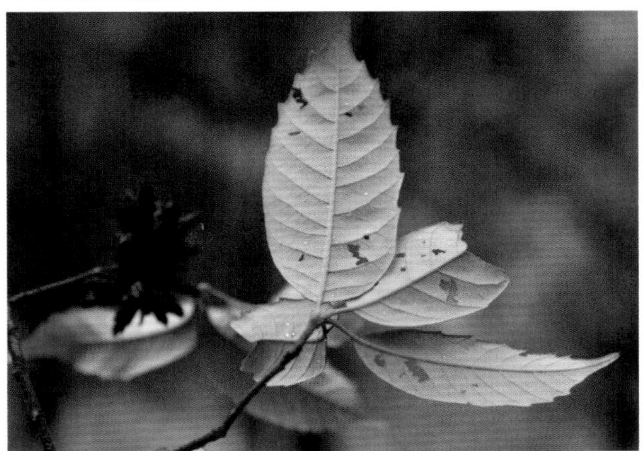

【形态特征】乔木，高 10~15m，胸径 50cm。新生嫩叶干后暗褐色，两面均有稀少而早脱落的细片状蜡鳞；叶片卵形或卵状披针形，较小，长 6~10cm，干后绿色；第一年生叶无毛。每壳斗有雌花 2 至 3 朵；壳斗近球形，幼时阔卵球形。每壳斗有坚果 1 到 3 个，圆锥形，密被柔毛，果脐位于稍呈弧形隆起或近于平坦但颇宽阔的坚果基部。花期 4~5 月，果期翌年 9~11 月。

【适宜生境】生于海拔 1800~2700m 的树林。

【资源状况】分布于中山区、高山区。少见。

【入药部位】种子、叶。

【功能主治】健脾，除湿。用于胃脘胀痛，腹泻等。

水青冈 *Fagus longipetiolata* Seem.

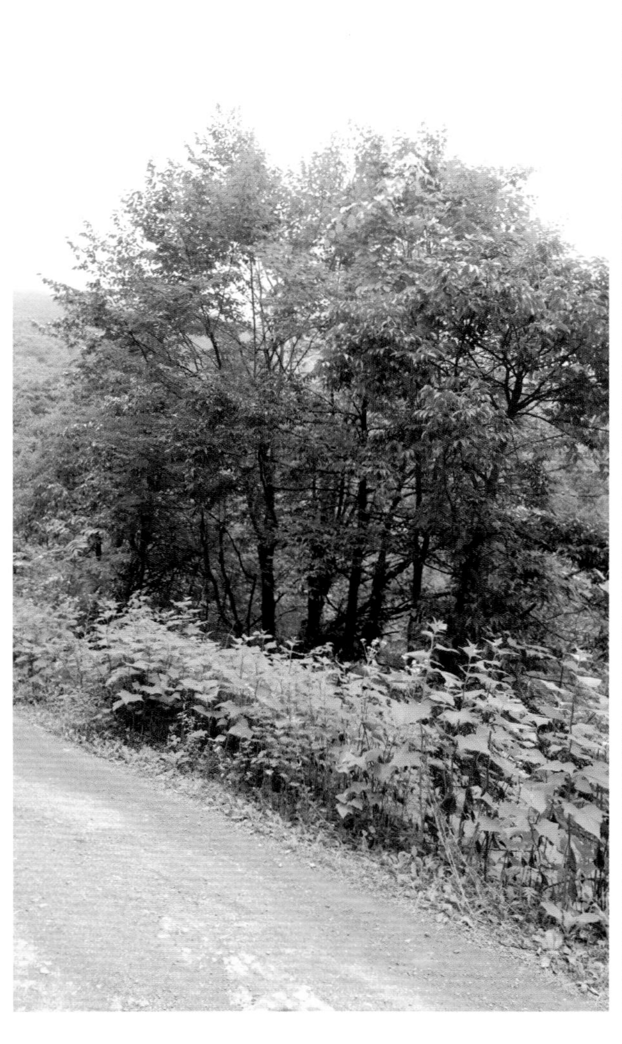

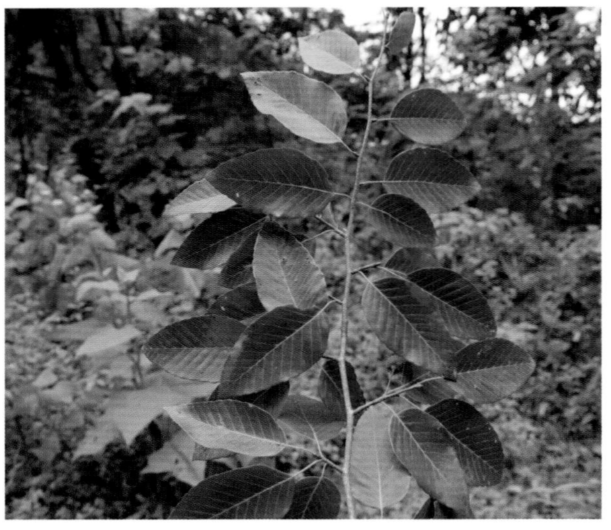

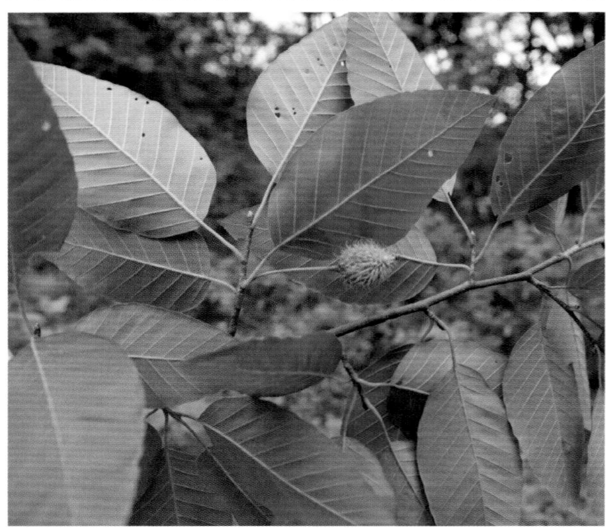

【形态特征】乔木，高达 25m。树干通直，分枝高；冬芽长 2cm。叶片卵形至长卵形，叶背具细密柔毛及带苍白色。壳斗长 2~2.5cm，被线形反折的苞片。坚果比壳斗稍短或等长，近顶部有狭而略伸延的薄翅，在棱脊顶端有甚细小的翼状突出体。花期 4~5 月，果期 8~10 月。

【适宜生境】生于荒坡、山林。

【资源状况】分布于低山区。常见，可以开发利用。

【入药部位】壳斗。

【功能主治】健脾，理气止痛。用于目赤肿痛，疝气，胃脘胀痛。

硬壳柯

箭杆柯

Lithocarpus hancei (Benth.) Rehd.

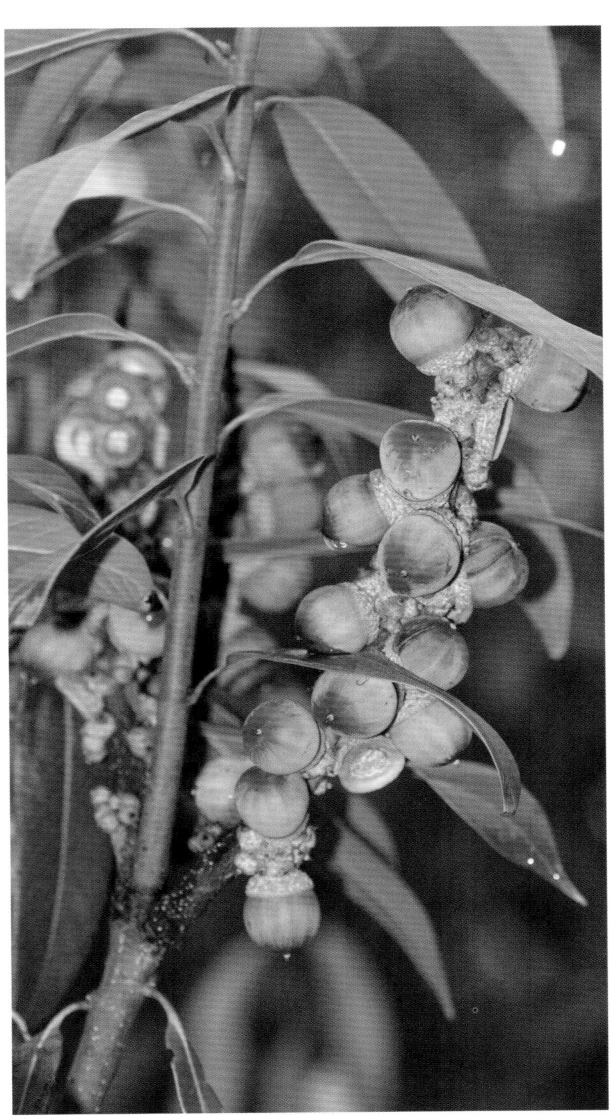

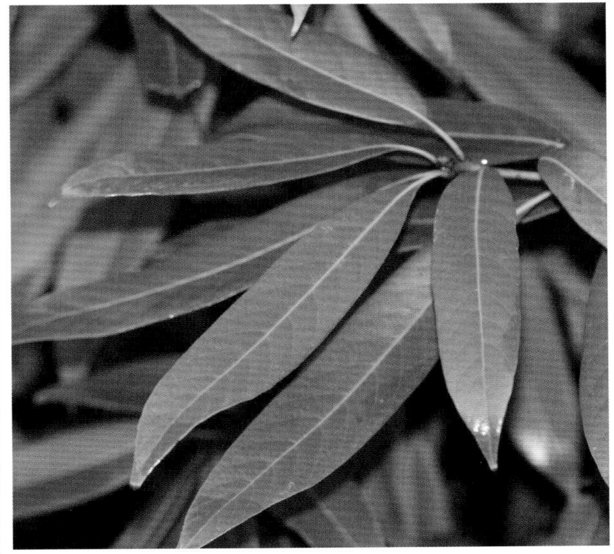

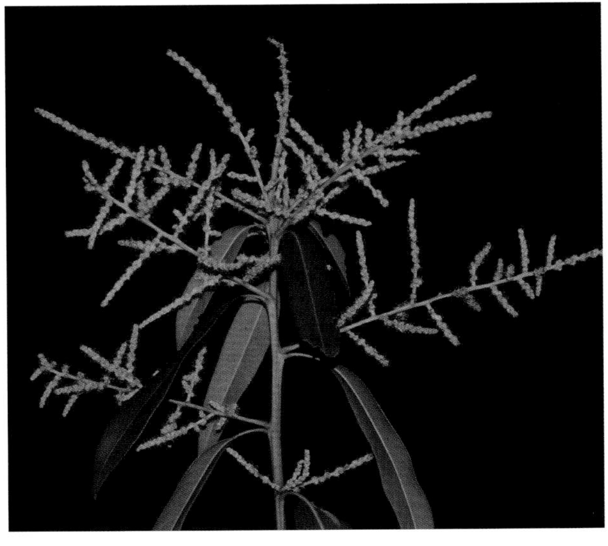

【形态特征】乔木，高不超过 15m。小枝淡黄灰色或灰色，常有很薄的透明蜡层。叶长 5~10cm，两面绿色，侧脉不显著，短而密。雄花序常排成圆锥花序，有时下生雌花，上生雄花；雌花序 2 至多穗聚生于枝顶；果序轴直径 0.2~0.3cm。壳斗 3~5 个成 1 簇；壳斗浅碗状至近于平展的浅碟状，高 3~7mm，宽 10~20mm，包着坚果不到 1/3，小苞片鳞片状三角形。花期 7~8 月，果期翌年 8~11 月。

【适宜生境】生于海拔 2600m 以下的向阳林地。

【资源状况】分布于峨眉山各地。常见。

【入药部位】壳斗。

【功能主治】祛风除湿，顺气止痛，消食。用于食积腹胀，虫积腹痛，风湿痹痛等。

木姜叶柯

甜茶、多穗柯

Lithocarpus litseifolius (Hance) Chun

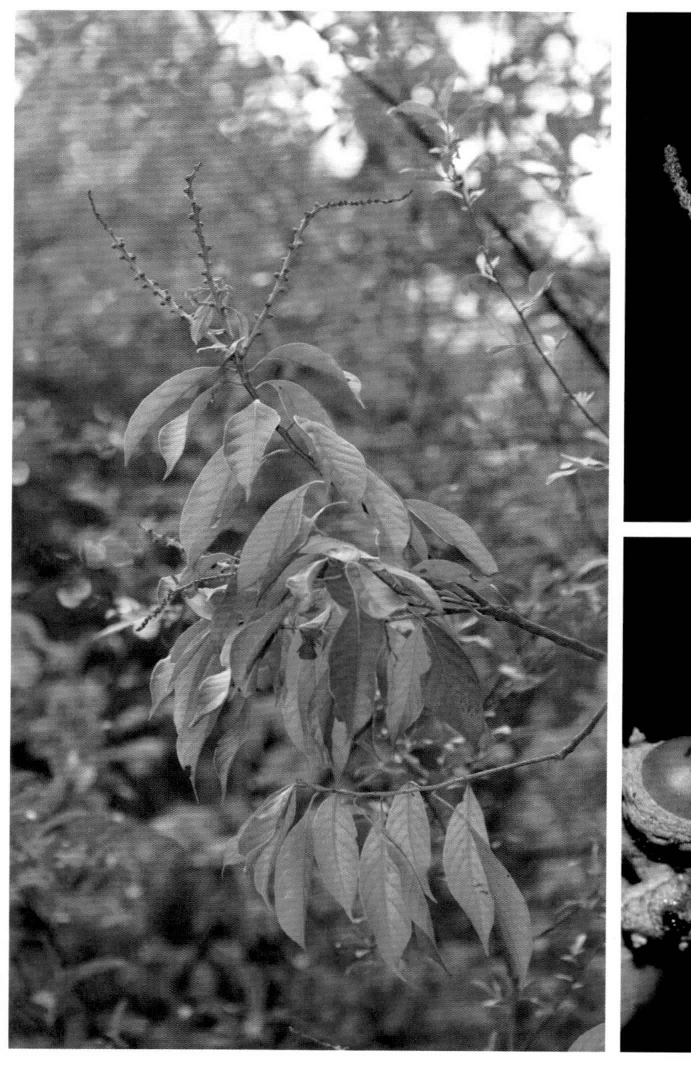

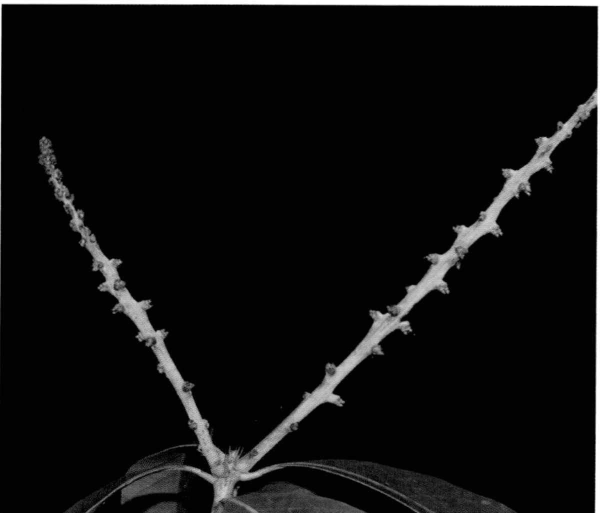

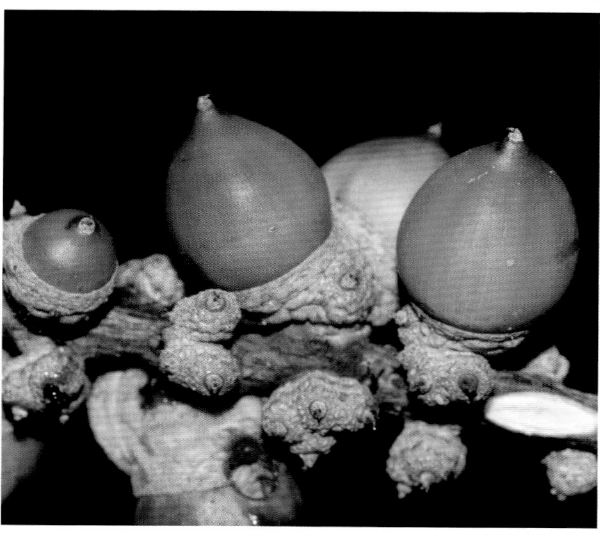

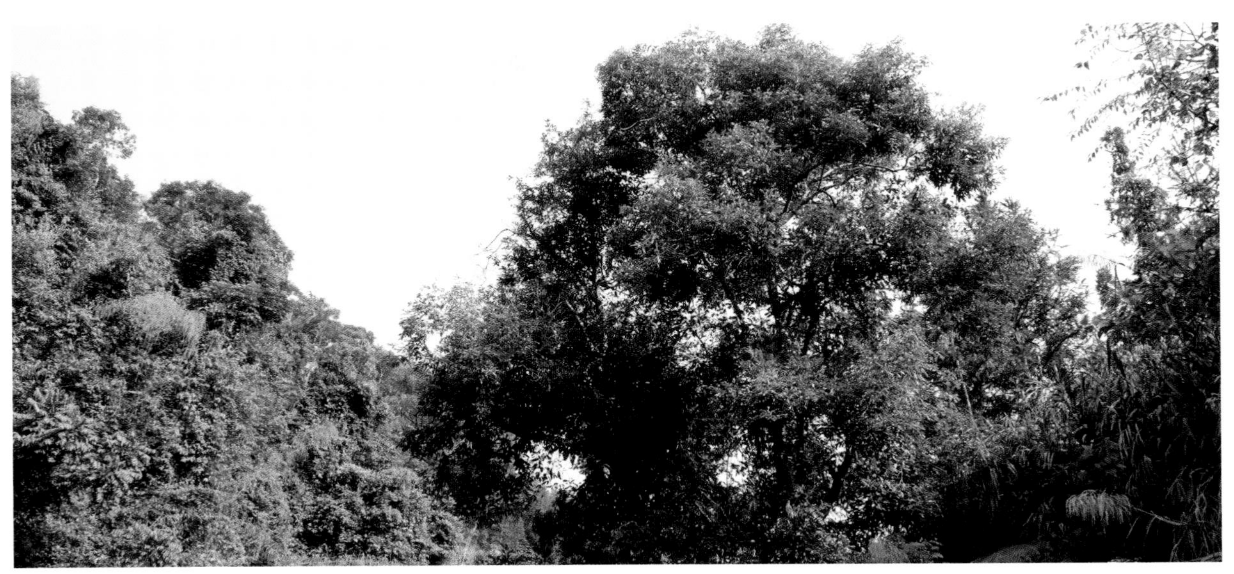

【形态特征】乔木。小枝和花序轴无毛。叶椭圆形、倒卵状椭圆形或卵形，纸质至近革质，全缘。雄穗状花序多穗排成圆锥花序，有时雌雄同序，花柱比花被裂片稍长，干后常油润有光泽。果序轴纤细，壳斗浅碟状或上宽下窄的短漏斗状，小苞片三角形，覆瓦状排列，坚果为顶端锥尖的宽圆锥形或近圆球形，栗褐色或红褐色。花期 5~9 月，果期翌年 6~10 月。

【适宜生境】生于向阳山坡、林间。

【资源状况】分布于低山区、中山区。常见。

【入药部位】果实、叶。

【功能主治】果实滋阴补肾，祛风，清热止泻。用于湿热痢疾，头目昏痛，腰膝酸痛。叶清热利湿。用于糖尿病。

麻　栎

青杠树

Quercus acutissima Carruth.

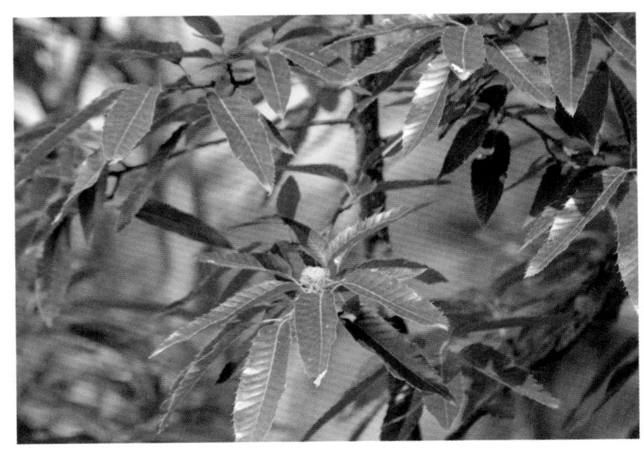

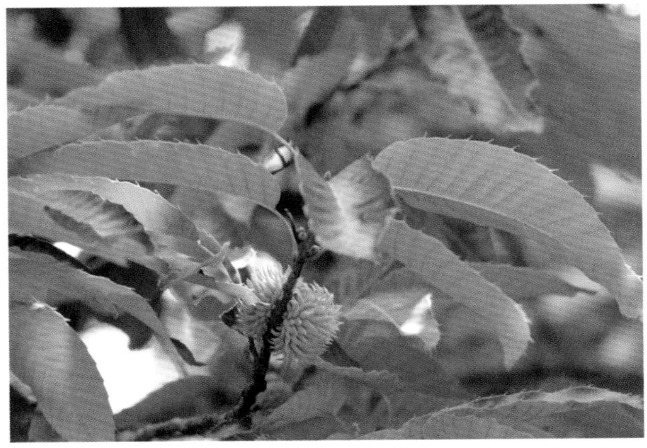

【形态特征】落叶乔木，有时灌木状，高达20m。幼枝被星状绒毛。叶椭圆形或倒卵形，长8~19cm，边缘具刺齿，侧脉每边13~18条。壳斗浅碗状，直径2~40cm，高1.5cm，幼时被柔毛；小苞片钻形或扁条形，向外反曲，被灰白色绒毛。坚果卵球形，先端圆形，果脐突起，栗褐色，直径1~1.5cm，高1.2~2cm。花期3~4月，果期翌年9~10月。

【适宜生境】栽培或野生于向阳坡地。

【资源状况】分布于坝区、低山区。常见。

【入药部位】果实、树皮、根皮。

【功能主治】果实利湿，消肿，止泻。用于泻痢，脱肛，痔血。树皮、根皮用于泻痢，瘰疬，恶疮。

白　栎 *Quercus fabri* Hance

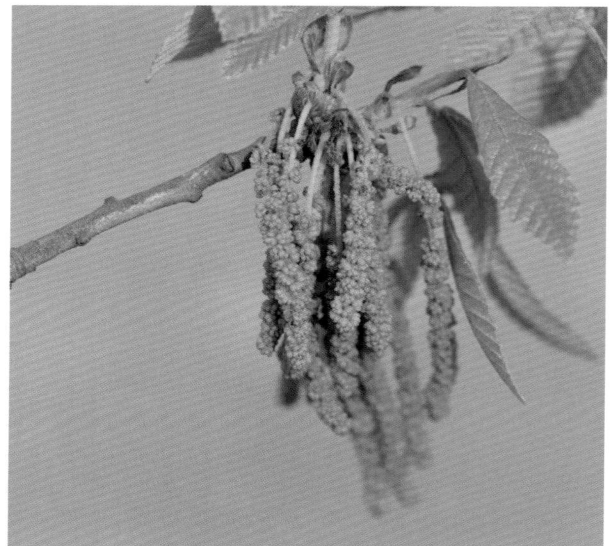

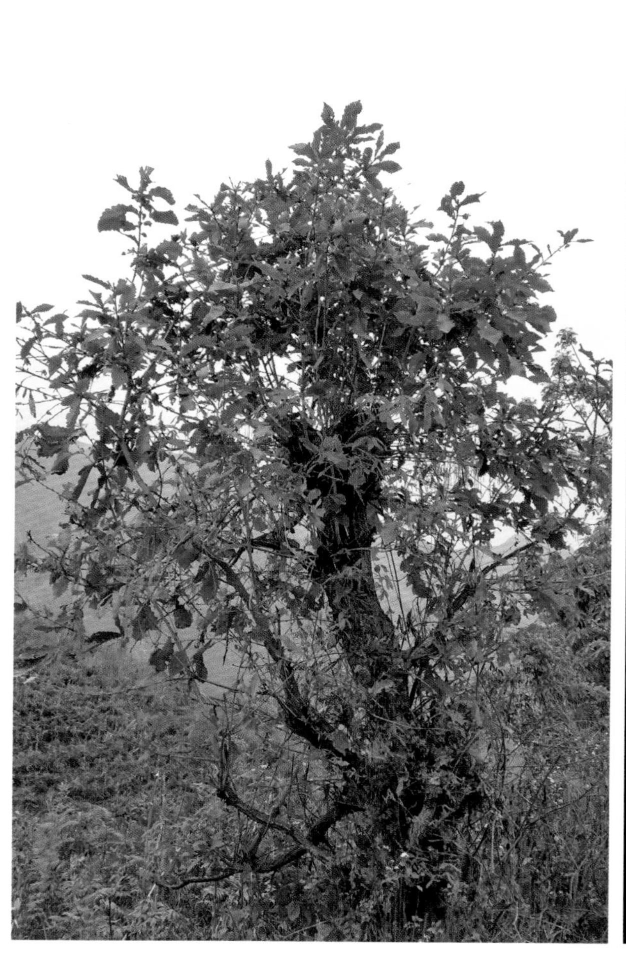

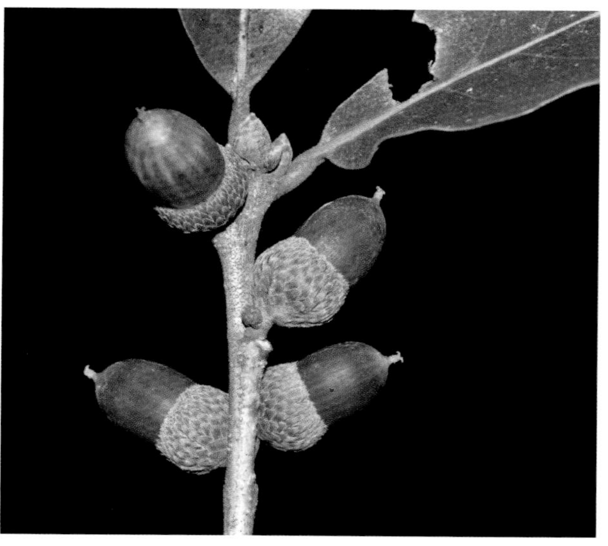

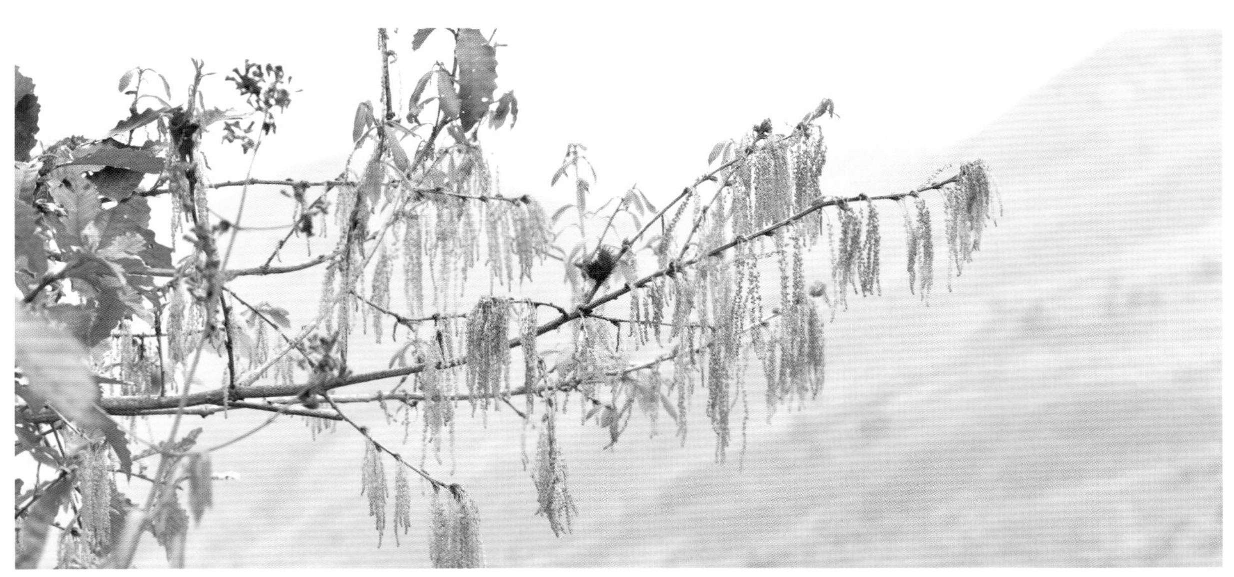

【形态特征】落叶乔木或偶为大灌木，高达 20m。小枝有沟槽，密生灰白色或灰褐色绒毛。叶互生，倒卵形至椭圆状倒卵形，边缘波状至具锯齿。壳斗杯形，包着坚果约 1/3；小苞片卵状披针形，排列紧密。坚果窄椭圆体至卵球形。花期 4 月，果期 10 月。

【适宜生境】生于海拔 1500m 左右的向阳山坡。

【资源状况】分布于中山区。常见。

【入药部位】带虫瘿的果实、总苞（白栎蔀）。

【功能主治】理气止痛，清热明目。用于疝气，疳积，目赤肿痛。

栓皮栎

青杠树

Quercus variabilis Bl.

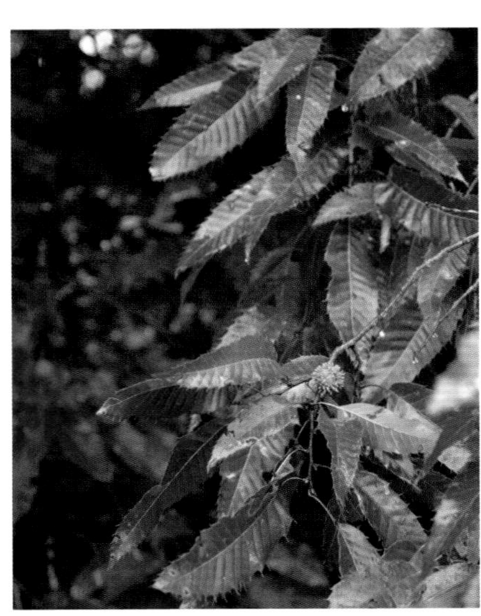

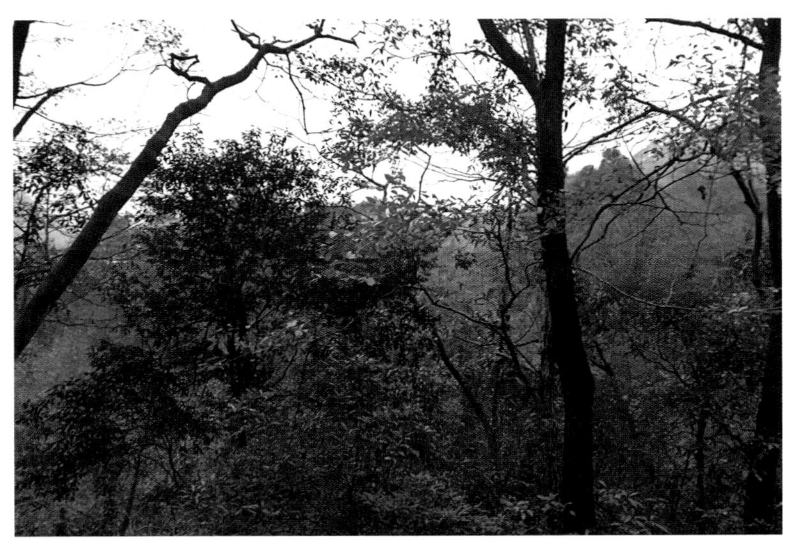

【形态特征】落叶乔木，高达 30m。树皮木栓质发达，小枝无毛。叶柄长 1~5cm；叶卵状披针形至狭椭圆形，老叶叶背密被灰白色星状毛，基部圆形或宽楔形，叶缘具刺芒状锯齿。壳斗杯形，包着坚果 2/3；小苞片钻形。坚果近球形至阔卵球形，先端平圆。花期 3~4 月，果期翌年 9~10 月。

【适宜生境】栽培或野生于向阳坡地。

【资源状况】分布于坝区、低山区。常见，可以开发利用。

【入药部位】果壳（青杠碗）。

【功能主治】利湿，消肿，止泻。用于痔疮，恶疮，痈肿，哮喘，咳嗽，水泻。

榆 科

朴 树 *Celtis sinensis* Pers.

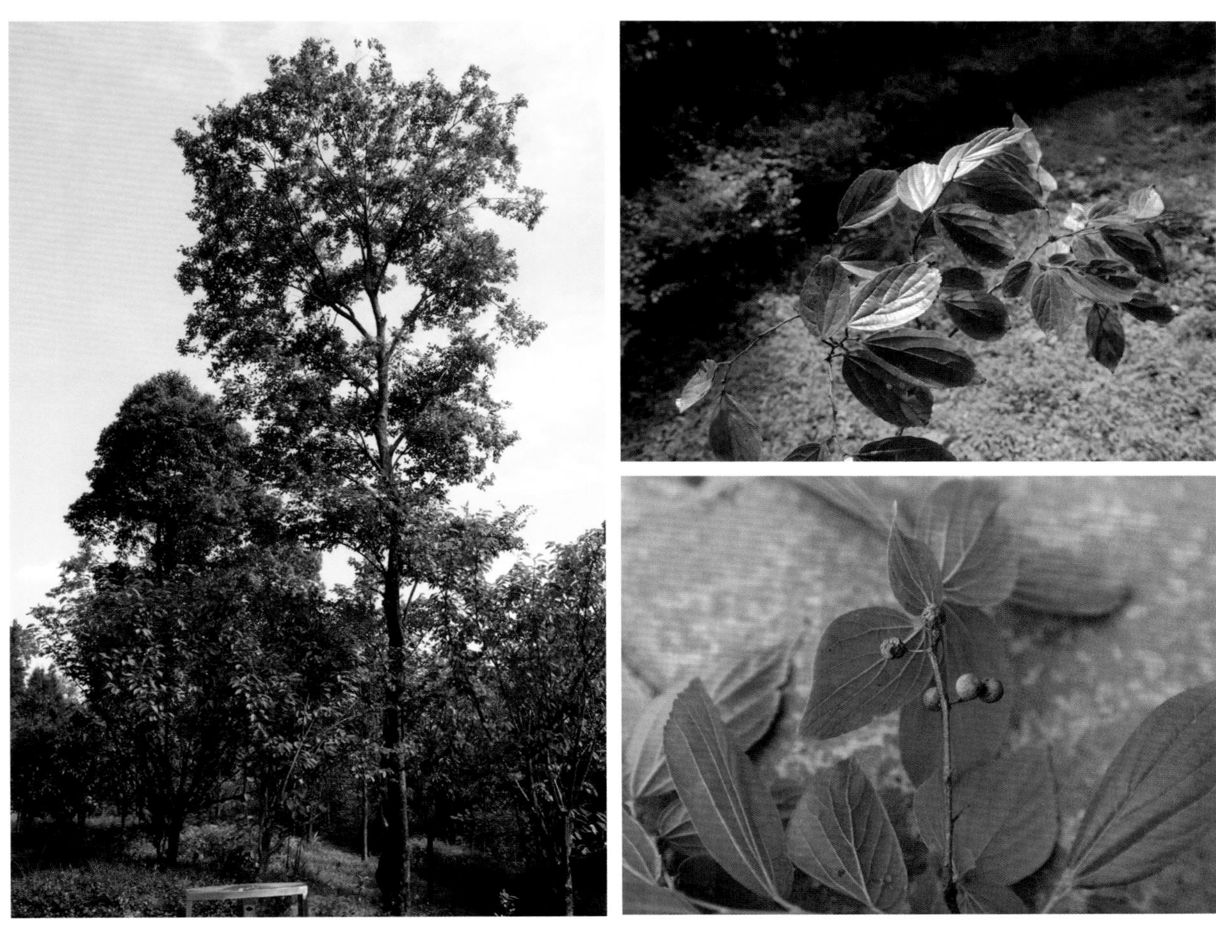

【形态特征】落叶乔木，高可达 20m。一年生枝密被毛。叶厚纸质，卵形至卵状椭圆形，基部几乎不偏斜或稍倾斜，先端短渐尖。花簇生于叶腋或茎基部。核果近球形，直径 5~8mm；核白色，多少呈球形，有凹陷或棱脊。花期 3~4 月，果期 9~10 月。

【适宜生境】生于林缘、路旁。

【资源状况】分布于坝区。常见，可以开发利用。

【入药部位】根皮、树皮、果实、叶。

【功能主治】根皮祛风透疹，消食止泻。用于麻疹透发不畅，消化不良，食积泻痢。树皮祛风透疹，消食化滞。用于麻疹透发不畅，消化不良。果实清热利咽。叶清热，凉血，解毒。用于漆疮，荨麻疹。

榔　榆

小叶榆、秋榆

Ulmus parvifolia Jacq.

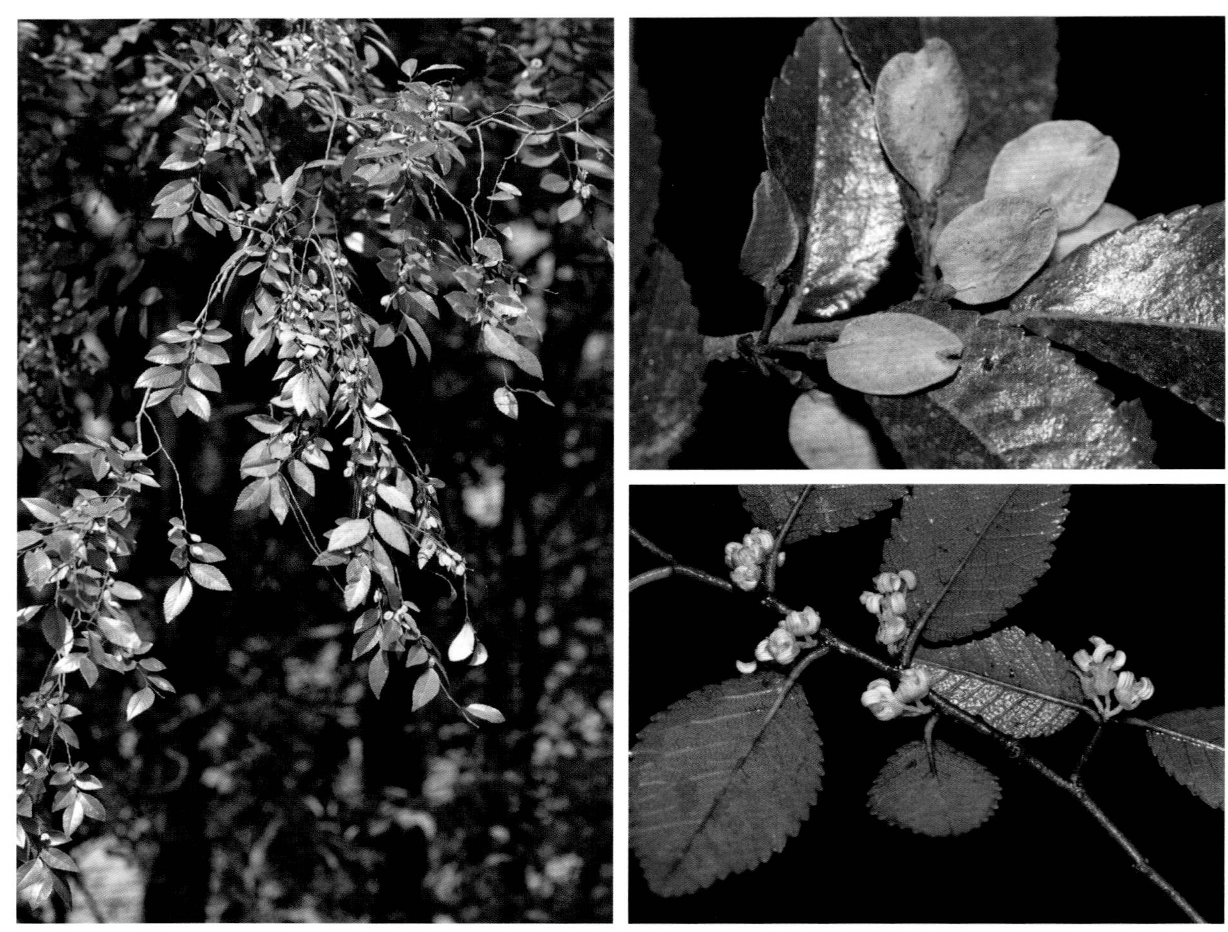

【形态特征】乔木。树冠广圆形；树皮灰色或灰褐色，裂成不规则鳞状薄片剥落，露出红褐色内皮；当年生枝密被短柔毛，深褐色；冬芽卵圆形，红褐色；小枝无翅。叶光亮，披针状卵形或窄椭圆形，边缘有钝而整齐的单锯齿。簇生聚伞花序具 3~6 花。花和果于晚夏至初秋生出。翅果椭圆形或卵球状椭圆形；果核部分位于翅果的中上部，上端接近缺口，花被片脱落或残存，果梗较管状花被为短。花、果期 8~10 月。

【适宜生境】栽培。

【资源状况】分布于坝区。常见，可以开发利用。

【入药部位】根皮、茎白皮、根、果实。

【功能主治】根皮清热解毒，消肿。用于瘰疬，痢疾，跌打损伤。茎白皮收敛，止血。用于各种外伤出血，胃肠出血，尿血。根外用于跌打损伤。果实安神，健脾。用于神经衰弱，失眠，食欲不振。

桑 科

构 树

褚实子

Broussonetia papyrifera (Linn.) L' Hert. ex Vent.

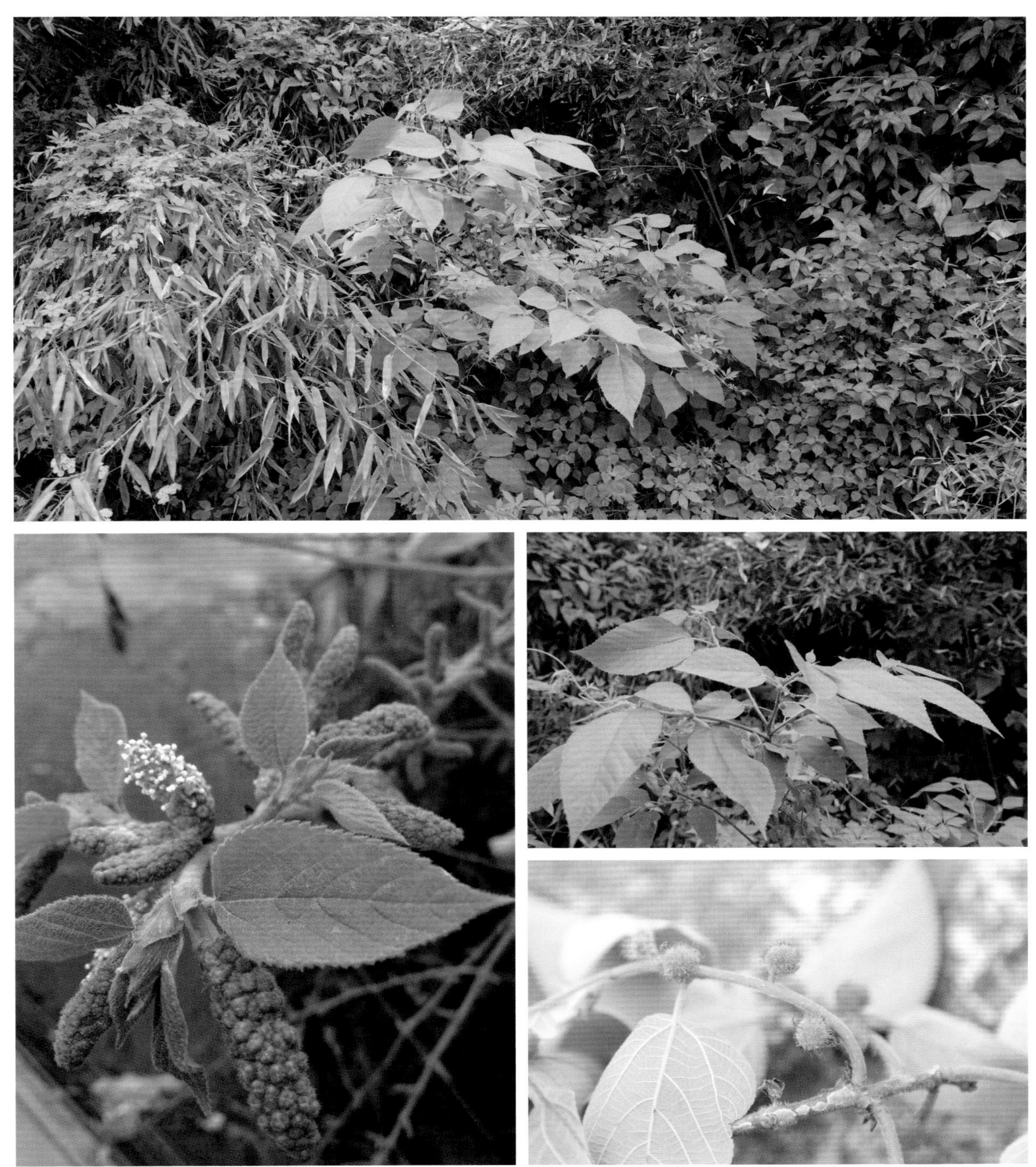

【形态特征】落叶灌木或高大乔木，高 3~12m。小枝密生粗毛。叶卵圆形至椭圆状卵形，不裂或 3~5 裂，叶背被细毛；叶柄长 2.3~8cm。雌雄异株；雄花为柔荑花序，粗壮；雌花序球形头状。聚花果成熟后橙红色，直径 1.5~3cm，多具柔毛及散生粗壮髯毛，肉质。花期 4~5 月，果期 6~7 月。

【适宜生境】生于海拔 1000m 以下的山坡、路旁、田坎、屋侧。

【资源状况】分布于坝区、低山区。为丘陵地区常见的树种，资源极为常见，可以大量开发利用。

【入药部位】成熟果实（楮实子）、叶、树枝（楮茎）、茎皮部的乳汁（楮皮间白汁）、皮间韧皮部（楮树白皮）、根（楮树根）。

【功能主治】成熟果实补肾，强筋骨，清肝明目，利尿。用于腰膝酸软，虚劳骨蒸，头晕目眩，目生翳膜，水肿胀满。叶凉血，利水。用于衄血，外伤出血，水肿，痢疾。树枝清热利湿。用于风疹，目赤肿痛，小便不利。茎皮部的乳汁利水消肿，解毒。用于水肿；外用于癣疾。皮间韧皮部行水，止血。用于气短咳嗽，肠风血痢。根清热利湿，活血祛瘀。用于咳嗽吐血，水肿，血崩，跌打损伤。

大麻

火麻、火麻仁

Cannabis sativa Linn.

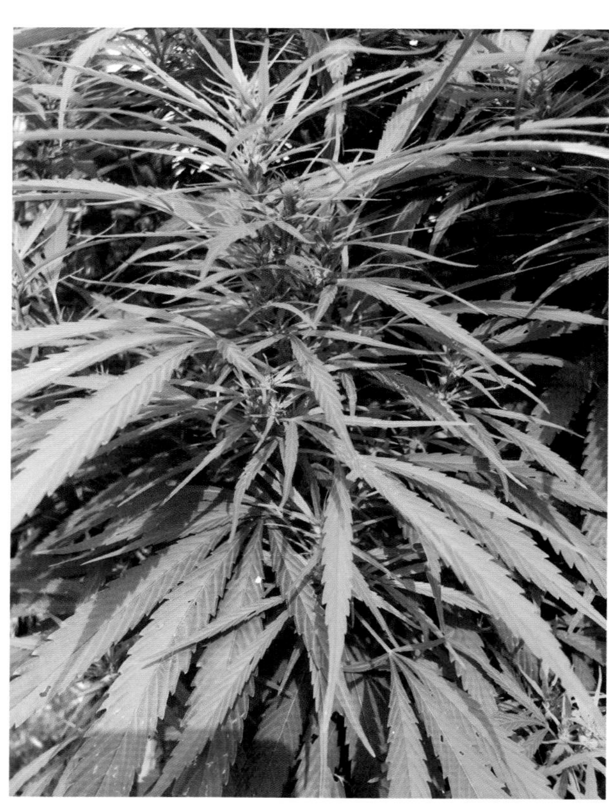

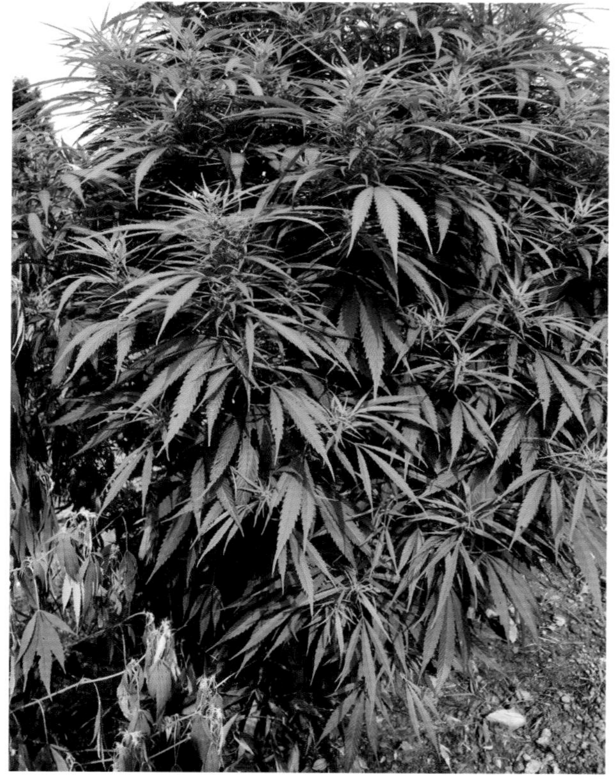

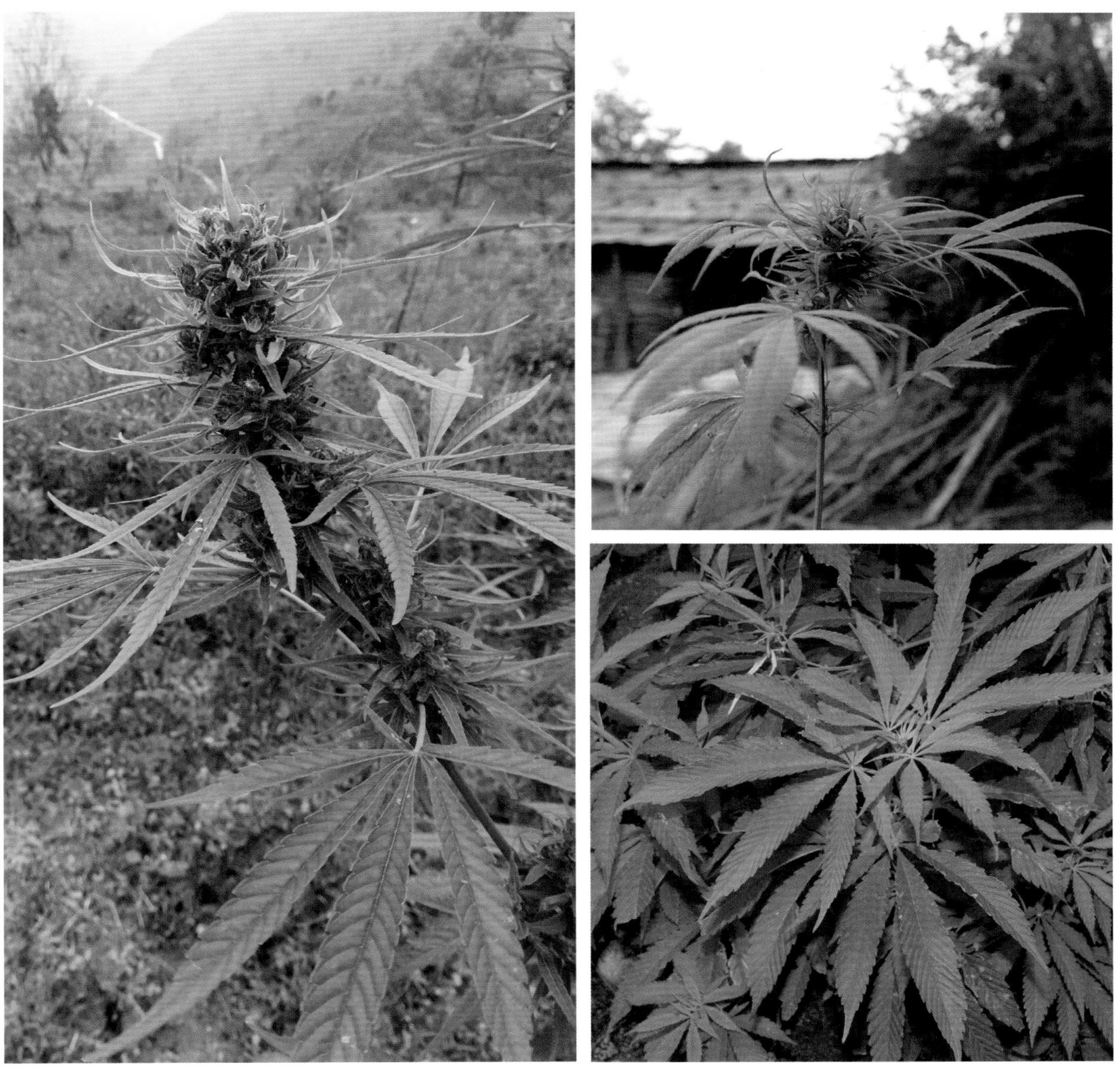

【形态特征】一年生草本，高 1~3m。小枝密生灰白色贴伏毛；茎皮层富纤维，基部木质化。叶互生，掌状全裂，叶背幼时密被灰白色贴伏毛后变无毛，边缘具向内弯的粗锯齿，全裂片常披针形至条形。花单性，雌雄异株；雌花序丛生于叶腋处；宿存苞片黄色。瘦果扁卵球形，质硬，灰褐色，有细网状纹。花期 5~6 月，果期 7 月。

【适宜生境】生于荒地、地边、林缘，有栽培。

【资源状况】分布于峨眉山各地。常见，可以大量开发利用。

【入药部位】成熟果实（火麻仁）。

【功能主治】润燥，滋阴，通便。用于肠燥津亏便秘，消渴，热淋，风痹，痢疾，月经不调。

柘

柞叶树、山荔枝

Cudrania tricuspidata (Carr.) Bur. ex Lavallee

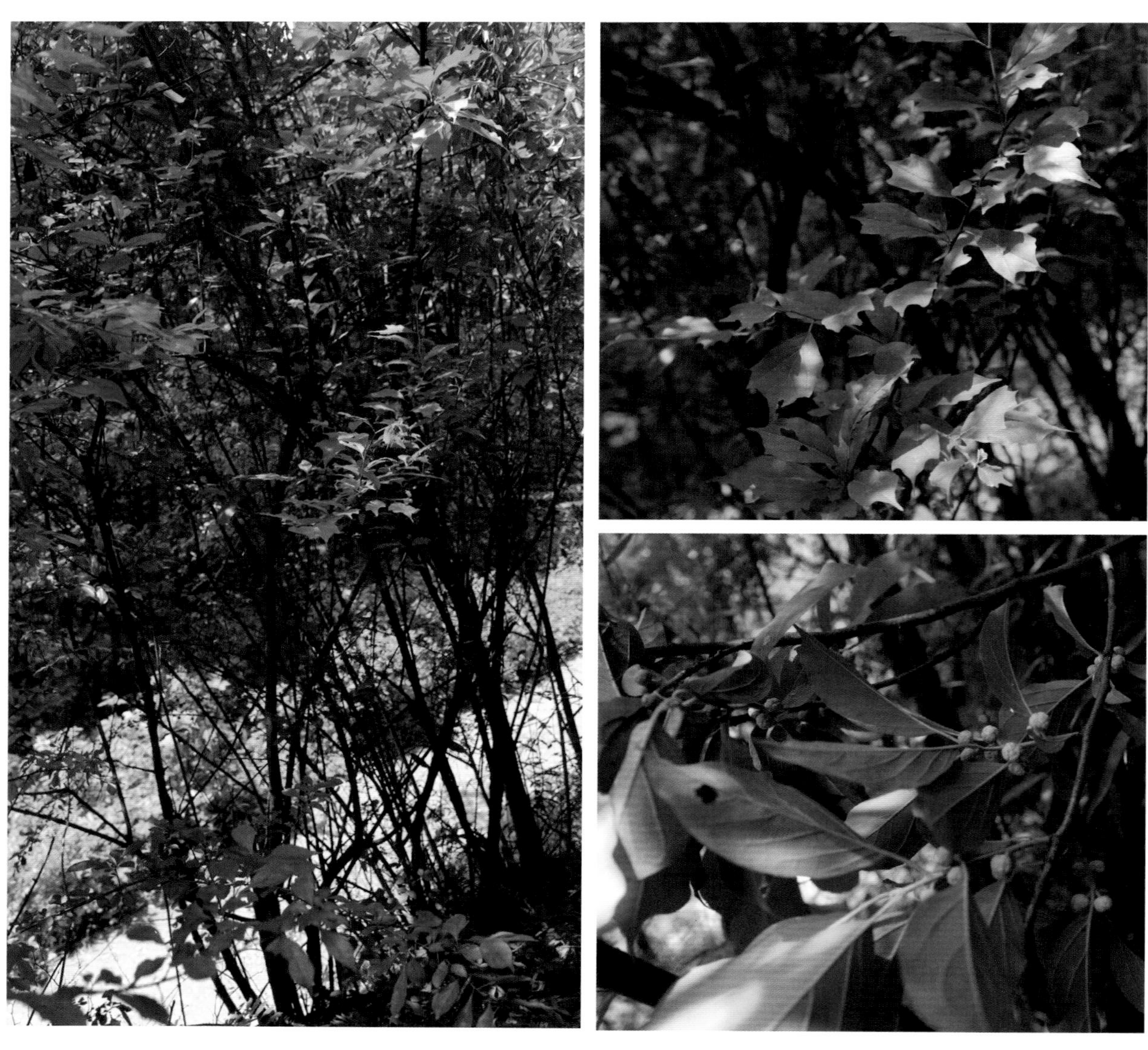

【形态特征】落叶灌木或小乔木，高 1~7m，雌雄异株。树皮灰褐色；小枝略具棱，有棘刺。叶卵形至菱状卵形，基部圆形至楔形，全缘，先端渐尖，侧脉 4~6 对。花序腋生，单生或成对；雄花序头状，直径约 5mm，花被片 4，肉质，先端肥厚，内卷，内面有黄色腺体 2 个。聚花果成熟时橙红色，近球形，直径约 2.5cm。花期 5~6 月，果期 6~7 月。

【适宜生境】栽培或野生于田坎。

【资源状况】分布于低山区。常见。

【入药部位】木材，除去栓皮的树皮或根皮，枝、叶，果实。

【功能主治】木材用于虚损，妇女崩中血结，疟疾。除去栓皮的树皮或根皮补肾固精，利湿解毒，止血，化瘀。用于肾虚耳鸣，腰膝冷痛，遗精，带下病，黄疸，疮疖，呕血，咯血，崩漏，跌打损伤。枝、叶清热解毒，祛风活络。用于痄腮，痈肿，隐疹，湿疹，跌打损伤，腰腿痛。果实清热凉血，舒筋活络。用于跌打损伤。

无花果 *Ficus carica* Linn.

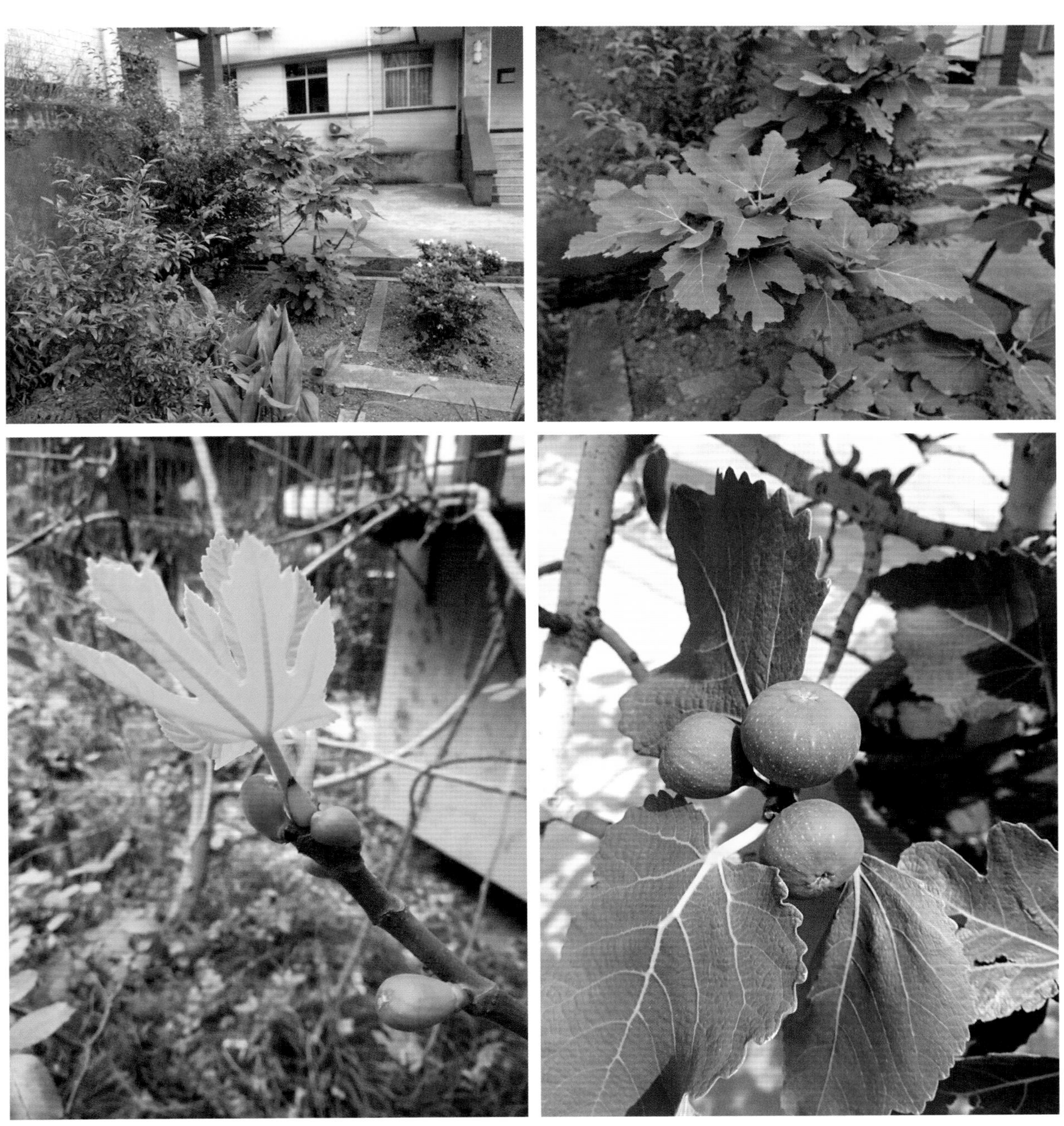

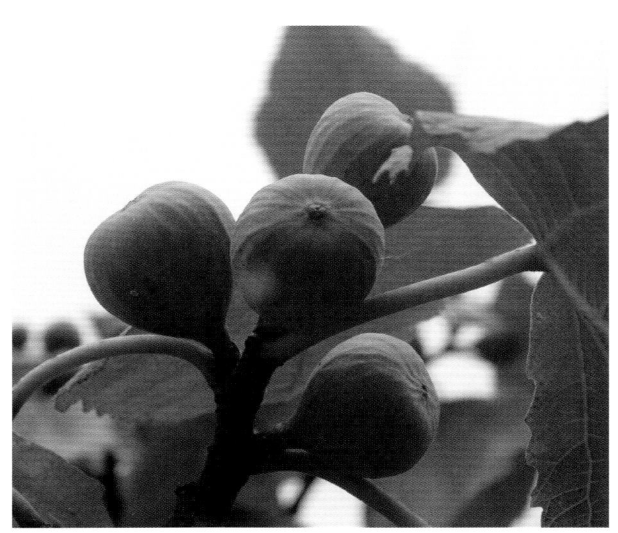

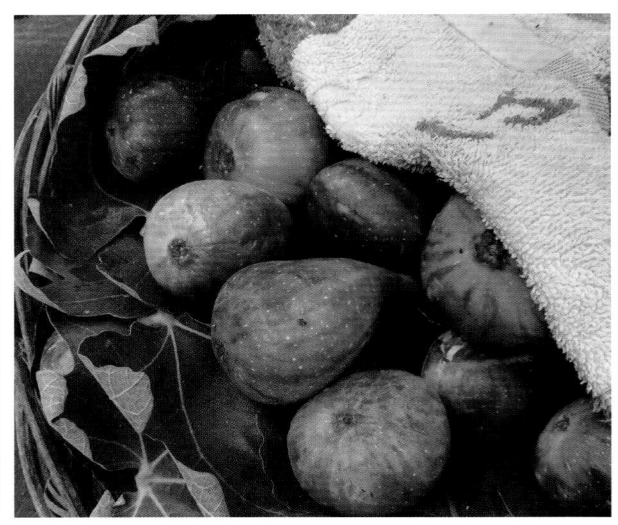

【形态特征】落叶灌木，多分枝，高达 10m，全株具乳汁。茎与叶具不明显的灰色短柔毛。叶互生，厚纸质，广卵圆形，通常 3~5 裂。榕果单生于叶腋，大而梨形，顶部下陷，基部有 3 苞片，熟时紫红色或黄色，具极不明显的毛。瘦果透镜状。花、果期 5~7 月。

【适宜生境】庭院栽培。

【资源状况】分布于坝区、低山区。常见，可以大量开发利用。

【入药部位】果实。

【功能主治】清热解毒，通经下乳。用于咳喘，肠炎，痢疾，便秘，痔疮，喉痛，痈疮疥癣，肠风下血。

评　　述　川产道地药材，主产于成都市（崇州）、内江市（威远）。

菱叶冠毛榕

斑鸠食子、裂叶榕、树地瓜

Ficus gasparriniana Miq. var. *laceratifolia* (Lévl. et Vant.) Corner

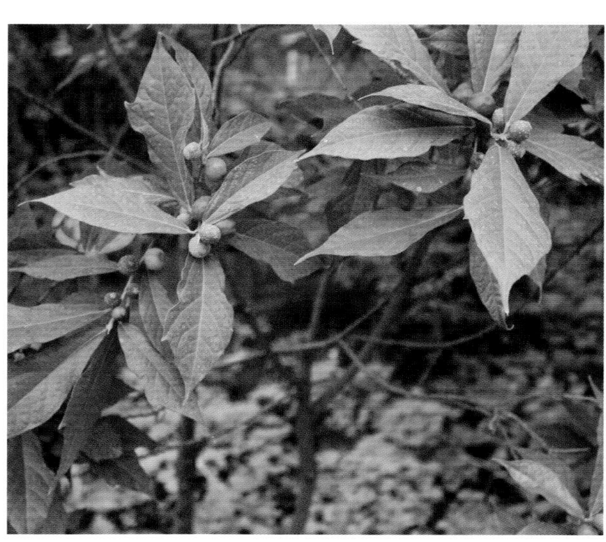

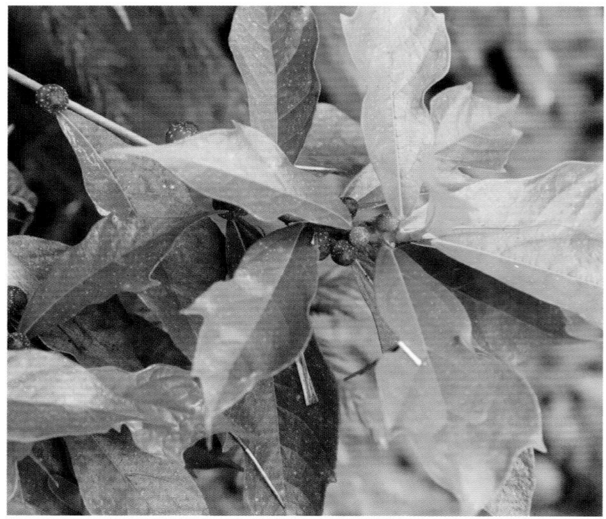

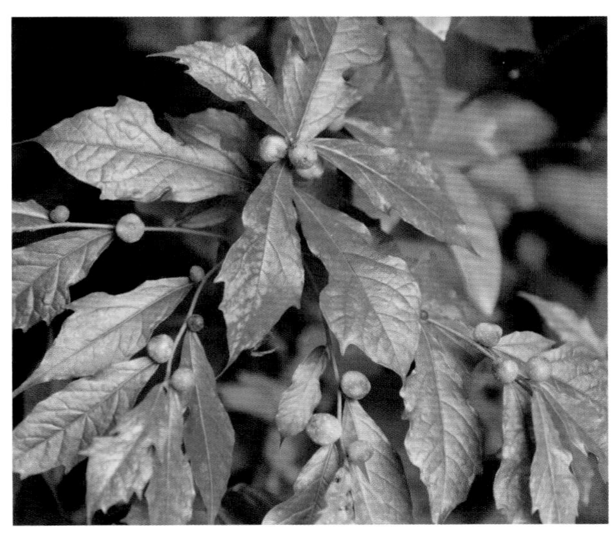
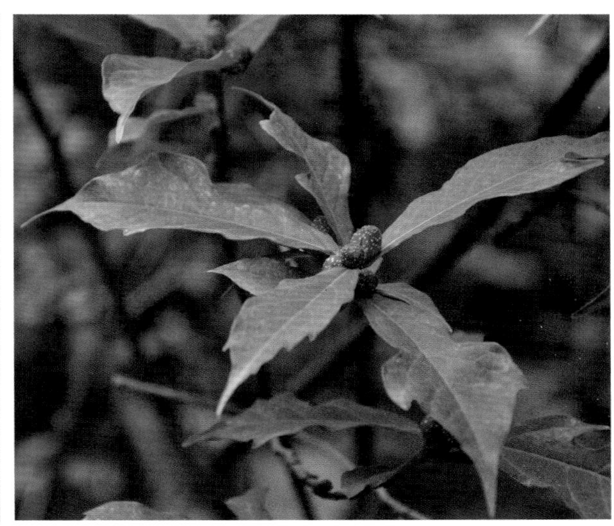

【形态特征】灌木或乔木，节短，有乳汁。小枝具糙毛，渐无毛。叶倒卵形，厚纸质至亚革质，叶背白绿色，微被柔毛或近无毛，叶面稍粗糙具密糙伏毛；叶上半部具1~4个不规则齿裂；二级叶脉5~7对。果成对腋生或单生于叶腋，具柄，成熟时紫红色，顶生苞片脐状突起，红色；瘦果直径2.5~3.5mm。花期5~7月。

【适宜生境】生于地边、林缘。

【资源状况】分布于低山区。常见。

【入药部位】根和果序托。

【功能主治】清热解毒，下乳通经，收敛。用于红白痢疾，淋证肿痛，乳少，烂疮，痔疮。

尖叶榕 *Ficus henryi* Warb. ex Diels

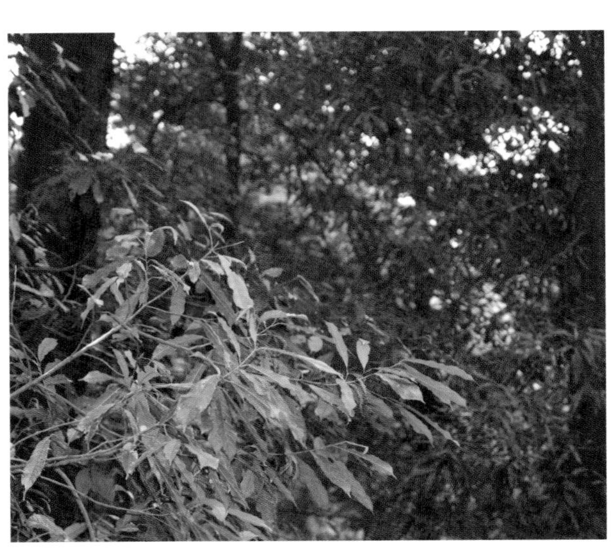
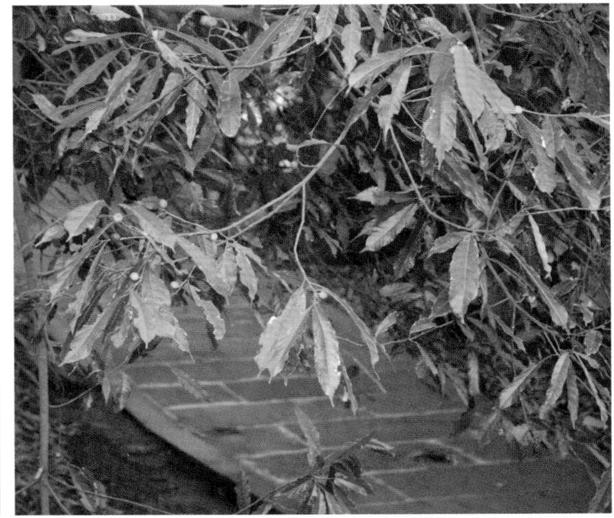

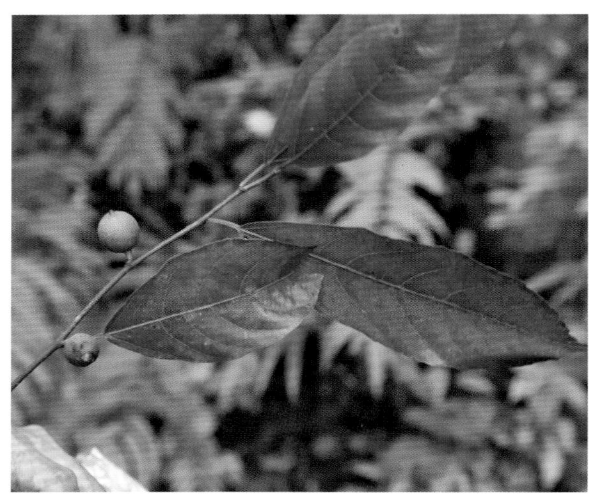

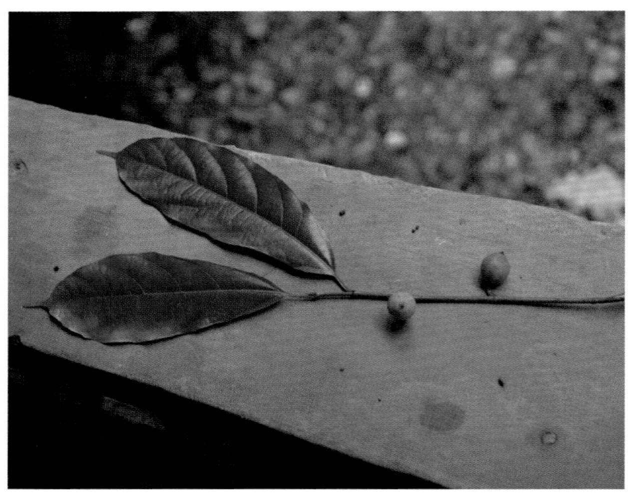

【形态特征】乔木。幼枝黄褐色，无毛，具薄翅。叶倒卵状长圆形至狭披针形，先端渐尖或尾尖。榕果单生于叶腋，球形至椭圆体形，成熟时橘红色，直径 1~2cm，瘦果卵圆形，光滑；雄花生近顶孔处或散生；雄蕊 3~5；瘿花在榕果中生于雌花基部。花期 5~6 月，果期 7~9 月。

【适宜生境】生于海拔 800m 左右的河边、沟边。

【资源状况】分布于低山区。常见，可以开发利用。

【入药部位】果实、根。

【功能主治】果实清热利湿。用于风湿性关节炎，急、慢性支气管炎。根下乳收敛，止血。用于跌打损伤。

异叶榕

树地瓜、牛奶子

Ficus heteromorpha Hemsl.

【标本采集号】511423140512538LY、LEM120706007

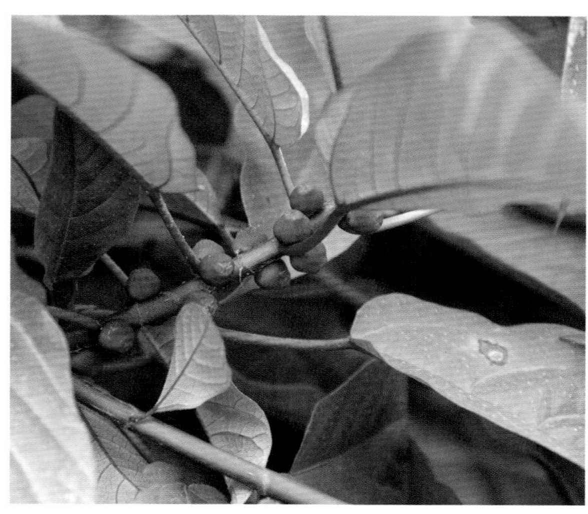

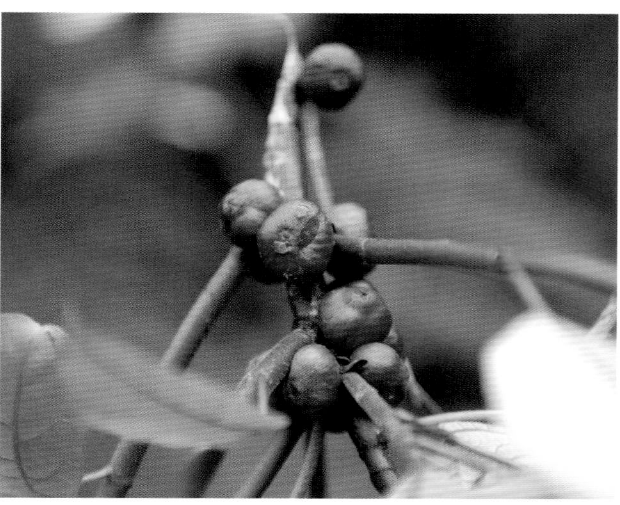

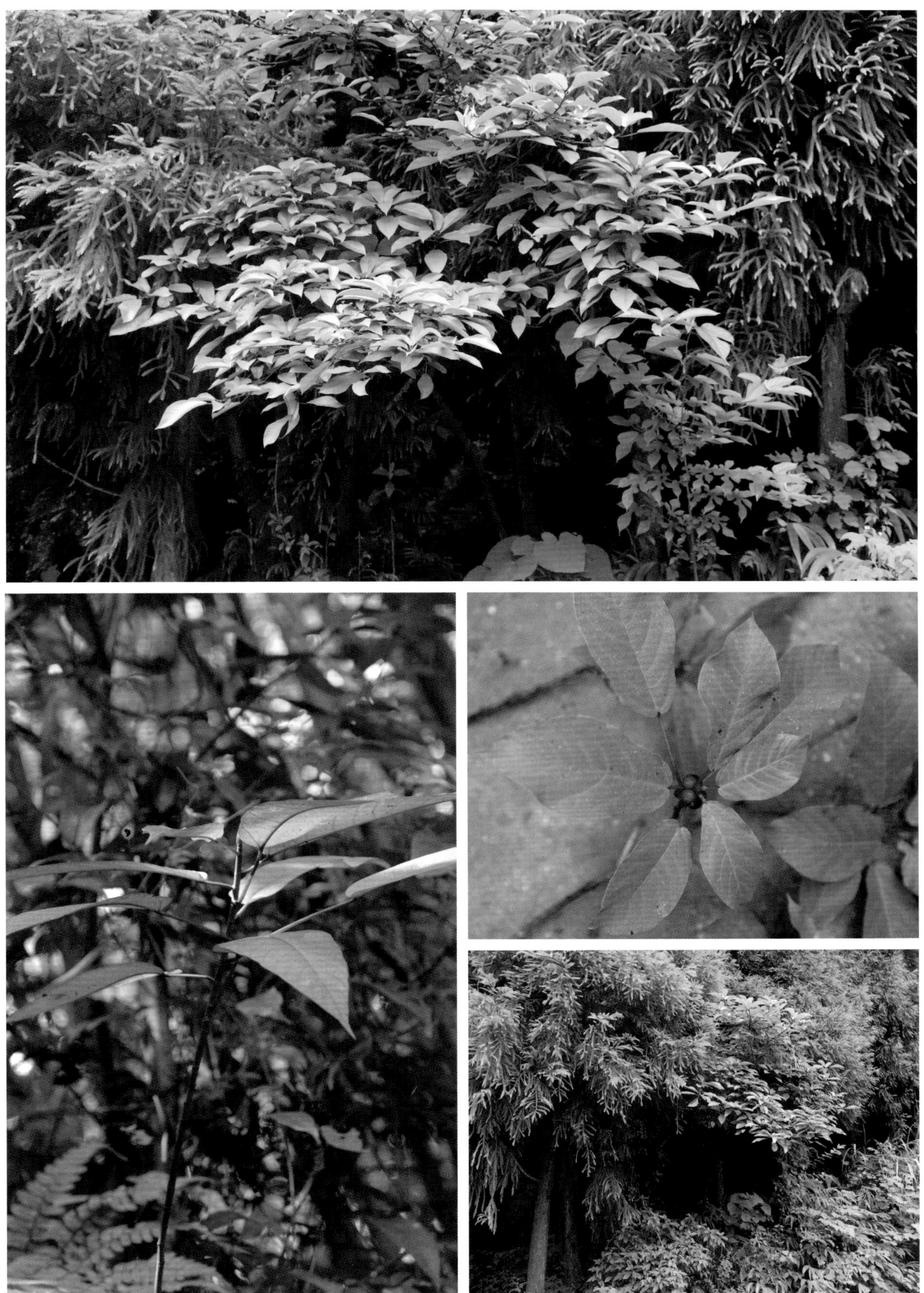

【形态特征】落叶灌木或小乔木，高 2~5m。幼枝红褐色。叶提琴形、椭圆形或椭圆状披针形，全缘或微波状，常纸质，上面粗糙。榕果成对生于短枝叶腋，稀单生，成熟后紫黑色，球形或圆锥状球形，直径 6~10mm，光滑。花期 4~5 月，果期 5~7 月。

【适宜生境】生于地边、林缘。

【资源状况】分布于低山区。常见，可以开发利用。

【入药部位】果实。

【功能主治】清热，收敛，下乳，补血。用于脾胃虚弱，缺乳，痔疮出血，白带异常。

薜　荔 *劈荔*

Ficus pumila Linn.

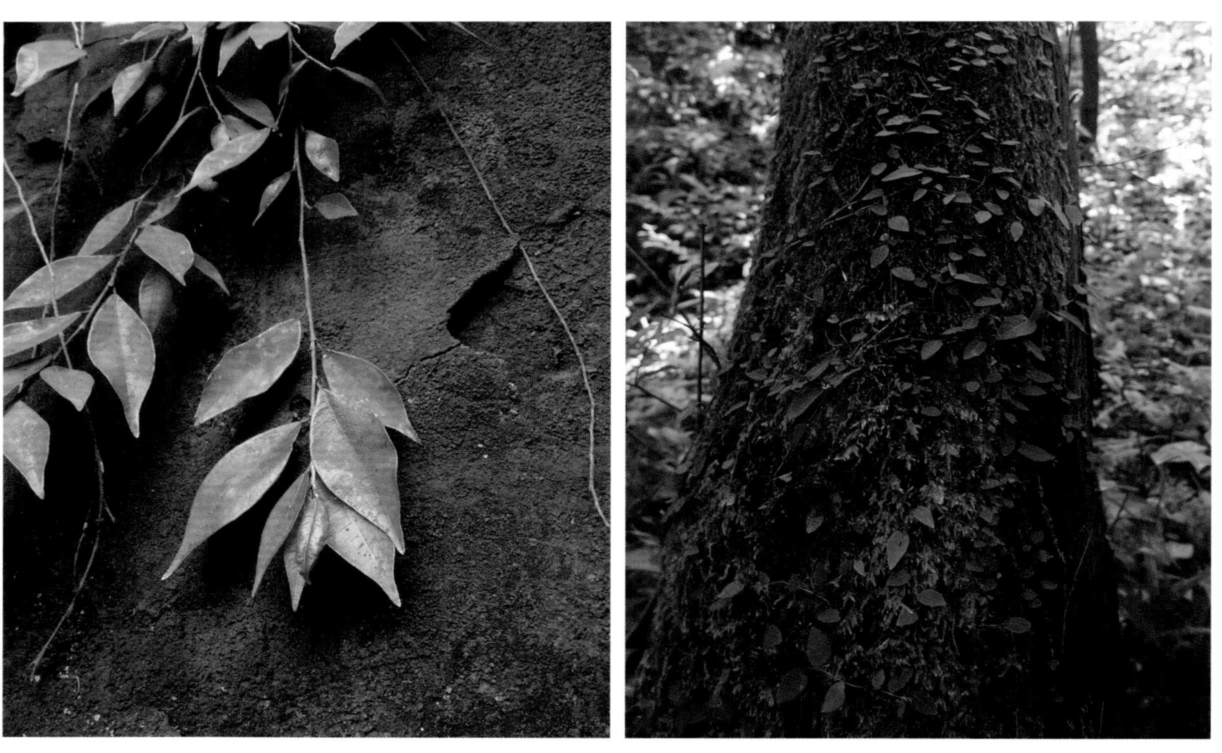

【形态特征】攀缘或匍匐灌木，长达8m。嫩枝、果实折断后有白色乳汁。叶二型；在结果枝上无叶柄，卵心形；结果枝上叶柄长5~10mm；叶全缘。果单生于叶腋；瘿花果梨形；雌花果近球形，直径3~5cm，总梗短粗，顶孔截形或舟状；榕果幼时被黄色短柔毛，成熟黄绿色或微红色，有乳汁。花、果期5~8月。

【适宜生境】生于海拔 800m 以上的阴湿岩上。

【资源状况】分布于低山区、中山区、高山区。常见，可以开发利用。

【入药部位】花序托（薜荔果）。

【功能主治】祛风除湿，通筋活络。用于风湿痹痛，肾虚，腰膝疼痛，乳汁不通等。

珍珠莲

冰粉子

Ficus sarmentosa Buch. -Ham. ex J. E. Sm. var. *henryi* (King ex Oliv.) Corner

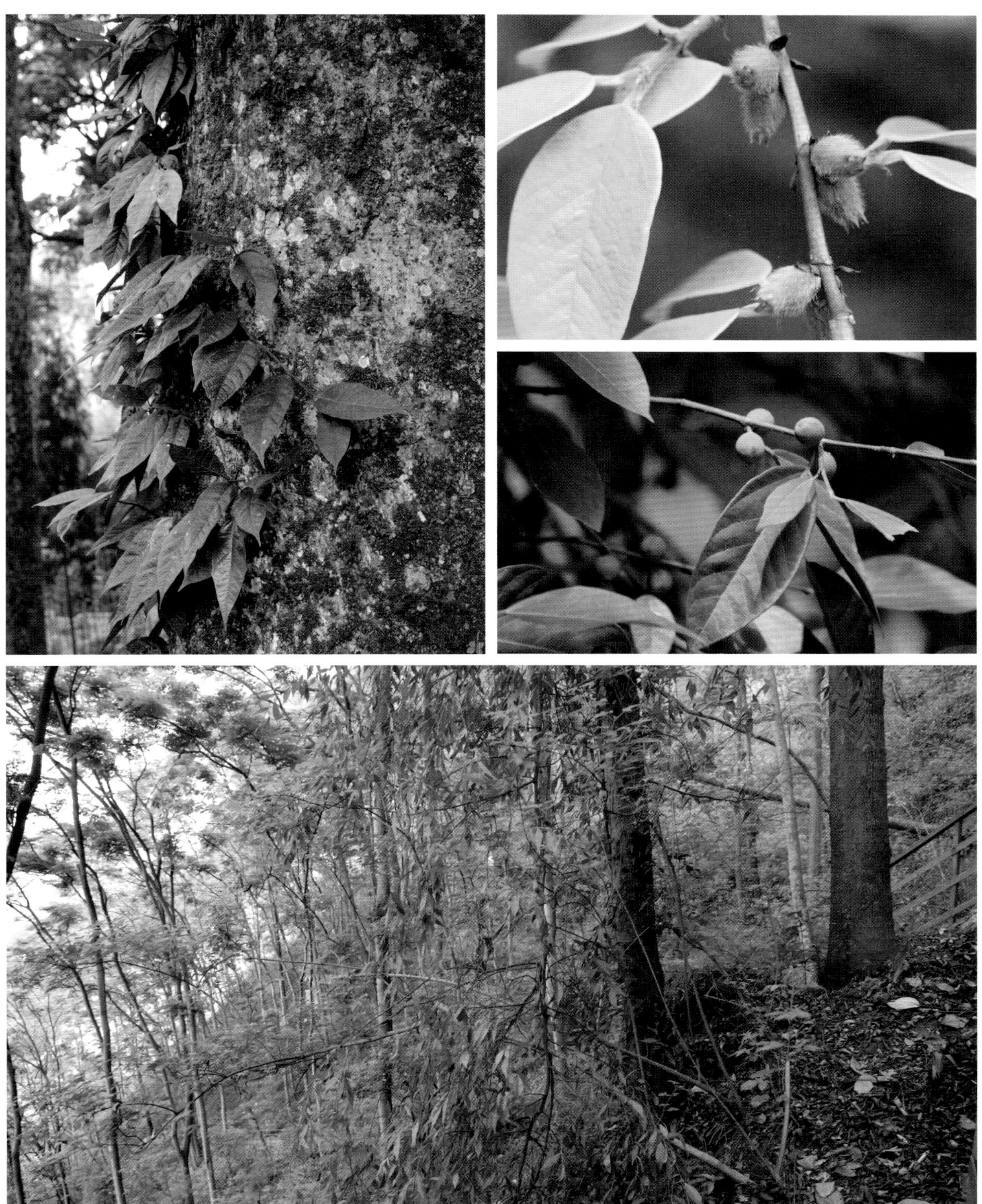

【形态特征】藤状或匍匐灌木。幼枝密被褐色柔毛。叶卵状椭圆形，革质。榕果成对生于叶腋，圆锥形，直径 1~1.5cm，顶部苞片直立，明显；总苞长 3~6mm；雄花生于近顶孔处；雄蕊 2；瘿花花柱短；雌花花柱近顶生。瘦果小，卵球状椭圆体形，具黏液。花期 5~7 月。

【适宜生境】生于灌木林中。

【资源状况】分布于中山区。常见。

【入药部位】藤或根。

【功能主治】清热解毒，祛风除湿，通乳。用于风湿性关节炎，乳痈，慢性关节痛风，疮，疥癣。

爬藤榕

吊岩风

Ficus sarmentosa Buch. -Ham. ex J. E. Sm. var. *impressa* (Champ.) Corner

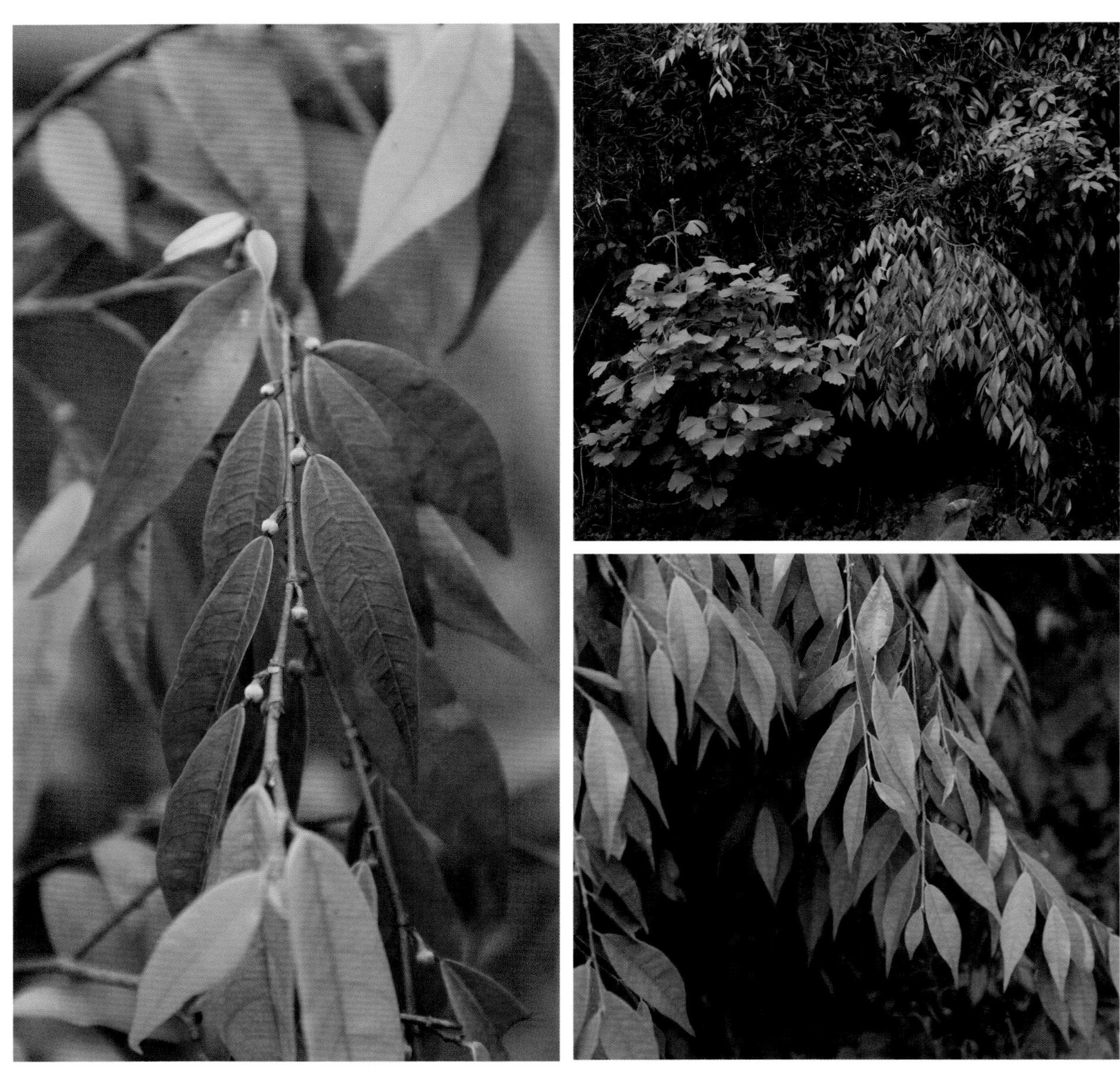

【形态特征】藤状或匍匐灌木，长 2~10m。小枝幼时被柔毛。叶背白色至灰白色，披针形，革质，基部圆形，脉明显；侧脉 6~8 对。雄花、瘿花生于同一花序托内壁。榕果成对生于叶腋或无叶枝条上，成熟后紫黑色，球形，直径 7~10mm。花期 5~7 月。

【适宜生境】生于沟边岩石上。

【资源状况】分布于低山区。常见，可以开发利用。

【入药部位】根或茎。

【功能主治】祛风除湿，行气止痛。用于风湿性关节炎。

地　果

地石榴、地瓜藤

Ficus tikoua Bur.

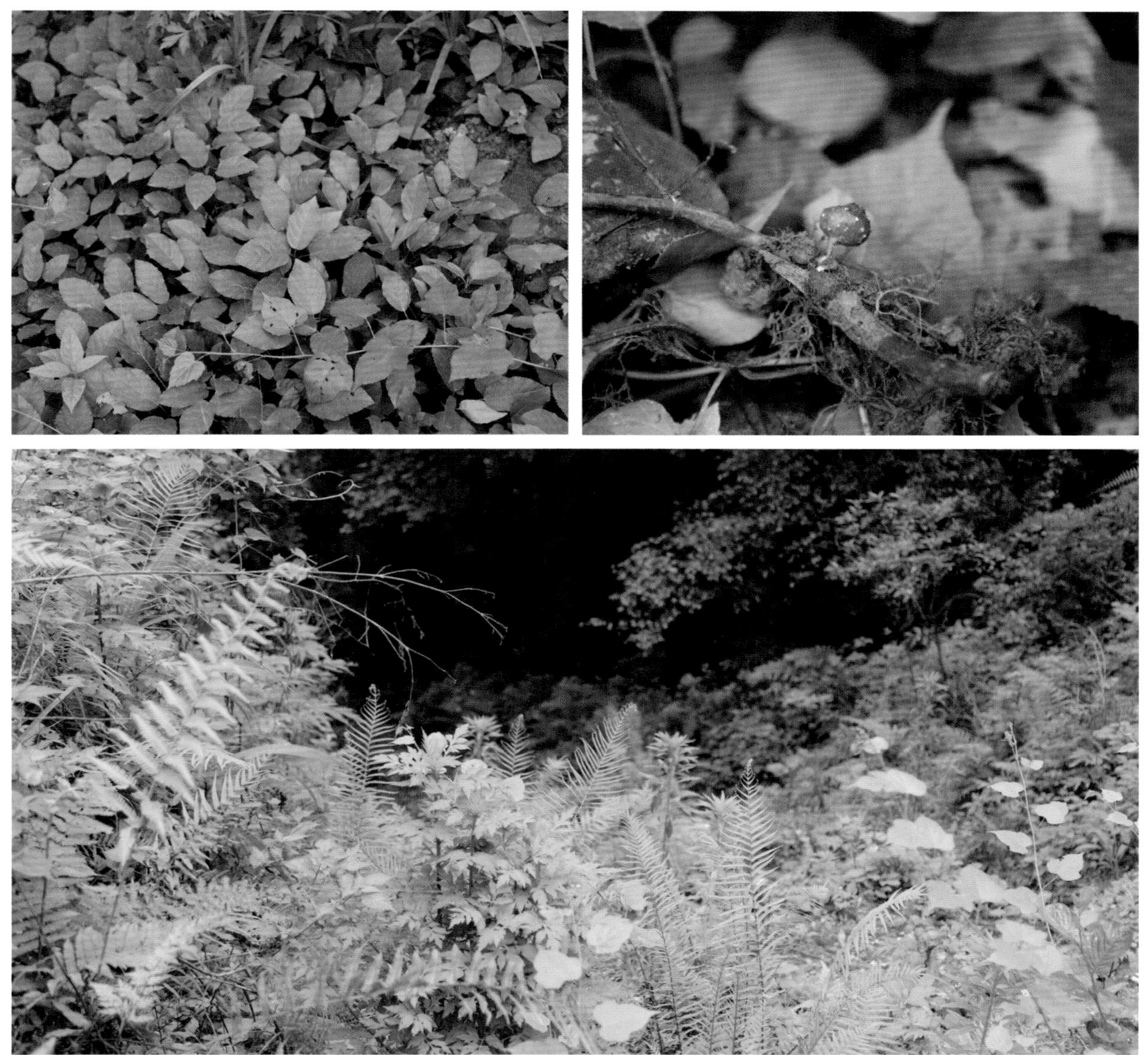

【形态特征】多年生匍匐木质藤本。茎节膨大，生不定根。叶坚纸质，倒卵状椭圆形，宽 1.5~4cm，边缘具密齿。榕果簇生于无叶的短枝上，常生地下，无柄，成熟后深红色，球形或卵球形，直径 1~2cm，表面具圆瘤。花期 5~6 月，果期 7 月。

【适宜生境】生于海拔 1400m 以下的田边、田坎和草丛。

【资源状况】分布于坝区、低山区、中山区。极为常见，可以大量开发利用。

【入药部位】全株（地瓜藤）。

【功能主治】清热，利湿，通经，止泻。用于风湿身痛，关节疼痛，腹部肿胀，水积腹泻，乳汁不通，牙龈肿痛，痔疮，痈疽肿毒。

黄葛树

黄桷树

Ficus virens Ait. var. *sublanceolata* (Miq.) Corner

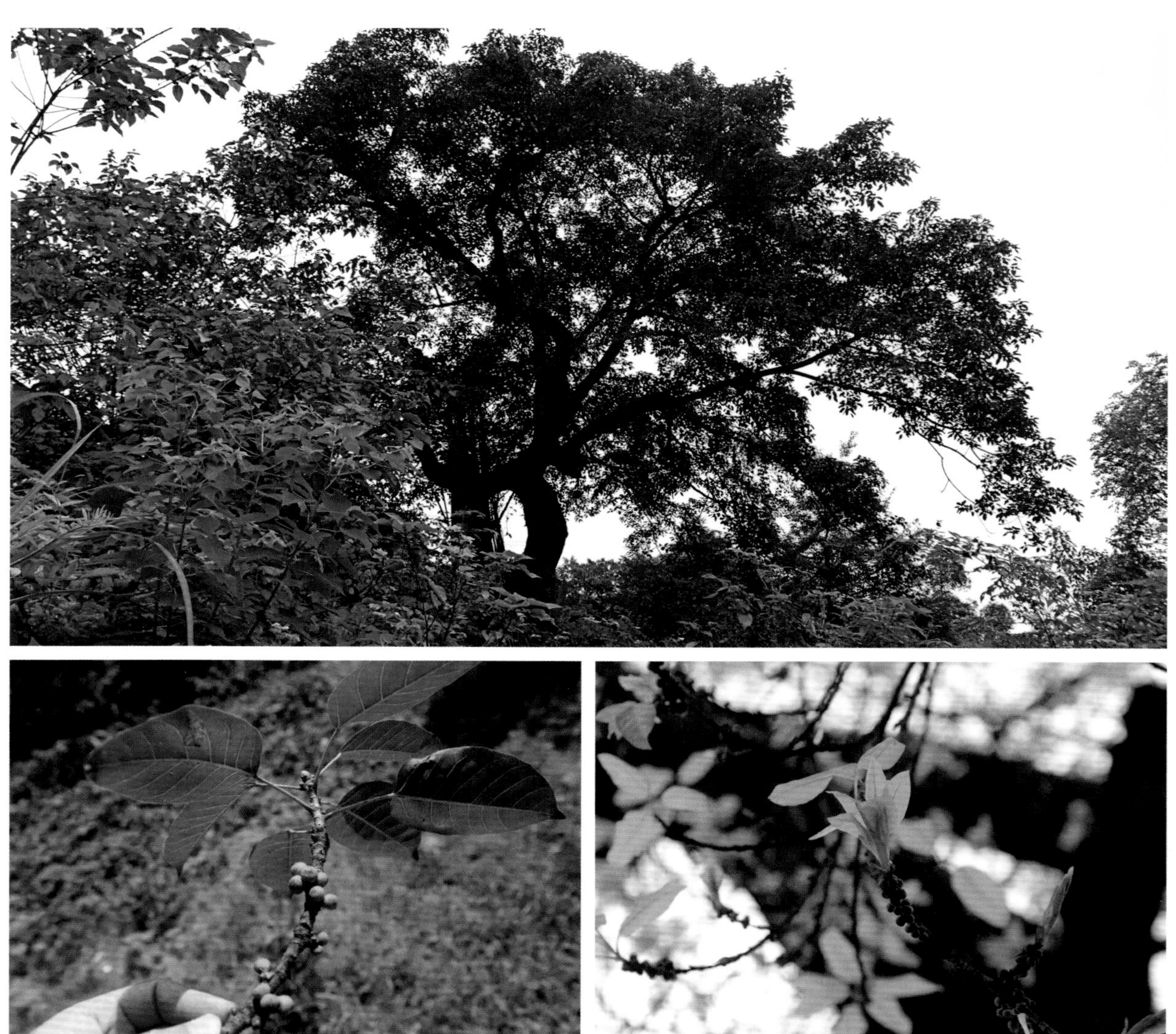

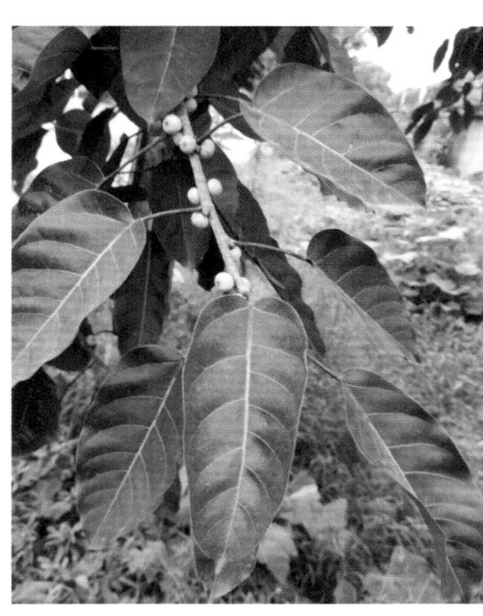
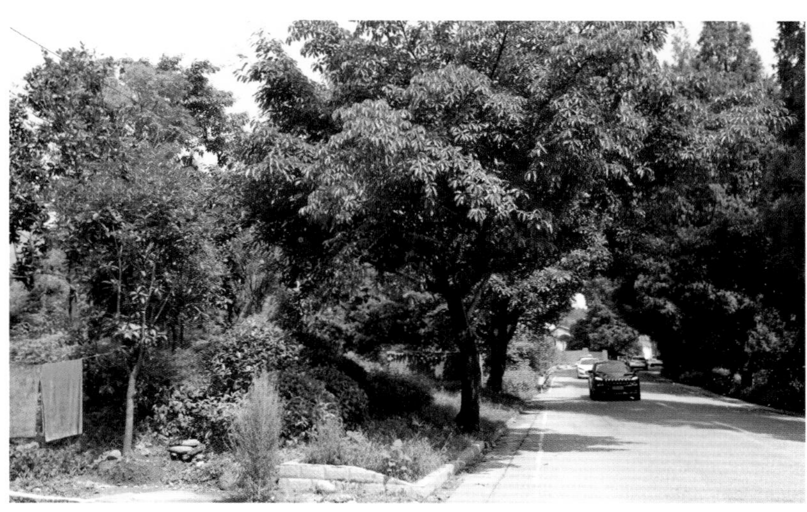

【形态特征】落叶或半落叶乔木，高 15~26m，有乳汁。幼时附生，有板根或支柱根。叶卵状披针形，先端渐尖至短渐尖，有光泽；叶柄长达 5cm。榕果腋生于多叶小枝，成对或单生或成簇生，成熟后紫红色；雄花、瘿花、雌花生于同一榕果内。瘦果有皱纹。花期 4~8 月。

【适宜生境】生于河边、屋旁。

【资源状况】分布于坝区、低山区。常见，可以开发利用。

【入药部位】根、叶、气生根（黄龙须）。

【功能主治】根祛风除湿，行气消肿。用于风湿痹痛，四肢麻木，跌打损伤，疥癣，风热感冒，扁桃体炎，结膜炎，疟疾，百日咳，麻疹不透。叶祛风，消肿止痛，续筋骨。用于筋骨疼痛，风眼流泪，皮肤瘙痒；外用于跌打肿痛。气生根行气消肿，祛风除湿，除寒。用于风湿麻木，风湿筋骨痛，跌打损伤，瘰疬。

葎　草

锯锯藤

Humulus scandens (Lour.) Merr.

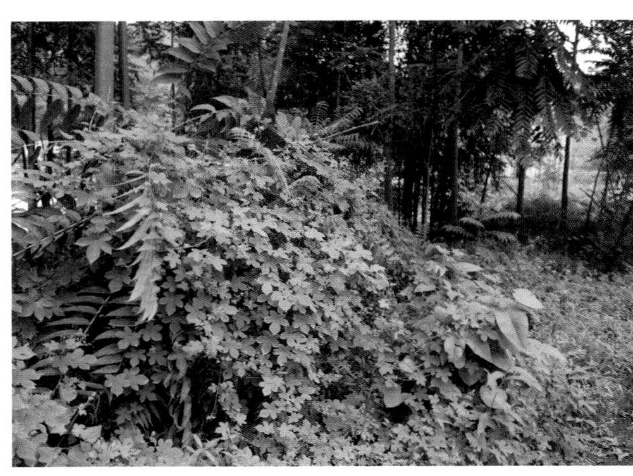
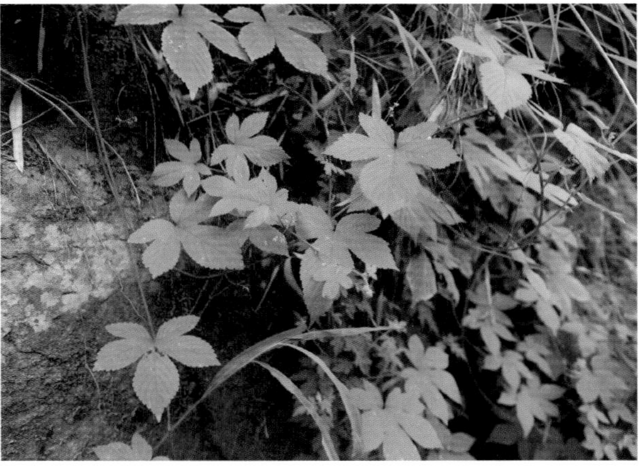

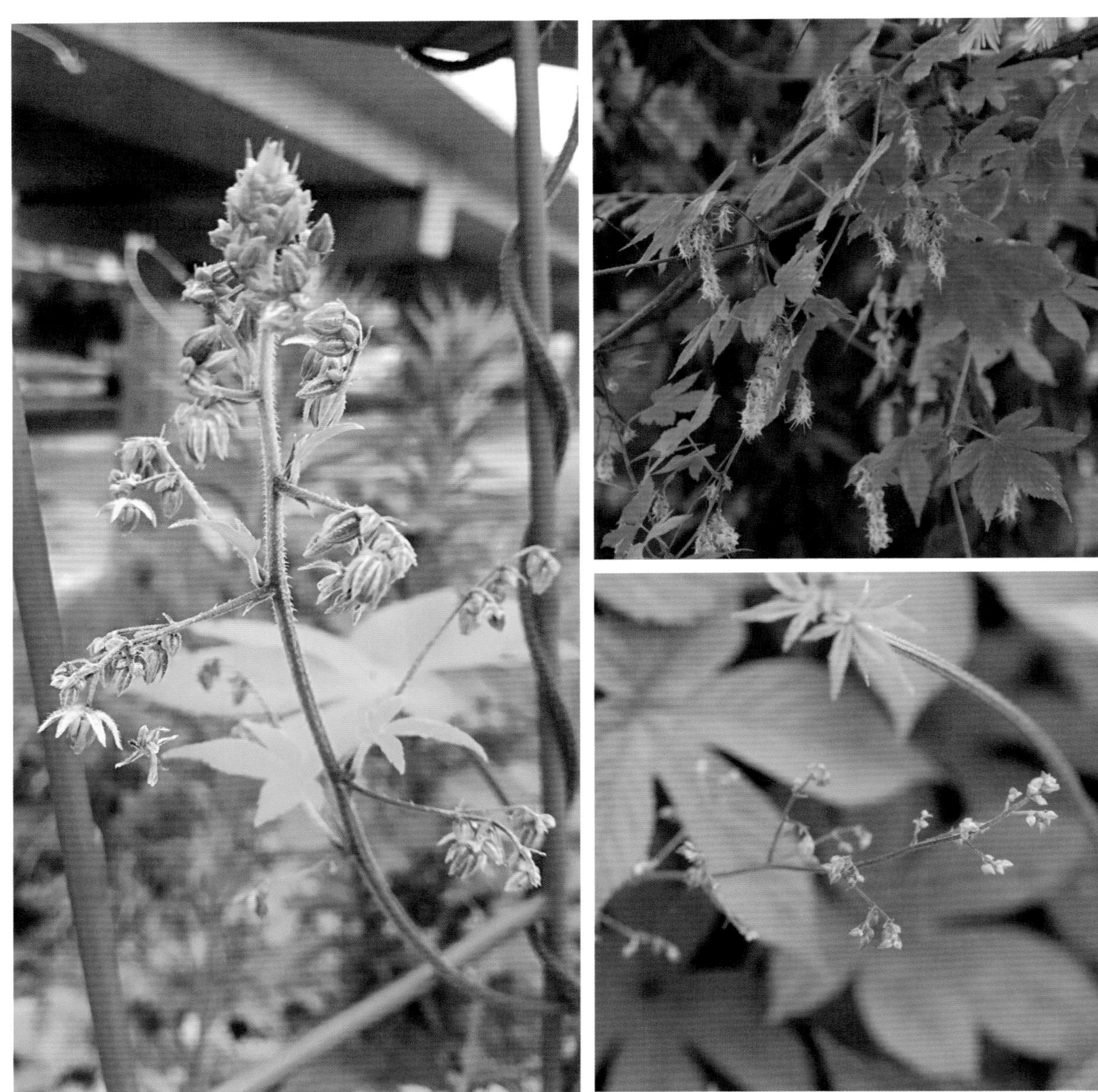

【形态特征】缠绕草本，长达4m。茎、枝、叶柄均具倒钩刺。叶对生，掌状（3~）5~9裂，叶背具柔毛却不密集，边缘有锯齿。至少于花序中部每个苞片中具2花；苞片长7~10mm，具小刺。果穗绿色，类似松球状；瘦果成熟时露出苞片外。花期春、夏二季，果期秋季。

【适宜生境】生于地边、屋旁。

【资源状况】分布于坝区、低山区。常见，可以大量开发利用。

【入药部位】全草。

【功能主治】清热解毒。用于感冒发热，淋病，小便不利，疟疾，腹泻，湿热痢疾，肺结核潮热，肺脓肿，肺炎。

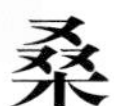

桑

桑叶树

Morus alba Linn.

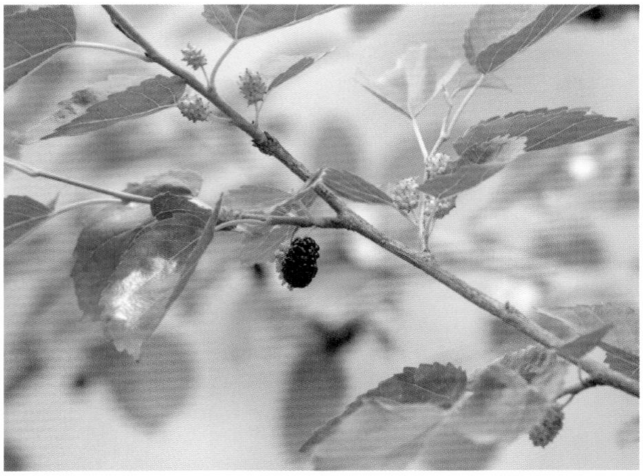

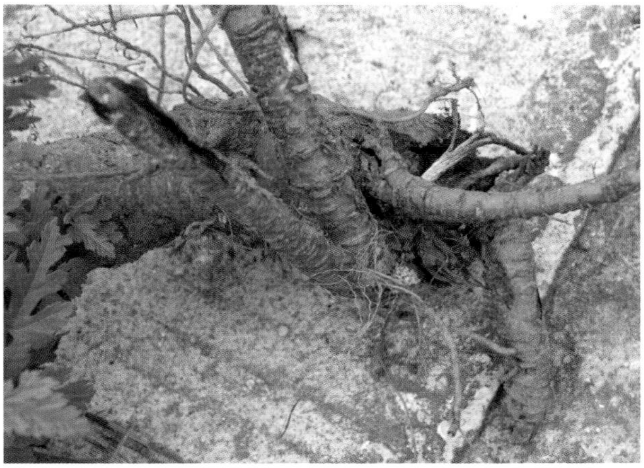

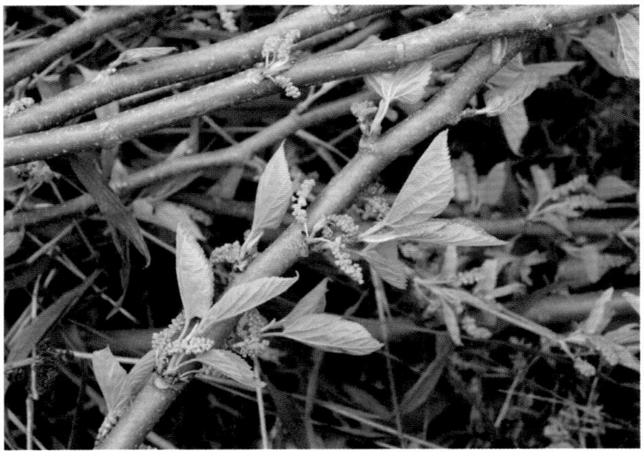

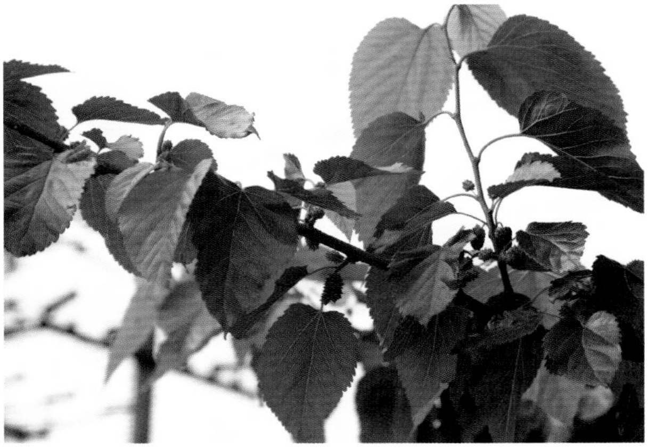

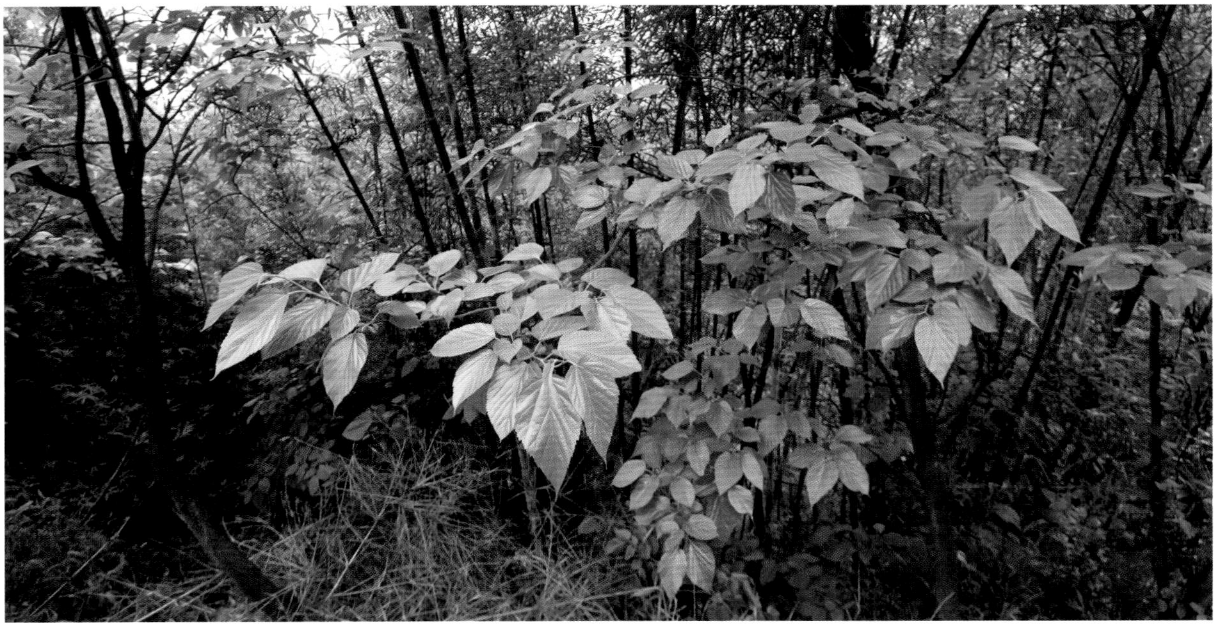

【形态特征】灌木或乔木，高达 15m，有乳汁。根皮红黄色至红棕色，纤维性强。叶卵形至宽卵形，不规则浅裂，长 5~15cm，边缘有粗锯齿，先端急尖或钝尖，中脉疏具柔毛或中脉腋处及初级侧脉具簇毛。雌花为柔荑花序。聚花果卵球状椭圆体形，熟时暗紫色。花期 4~5 月，果期 5~8 月。

【适宜生境】栽培。

【资源状况】分布于坝区、低山区。常见，可以大量开发利用。

【入药部位】根皮（桑白皮）、嫩枝（桑枝）、果序（桑椹）、叶片（桑叶）。

【功能主治】根皮泻肺，止咳平喘，行水消肿。用于肺热咳嗽，吐血，水肿腹胀，脚气病，小便不利，糖尿病，伤口久而不愈。嫩枝祛风活络，清热利水，平肝，利关节。用于风湿性关节炎，风热痹痛，四肢拘挛，脚气病，浮肿，肌体风痒，风湿麻木，高血压。果序祛风湿，利关节，补肝肾，明目。用于血虚之头目眩晕，失眠健忘，肝肾阴亏，消渴，血虚津少之便秘，目暗，耳鸣，神经衰弱。叶片疏散风热，清肺润燥，平肝明目，凉血止血。用于风热感冒，瘟病初起，肺热咳嗽，肝阳上亢，目赤昏花，血热妄行引起的咯血、吐血等。

鸡　桑

岩桑

Morus australis Poir.

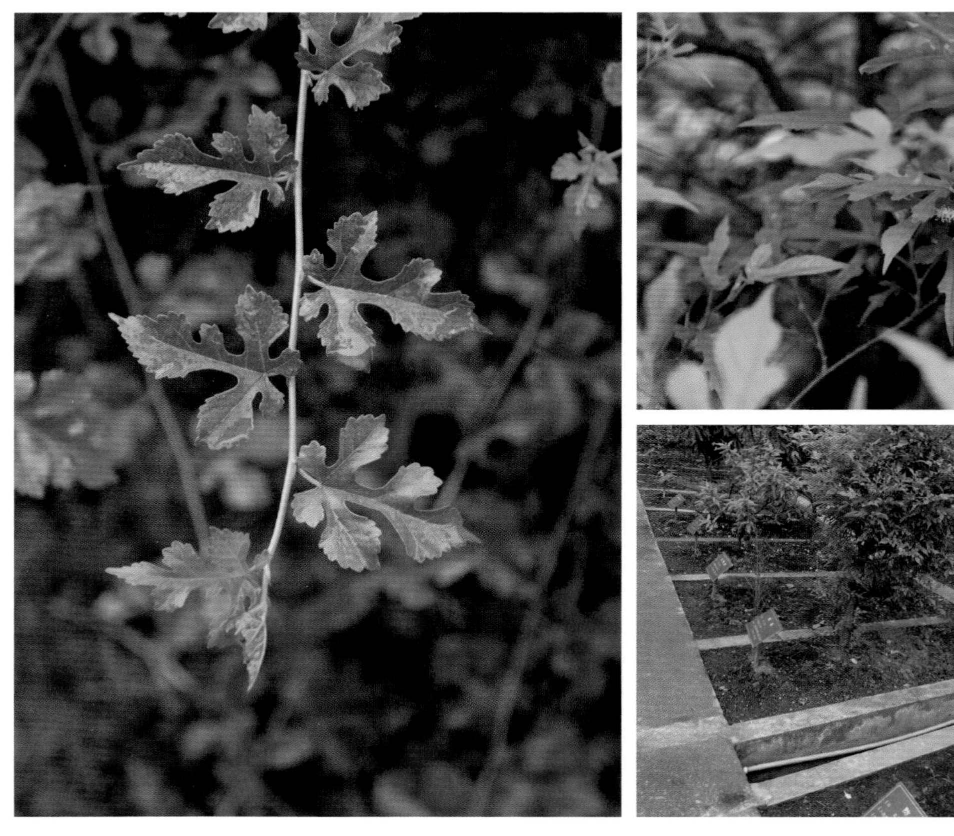

【形态特征】灌木或小乔木。树皮灰褐色；冬芽大，圆锥形至卵球形。叶卵圆形至斜卵圆形，边缘具锯齿，不分裂或 3~5 裂。雄花绿色，具短梗，花被片卵形；雌花花被片长圆形，暗绿色，花柱很长，柱头 2 裂，内面被柔毛。聚花果成熟后红色至紫黑色，短圆柱状，直径约 1cm。花期 3~4 月，果期 4~5 月。

【适宜生境】生于岩上或灌丛中。

【资源状况】分布于低山区。常见。

【入药部位】叶、根、果实、枝、根皮。

【功能主治】叶清热解表，止咳。用于感冒咳嗽。根泻肺火，利小便。用于肺热咳嗽，衄血，水肿，腹泻，黄疸。果实补肝肾，明目。用于血虚之头目眩晕，失眠健忘，肝肾阴亏，消渴，血虚津少之便秘，目暗，耳鸣，神经衰弱。枝、根皮祛风除湿，清热止咳，泻肺，利水消肿。用于肺热咳嗽，头痛。

荨麻科

细野麻

麦麸草、野麻

Boehmeria gracilis C. H. Wright

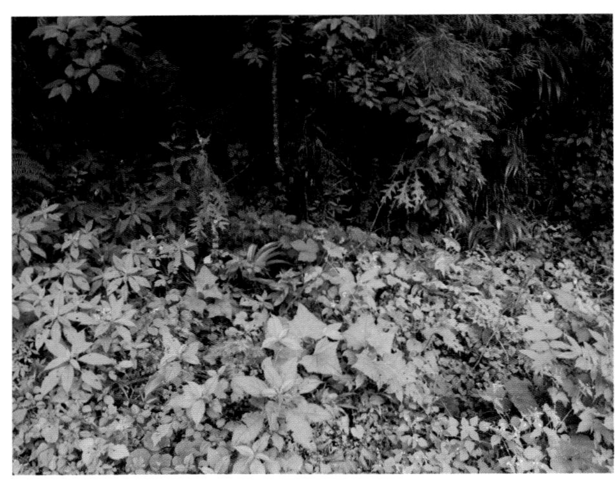

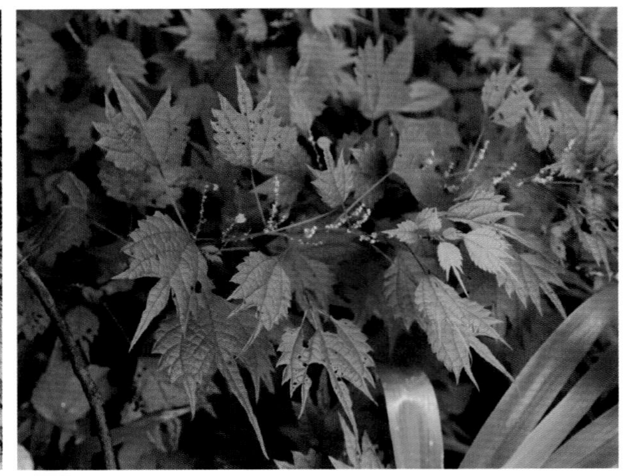

【形态特征】多年生草本或亚灌木，高 40~120cm。茎和分枝疏被短伏毛。叶对生，草质，圆卵形或卵形，顶端骤尖，基部圆形或宽楔形，边缘每侧有 8~13 枚正三角形牙齿。穗状花序单生于叶腋，通常雌雄异株；雄花无梗，花被片 4，船状椭圆形；雌花花被纺锤形，顶端有 2 枚小齿，外面密被短伏毛，果期呈菱状倒卵形。瘦果卵球形，长约 1.2mm，基部有短柄。花期 6~8 月。

【适宜生境】生于草坡。

【资源状况】分布于坝区、低山区。常见，可以开发利用。

【入药部位】全草。

【功能主治】清热解毒，祛风止痒。用于皮肤湿疹，瘙痒，疮毒。

苎　麻

元麻、圆麻

Boehmeria nivea (L.) Gaudich.

【形态特征】亚灌木或灌木，雌雄同株，高 1~2m。茎密被开展的长硬毛。叶互生；托叶分生；叶片圆形或阔卵形，叶背密被白色或灰色毡毛。圆锥花序生于当年或最近落叶的结果枝腋处。瘦果近卵球形，基部具柄，小，密生短毛，宿存柱头丝状。花期 7~8 月，果期 9~10 月。

【适宜生境】栽培于屋旁、田坎。

【资源状况】分布于坝区。常见，可以大量开发利用。

【入药部位】根、叶。

【功能主治】根清热解毒，散瘀消肿，利水。用于热病大渴，麻疹高热，大狂，血淋癃闭，吐血，胎漏下血，尿血，淋浊，肾炎水肿。叶凉血，止血，散瘀。用于咯血，吐血，血淋，尿血，赤白带下，创伤出血，乳痈，丹毒。

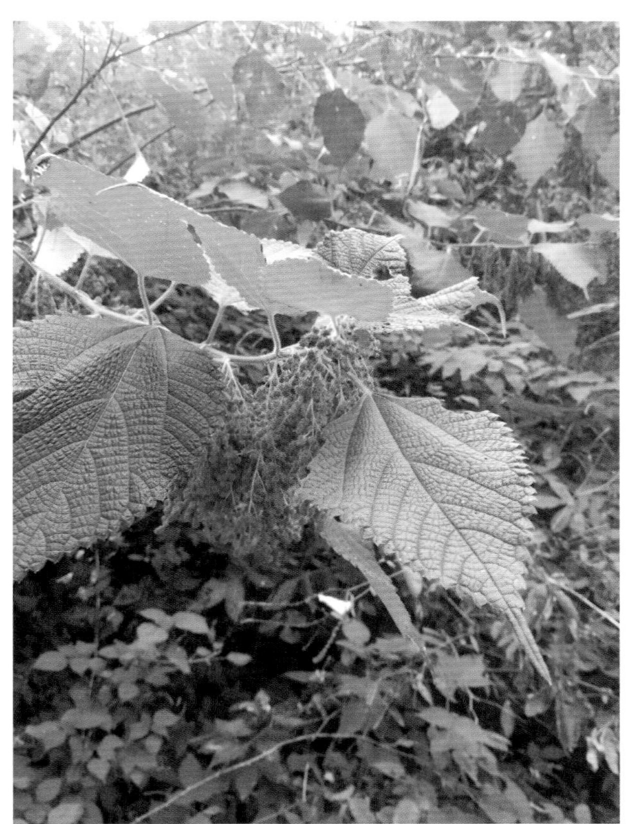

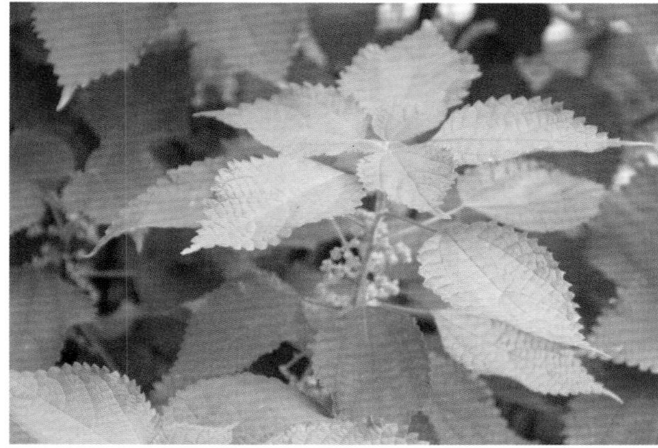

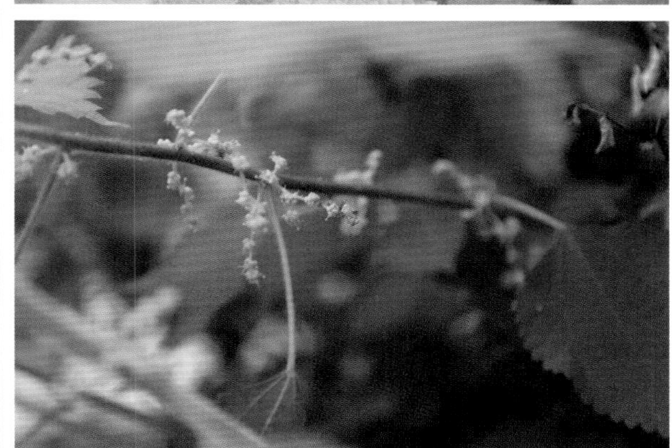

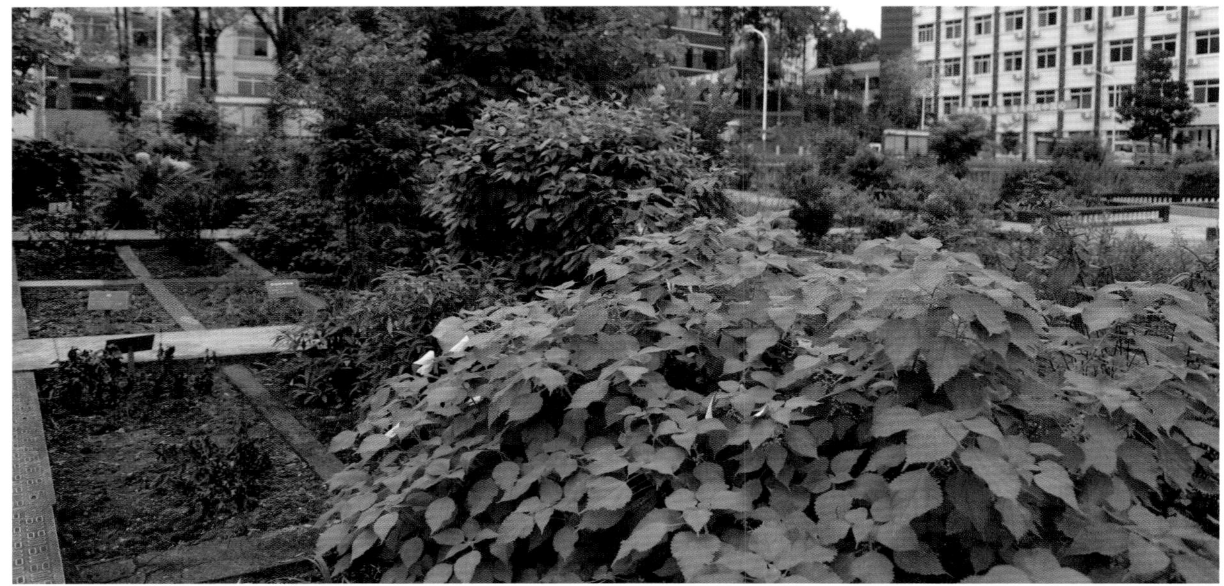

长叶水麻 *Debregeasia longifolia* (Burm. f.) Wedd.

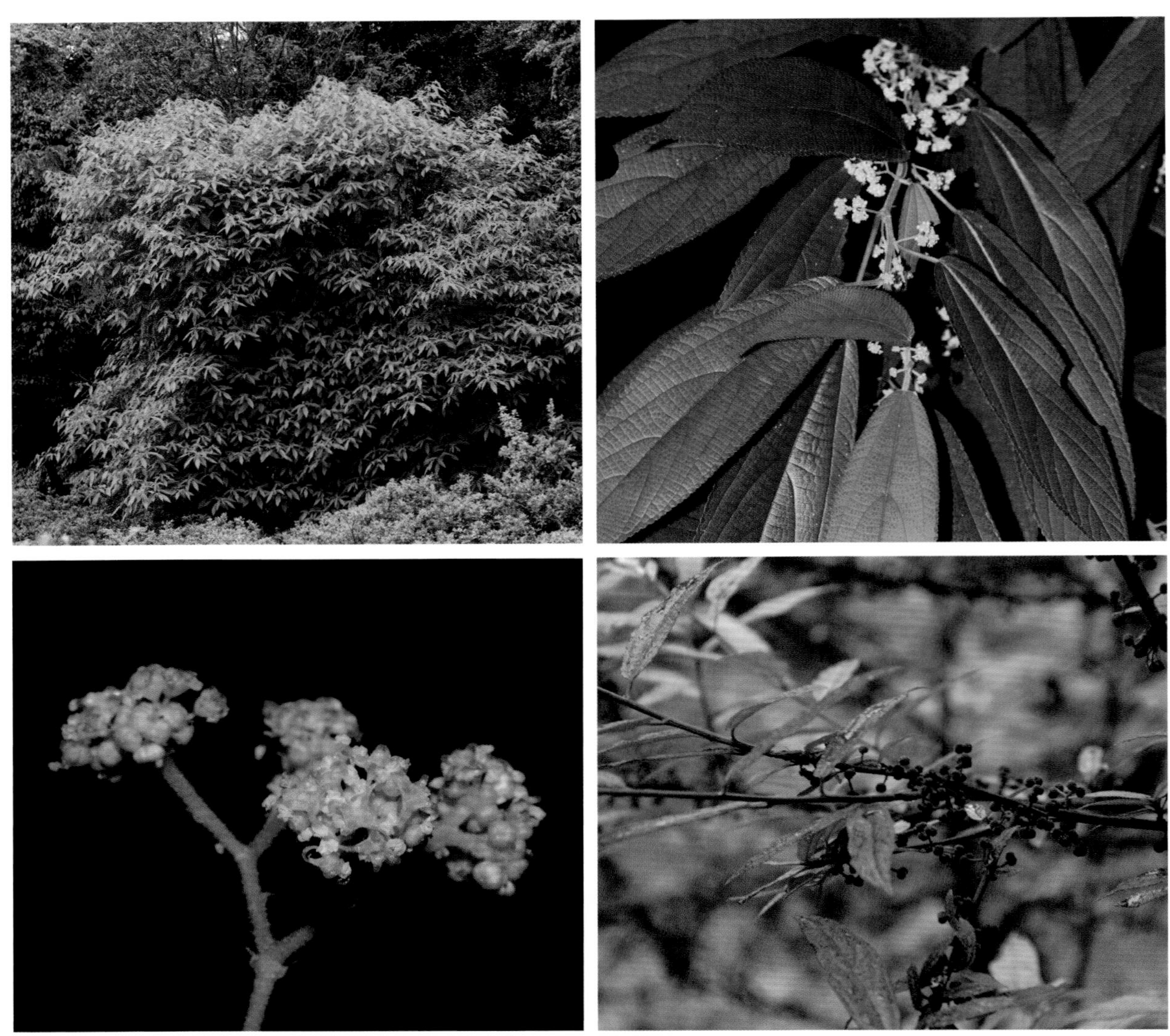

【形态特征】灌木或小乔木。小枝纤细，淡红色或褐紫色，被开展微硬毛。叶长圆形至长圆状披针形或披针形，长 9~21cm，宽 2~6cm，边缘有细齿。雌雄异株或同株；花序生当年和去年生枝上，二至四回二歧分枝；雌花倒卵形，花被管状，先端 4 齿。瘦果带红色或橙色，宿存花被与果实贴生。花期 8~12 月，果期 9 月至翌年 2 月。

【适宜生境】生于海拔 1300m 左右的林下、沟边。

【资源状况】分布于中山区。常见。

【入药部位】枝叶。

【功能主治】清热利湿，活血定痛。用于跌打损伤，痈肿疮毒，皮肤瘙痒。

水 麻

米麻子

Debregeasia orientalis C. J. Chen

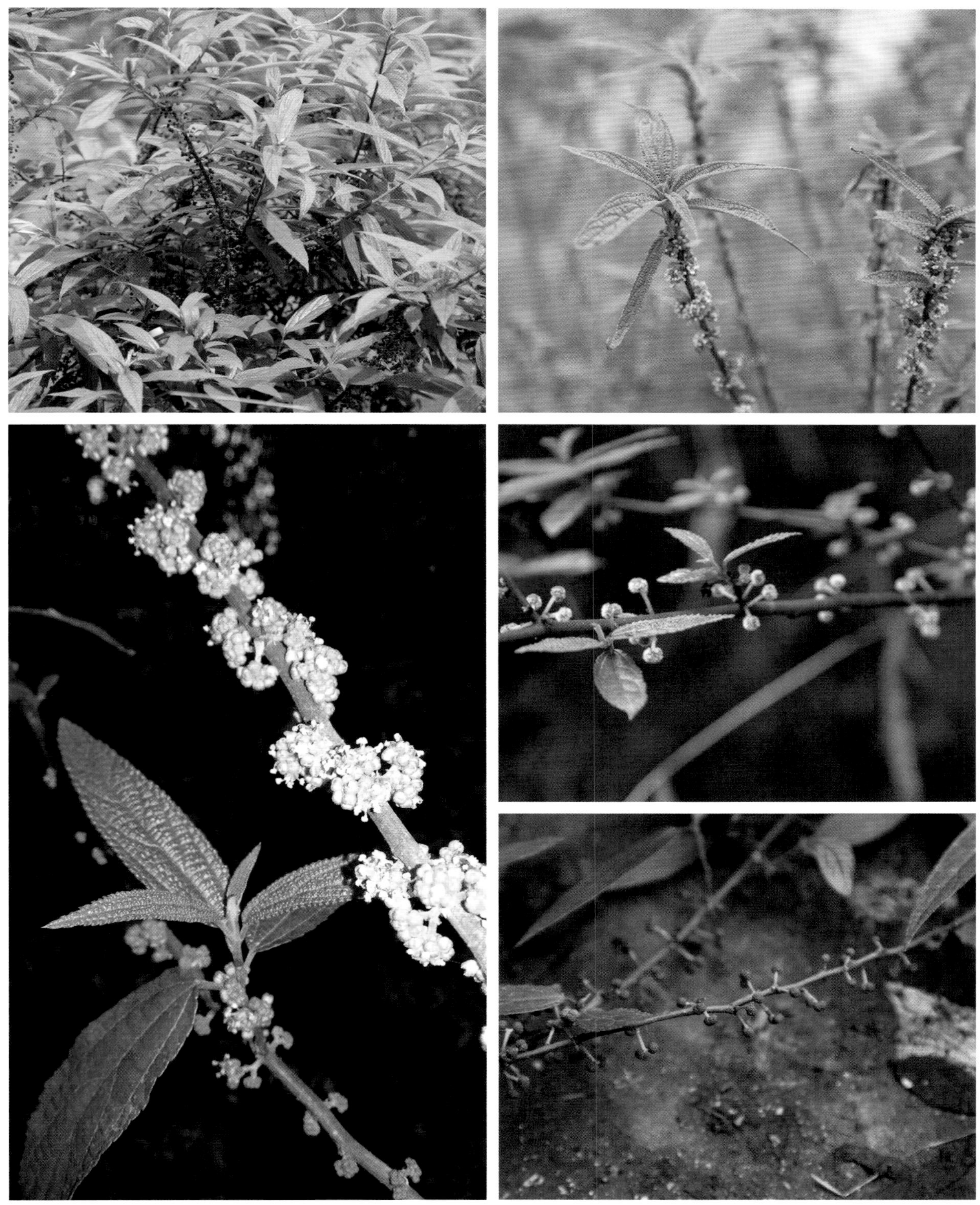

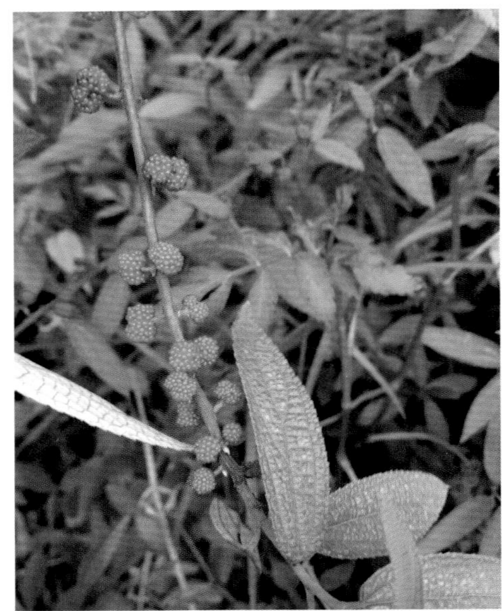

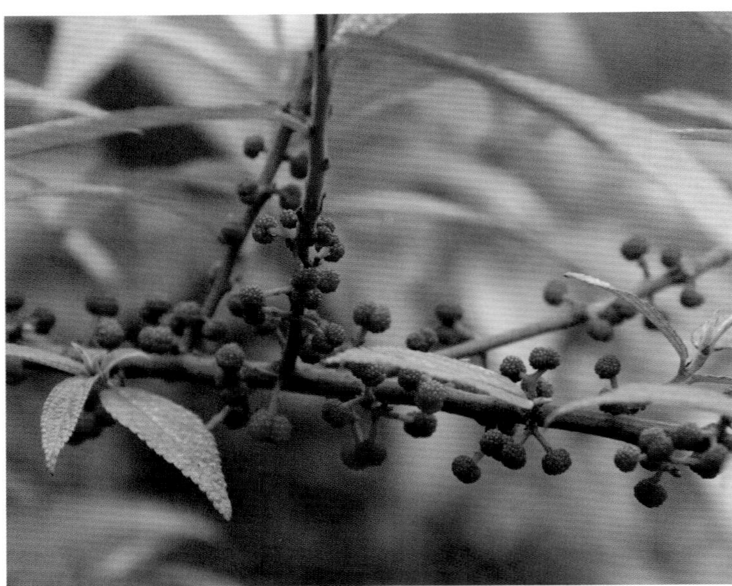

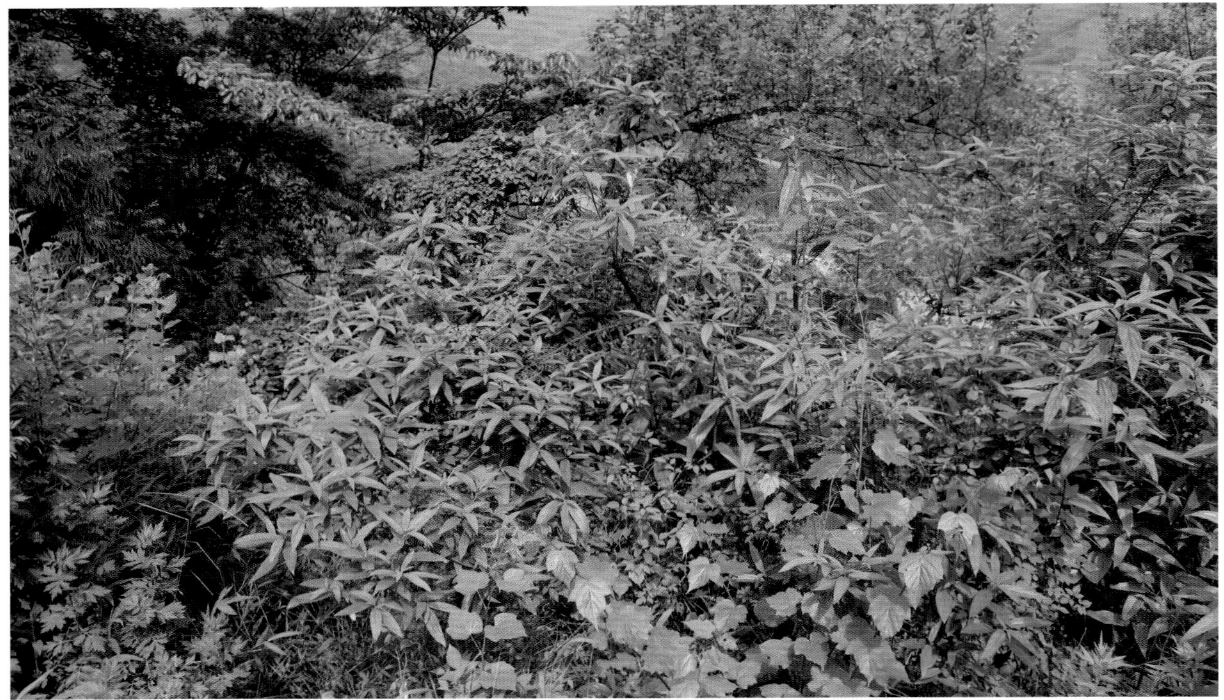

【形态特征】灌木，高达 4m。小枝和叶柄密被贴生或近贴生的短毛。叶纸质，长圆状披针形或条状披针形，边缘有细齿。花雌雄异株；花序常生于去年生枝上，开花早于抽芽，一至二回二歧分枝。瘦果与宿存肉质花被呈浆果状，鲜时橙色。花期 2~4 月，果期 5~7 月。

【适宜生境】生于海拔 1700m 以下的山坡路旁、林缘、沟边。

【资源状况】分布于坝区、低山区、中山区。为山区常见的灌木，资源量大，可以大量开发利用。

【入药部位】枝叶（冬里麻）。

【功能主治】清热利湿，祛风散寒，凉血止血。用于小儿惊风，麻疹不透，风湿性关节炎，咯血，痢疾，跌打损伤，毒疮，妇女腹中包块，痈疖肿毒，蛇咬伤。

梨序楼梯草

仙马杆、飘刀杆

Elatostema ficoides Wedd.

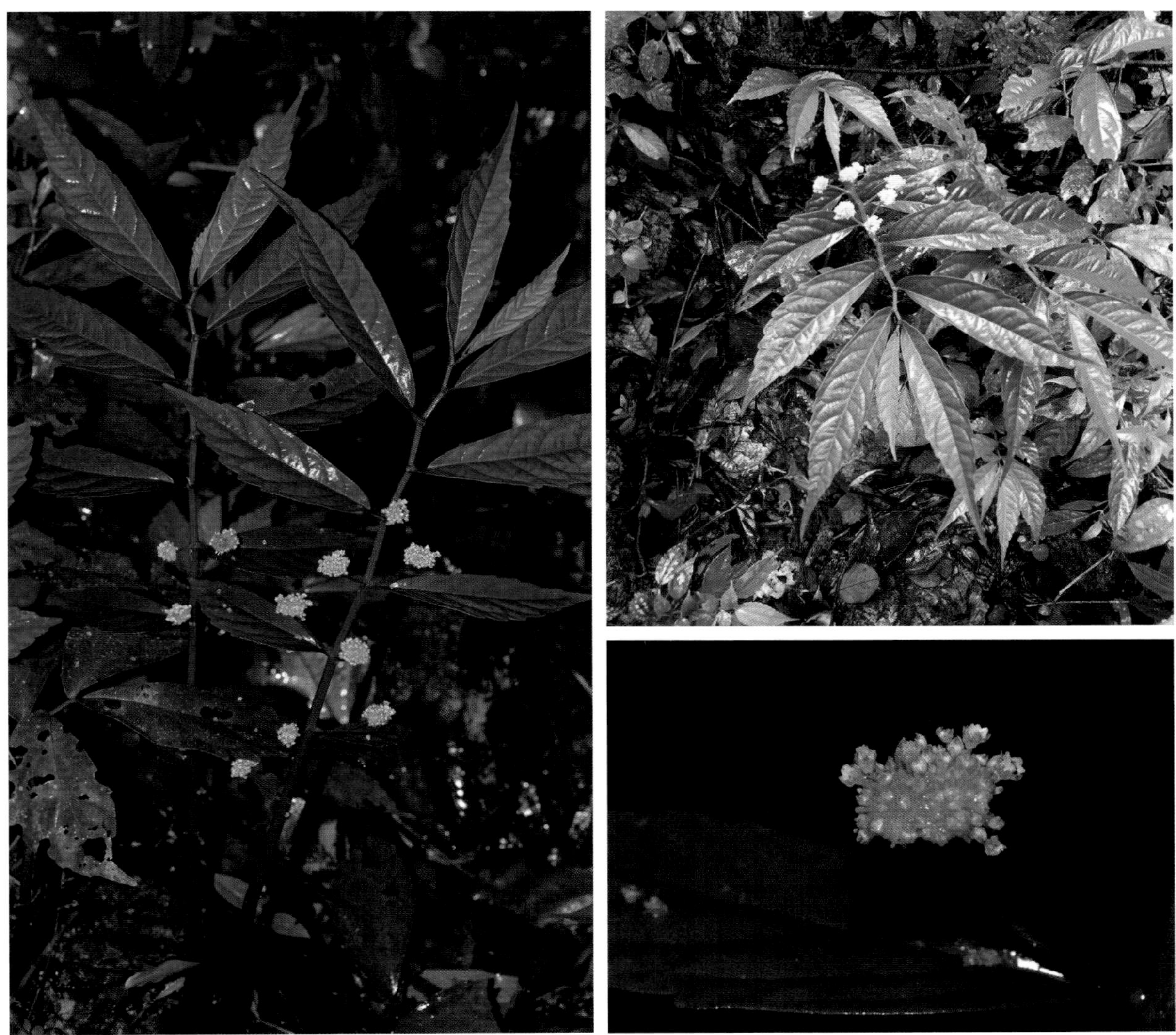

【形态特征】多年生草本。茎高达 1m，无毛。叶斜长圆形，具羽状脉，长 10~23cm，宽 3.5~8cm，顶端突渐尖；托叶条形，长 7~10mm。雄隐头花序具长梗，花序托初梨形，花期开裂呈蝴蝶形；雌头状花序无梗，花序托直径约 1.5mm，苞片约 16，无任何突起。瘦果具 6 条纵肋。花期 8~9 月。

【适宜生境】生于林下、岩脚潮湿处。

【资源状况】分布于中山区。少见。

【入药部位】茎叶。

【功能主治】解暑热。用于中暑。

楼梯草

到老嫩、半边伞

Elatostema involucratum Franch. et Sav.

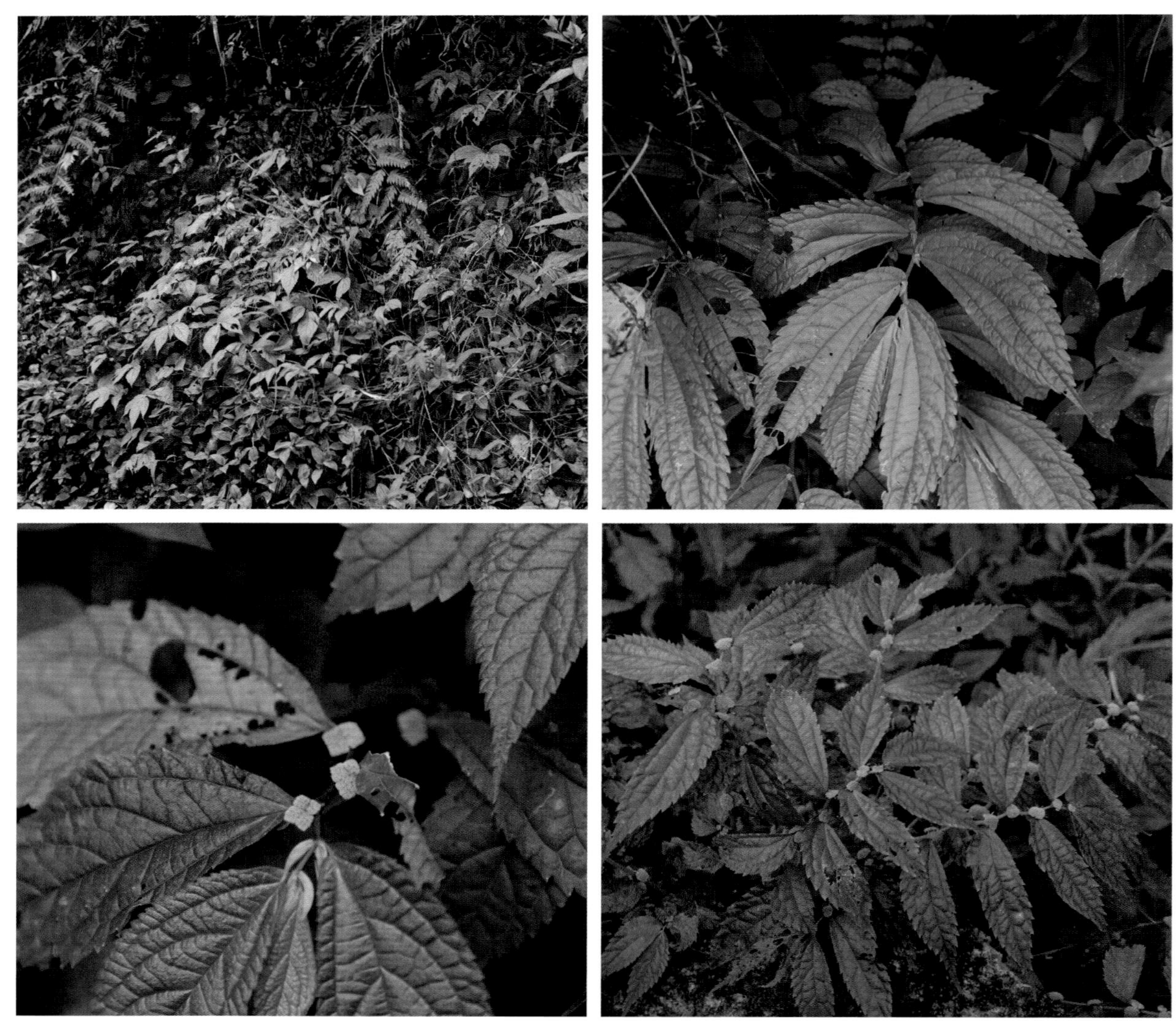

【形态特征】多年生草本。茎高达 60cm，通常无毛。叶斜长圆形或倒卵状长圆形，具羽状脉。雄头状花序有细长梗；花被黄绿色，5 枚；雄蕊 5，与花被片对生；花序梗长 0.7~3cm，花序托不明显。雌头状花序近无梗，生于较上部叶腋。瘦果细小，具 6 条纵肋和小瘤状突起。花期 5~10 月。

【适宜生境】生于海拔 2000m 左右的林下沟边潮湿处。

【资源状况】分布于中山区。常见。

【入药部位】全草。

【功能主治】清热利湿，镇痛解毒，活血消肿。用于痢疾，风湿痛，无名肿毒，水肿，骨折。

狭叶楼梯草 *Elatostema lineolatum* Wight var. *majus* Wedd.

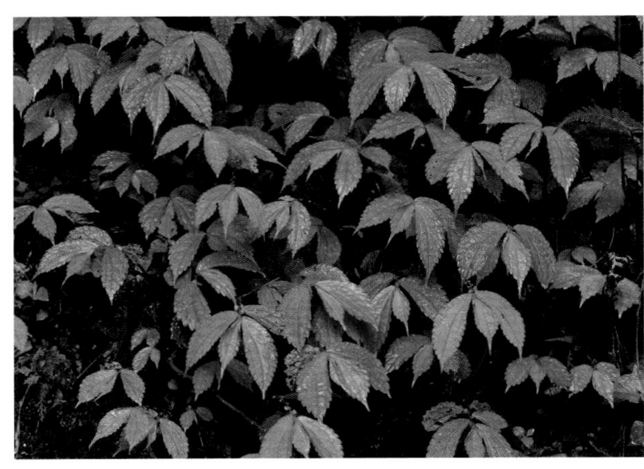
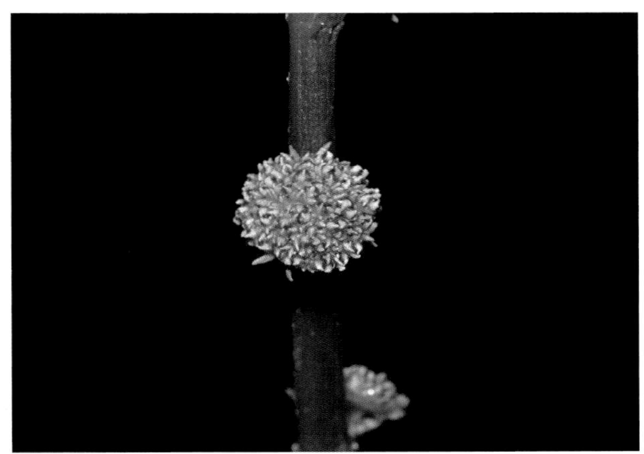

【形态特征】亚灌木。茎多分枝，枝密被短柔毛。叶斜狭倒披针形，具半离基三出脉，顶端骤尖，基部斜楔形。雄头状花序无梗，直径 5~10mm，花序托不明显；雌花的花被不明显，子房狭椭圆形。瘦果有 7 条纵肋和小瘤状突起。花期 1~5 月。

【适宜生境】生于海拔 1000m 以上的林下阴湿处、沟边。

【资源状况】分布于低山区、中山区、高山区。少见。

【入药部位】全草。

【功能主治】清热解毒，续骨。用于痈肿疮毒，虫蛇咬伤，外伤骨折。

钝叶楼梯草 *Elatostema obtusum* Wedd.

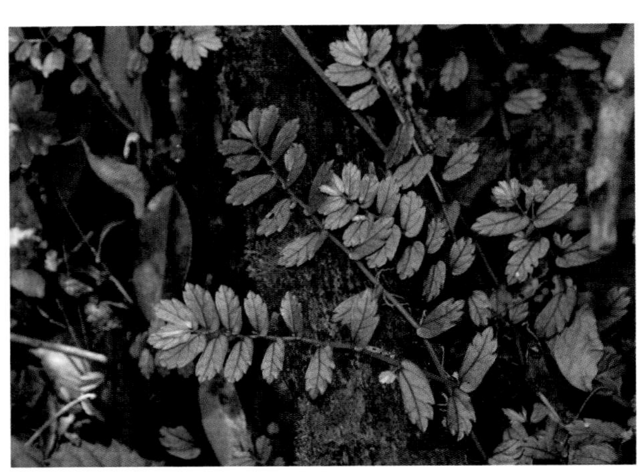
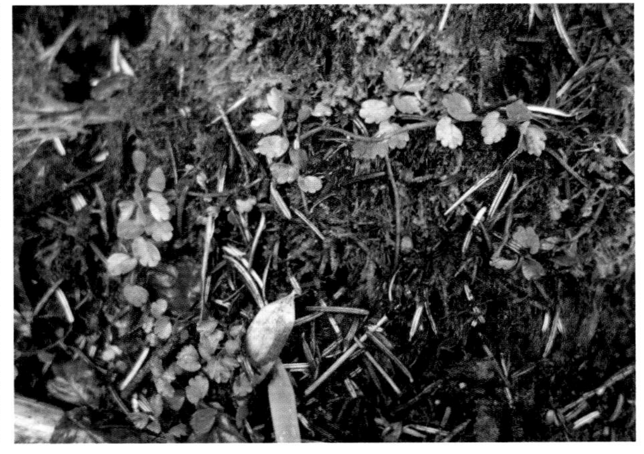

【形态特征】小草本。茎平卧或渐升，长 10~14cm，被反曲短毛。叶斜倒卵形，具三出脉，顶端钝，基部在狭侧楔形，在宽侧心形或近耳形。雄头状花序小，具细梗，苞片 2；雌头状花序亦小，无梗，子房狭长圆形。瘦果狭卵球形，长约 2mm，光滑。花期 6~9 月。

【适宜生境】生于海拔 1000m 以上的林下、沟边、田坎。

【资源状况】分布于低山区、中山区、高山区。少见。

【入药部位】全草。

【功能主治】清热解毒，祛瘀止痛。用于痈肿疮毒，跌打损伤，蛇咬伤等。

庐山楼梯草

血虎七

Elatostema stewardii Merr.

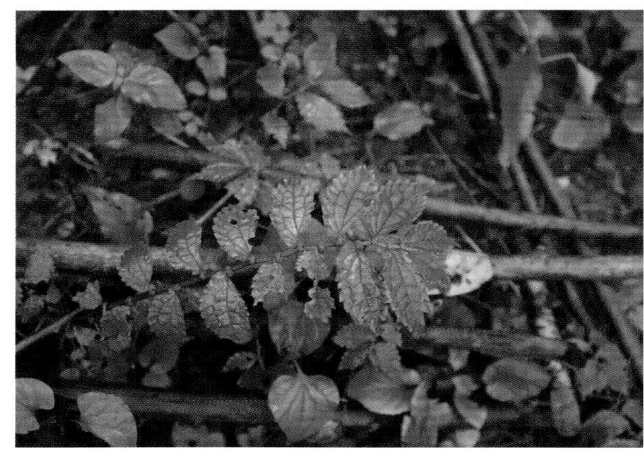

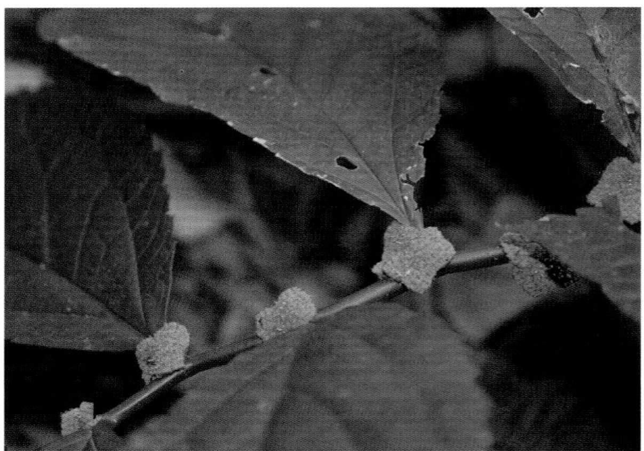

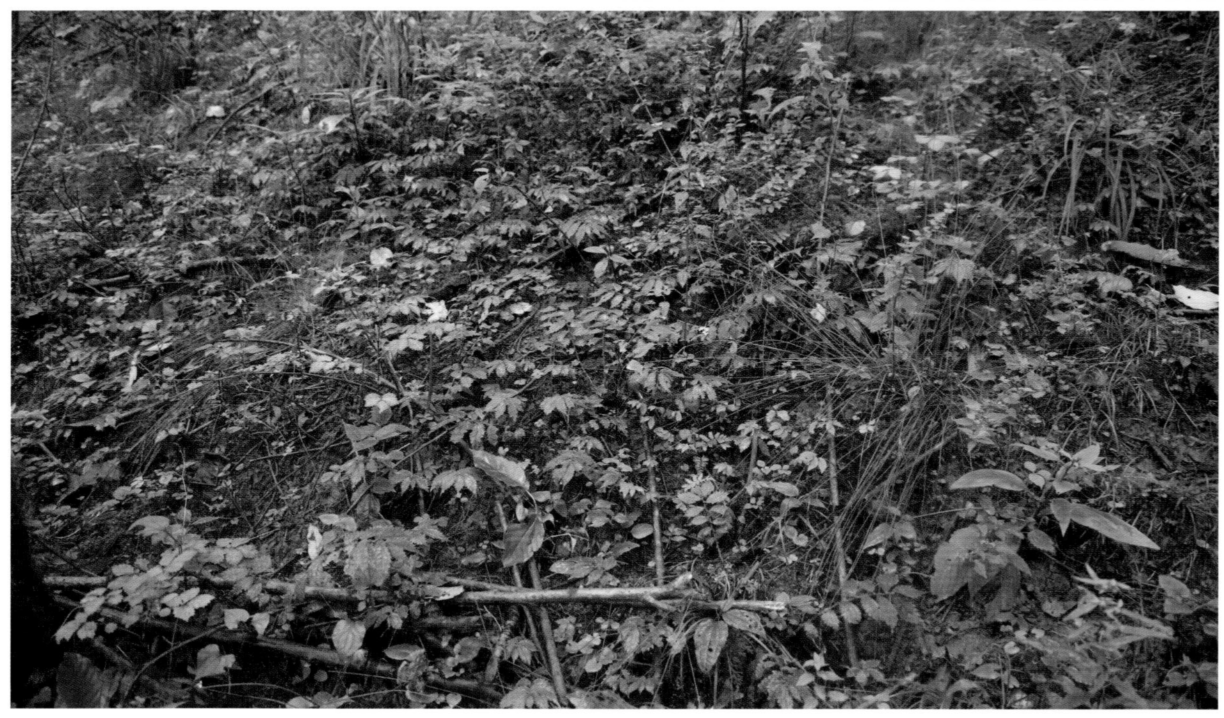

【形态特征】多年生草本。茎高达 40cm，常具珠芽。托叶钻状三角形。叶斜椭圆状倒卵形或长圆形，具羽状脉。雄头状花序具短梗；花序托不明显；苞片 6，排列成 2 层，外层 2 枚较大，具角状突起。瘦果狭卵形，具多数纵列短线纹或瘤状突起。花期 7~9 月。

【适宜生境】生于海拔 1000m 以上的林下、沟边、田坎。

【资源状况】分布于低山区、中山区、高山区。常见。

【入药部位】根茎或地上部分（乌骨麻）。

【功能主治】清热解毒，祛瘀止痛。用于痈肿疮毒，跌打损伤，蛇咬伤等。

大蝎子草

红活麻、掌叶蝎子草

Girardinia diversifolia (Link) Friis

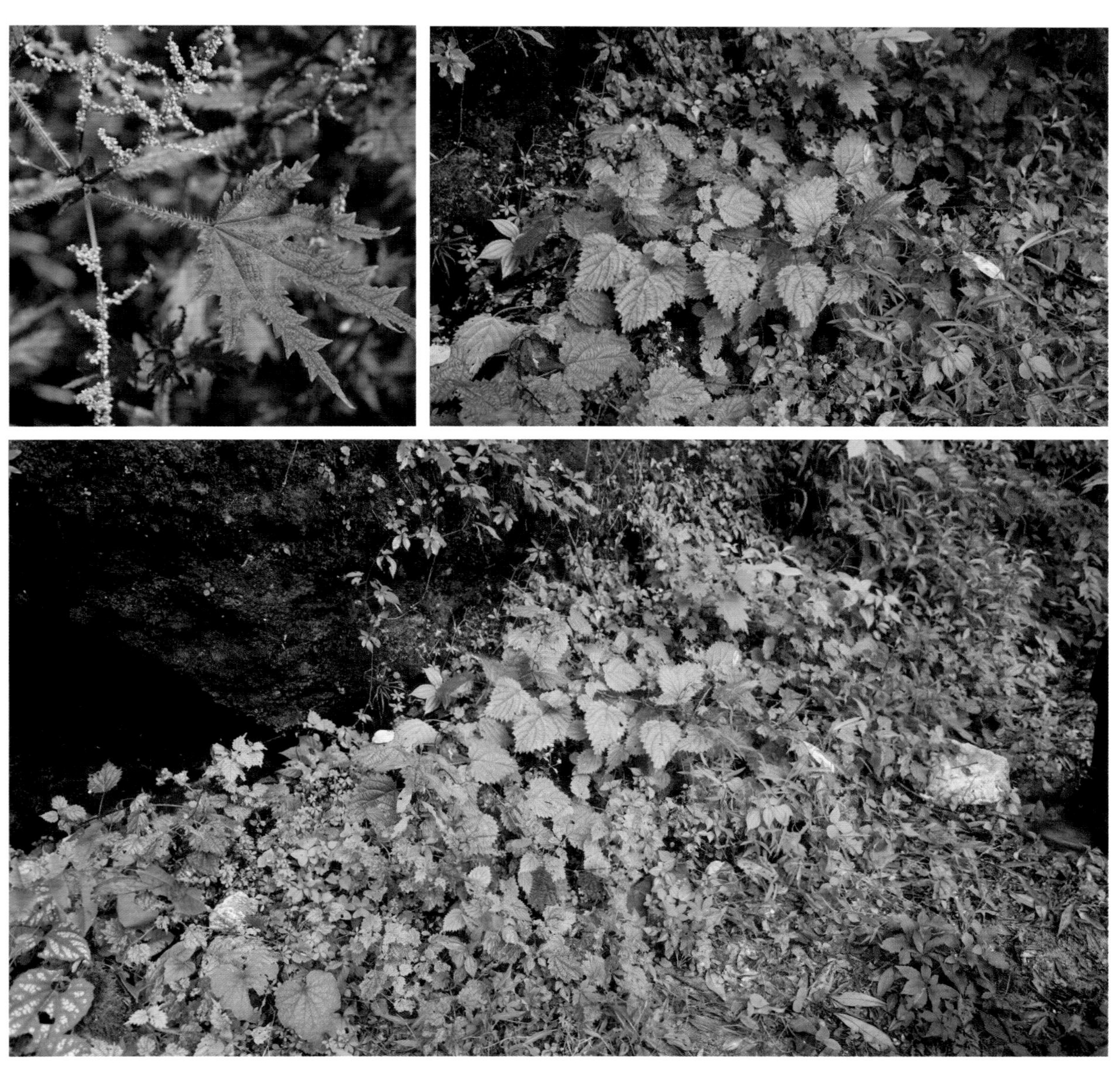

【形态特征】多年生高大草本，高达 2m。茎生刺毛和细糙毛或伸展的柔毛，多分枝。单叶互生，叶通常掌状（3~）5~7 深裂，有毒刺毛；托叶先端 2 裂。雌雄同株或异株；花小，绿色；雄花序多次二叉状分枝，排成总状或近圆锥状；雌花序生于茎末梢叶腋处。瘦果近心形至阔卵球形，明显具疣，熟时黑棕色。花期 9~10 月，果期 10~11 月。

【适宜生境】生于海拔 800m 以下的灌丛中、岩脚。

【资源状况】分布于坝区、低山区。常见，可以大量开发利用。

【入药部位】全草。

【功能主治】祛风除湿，活血消肿，止痛。用于伤风咳嗽，疮疡肿毒，风湿麻木，筋骨疼痛，咳嗽吐血，劳伤腰痛。

糯米团

糯米草、糯米藤

Gonostegia hirta (Bl.) Miq.

【标本采集号】511423140418295LY、LEM120802015

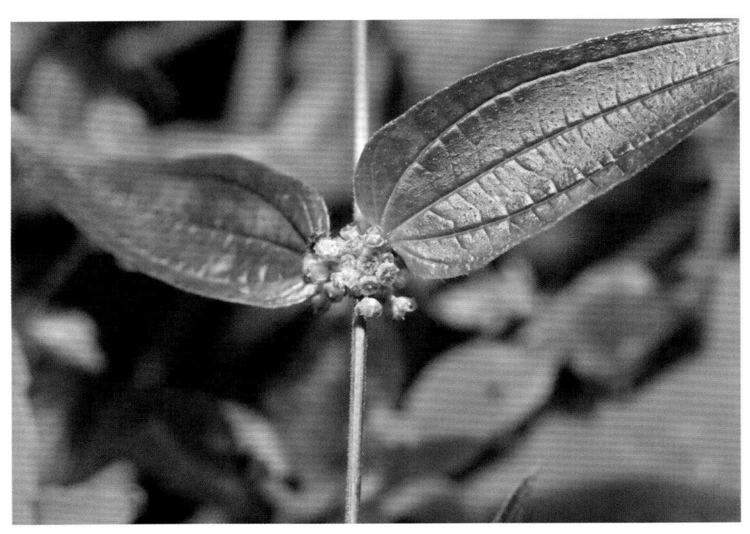

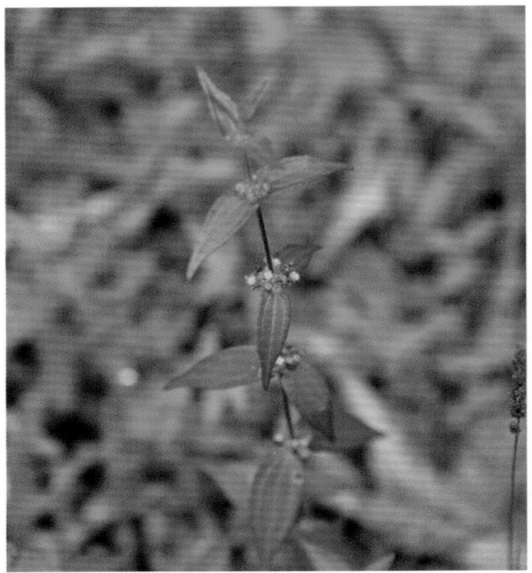

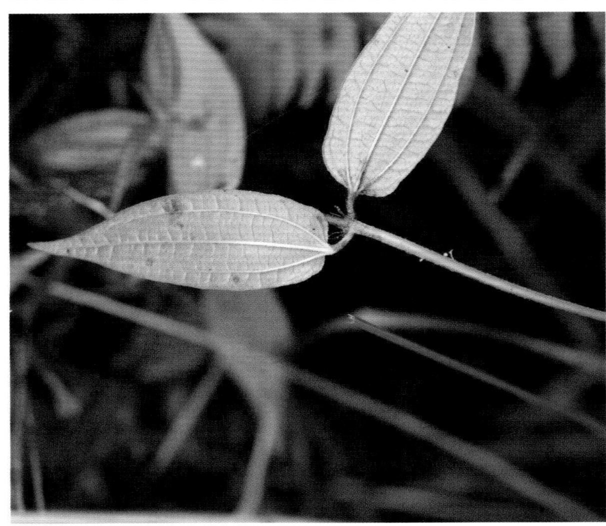

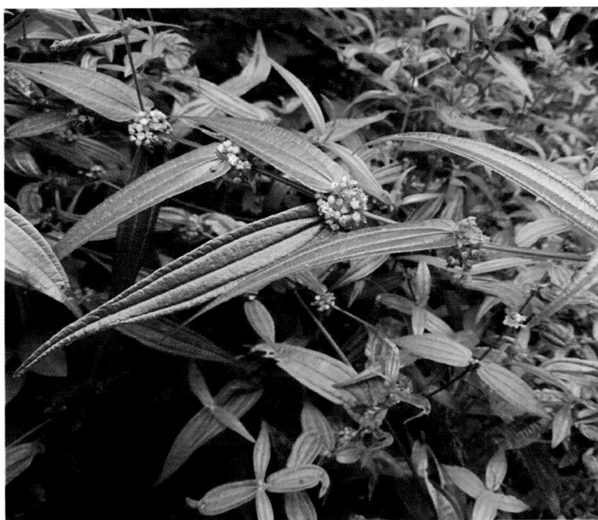

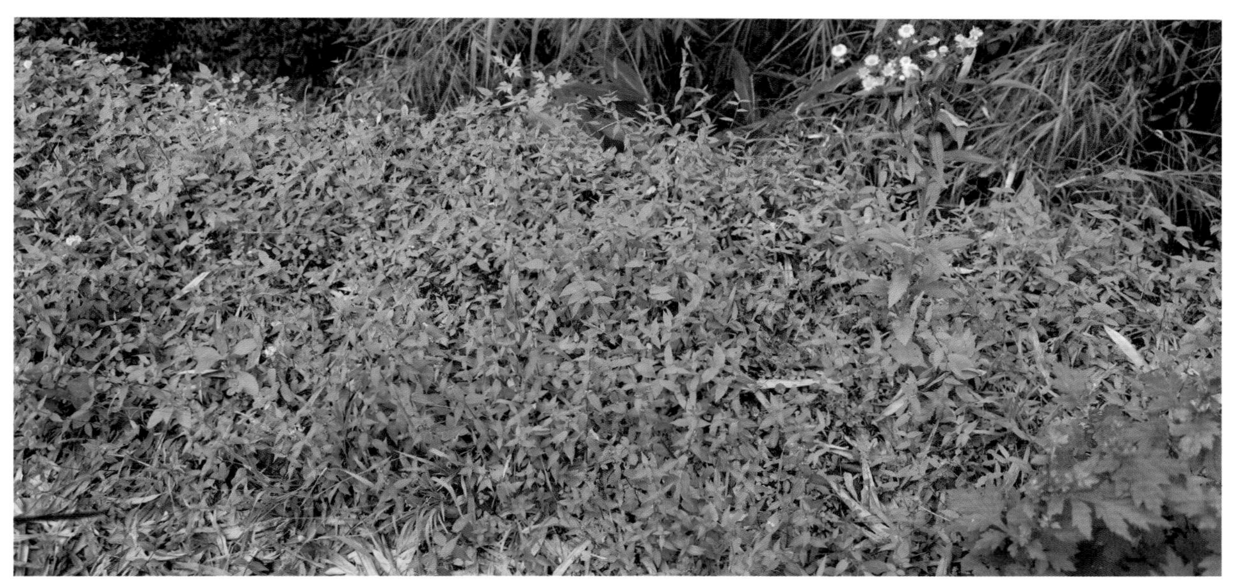

【形态特征】多年生草本。茎蔓生、铺地或渐升，有短柔毛。根圆锥形，肉质，具乳汁。叶对生，叶片草质或纸质，狭卵形，具3（5）脉。团伞花序常两性或单性，雌雄异株；雄花花被片5，倒披针形；雌花无梗，花被管卵球形，具10纵翅，先端具2齿。瘦果卵球形，有光泽。

【适宜生境】生于海拔1600m以下的田坎、沟边和荒地。

【资源状况】分布于峨眉山各地。常见，可以大量开发利用。

【入药部位】全草。

【功能主治】健脾消积，补肾强筋，生肌。用于疔疮，痈肿，瘰疬，痢疾，白带异常，小儿疳积，脾胃虚弱，腹泻。

珠芽艾麻

红活麻、掌叶蝎子草、顶花艾麻

Laportea bulbifera (Sieb. et Zucc.) Wedd.

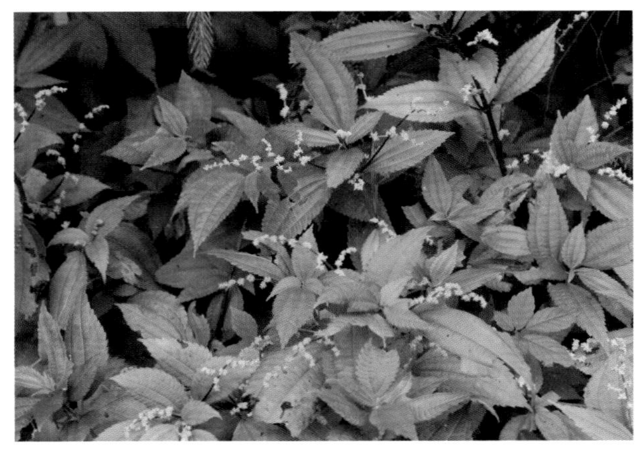

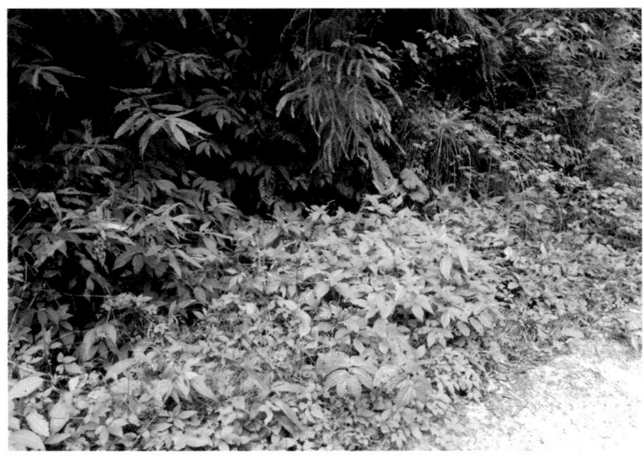

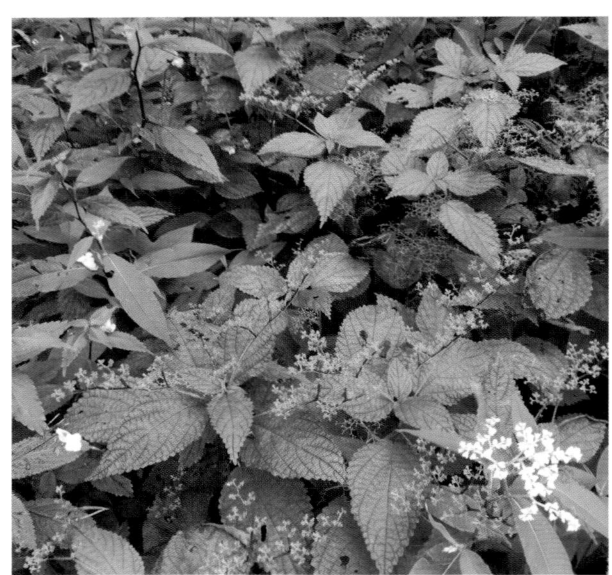
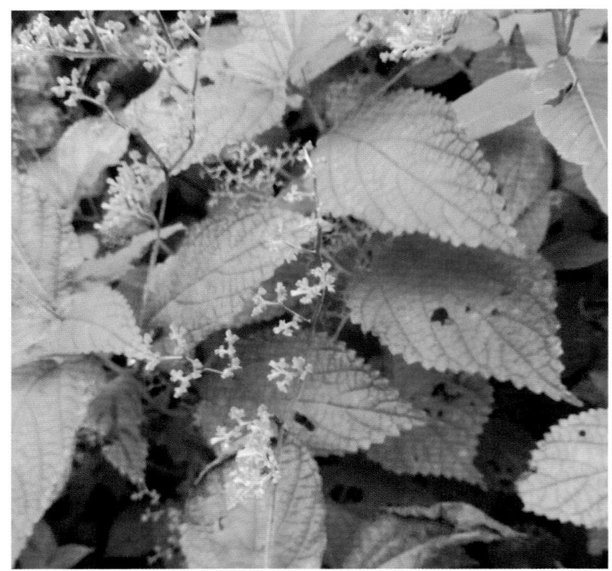

【形态特征】草本，高 40~80cm。主根下簇生多数纺锤状肥厚的根。茎上部常“之”字形弯曲，叶腋具 1~3 个木质化珠芽。叶卵形至披针形，纸质；钟乳体细点状。雄花序生近轴处，圆锥状；雌花序顶生或近顶生，花沿一侧生长。瘦果稍具紫斑，宽倒卵球形或半球形，淡黄色，花柱宿存。花期 6~8 月，果期 8~12 月。

【适宜生境】生于海拔 800~1900m 的灌丛中、岩脚。

【资源状况】分布于低山区、中山区。常见。

【入药部位】根（珠芽艾麻）、全草。

【功能主治】根祛风除湿，活血消肿，调经，止痛。用于风湿，皮肤瘙痒，月经不调。全草用于疳积。

艾　麻

大叶蝎子草、红活麻

Laportea cuspidata (Wedd.) Friis

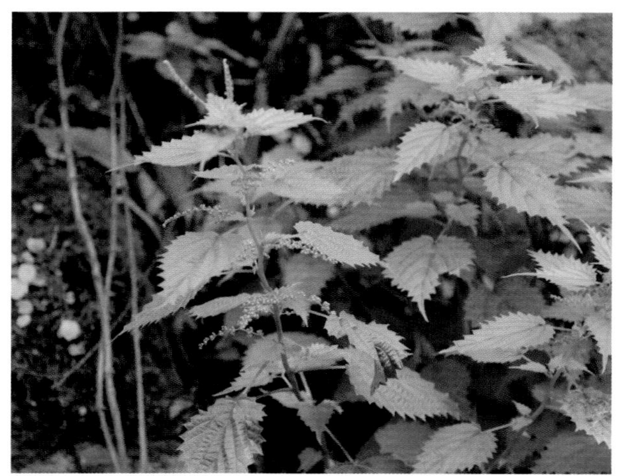
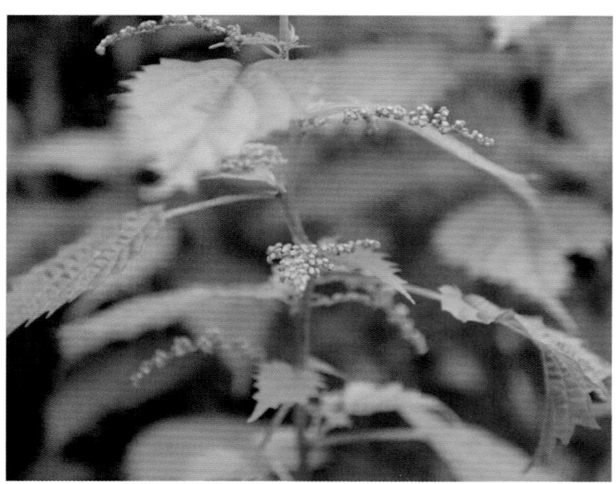

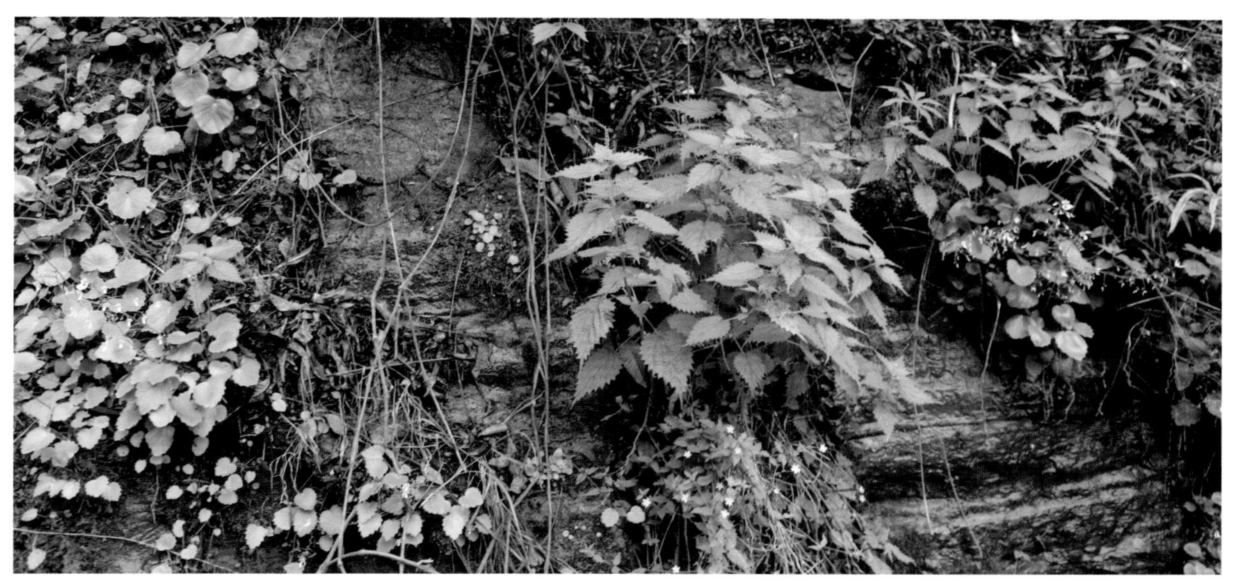

【形态特征】多年生草本，高达 100cm。根纺锤状。茎常丛生，疏生刺毛和短柔毛，基部多少木质化。叶膜质或纸质，卵形、椭圆形或近圆形，基出脉 3 条，稀离基三出脉，钟乳体小点状，在叶面明显。雄花序圆锥状；雌花序长穗状。瘦果卵球形，宿存花柱由基部向下弯曲。花期 6~7 月，果期 8~9 月。

【适宜生境】生于山地林下与沟边。

【资源状况】分布于坝区、低山区。常见。

【入药部位】根（红线麻）。

【功能主治】祛风除湿，通经活络，解毒消肿。用于腰膝疼痛，麻木不仁，风痹抽搐，水肿，蛇虫咬伤。

假楼梯草 *Lecanthus peduncularis* (Wall. ex Royle) Wedd.

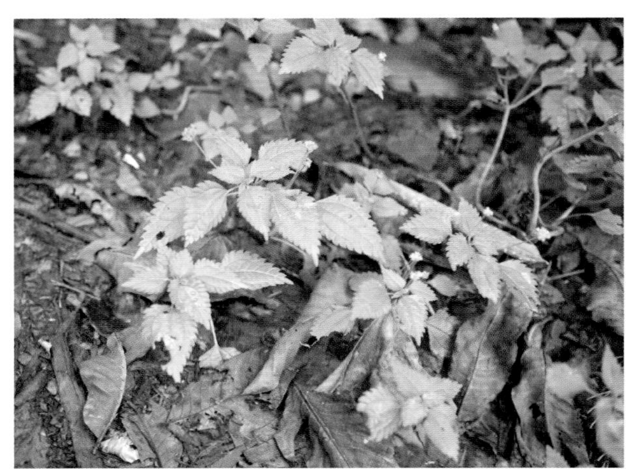

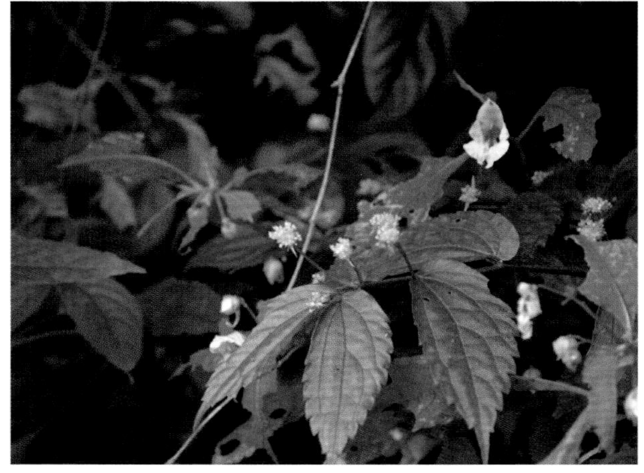

【形态特征】多年生草本。茎肉质，下部常匍匐，通常分枝。对生叶不等大，卵形，稀披针形，三出脉，钟乳体线形，两面均明显。雌雄同株或异株；花序具盘状花序托；雌花具短梗，长圆状倒卵形。瘦果椭圆状卵球形，棕灰色，上部背腹侧有 1 条略隆起的脊，具疣。花期 7~10 月，果期 9~11 月。

【适宜生境】生于海拔 1300m 左右的林下阴湿处、沟边。

【资源状况】分布于中山区。常见。

【入药部位】全草。

【功能主治】清热解毒，祛风止痒。用于风湿骨痛，痢疾腹痛，无名肿痛。

毛花点草 扇子草、雪药

Nanocnide lobata Wedd.

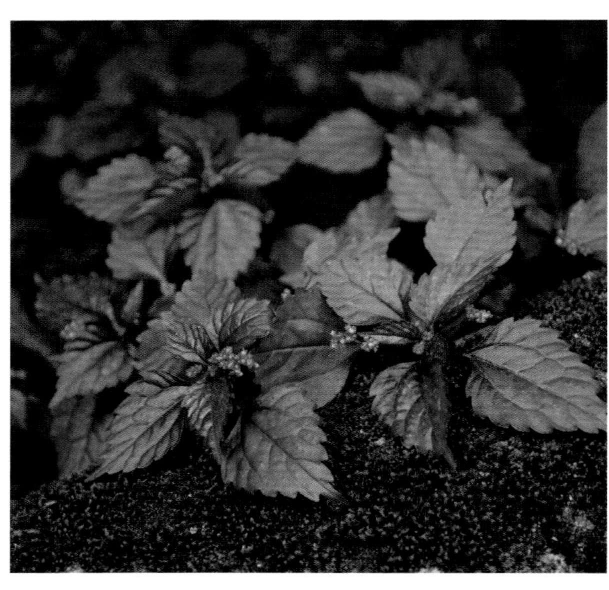

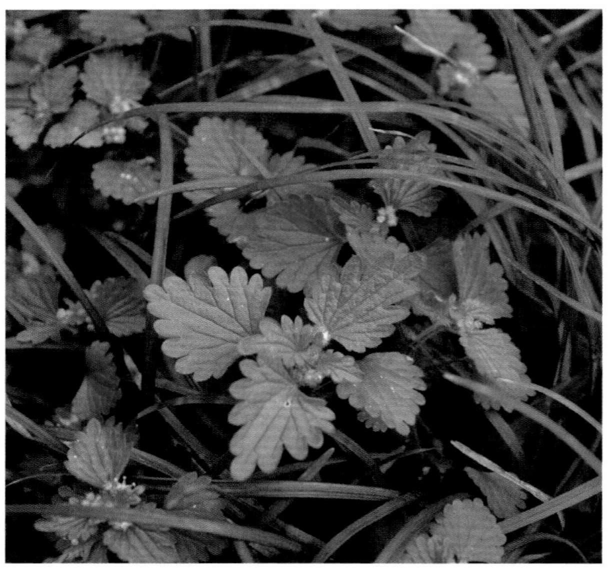

【形态特征】一年生至多年生草本。茎柔软，铺散丛生，稍肉质，具反曲粗毛。叶 3~5 出脉，边缘具不等大的 4~5（~7）钝齿或裂片状粗齿。雌雄异株；雄花亮绿色，花被裂片（4）5，卵形；雌花绿色，花被裂片 4。瘦果卵球形，长约 1mm，有疣点。花期 4~6 月，果期 6~8 月。

【适宜生境】生于海拔 1200m 以下的阴湿墙下、田坎。

【资源状况】分布于坝区、低山区。常见，可以适度开发利用。

【入药部位】全草（雪药）。

【功能主治】清热解毒，消肿散结，止血。用于肺热咳嗽，瘰疬，咯血，烧烫伤，痈肿，跌打损伤，蛇咬伤，外伤出血。

紫 麻

大叶水麻

Oreocnide frutescens (Thunb.) Miq.

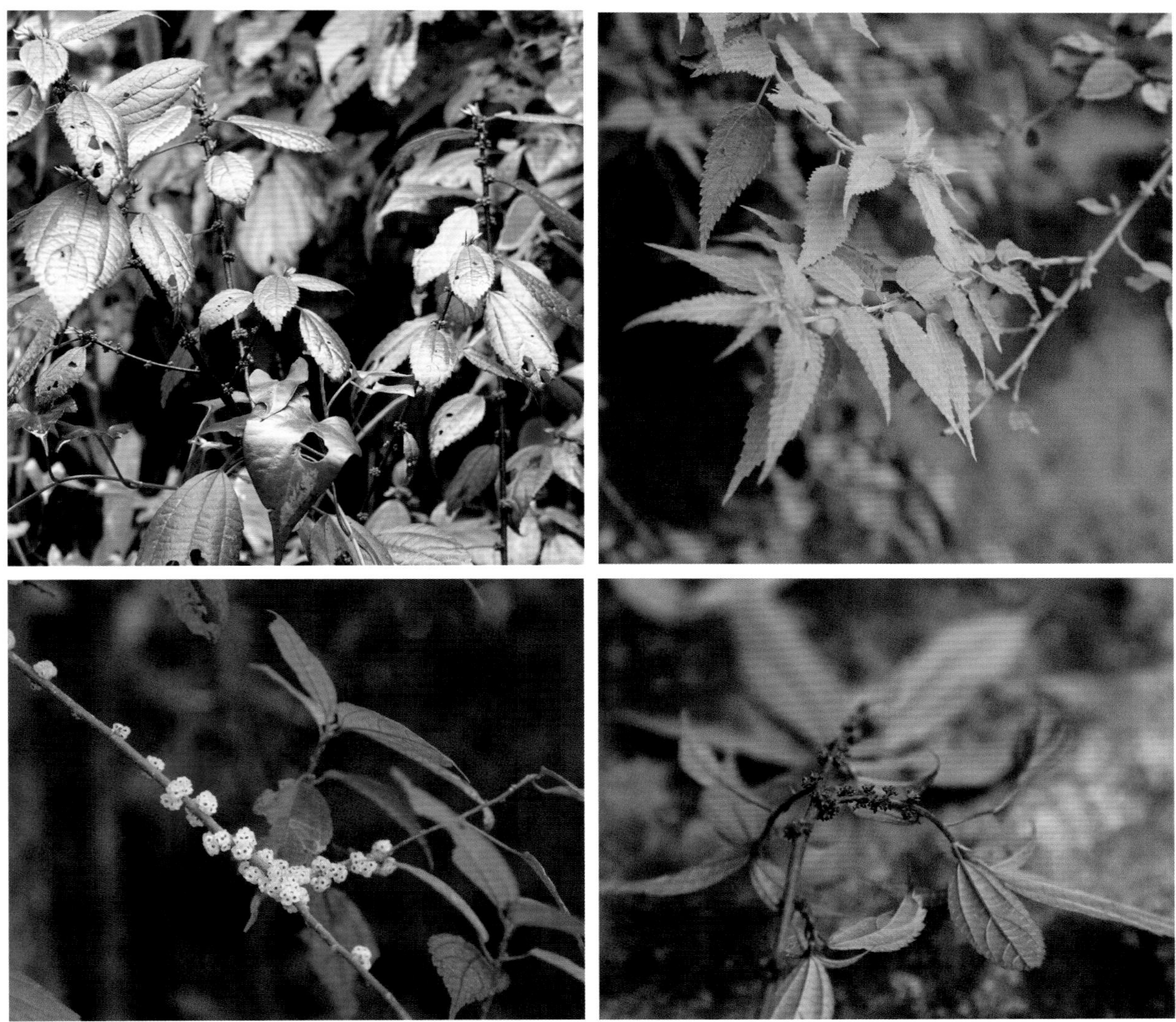

【形态特征】灌木，高 1~3m。小枝和叶柄紫褐色；花先叶开放或与叶同时开放。叶片卵形或窄倒卵形，先端渐尖或尾尖，草质或有时纸质，叶背常被灰色白毛。雌雄异株，花小；雄花序无梗，雄花花被片 3，基部合生；雌花柱头盾形，密生 1 簇长毛。瘦果卵球形，常具疣。花期 2~4 月，果期 6~10 月。

【适宜生境】生于荒地阴湿处。

【资源状况】分布于低山区、中山区。常见。

【入药部位】全株。

【功能主治】清热解毒，凉血止血。用于跌打损伤，各种出血证。

山冷水花 红水草、日本冷水花

Pilea japonica (Maxim.) Hand. -Mazz.

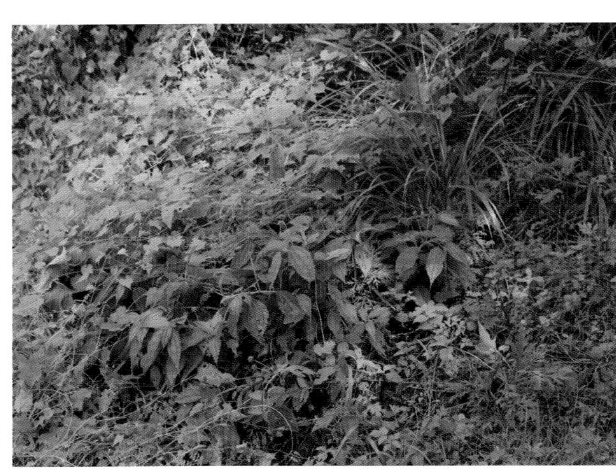
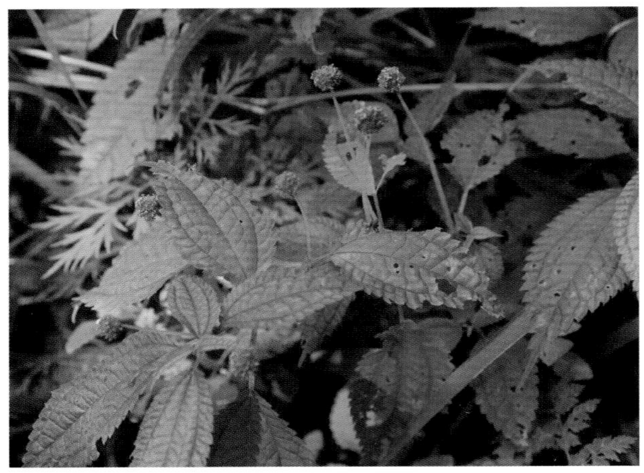

【形态特征】草本，高 5~25cm。茎肉质多汁，柔软。叶对生或在茎顶部近轮生；叶片菱状卵形或卵形，稍不对称，大小不等，边缘具圆齿状锯齿或圆齿。聚伞花序有时为杂性；雄花序常为头状，雄花花被片 5；雌花序具长梗，子房上位，1 室。瘦果卵球形，有疣状突起。花期 7~9 月，果期 8~11 月。

【适宜生境】生于林下阴湿处。

【资源状况】分布于中山区。常见。

【入药部位】全草。

【功能主治】清热解毒，调经，利尿。用于乳蛾，小便淋痛，带下病。

冷水花 水麻叶

Pilea notata C. H. Wright

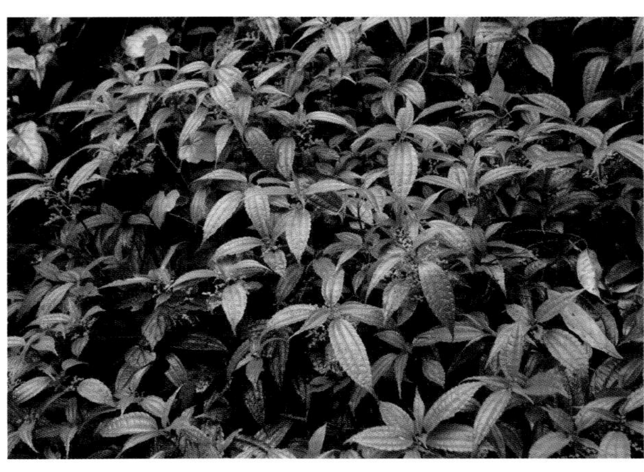
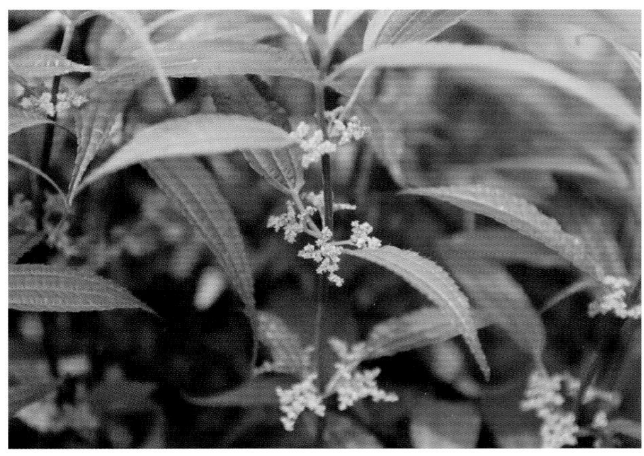

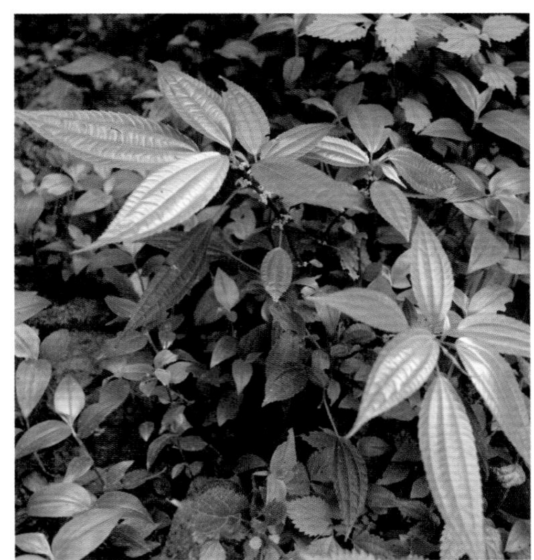
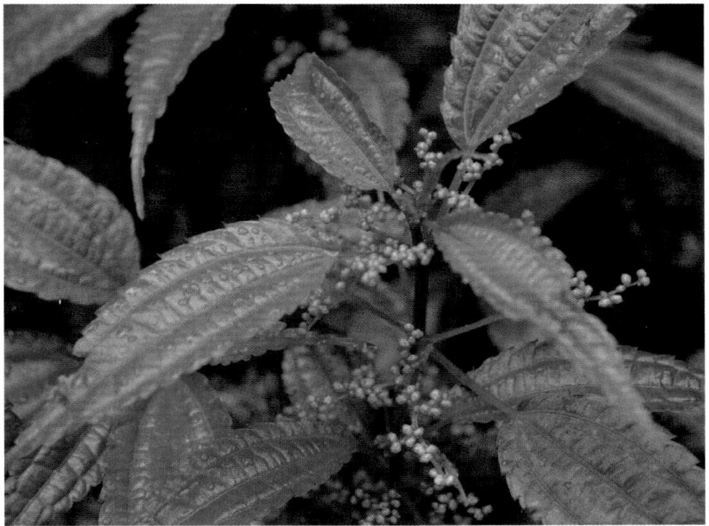
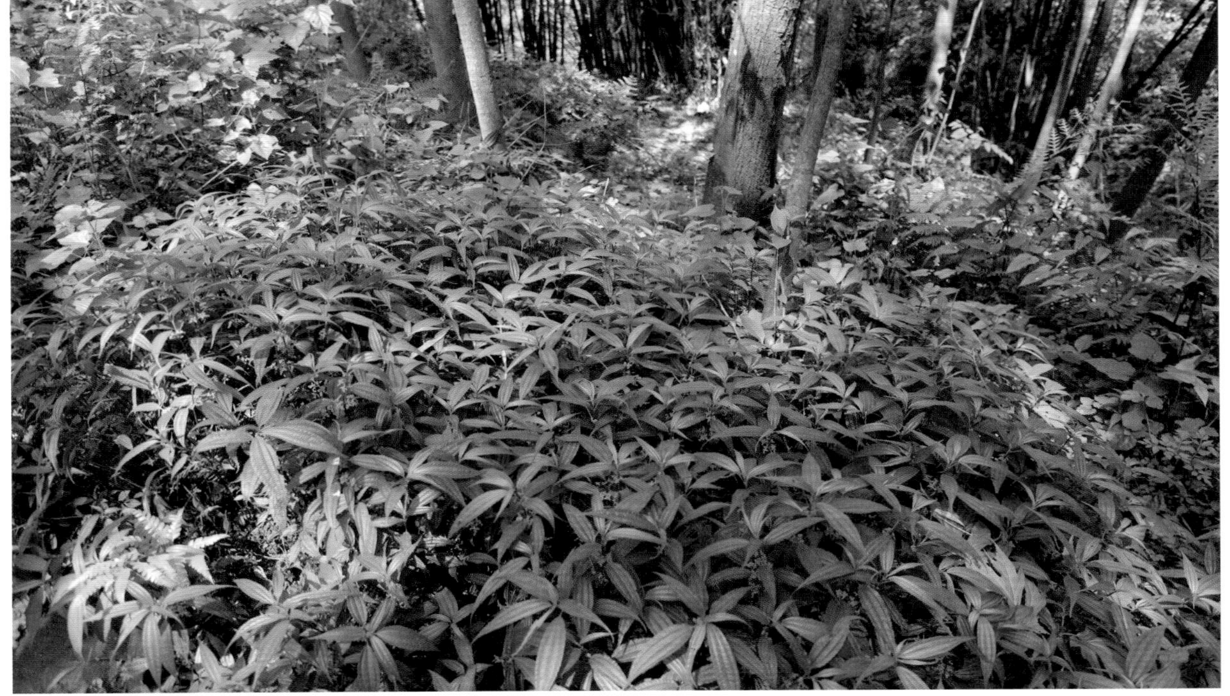

【形态特征】多年生草本，高 25~65cm。具根状茎；茎肉质，有匍匐茎与分枝。叶卵形或卵状披针形，近等大，膜质，三出脉，侧脉 8~13 对。花序单生，雌雄异株或同株；雄花黄绿色，4 花被片 1/2 合生；雌花具 3 花被片，柱头画笔头状。瘦果长圆状卵球形，压扁，斜，有刺状疣点。花期 6~9 月，果期 9~11 月。

【适宜生境】生于林下阴湿处。

【资源状况】分布于中山区。常见，可以开发利用。

【入药部位】全草。

【功能主治】清热，利湿，破瘀消肿，退黄。用于湿热黄疸，肺痨，跌打损伤，烫伤，痈疽肿毒，关节炎，荨麻疹等。

石筋草 十里香、西南冷水花

Pilea plataniflora C. H. Wright

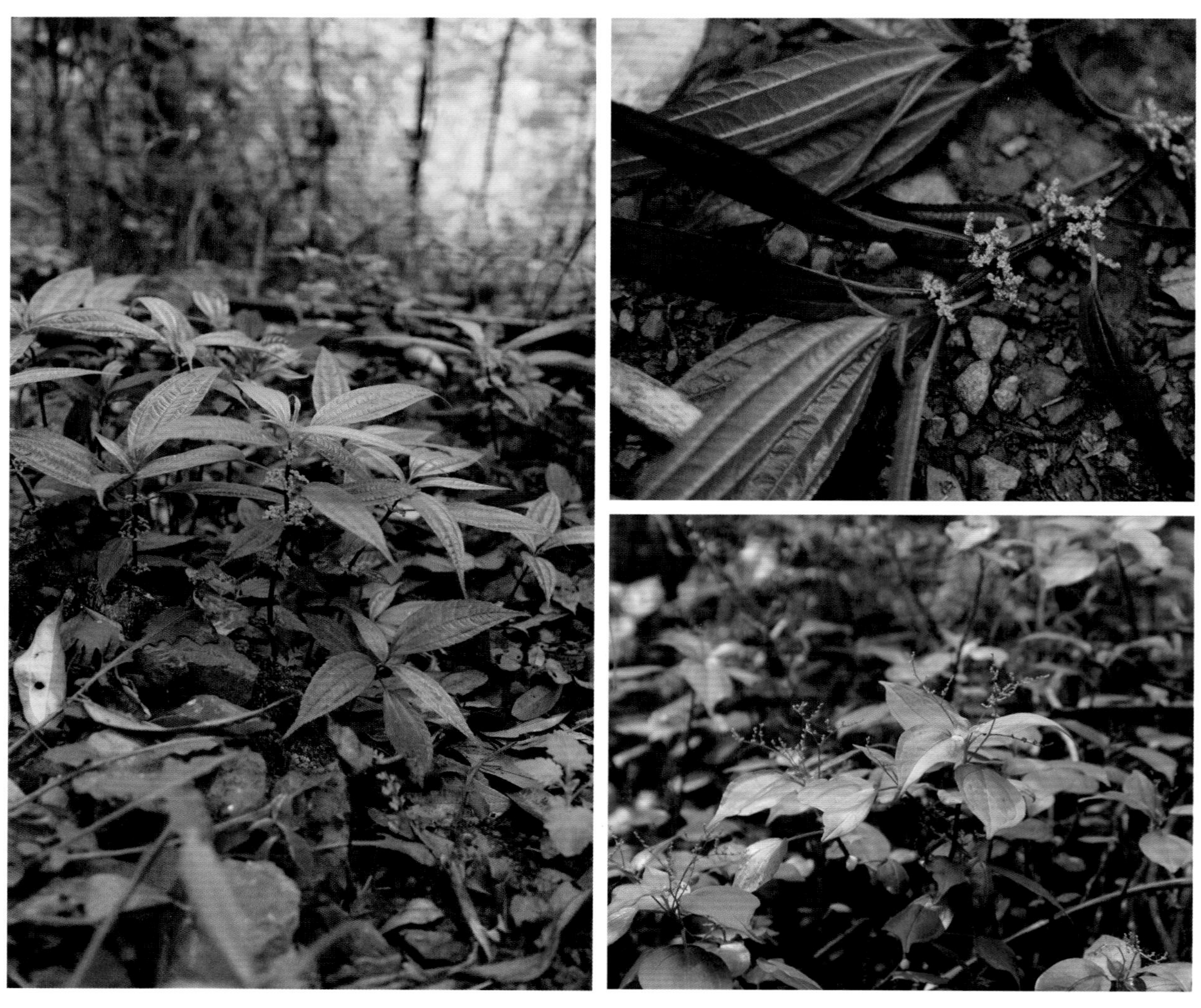

【形态特征】多年生草本，高 10~70cm。根纤维状。根状茎匍匐；茎肉质，不分枝或分枝。叶卵形、披针形或倒卵状长圆形，不对称，钟乳体纺锤形，叶缘全缘或有时波状。花序单生；雄花序呈聚伞圆锥花序或头状花序，雄花黄绿色或紫红色；雌聚伞花序有花梗，雌花绿色。瘦果褐色，卵球形，有细疣点。花期（4~）6~9 月，果期 7~10 月。

【适宜生境】生于海拔 1000m 左右的林下阴湿处。

【资源状况】分布于低山区。常见。

【入药部位】全草、根。

【功能主治】全草清热解毒，活络止痛。用于风寒湿痹，手足麻木。根清热解毒，活络止痛，祛风湿，凉血，止血。用于风寒湿痹，手脚麻木，跌打损伤。

透茎冷水花

水麻叶

Pilea pumila (L.) A. Gray

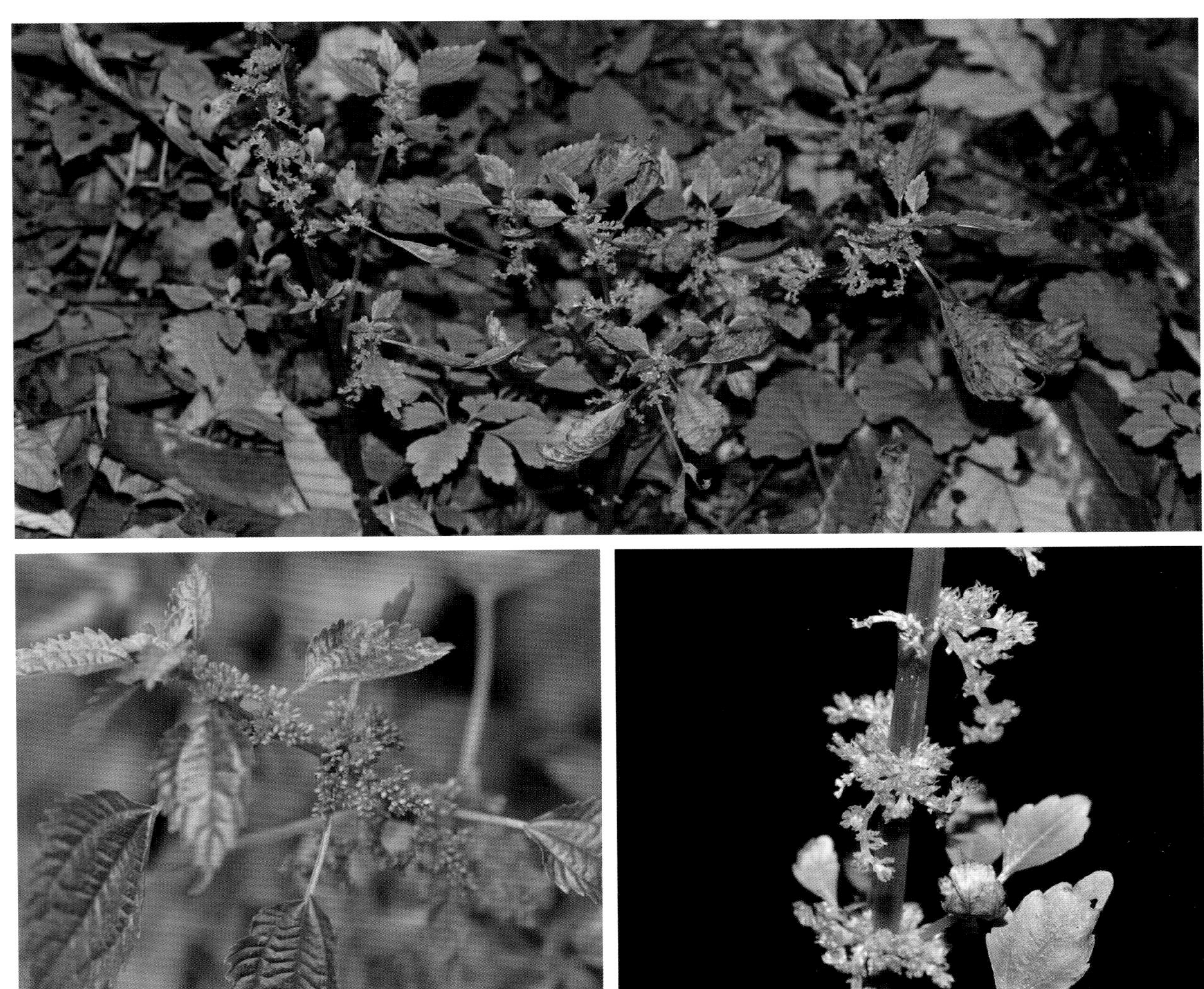

【形态特征】一年生草本，近无毛，雌雄同株。茎肉质，高5~50cm。叶近膜质，菱状卵形或宽卵形，叶缘有锯齿，先端渐尖或急尖。雌花花被片3，近等大，条形，果期比果实短或近等长；雄花序为蝎尾状的聚伞花序；雄花花被片2（~4）。瘦果三角状卵球形，有褐色或深棕色斑点。花期6~8月，果期8~11月。

【适宜生境】生于林下阴湿处。

【资源状况】分布于中山区。常见，可以开发利用。

【入药部位】全草或根茎。

【功能主治】清热，利尿，解毒消肿，安胎。用于消渴，胎动不安，先兆流产，水肿，小便淋痛，带下病。

粗齿冷水花

紫绿草

Pilea sinofasciata C. J. Chen

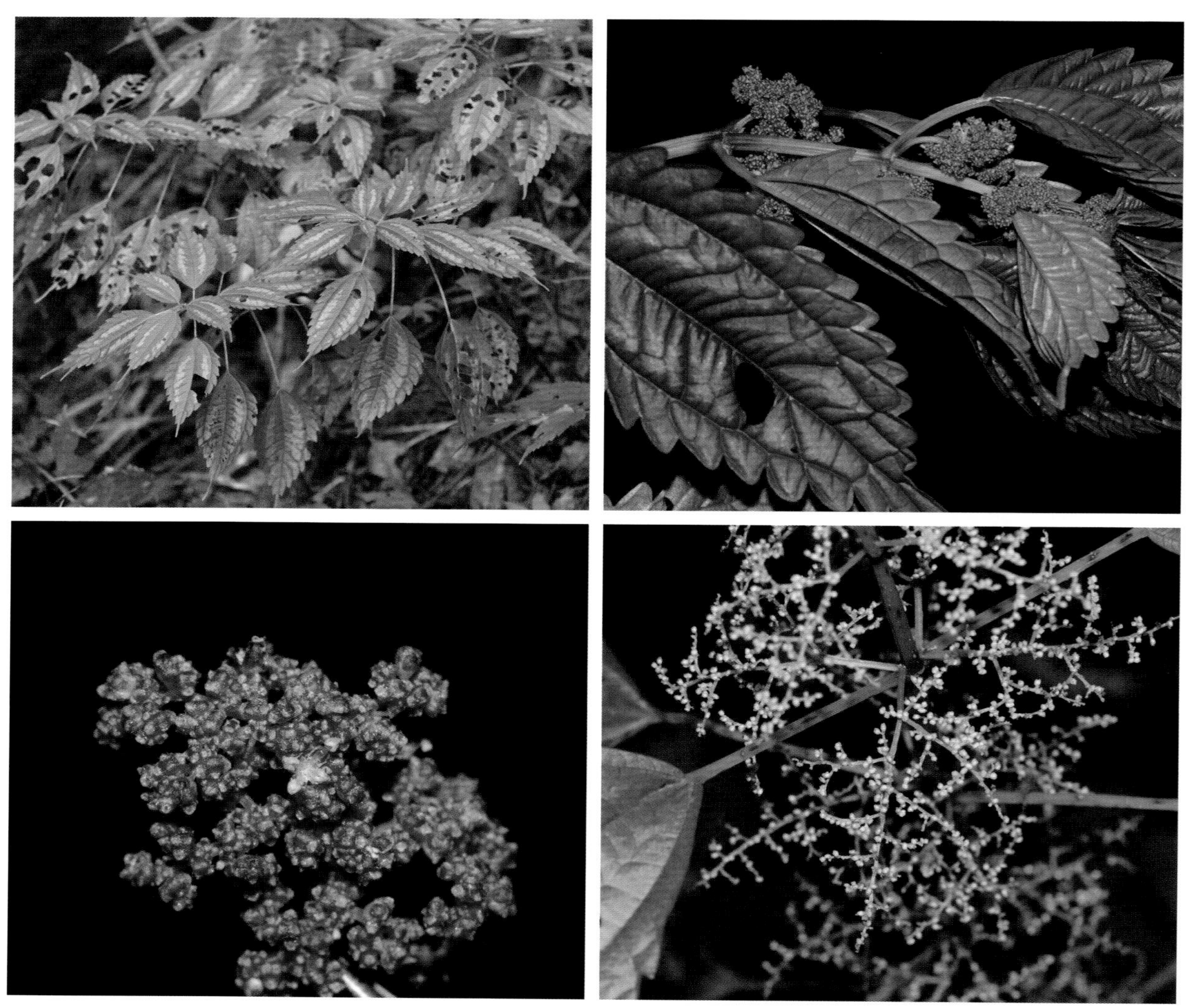

【形态特征】多年生草本，雌雄异株或同株，高 25~60cm。茎肉质。叶对生，近等大，草质，叶面沿中脉具 2 条白色条纹，钟乳体蠕虫状，叶缘具粗齿。圆锥状聚伞花序；雌花近无柄；退化雄蕊 3，小，鳞片状；柱头圆笔头状。瘦果宽卵球形，具疣。花期 6~7 月，果期 8~10 月。

【适宜生境】生于林下阴湿处。

【资源状况】分布于中山区。常见。

【入药部位】全草（紫绿草）。

【功能主治】清热解毒，祛风止痛，理气止血。用于胃气痛，乳蛾，恶口疮，消化不良，风湿骨痛。

荨　麻 裂叶荨麻、活麻
Urtica fissa E. Pritz.

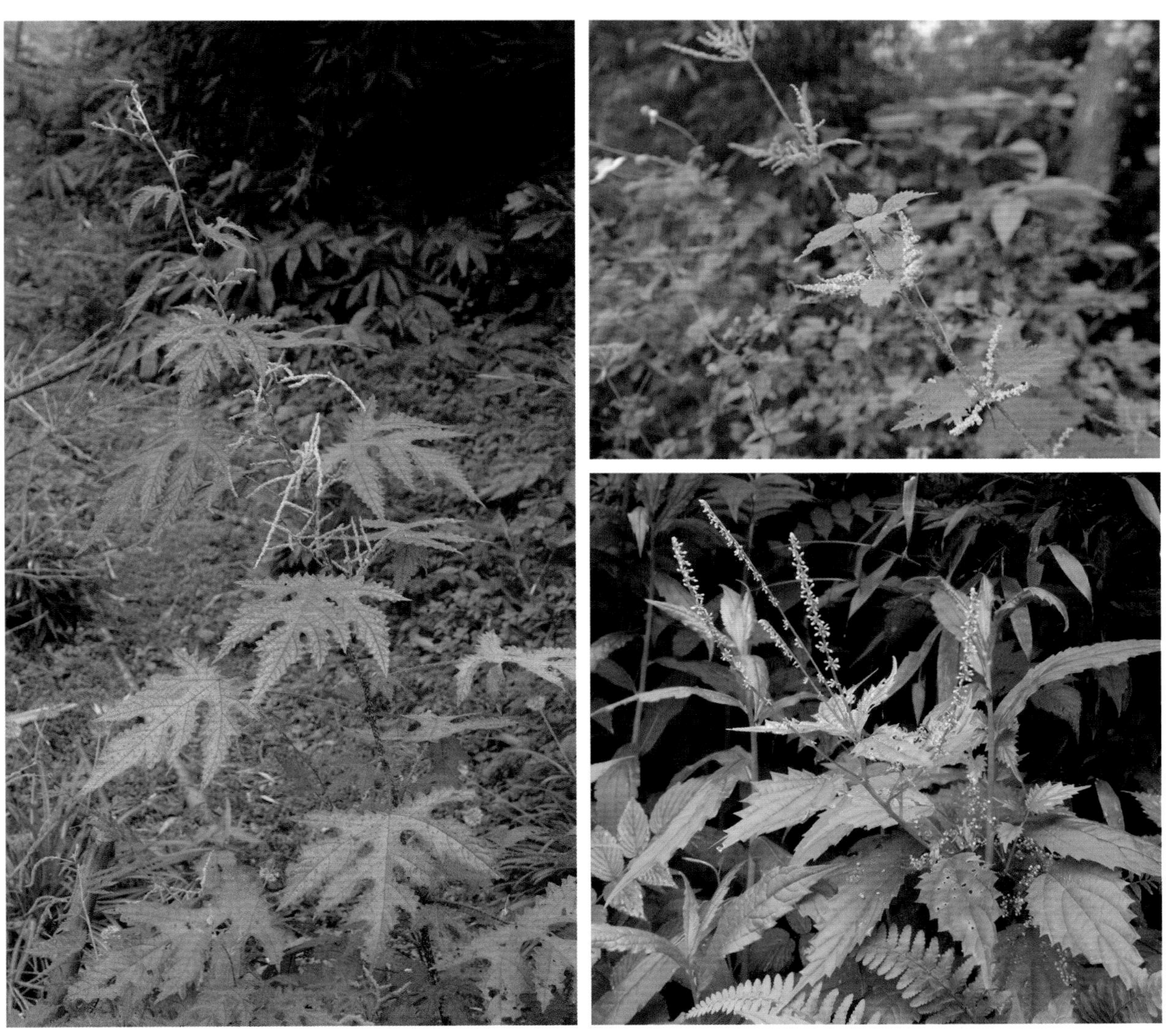

【形态特征】多年生草本，高 60~100cm。茎生螫毛和反曲的微柔毛。叶对生，近膜质或草质，轮廓五角形或近圆形，边缘具 5~7 浅裂（不规则 2~4 再裂）；钟乳体杆状或近点状。花序单性，雌雄同株；雄花序位于近轴处，稀疏圆锥状或有时近穗状；柱头画笔头状。瘦果宽卵球形或近球形，明显具疣。种子有黄色细点。花期 7~10 月，果期 9~11 月。

【适宜生境】生于林下、地边和路旁。

【资源状况】分布于坝区、低山区。常见，可以开发利用。

【入药部位】全草（裂叶荨麻）。

【功能主治】祛风除湿，解毒。用于风湿骨痛，皮肤瘙痒，肺热咳嗽，产后抽风，小儿吐乳。

檀香科

沙　针

小透骨消、香疙瘩

Osyris wightiana Wall. ex Wight

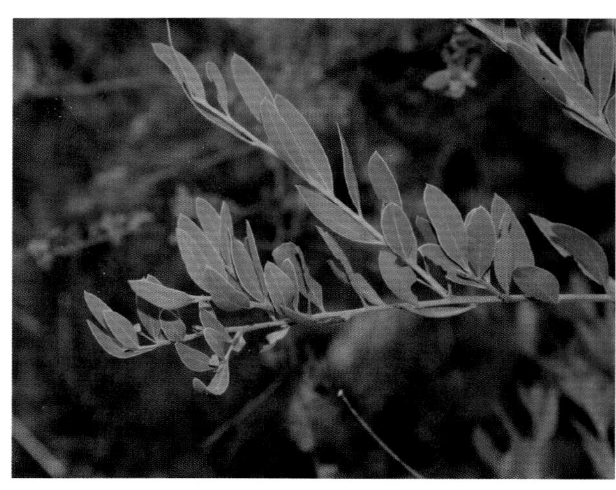

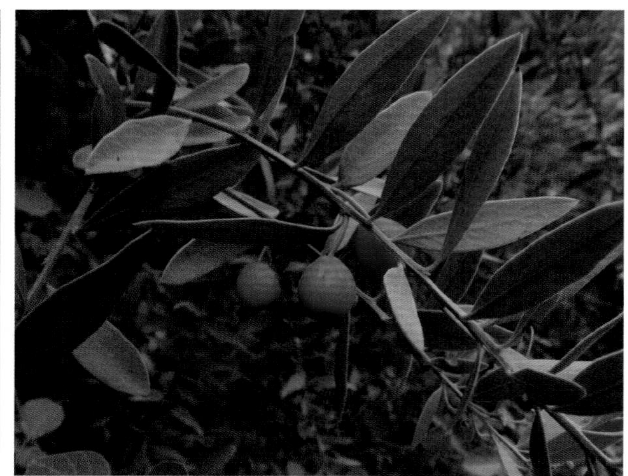

【形态特征】直立灌木，高 1~3m。嫩枝常呈三棱形。叶浅灰绿色，革质，有时两面发皱，颇密集。雄花序具 2~4 花；雌花序具 1~3 花。核果浆果状，球形，成熟时橙色至红色，干后浅黑色。花期 4~6 月，果期 10 月。

【适宜生境】生于山谷沙石坡。

【资源状况】分布于坝区。常见。

【入药部位】根或叶（干檀香）。

【功能主治】调经止痛，祛风除湿。用于月经不调，感冒头痛，外伤骨折。

桑寄生科

栗寄生 *Korthalsella japonica* (Thunb.) Engl.

【形态特征】绿色亚灌木，高 5~15cm。小枝扁平，通常对生。叶退化成鳞片状，成 2 列，合生成环状。花序侧生于节上；花基部具毛围绕；花被片小，三角形；花药合生成聚药雄蕊。浆果椭圆状或梨形，淡黄色。花、果期几乎全年。

【适宜生境】寄生于杂木树上。

【资源状况】分布于坝区、低山区。常见。

【入药部位】茎、枝叶、花。

【功能主治】祛风除湿。用于风湿骨痛，跌打损伤。

鞘　花 杂寄生

Macrosolen cochinchinensis (Lour.) Van Tiegh.

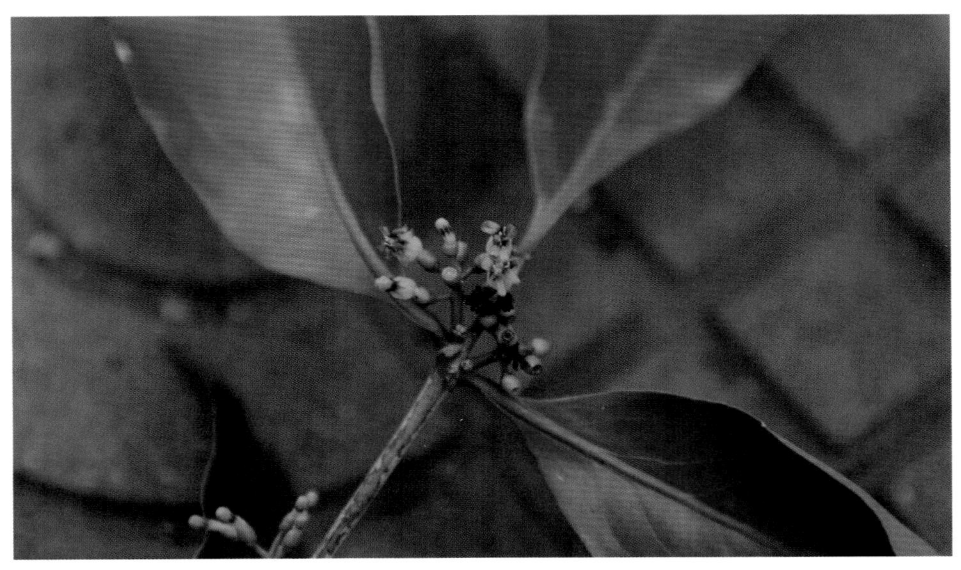

【形态特征】灌木，高 0.5~1.3m，全株无毛。小枝灰色，具皮孔。叶革质，长 5~10cm，宽 2.5~6cm。花序单生或 2~3 个簇生于叶腋，有时（2~）4~8 生于小枝已落叶腋部；总花梗长 15~20mm；花冠橙黄色；小苞片 2，三角形，基部彼此合生；花柱线状，柱头头状。浆果橙色，近球形。花期 2~6 月，果期 5~8 月。

【适宜生境】寄生于杂木树上。
【资源状况】分布于低山区。常见。
【入药部位】茎、叶、全株。
【功能主治】祛风除湿。用于风湿骨痛，跌打损伤。

毛叶钝果寄生 毛叶桑寄生、桑寄生、柿寄生

Taxillus nigrans (Hance) Danser

【形态特征】灌木，高 0.5~1.5m。叶近对生或互生，革质，长椭圆形或长卵形。总状花序单生或成 3 束，簇生于落叶鞘部，具 2~5 朵花；花冠红黄色，微弯，裂片反折。浆果椭圆形，淡黄色。花期 5~10 月，果期翌年 4~5 月。
【适宜生境】寄生于海拔 1300m 左右的山地、丘陵、河谷之栎树上。
【资源状况】分布于中山区。常见，可以适度开发利用。
【入药部位】带叶茎枝（桑寄生）。
【功能主治】祛风除湿，安胎下乳，止咳化痰，安神镇痛。用于风湿腰膝酸痛，筋骨痿软，风寒湿痹，四肢麻木，腰肌劳损，小儿麻痹后遗症，高血压，血管硬化，四肢麻木，妊娠腰痛，肾炎，胎漏血崩，胎动不安。

桑寄生 *Taxillus sutchuenensis* (Lecomte) Danser

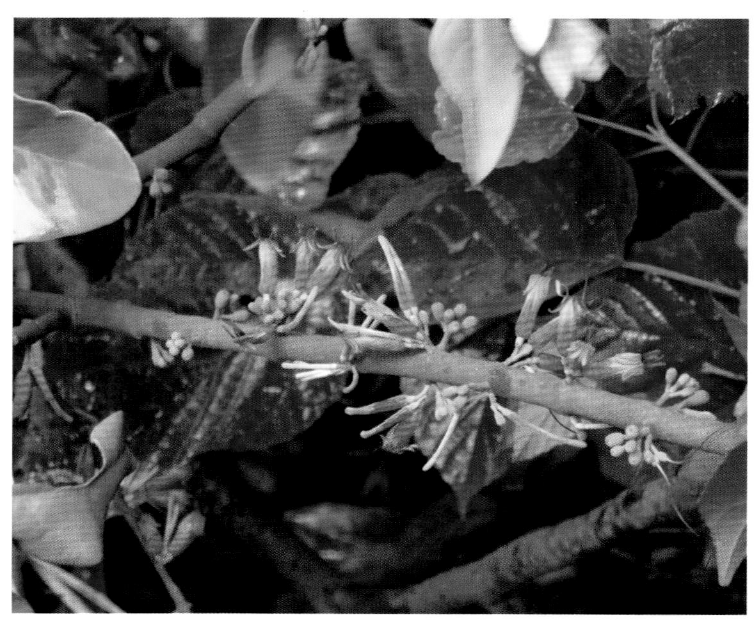
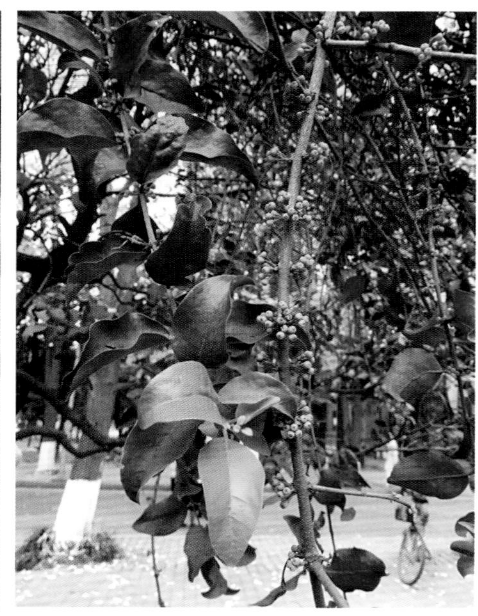

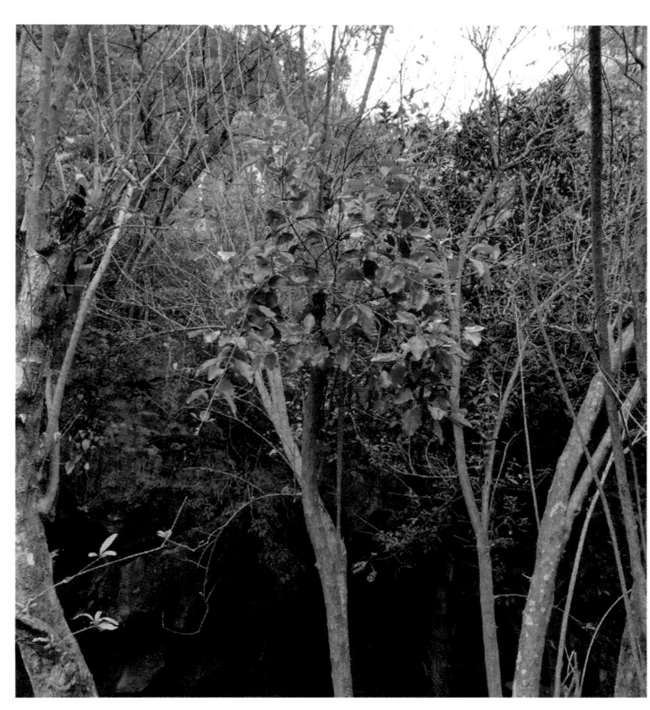
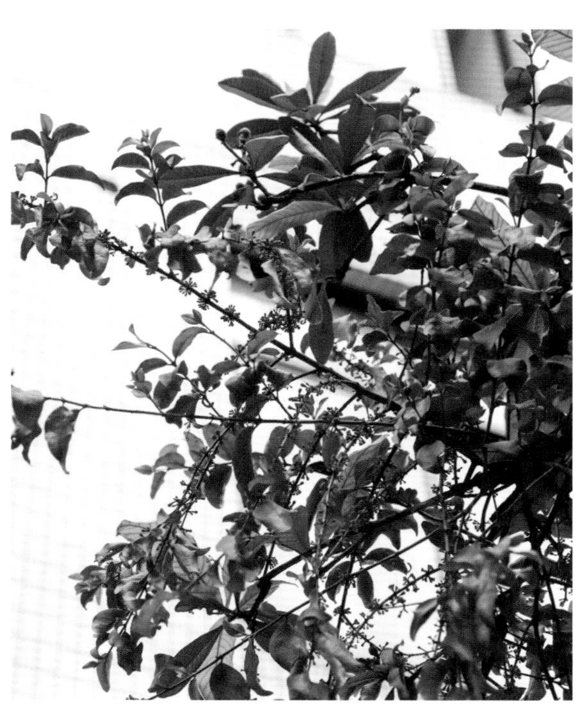

【形态特征】灌木，高 0.5~1m，嫩枝、叶密被褐色或红褐色星状毛。小枝黑色，具皮孔。叶近对生或互生。近伞形总状花序单生或排成 2 或 3 束，具 2~5 朵花；花冠红色，稍反折，基部膨大；花药多室；花柱红色，柱头圆锥形。浆果黄绿色，椭圆体形，果皮具颗粒状体，被疏毛。花期 6~9 月，果期 8~10 月。

【适宜生境】寄生于阔叶树上。

【资源状况】分布于坝区、低山区。常见。

【入药部位】带叶茎枝。

【功能主治】祛风除湿，强筋骨，益气安胎。用于疮疖，风湿筋骨痛，胎动不安。

扁枝槲寄生

栗寄生、桐寄生

Viscum articulatum Burm. f.

【形态特征】寄生小灌木，高 20~40cm。枝交叉对生或二歧分枝，扁平，具纵肋 3 条。叶退化呈鳞片状。花序腋生，聚伞花序 1~3；总花梗几无；具 3 花；总苞舟形。浆果白色或绿白色，球形，基部具宿存小苞片，直径 3~4mm。花、果期几乎全年。

【适宜生境】寄生于桑科、壳斗科、大戟科和樟科等植物上。

【资源状况】分布于低山区。少见。

【入药部位】带叶茎枝（枫香寄生）。

【功能主治】祛风除湿，强筋骨，益气安胎。用于风湿关节痛，虚劳咳嗽，红崩白带，产后气痛，小儿惊风，腰膝疼痛，胎动不安。

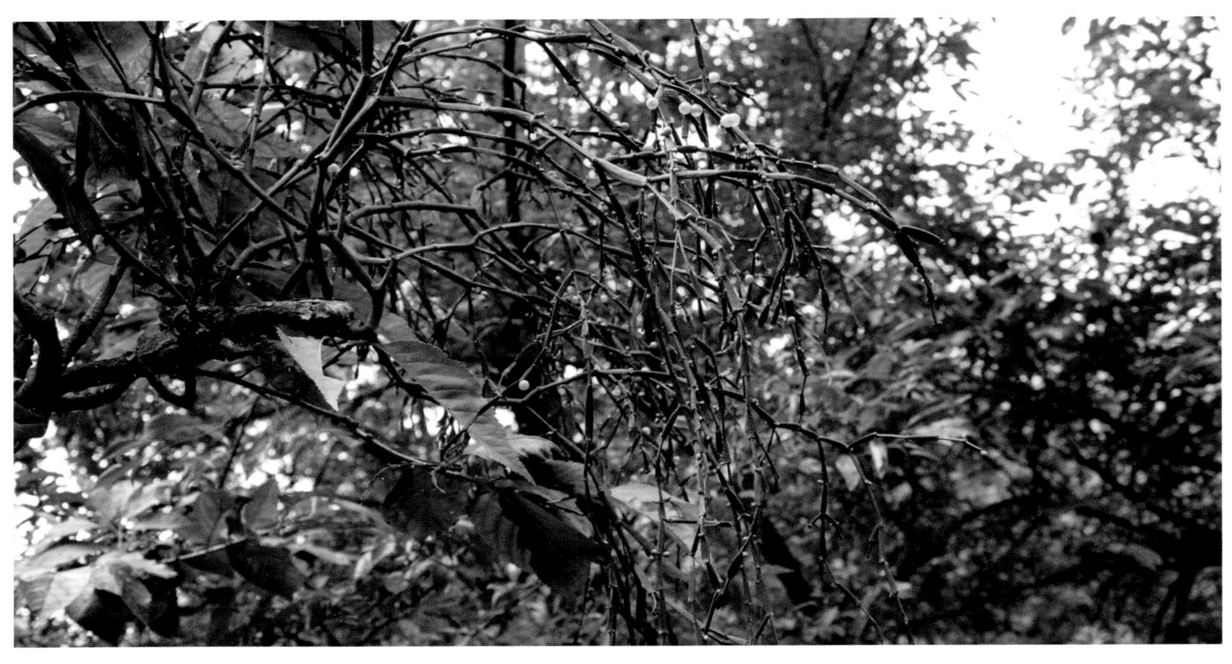

槲寄生 *Viscum coloratum* (Kom.) Nakai

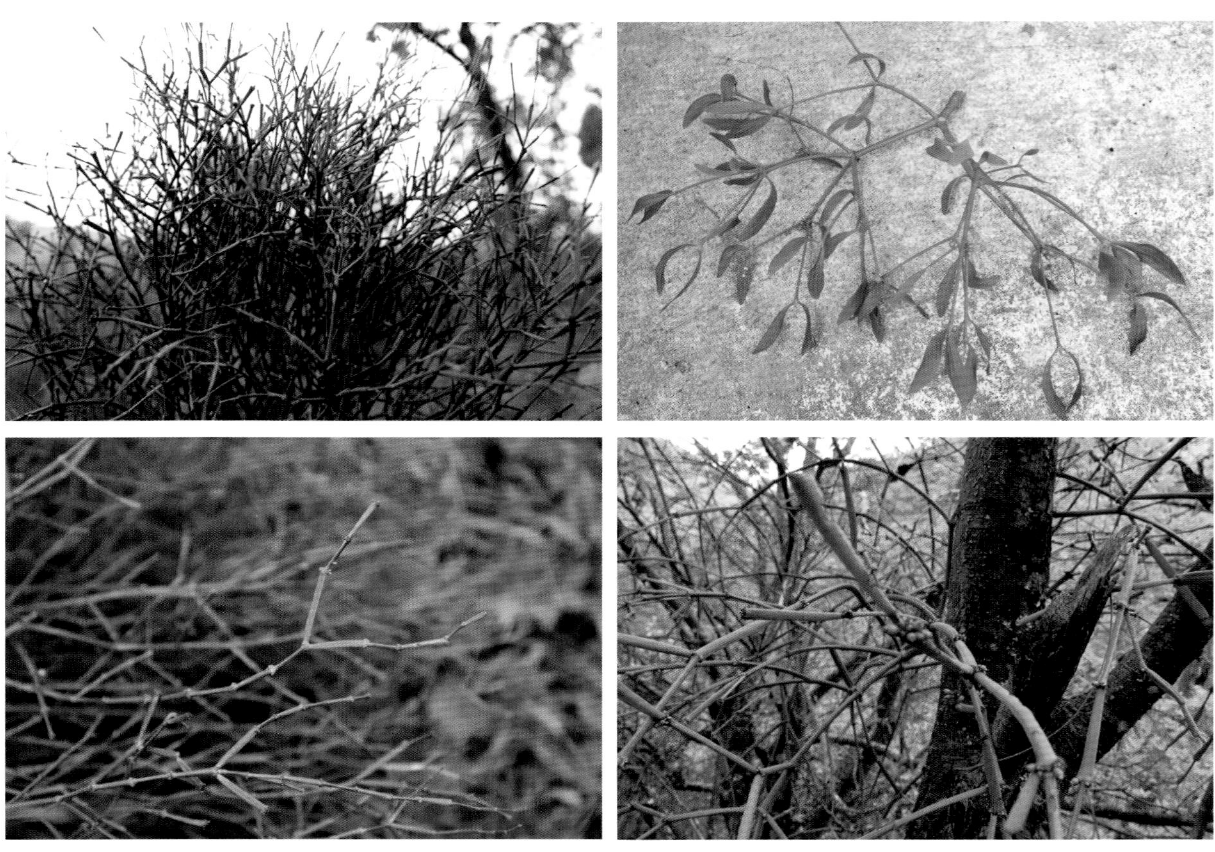

【形态特征】灌木，雌雄异株。茎、枝均圆柱状，二歧或三歧，节稍膨大，小枝的节间长 5~10cm。叶对生或稀 3 枚轮生，椭圆形或长圆状披针形，长 3~7cm，宽 0.7~1.5（~2）cm，厚革质或革质。花序顶生；雄花序总状，常具 3 花。果球形，具宿存花柱，成熟时淡黄色或橙红色。花期 4~5 月，果期 9~11 月。

【适宜生境】寄生于海拔 1000m 左右的桦、梨、李、苹果、枫杨、赤杨、栎、榆、杨、柳、椴属等植物上。

【资源状况】分布于低山区。常见，可以开发利用。

【入药部位】带叶茎枝（槲寄生）。

【功能主治】补肝益肾，安胎，降血压。用于风湿骨痛，跌打损伤，胎动不安，高血压等。

马兜铃科

马兜铃

青藤香、斗铃

Aristolochia debilis Sieb. et Zucc.

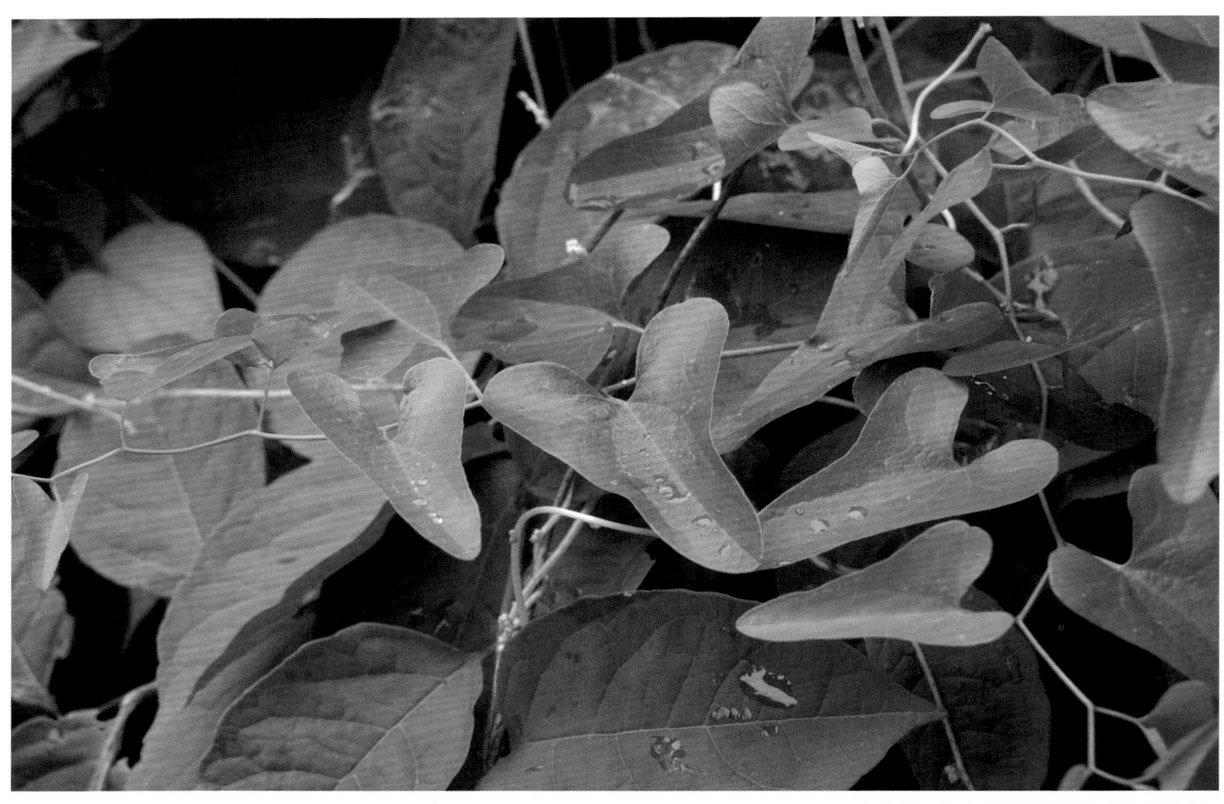

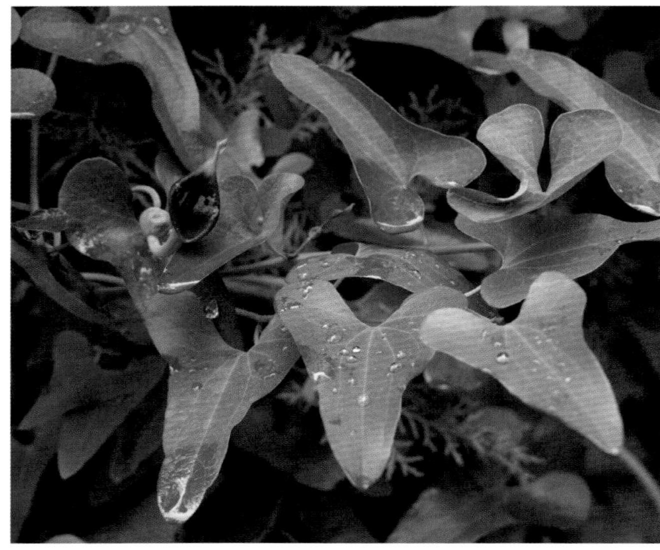

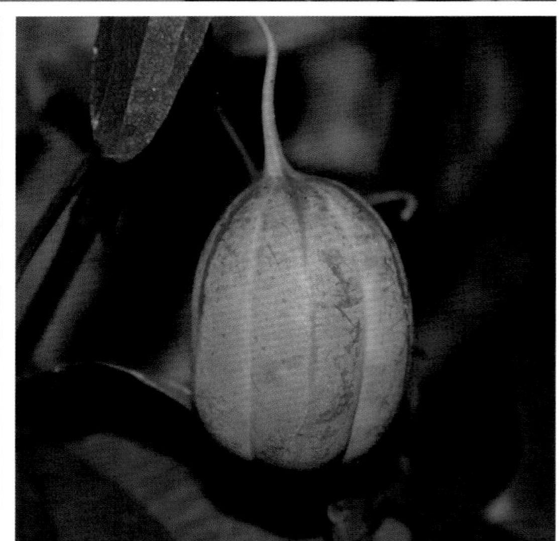

【形态特征】缠绕草本，长达 2m。根圆柱形，黄褐色，有香气。茎柔弱无毛，茎叶有臭气。叶卵形或长圆状卵形至箭形，基部心形，纸质，两面无毛。花单生或 2 朵聚生于叶腋；花被黄绿色，长 3~5.5cm，基部膨大成球形，向上收狭成 1 长管，管口扩大成漏斗状，喉部有紫斑，管直伸，檐部单侧，舌状。蒴果近球形。种子扁平，钝三角形，边缘具白色膜质宽翅。花期 7~8 月，果期 9~10 月。

【适宜生境】生于海拔 1500m 以下的稀疏灌丛中、林缘。

【资源状况】分布于坝区、低山区、中山区。常见，可以开发利用。

【入药部位】成熟果实（马兜铃）、茎叶（天仙藤）、根（青木香）。

【功能主治】成熟果实降气清热，祛风除湿，理气止痛。用于胃脘气滞的脘腹疼痛，消化不良，呕吐，胸腹胀痛，腹痛，腹泻，发痧，肠炎下痢。茎叶行气化湿，活血止痛，强筋骨，祛风湿，消肿。用于胃痛，疝气痛，妊娠水肿，产后血瘀腹痛，风湿疼痛，肩臂疼痛。根行气止痛，解毒消痈，消肿，散瘰疬。用于胃脘气滞的脘腹疼痛，消化不良，呕吐，胸腹胀痛，腹痛，腹泻，发痧，高血压，疝气，毒蛇咬伤，痈肿，瘰疬，皮肤瘙痒或湿烂。

异叶马兜铃

青木香

Aristolochia kaempferi Willd. f. *heterophylla* (Hemsl.) S. M. Hwang

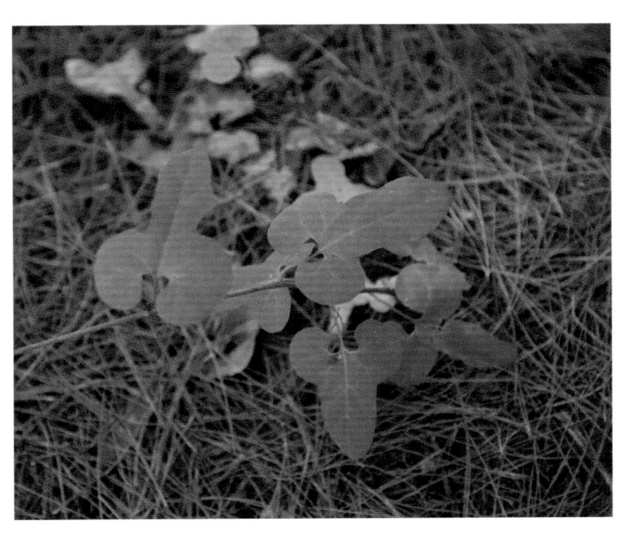

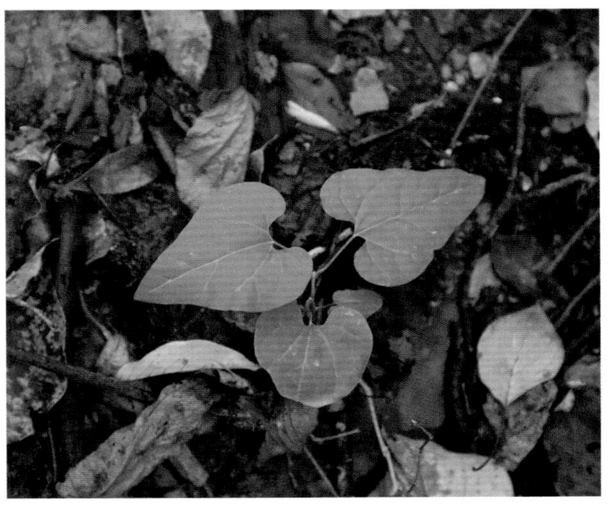

【形态特征】攀缘状灌木。根粗壮而长，圆柱形，弯曲。叶卵形至卵状披针形、倒卵状长圆形或线形，叶背疏具白色长柔毛，侧脉每边 3~6 条。花单生，稀 2 朵聚生于叶腋；花梗下垂，长 3~7cm，被黄褐色绒毛，中部以下有 1 圆形膜质叶状苞片，长约 2cm，有细毛；花萼管黄色，长约 4cm，外面被长绒毛；合蕊柱顶端 3 裂。蒴果长圆形或椭圆体形，具 6 条脉。花期 3~5 月，果期 6~8 月。

【适宜生境】零星栽培。

【资源状况】分布于低山区、中山区。常见。

【入药部位】根（汉中防己）。

【功能主治】顺气止痛，止咳化痰，祛风利水。用于咳嗽气喘，脘腹胀痛，疝气痛，痈肿，高血压，红白痢疾，咽喉肿痛，蛇虫咬伤。

宝兴马兜铃

淮通、穆坪马兜铃

Aristolochia moupinensis Franch.

【标本采集号】LEM120802008

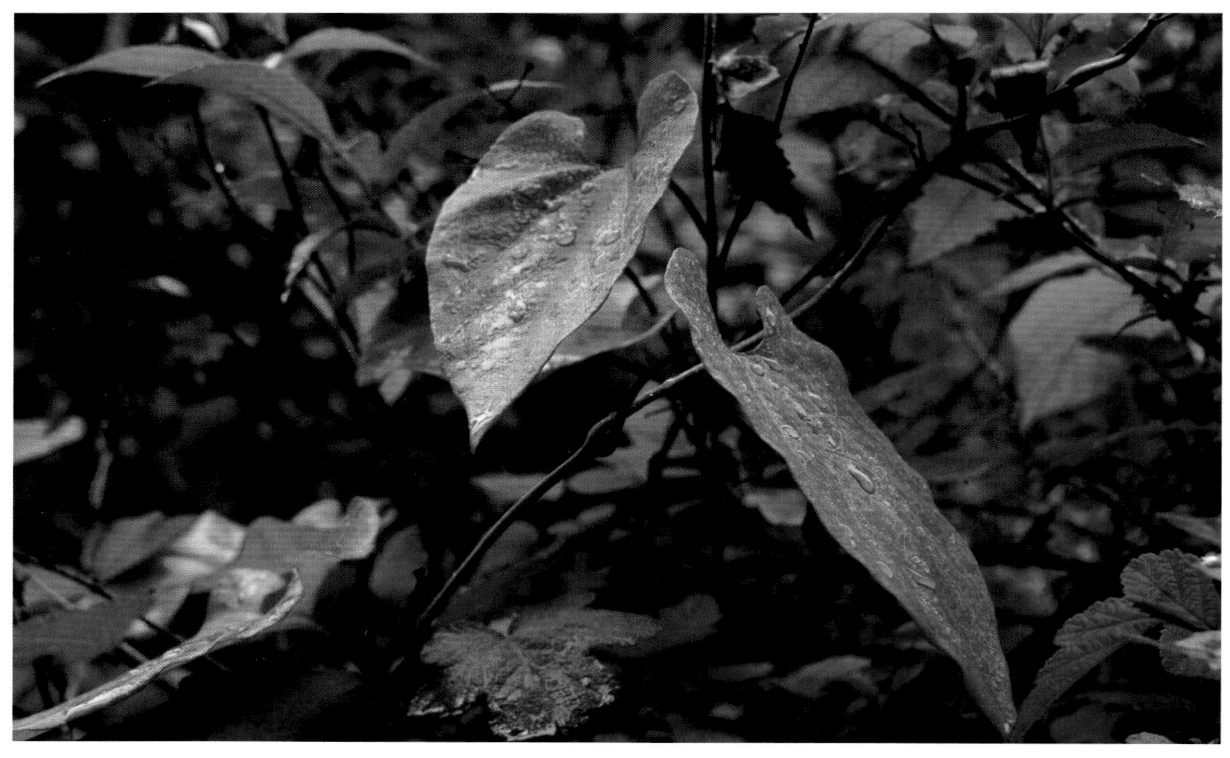

【形态特征】攀缘状灌木。嫩枝和芽密被黄棕色或灰色长柔毛。叶卵形至卵状心形，叶背密被黄棕色长柔毛，掌状脉。花腋生，单生或成对；花梗长 3~8cm，密被长柔毛；花被浅黄色，具紫色脉纹；冠筒膝曲。蒴果圆柱形。种子具皱纹及隆起的边缘。花期 5~6 月，果期 8~10 月。

【适宜生境】生于灌丛、沟边、林中。

【资源状况】分布于中山区。常见。

【入药部位】根和茎（淮通）。

【功能主治】通经止痛，除湿利水。用于湿热小便不利，尿血，滴虫阴道炎，湿疹，荨麻疹，风湿关节痛。

线叶马兜铃

小地檀香

Aristolochia neolongifolia J. L. Wu & Z. L. Yang

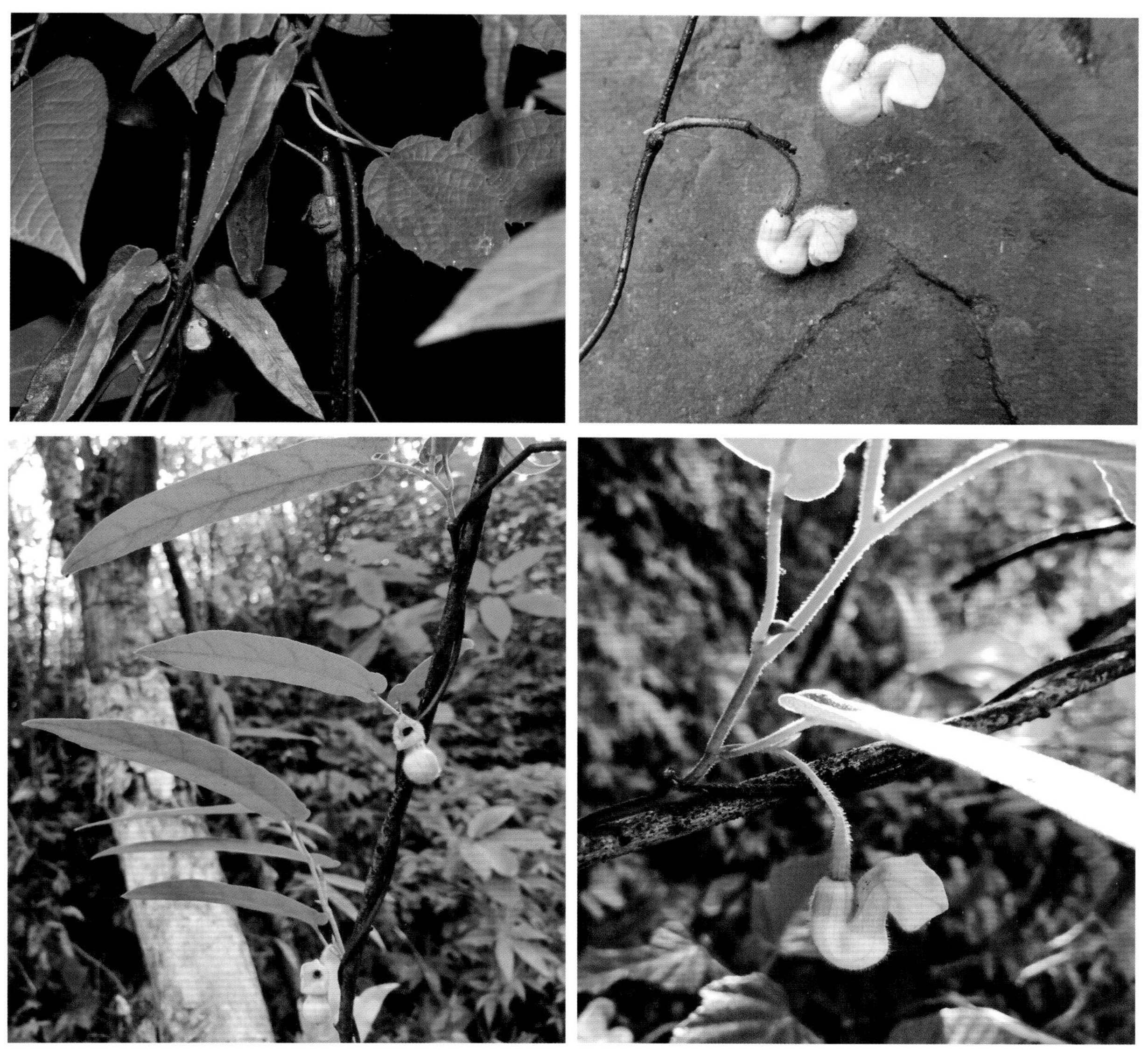

【形态特征】多年生草质藤本，全体被淡黄色柔毛。叶披针形至线状披针形，两侧耳裂片下垂或稍外展。花被黄绿色或略带紫色，常单生于叶腋，花被管近中部弯曲，喉部紫色；雄蕊6枚。蒴果椭圆形，6棱。花期3~4月，果期6~8月。

【适宜生境】生于海拔900~1300m的灌木林中。

【资源状况】分布于低山区、中山区。罕见，应加以保护。

【入药部位】全草。

【功能主治】清热解毒，行气止痛。用于心腹痛，胃痛，蛇咬伤。

背蛇生

四川朱砂莲、朱砂莲

Aristolochia tuberosa C. F. Liang et S. M. Hwang

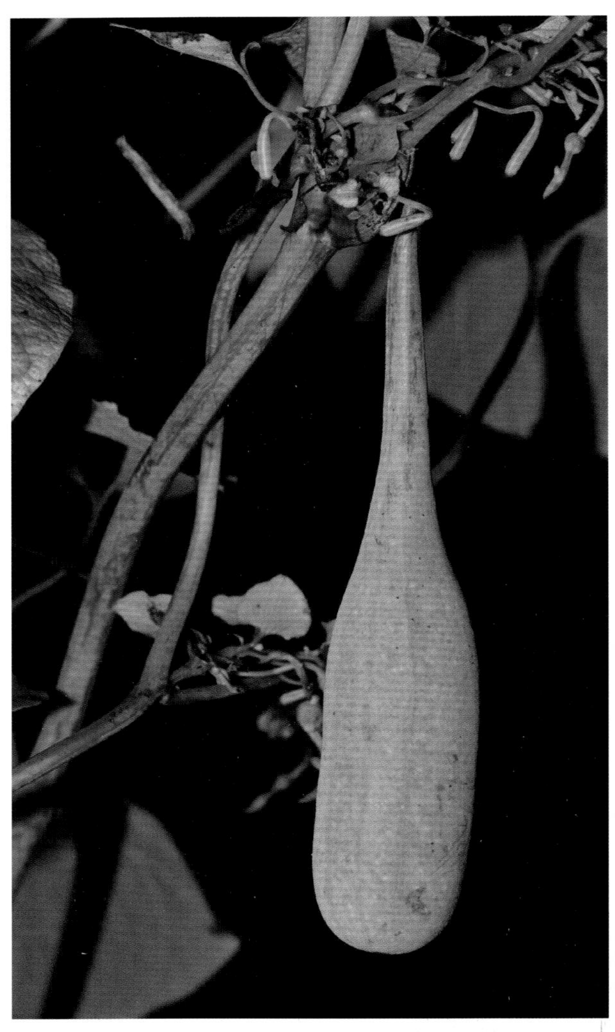

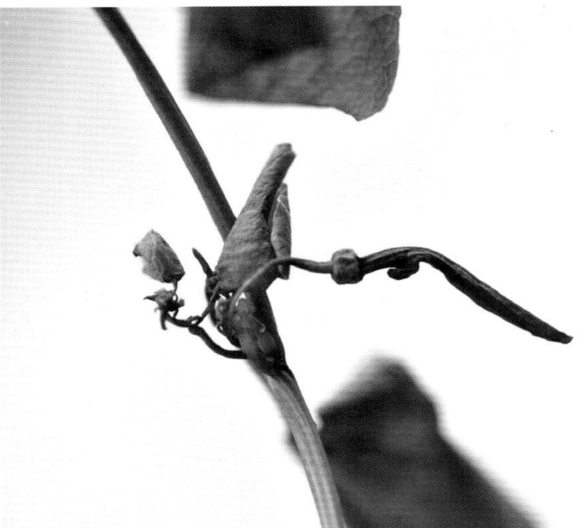

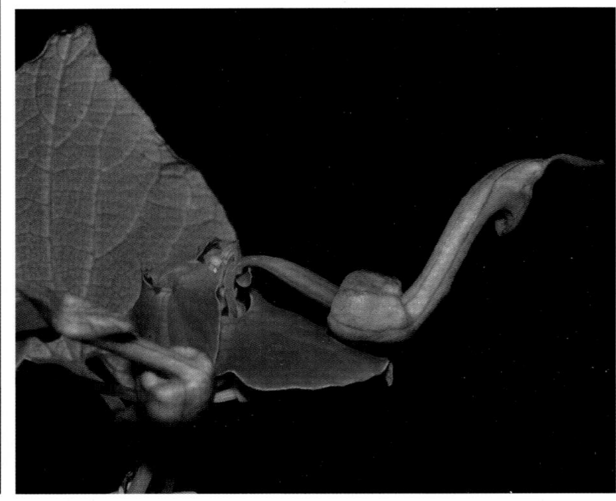

【形态特征】缠绕草本。块根呈不规则纺锤形，长达 15cm 或更长，直径达 8cm，常 2~3 个相连，表皮有不规则皱纹，内面浅黄色或橙黄色。茎干后有纵槽纹。叶心形，纸质或近膜质，两面无毛。花 1~3 朵聚生于叶腋；花被黄绿色，基部膨大成球形；喉暗红色，管直，檐部单侧，舌状；合蕊柱 6 裂。蒴果倒卵球形，顶端开裂。花期 11 月至翌年 4 月，果期翌年 6~10 月。

【适宜生境】生于山沟两旁灌丛中。

【资源状况】分布于中山区。少见。

【入药部位】块根（朱砂莲）。

【功能主治】清热解毒，行气止痛，消肿。用于红白痢疾，胸腹喉痛，毒蛇咬伤，胃痛。

尾花细辛

土细辛、茗叶细辛

Asarum caudigerum Hance

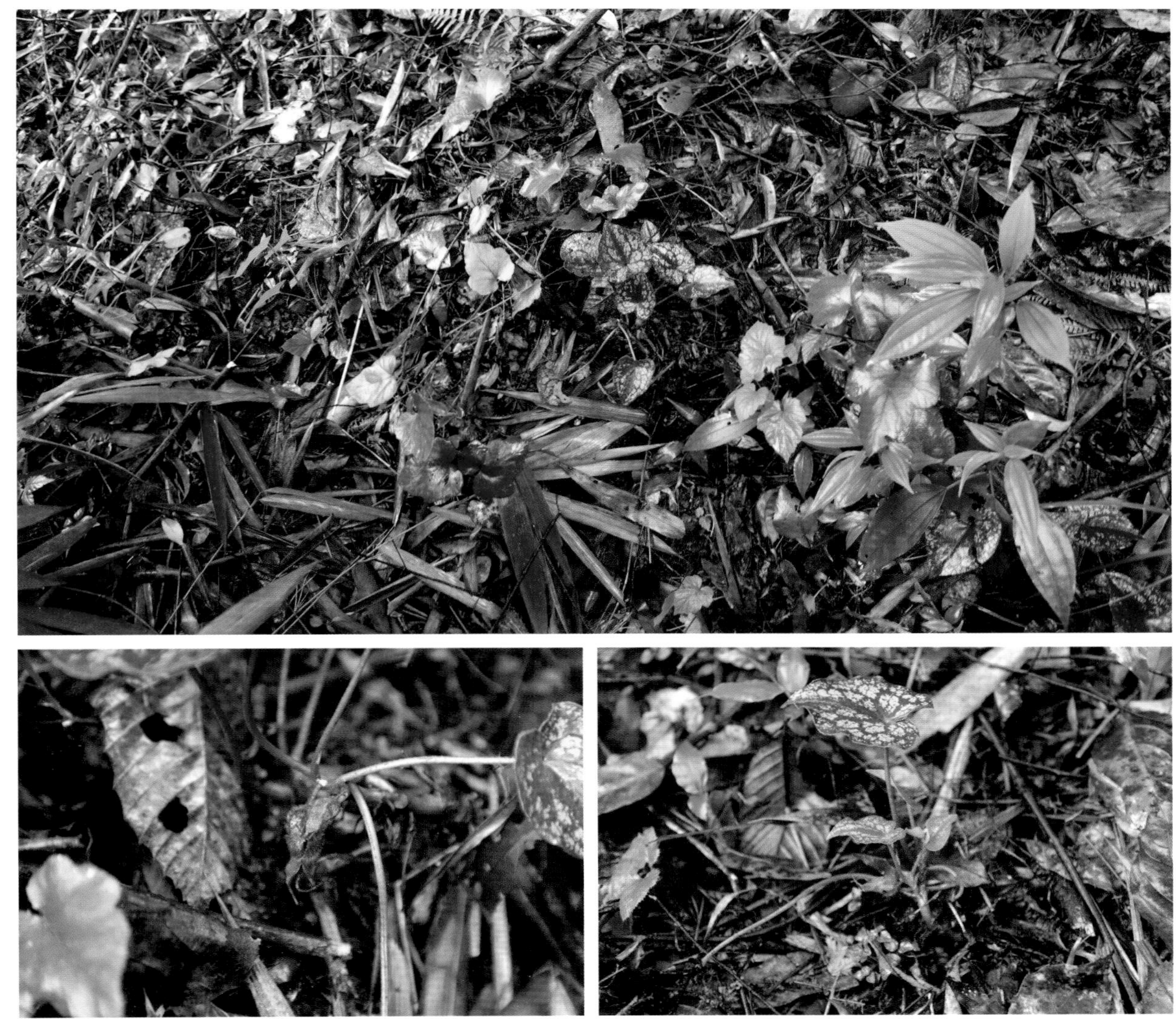

【形态特征】草本，全株被散生柔毛。根状茎粗壮。叶成对；叶面深绿色，沿脉具白色斑块，基部心形，叶背密被柔毛。花被除基部与子房贴生外，上部离生，先端急狭成 1 细长尾尖，长 10~25mm；花柱合生，顶端 6 裂。果近球状，直径约 1.8cm，具宿存花被。花期 3~5 月。

【适宜生境】生于灌木或冷竹林荫下。

【资源状况】分布于中山区。常见，可以开发利用。

【入药部位】全草。

【功能主治】发表散寒，镇咳祛痰，止痛。用于风寒头痛，齿痛，鼻渊，疮毒，腰痛，跌打损伤，感冒头痛，四肢麻木。

花叶尾花细辛

土细辛

Asarum caudigerum Hance var. *cardiophyllum* (Franch.) C. Y. Cheng et C. S. Yang

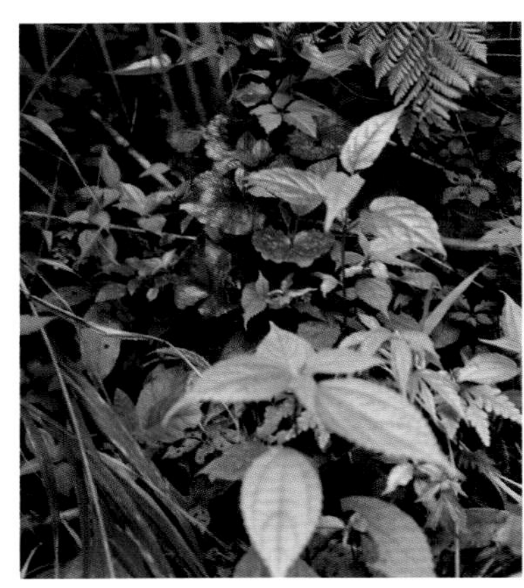

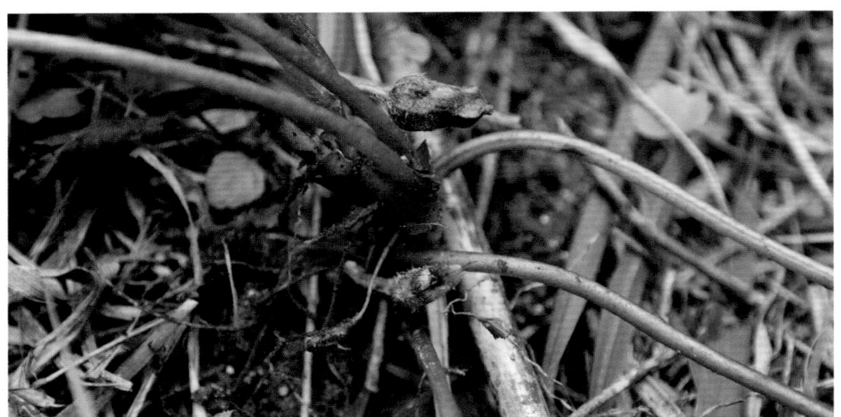

【形态特征】多年生草本。根状茎粗壮，全株被柔毛。叶片三角状心形；叶面散生点状白色斑块。单花生于茎端，花被片绿褐色带青色，先端骤窄成细长尾尖；子房下位，具6棱。果近球形，具宿存花被。花期11月至翌年3月，果期3~4月。

【适宜生境】生于海拔800~1500m的灌木或竹林下。

【资源状况】分布于低山区、中山区。少见。

【入药部位】全草。

【功能主治】祛风散寒，利水开窍，祛痰，止咳，散瘀消肿。用于风寒咳嗽，支气管炎，哮喘，肾炎，跌打损伤。

川滇细辛

牛蹄细辛

Asarum delavayi Franch.

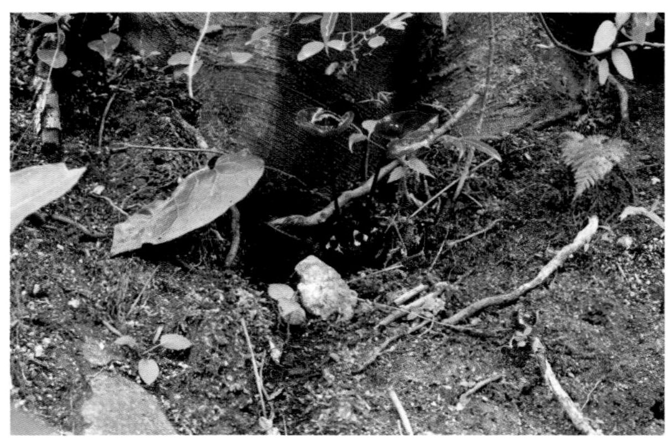

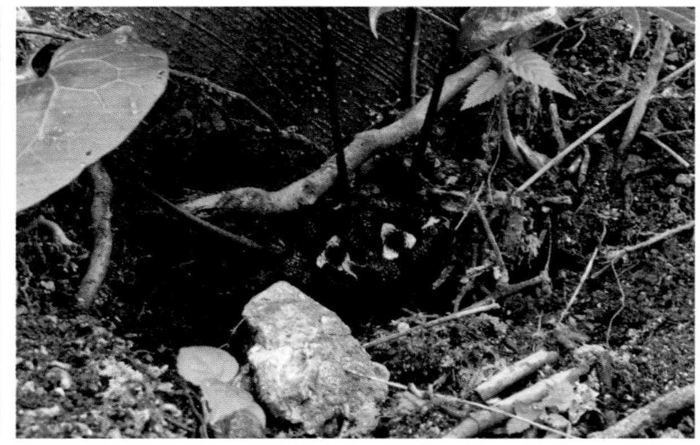

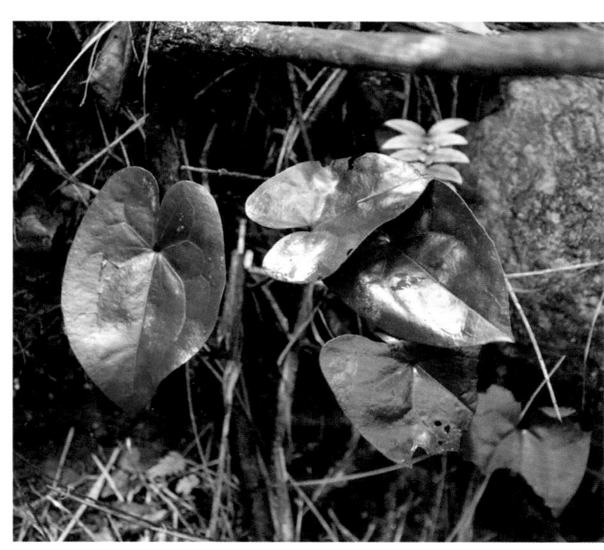
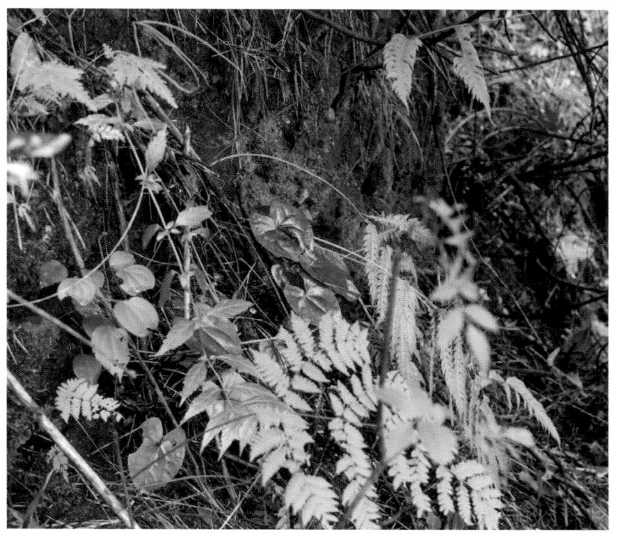

【形态特征】植株粗壮。根稍肉质。根状茎横走。叶片长卵形、宽卵形或近戟形，叶背沿脉疏具柔毛。花被紫绿色，内壁有格状网眼，基部与子房贴生，筒喉部强烈收缩，裂片宽卵形；子房近上位或半下位，花柱离生，先端2叉状。花期4~6月。

【适宜生境】生于林下、岩石缝。

【资源状况】分布于中山区。常见。

【入药部位】全草。

【功能主治】发表散寒，镇咳祛痰，止痛。用于风寒头痛，齿痛，鼻渊。

单叶细辛

土细辛、南坪细辛、苕叶细辛、喜马拉雅细辛

Asarum himalaicum Hook. f. et Thoms. ex Klotzsch.

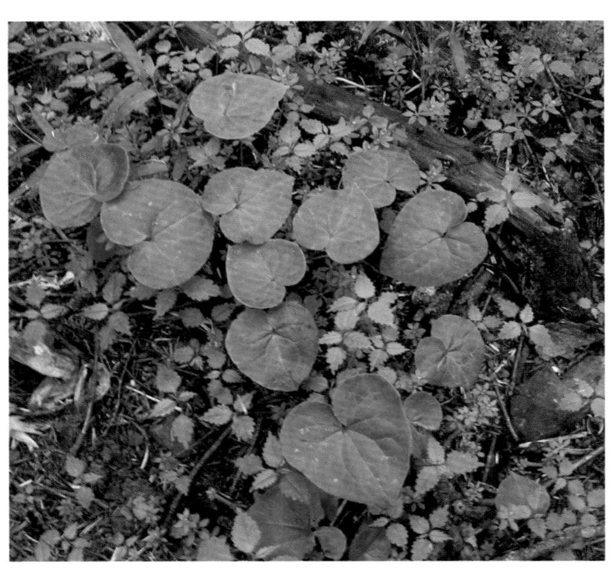
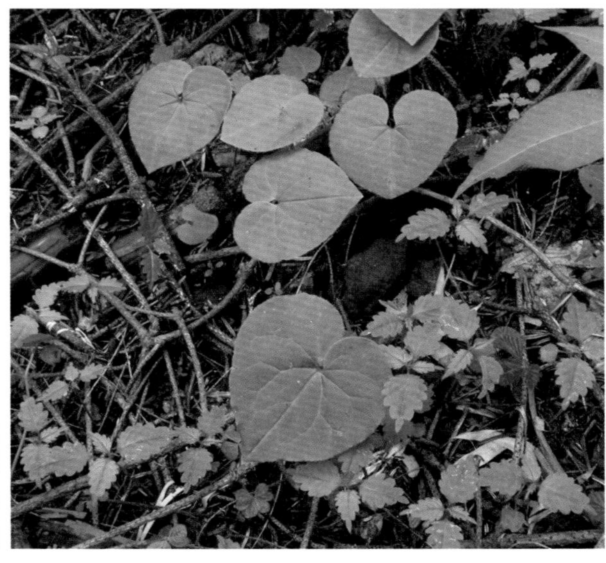

【形态特征】草本。根状茎横走，细长，有多条纤维根。叶单生，单色，心形或圆心形，叶背具长柔毛。花被淡紫色，上面具深红色柔毛，裂片反折，三角形；花梗细长，长 3~7cm；子房下位，柱头合生，先端 6 裂。花期 4~6 月。

【适宜生境】生于箭竹林下。

【资源状况】分布于高山区。常见，可以开发利用。

【入药部位】全草。

【功能主治】发表散寒，镇咳祛痰，止痛。用于风寒头痛，鼻渊，肺寒咳嗽，风湿痹痛。

长毛细辛

毛细辛、大乌金草

Asarum pulchellum Hemsl.

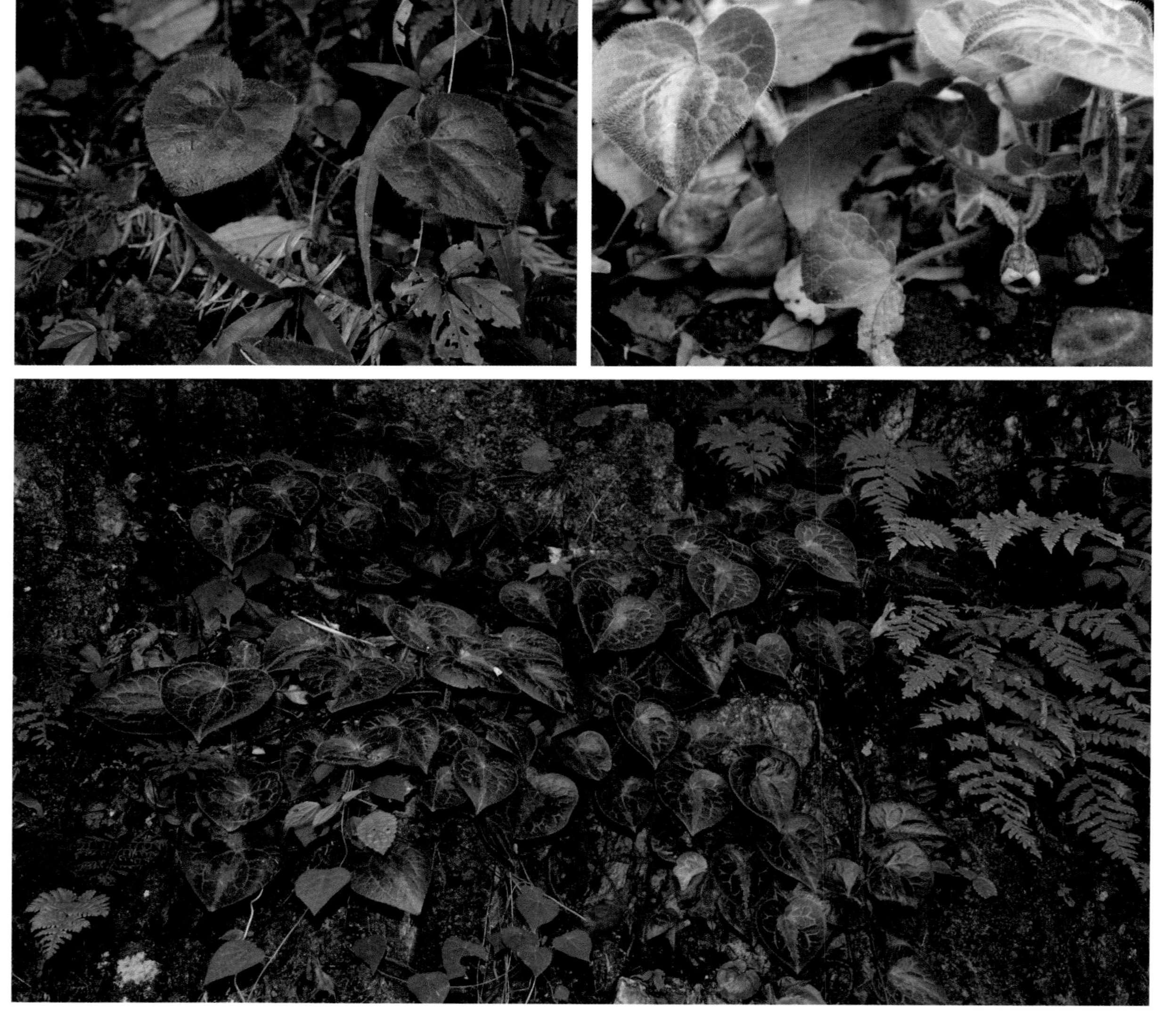

【形态特征】多年生草本，全株密被白色长柔毛。根状茎粗壮，肉质，多分枝，长可达50cm。叶对生，1~2对，单色，卵状心形或阔卵形，密被长柔毛。花被裂片反折，三角形，先端钝或锐；子房半下位，6棱，被柔毛，花柱合生。果近球形。花期4~5月。

【适宜生境】生于灌木林或竹林下。

【资源状况】分布于中山区。少见。

【入药部位】全草、根或根茎（大乌金草）。

【功能主治】发表散寒，镇咳祛痰，止痛。用于风寒头痛，齿痛，鼻渊，劳伤，胃痛，腹痛。

蛇菰科

筒鞘蛇菰

葛花、山狗球

Balanophora involucrata Hook. f.

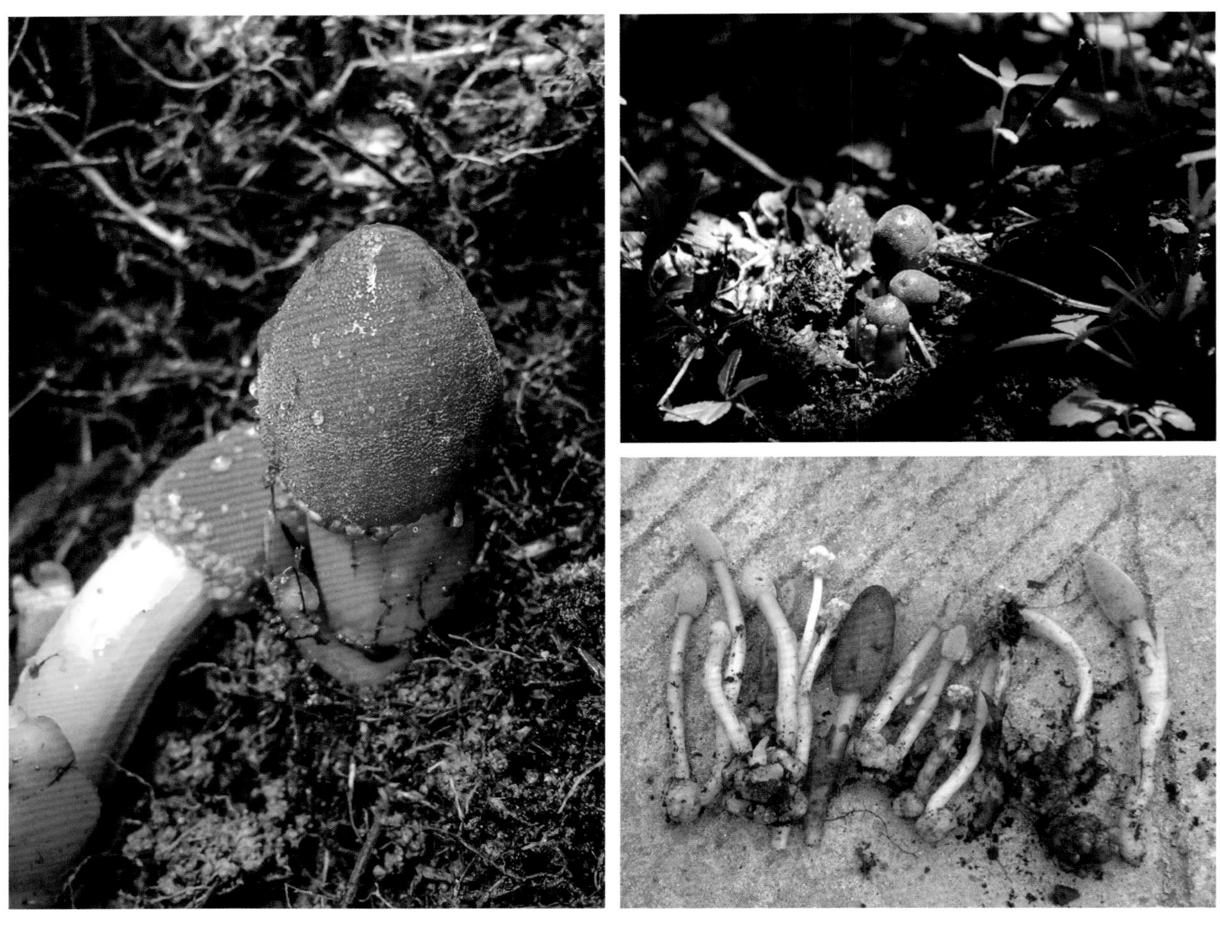

【形态特征】寄生草本，高约 13cm。根状茎肥厚，近球形，黄褐色，表面密被星芒状皮孔。鳞苞叶 2~5，轮生，基部联合成筒鞘状，顶端离生成撕裂状。雌雄异株；雄花序卵球形；苞片截形，具舌状膨大的边缘；雄花具梗，常 3 数；花药横向开裂；雌花子房卵圆形。花期 7~8 月。

【适宜生境】生于海拔 1500~2500m 的灌木林或竹林下。

【资源状况】分布于中山区、高山区。少见，应加以保护。

【入药部位】全草（寄生黄）。

【功能主治】润肺止咳，行气健胃，清热利湿，凉血止血，补肾涩精。用于肺热咳嗽，脘腹疼痛，黄疸，痔疮肿痛，跌打损伤，咯血，月经不调，崩漏，外伤出血，头昏，遗精。

疏花蛇菰 *Balanophora laxiflora* Hemsl.

【标本采集号】511423140620816LY

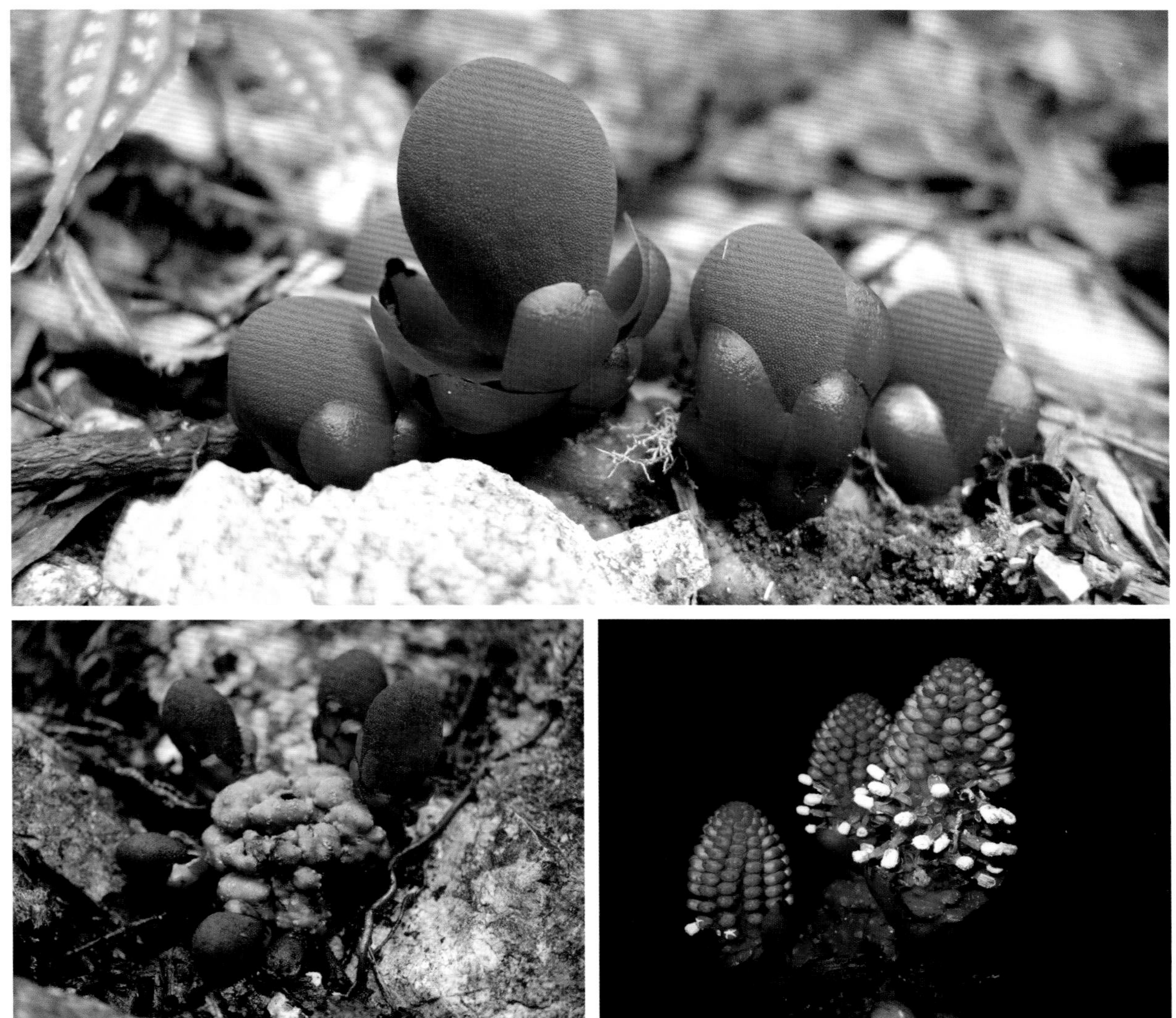

【形态特征】草本，高 10~20cm，全株红色至深红色，有时紫红色。根状茎分枝近球形，表面密被鳞片状斑点和黄色星状皮孔。雌雄异株；雄花序圆柱形，花药由短缝开裂成多室，雄花近辐射对称；雌花序卵球形至长圆状椭圆形，向顶端渐尖，花被通常 4~6 裂。花期 9~11 月。

【适宜生境】生于海拔 660~1800m 的山坡密林。

【资源状况】分布于低山区、中山区。少见。

【入药部位】全草。

【功能主治】清热凉血。用于痔疮，虚劳出血，腰痛。

多蕊蛇菰

葛花、山狗球

Balanophora polyandra Griff.

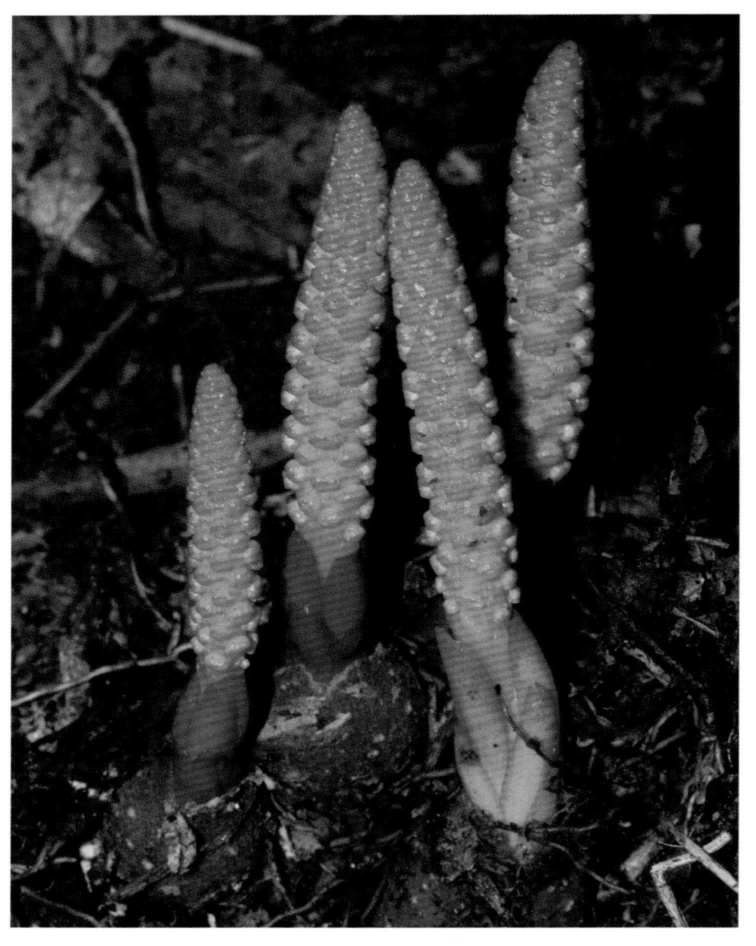

【形态特征】草本，高 5~25cm，雌雄异株。根状茎块状，表面有星芒状小皮孔。鳞苞片 4~12，下部的旋生，上部的互生。花茎深红色，雄花序狭椭圆体形；每个雄花由单个坚实的截形苞片所包被；花药短裂为 20~60 个小药室；花柱丝状；附属体倒圆锥形或近棍棒状。花期 8~10 月。

【适宜生境】生于灌木林或竹林下。

【资源状况】分布于中山区。常见。

【入药部位】全草。

【功能主治】清热解毒，养血清肺。用于血虚，淋病，血浊，阳痿，淋证。

蓼　科

金线草

蓼子七

Antenoron filiforme (Thunb.) Rob. et Vaut.

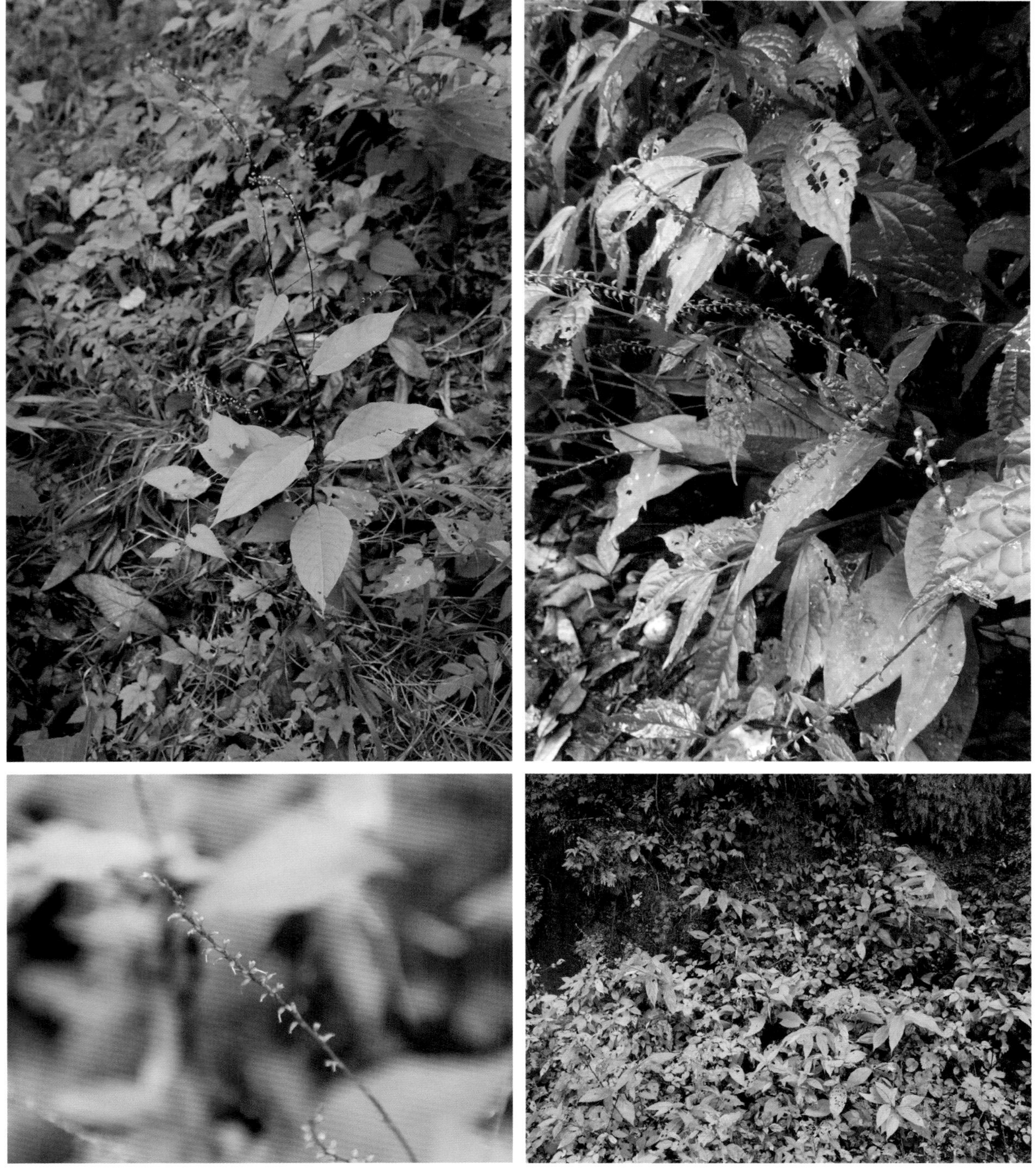

【形态特征】多年生草本。根状茎粗壮；茎直立，高达 80cm，节膨大，具糙伏毛。叶椭圆形或狭椭圆形至卵形，两面具糙伏毛；托叶鞘筒状，膜质，顶端具短缘毛。总状花序呈穗状，顶生或腋生，纤细，花排列稀疏；花被玫瑰色，4 深裂；花柱 2，宿存，成熟时硬化，外折，顶端钩状，伸出花被外。瘦果卵形，褐色，有光泽。花期 7~8 月，果期 9~10 月。

【适宜生境】生于海拔 500~1500m 的杂木林下、路边。

【资源状况】分布于低山区、中山区。常见，可以开发利用。

【入药部位】全草。

【功能主治】散瘀行血，祛风除湿，理气，凉血止血，消肿止痛。用于肺结核咯血，风湿骨痛，跌打损伤，劳伤吐血，咯血，崩漏，子宫出血，淋巴结结核，胃痛，痢疾，骨折，腰痛。

金荞麦

野南荞、苦荞头、开金锁、天荞麦

Fagopyrum dibotrys (D. Don) Hara

【标本采集号】LEM120626008

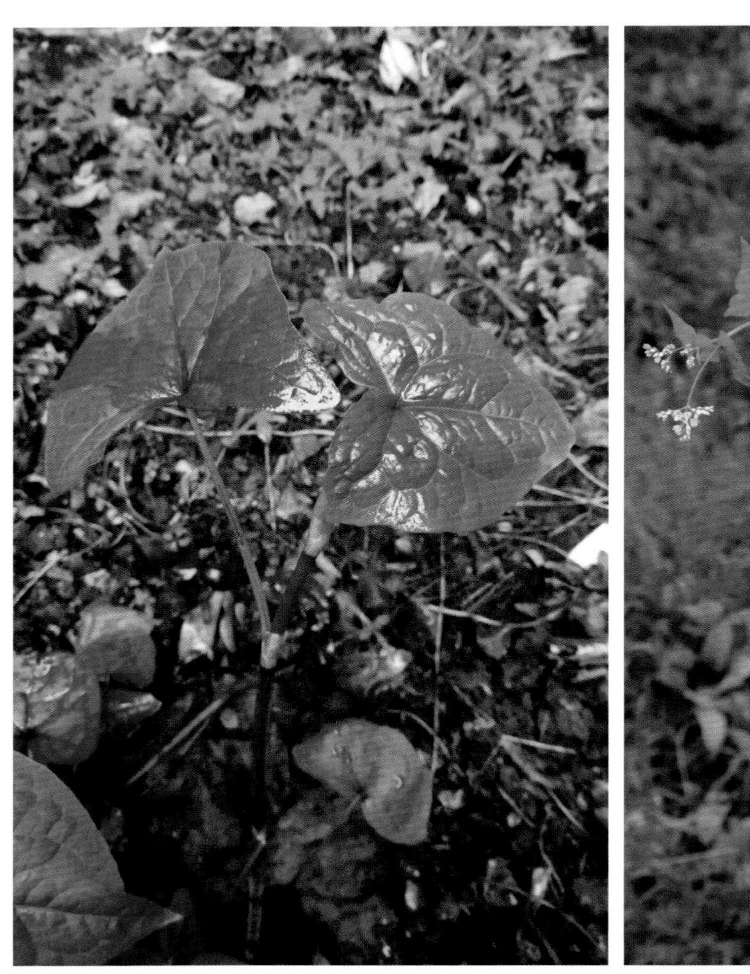

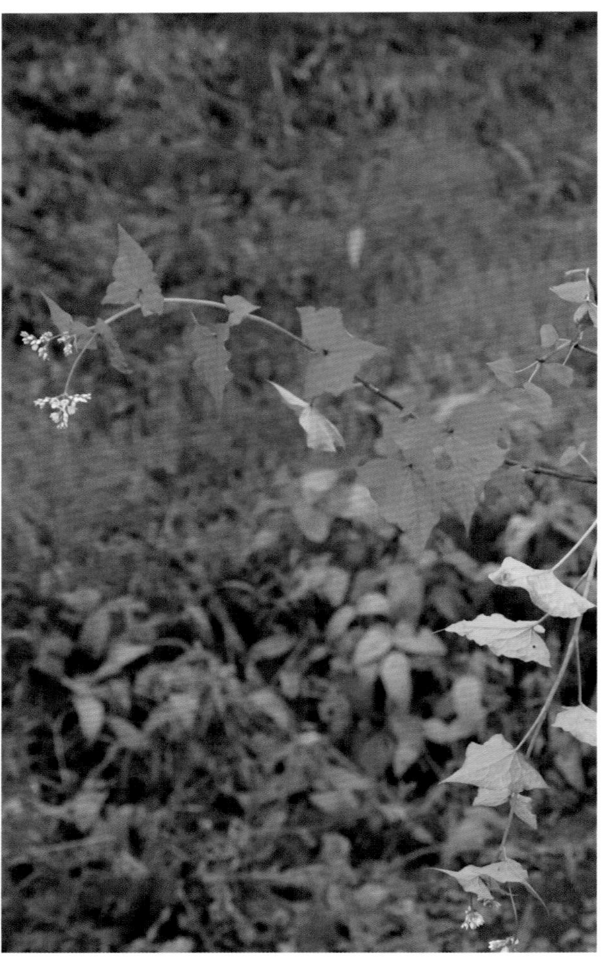

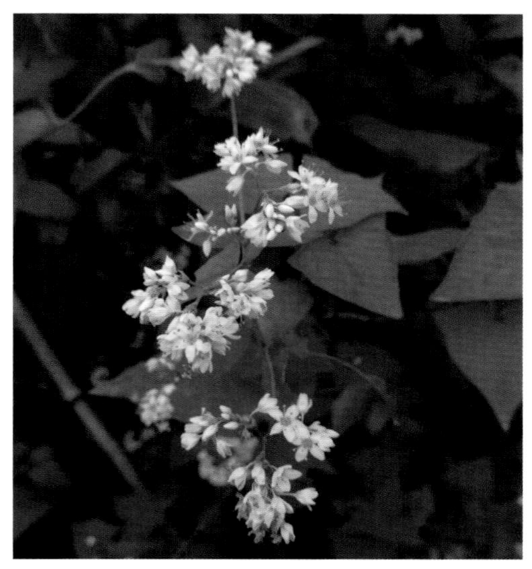

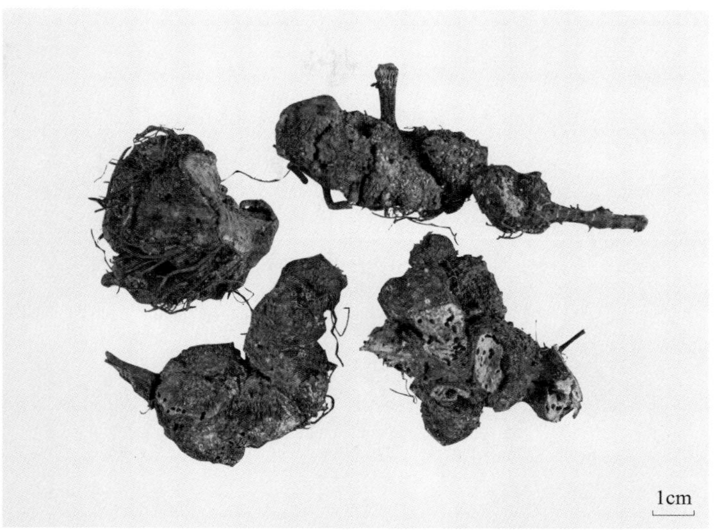

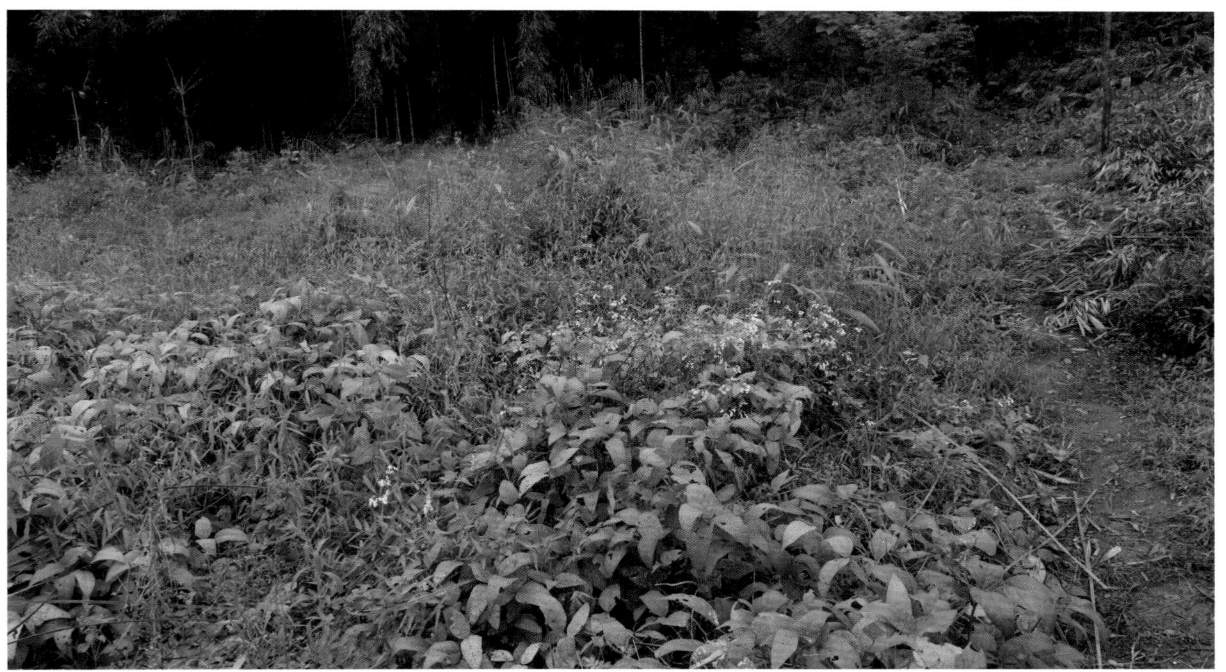

【形态特征】多年生宿根草本。根状茎结节状，黑褐色，粗壮，木质；茎直立，多分枝，具棱槽。叶三角形，两面具乳突，基部近戟形；叶柄上有白色柔毛；托叶鞘筒状，膜质，褐色，先端偏斜，不具缘毛。花序顶生或腋生，伞房状；花被白色，5 深裂；雄蕊 8。瘦果宽卵球形，明显伸出宿存花被，红棕色。花期 4~10 月，果期 5~11 月。

【适宜生境】生于屋旁、路旁或林缘。

【资源状况】分布于坝区、低山区。常见，可以开发利用。

【入药部位】根茎（金荞麦）、茎叶（金荞麦叶）。

【功能主治】根茎清热解毒，排脓祛痰。用于肺痈，咳吐脓痰，乳蛾肿痛，瘰疬。茎叶清热解毒，健脾利湿，祛风通络。用于肺痈，咽喉肿痛，肝炎腹胀，消化不良，痢疾，痈疽肿毒，瘰疬，蛇虫咬伤，风湿痹痛，头风痛。

荞　麦　甜荞、荞子、乔麦
Fagopyrum esculentum Moench

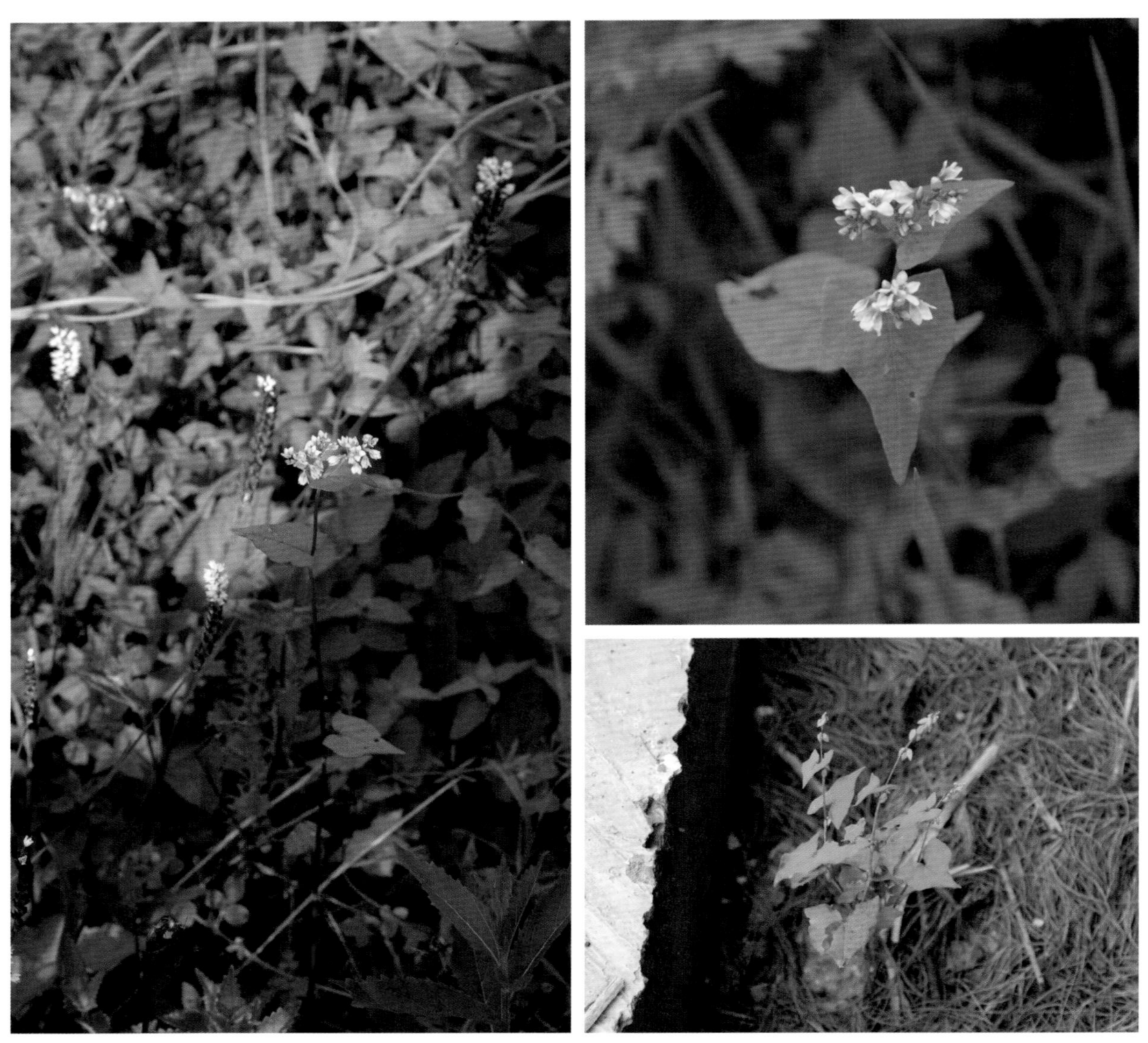

【形态特征】一年生草本，高 40~100cm。茎直立，上部分枝，具纵棱。叶三角形，两面沿脉具乳突，基部心形或近截形；托叶鞘膜质，短筒状，顶端偏斜，不具缘毛，易脱落。花序总状或伞房状，腋生或顶生；花被粉色或白色，5 深裂。瘦果卵球形，顶端渐尖，伸出宿存花被。种子有丰富的白色粉质胚乳。花期 5~9 月，果期 6~10 月。

【适宜生境】栽培。

【资源状况】分布于中山区。作为粮食，本种在凉山彝族自治州有栽培。常见，可以大量开发利用。

【入药部位】种子、茎叶（荞麦）。

【功能主治】种子健脾消积，下气宽肠，解毒敛疮。用于肠胃积滞，泄泻，痢疾，绞肠痧，白浊，带下病，自汗，盗汗，疱疹，丹毒，痈疽，发背，瘰疬，烫火伤。茎叶下气消积，清热解毒，降血压，止血。用于噎食，消化不良，痢疾，白带异常，痈肿，烫伤，咯血，高血压，毛细血管脆弱性出血。

何首乌

涩疙瘩、夜交藤

Fallopia multiflora (Thunb.) Harald.

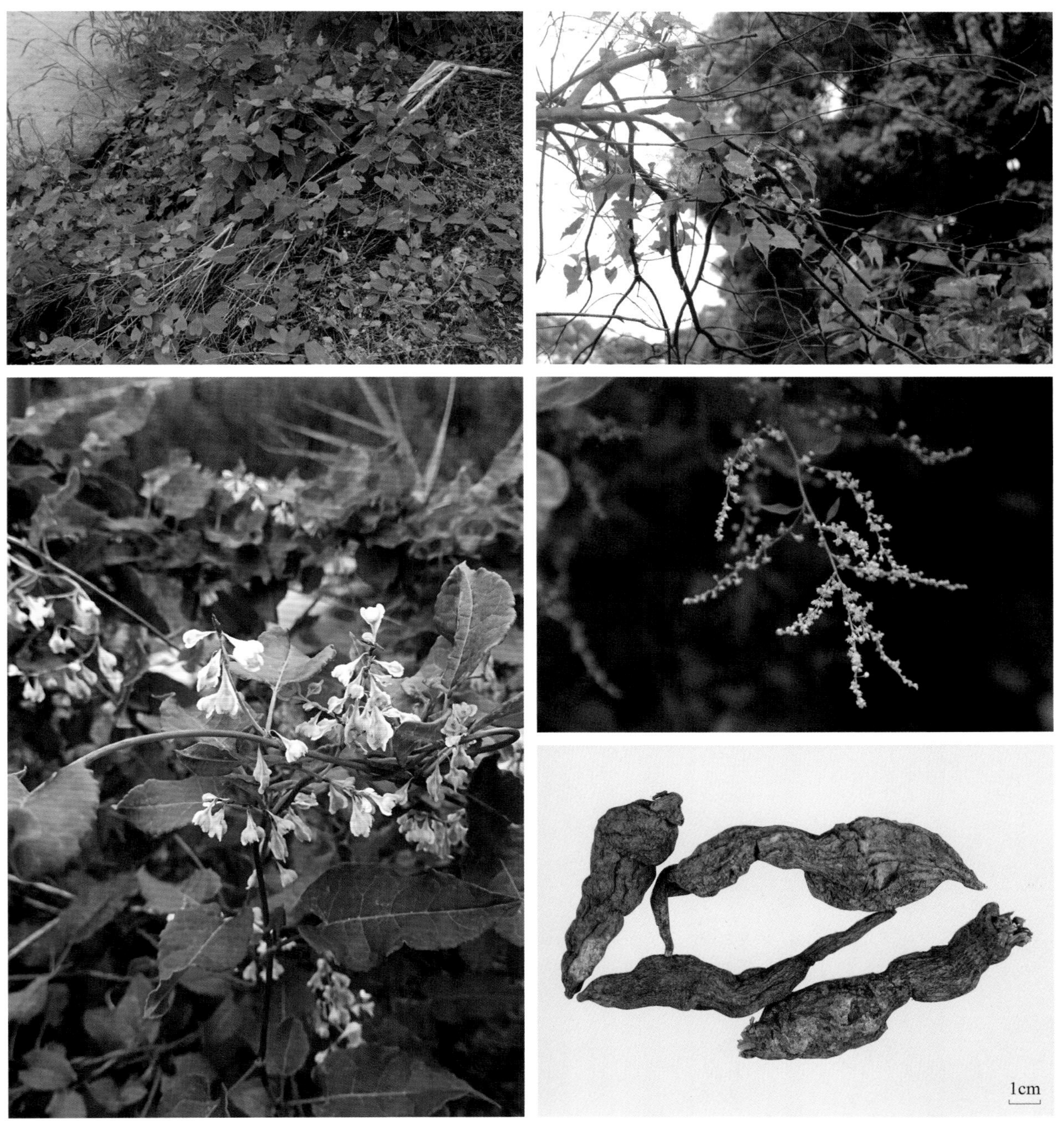

【形态特征】多年生缠绕草本。根细长，末端膨大成肥大的块状；块根黑褐色，狭椭球形，较大，木质。茎纤细，缠绕，分枝。叶卵状心形或长卵状心形，边缘全缘。花序顶生或腋生，圆锥状，开展；花白色或浅绿色，花被5深裂，花被片不等大，外面3枚较大，背面具翅，果时增大；花梗果时延长。瘦果卵形，包于宿存花被内。花期8~10月，果期9~11月。

【适宜生境】生于海拔1200m以下的山谷、灌丛、山坡、石缝。

【资源状况】分布于坝区、低山区。常见，可以大量开发利用。

【入药部位】块根（何首乌）、块根的炮制加工品（制何首乌）、叶、藤茎（首乌藤）。

【功能主治】块根解毒，消痈，截疟，润肠通便。用于疮痈，瘰疬，风疹瘙痒，久疟体虚，肠燥便秘。块根的炮制加工品补肝肾，益精血，乌须发，强筋骨，化浊降脂。用于血虚萎黄，眩晕耳鸣，须发早白，腰膝酸软，肢体麻木，崩漏带下，高脂血症。叶用于疮肿，疥癣，瘰疬。藤茎养心安神，祛风通络，养血。用于神经衰弱，失眠梦多，贫血，劳伤，周身酸痛，肤痒，多汗，血虚，身痛，瘰疬，风疮疥癣。

评　述　川产道地药材，主产于攀枝花市、乐山市、宜宾市、达州市（万源）。

萹　蓄

大萹蓄

Polygonum aviculare L.

【标本采集号】LEM120808013

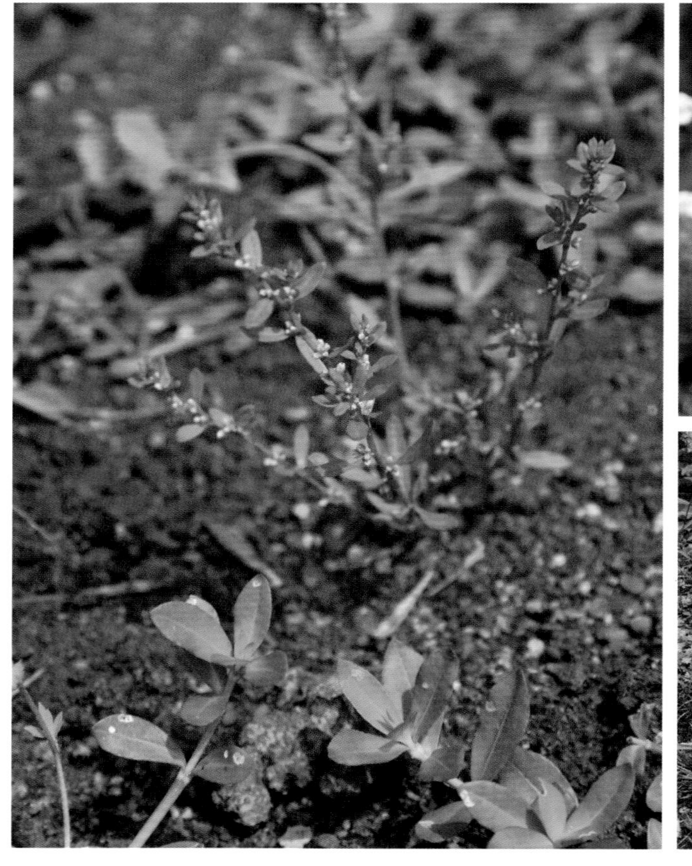

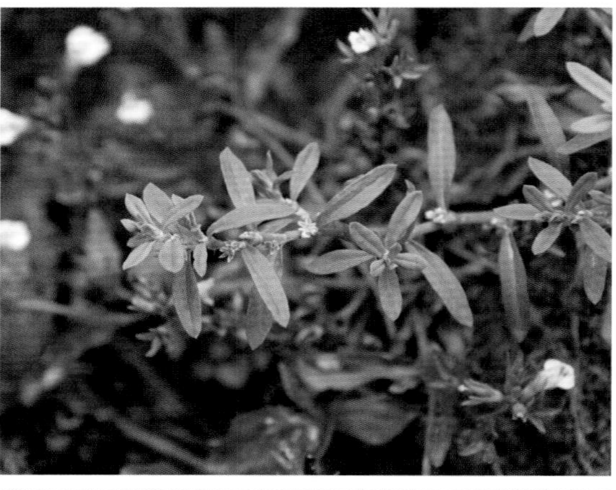

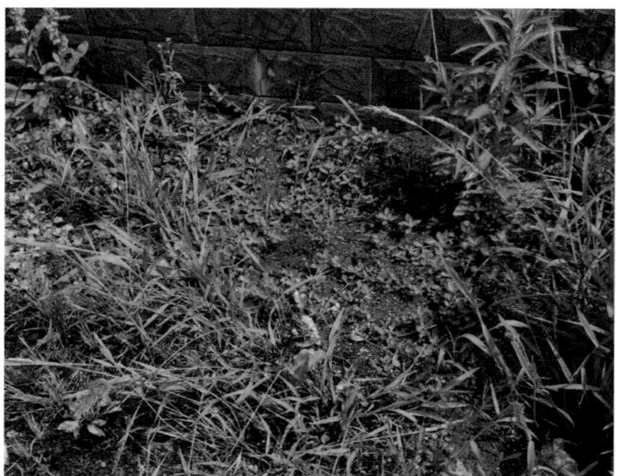

【形态特征】一年生草本，高 10~50cm，全株被白色粉霜。茎平卧地上或斜向上生长，具明显沟纹。叶披针形或狭椭圆形，两面无毛。花小，1~5，簇生于叶腋；花被绿色，边缘白色或粉红色，5 裂至 2/3~3/4；雄蕊 8。瘦果包于或稍超出宿存花被，黑褐色，三棱状卵球形，具不明显细纹及小点。花期 5~9 月，果期 6~11 月。

【适宜生境】生于荒地、路旁、耕地杂草。

【资源状况】分布于坝区、低山区。常见，可以大量开发利用。

【入药部位】地上部分（萹蓄）。

【功能主治】清热解毒，利水通淋，化湿，杀虫。用于小便淋沥不畅，尿道热痛，热淋，癃闭，湿热黄疸，阴蚀，妇女阴疮，疮痈肿毒，白带异常。

毛 蓼

水线花、飞疔药

Polygonum barbatum L.

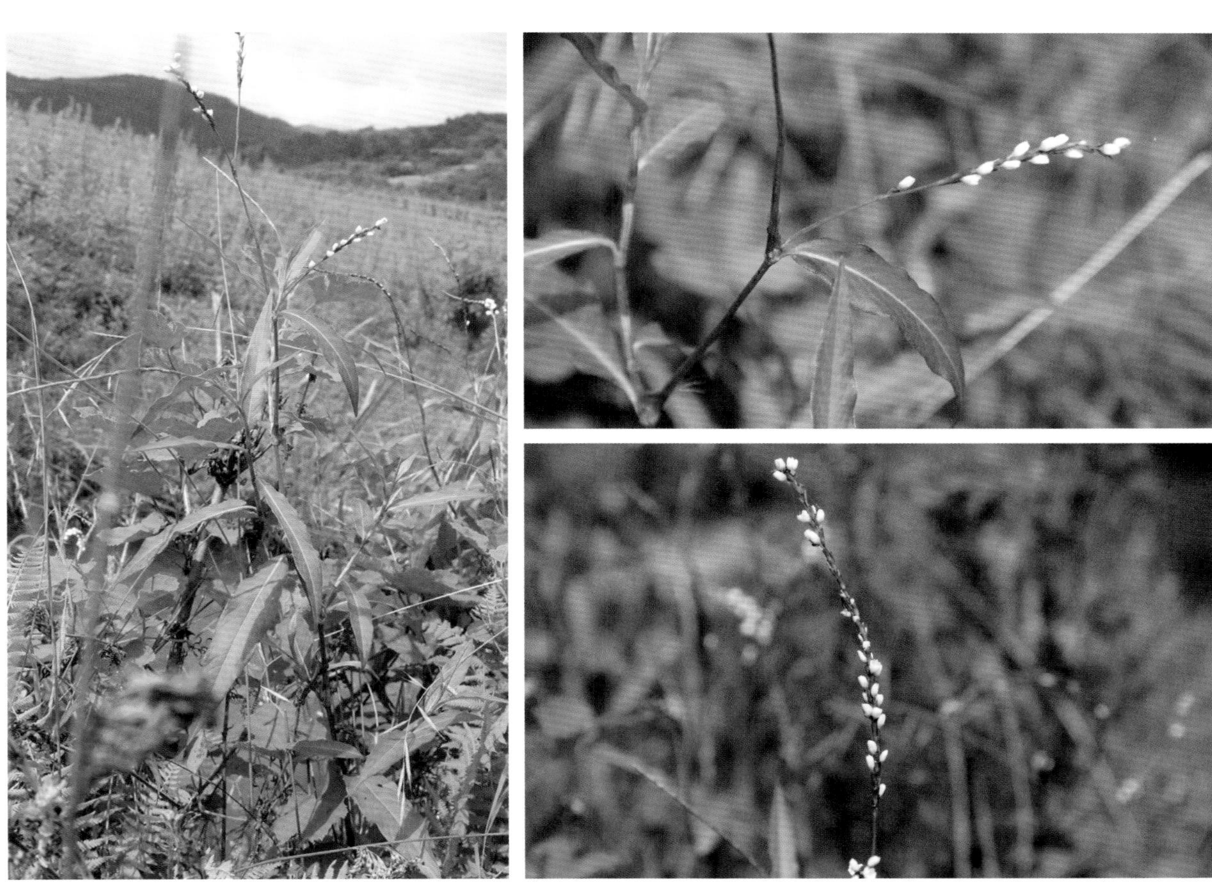

【形态特征】多年生草本，高 40~100cm。茎粗壮，直立，稀分枝。叶披针形或椭圆状披针形，两面具短柔毛；叶柄被密柔毛；托叶鞘筒状，膜质，顶端截形，具长缘毛。花序顶生，穗状，直立，几个集生成圆锥状，稀单生；花被白色或淡绿色，5 深裂；雄蕊 5~8；

花柱 3，柱头头状。瘦果包于宿存花被内，黑色，光亮，三棱状卵球形。花期 8~9 月，果期 9~10 月。

【适宜生境】生于沟边、路旁。

【资源状况】分布于低山区。常见，可以开发利用。

【入药部位】全草（毛蓼）。

【功能主治】拔毒生肌，消肿。用于痈肿疮毒，尿路感染，恶疮，疥癣。

钟花蓼 猪蓼子草

Polygonum campanulatum Hook. f.

【形态特征】多年生草本。茎近直立，分枝，具纵棱，疏生柔毛，上部生绒毛，高 60~90cm，通常基部近平卧，平卧部分节部生根。叶狭卵形或阔卵形，顶端渐尖或呈尾状，两面疏生柔毛；托叶鞘筒状，膜质，疏松，具柔毛，先端偏斜。花序圆锥状，小型；花被淡红色或白色，5 深裂；雄蕊 8，内藏；花药紫色。瘦果宽椭圆形，具 3 棱，黄褐色，稍有光泽，包于宿存花被内。花期 7~8 月，果期 9~10 月。

【适宜生境】生于灌木林下。

【资源状况】分布于中山区、高山区。常见。

【入药部位】全草。

【功能主治】破血消肿，止痛散瘀。用于无名肿毒，阴疽，瘰疬，带下病，跌打损伤，肠炎痢疾，小便短赤。

头花蓼 铜矿草

Polygonum capitatum Buch. -Ham. ex D. Don

【标本采集号】LEM120807002

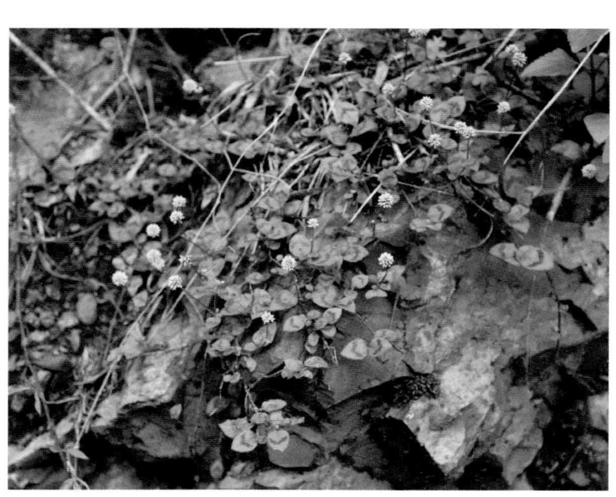

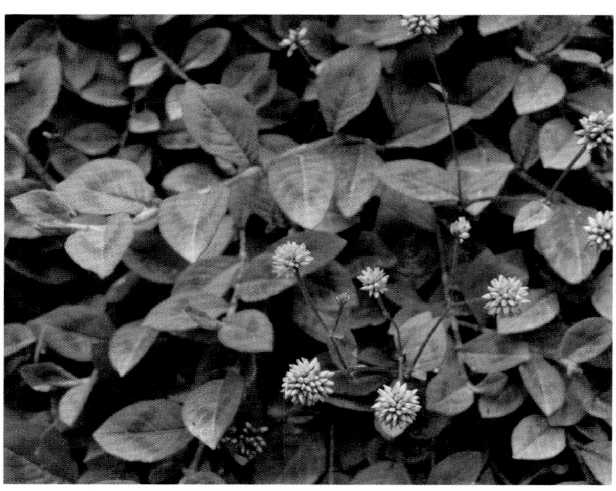

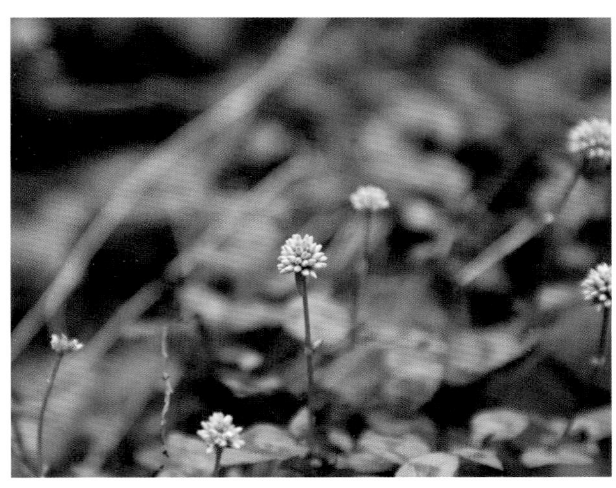
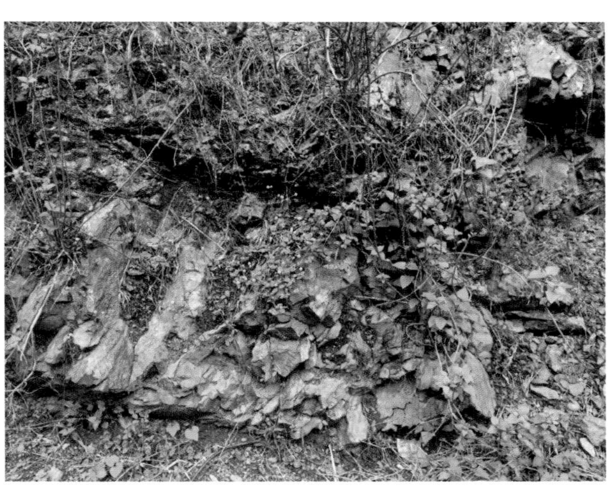

【形态特征】多年生草本，长 15~25cm。茎匍匐，丛生，基部木质。叶卵形或椭圆形，两面具腺毛，有时叶面具黑斑；托叶鞘筒状，疏具腺毛，先端截形，具缘毛。花序顶生，头状，单生或成双；花被粉红色，5 深裂。瘦果长卵形，具 3 棱，包于宿存的花被内。花期 6~9 月，果期 8~10 月。

【适宜生境】生于含铜的岩石上。

【资源状况】分布于低山区。常见，可以开发利用。

【入药部位】全草。

【功能主治】清热利尿，通淋，散瘀止痛。用于痢疾，肾盂肾炎，膀胱炎，尿路结石，风湿痛，跌打损伤，疮疡，湿疹，小便短赤。

火炭母　晕药、黄鳝藤、雪青

Polygonum chinense L.

【标本采集号】LEM120802033

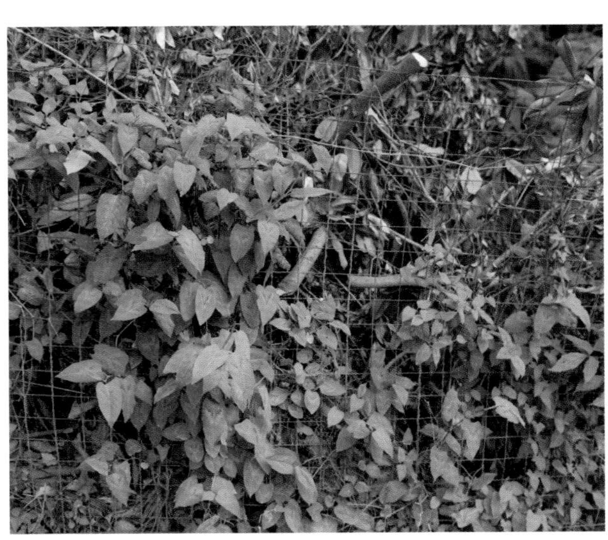
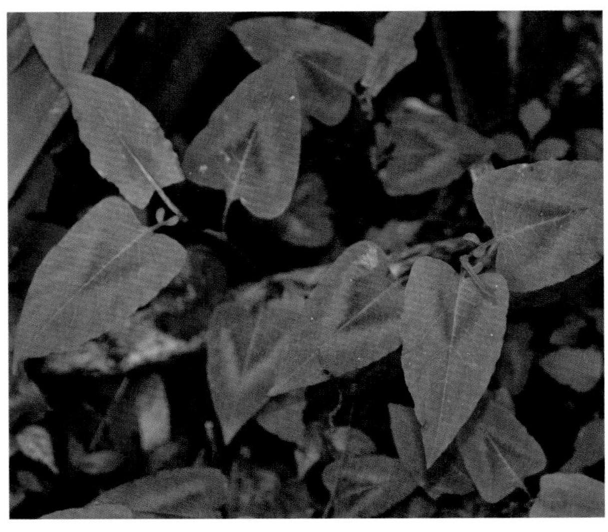

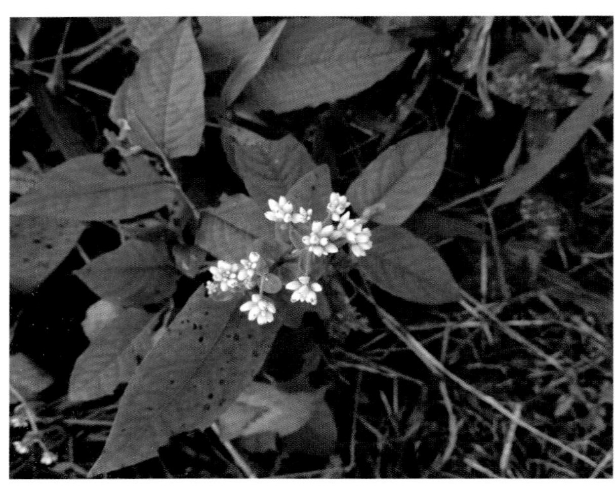

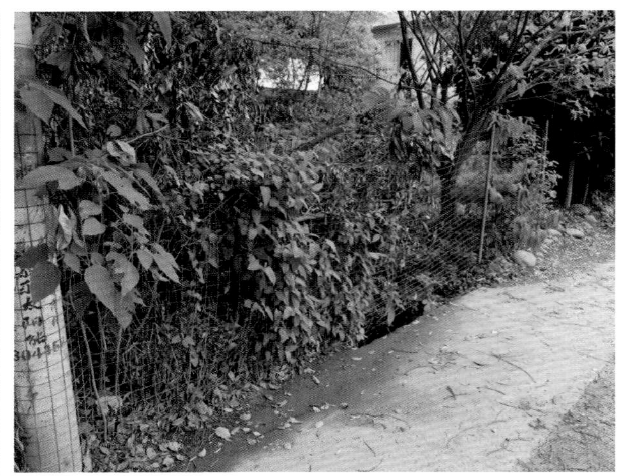

【形态特征】多年生草本，长达 1.5m。茎光滑无毛，多分枝，伏地者节处生根，嫩枝紫红色。叶柄长 1~2cm，基部具叶耳；叶卵形或长卵形，叶面常有“V”字形斑块，宽 2~4cm，两面无毛，有时叶背沿脉疏生柔毛；托叶鞘膜质，筒状，光滑，具多脉，先端偏斜，无缘毛。花序顶生或腋生，头状；花被白色或粉红色，5 深裂；花被片果期增大，后为蓝黑色，肉质。瘦果卵形，具 3 棱，黑色，光亮。花期 7~11 月，果期 7~12 月。

【适宜生境】生于田坎边。

【资源状况】分布于坝区、低山区。常见，可以开发利用。

【入药部位】全草。

【功能主治】息风镇惊，止头晕。用于感冒，咽喉炎，白喉，百日咳，血虚头昏，泄泻，黄疸，虚弱，头晕，小儿惊搐，白带异常，痈肿湿疮，跌打损伤。

水　蓼

辣蓼、药蓼

Polygonum hydropiper L.

【标本采集号】LEM120808014

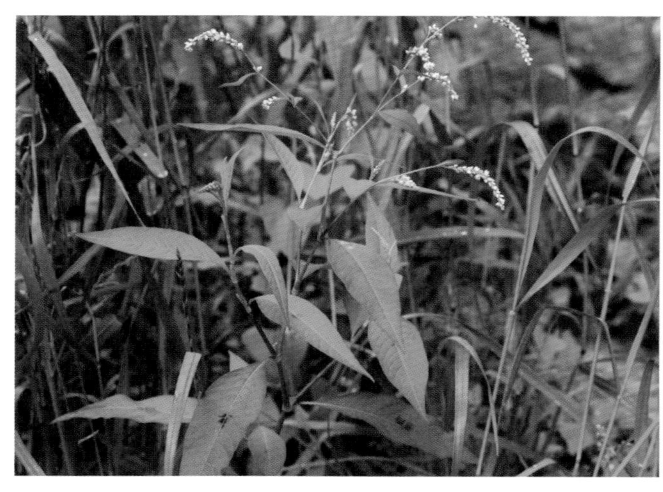

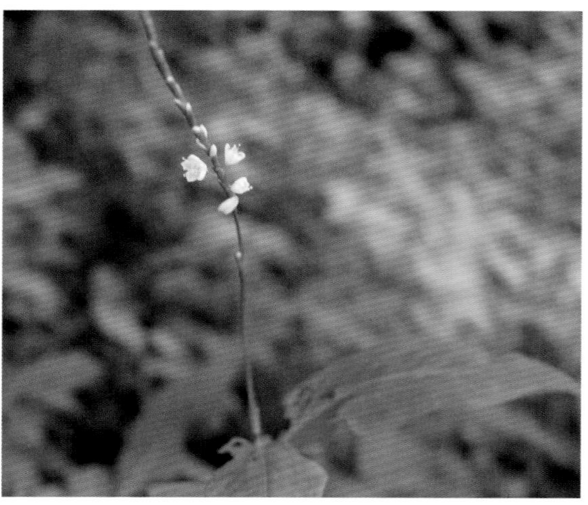

【形态特征】一年生草本，有辣味，高 20~80cm。茎直立或下部伏地，红紫色，无毛，节常膨大。叶披针形或椭圆披针形，全缘，两面无毛，密具褐色腺点；托叶鞘筒状，疏具平伏硬毛，先端截形，具缘毛。花序顶生或腋生，穗状，下垂，下部间断，常疏松，细弱；苞片绿色，漏斗状；花被浅绿色、白色或上部粉色。瘦果卵形，扁平，少有 3 棱，表面有小点，黑色，包于宿存的花被内。花期 5~9 月，果期 6~10 月。

【适宜生境】生于水沟边。

【资源状况】分布于坝区、低山区。常见，可以开发利用。

【入药部位】全草（辣蓼）。

【功能主治】解表发汗，消积利湿。用于痧证腹痛，吐泻转筋，泄泻，痢疾，风湿痹痛，脚气病，疮痈肿毒，疥癣，跌打损伤，异常子宫出血。

酸模叶蓼

旱田蓼、蓼子草

Polygonum lapathifolium L.

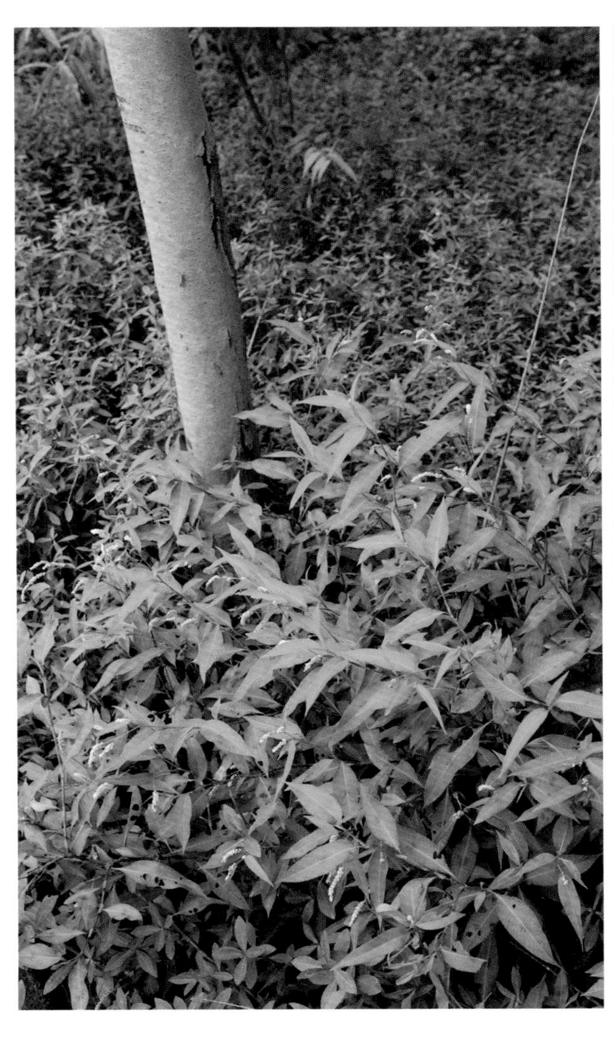

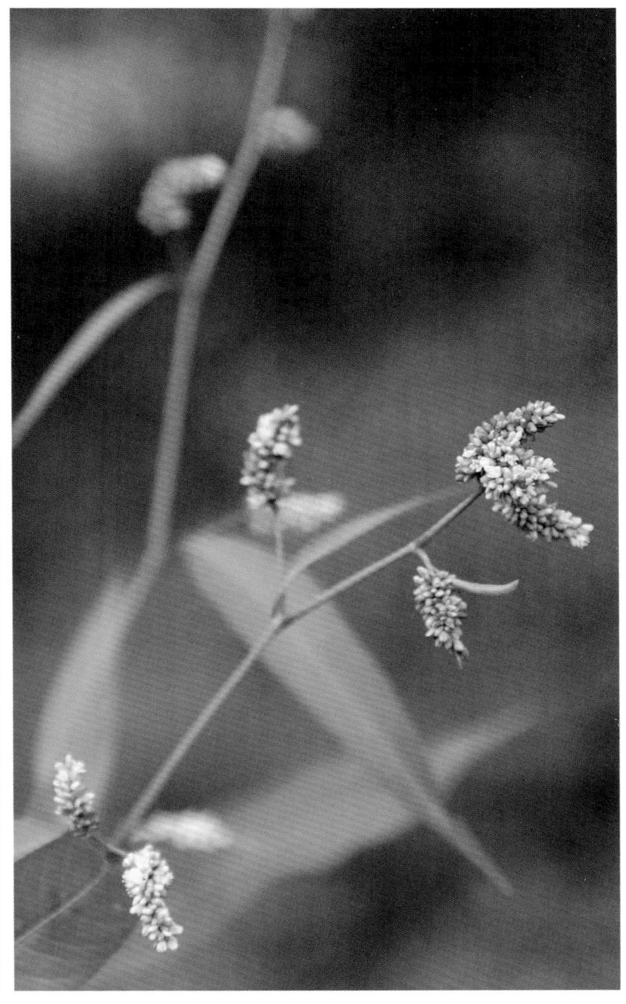

【形态特征】一年生草本，高 40~90cm。茎带红色，节膨大，常生不定根。叶披针形或阔披针形，叶面具心形黑斑，叶背近无毛或密具绵毛；托叶鞘浅褐色，筒状，先端截形，无缘毛。花序顶生或腋生，穗状，直立或下垂，数个穗状花序聚集为圆锥状；苞片膜质，被疏短睫毛；花被粉色或白色，4 深裂。瘦果宽卵球形，双凹，黑褐色。花期 5~7 月，果期 6~10 月。

【适宜生境】生于海拔 500~3000m 的水沟边、荒坡阴湿处。

【资源状况】分布于峨眉山各地。常见。

【入药部位】全草（鱼蓼）、果实。

【功能主治】全草解毒，除湿，活血。用于疮疡肿痛，瘰疬，腹泻，痢疾，湿疹，疳积，风湿痹痛，跌打损伤，月经不调。果实消瘀破积，止痛利尿，健脾利湿。用于癥瘕，水臌，胃痛，腹胀，脾肿大，失眠，疮肿，瘰疬。

长鬃蓼

水红花

Polygonum longisetum De Br.

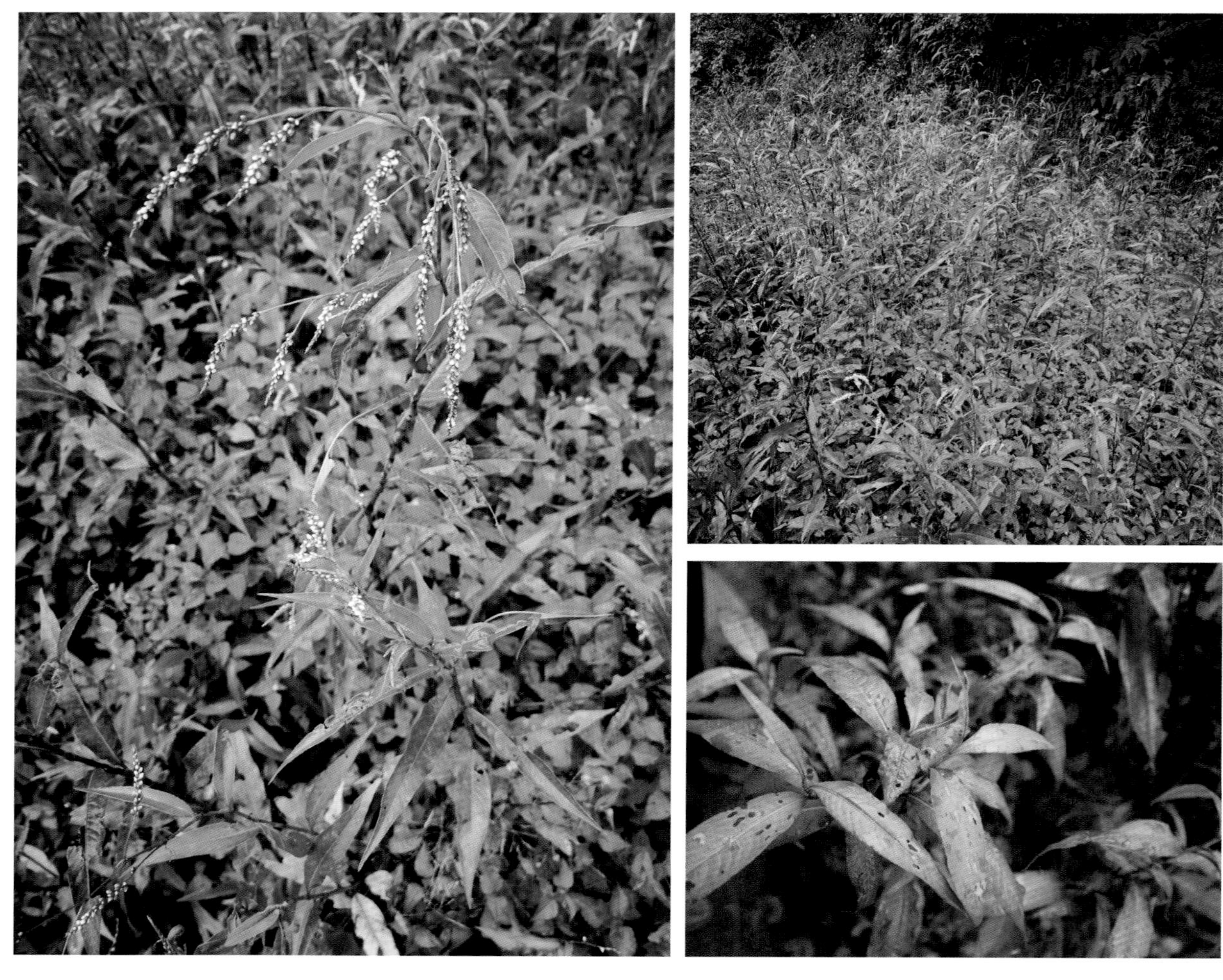

【形态特征】一年生草本。茎直立，基部斜升或匍匐。叶披针形或阔披针形，叶背沿脉具硬伏毛；托叶鞘筒状，疏具柔毛，先端截形，具长睫毛。穗状花序顶生或腋生，下部间断；苞片斜漏斗状，先端具长睫毛；花紫红色或白色。瘦果宽卵球形。花期 5~8 月，果期 6~10 月。

【适宜生境】生于沟边、荒草地潮湿地带。

【资源状况】分布于低山区、中山区。常见。

【入药部位】全草。

【功能主治】活血祛瘀，祛风除湿，通络止痛。用于跌打损伤，风湿痹痛，痈肿疮毒，痢疾腹痛。

尼泊尔蓼

猫儿眼睛

Polygonum nepalense Meisn.

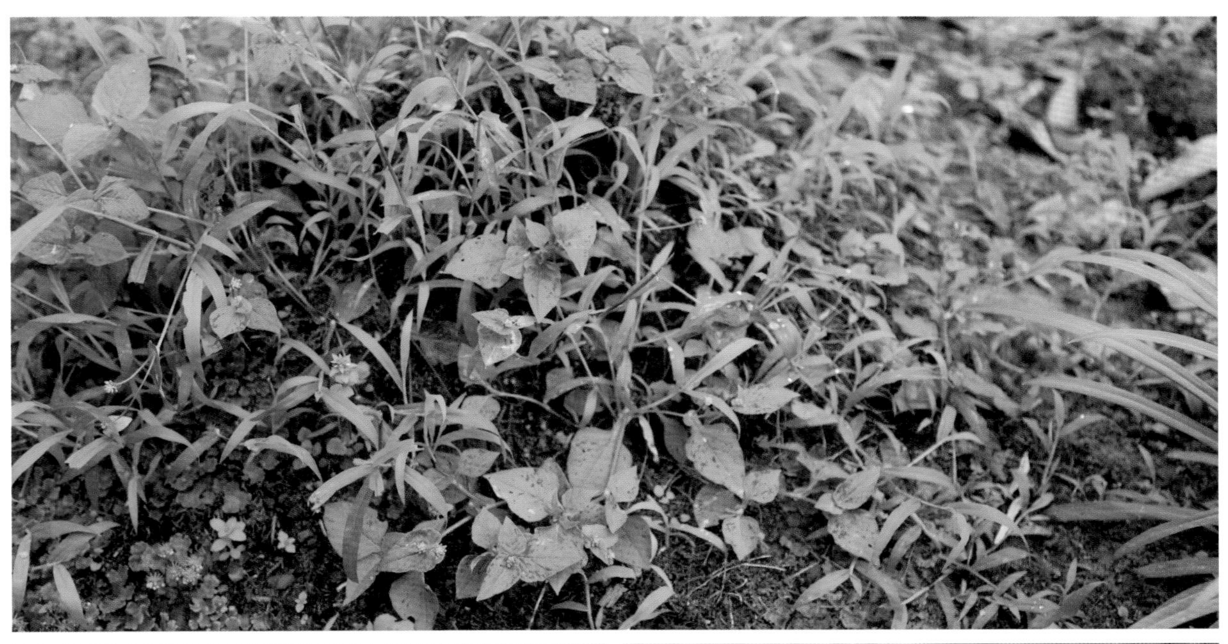

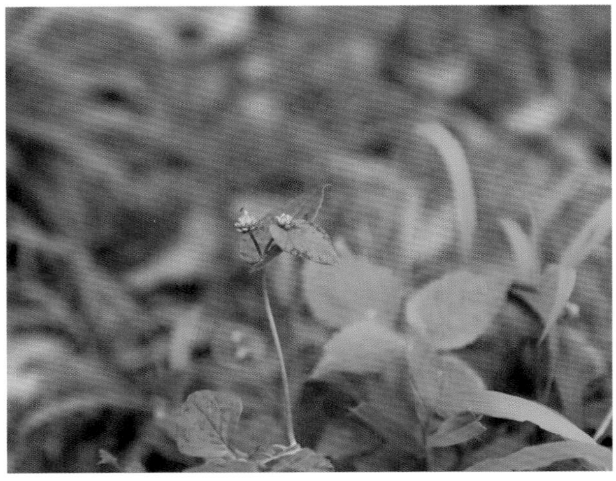

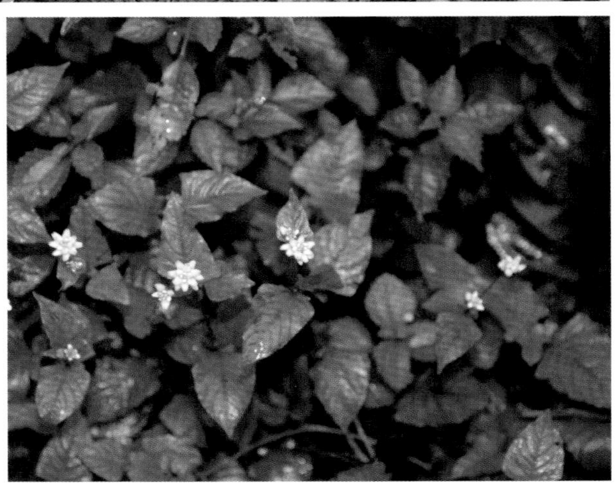

【形态特征】一年生草本，高 30~50cm。茎匍匐或斜升，自基部多分枝，具纵棱槽。叶卵形或三角状卵形，疏生黄色透明腺点，基部宽楔形，沿叶柄下延成翅；托叶鞘筒状，先端斜截形，不具缘毛，基部具刺毛。花序头状，被叶状总苞所包；苞片无毛；花被紫红色或白色，常 4 裂。瘦果两面凸出，黑褐色，密生小点，包于宿存花被内。花期 5~8 月，果期 6~10 月。

【适宜生境】生于草坡、田坎。

【资源状况】分布于低山区。常见，可以开发利用。

【入药部位】全草（猫儿眼睛）。

【功能主治】清热解毒，利湿，收敛固肠。用于肠炎，喉痛目赤，牙龈肿痛，大便失常，风湿关节疼痛，肠痈，肺痈，跌打损伤，红白痢疾。

红　蓼 水红花子

Polygonum orientale L.

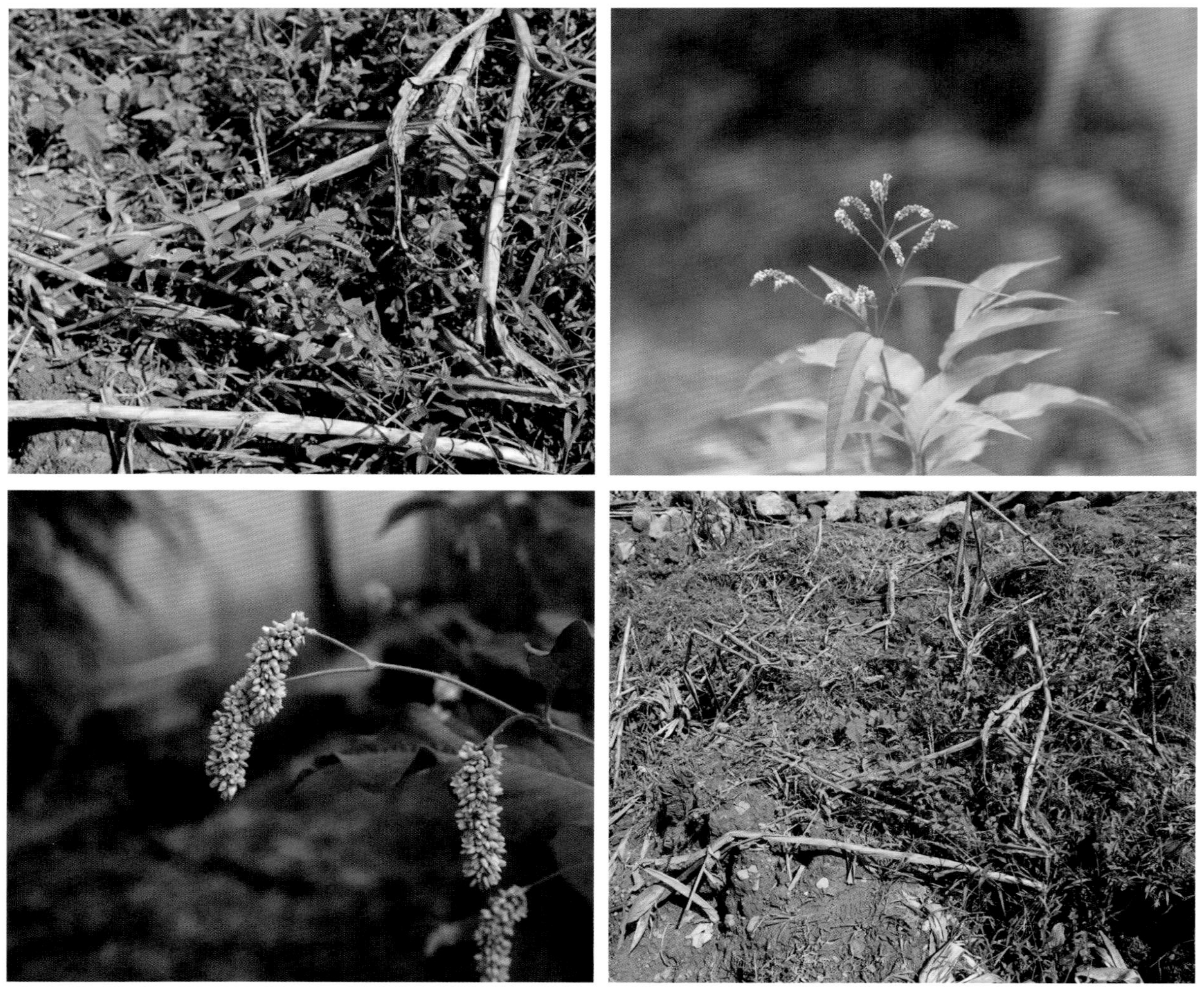

【形态特征】一年生草本。茎直立，粗壮，高 1~2m，上部多分枝，密被展开的长柔毛。叶阔卵形、阔椭圆形或卵状披针形，两面密被柔毛，沿脉密生长柔毛；托叶鞘筒状，具长柔毛，先端截形，具长缘毛，常具环形绿色叶状翅。花序顶生或腋生，穗状，稍下垂；花粉红色或白色。瘦果近扁球形，黑褐色，有光泽。花期 6~9 月，果期 8~10 月。

【适宜生境】生于海拔 2700m 以下的荒坡、屋旁。

【资源状况】分布于峨眉山各地。常见，可以开发利用。

【入药部位】成熟果实（水红花子）。

【功能主治】散血消癥，消积止痛，利水消肿。用于癥瘕痞块，瘿瘤，食积不消，胃脘胀痛，水肿腹水。

杠板归

蛇倒退、贯叶蓼

Polygonum perfoliatum L.

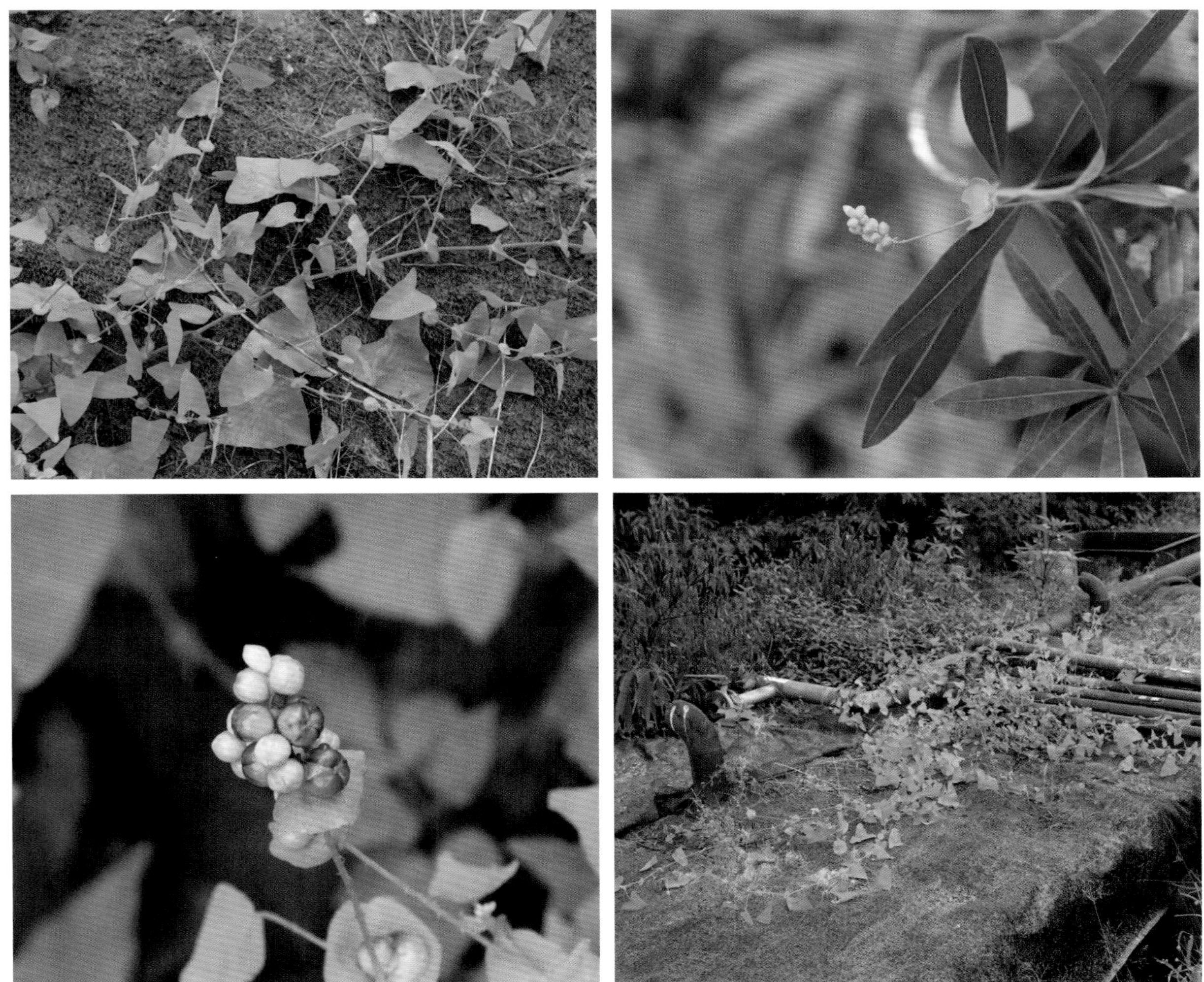

【形态特征】一年生草本，长达 2m。茎攀缘，多分枝，沿棱具倒钩刺。叶三角状盾形，叶背常沿脉疏具倒刺；托叶鞘筒状，顶端有圆形绿色草质翅，包茎。花序顶生或腋生，穗状；花被白色或淡红色，5 深裂；雄蕊 8，2 轮。瘦果包于肉质蓝色的宿存花被内，光亮，黑色或蓝色。花期 6~8 月，果期 7~10 月。

【适宜生境】生于荒地、田坎和林缘。

【资源状况】分布于坝区。常见，可以大量开发利用。

【入药部位】全草。

【功能主治】清热解毒，利湿，止痒。用于风火赤眼，上呼吸道感染，肠炎，痢疾，湿热黄疸，百日咳，丹毒，疥癣。

习见蓼 腋花蓼

Polygonum plebeium R. Br.

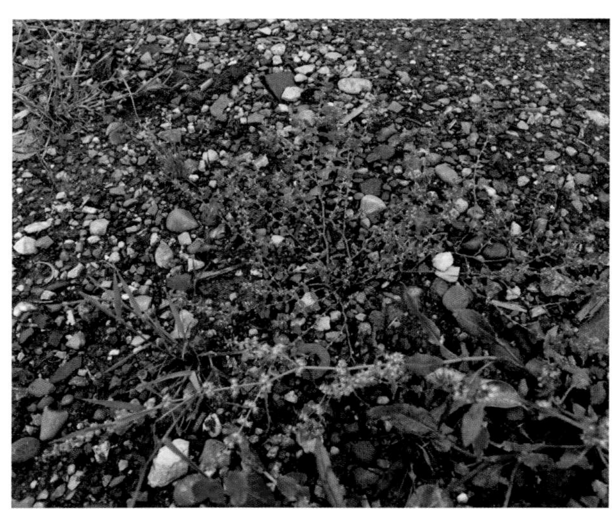

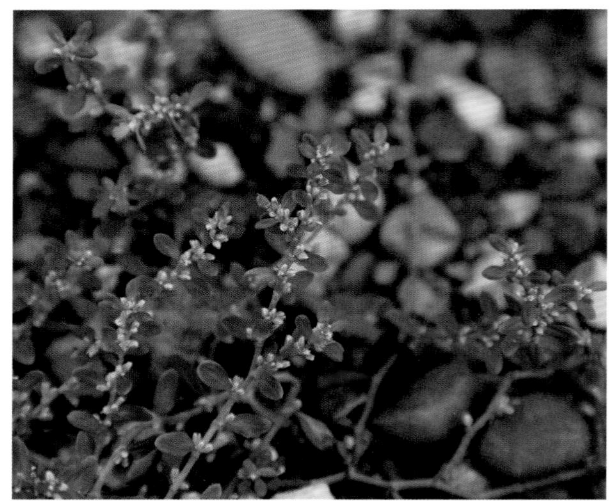

【形态特征】一年生草本。茎匍匐，长 15~40cm，具纵棱，沿棱具小突起，通常小枝的节间比叶片短。叶狭椭圆形或倒披针形；托叶鞘白色，先端撕裂状。花 3~6，簇生于叶腋；苞片膜质；花梗中部具关节，比苞片短；雄蕊 5。瘦果平滑，被包在宿存花被中，黑褐色，宽卵球形。花期 5~8 月，果期 6~9 月。

【适宜生境】生于山坡、田坎、荒地。

【资源状况】分布于坝区。常见。

【入药部位】全草。

【功能主治】清热解毒，利水通淋，化湿，杀虫。用于尿路感染，淋浊，虫积腹痛。

丛枝蓼 太阳草
Polygonum posumbu Buch. -Ham. ex D. Don

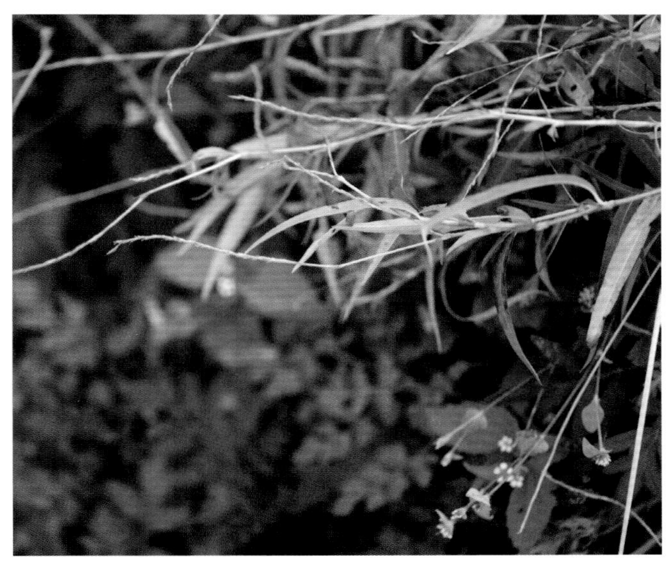

【形态特征】一年生草本。茎细弱，无毛，具纵棱，基部多分枝，丛生状。叶卵形或卵状披针形，两面疏被硬伏毛或渐无毛，先端尾状渐尖；托叶鞘筒状，具硬伏毛，先端截形，具长缘毛。花序顶生或腋生，穗状，疏松，下部间断；花紫红色。瘦果卵形，具3棱，黑褐色，有光泽，包于宿存花被内。花期6~9月，果期7~10月。

【适宜生境】生于荒地、路边。

【资源状况】分布于峨眉山各地。常见，可以开发利用。

【入药部位】全草。

【功能主治】清热解毒，活血散瘀，利尿通淋。用于跌打损伤，肠炎痢疾，小便短赤。

羽叶蓼 花脸晕药、赤茎散
Polygonum runcinatum Buch. -Ham. ex D. Don

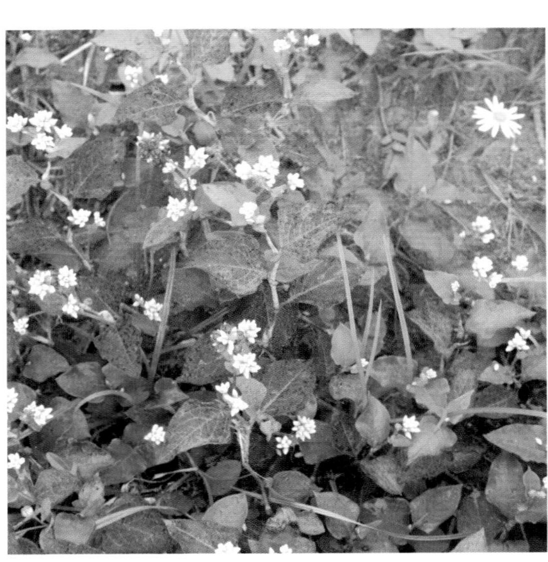

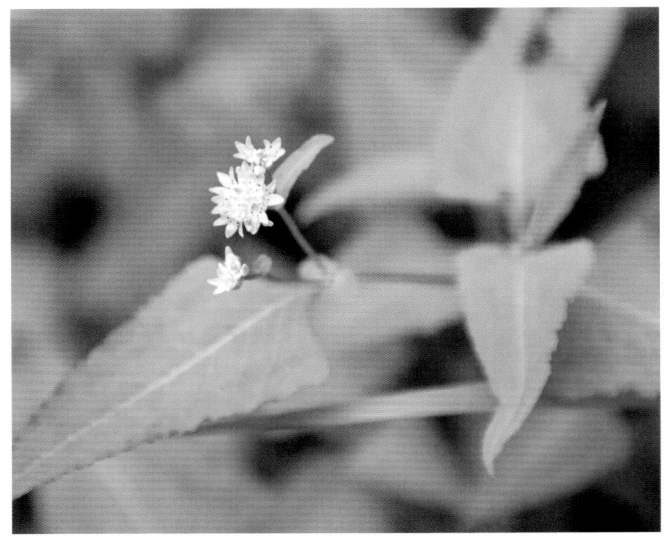

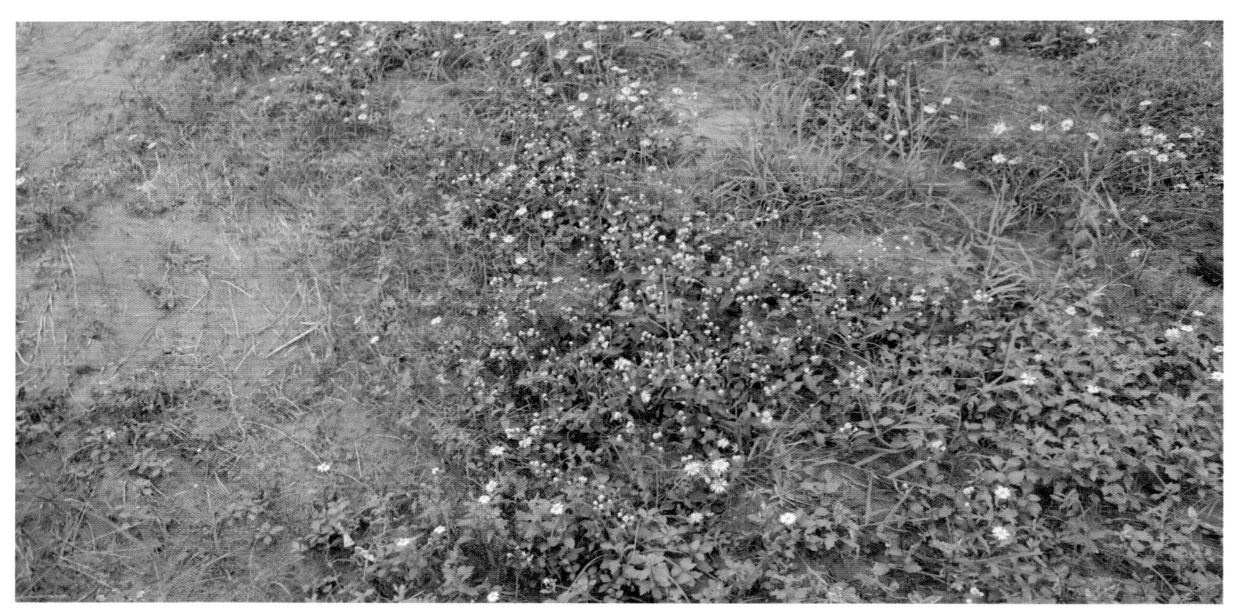

【形态特征】多年生草本，高 30~60cm。茎具纵棱，有毛或近无毛，节部通常具倒生伏毛，近直立或斜升。叶羽裂，叶片两面疏被糙伏毛，侧生羽片 1~3 对。头状花序直径 1~1.5cm，通常成对着生；花被粉红色或白色，5 深裂；雄蕊常 8，内藏，花药紫色。瘦果卵形，具 3 棱，黑褐色，无光泽，包于宿存花被内。花期 4~8 月，果期 6~10 月。

【适宜生境】生于林旁、荒地、潮湿地。

【资源状况】分布于坝区、低山区。常见。

【入药部位】全草。

【功能主治】清热解毒，活血消肿。用于痢疾，白带异常，经闭腹痛，乳痈，毒虫咬伤。

箭叶蓼

走游草、钩钩草

Polygonum sieboldii Meisn.

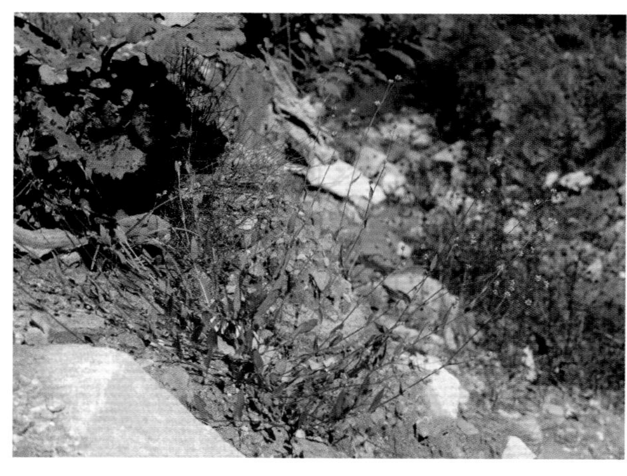

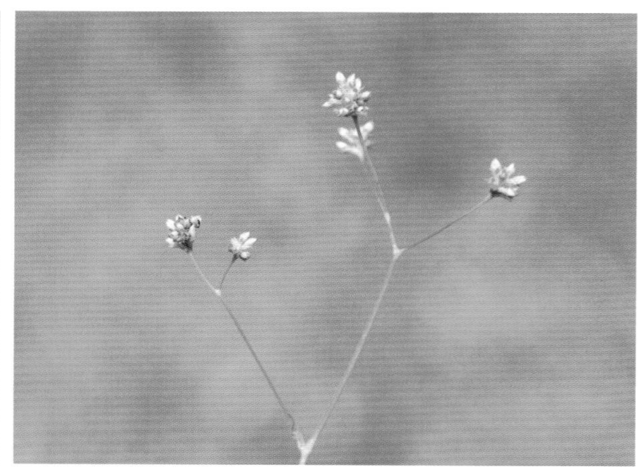

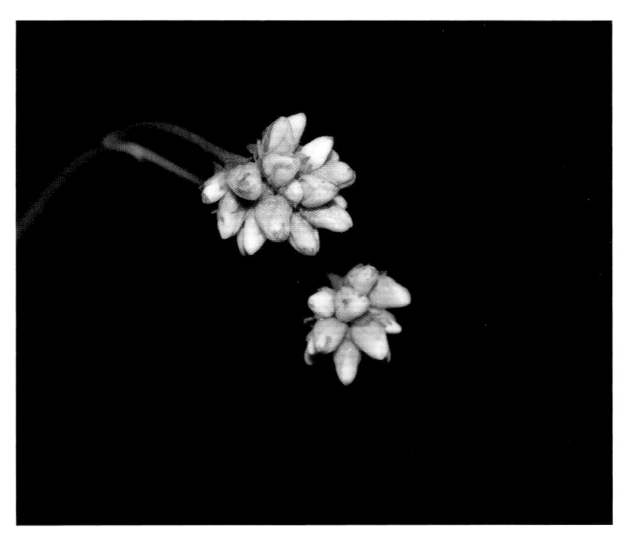
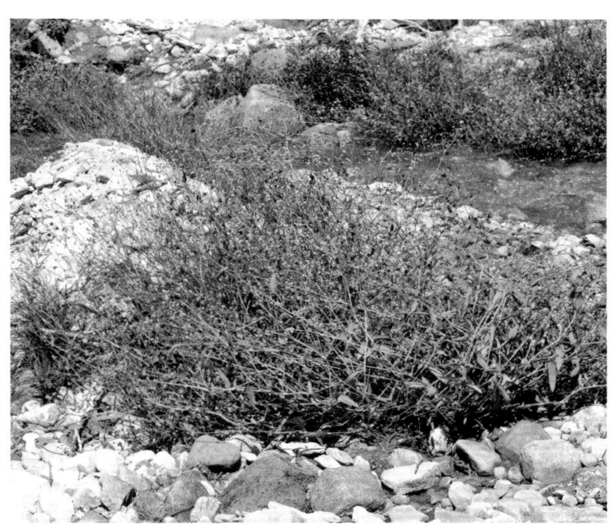

【形态特征】一年生草本。茎攀缘，基部外倾，上部近直立，有分枝，无毛，四棱形，沿棱具倒生皮刺。叶宽披针形至长圆形，叶背常于中脉近基部具倒刺，基部箭形。头状花序通常成对，顶生或腋生；花被白色至绿白色，常浅红色，5深裂，花被片不为肉质；雄蕊8，2轮。瘦果宽卵球形，黑色，包于宿存花被内。花期6~9月，果期8~10月。

【适宜生境】生于田边、沟边。

【资源状况】分布于坝区。常见，可以开发利用。

【入药部位】全草。

【功能主治】祛风除湿，清热解毒。用于跌打损伤，风湿痹痛，淋证。

珠芽蓼 一口血、野高粱

Polygonum viviparum L.

【标本采集号】LEM120720027

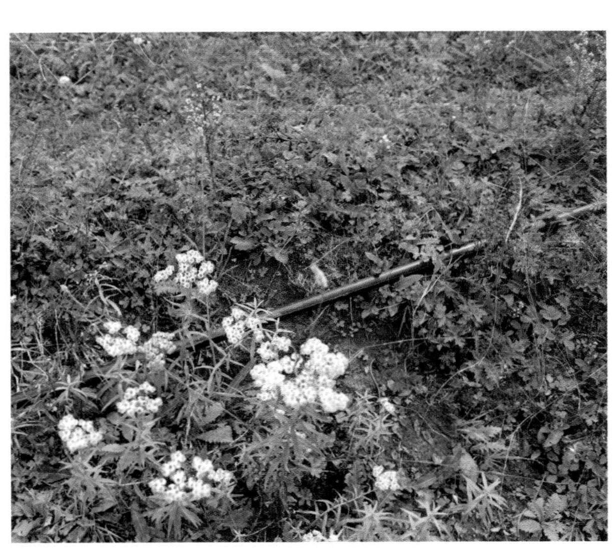
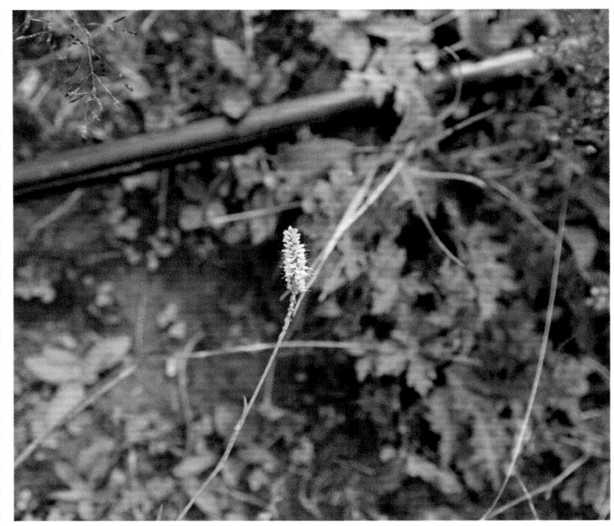

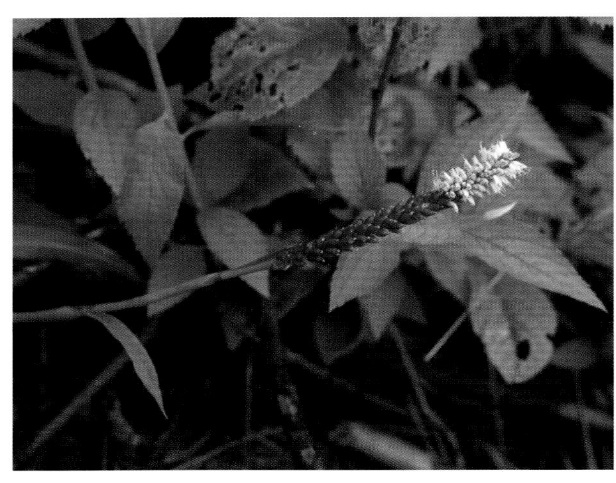
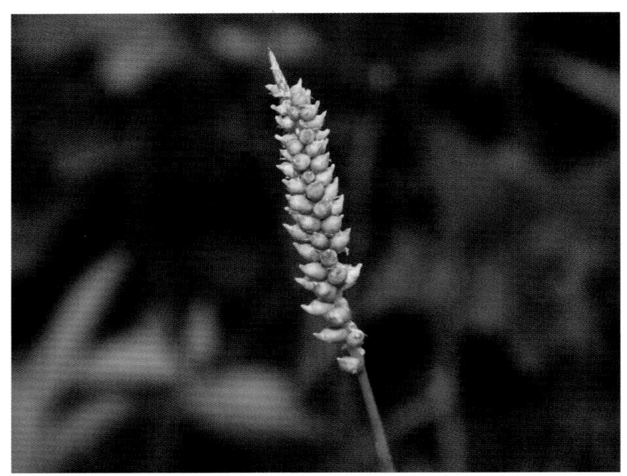

【形态特征】多年生草本。茎高 15~60cm，不分枝。根状茎粗壮，弯曲。基生叶具柄；叶线形、卵状披针形或长圆形，革质；托叶鞘筒状，下部绿色，上部褐色，膜质，先端偏斜，无缘毛。花序顶生，穗状，具珠芽；花被白色或粉红色，5 深裂。花期 5~7 月，果期 7~9 月。

【适宜生境】生于草坡、路旁、林缘向阳处。为冬虫夏草寄主蝙蝠蛾科昆虫幼虫的食物，是冬虫夏草的伴生植物。

【资源状况】分布于中山区、高山区。常见，可以开发利用。

【入药部位】根茎（蝎子七）。

【功能主治】清热解毒，活血，止血，行瘀，消肿止痛，止痢，止泻。用于扁桃体炎，肠炎，胃炎，痢疾，吐血，衄血，白带异常，血崩，痈疖肿毒，月经不调，跌打损伤，外伤出血，腹痛，肠风下血。

虎　杖

花斑竹、土地榆

Reynoutria japonica Houtt.

【标本采集号】LEM120626001

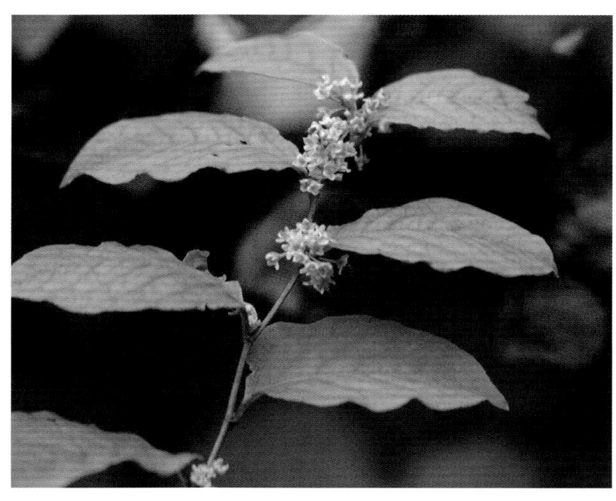
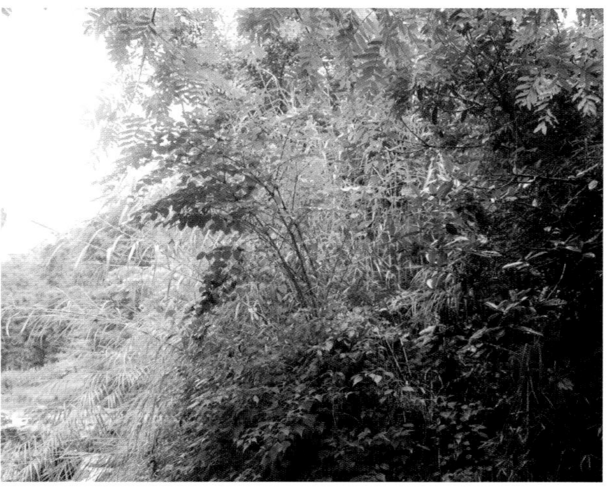

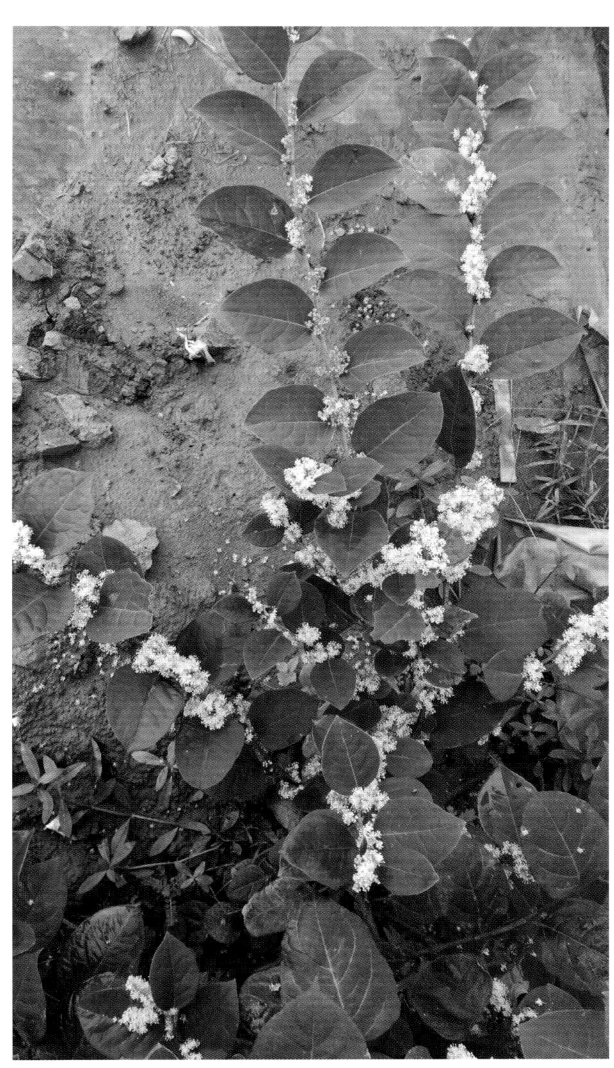

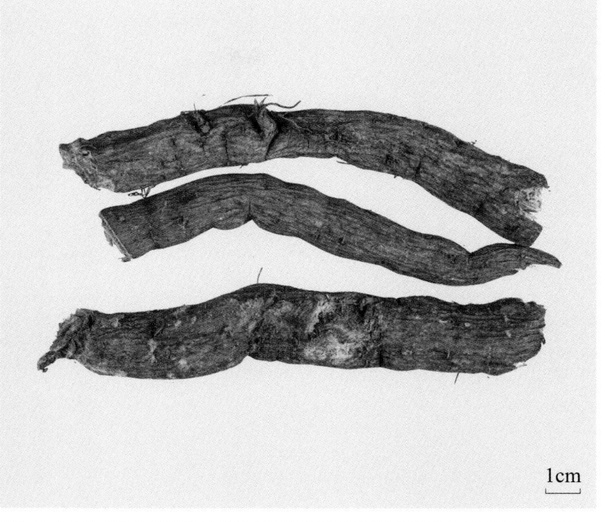

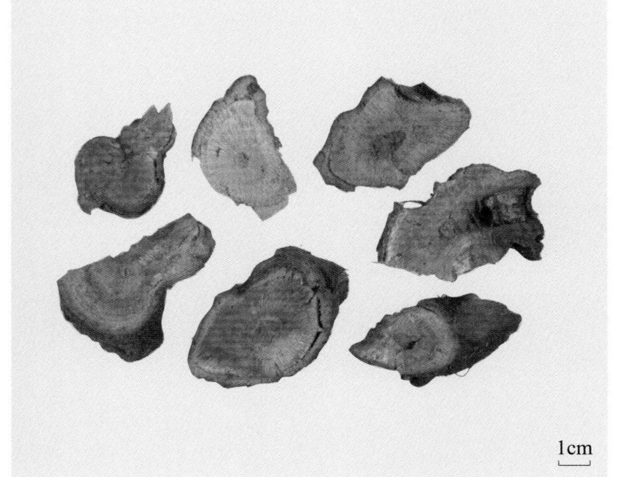

【形态特征】多年生草本，高达 2m。茎多数，直立，丛生，表面常具红色或紫色斑点。叶宽卵形或卵状椭圆形，基部宽楔形、截形或圆形，近革质，两面无毛，沿脉具乳突。雌雄异株；花序腋生，圆锥状，少分枝；花被白色或淡绿色，5 深裂，不等大；雌花柱头流苏状。瘦果具 3 棱，红棕色或黑棕色，平滑光亮，全部包于扩大的花被内。花期 6~9 月，果期 7~10 月。

【适宜生境】生于海拔 2800m 以下的水沟边、灌丛等阴湿处。

【资源状况】分布于峨眉山各地。常见，可以开发利用。

【入药部位】根及根茎（虎杖）。

【功能主治】利湿退黄，清热解毒，散瘀止痛，止咳化痰。用于湿热黄疸，淋浊，带下病，风湿痹痛，痈肿疮毒，水火烫伤，经闭，癥瘕，跌打损伤，肺热咳嗽。

评　　述　川产道地药材，主产于乐山市（峨眉山）。

药用大黄 大黄 *Rheum officinale* Baill.

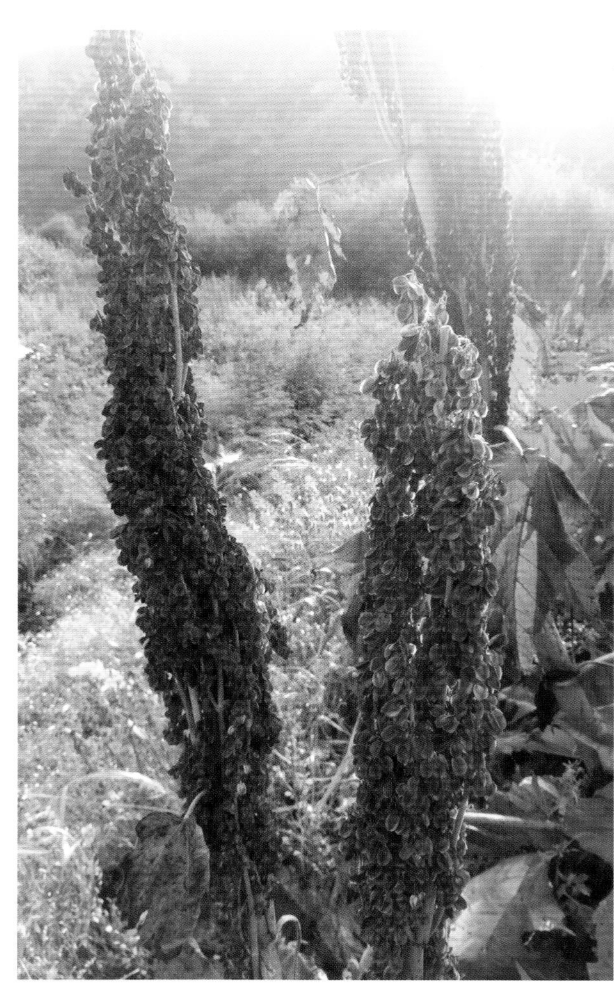

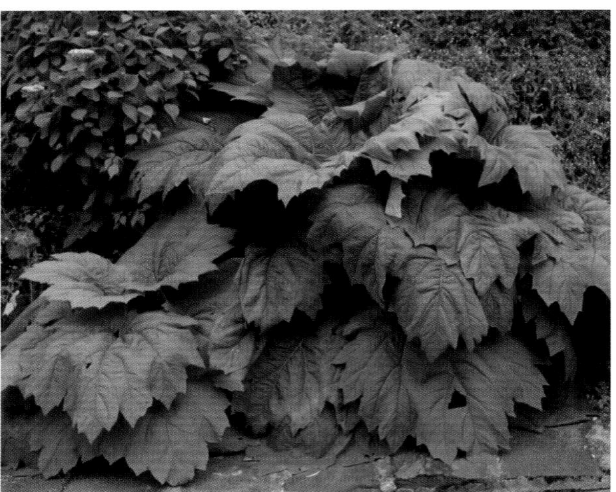

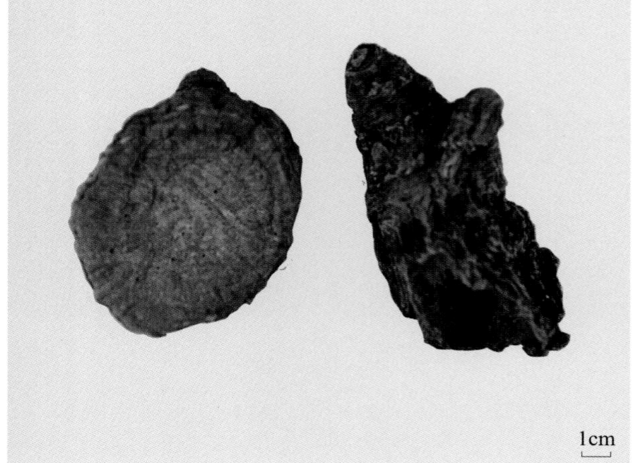

【形态特征】多年生高大草本，高 1.5~2m。根及根状茎粗壮。茎粗壮，直立，中空。基生叶大型，近圆形或宽卵圆形，掌状 5 浅裂，裂片三角形，叶背具柔毛，基生脉 5~7，基部心形；托叶鞘膜质，比较透明，上有短毛；茎生叶向上变小。大型圆锥花序，分枝开展；花 4 或 5 簇生；花被片 6，绿色至黄白色。果实矩圆状椭球形，具 3 翅，边缘不透明。花期 5~6 月，果期 8~9 月。

【适宜生境】生于高山草地。

【资源状况】分布于低山区、中山区、高山区。常见，可以大量开发利用。

【入药部位】根及根茎（大黄）。

【功能主治】清热泻火，破积，行瘀。用于实热便秘，吐血，痈肿疮毒等。

评　述　川产道地药材，主产于绵阳市（北川、平武）、广元市（青川）、达州市（万源）。

掌叶大黄

大黄

Rheum palmatum L.

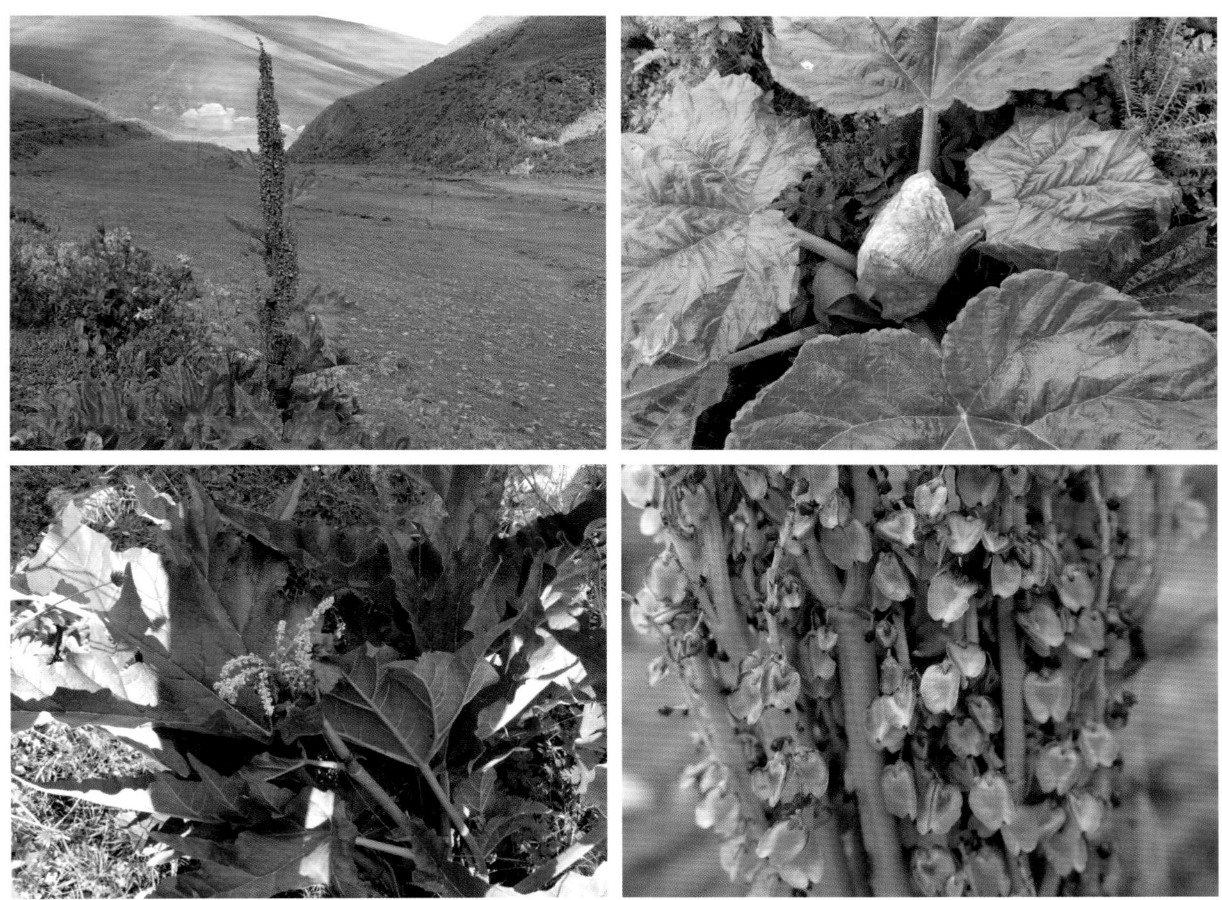

【形态特征】多年生高大草本，高1.5~2m。根及根状茎木质，粗壮。茎直立，中空，绿色。基生叶大型，近圆形或卵圆形，掌状半裂，基生脉5条，基部心形，先端渐尖或窄急尖；茎生叶向上变小；托叶鞘大。大型圆锥花序，分枝聚拢；花被6裂，排成2轮；花小，紫红色，有时黄白色；雄蕊9个。果实椭球形至长球形，有3棱，沿棱生翅，翅边缘半透明。花期6月，果期8月。

【适宜生境】生于灌木林下、山坡。

【资源状况】分布于高山区。野生资源少见，大量人工栽培。

【入药部位】根及根茎（大黄）。

【功能主治】清热解毒，通经，泻湿热，破积滞，行瘀血，泻下通里。用于实热便秘，谵语发狂，食积痞满，里急后重，瘀停经闭，时行热疫，急性阑尾炎，急性病毒性肝炎，血瘀经闭，暴眼赤痛，吐血，衄血，腹痛，牙痛，阴黄，水肿，淋浊，痈疡肿毒，疔疮，烫火伤，急性结膜炎。

评　述 川产道地药材，主产于甘孜藏族自治州（色达、康定、甘孜）、阿坝藏族羌族自治州（黑水、壤塘、理县、茂县、汶川、金川）。

酸模 牛耳大黄
Rumex acetosa L.

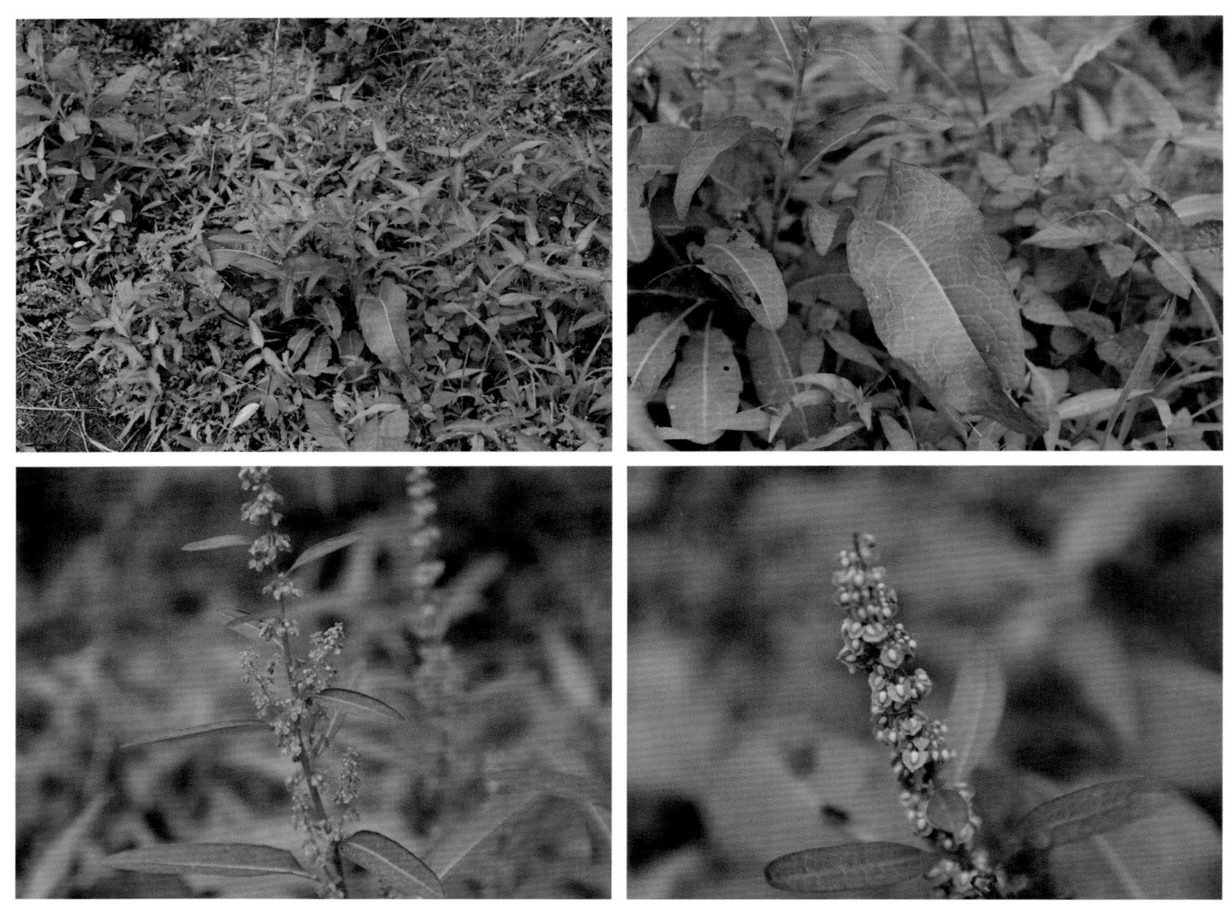

【形态特征】多年生草本，高38~80cm。须根。茎直立，常不分枝。基生叶和茎下部叶箭形，茎上部叶较小；托叶鞘白色，膜质，先落。花序狭圆锥形，顶生，稀疏；花单性，雌雄异株；雄花外花被片小而直立，内花被片椭圆形，雄蕊6；雌花外花被片果期反折，内花被片果期增大，近圆形，柱头3。瘦果椭球形，具3锐棱，黑褐色，光亮。花期5~7月，果期6~8月。

【适宜生境】生于海拔 400~1800m 的灌林、荒地。

【资源状况】分布于坝区、低山区、中山区。常见。

【入药部位】根。

【功能主治】清热解毒，利湿退黄，凉血。用于急性肝炎，恶疮，各种内外出血症，劳伤吐血。

皱叶酸模

牛耳大黄

Rumex crispus L.

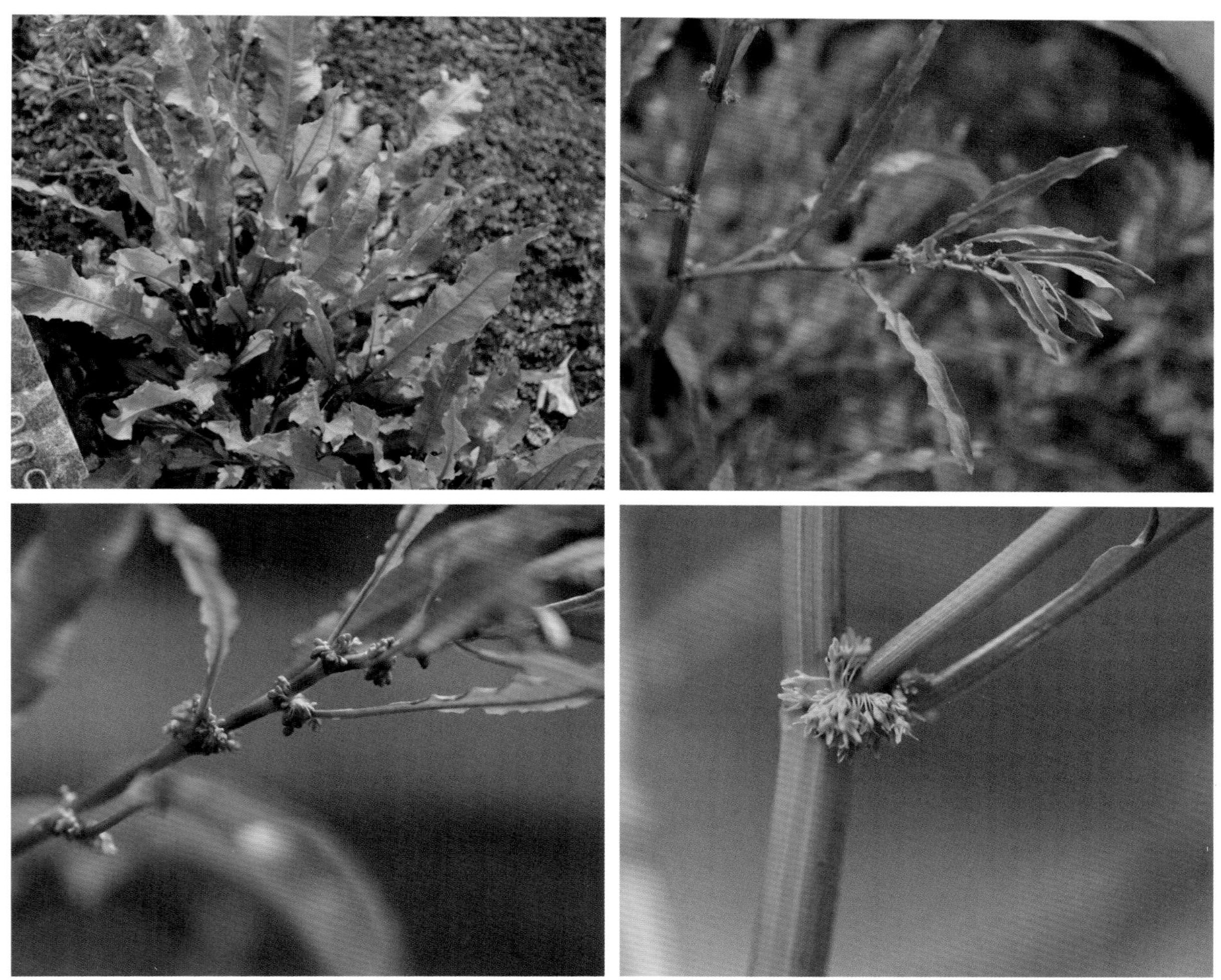

【形态特征】多年生草本，高 60~100cm。根粗壮，黄棕色。茎直立，不分枝或上部分枝。基生叶披针形或狭披针形，无毛或沿叶背脉具不明显乳突，基部常楔形，边缘皱波状；茎生叶较小，狭披针形；托叶稍白色，膜质，先落。花序狭圆锥，顶生，分枝近直立或斜升；花两性；花被片 6，内花被片果期增大，宽卵形，基部近截形，边缘全缘，全部具小瘤。瘦果卵球形，具 3 锐棱，深褐色，有光泽。花期 5~6 月，果期 6~7 月。

【适宜生境】生于路边、沟边、屋旁。

【资源状况】分布于低山区。常见，可以开发利用。

【入药部位】根（羊蹄、牛西西）。

【功能主治】清热解毒，润肠通便。用于急性肝炎，慢性支气管炎，吐血，血崩，异常子宫出血，血小板减少性紫癜，大便燥结，痢疾。

尼泊尔酸模 牛耳大黄

Rumex nepalensis Spreng.

【标本采集号】LEM120709006

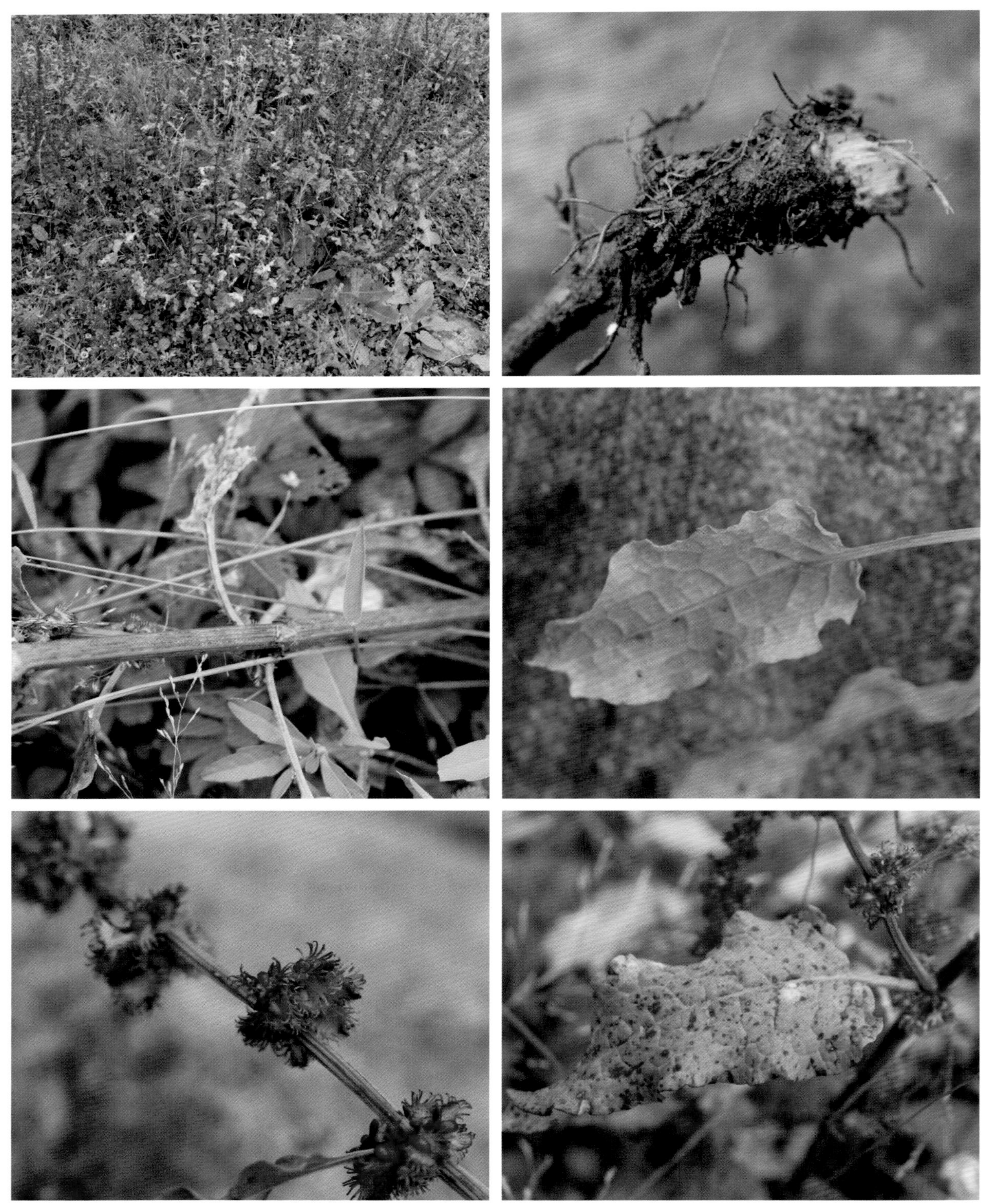

【形态特征】多年生草本，高 50~100cm。根粗壮，黄色。茎直立，具沟槽，上部分枝。基生叶宽卵形，两面无毛或叶背沿脉微具乳突，基部心形，边缘全缘；茎生叶卵状披针形；托叶鞘膜质，早落。花序圆锥状，顶生；花两性，内花被片果期增大，宽卵形，基部截形，边缘具 7~8 齿，顶端钩状，部分或全部具小瘤。瘦果卵球形，具 3 锐棱，顶端急尖，褐色，有光泽。花期 4~5 月，果期 6~7 月。

【适宜生境】生于路边、荒地、林缘潮湿处。

【资源状况】分布于中山区。常见，可以开发利用。

【入药部位】根、叶（牛耳土大黄）。

【功能主治】清热解毒，润肠通便。用于大便燥结，淋浊，黄疸，吐血，衄血，白带异常，湿热痢疾，肠风，异常子宫出血，神经性皮炎，秃疮，疥癣，痈肿，跌打损伤。

长刺酸模　血大黄

Rumex trisetifer Stokes

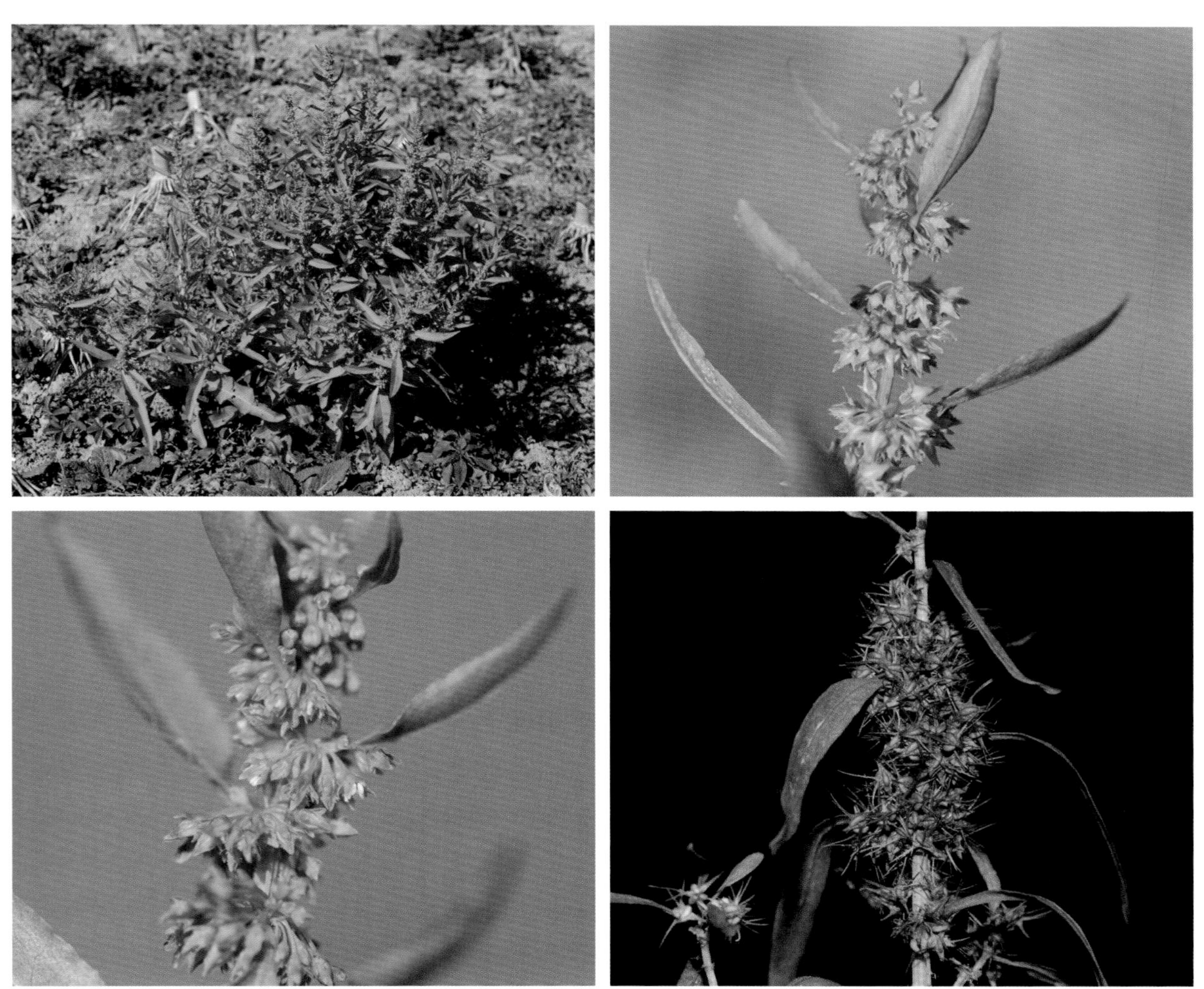

【形态特征】一年生草本。根粗壮，红褐色。茎直立，高 30~80cm，褐色或红褐色，具沟槽，分枝开展。茎下部叶长圆形或披针状长圆形，两面无毛，基部楔形，边缘波状；托叶鞘脱落，膜质。总状花序顶生或腋生；花两性；外花被片披针形，较小，狭三角状卵形，内花被片在果期增大，狭三角形，边缘每侧具 1 枚针刺。瘦果椭球形，具 3 锐棱，黄褐色，有光泽。花期 5~6 月，果期 6~7 月。

【适宜生境】生于路边、荒坡。

【资源状况】分布于坝区、低山区。常见。

【入药部位】根或全草（假菠菜）。

【功能主治】清热解毒，润肠通便。用于大便燥结，淋浊，黄疸，吐血，衄血，白带异常，湿热痢疾。

藜　科

藜

灰灰菜

Chenopodium album L.

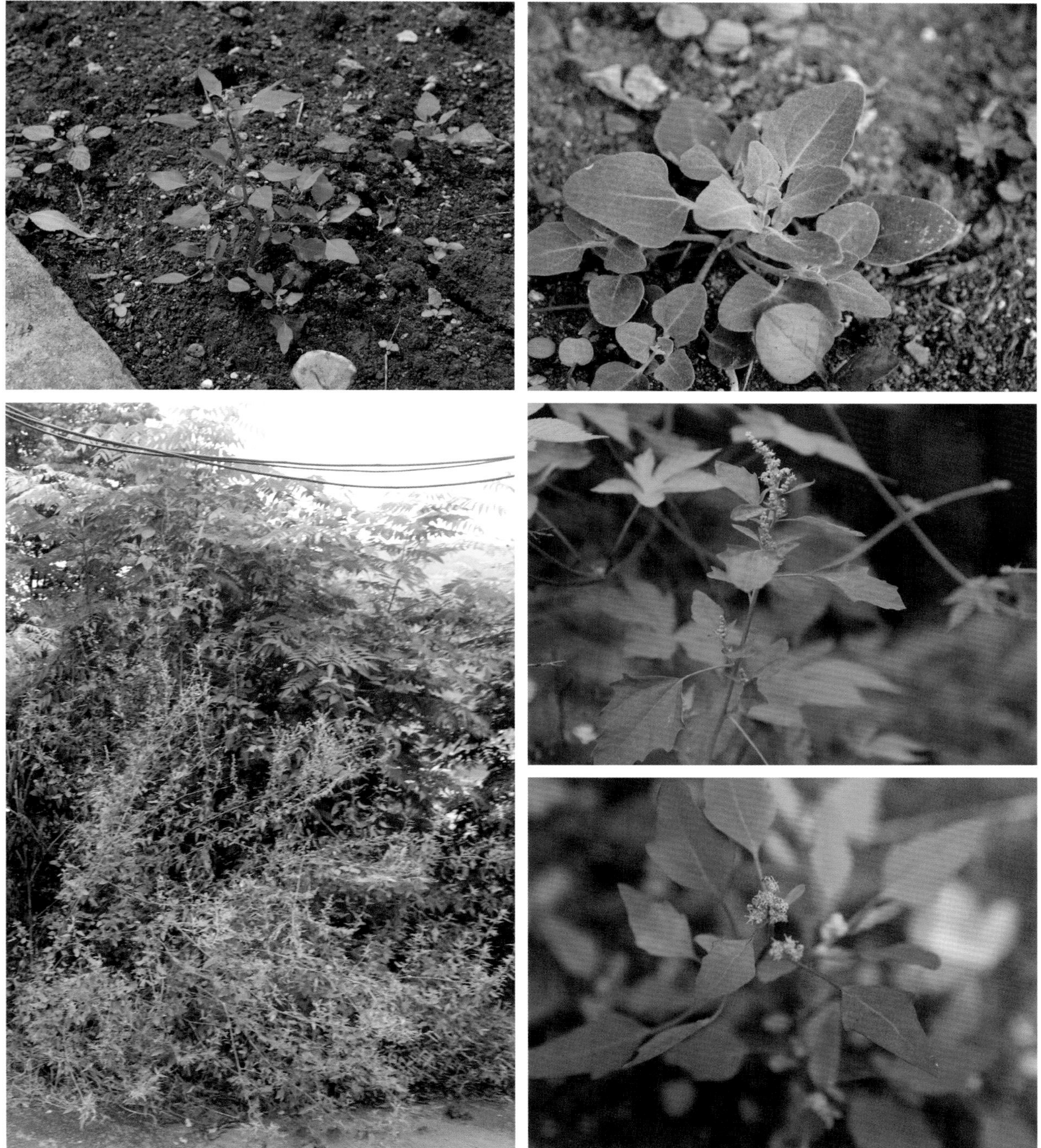

【形态特征】一年生草本，高 30~150cm。茎直立，具条棱，多分枝。叶菱状卵形至阔披针形，叶背具粉末，边缘具不规则锯齿。团伞花序在上部枝排成大或小的圆锥状或穗状圆锥花序；花两性；花被裂片 5。种子双凸镜状，黑色，有光泽，表面具浅沟纹。花、果期 5~10 月。

【适宜生境】生于田坎、荒地、路边。

【资源状况】分布于坝区、低山区。常见，可以大量开发利用，嫩叶作野菜食用。

【入药部位】全草。

【功能主治】祛风解毒，止泻痢，杀虫。用于风热感冒，痢疾，肠炎，腹泻，湿疮，皮肤湿热痒疹，毒虫咬伤，麻疹不透。

土荆芥

臭草

Chenopodium ambrosioides L.

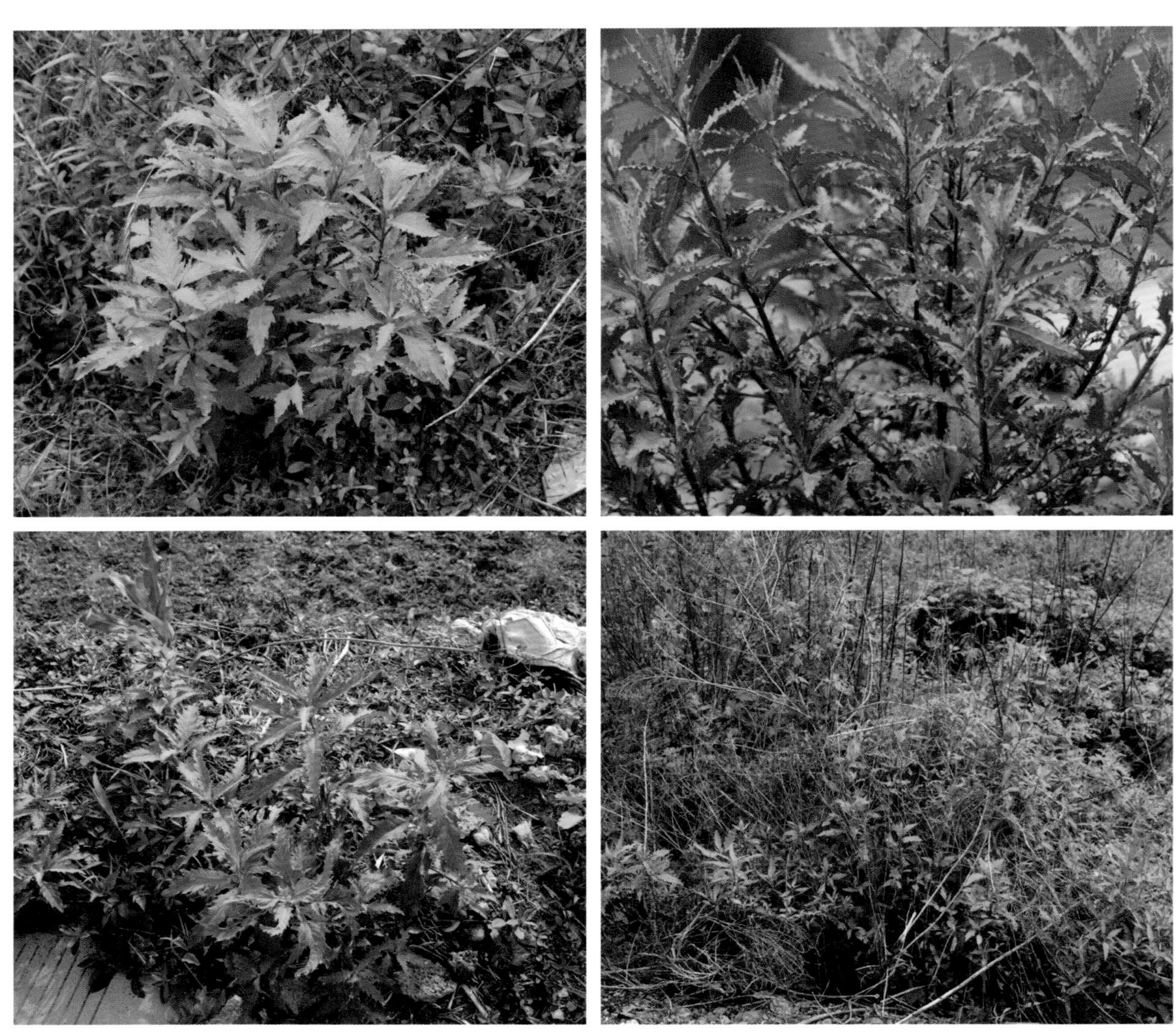

【形态特征】一年生或多年生草本，高达 1m，全株具强烈香味。茎直立，多分枝。叶长圆状披针形至披针形，叶背具散生腺点，沿脉稍具柔毛，边缘具糙锯齿。花生于上部叶腋，每个团伞花序常 3~5 花；花绿色；花被裂片（3）5；雄蕊 5 枚。胞果扁球形，包于花被内。花、果期较长。

【适宜生境】生于海拔 3000m 以下的田野、屋侧、荒地。

【资源状况】分布于峨眉山各地。常见，可以大量开发利用。

【入药部位】全草。

【功能主治】祛风清热，解毒杀虫，通经止痛，除湿止痒，消肿，止痛。用于风湿痹证，痛经，皮肤湿疹，皮肤瘙痒，脱肛，子宫脱垂，蛇虫咬伤；外用于皮肤病的预防。

地　肤

铁扫把、地肤子

Kochia scoparia (L.) Schrad.

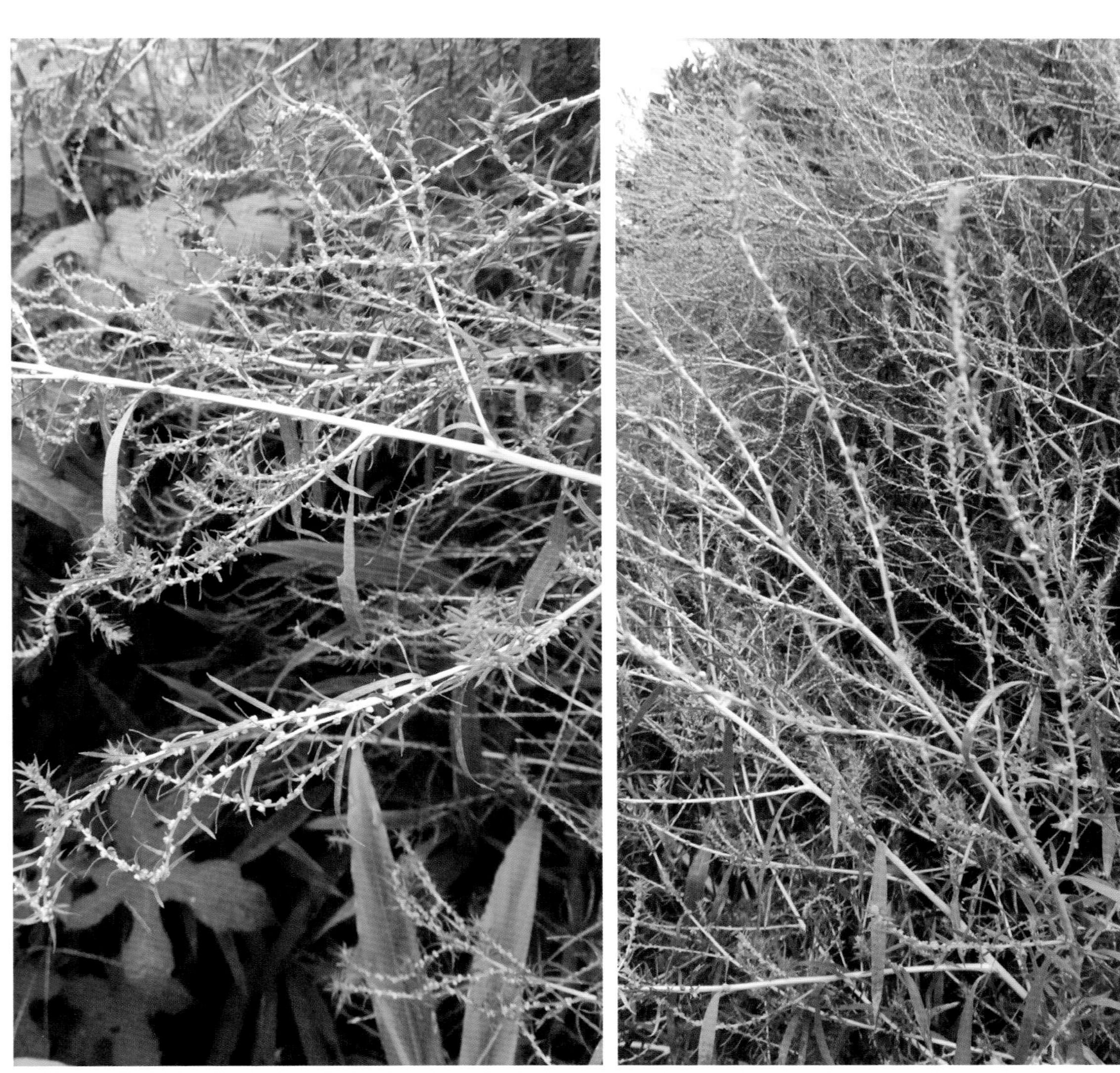

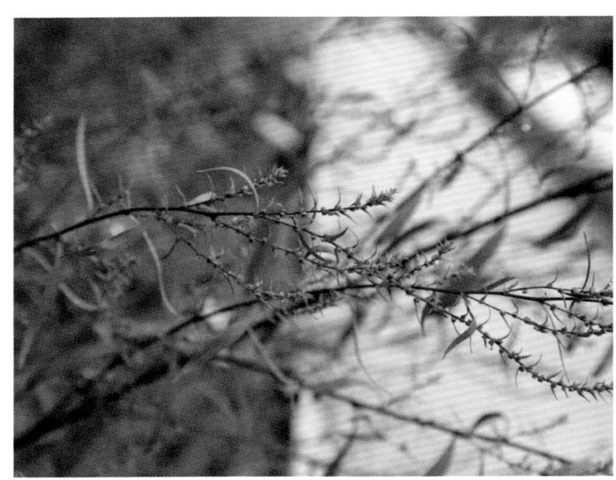
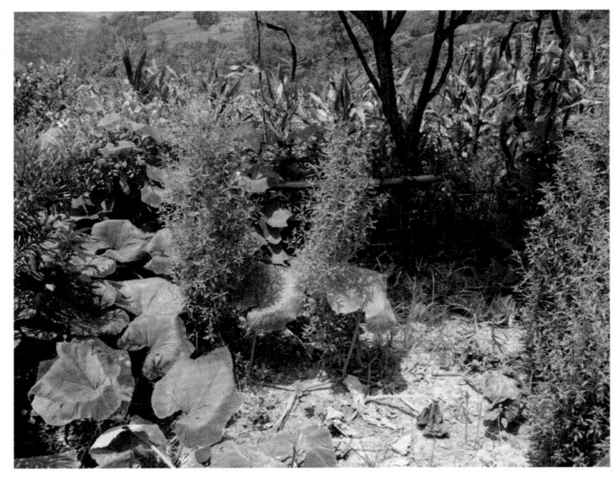

【形态特征】一年生草本，高达 1m。茎多分枝，秋季常变为红色。叶披针形或条状披针形，通常具 3 条分明的主脉。花两性或雌性，每个团伞花序常 1~3 个生于上部叶腋，且形成疏松的穗状圆锥花序；花被片浅绿色；雄蕊 5 个，伸出花冠外。胞果扁球形。种子横生，扁平。花期 6~9 月，果期 7~10 月。

【适宜生境】栽培于屋侧。

【资源状况】分布于坝区。常见，可以大量开发利用。

【入药部位】成熟果实（地肤子）。

【功能主治】清热解毒，利尿，杀虫。用于湿热疮疡，荨麻疹，湿热小便不利，淋病，带下病，疝气，湿疹，风疹，喉痈，疮毒。

苋　科

土牛膝

粗毛牛膝

Achyranthes aspera L.

【标本采集号】511423140912933LY

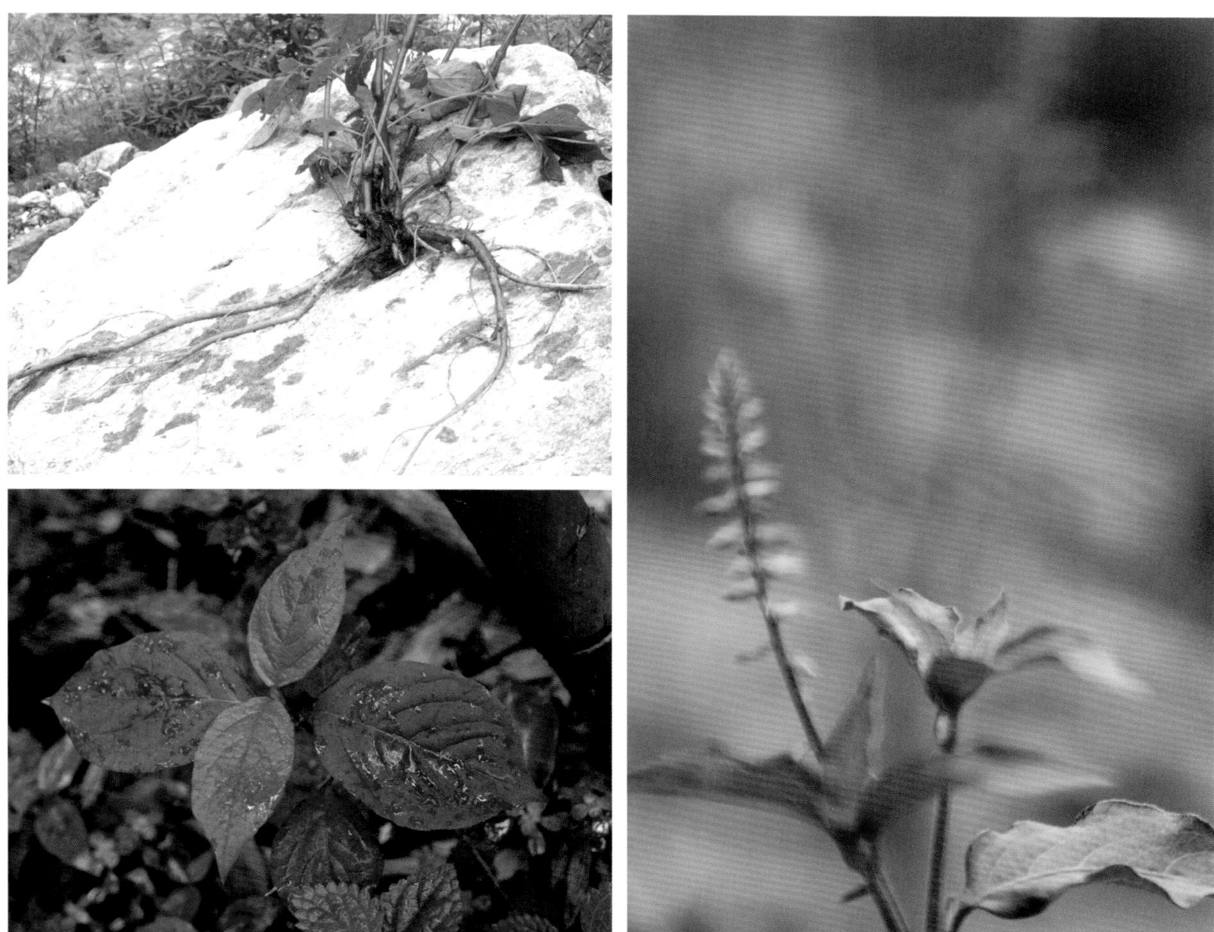

【形态特征】一年生或二年生草本，高达1m。茎具4棱，节大如膝。单叶，宽倒卵形或椭圆状长圆形，对生，纸质。穗状花序顶生，长10~20cm，花后反折；小苞片刺状，基部有2翅；退化雄蕊先端有流苏状长缘毛。胞果卵球形，长约3mm。花期6~8月，果期10月。

【适宜生境】生于海拔 2800m 以下的荒地、路边、草丛。

【资源状况】分布于峨眉山各地。常见，可以大量开发利用。

【入药部位】根或全草。

【功能主治】清热解毒，利水通淋，祛风，强筋，活血散瘀。用于外感发热，痢疾，淋病，闭经，跌打损伤。

牛　膝

怀牛膝、牛磕膝

Achyranthes bidentata Blume

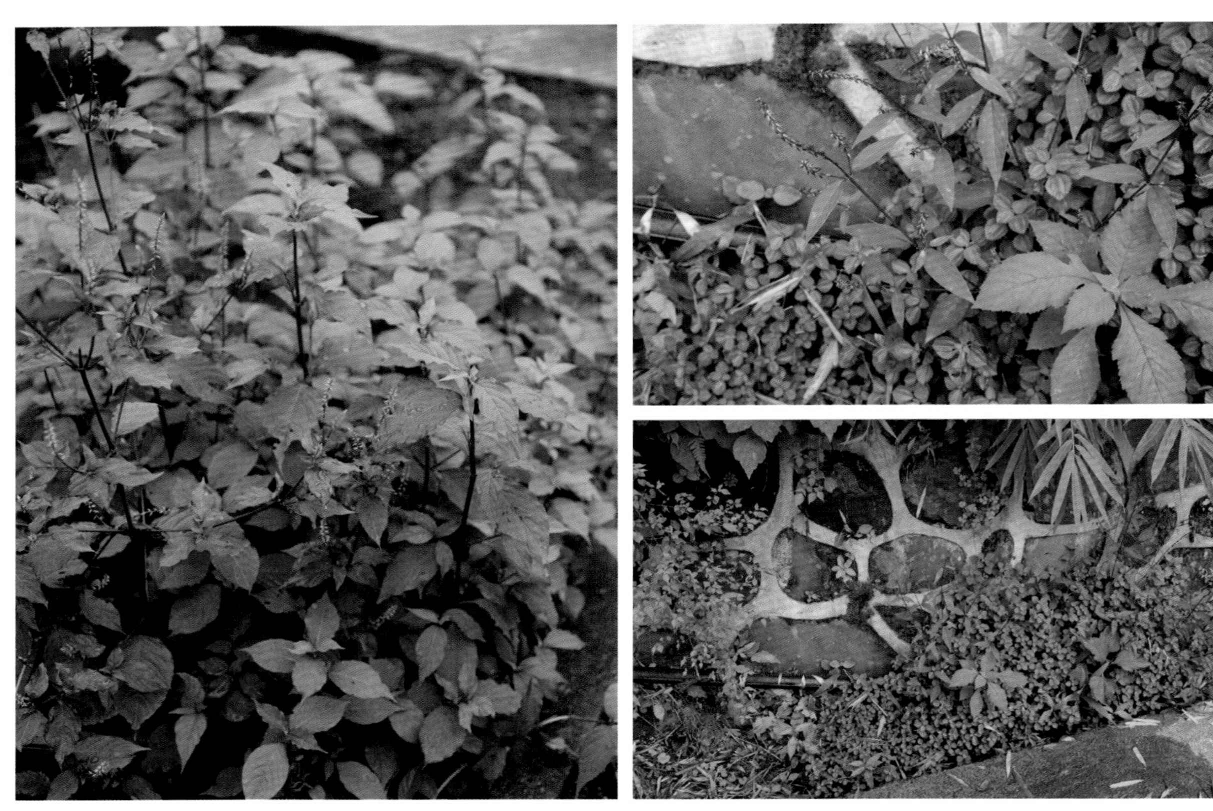

【形态特征】多年生草本，高 30~90cm。根细长，土黄色。节膨大，分枝对生。单叶，椭圆形或椭圆状披针形，对生，先端尾尖。穗状花序顶生或腋生，长 3~5cm；花密生；小苞片刺状，基部 2 深裂；花被片 5，披针形，顶端急尖；雄蕊 5，退化雄蕊先端具细锯齿。胞果黄褐色，光亮。花期 7~9 月，果期 9~10 月。

【适宜生境】栽培或野生于海拔 600~1900m 的路旁、林缘、草坡。

【资源状况】分布于低山区、中山区。少见。

【入药部位】根、茎叶。

【功能主治】根生用活血散瘀，祛风除湿，强筋骨，利尿，清热解毒，通利关节，消痈肿，破瘀通络，利腰膝，引血下行，催生，下死胎。用于淋病，尿血，腹中包块，腰膝关节酸痛，下肢风湿疼痛，阴虚火亢之牙龈肿痛，吐血，咯血，衄血，高血压，脑出血，小便淋痛，血瘀经闭，难产，癥瘕，胞衣不下，产后瘀血腹痛，喉痹，咽喉肿痛，风湿关节痛，脚气病，水肿，痢疾，疟疾，白喉，痈肿，跌打损伤。根酒制补肝肾，强筋骨。用于肝肾不足，腰膝酸痛，四肢拘挛，痿痹。茎叶祛湿通络。用于寒湿痿痹，腰膝疼痛，久疟，淋病。

喜旱莲子草

螃蜞菊、假蕹菜

Alternanthera philoxeroides (Mart.) Griseb.

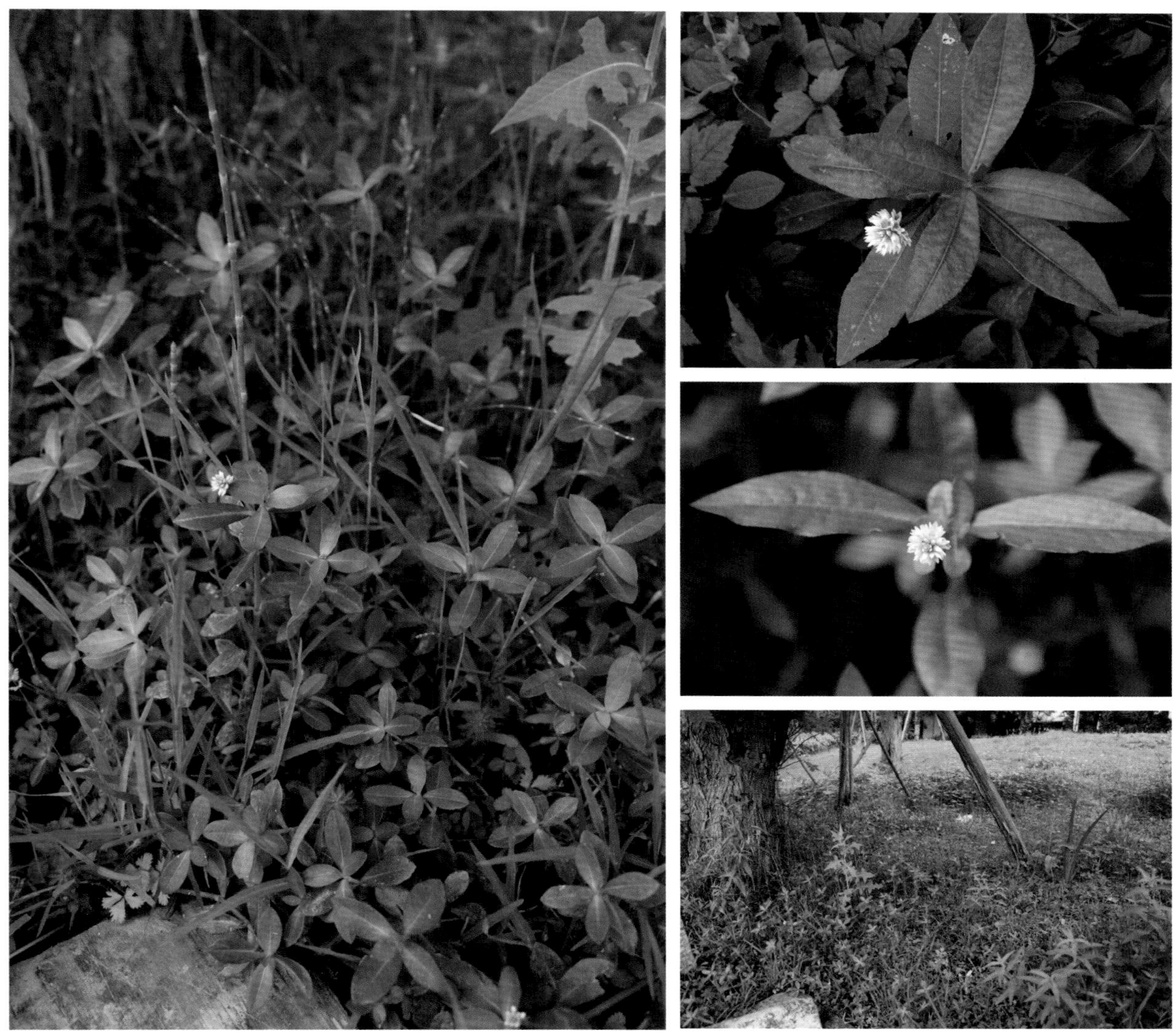

【形态特征】多年生草本，长 55~120cm。茎基部匍匐，多分枝，上部上升，着地处生根。叶对生，长圆形、长圆状倒卵形或卵状披针形。头状花序单生于叶腋，球状，具花序梗；花被片白色，具光泽；退化雄蕊长圆状线形；子房倒卵形。花期 5~10 月。

【适宜生境】生于水沟边、池塘边、田边。

【资源状况】分布于坝区。常见，可以开发利用。

【入药部位】全草（空心莲子草）。

【功能主治】清热解毒。用于流行性感冒，流行性出血热，结膜炎，流行性乙型脑炎，麻疹，病毒性肝炎，咳嗽吐血，咽喉肿痛，肺热咳嗽，疮疖，痢疾。

莲子草 水牛膝、虾钳菜

Alternanthera sessilis (L.) DC.

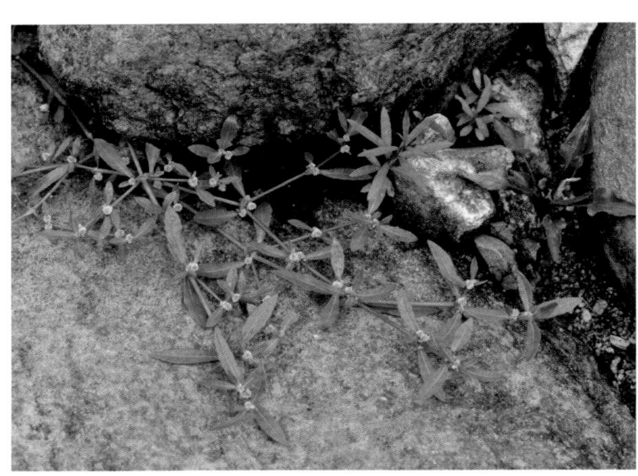

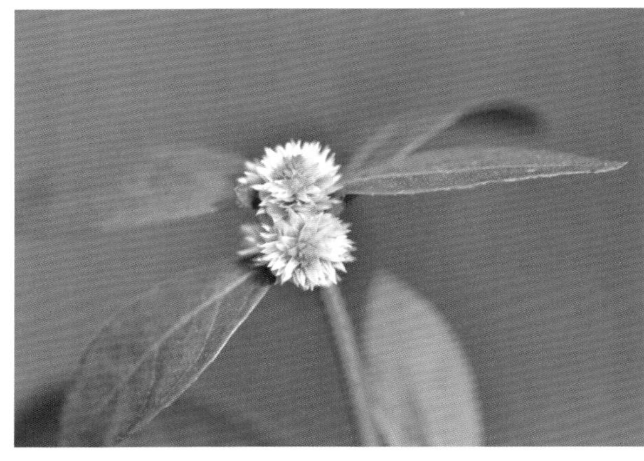

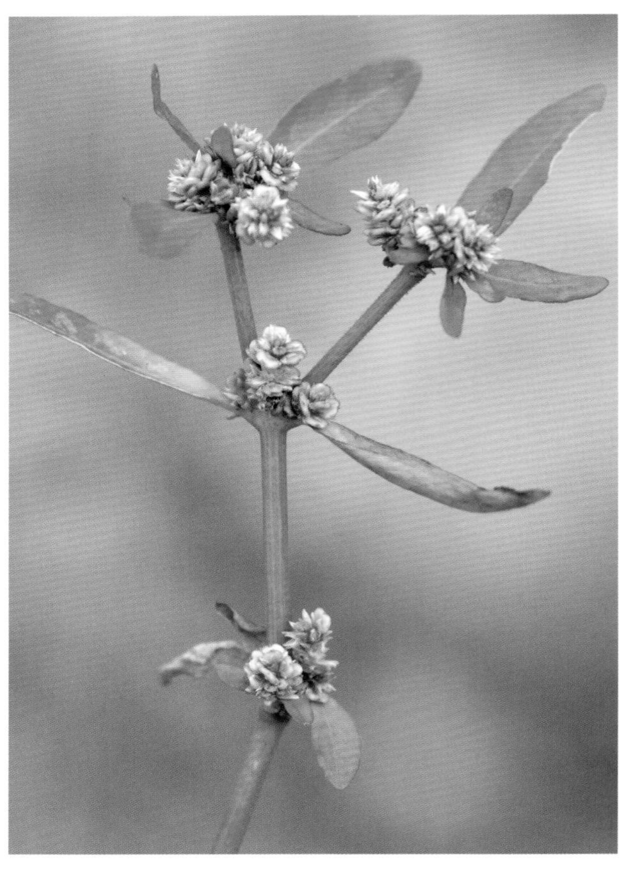

【形态特征】多年生草本，高 10~45cm。茎分枝，具纵沟，在节处有 1 行横生柔毛。叶对生，椭圆形、倒卵状椭圆形至倒卵状长圆形。头状花序 1~4，腋生，无柄，球形至圆柱形，直径 3~6mm；苞片和小苞片白色；花被片白色，卵形；退化雄蕊近钻形。胞果包于花被片中，深褐色，倒卵球形，边缘常具刺。花期 5~7 月，果期 7~9 月。

【适宜生境】生于水沟边、池塘边。

【资源状况】分布于坝区。常见，可以开发利用。

【入药部位】全草。

【功能主治】清热解毒，凉血，止痢。用于咳嗽吐血，鼻衄，便血，湿热痢疾，肠风下血，淋病，牙痛，痈疽肿毒，小便不利，黄疸性肝炎。

凹头苋 野苋菜

Amaranthus lividus L.

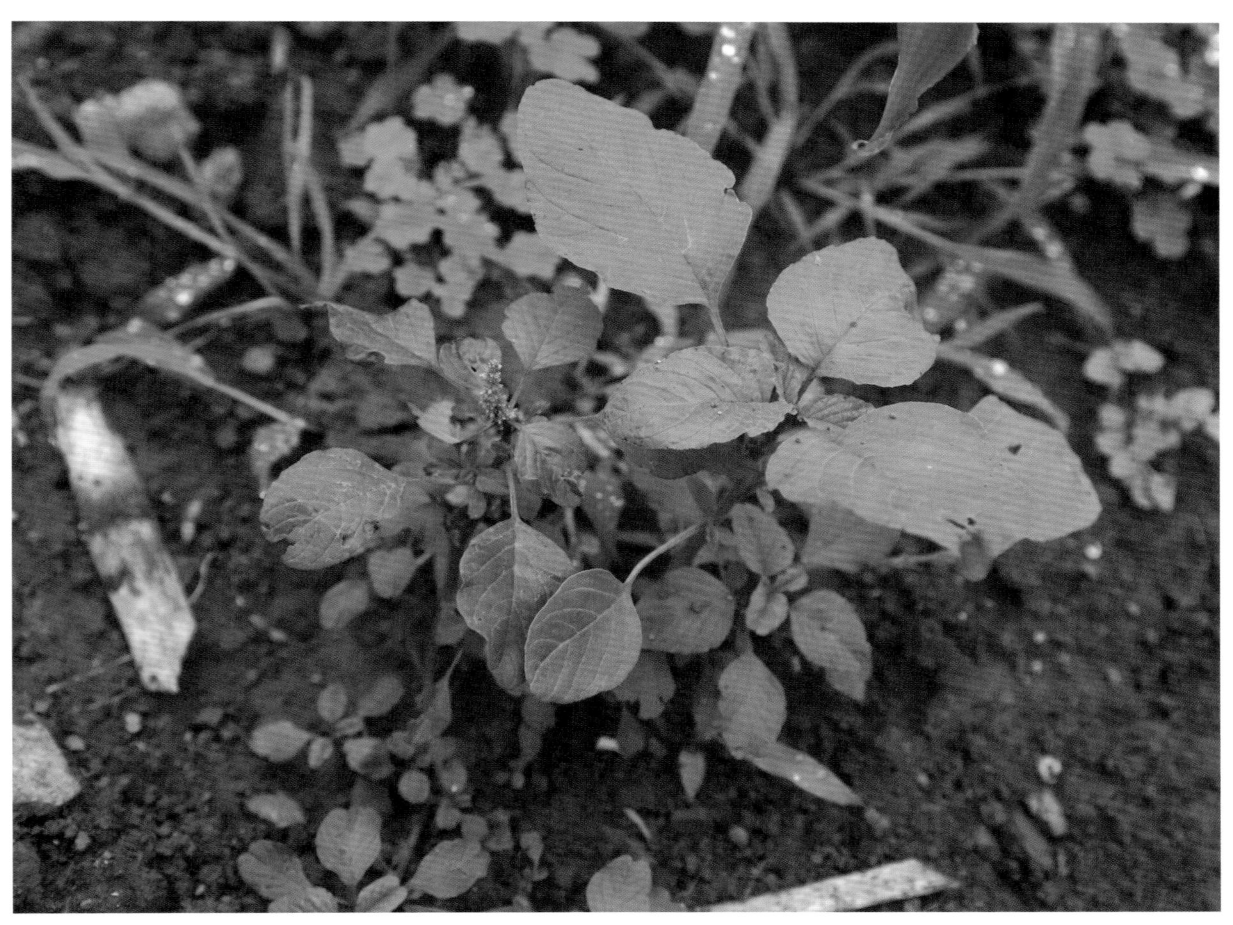

【形态特征】一年生草本，高 10~30cm，全体无毛。茎伏卧而上升，从基部分枝。叶卵形或菱状卵形，顶端有凹缺，有 1 芒尖。穗状和圆锥花序顶生或腋生；花被片 3，浅绿色，长圆形或披针形。胞果超出花被，扁卵球形，近平滑，不开裂。种子肾状扁圆形，黑色或褐色。花期 7~8 月。果期 8~9 月。

【适宜生境】生于荒地。

【资源状况】分布于坝区、低山区。常见。

【入药部位】全草。

【功能主治】清热解毒，凉血止痢。用于痢疾，乳痈，痔疮出血。

刺 苋 野苋菜

Amaranthus spinosus L.

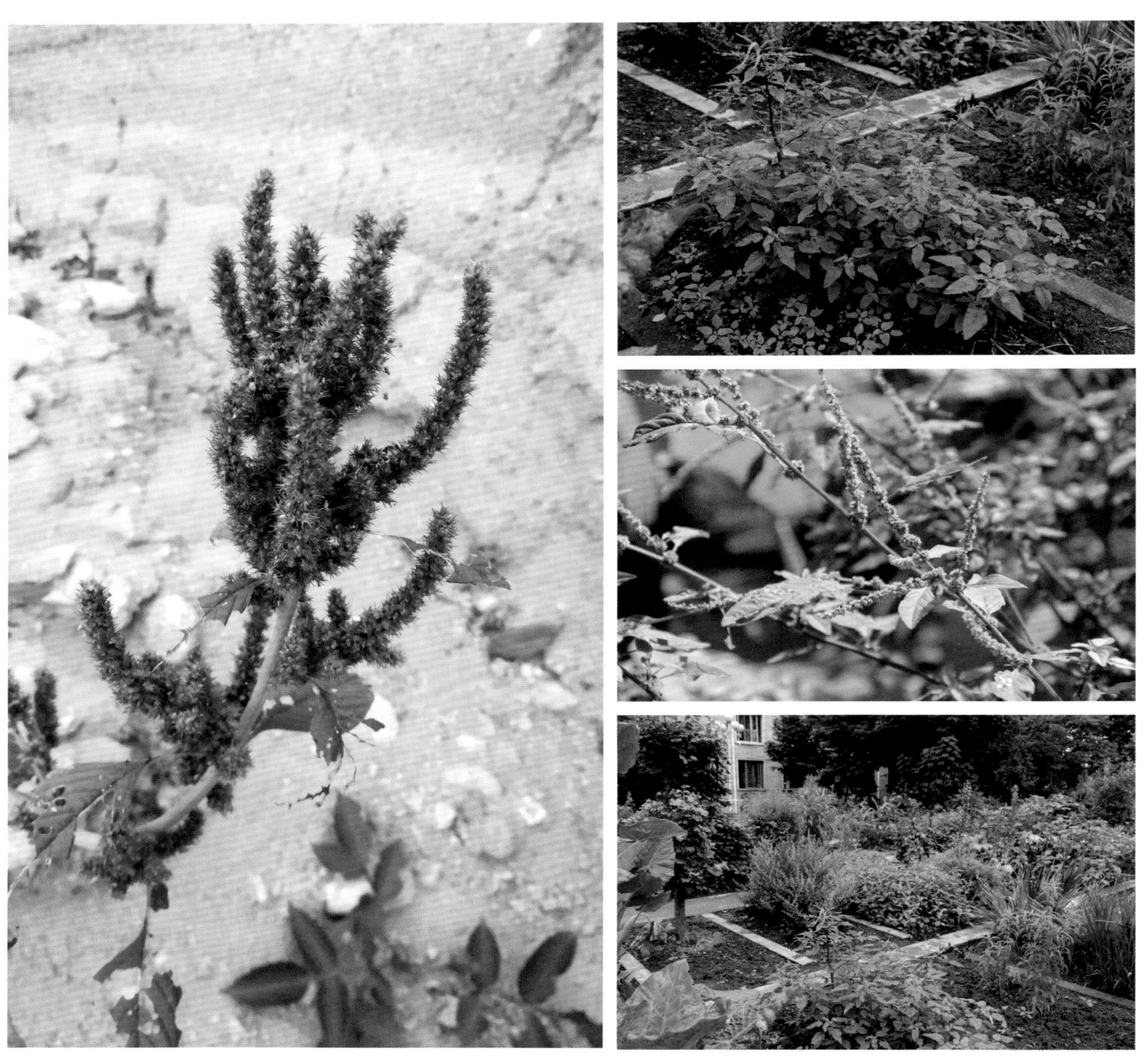

【形态特征】一年生草本，高 0.4~1m。茎直立。叶柄基部具 1 对刺；叶卵状菱形或卵状披针形。圆锥花序顶生及腋生；花被片 5，绿色；苞片披针形，部分苞片变成尖刺。胞果包于花被内，长圆形，中部稍下周裂。花、果期 7~11 月。

【适宜生境】生于路旁、田边。

【资源状况】分布于坝区。常见，可以开发利用。

【入药部位】全草（簕苋菜）。

【功能主治】清热解毒，利湿。用于痢疾，便血，疮肿。

苋

苋菜

Amaranthus tricolor L.

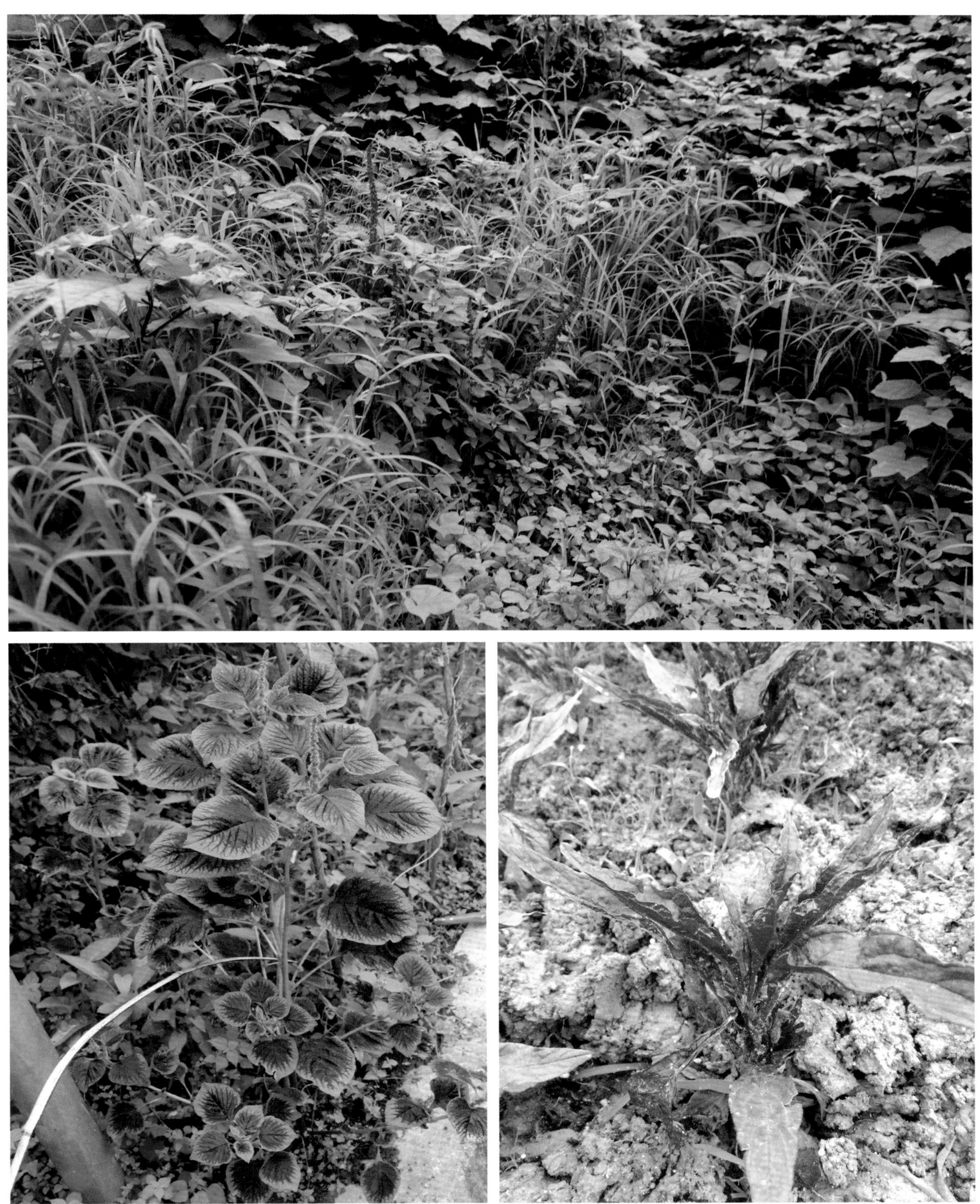

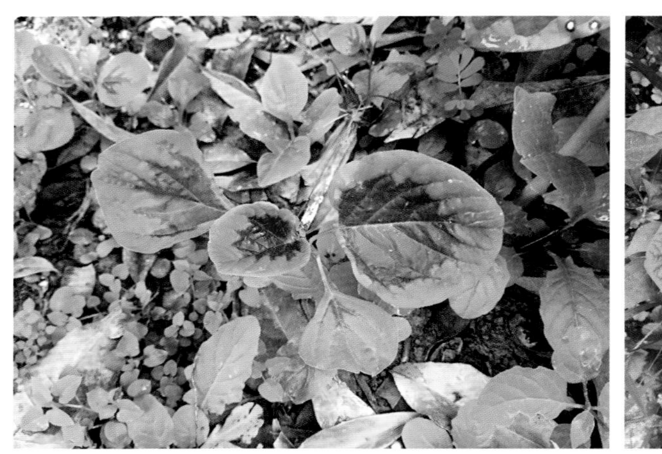

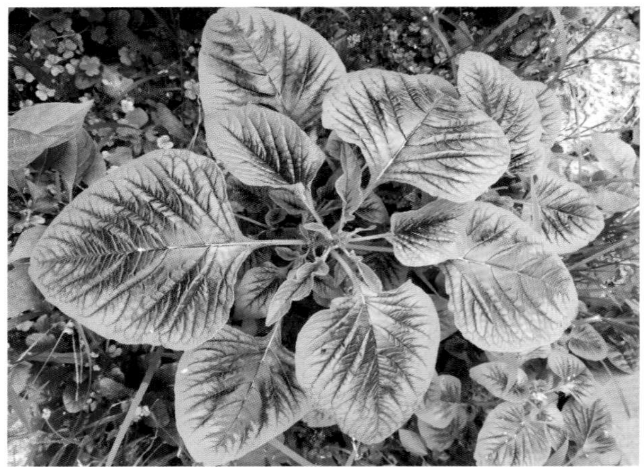

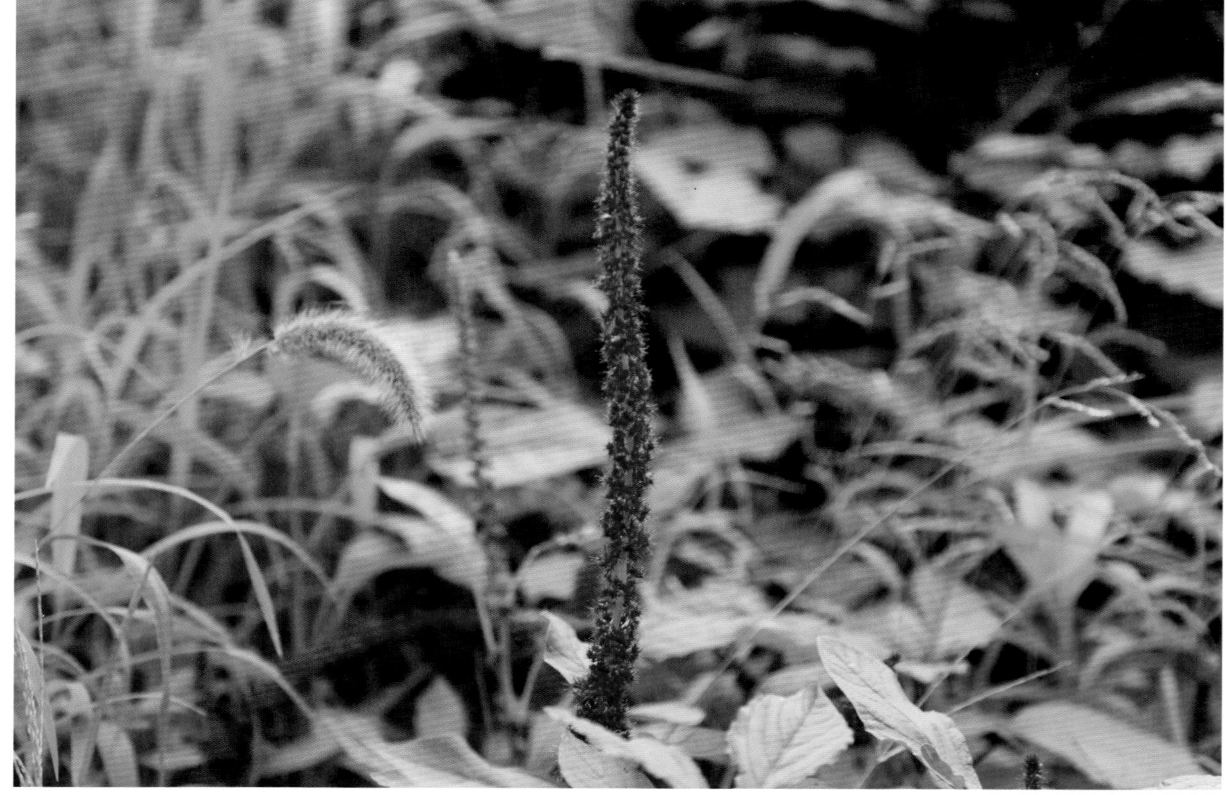

【形态特征】一年生草本，高80~150cm。茎直立，粗壮，多分枝；嫩枝有红色汁液。叶柄基部具1对刺；叶卵状菱形或卵状披针形。圆锥花序顶生及腋生；花被片矩圆形，绿色，顶端有1长芒尖，背面具1绿色或紫色隆起中脉。胞果包于花被内，长圆形，中部稍下周裂。种子黑色，有光泽。花期5~8月，果期7~9月。

【适宜生境】栽培。

【资源状况】分布于坝区、低山区。常见，可以大量开发利用，为常用蔬菜。

【入药部位】种子、根。

【功能主治】种子清肝明目。用于风火眼，角膜云翳，眼雾不明，目赤肿痛。根清热解毒，明目，去翳。用于痢疾，吐血，血崩，目翳，便血，疮肿。

皱果苋 野苋菜
Amaranthus viridis L.

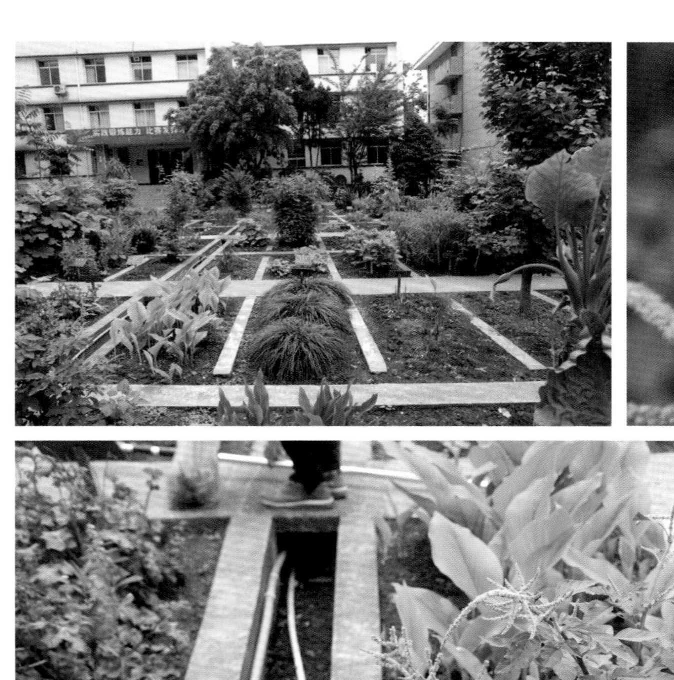

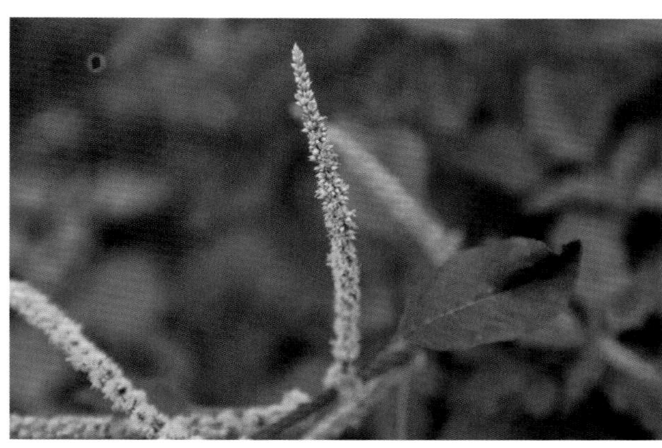

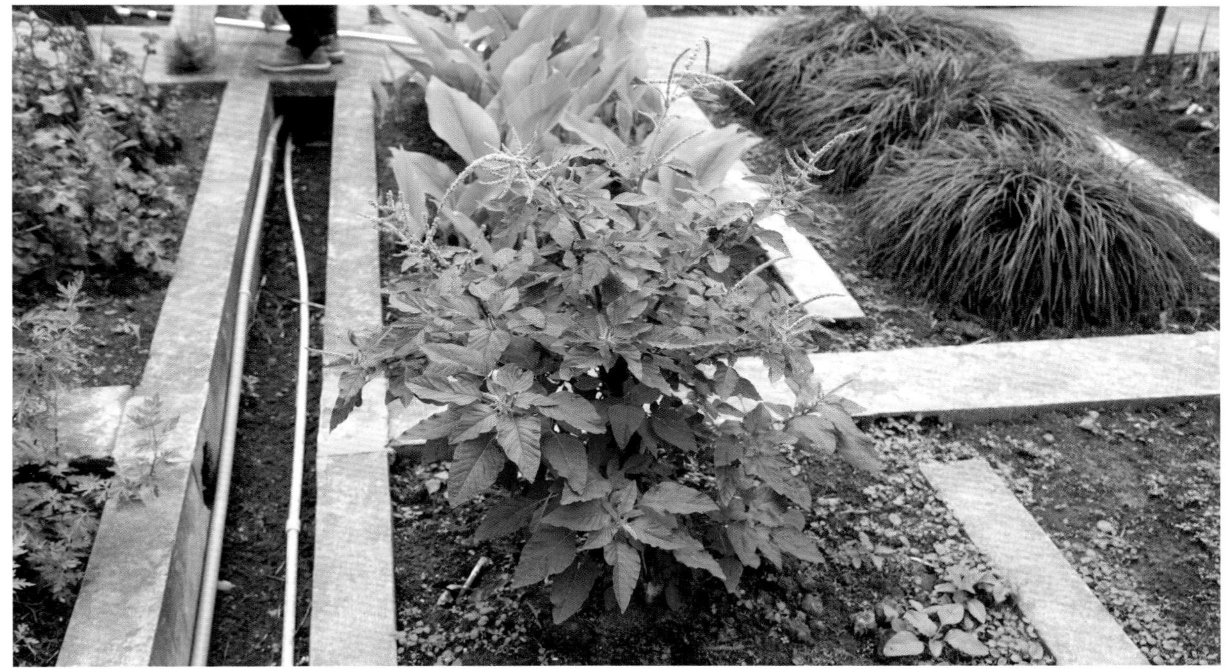

【形态特征】一年生草本，高 40~80cm，全体无毛。茎直立，稀上升。叶卵形、卵状长圆形，先端凹缺或圆钝，有 1 小尖头。圆锥花序顶生，由穗状花序组成；花被片 3，长圆形或宽倒披针形。胞果绿色，长于花被，球形，稍扁，极皱，不开裂。种子近球形，黑色或黑褐色，具薄且锐的环状边缘。花期 6~8 月，果期 8~10 月。

【适宜生境】生于路边、屋旁。

【资源状况】分布于中山区。常见。

【入药部位】全草（白苋）。

【功能主治】清热解毒，利湿，收敛。用于急性肠炎，痢疾，痈疮疔毒，痔疮，牙疳，蛇虫咬伤。

青　葙

青葙子、野鸡冠花

Celosia argentea L.

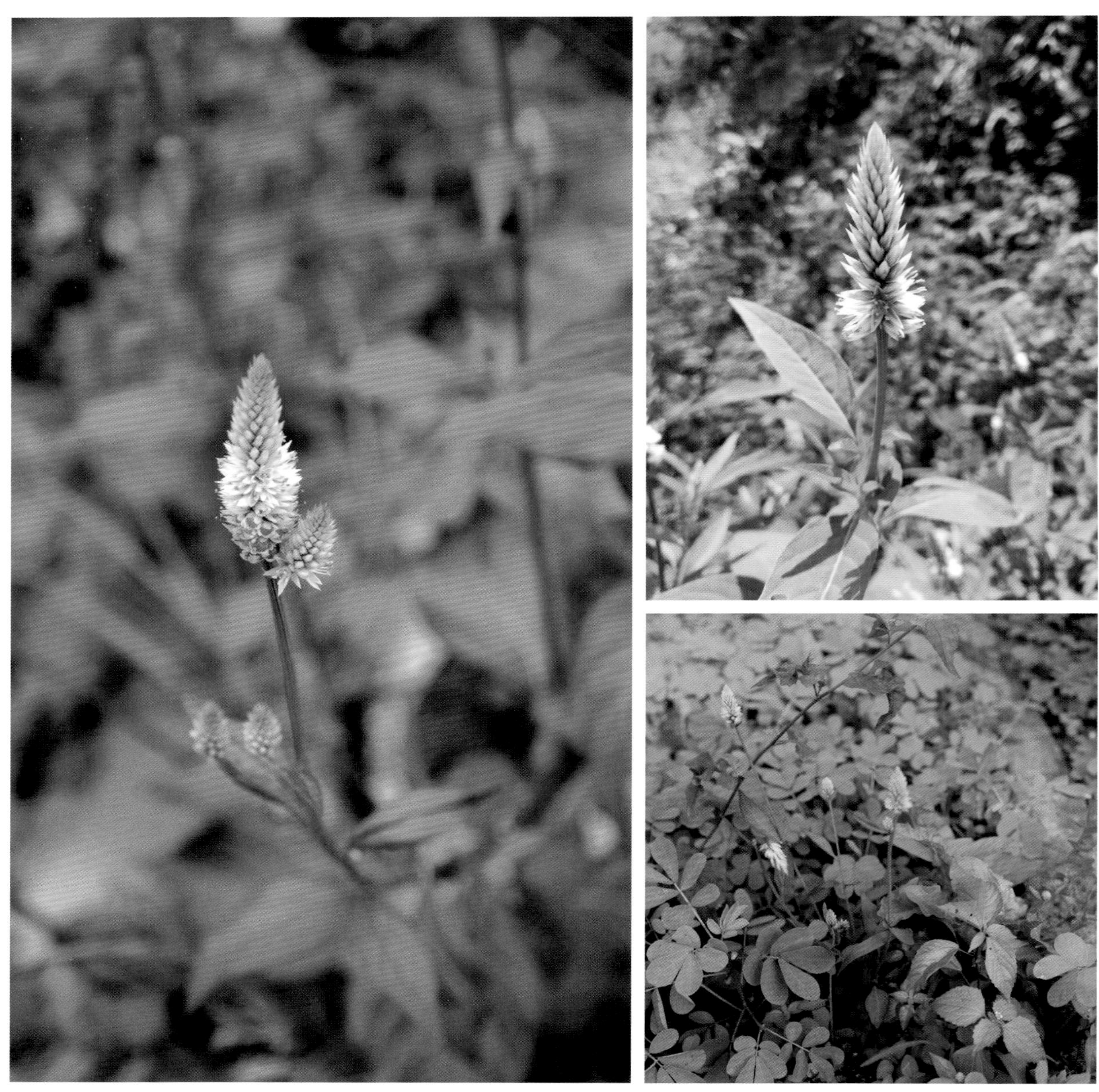

【形态特征】一年生草本，高 30~90cm。茎绿色或红紫色，具条纹。叶卵状长圆形至条状披针形，绿色常带红色。穗状花序圆柱形或先端圆锥状；苞片和小苞片白色，光亮；花被片 5，初为淡红色，后变为白色；花药和花柱紫红色。胞果卵球形，包于宿存花被中，周裂。种子肾状圆形，黑色，光亮，网状花纹呈同心环状排列。花期 5~8 月，果期 6~10 月。

【适宜生境】栽培或耕地杂草。

【资源状况】分布于坝区、低山区。常见，可以大量开发利用。

【入药部位】成熟种子（青葙子）。

【功能主治】祛风热，泻肝火，明目。用于目赤肿痛，云翳遮睛，眼目瘙痒，高血压，鼻衄，皮肤风热瘙痒，疥癣，视物不清，痔漏下血，赤白带下，吐血。

鸡冠花 *Celosia cristata* L.

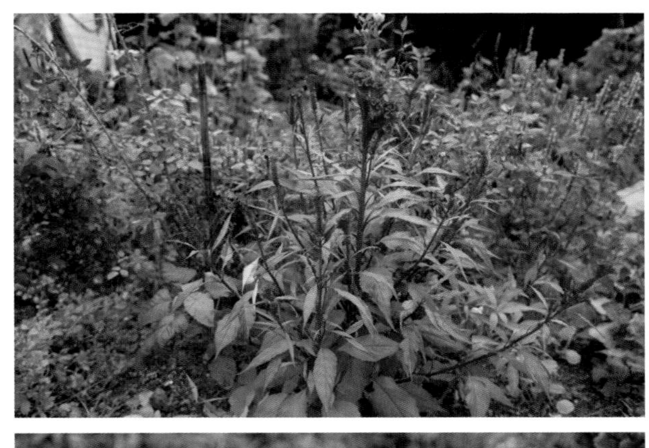

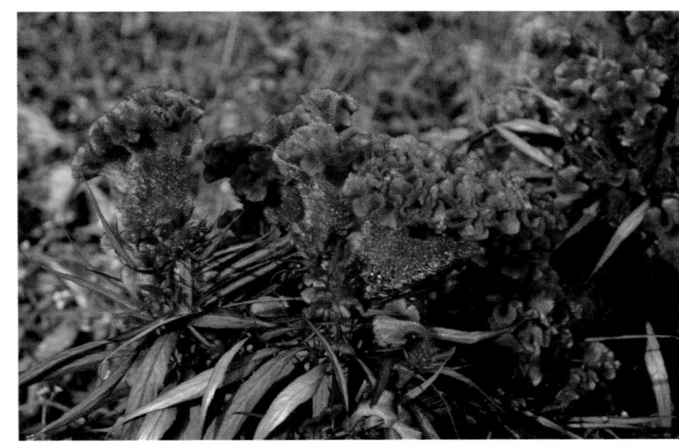

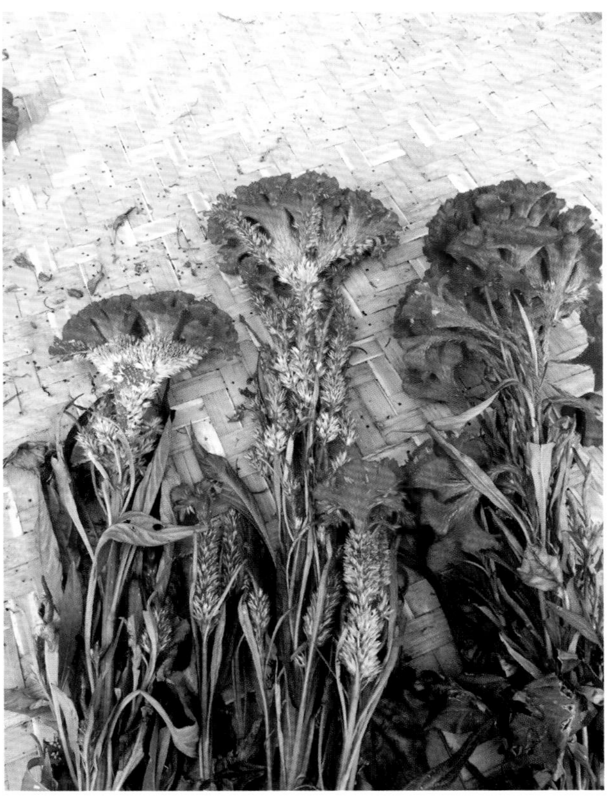

【形态特征】一年生草本，高 30~80cm。茎直立，近上部扁平，有棱纹凸起。叶卵形、卵状披针形或披针形。穗状花序扁平，顶生，如鸡冠状、卷冠状或羽毛状，常有小分枝，呈金字塔状长圆形；花被片红色、紫色或橙黄色。胞果卵球形，包被在宿存花被内，盖裂。花、果期 7~9 月。

【适宜生境】栽培。

【资源状况】分布于坝区、低山区。常见，可以开发利用。

【入药部位】花序。

【功能主治】消炎，止血，凉血。用于痔漏下血，赤白下痢，肺热吐血，咯血，血淋，血崩，久泻，久痢，赤白带下（赤者用赤色，白者用白色），异常子宫出血。

头花杯苋

麻牛膝

Cyathula capitata Moq.

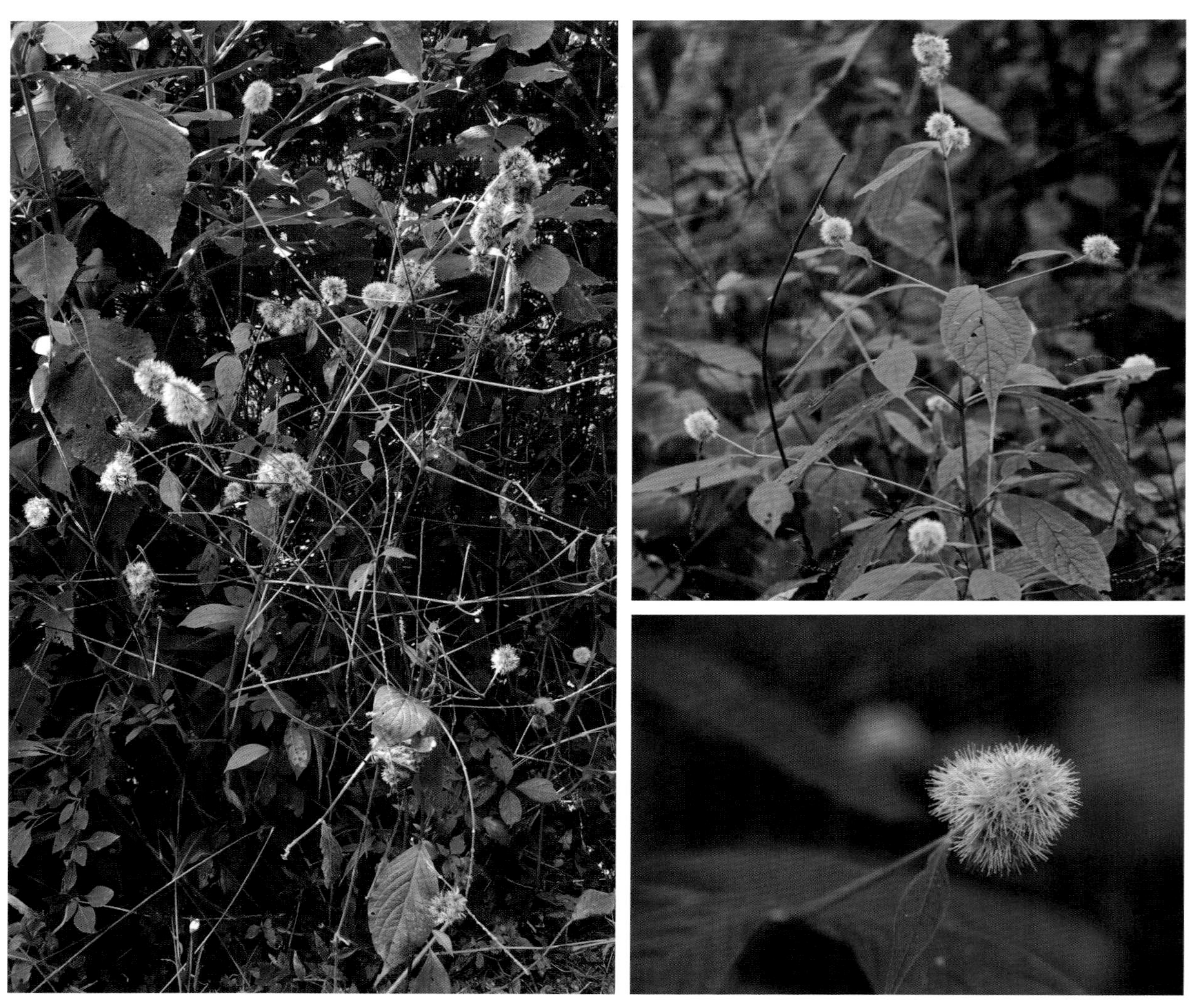

【形态特征】多年生草本。根为淡红色，味麻而不甘。茎直立，密被毛茸，基部呈紫红色。叶纸质，宽卵形或倒卵状长圆形，长 5~14cm，先端尾尖，两面疏生长柔毛。花簇球形或椭圆体形，直径 2~4cm，近单生或组成短穗状花序；花淡绿色或绿色，假退化雄蕊长方形，长 0.6~1mm，顶端深裂或流苏状。花期 8 月，果期 10 月。

【适宜生境】栽培或野生于海拔 1700~2300m 的荒地。

【资源状况】分布于中山区。少见。

【入药部位】根。

【功能主治】补肝肾，祛风除湿，活血止痛，通经。用于腰膝疼痛，血淋，经闭，跌打损伤。

评　述　本种作为川牛膝的替代品使用。

川牛膝 *Cyathula officinalis* Kuan

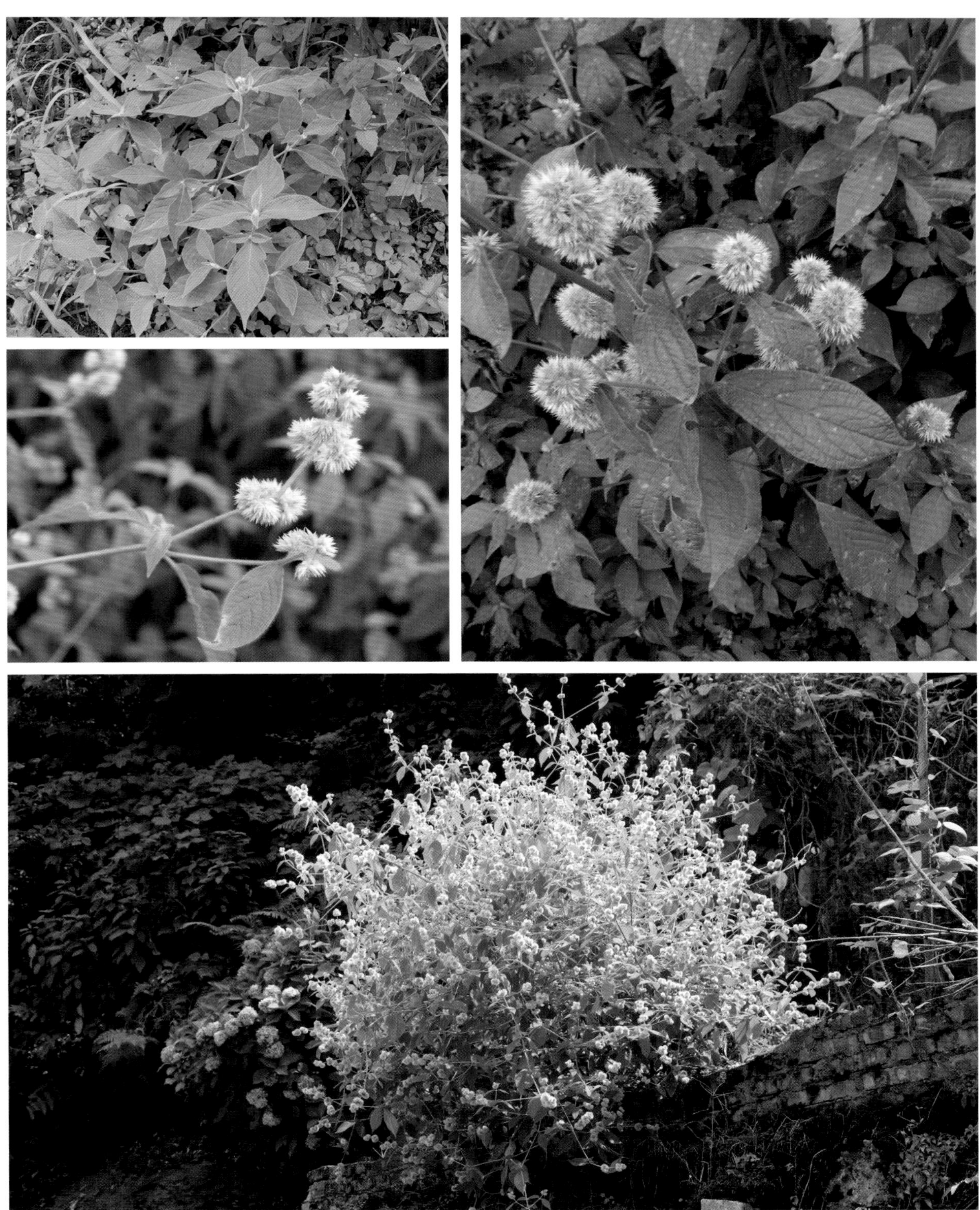

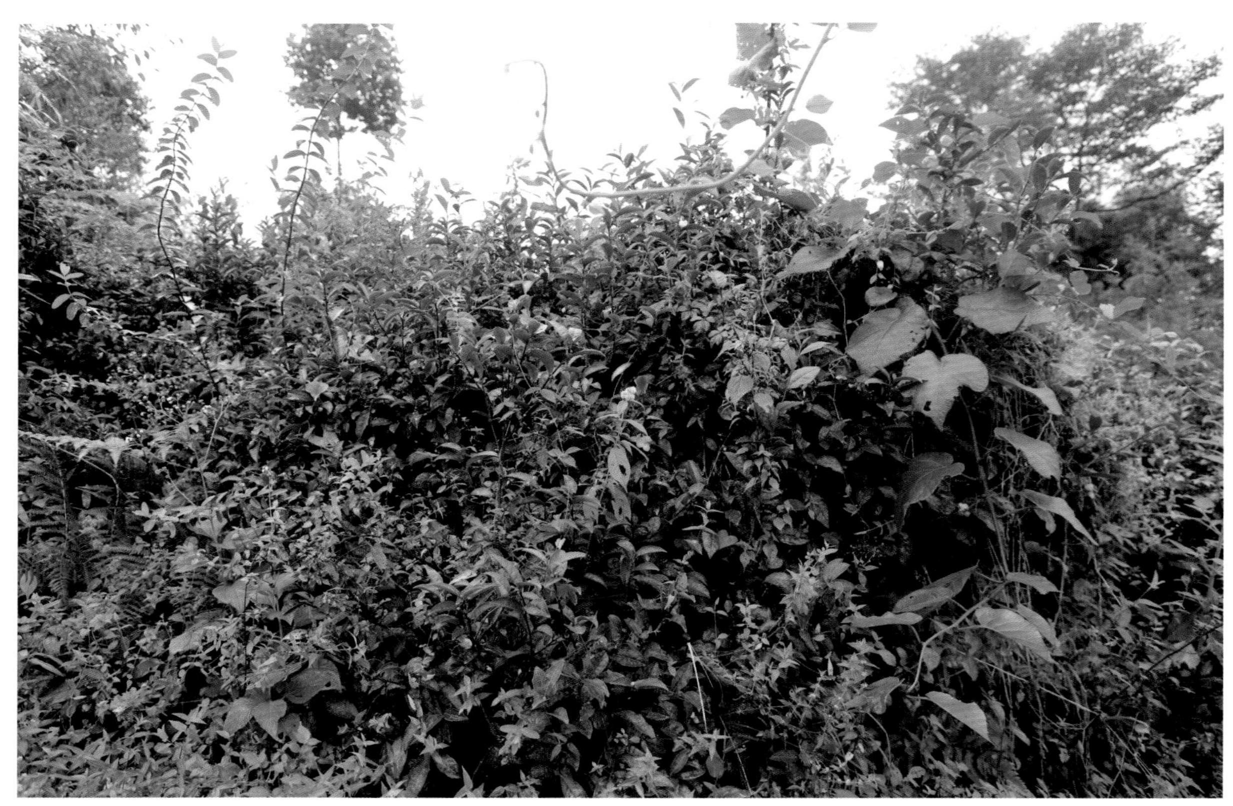

【形态特征】多年生草本，高 50~100cm。主根圆柱形，白色，味甘。茎略 4 棱，多分枝。单叶，对生，全缘。花小，浅绿色，多数，组成呈球状的多歧聚伞花序，干时近白色；完全花花被片披针形；退化雄蕊矩形。胞果浅黄色，椭球形或倒卵球形。花期 6~7 月，果期 8~9 月。

【适宜生境】生于海拔 800~2600m 的荒地，有栽培。

【资源状况】分布于中山区、高山区。野生少见，栽培产量大。

【入药部位】根（川牛膝）。

【功能主治】逐瘀通经，通利关节，利尿通淋。用于经闭癥瘕，胞衣不下，跌扑损伤，风湿痹痛，足痿筋挛，尿血血淋。

评　述　川产道地药材，主产于雅安市（宝兴、天全）、乐山市（金口河）。

紫茉莉科

光叶子花 宝巾

Bougainvillea glabra Choisy

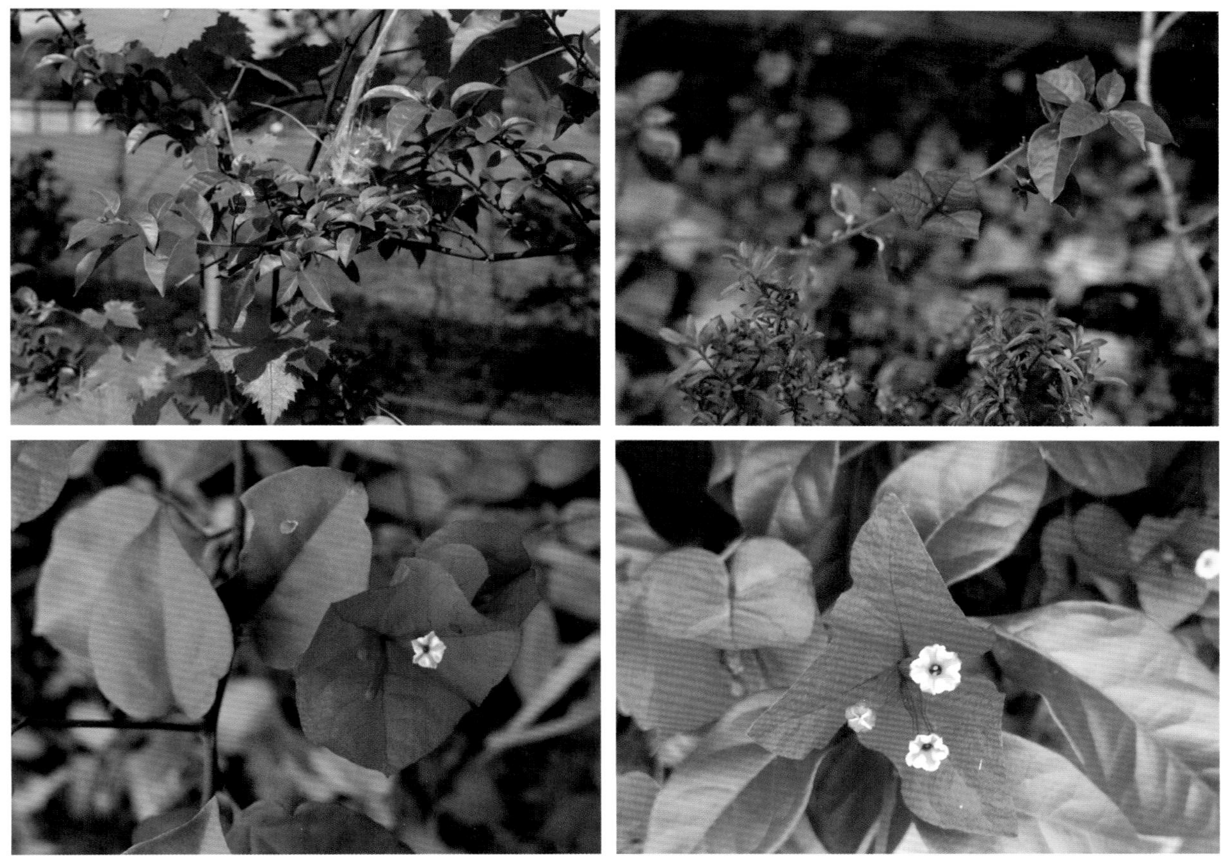

【形态特征】藤状灌木。枝无毛或疏生柔毛，刺腋生。叶纸质，卵形或卵状披针形，叶面无毛，叶背被微柔毛。3 个苞片聚生于小枝顶端，叶状，紫色或洋红色，长圆形或椭圆形；花单朵贴生于每个苞片中脉，与苞片约等长；花被管淡绿色，疏生柔毛，顶端 5 浅裂；雄蕊 6~8；花柱侧生，线形。种子有胚乳。花期冬季至翌年春季间。

【适宜生境】栽培。

【资源状况】分布于坝区。常见，可以大量开发利用。

【入药部位】花。

【功能主治】清热解毒。用于痈肿疮毒。

紫茉莉

胭脂花、粉子头

Mirabilis jalapa L.

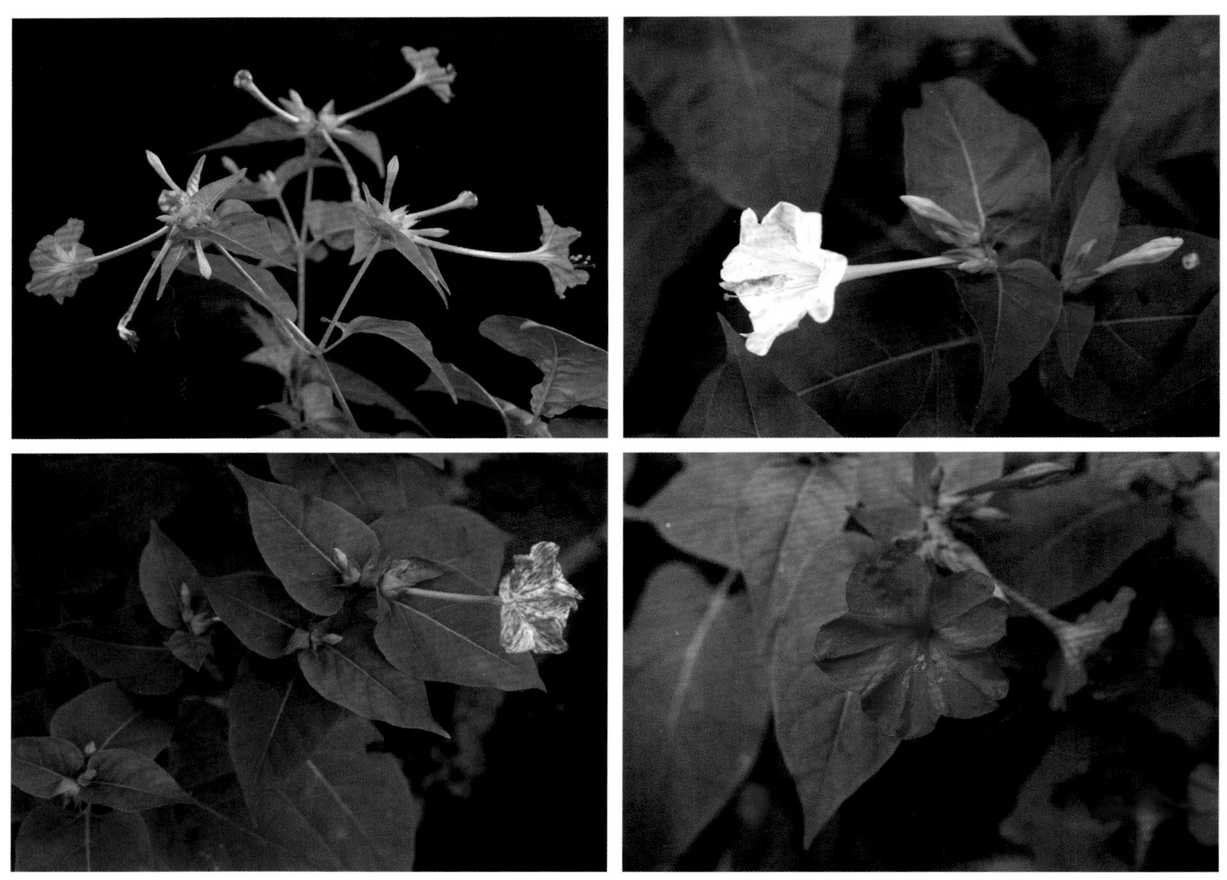

【形态特征】一年生草本，高达1m。茎直立，多分枝，节膨大。叶卵形或卵状三角形，基部截形或心形，两面无毛。花常数朵簇生于枝顶，芳香；花被高脚碟状，紫红色、黄色、白色或杂色。瘦果黑色，球形，坚硬，具棱及褶。种子白色，内部充满白粉状胚乳。花期6~10月，果期8~11月。

【适宜生境】栽培。

【资源状况】分布于坝区和低山区。常见，可以开发利用，观赏花卉。

【入药部位】根。

【功能主治】滋补脾肾，养血收敛，止血。用于尿路感染，前列腺炎，脾虚白带，糖尿病，劳伤体虚，崩漏下血。

商陆科

商 陆 水萝卜

Phytolacca acinosa Roxb.

【标本采集号】511423140515614LY、LEM120803001

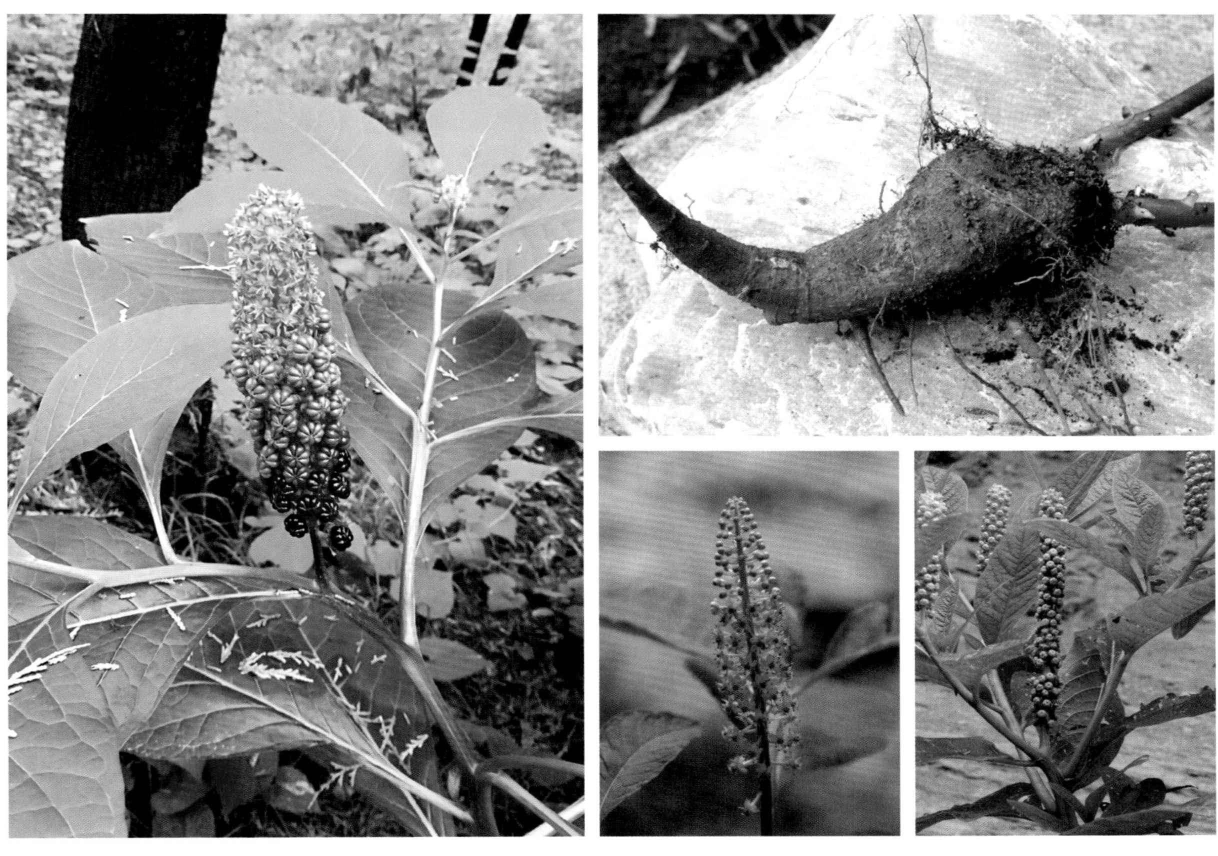

【形态特征】多年生草本，高 60~130cm，全株无毛。根粗壮，肉质，有横长皮孔。叶椭圆形或披针状椭圆形。总状花序直立，常短于叶；花两性；花被片 5，通常白色；雄蕊 8~10；心皮分离。浆果扁球形，成熟后紫黑色。种子黑色。花期 5~8 月，果期 6~10 月。

【适宜生境】生于海拔 1900m 以下的沟边、荒坡、屋旁。

【资源状况】分布于坝区、低山区、中山区。常见，可以大量开发利用，叶为蔬菜。

【入药部位】根（商陆）。

【功能主治】逐水消肿，通利二便；外用解毒散结。用于水肿胀满，二便不通；外用于痈肿疮毒。

垂序商陆 水萝卜

Phytolacca americana L.

【标本采集号】LEM120626013

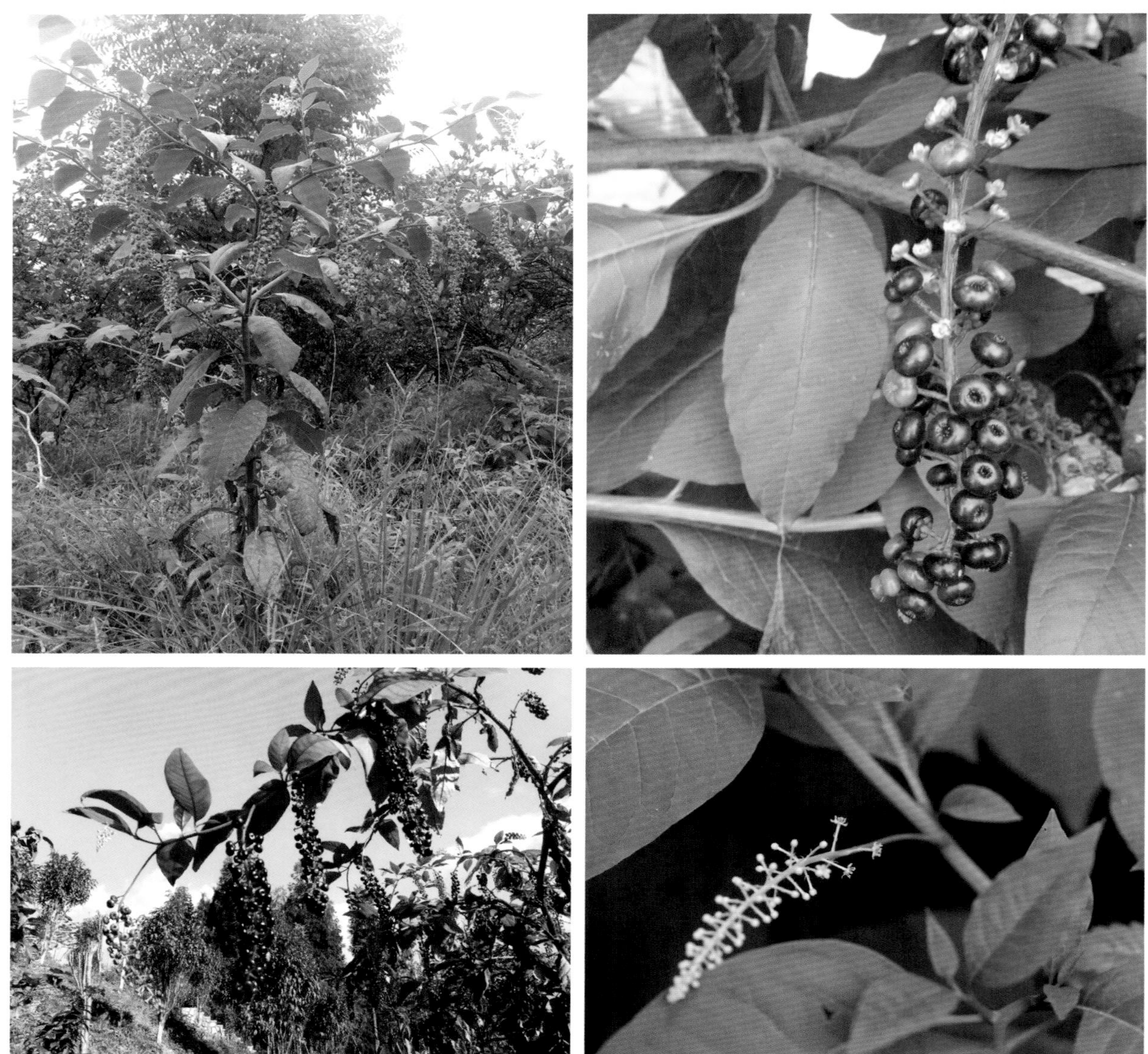

【形态特征】多年生草本。根粗壮，肥大，倒圆锥形。茎直立，圆柱形，有时带紫红色。叶椭圆状卵形或卵状披针形。总状花序顶生或侧生；花被片 5，白色；雄蕊、心皮和花柱 10，心皮合生。果序下垂；浆果扁，成熟后紫黑色。种子肾圆形。花期 6~8 月，果期 8~10 月。

【适宜生境】生于疏林下、路旁和荒地。

【资源状况】分布于坝区、低山区。常见。

【入药部位】根（商陆）。

【功能主治】逐水消肿，通利二便；外用解毒散结。用于水肿胀满，二便不通；外用于痈肿疮毒。

番杏科

粟米草 *Mollugo stricta* L.

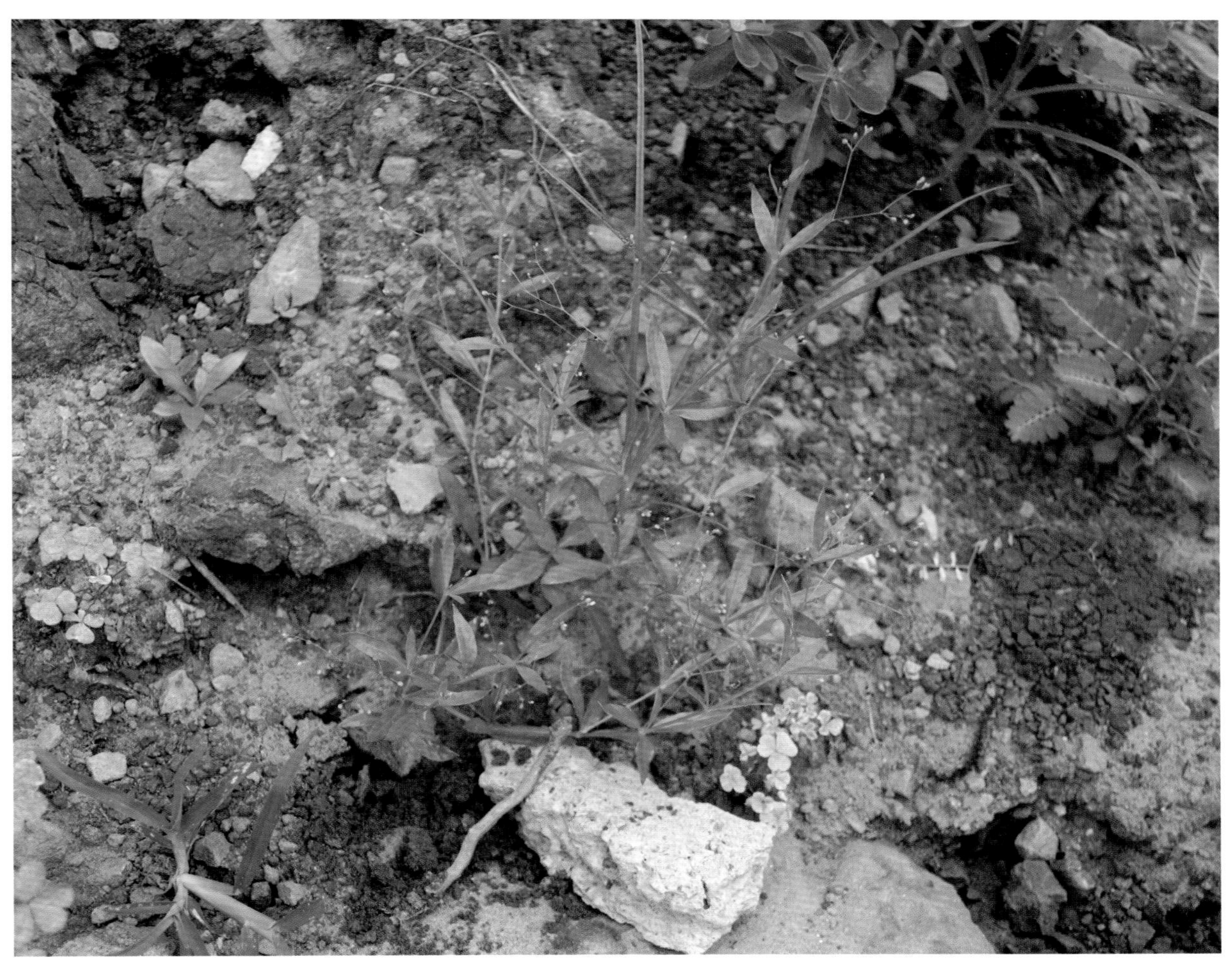

【形态特征】铺散草本，高 10~30cm。茎细弱，多分枝。叶轮生，披针形或线状披针形。花序顶生或似与叶对生而呈疏松聚伞状；花被片 5，淡绿色，边缘膜质；子房 3 室。蒴果近球形，3 裂。种子多数，栗褐色，肾形，具瘤，有细小凸点。花期 6~8 月，果期 8~10 月。

【适宜生境】生于田地边、湿润空旷处。

【资源状况】分布于低山区。常见。

【入药部位】全草。

【功能主治】祛风除湿，清热解毒，收敛，止痛。用于感冒，腹痛，泄泻，红白痢疾，扁桃体炎，皮肤热疹，风火眼，毒蛇咬伤。

马齿苋科

大花马齿苋

草杜鹃、午时花

Portulaca grandiflora Hook.

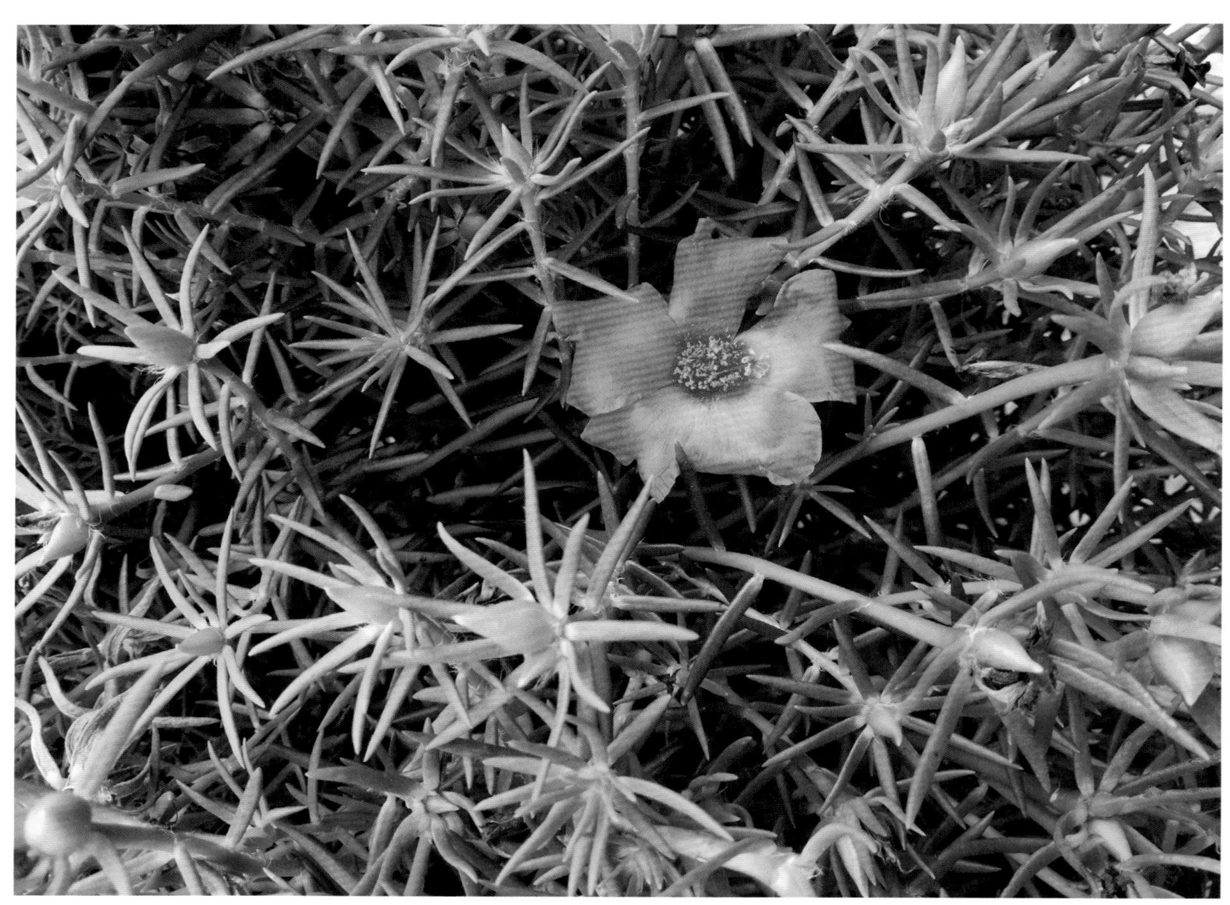

【形态特征】一年生草本，高 10~25cm。茎稍带紫红色，平卧或斜升，多分枝。叶不规则互生，圆柱形，肉质。花一般在午时阳光强烈时开放；花单生或数朵簇生于枝端；花瓣红色、粉红色、紫色或黄白色。蒴果近椭圆体形。花、果期 7~10 月。

【适宜生境】耕地杂草。

【资源状况】分布于坝区。常见。

【入药部位】全草（午时花）。

【功能主治】清热解毒，消痈排脓。用于各种热毒，痢疾，疮癣等。

马齿苋 *Portulaca oleracea* L.

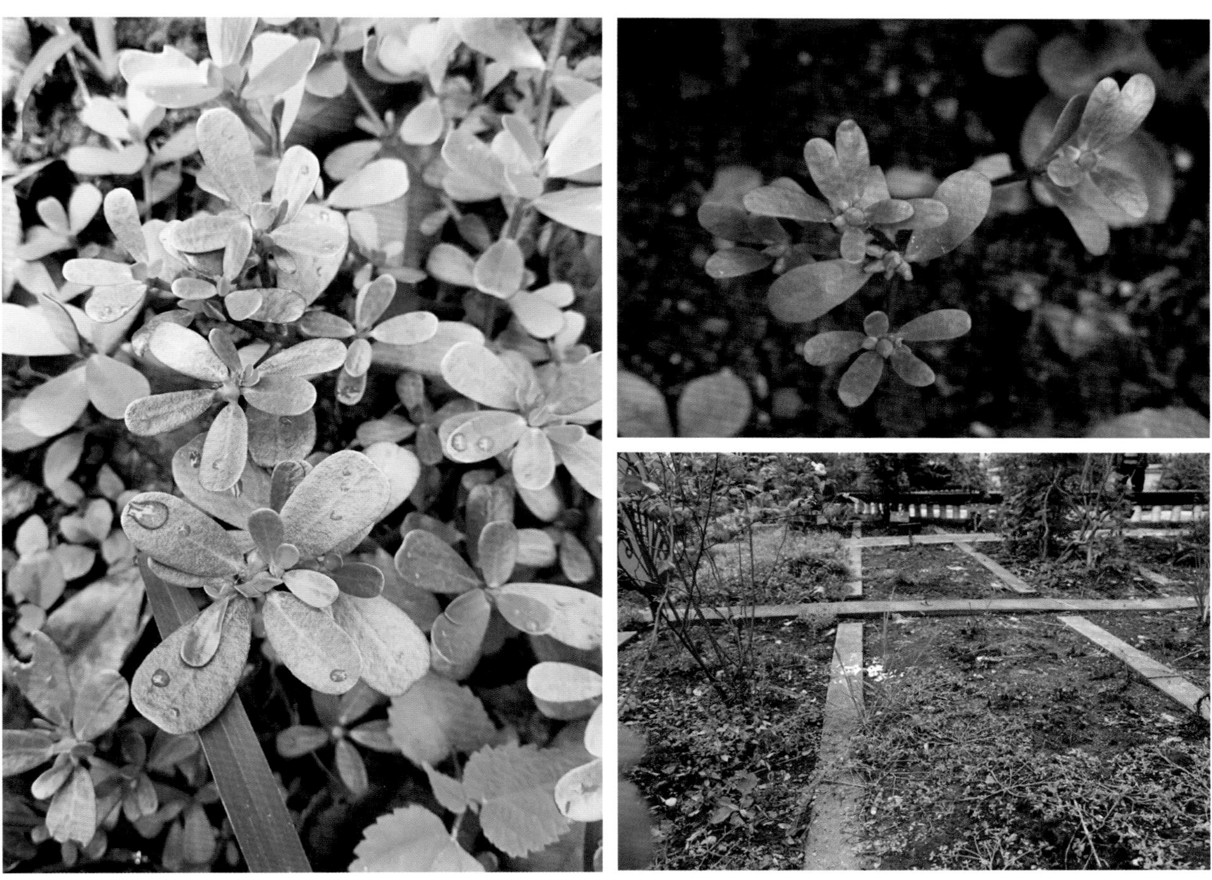

【形态特征】一年生肉质草本，全株无毛。茎平卧或斜生，分枝多。叶片扁平，倒卵形，肥厚，长1~3cm。花3~5枚簇生，由2~6个苞片形成的总苞所包被；花萼绿色，盔状；花瓣5，黄色，倒卵形。蒴果卵球形，种子多数。花期5~8月，果期6~9月。

【适宜生境】生于海拔700m以下的地边、路旁、屋侧、耕地杂草。

【资源状况】分布于坝区、低山区。常见，可以大量开发利用，嫩株为野生蔬菜。

【入药部位】全草。

【功能主治】清热解毒，凉血止血，止痢。用于热毒血痢，痈肿疔疮，湿疹，丹毒，蛇虫咬伤，便血，痔血，崩漏下血。

土人参

土高丽参

Talinum paniculatum (Jacq.) Gaertn.

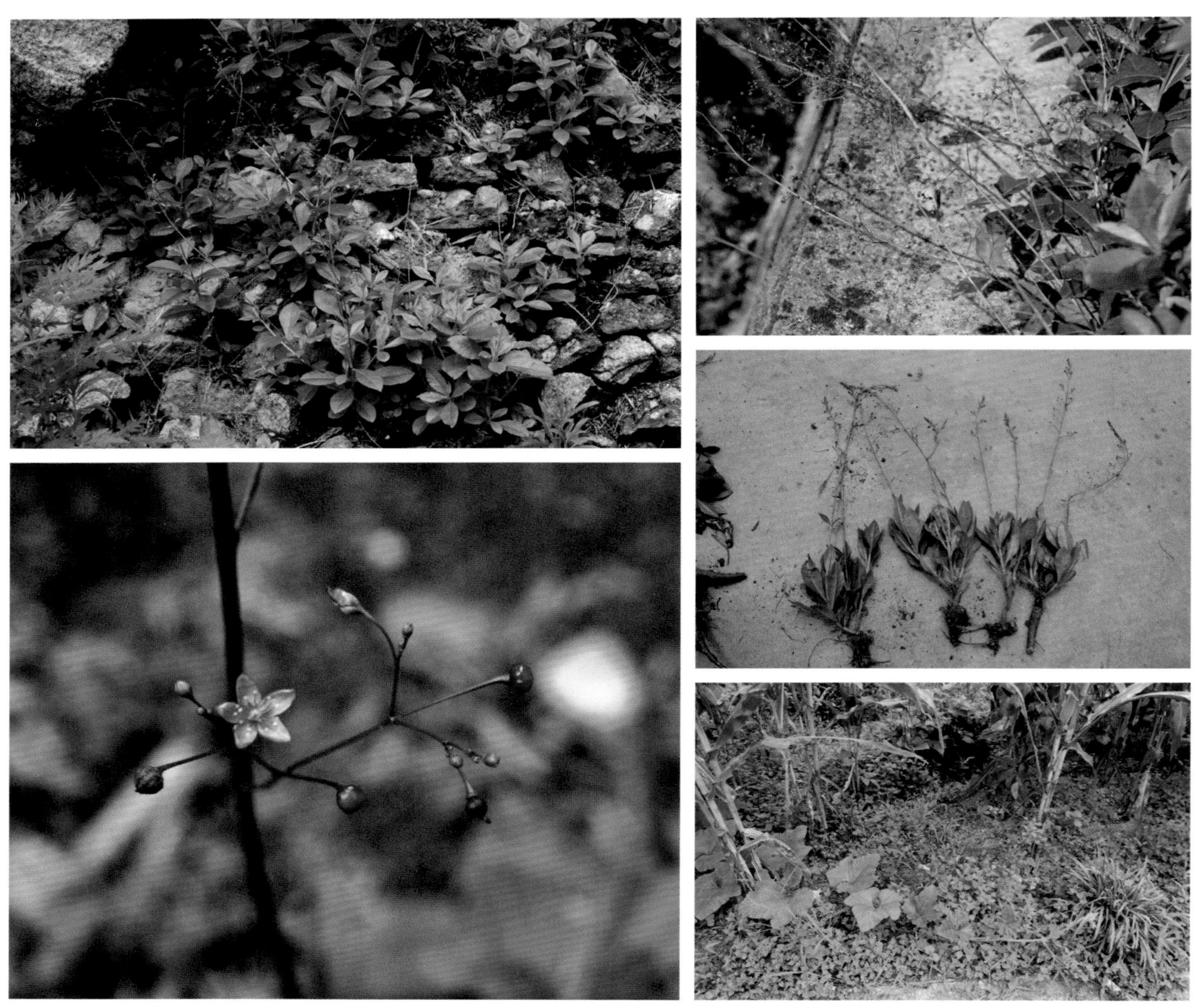

【形态特征】一年生或多年生草本，高 30~100cm。主根粗壮，少分枝，倒钟形，粗，外皮黑褐色，肉质乳白。茎直立，有分枝。叶互生或近对生，倒卵形或倒卵状披针形。圆锥花序，二歧状分枝；花萼紫红色；花瓣粉红色或淡紫色。蒴果近球形，纸质。种子多数，黑色，有光泽。花期 6~8 月，果期 9~11 月。

【适宜生境】生于田坎、石缝、墙头、瓦房顶。

【资源状况】分布于坝区、低山区。栽培。常见，可以开发利用，为药食两用的蔬菜。

【入药部位】根、叶。

【功能主治】补气血，生津止渴，充乳汁，助消化。用于热病伤津，气虚乏力，脾虚劳倦，泄泻，肺痨咳痰带血，眩晕，潮热盗汗，体虚自汗，乳汁不足。

落葵科

落葵薯

藤三七、藤七

Anredera cordifolia (Tenore) Steenis

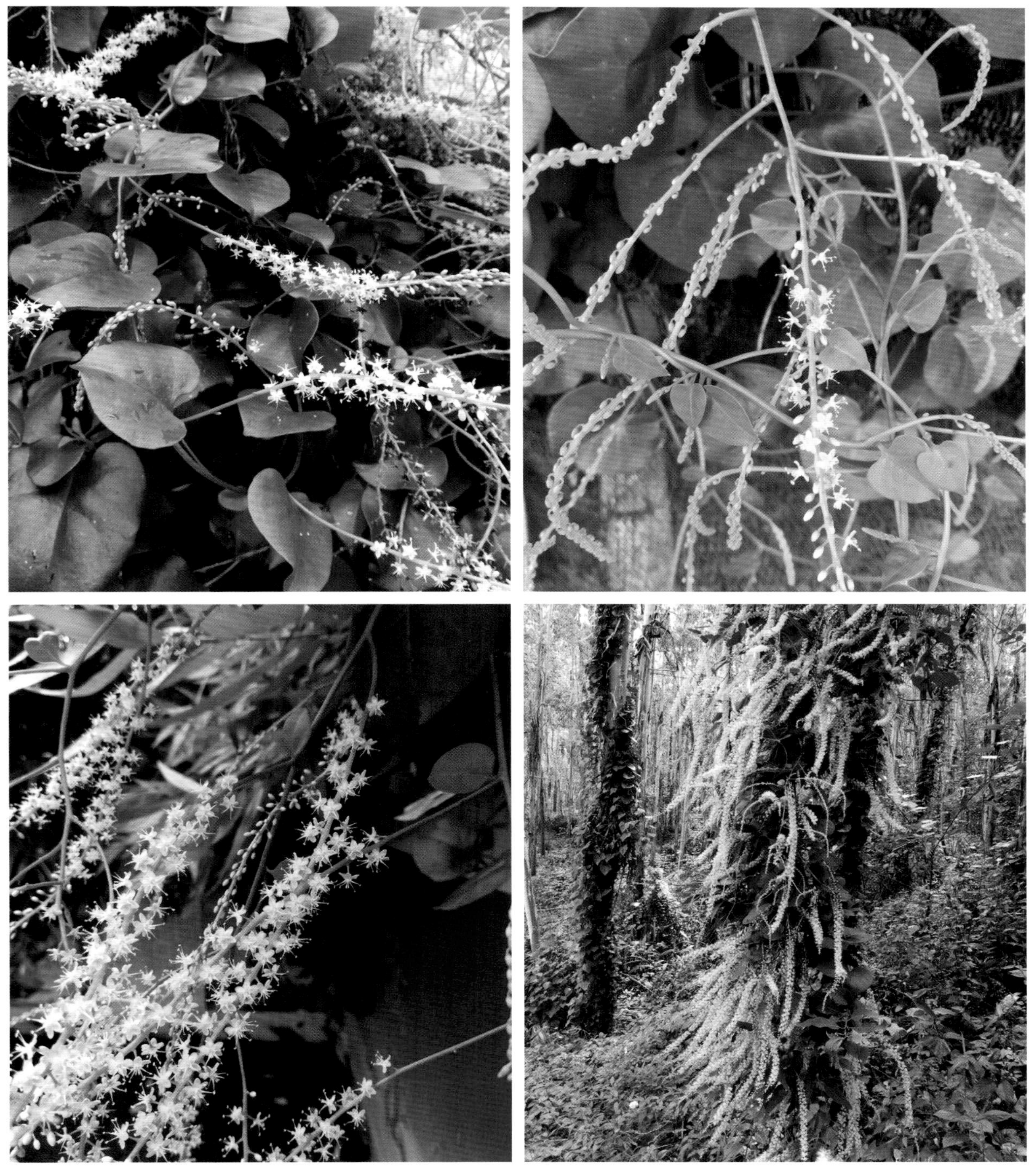

【形态特征】多年生缠绕草质藤本，具粗的根状茎，长达数米。茎多分枝，无毛。叶宽卵形至近圆形，稍肉质，腋部通常具小块茎（珠芽）。总状或圆锥花序纤细，下垂，长 7~25cm；花梗长 2~3mm；花芳香；花被片白色，于花期开展，花后变黑色；雄蕊白色，长于花被片，花柱白色，3 叉裂。花期 6~10 月。

【适宜生境】栽培于海拔 1000m 以下的地区。

【资源状况】分布于坝区、低山区。常见，可以大量开发利用。

【入药部位】藤、珠芽（藤三七）。

【功能主治】接筋骨，消炎止痛，强腰补肾。用于腰膝痹痛，病后体虚，跌打损伤，骨折。

落　葵

软浆叶、染浆叶

Basella alba L.

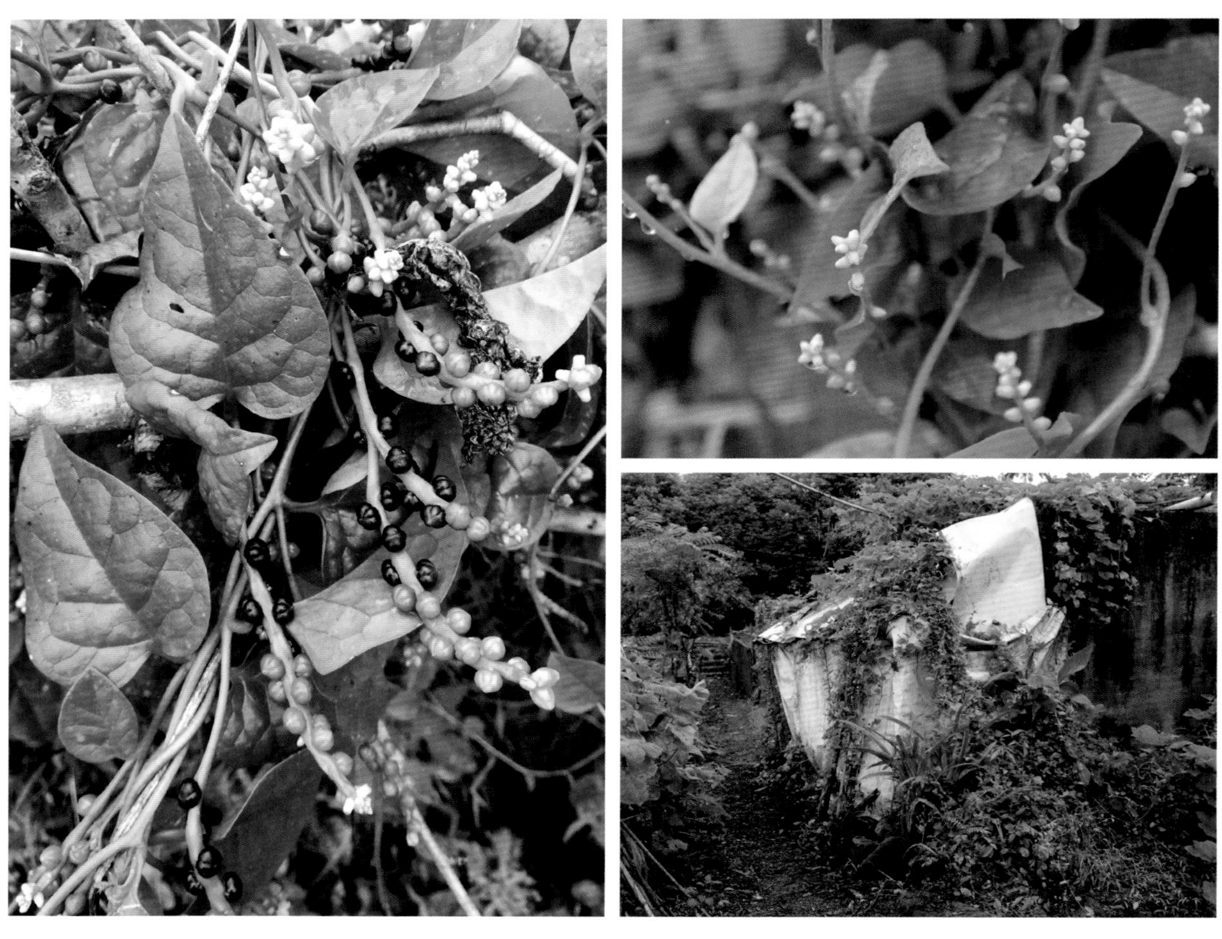

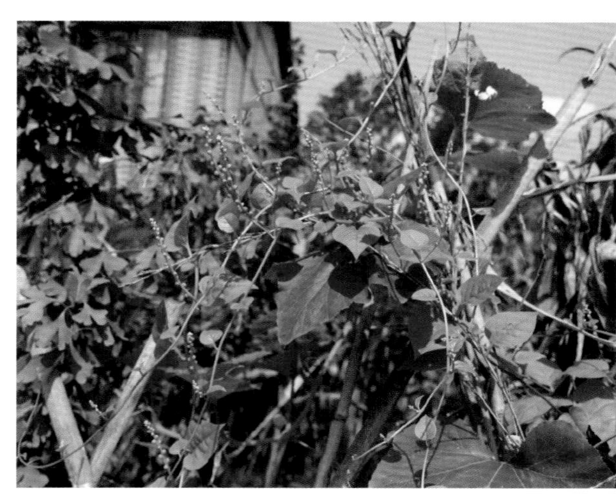

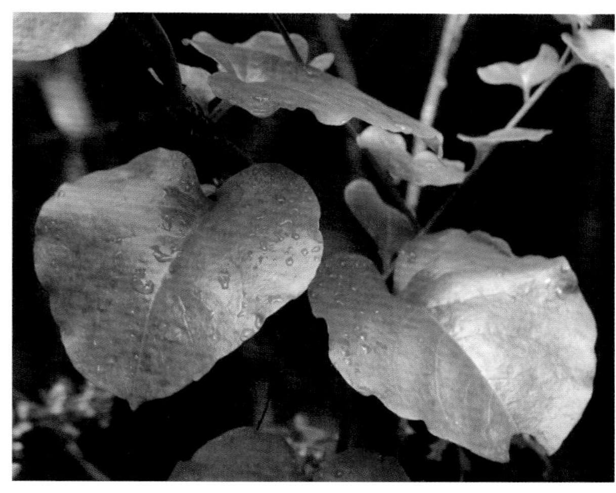

【形态特征】一年生草本，长达 3~4m。茎缠绕，绿色或红色，肉质，无毛。叶宽卵形或圆形，全缘。穗状花序长 3~15（~20）cm；花无梗；花被片红色至紫黑色；花丝白色。胞果球形，被肉质的花被及小苞片所包被。花期 5~9 月，果期 7~10 月。

【适宜生境】栽培。

【资源状况】分布于坝区、低山区。为栽培蔬菜。常见，可以大量开发利用。

【入药部位】藤或珠芽。

【功能主治】消中，散热，利二便。用于大便秘结，小便短涩，痢疾，便血，斑疹，疔疮。

石竹科

四齿无心菜

四齿蚤缀

Arenaria quadridentata (Maxim.) Williams

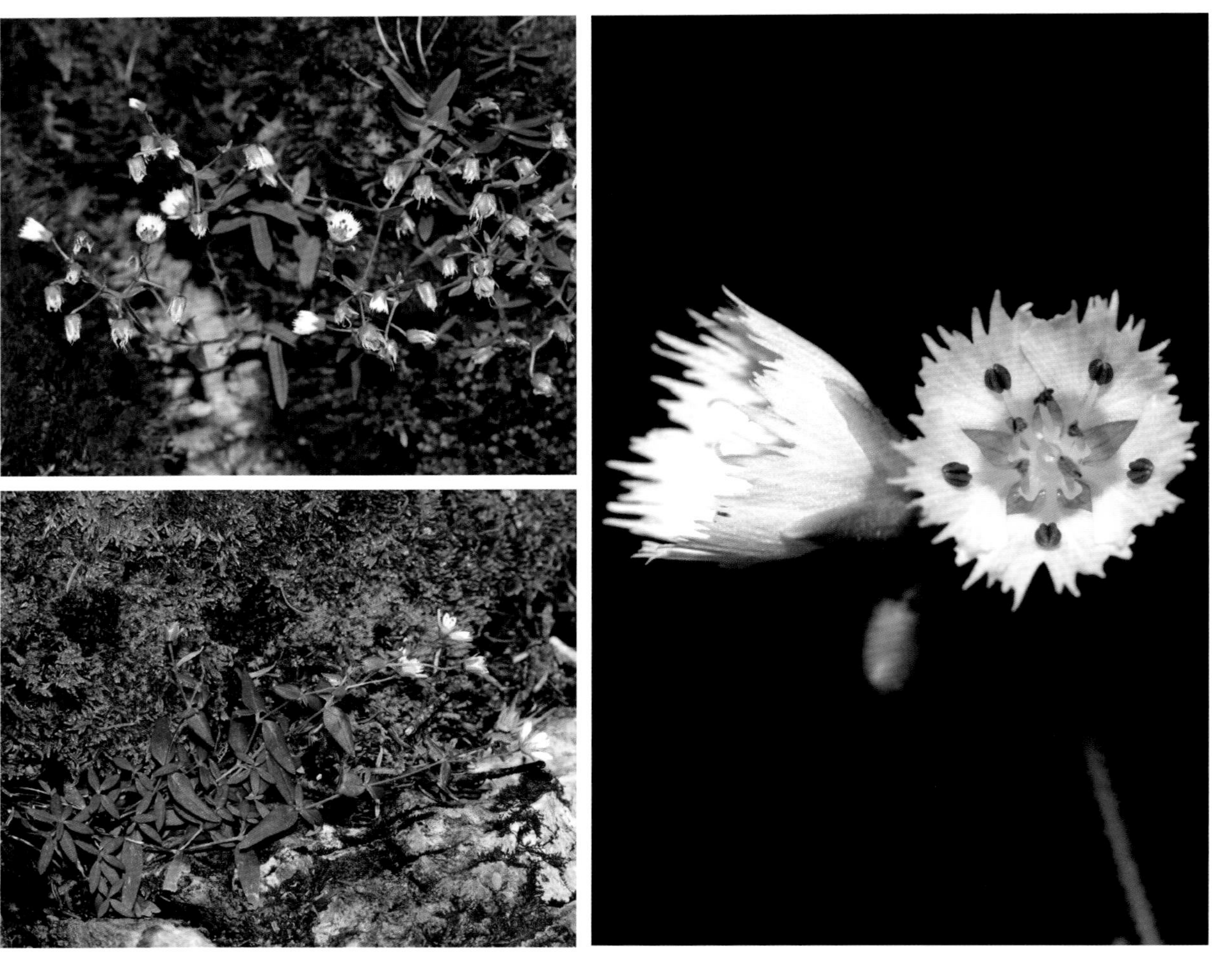

【形态特征】草本，高 10~40cm。根纺锤形。茎丛生，细弱，黄色，无毛或被 2 行腺柔毛。下部叶匙形，上部叶卵状椭圆形或披针形，长 1~2cm。聚伞花序具少数花；萼片 5，长圆形，长 4~5mm；花瓣 5，白色，倒卵形或楔形，长约 8mm，顶端 4 齿裂；雄蕊 10；花柱 2，长 5mm。蒴果球形，顶端 4 裂。种子近圆形，压扁，具钝的疣状突起。花期 7~9 月。

【适宜生境】生于路边、草丛。

【资源状况】分布于中山区。少见。

【入药部位】全草。

【功能主治】清热，凉血，消肿。用于肺热咳嗽，咯血，跌打损伤。

无心菜 雀儿蛋、鸡肠子、蚤缀

Arenaria serpyllifolia L.

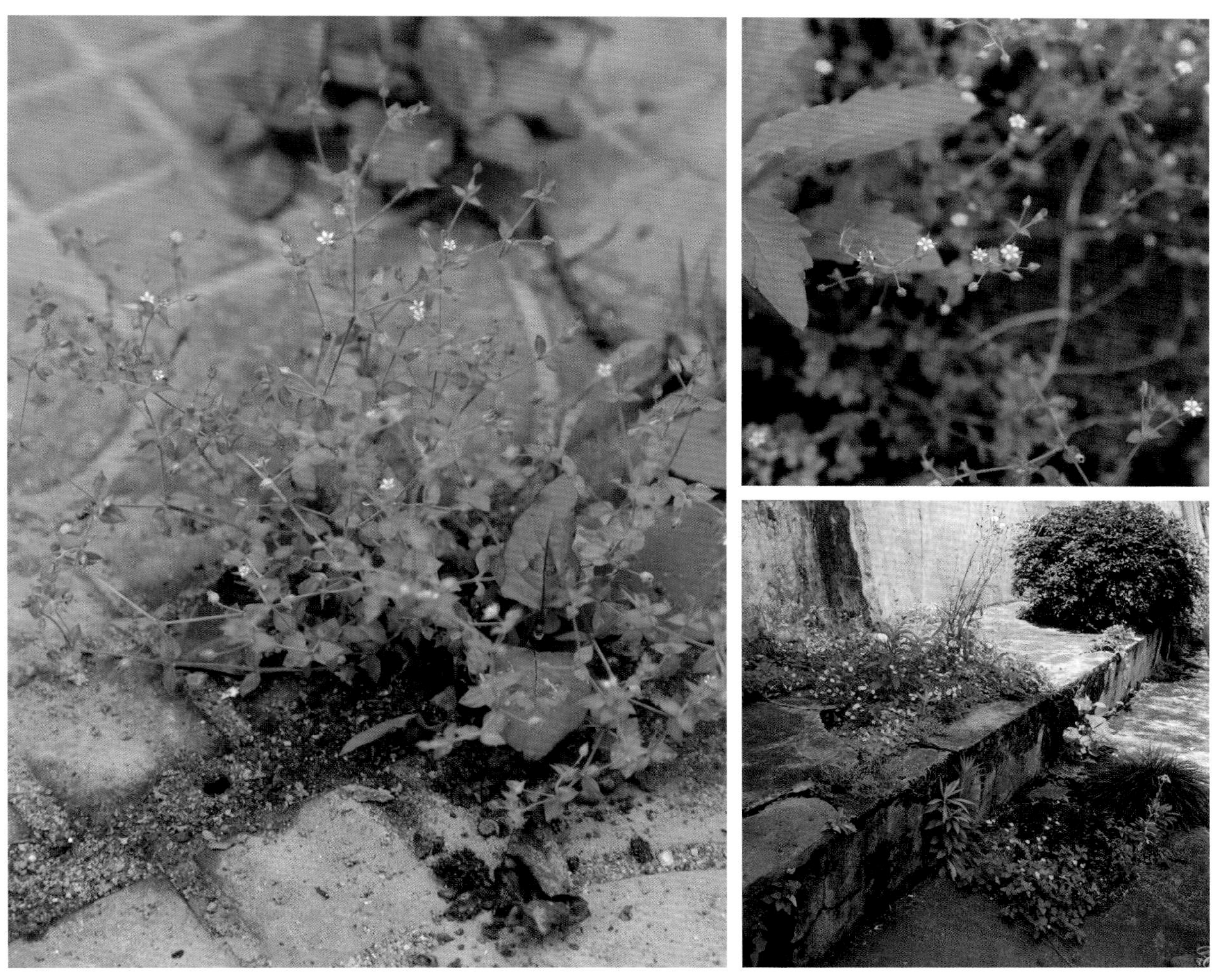

【形态特征】一年生或二年生草本，高 5~25cm。茎密生白色短柔毛，茎匍匐，多分枝，四周具倒毛。叶无柄；叶片卵形，基部狭，边缘具缘毛，顶端急尖。聚伞花序，具多花；苞片草质，卵形，通常密生柔毛；花梗密生柔毛或腺毛；萼片披针形，长于花瓣和雄蕊，边缘膜质，顶端尖，外面被柔毛；花瓣白色，倒卵形；花柱 3。蒴果卵圆形，与宿存萼等长，熟时 6 瓣裂。种子肾形，淡褐色，具瘤状突起和乳突。花期 6~8 月，果期 8~9 月。

【适宜生境】生于地边、路旁。

【资源状况】分布于坝区、低山区。常见。

【入药部位】全草（小无心菜）。

【功能主治】清热解毒，明目。用于肺热咳嗽，肺结核，肺痨咯血，急性结膜炎，睑腺炎，咽喉肿痛，肝炎，膀胱湿热，小便不利。

球序卷耳

婆婆指甲菜、大鹅秧菜、粘毛卷耳

Cerastium glomeratum Thuill.

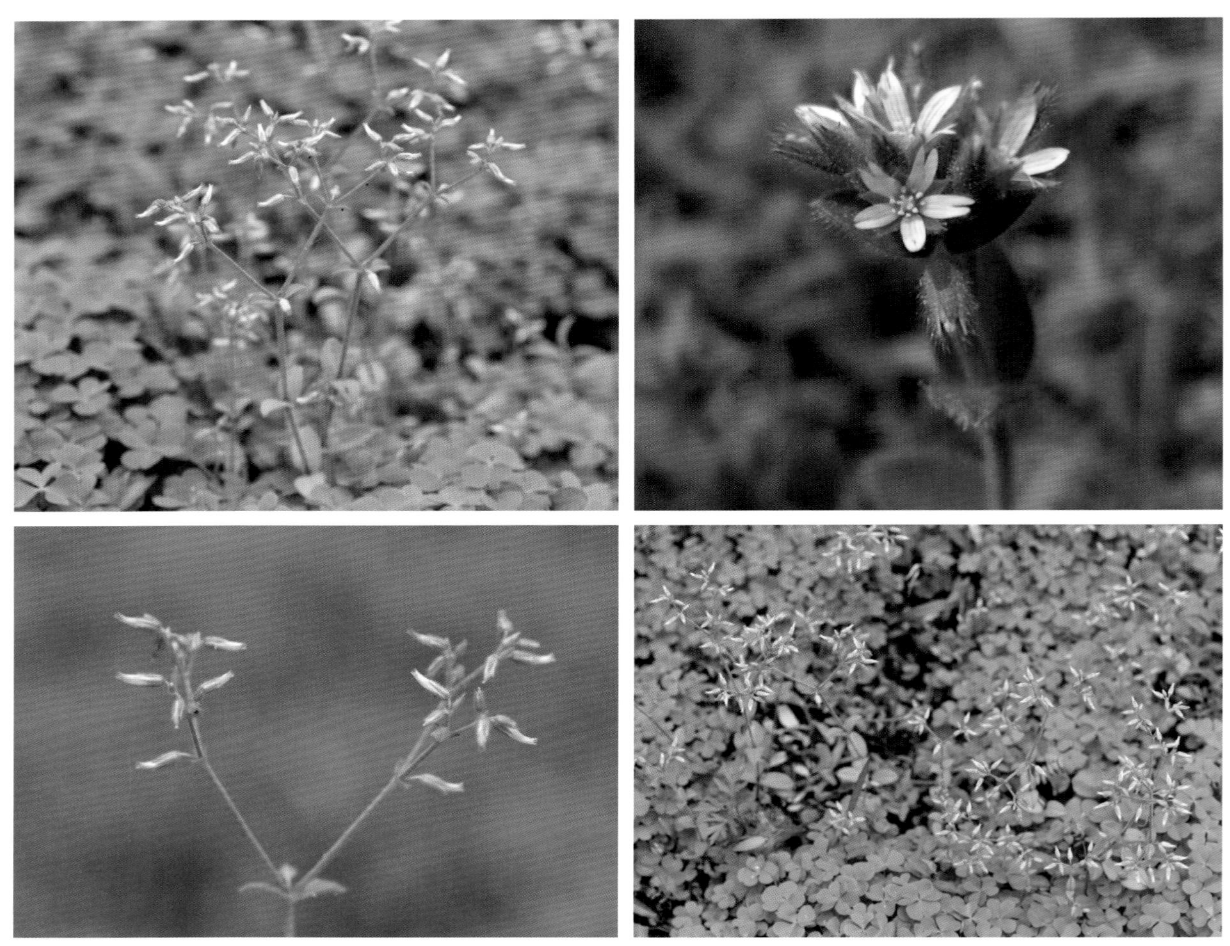

【形态特征】一年生草本，高 10~20cm。茎单生或丛生，密被长柔毛，上部混生腺毛。茎下部叶叶片匙形；茎上部叶叶片倒卵状椭圆形，顶端急尖，基部渐狭，两面被长柔毛，边缘具缘毛。聚伞花序呈簇生状或头状；花序轴密被腺柔毛；苞片卵状椭圆形，密被柔毛；花梗长 1~3mm；萼片披针形，顶端尖，外面密被长腺毛，边缘狭膜质；花瓣白色，线状长圆形，顶端 2 浅裂，基部被疏柔毛；花柱 5。蒴果长圆柱形，顶端 10 齿裂。种子褐色，扁三角形，具疣状突起。花期 3~4 月，果期 5~6 月。

【适宜生境】生于地边、荒地、耕地。

【资源状况】分布于坝区、低山区。常见。

【入药部位】全草（婆婆指甲菜）。

【功能主治】清热解毒，降血压，解表。用于高血压，小便淋涩，乳痈，痈肿疮毒。

狗筋蔓 筋骨草、抽筋草、九股牛

Cucubalus baccifer L.

【标本采集号】511423140419326LY、LEM120730019

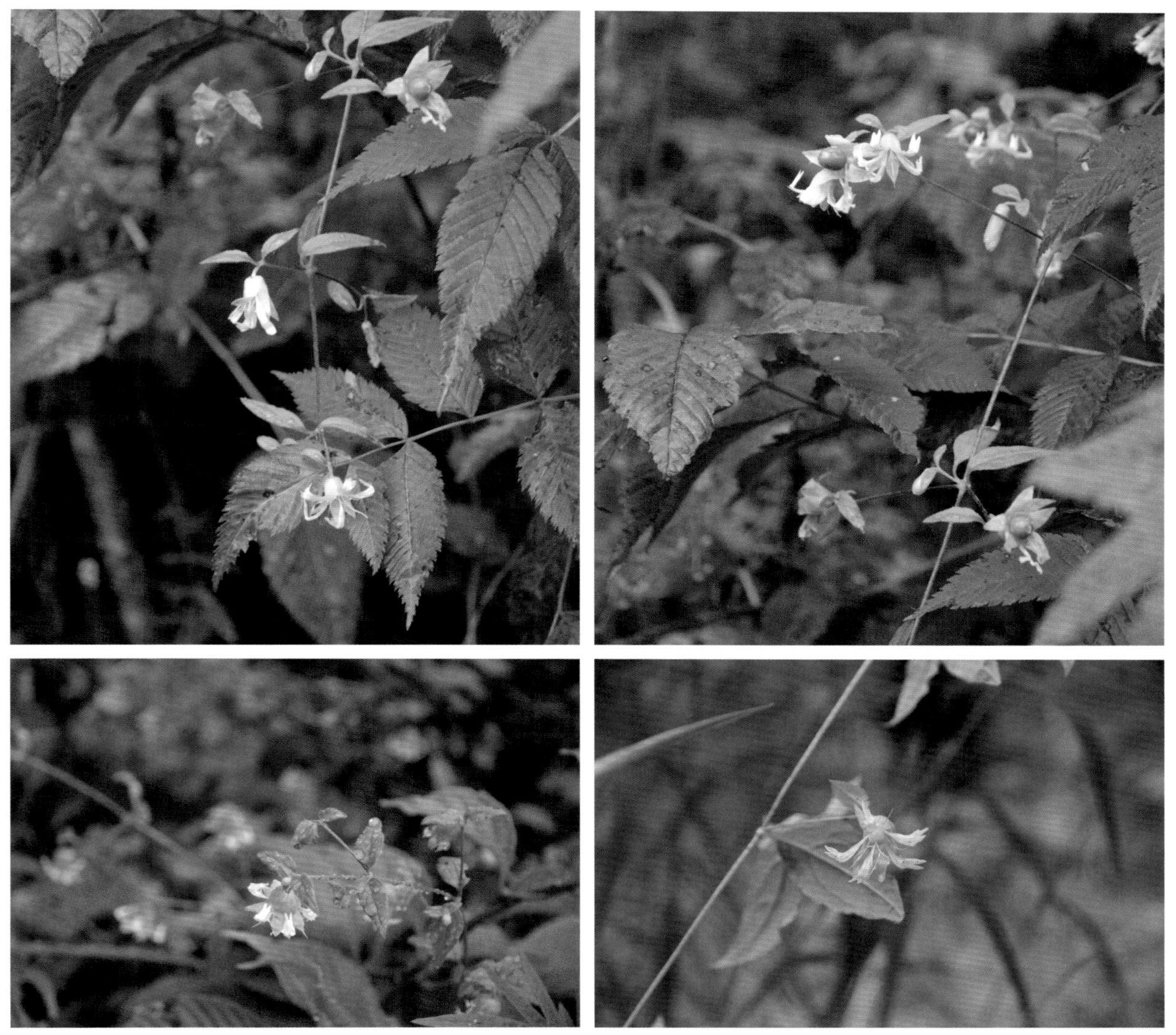

【形态特征】多年生草本，全株被绵毛。茎铺散，多分枝，攀缘状。叶卵形、卵状披针形或狭椭圆形，纸质，两面沿脉具毛。花稍下垂，花瓣倒披针形，先端 2 浅裂。果实黑色，球形，肉质，不规则开裂，有光泽。花期 6~8 月，果期 7~10 月。

【适宜生境】生于海拔 2300m 以下的灌丛、草丛中。

【资源状况】分布于坝区、低山区、中山区。常见，可以大量开发利用。

【入药部位】全草。

【功能主治】祛风除湿，补虚弱，续筋骨，利尿消肿。用于骨折，跌打损伤，风湿关节痛，肾炎水肿，尿路感染，疮疡疖肿，淋巴结结核。

石 竹

瞿麦、竹叶梅

Dianthus chinensis L.

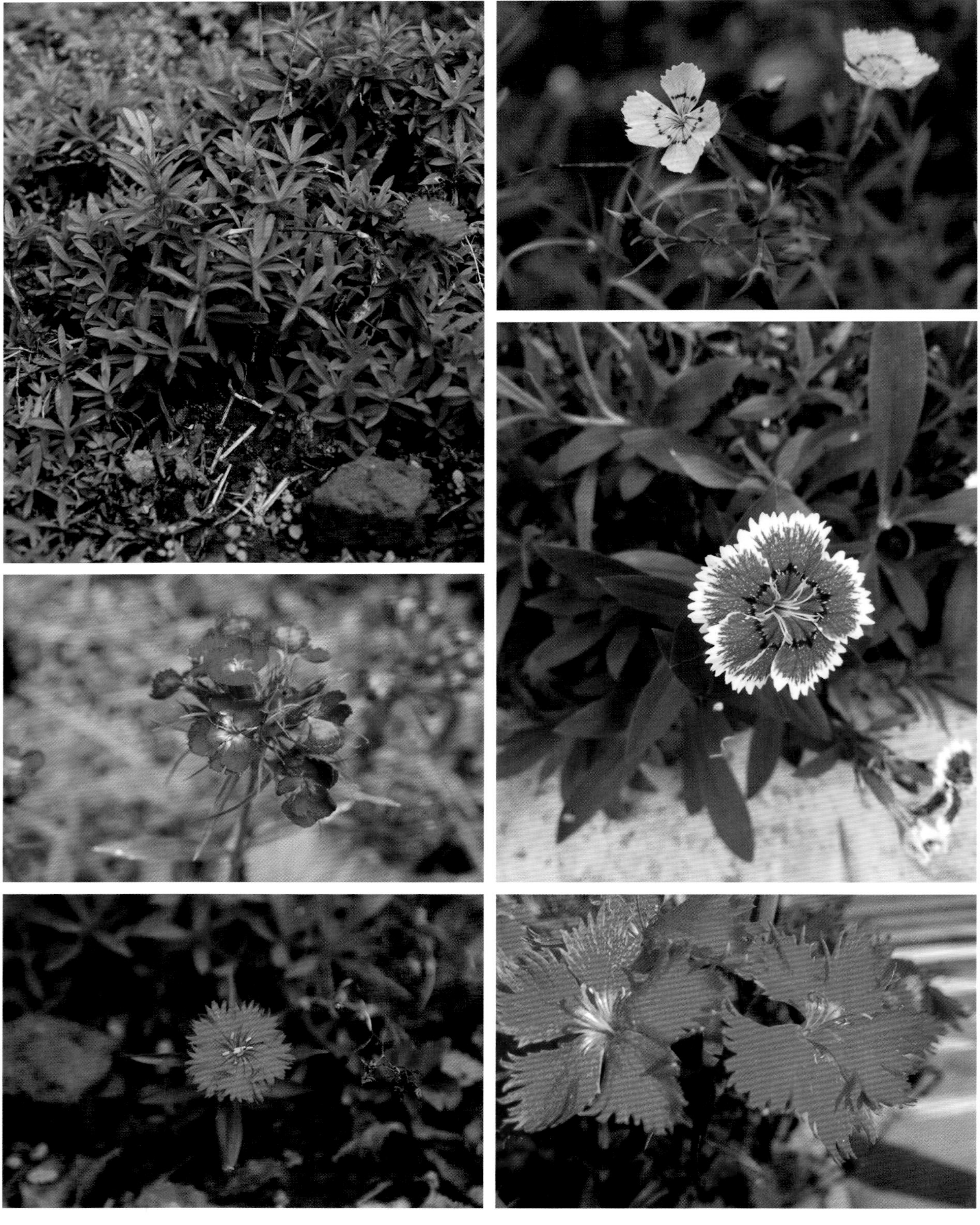

【形态特征】多年生草本，高 30~50cm，全株无毛，带粉绿色。茎疏丛生，直立，上部分枝。叶线状披针形。花单生或数个成聚伞状；花萼圆柱状，萼齿披针形；花瓣鲜红色、紫红色、粉红色或白色，喉部具斑点和疏具须毛，先端具不规则齿。蒴果圆筒形，包于宿存萼内，顶端 4 裂。种子黑色，扁圆形。花期 5~6 月，果期 7~9 月。

【适宜生境】庭院栽培。

【资源状况】分布于坝区、低山区。常见，可以开发利用。

【入药部位】全草。

【功能主治】利尿通淋，活血通经。用于热淋，石淋，经闭瘀阻。

瞿　麦 竹叶梅
Dianthus superbus L.

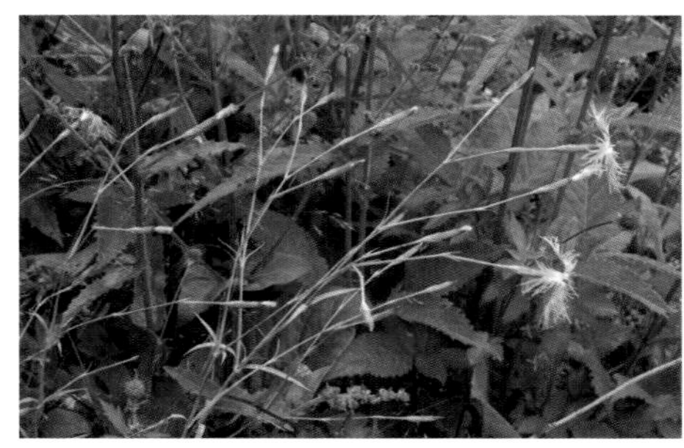

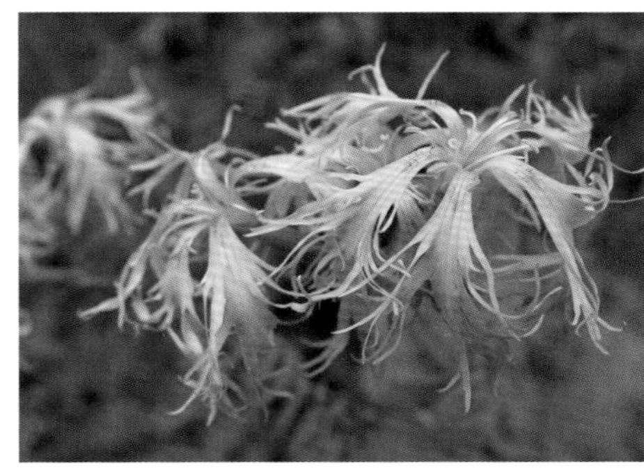

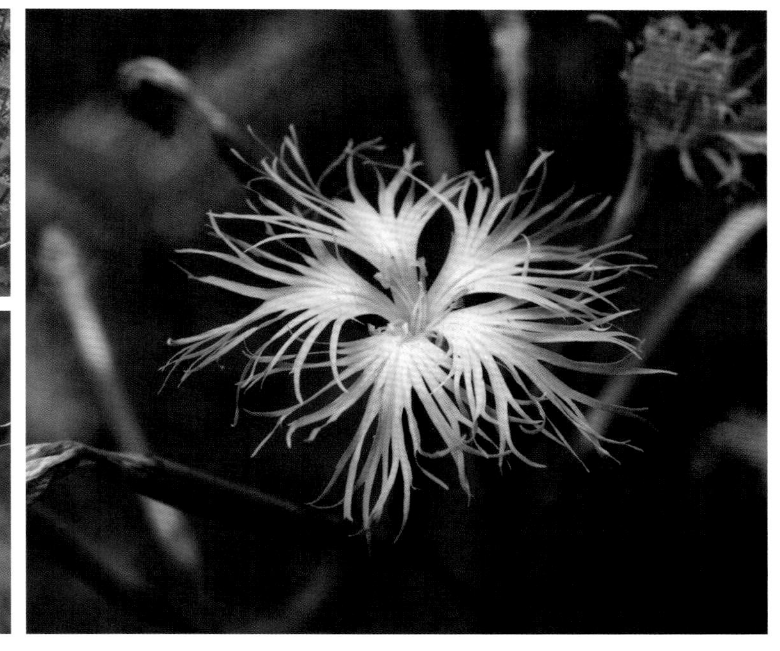

【形态特征】多年生草本，高 50~60cm，有时更高。茎丛生，直立，绿色，无毛，上部分枝。叶线状披针形。花 1 或 2，顶生，有时腋生；花萼常紫红色，圆柱状；花瓣淡红色，稀白色，瓣片长约 2cm，边缘裂至近 1/2 处，喉部具须毛。蒴果圆筒形，与宿存萼等长或微长，顶端 4 裂。种子扁卵圆形，黑色，有光泽。花期 6~9 月，果期 8~10 月。

【适宜生境】庭院栽培。

【资源状况】分布于坝区、低山区。常见。

【入药部位】地上部分。

【功能主治】清热利水，活血通经。用于尿路感染，小便淋沥涩痛，结石，小便不利，尿血，水肿，经闭，目赤障翳，浸淫疮毒，食管癌，直肠癌，目赤肿痛，带状疱疹，月经不调，夜盲症。

荷莲豆草

粉丹草、惊拌藤、荷莲豆
Drymaria diandra Bl.

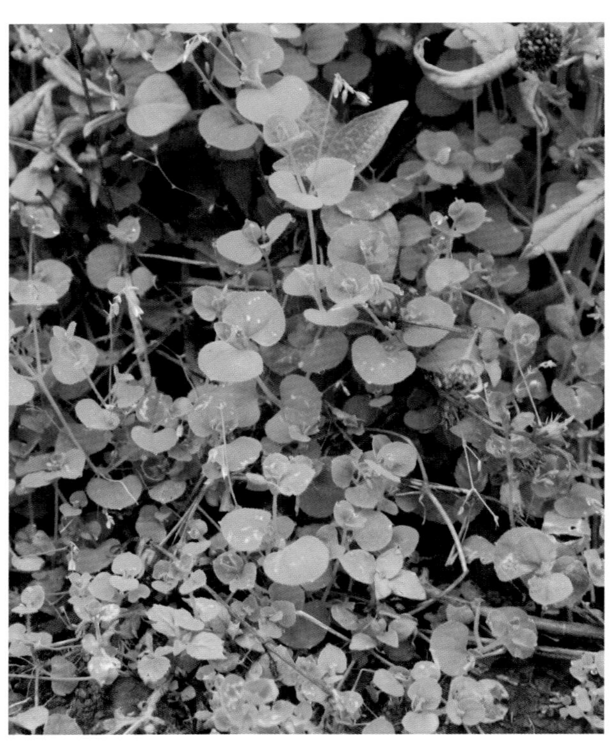

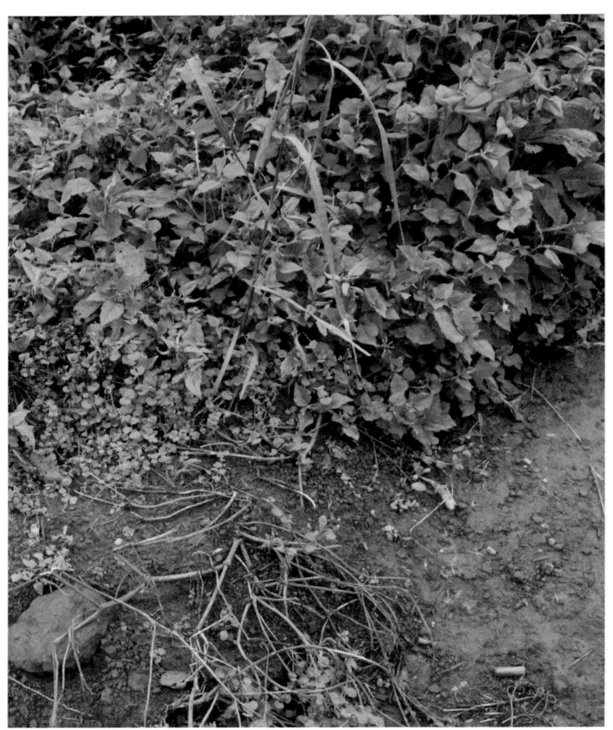

【形态特征】一年生草本，长60~90cm。茎缠绕，有时近蔓生，有不定根。茎和叶无毛，有微小乳突。叶片卵状心形，自基部具明显3~5脉；托叶膜质，撕裂成少量白色刚毛。花瓣白色，倒卵状楔形，深2裂。蒴果卵球形，3瓣裂。种子圆形，有细密疣点。花期4~10月，果期6~12月。

【适宜生境】生于草丛、地沟、沟边。

【资源状况】分布于低山区。常见。

【入药部位】全草。

【功能主治】清热解毒，消肿，利湿，明目退翳。用于疮疖，痈肿，黄疸，疟疾，风湿脚气，蛇虫咬伤。

剪春罗

金钱花、剪夏罗

Lychnis coronata Thunb.

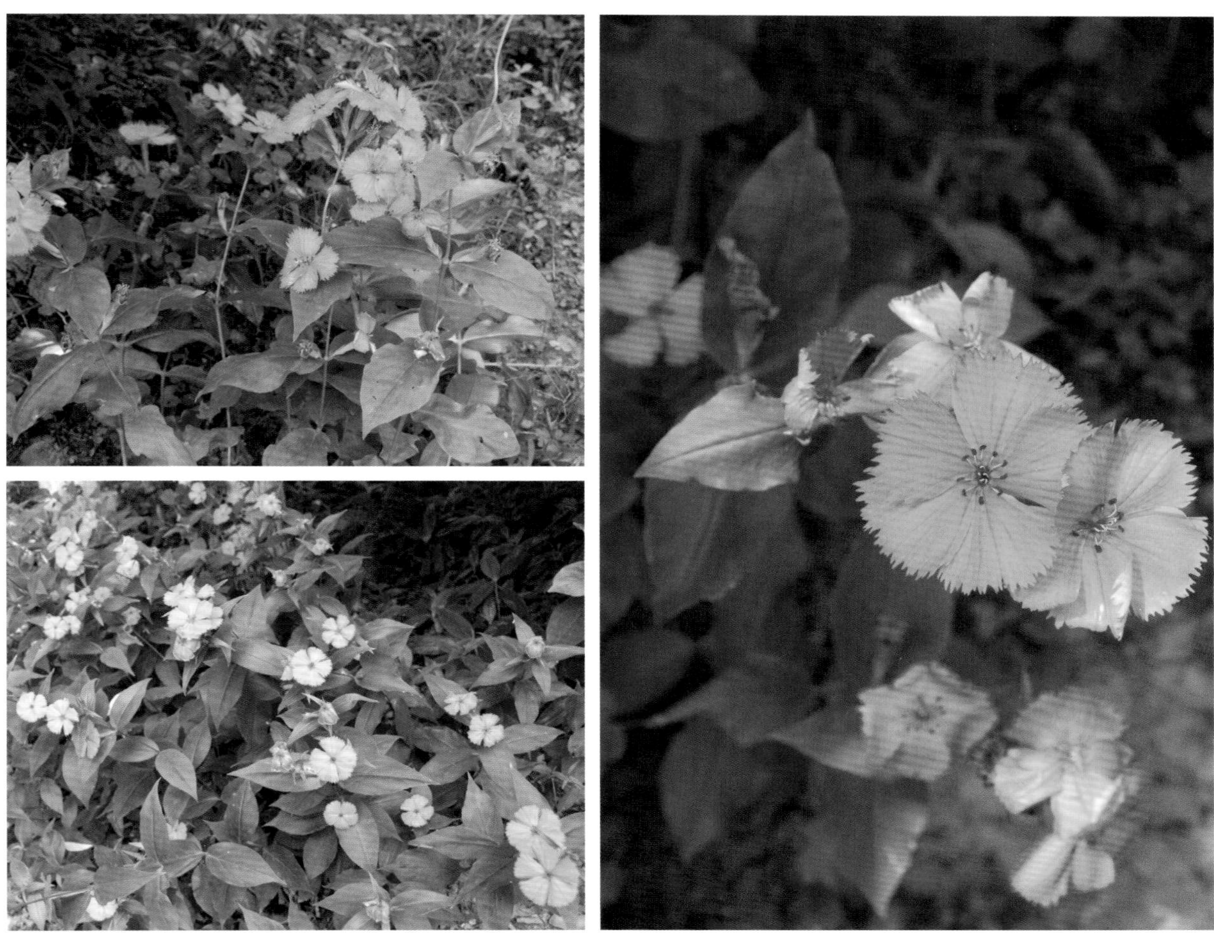

【形态特征】多年生草本，高 50~80cm，近无毛。根簇生，竹节状，浅黄色，狭纺锤形。茎节处略膨大。叶对生，卵状披针形，两面近无毛。二歧聚伞状花序，花数朵；花瓣橙红色，顶端有不规则缺刻状齿，爪不伸出花萼；雌雄蕊柄长 1~1.5cm。蒴果狭卵球形，花萼宿存，顶端 5 齿裂。花期 6~7 月，果期 8~9 月。

【适宜生境】庭院栽培。

【资源状况】分布于坝区、低山区。常见。

【入药部位】根或全草。

【功能主治】清热止泻，祛风除湿，消炎镇痛。用于风湿骨痛，跌打损伤。

剪红纱花

散血沙

Lychnis senno Sieb. et Zucc.

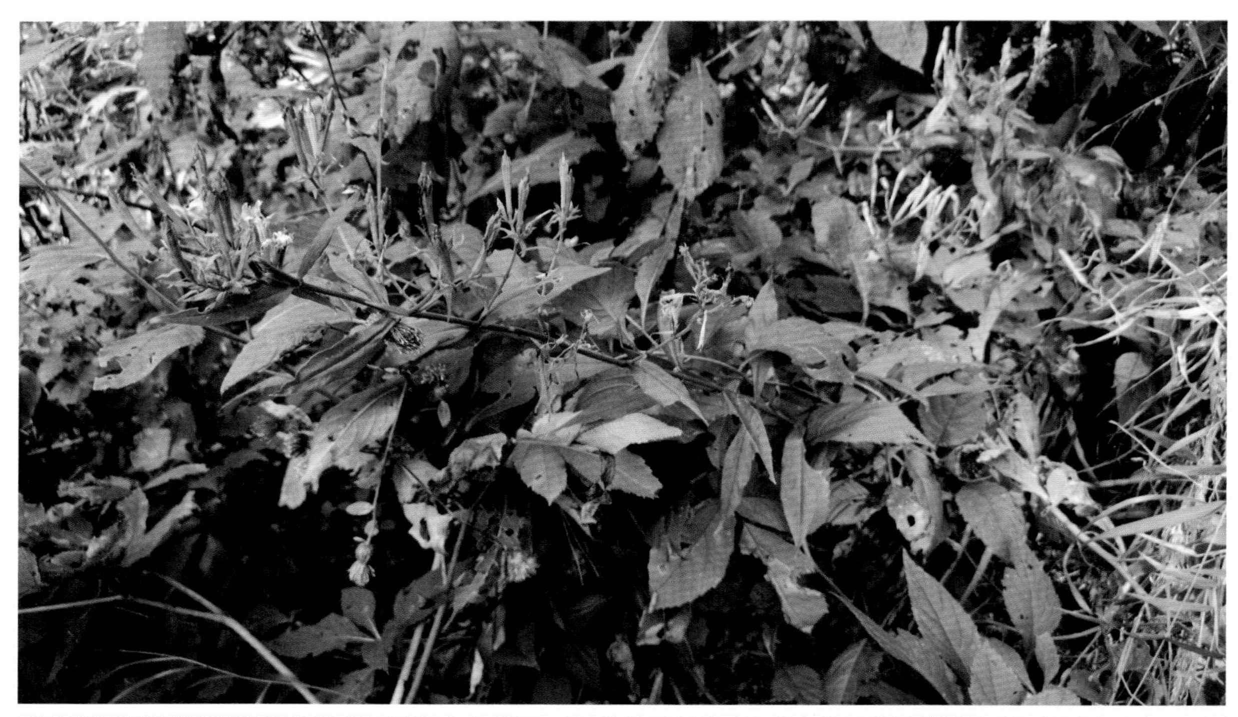

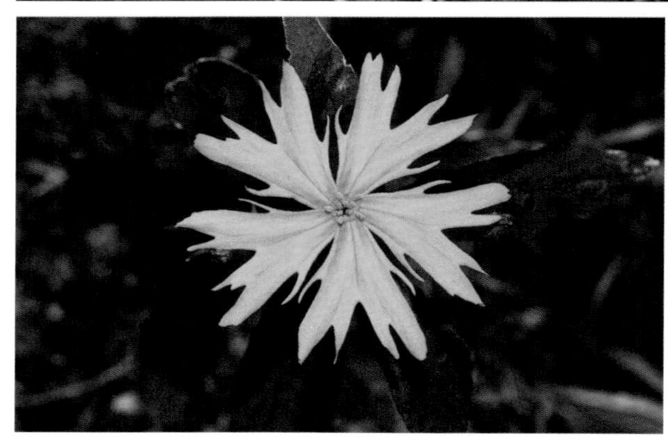

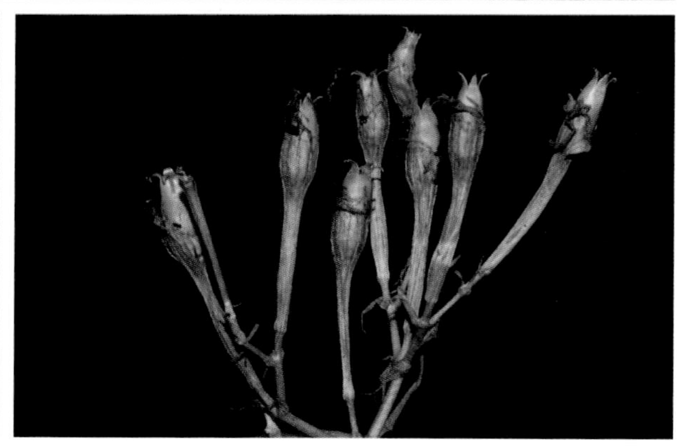

【形态特征】多年生草本，高 50~100cm，全株被粗毛。根丛生，灰黄色，狭圆柱状，肉质。叶椭圆状披针形，两面具柔毛。二歧聚伞花序，具多花；花萼管状至狭漏斗形；花瓣檐部深红色，不规则深裂为数个锯齿状裂片；花药黑紫色。蒴果椭圆状卵球形，微长于宿存萼。种子肾形，红褐色，具小瘤。花期 7~8 月，果期 8~9 月。

【适宜生境】庭院栽培。

【资源状况】分布于坝区、低山区。常见。

【入药部位】全草。

【功能主治】解热，镇痛，散血，止腹泻。用于风湿骨痛，跌打损伤。

鹅肠菜

牛繁缕

Myosoton aquaticum (L.) Moench

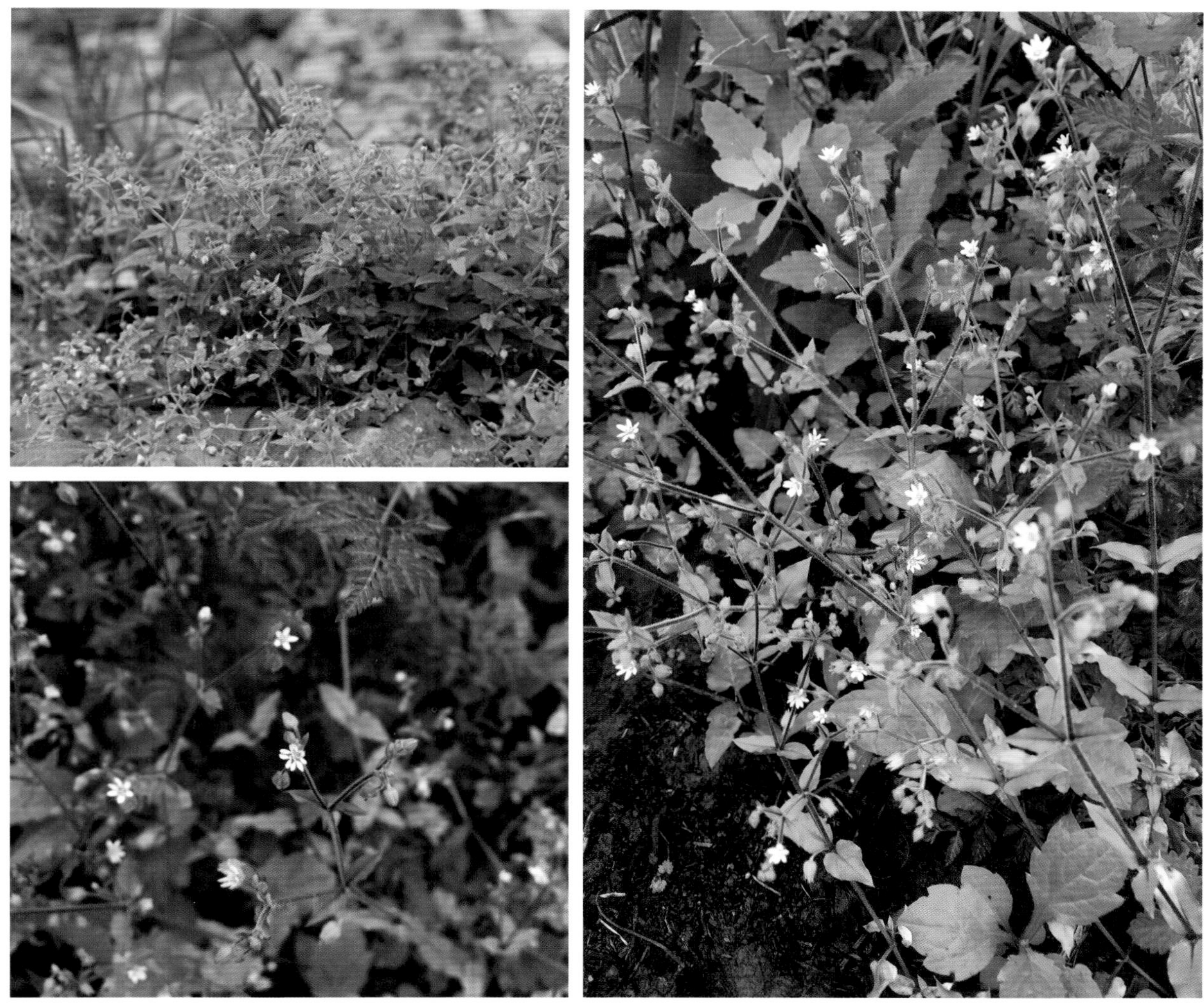

【形态特征】二年生或多年生草本，高 30~80cm。茎柔弱，多分枝，顶端具腺毛。叶卵形，托叶不存在。花顶生或腋生；苞片叶状，边缘有腺毛；花梗细，长 1~2cm，密被腺毛；花瓣 2 裂至基部；雄蕊 10。蒴果卵球形，下垂，先端 5 瓣裂，长于宿存萼片。花期 5~6 月，果期 6~8 月。

【适宜生境】生于田间、路旁。

【资源状况】分布于坝区、低山区。常见。

【入药部位】全草（鹅肠草）。

【功能主治】祛风解毒。用于痈疽，疮痈肿毒，牙痛，小儿食积，大肠出血，痢疾，高血压；外用于疮疖。

孩儿参 异花假繁缕

Pseudostellaria heterophylla (Miq.) Pax

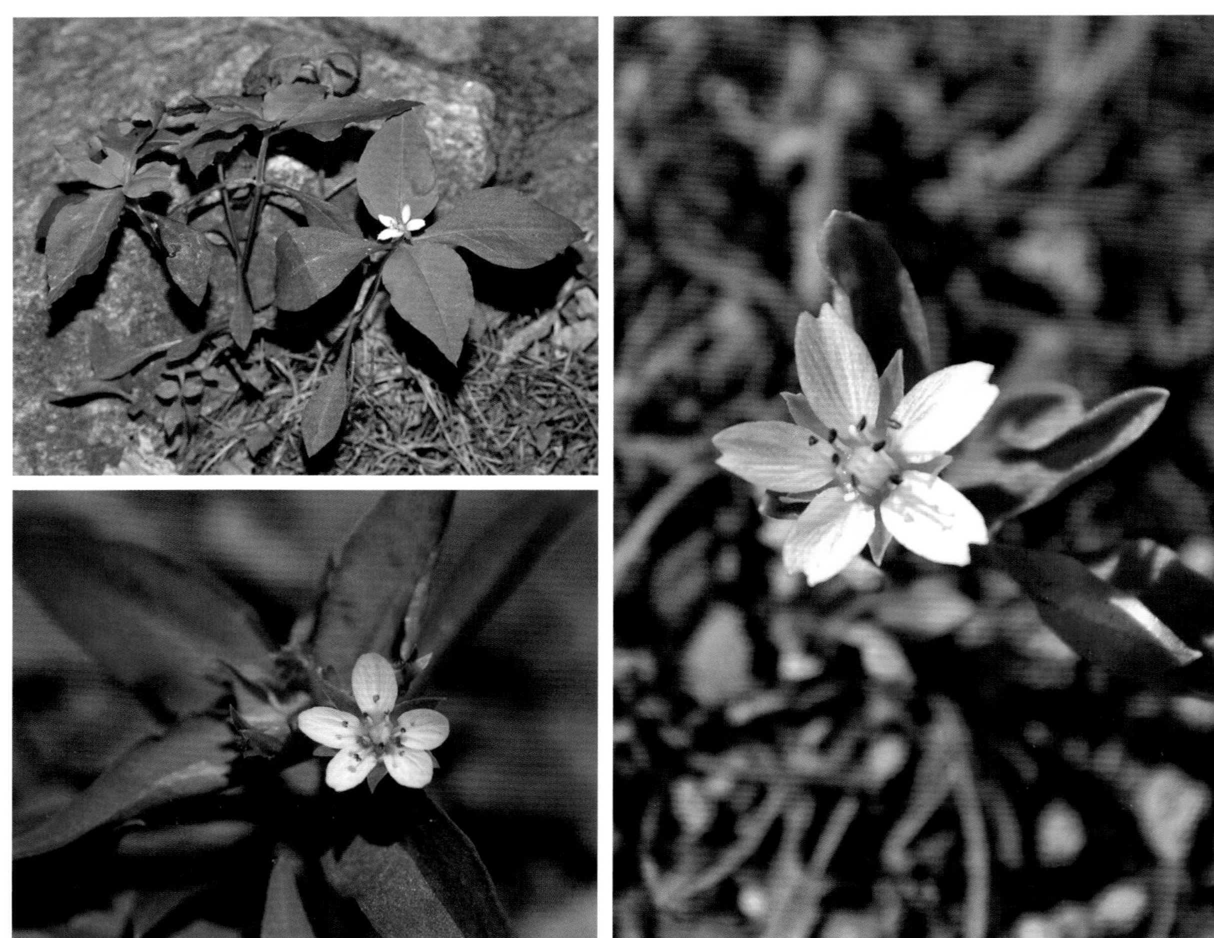

【形态特征】多年生小草本，高 15~20cm。块根肉质，长纺锤状，四周疏生须根。茎单一，直立，具 2 列毛。基部叶常 1 或 2 对，匙形或倒披针形；中部叶披针形。花二型。开花受精花 1~3 朵，腋生或呈聚伞花序；花梗长 1~2（~4）cm，被短柔毛；萼片 5，长约 5mm，外面及边缘疏生柔毛；花瓣 5，白色，长圆形或倒卵形，顶端 2 浅裂。闭花受精花具短梗；萼片疏生多细胞毛。蒴果卵球形，不开裂或 3 瓣裂。种子具瘤。花期 4~7 月，果期 7~8 月。

【适宜生境】生于林下阴湿处。

【资源状况】分布于中山区、高山区。少见。

【入药部位】块根（太子参）。

【功能主治】滋阴强壮，补气，生津。用于肺虚咳嗽，神经衰弱。

漆姑草 针包草、羊儿草

Sagina japonica (Sw.) Ohwi

【标本采集号】LEM120807010

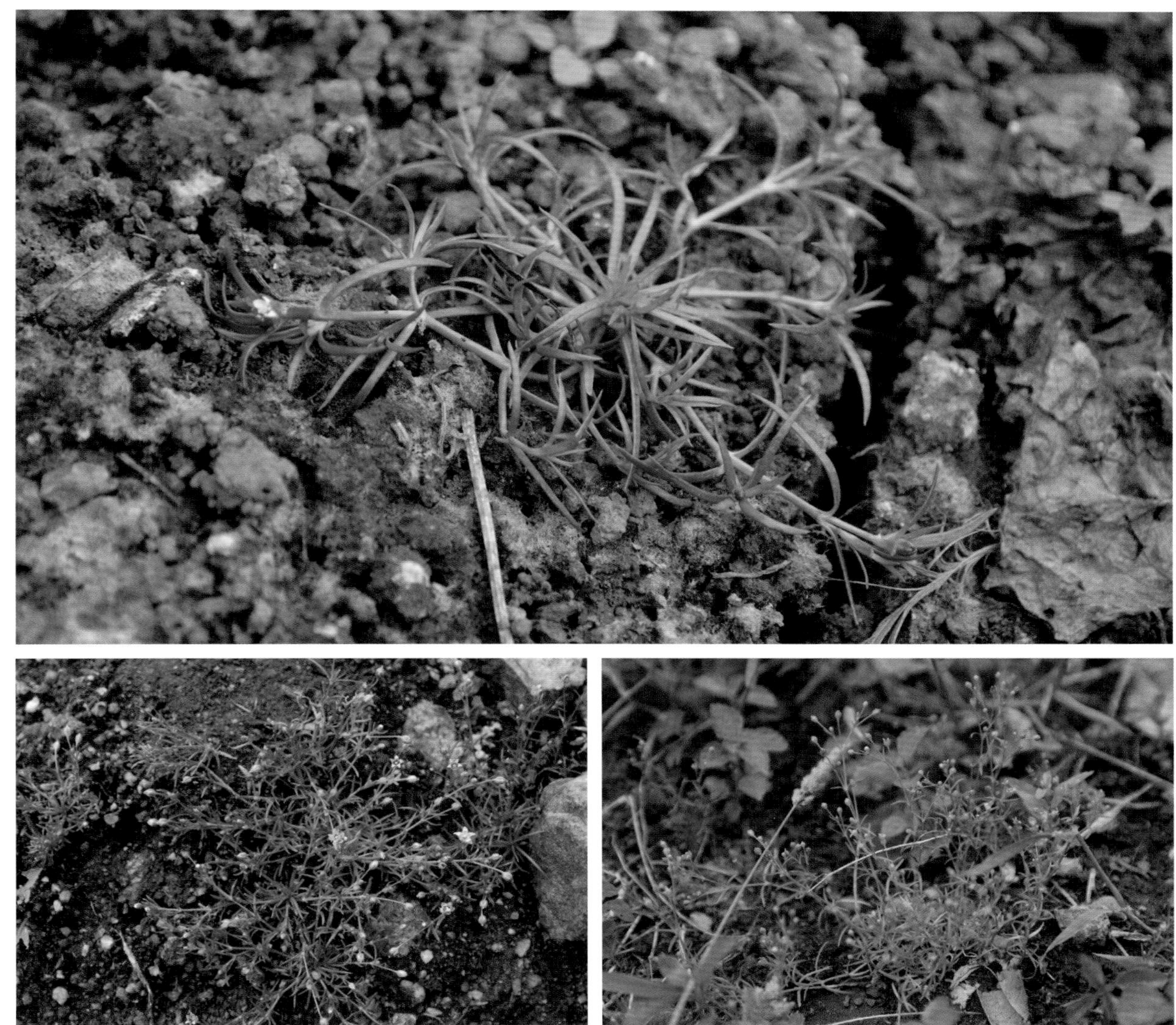

【形态特征】小草本，高 5~20cm。茎丛生。叶片线形，长 5~20mm，宽 0.8~1.5mm，顶端急尖。花小型，单生于枝端；花瓣 5，白色，顶端圆钝。蒴果卵圆形，5 瓣裂。种子细，圆肾形，褐色，表面具尖瘤状突起。花期 3~5 月，果期 5~6 月。

【适宜生境】生于潮湿草丛、屋侧、墙脚。

【资源状况】分布于坝区、低山区。常见，可以开发利用。

【入药部位】全草。

【功能主治】止痛，提脓拔毒。用于肺痨吐血，白血病，漆疮，秃疮，痈肿，瘰疬，龋齿。

肥皂草 *Saponaria officinalis* L.

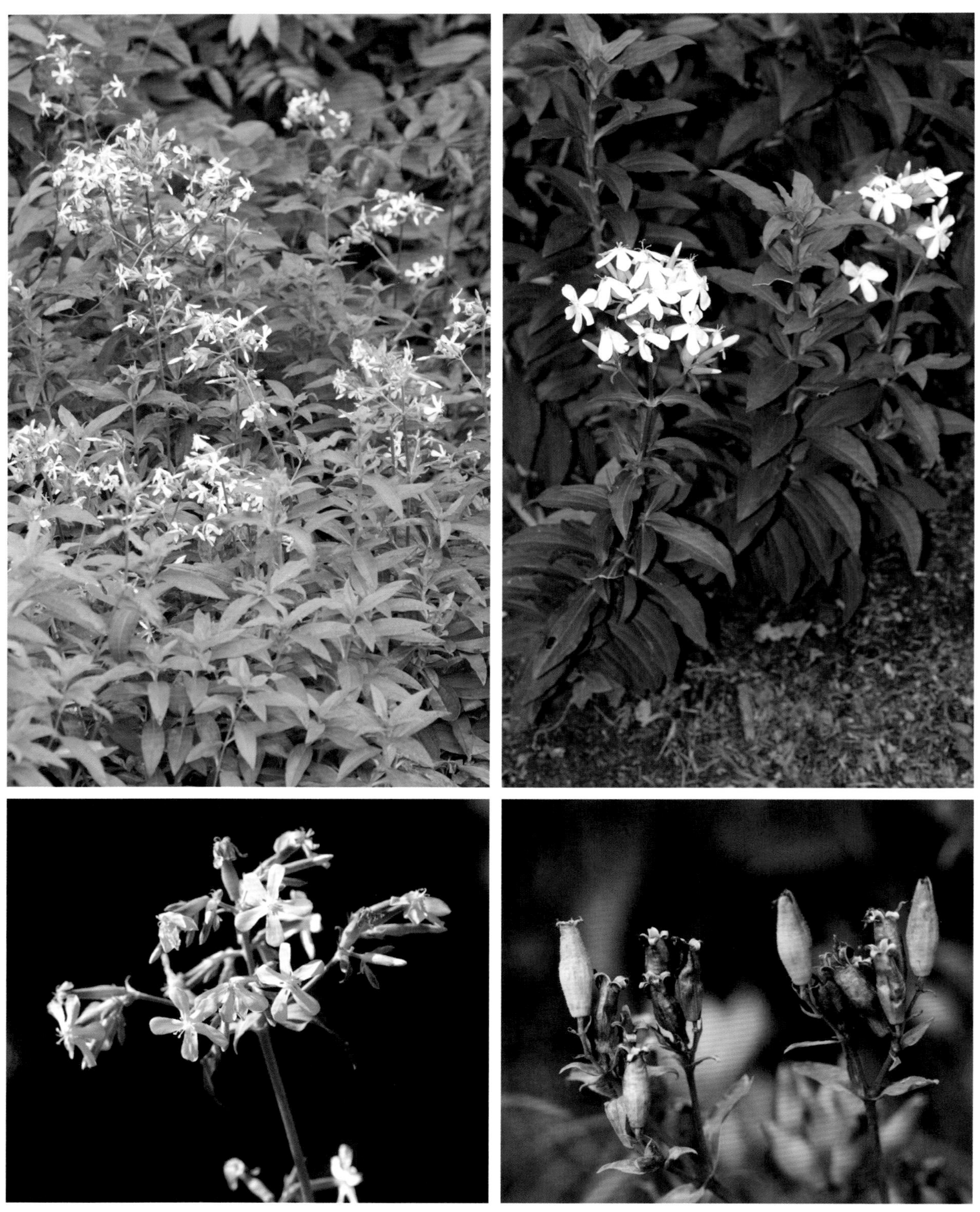

【形态特征】多年生草本，高 30~70cm。主根肥厚，肉质。根状茎细，多分枝。叶卵形或卵状披针形，半抱茎。花序为聚伞圆锥状，小聚伞花序具 3~7 花；花大；花萼绿色，有时深紫色，管状，萼齿阔卵形；冠檐白色或粉色，先端凹缺；冠状鳞片线形。蒴果圆锥状卵球形。种子圆肾形，长 1.8~2mm，黑褐色，具小瘤。花期 6~9 月。

【适宜生境】庭院栽培。

【资源状况】分布于坝区。常见。

【入药部位】全草。

【功能主治】清热，利湿。用于细菌性痢疾，瘰疬，疮痈肿毒。

麦瓶草

香炉草

Silene conoidea L.

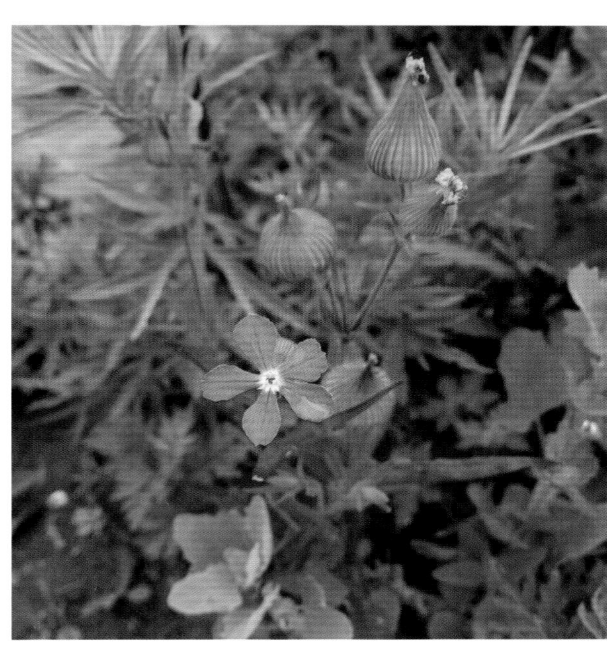

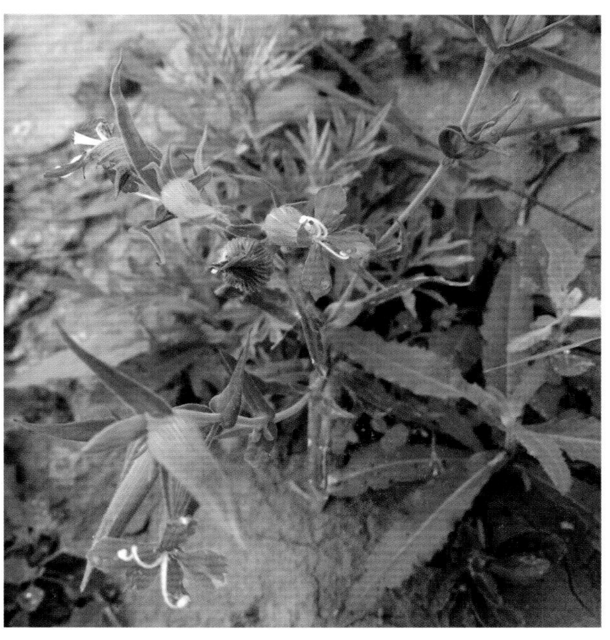

【形态特征】一年生草本，高 20~60cm，全株被腺毛。茎直立，节明显膨大，叉状分枝。基生叶长圆形至线状披针形，具柔毛。二歧聚伞花序；雌雄蕊柄几无，近无毛；花瓣长 2.5~3.5cm，爪不伸出花萼，窄披针形，冠檐粉红色，全缘或稍凹缺。蒴果梨形。种子肾形，有成行的瘤状突起。花期 5~6 月，果期 6~7 月。

【适宜生境】庭院栽培。

【资源状况】分布于坝区。常见。

【入药部位】全草。

【功能主治】补虚劳，止血调经。用于肺结核出血，虚劳咳嗽，咯血，衄血，吐血，尿血，月经不调，跌打损伤。

中国繁缕 *Stellaria chinensis* Regel

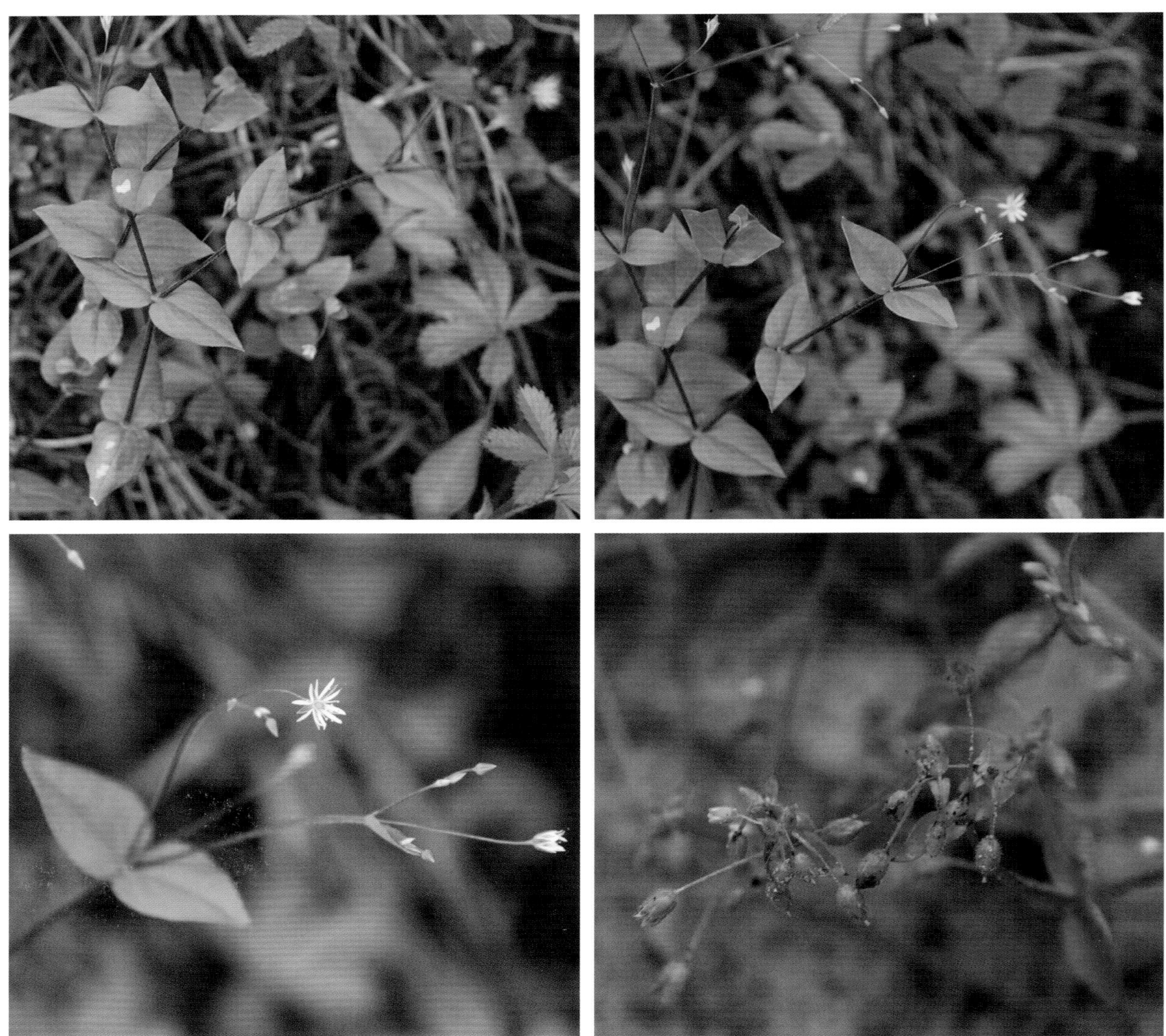

【形态特征】多年生草本，高 30~100cm。茎细弱，铺散或上升，具 4 棱，无毛。叶卵形至卵状披针形，两面无毛。花疏聚伞状；花瓣 5，与花萼近等长，2 裂至近基部。蒴果卵球形，6 瓣裂。种子卵圆形，稍扁，褐色，具乳头状突起。花期 5~6 月，果期 7~8 月。

【适宜生境】生于荒草地。

【资源状况】分布于中山区。常见。

【入药部位】全草。

【功能主治】清热解毒，凉血止血。用于痢疾，肺热咳嗽，咯血。

叉歧繁缕 *Stellaria dichotoma* L.

【标本采集号】LEM120723023

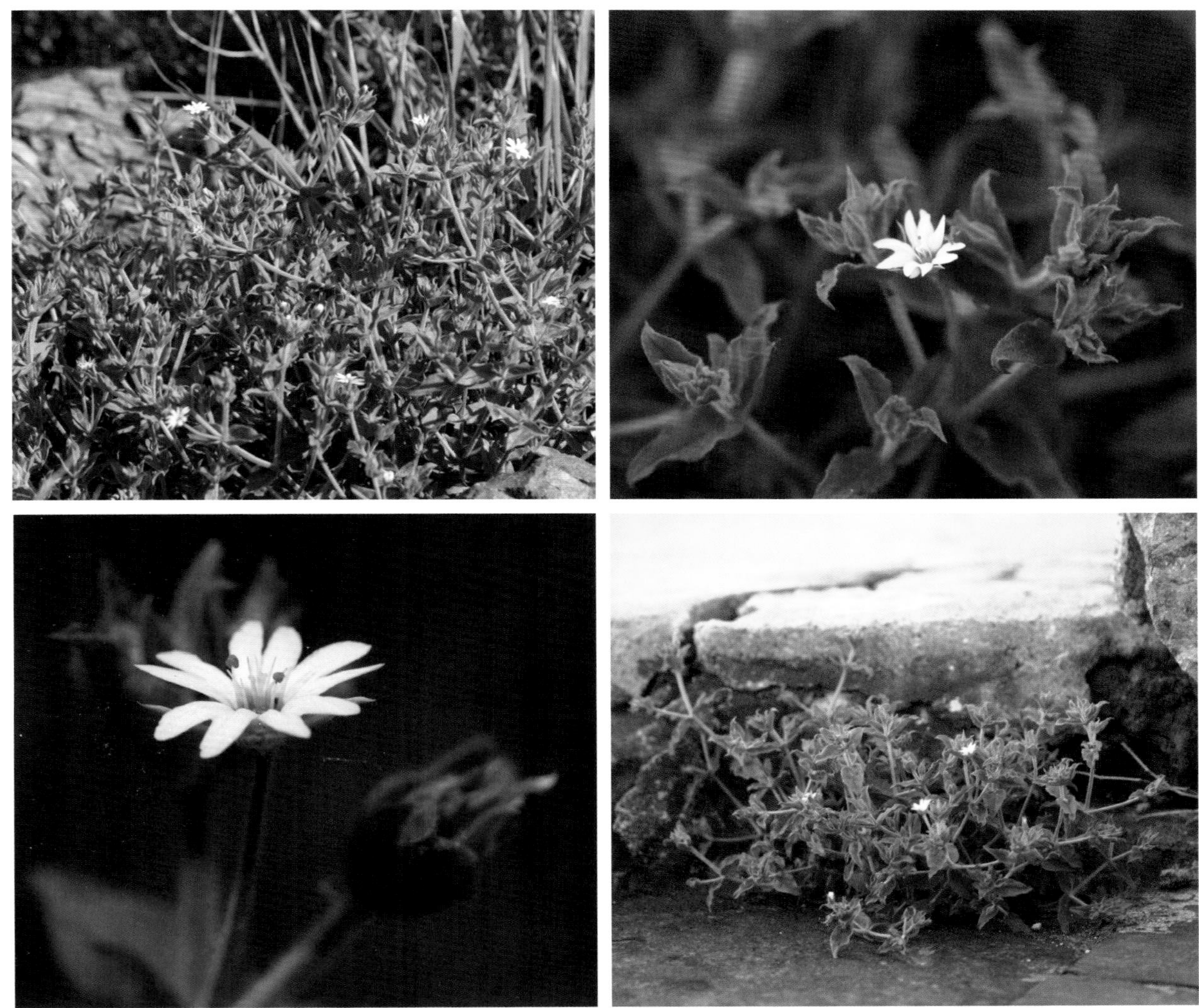

【形态特征】多年生草本，高约60cm，具腺毛。主根粗壮，须根多。茎簇生，圆柱形，多二歧分枝。叶对生，卵圆形或卵圆披针形。花多数，形成顶生聚伞状；花瓣5，倒披针形，2裂至近1/3或1/2处。蒴果宽卵球形，6瓣裂。种子卵圆形，黑褐色，突起不明显。花期5~7月，果期7~8月。

【适宜生境】生于海拔800m以下的山坡、草地。

【资源状况】分布于坝区、低山区。常见。

【入药部位】根或全草。

【功能主治】清热凉血，退虚热。用于肺结核发热，久疟发热，盗汗骨蒸。

繁缕

鹅肠菜

Stellaria media (L.) Cyr.

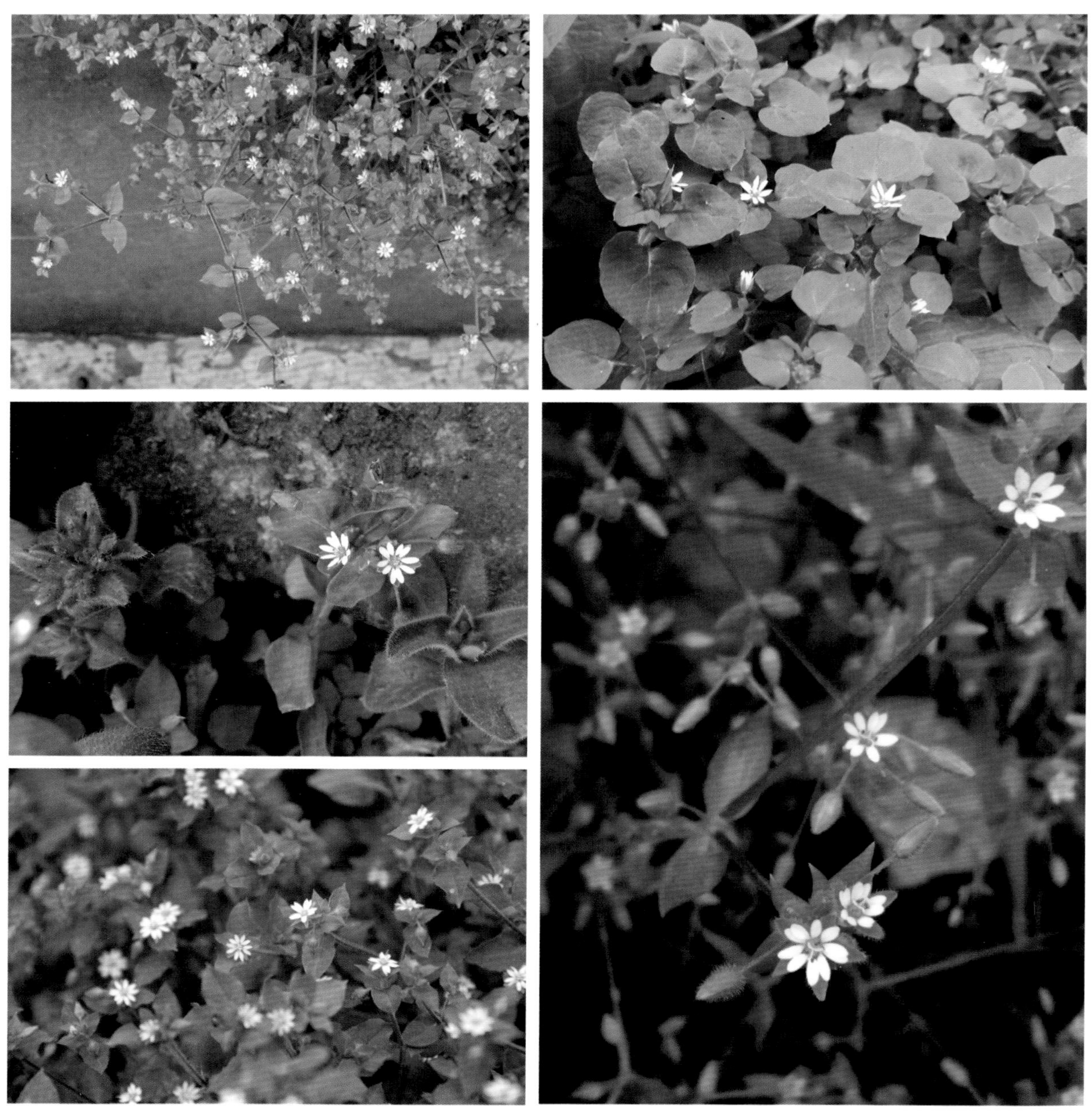

【形态特征】一年生、二年生或多年生草本，高 10~30cm。茎匍匐或斜升，浅紫色，肉质多汁而脆，中空。基部叶具长柄；叶片卵形至卵状圆形。花疏顶生或腋生为聚伞状；花梗花后伸长且下垂，细弱；花瓣长圆形，2 裂至近基部。蒴果卵球形，6 瓣裂。种子黑褐色。花期 6~7 月，果期 7~8 月。

【适宜生境】生于荒地或耕地。

【资源状况】分布于坝区、低山区。常见，可以大量开发利用。

【入药部位】全草。

【功能主治】清热，利尿，祛瘀活血。用于产后瘀滞腹痛，风火牙痛，肺热咳嗽，乳汁不多，暑热呕吐，痢疾，小儿高热。

箐姑草

白筋骨草、石生繁缕

Stellaria vestita Kurz

【标本采集号】LEM120530005

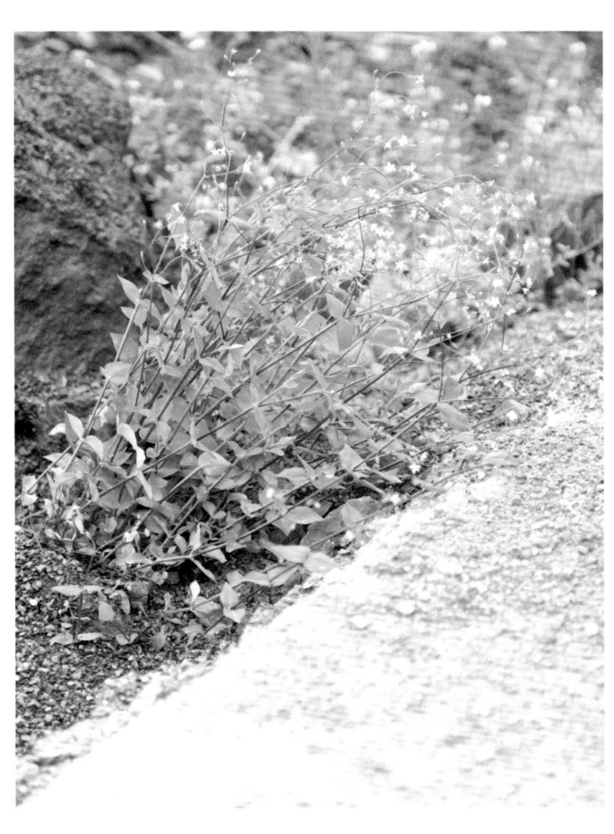

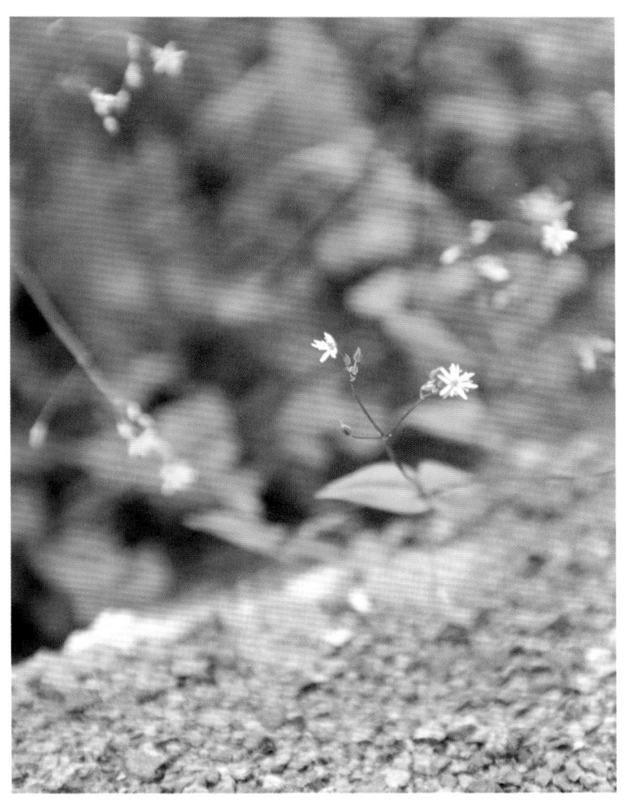

【形态特征】多年生草本，高 30~60（~90）cm，全株被星状毛。茎疏丛生，铺散或俯仰，下部分枝，上部密被星状毛。叶卵形或椭圆形至长圆状披针形，两面具星状毛。花疏聚伞状；花梗长，密具星状柔毛；花瓣 5，2 裂至近基部；雄蕊 10。蒴果卵球形，6 瓣裂。种子多数，肾形，细扁，长约 1.5mm，脊具疣状突起。花期 4~6 月，果期 6~8 月。

【适宜生境】生于沟边、荒坡。

【资源状况】分布于低山区。少见。

【入药部位】全草（接筋草）。

【功能主治】祛风除湿，续筋接骨，通关节。用于肝风头痛，中风不语，口眼㖞斜，小儿惊风。

麦蓝菜 王不留行

Vaccaria segetalis (Neck.) Garcke

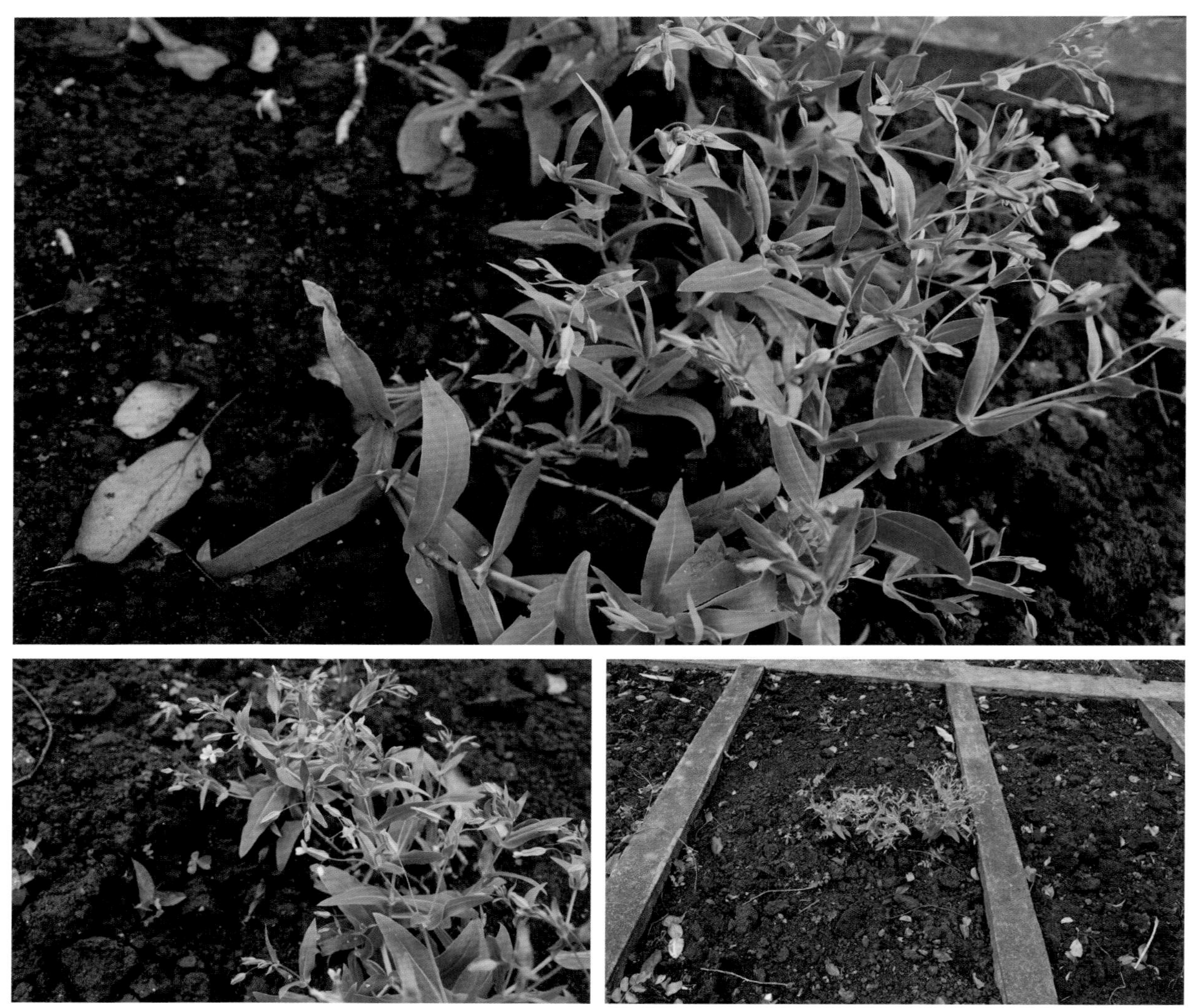

【形态特征】一年生草本，高 30~70cm，全株平滑无毛，部分有白粉。茎直立，顶端分枝，无毛。叶卵状披针形或披针形，先端锐尖。花萼绿色，具 5 棱，果期呈球形，萼齿三角形，边缘膜质；花瓣粉色，爪浅绿色，具凹缺，有时缺刻。种子暗黑色，具明显的瘤状突起。花期 4~7 月，果期 5~8 月。

【适宜生境】引种栽培。

【资源状况】分布于坝区。常见，可以开发利用。

【入药部位】成熟种子（王不留行）。

【功能主治】活血调经，通经下乳，消肿敛疮，催产，定痛。用于血滞经闭，行经腹痛，脉络阻滞，乳汁不通，痈疖肿毒，血淋，金疮出血，前列腺炎，泌尿系统结石。

睡莲科

芡　实

鸡老壳

Euryale ferox Salisb. ex König et Sims

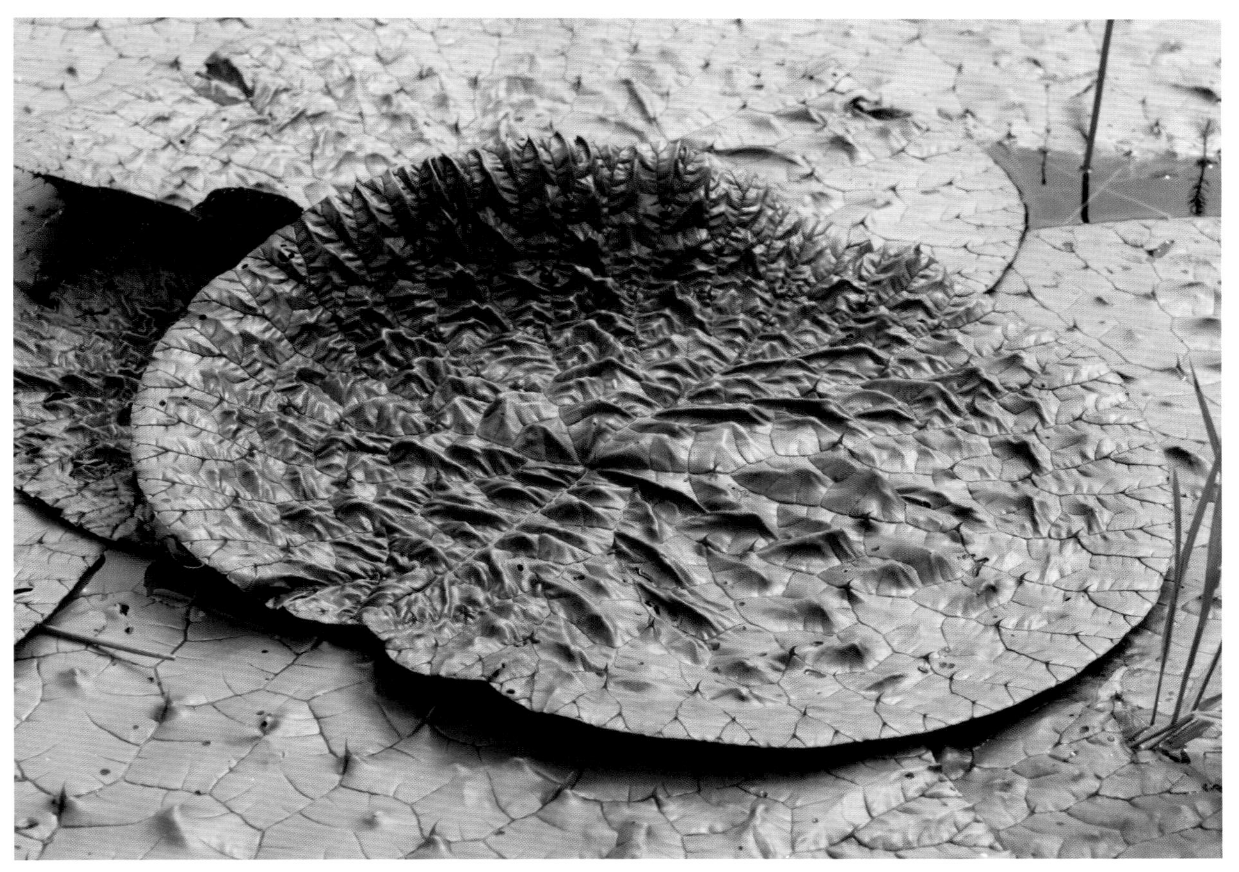

【形态特征】一年生水生草本，全株有很多尖刺。根状茎粗壮而短，具白色须根及不明显的茎。沉水叶戟形或椭圆形，直径 4~10cm，基部深心形；浮水叶叶柄及沿脉具刺，叶近革质，脉叶背强烈具棱，主脉两面具刺。花直径 5cm；花瓣外面深紫色渐褪至内面白色；子房 8 室，心皮 8 个，嵌入膨大的花托顶端。果实深紫色，球形，海绵质，密生尖刺，与花蕾均似鸡头。种子球形，黑色。花期 6~8 月。

【适宜生境】栽培于池塘中。

【资源状况】分布于坝区。少见。

【入药部位】成熟种仁（芡实）、叶。

【功能主治】成熟种仁补脾，固肾，益精气。用于肾亏遗精，淋浊，白带异常，小便不禁，脾虚泄泻，久泻。叶祛瘀止血。用于胎衣不下，吐血。

莲

莲米、藕

Nelumbo nucifera Gaertn.

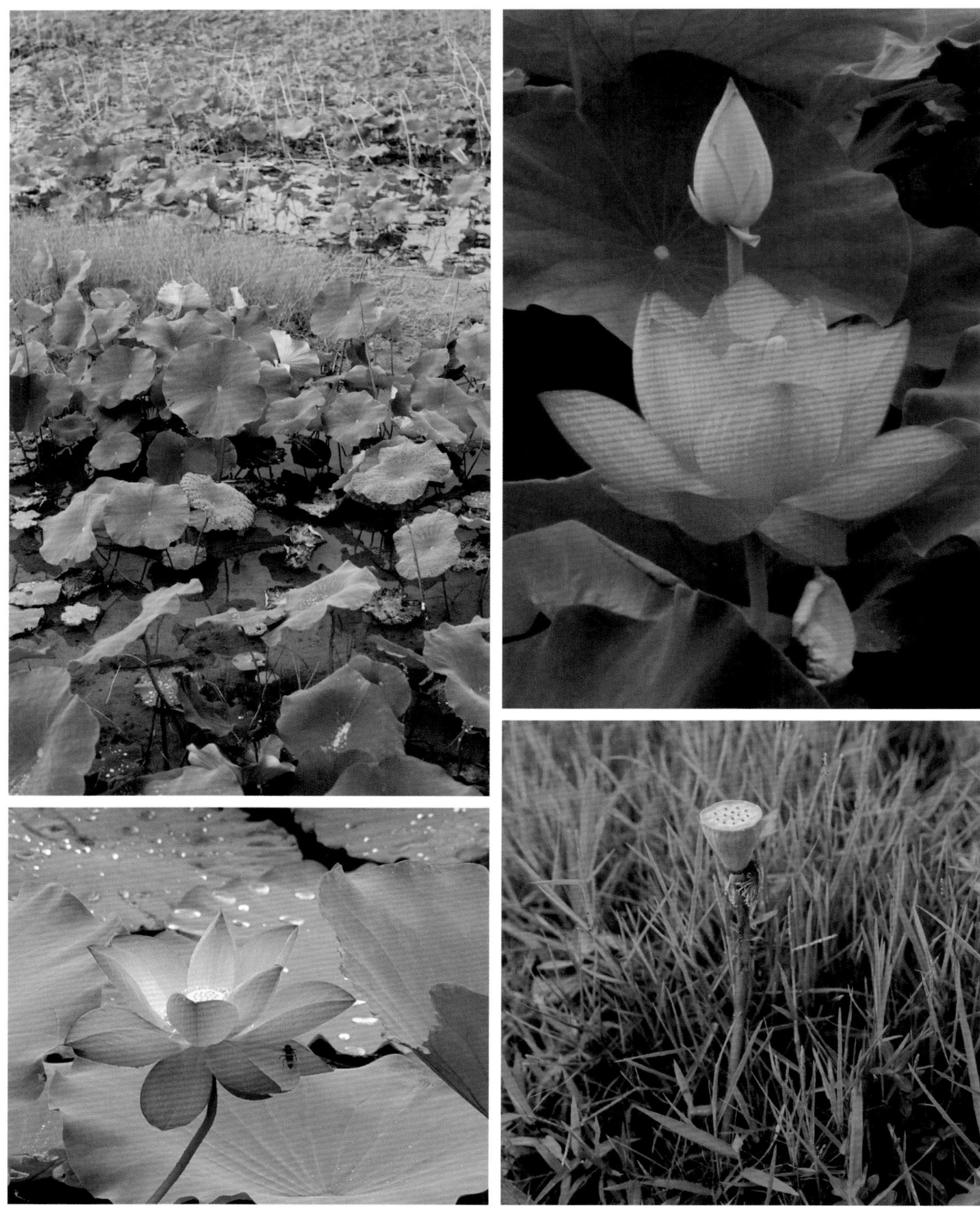

【形态特征】多年生水生草本。根状茎横走，肥大而有节，中间有空洞，节生有须根。叶柄着生于叶背中央，叶柄与花梗常有刺；叶背蓝绿色，圆形，直径25~90cm，纸质。花直径10~23cm；萼片4~5；花瓣多数；花托膨大，顶部平，有小孔20~30个，每孔有果实1粒。果实长圆形至卵球形。种子称为莲子。花期6~8月，果期8~10月。

【适宜生境】栽培于池塘、水田。

【资源状况】分布于坝区。常见，可以大量开发利用。

【入药部位】成熟种子（莲子）、种子中的幼叶及胚根（莲子心）、花托（莲房）、雄蕊（莲须）、叶（荷叶）、大花蕾（荷花）、根茎（藕）、根茎的节部（藕节）。

【功能主治】成熟种子养心益肾，健脾，止泻，涩精。用于脾虚食少，肾虚不固，慢性腹泻，久痢不止。种子中的幼叶及胚根清心火，除烦，疗痔漏。花托消瘀，止血。用于痔疮，脱肛，产后胎衣不下。雄蕊清心固肾，止血，固精。用于夜梦遗精，白带异常，尿频，遗尿。叶升清降浊，消暑解热，止泻止血。用于暑热头胀，胸闷食少，脾虚久泻，崩中下血。大花蕾清热，散瘀止血。根茎润燥，养胃，止呕，止血。用于胃热呕吐，咯血，咳血，便血，尿血。根茎的节部收敛止血，消瘀，解毒。用于吐血，衄血，咳嗽带血，肠风下血，产后瘀血腹痛等。

睡　莲

子午莲

Nymphaea tetragona Georgi

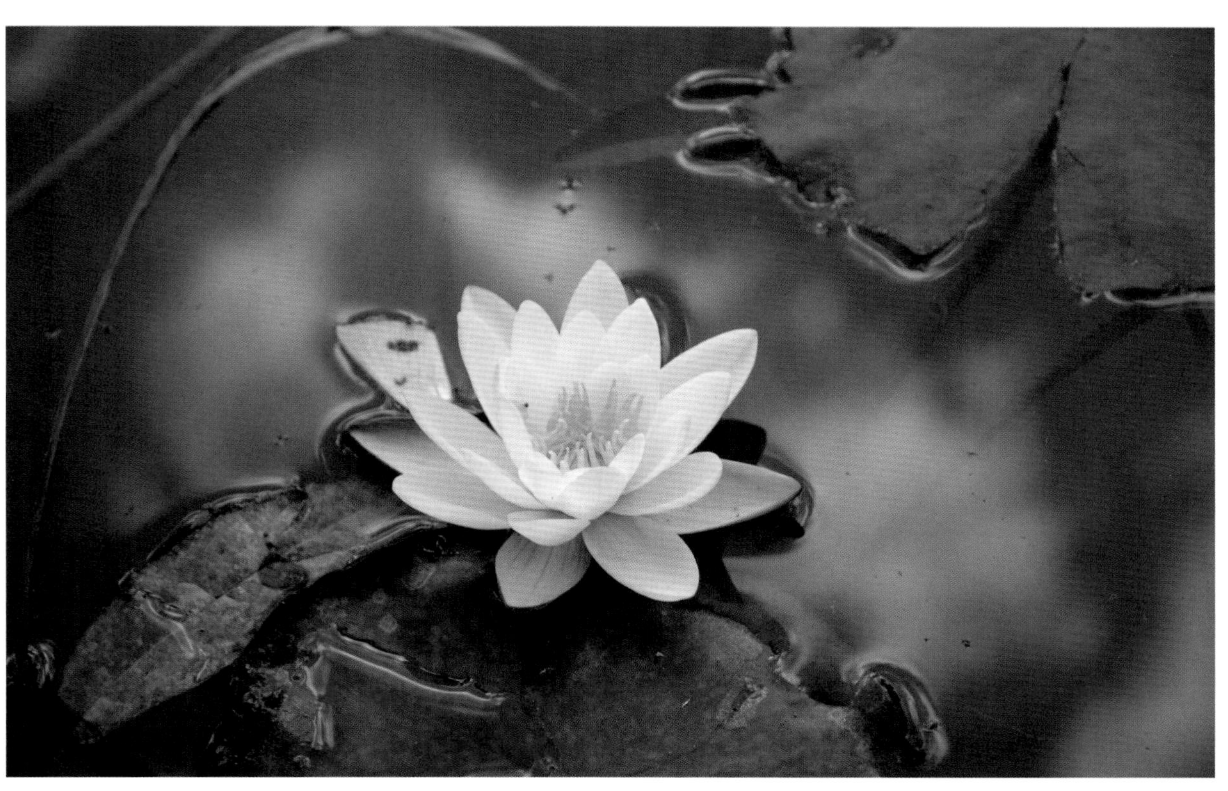

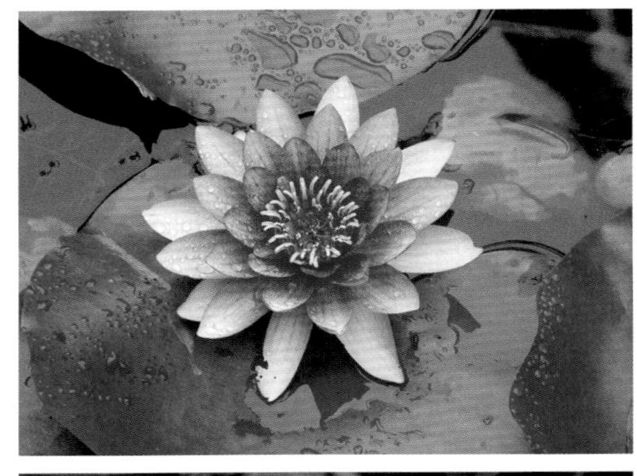
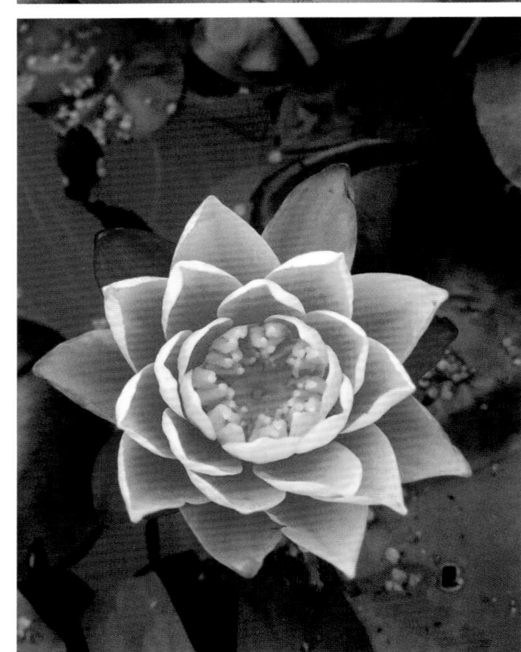
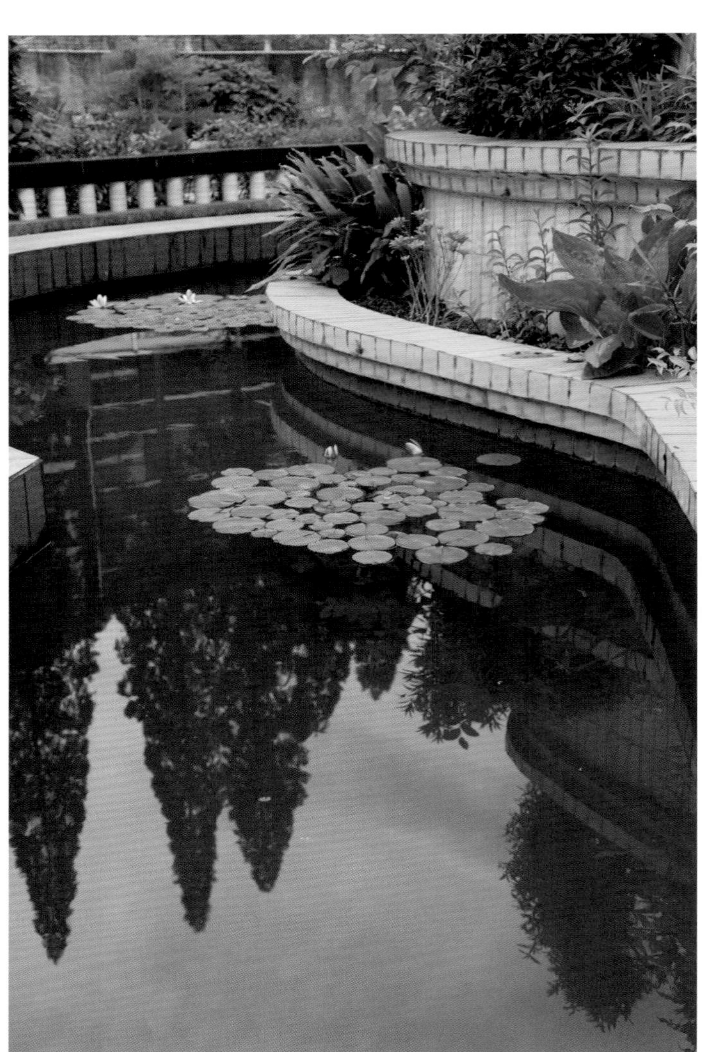

【形态特征】多年生水生草本。根状茎肥厚，直立，不分枝。叶心状卵形或卵状椭圆形，全缘，无毛。花白色，成多轮，完全开放时直径 3~6cm；花瓣 8~15（~17），有时边缘淡红色；心皮附属物卵球形。果实球形。种子坚硬，为胶质物包裹，有肉质杯状假种皮。花期 6~8 月，果期 8~10 月。

【适宜生境】栽培于庭园池中。

【资源状况】分布于坝区、低山区。常见。

【入药部位】花、全草、根茎。

【功能主治】花清暑镇惊，安神。用于高血压。全草清热利湿，敛汗，祛风镇静。用于盗汗骨蒸，虚火牙痛，口渴心烦，肺痨咳嗽，月经不调，小儿惊风，疮毒。根茎祛风，镇惊，安神。用于小儿惊风。

金鱼藻科

金鱼藻　*Ceratophyllum demersum* L.

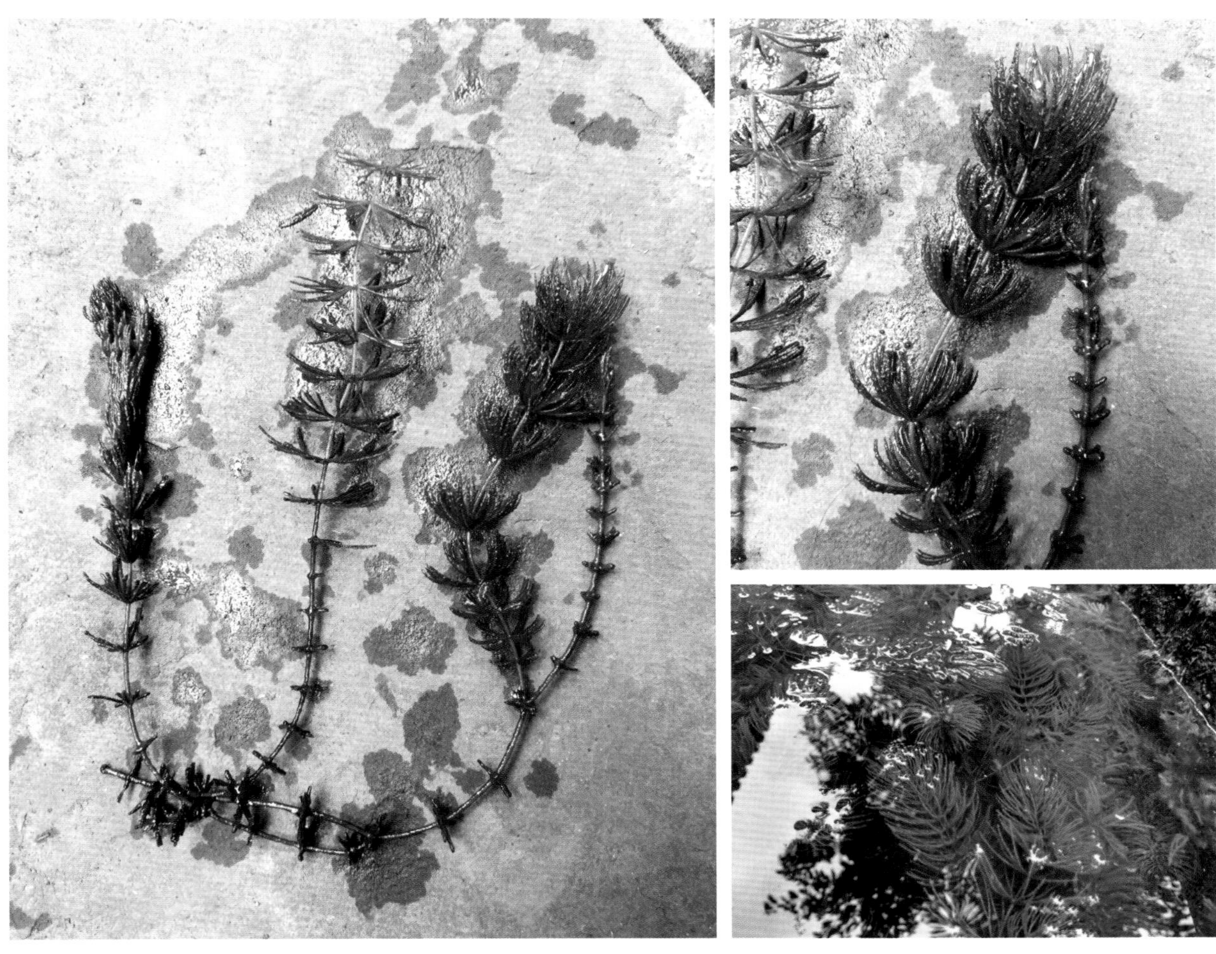

【形态特征】多年生沉水草本。茎细柔，具分枝，长 20~60cm。叶亮绿色，质地粗糙，轮生（每轮直径 1.5~6cm），1~2 次二叉状分枝，裂片线状或丝状。花单性，无花被，直径 1~3mm。坚果宽椭圆形，深绿色至红褐色，边缘无翅，有 3 刺，顶生刺先端具钩。花期 6~7 月，果期 8~10 月。

【适宜生境】生于池塘、冬水田、沟渠。

【资源状况】分布于坝区。常见，可以开发利用。

【入药部位】全草。

【功能主治】清热解毒，凉血止血，活血散瘀。用于内伤吐血，肠风下血，发热烦渴，疮肿。

毛茛科

乌　头

川乌、附子

Aconitum carmichaelii Debx.

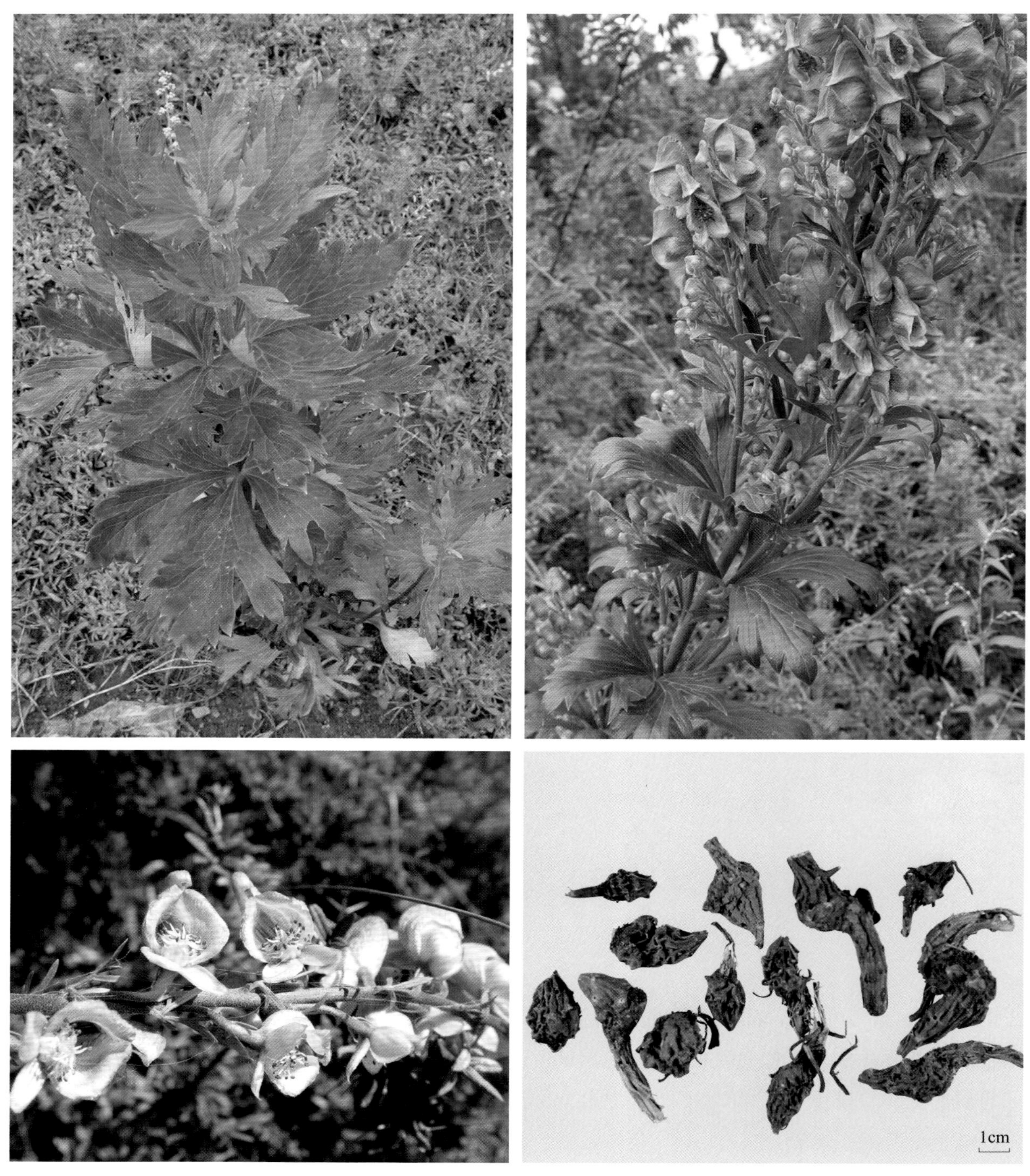

【形态特征】多年生草本，高 60~150cm。块根倒圆锥形，长 2~4cm，外皮黑褐色。茎直立，中部以上疏被反曲的短柔毛。叶五角形，3 全裂至近基部。总状花序顶生，多花；轴和花梗密具反曲或平伏柔毛；花萼蓝紫色，上萼片高盔形；花瓣距常拳卷；雄蕊多数；心皮 3~5。蓇葖果长 1.5~1.8cm。种子多数，三棱形，有膜质翅。花期 9~10 月。

【适宜生境】栽培或野生于海拔 700~3000m 的地边、山坡、草丛。

【资源状况】分布于低山区、中山区、高山区。常见，应该大量开发利用。

【入药部位】块根（乌头）、子根加工品（附子）。

【功能主治】块根温补回阳，祛风散寒，镇痛。用于风寒湿痹，风湿关节疼痛，中风瘫痪，膝关节肿胀疼痛，局部麻痛，破伤风，头风，脘腹冷痛，痃癖，气块。子根加工品回阳救逆，补火助阳，散寒止痛，补肾壮阳，镇痛。用于阴盛格阳，大汗亡阳，吐泻厥逆，肢冷脉微，心腹冷痛，冷痢，风寒湿痹，阳痿，宫冷。

瓜叶乌头 草乌、藤乌

Aconitum hemsleyanum Pritz.

【标本采集号】LEM120725001

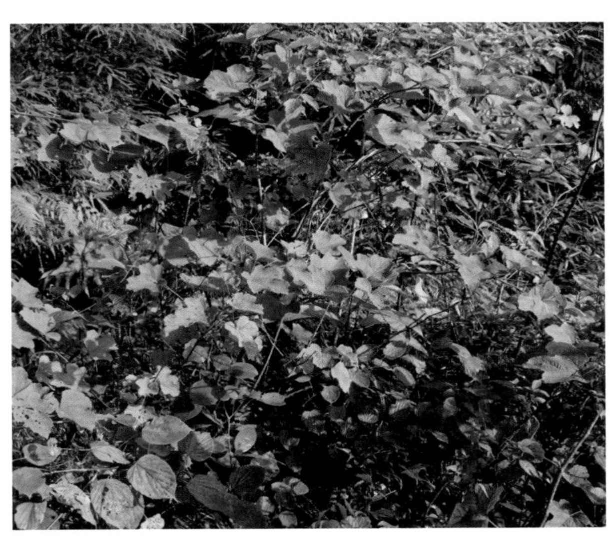

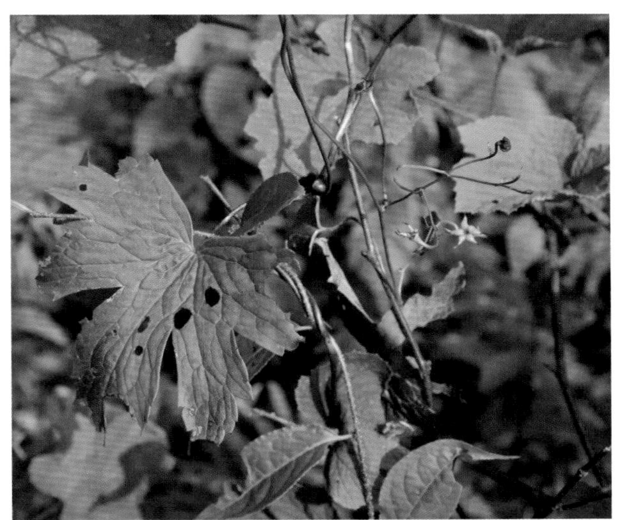

【形态特征】多年生缠绕草质藤本。块根倒圆锥形，粗壮。茎缠绕，带紫色。叶五角形或卵状五角形，3 深裂。总状花序顶生，具 2~6（~12）花；花萼深蓝色，上萼片高盔状或圆柱状盔状，具爪或不明显；花瓣距内曲；心皮 5。蓇葖果直立，长条状。花期 8~10 月。

【适宜生境】生于海拔 1100~2600m 的灌木林、竹林中。

【资源状况】分布于中山区、高山区。少见，应加以保护。

【入药部位】块根（藤乌、藤乌头）。

【功能主治】祛风胜湿，活血行瘀，开窍。用于风湿关节疼痛，膝关节肿胀疼痛，局部麻痛，风冷牙痛，无名肿毒，跌打损伤。

高乌头 麻布七

Aconitum sinomontanum Nakai

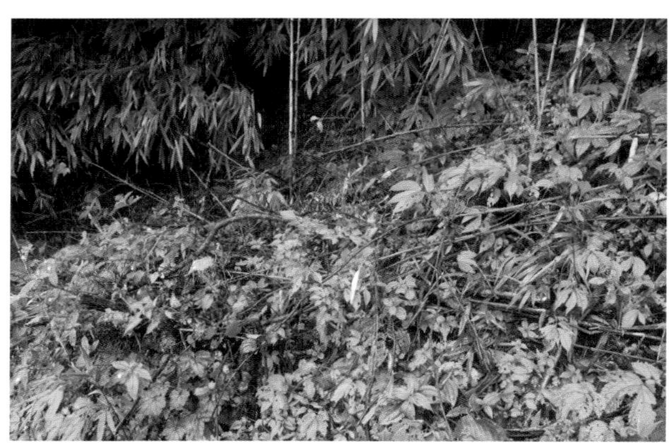
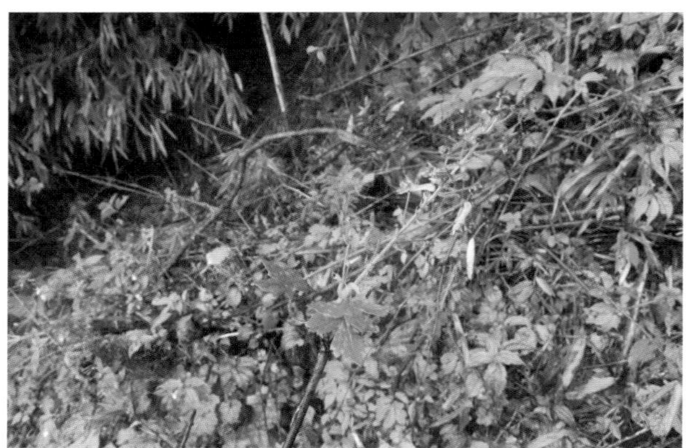

【形态特征】根状茎圆柱形，长达 20cm。茎高达 1.5m，近花序处被反曲的短柔毛。叶五角形，宽达 28cm，3 深裂，基部心形。总状花序长达 50cm，具多数花；轴和花梗被短柔毛；萼片蓝紫色，上萼片筒状，高约 2cm；心皮 3。种子多数，倒卵形，具 3 棱，密生横狭翅。花期 6~9 月。

【适宜生境】生于荒山草坪。

【资源状况】分布于中山区、高山区。常见。

【入药部位】根（麻布七）。

【功能主治】活血散瘀，消肿止痛。用于跌打损伤，风湿骨痛，胃脘胀痛。

类叶升麻 小绿升麻

Actaea asiatica Hara

【标本采集号】511423140705936LY

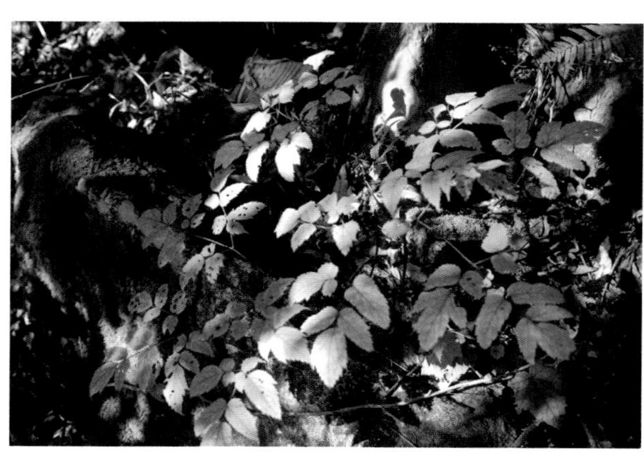
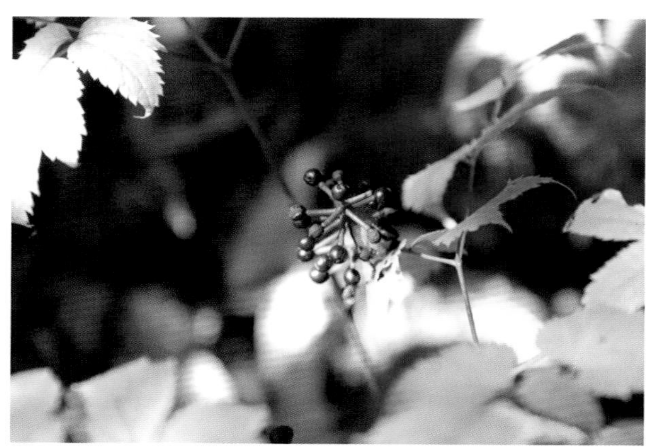

【形态特征】草本，高达 80cm。根状茎横走，具多数细长须根。叶为二至三回三出复叶或二至三回羽状复叶。花序总状；花梗在果期增粗；萼片倒卵形；花瓣黄色，匙形；心皮 1，子房椭圆体形。浆果紫黑色。花期 5~6 月，果期 7~9 月。

【适宜生境】生于海拔 1300~2450m 的灌丛、冷竹林下。

【资源状况】分布于中山区、高山区。常见，可以适度开发利用。

【入药部位】全草（绿豆升麻）。

【功能主治】祛风解毒，升阳透疹。用于感冒头痛，百日咳；外用于犬咬伤。

西南银莲花 鹅掌草、草乌子

Anemone davidii Franch.

【标本采集号】LEM120725028

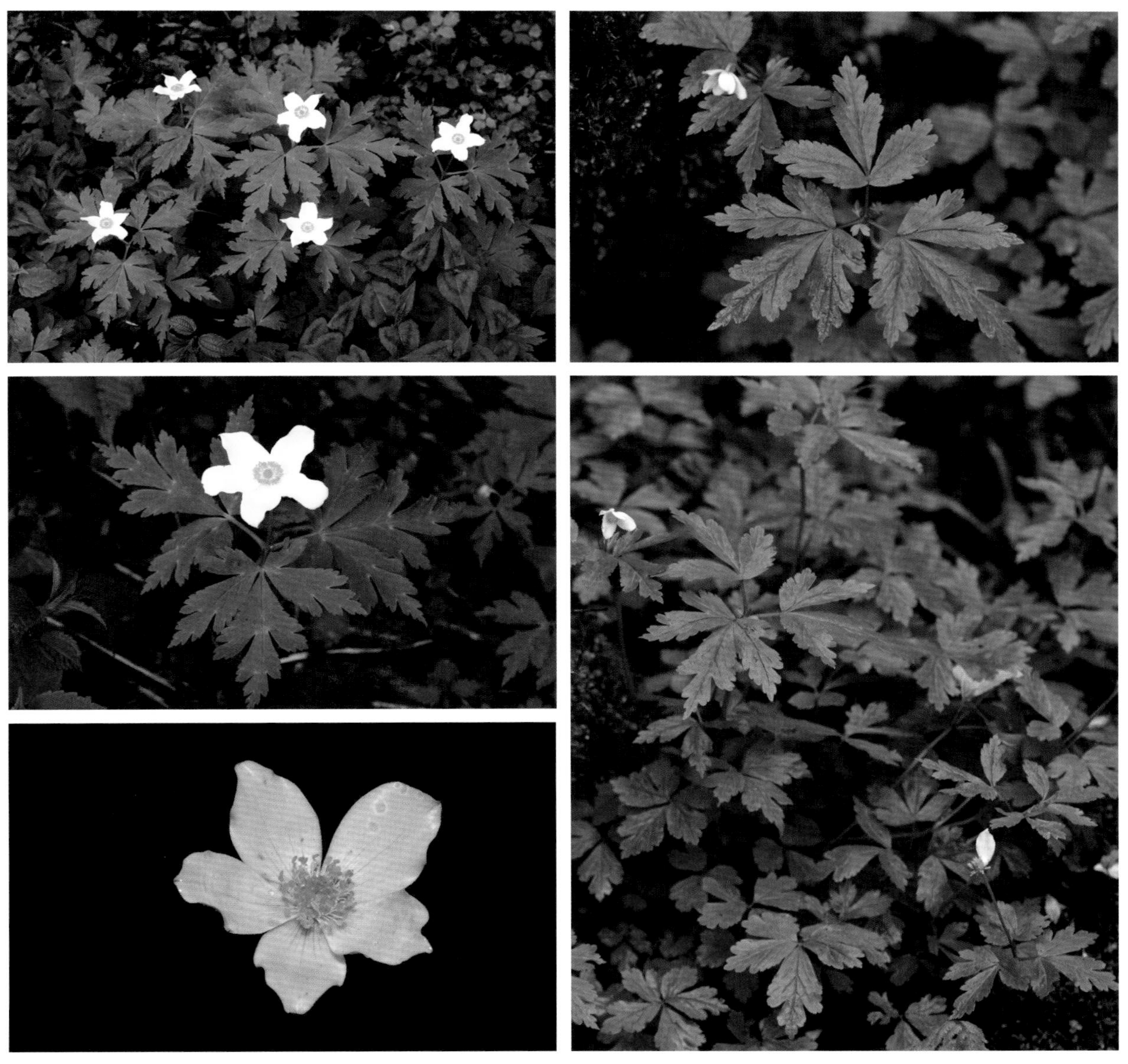

【形态特征】多年生草本，高10~50cm，常成片生长。基生叶1~3，具长柄，为三出复叶，宽5~15cm。花葶高20~40cm；聚伞花序有1~3花；总苞苞片3~5，叶状，具柄；萼片5（6），白色，长1.5~2cm；花丝丝形；心皮45~70，花柱短，柱头头形。瘦果卵球形，稍扁。花期5~6月，果期7~8月。

【适宜生境】生于海拔 1700~2700m 的灌丛、路旁。

【资源状况】分布于中山区、高山区。常见，可以开发利用。

【入药部位】根茎（铜骨七）。

【功能主治】补肾，扶阳，行气活血，止痛。用于跌打损伤，风湿痛，口疮，坐板疮。

鹅掌草

草乌子、林荫银莲花

Anemone flaccida Fr. Schmidt

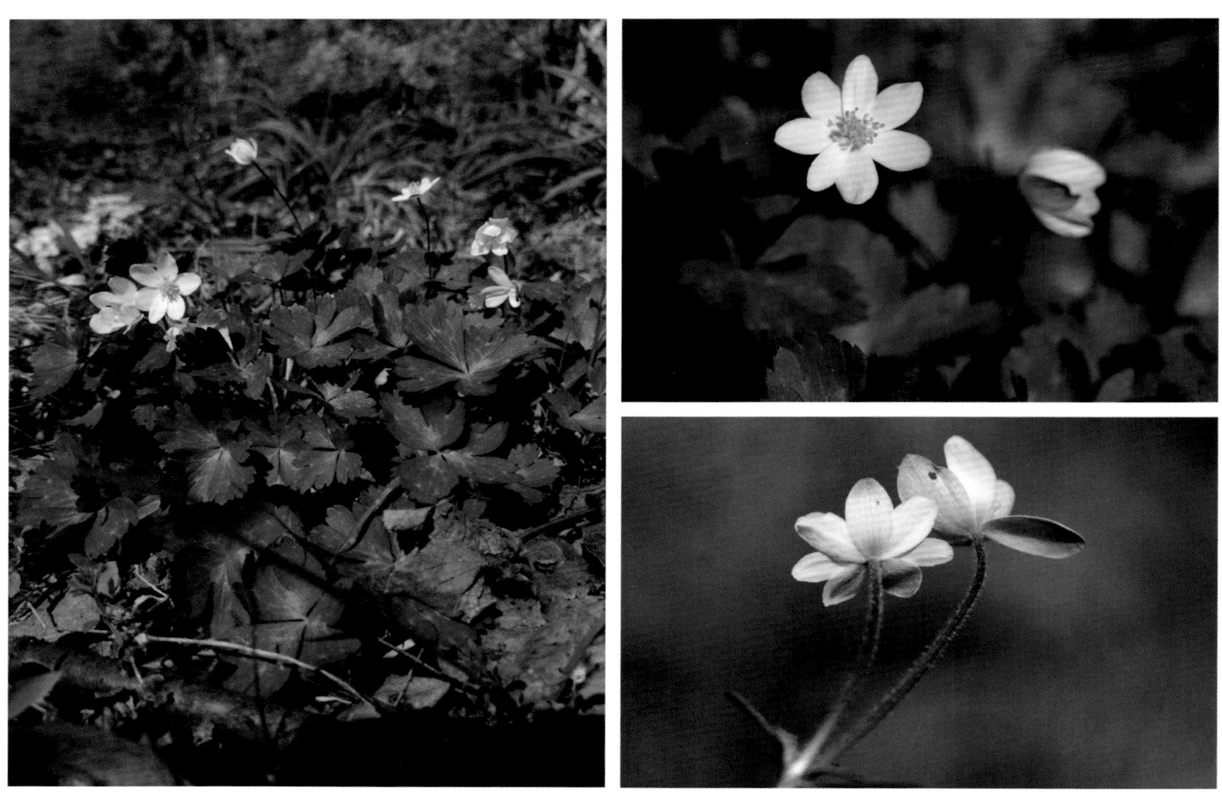

【形态特征】多年生草本，高 15~40cm。根状茎横生。基生叶 1~3，具长柄；叶片肾状五角形，3 全裂。花葶高 15~25（~40）cm；聚伞花序有 2~3 花；苞片 3，无柄；萼片（4）5（~8），白色，长 7~10mm；雄蕊多数，花丝丝形；心皮约 8，子房卵球形，密被柔毛，花柱不明显，柱头球形。花期 4~6 月。

【适宜生境】生于海拔 1100~3000m 的山谷、草地、林下。

【资源状况】分布于低山区、中山区、高山区。常见。

【入药部位】根茎（地乌）。

【功能主治】祛风除湿，解毒。用于风湿痹痛，痈疽发背等。

打破碗花花　野棉花

Anemone hupehensis Lem.

【标本采集号】511423140912929LY、LEM120820002

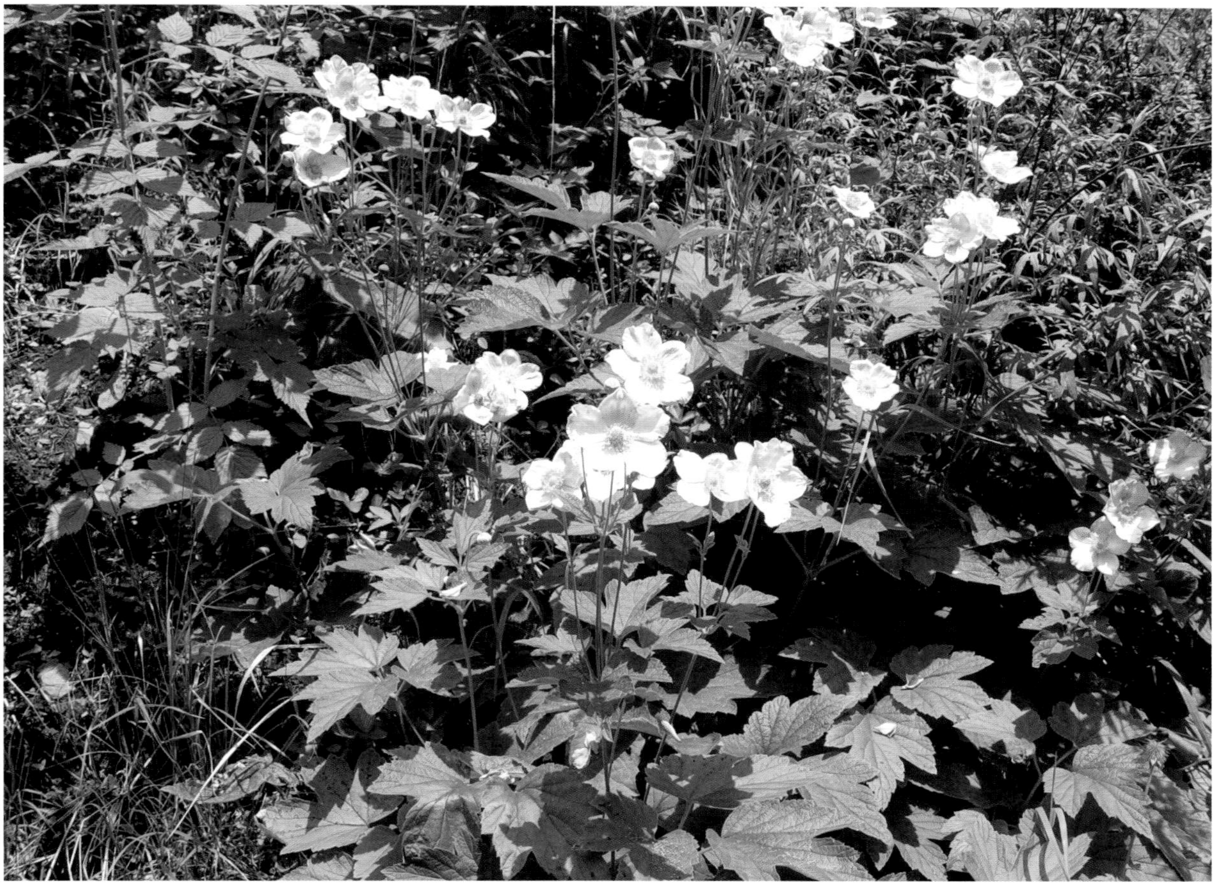

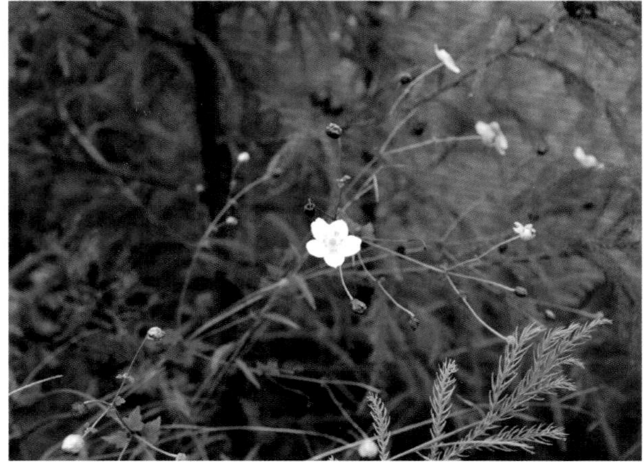

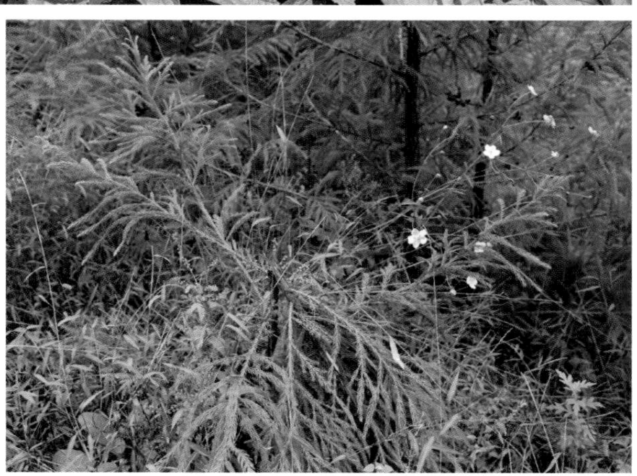

【形态特征】多年生草本。叶三出，疏具糙毛。聚伞花序 2 或 3 分枝，多花；总苞片 3，具柄；萼片 5，紫红色；心皮约 400，子房具长柄，具绒毛。瘦果卵球形，密生绵毛。花期 7~10 月。

【适宜生境】生于田坎、草丛、沟边。

【资源状况】分布于坝区、中山区。常见，可以大量开发利用。

【入药部位】根、茎、叶、全草。

【功能主治】消肿，清热解毒，杀虫。用于顽癣，秃疮，杀孑孓、钉螺，疣。

草玉梅

鬼打青、老虎爪

Anemone rivularis Buch. -Ham.

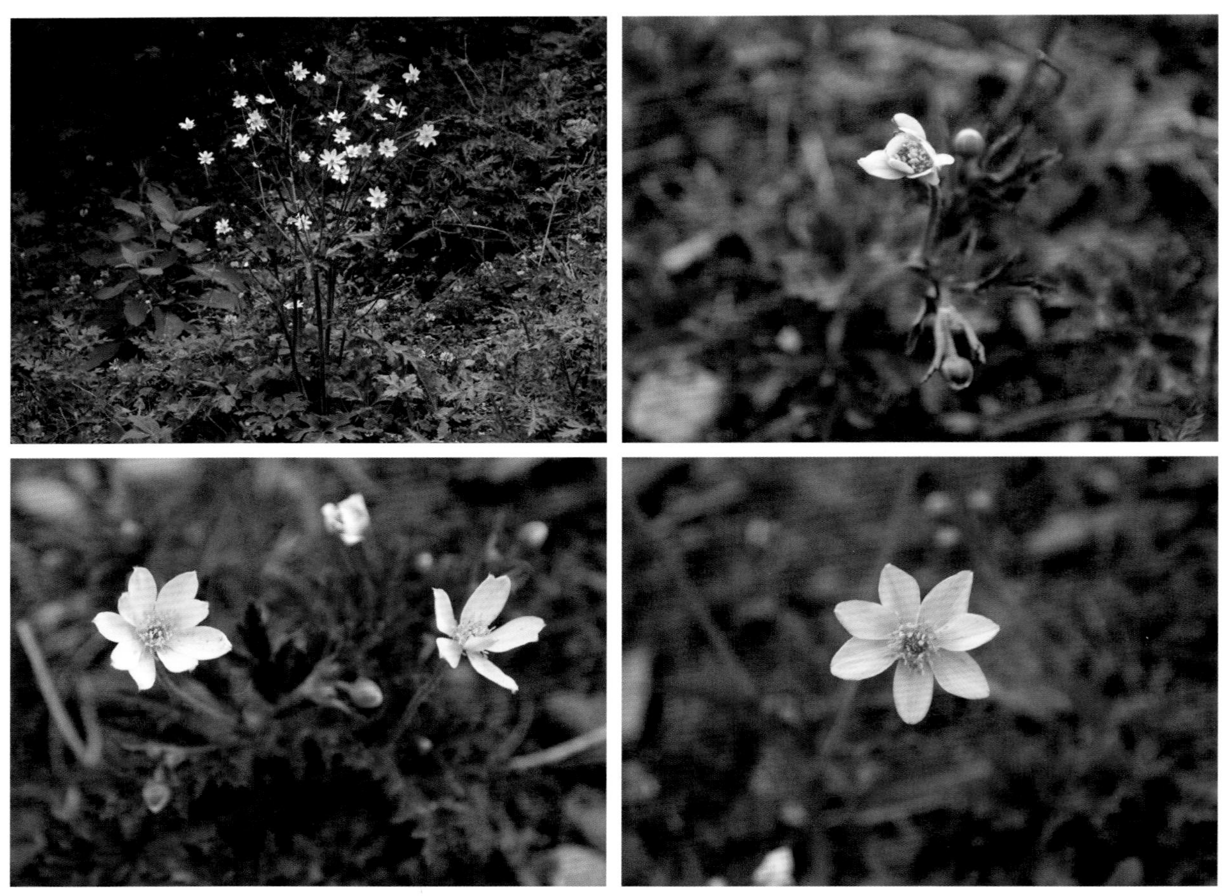

【形态特征】多年生草本。叶 3~5，肾状五角形，3 全裂，中央裂片近菱形。花葶 1~3；复聚伞花序，具 2 或 3 分枝，多花；总苞片 3 或 4；萼片 5~10，白色、蓝色、紫色或淡紫色；心皮 30~60，无毛，子房狭卵球形，花柱具钩。瘦果卵球形或纺锤形，稍压扁，花柱宿存。花期 5~8 月。

【适宜生境】生于林边、路旁、沟边。

【资源状况】分布于中山区、高山区。常见，可以大量开发利用。

【入药部位】根（虎掌草）。

【功能主治】舒筋活血，化瘀镇痛，清热解毒。用于咽喉肿痛，扁桃体炎，喉蛾，痄腮，瘰疬，结核，痈疽，肿毒，疟疾，牙痛，风湿疼痛，胃痛，跌打损伤，急性肝炎。

大火草　野棉花

Anemone tomentosa (Maxim.) Péi

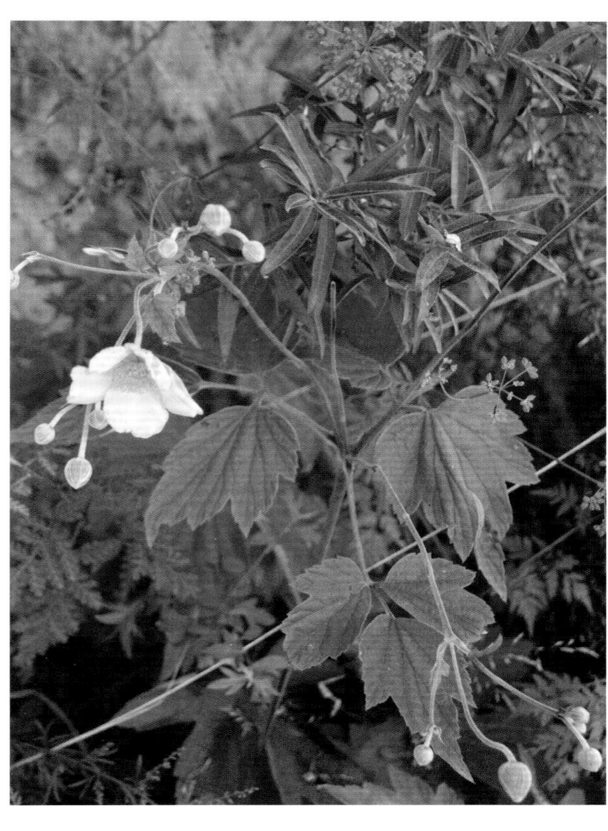

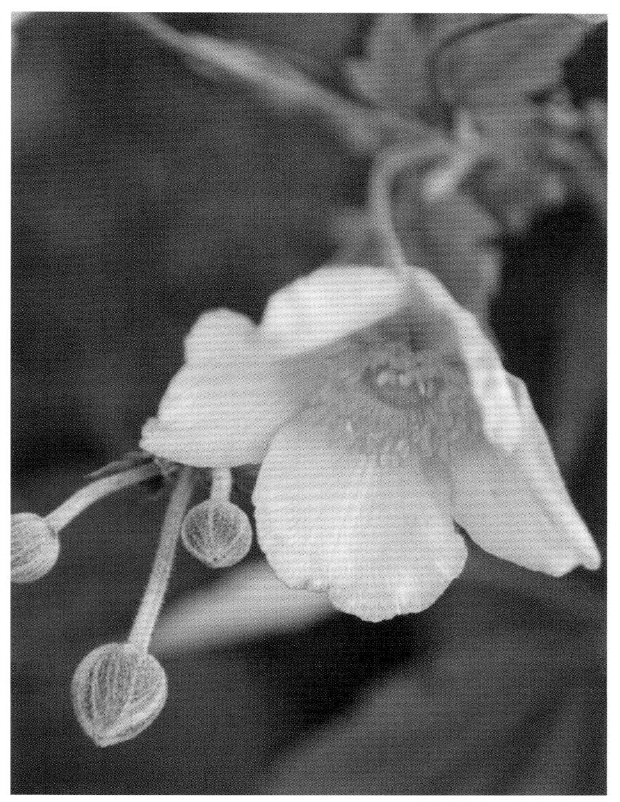

【形态特征】多年生草本，高 40~150cm。茎基部木质，直立，分枝。叶三出，小叶叶背被白色绒毛。聚伞花序二或三回分枝，多花；总苞片 3，与基生叶相似；萼片 5，白色或淡粉红色。瘦果纺锤形，有细柄，密被绵毛。花期 7~10 月。

【适宜生境】生于草坡、田坎和林缘。

【资源状况】分布于中山区。常见。

【入药部位】根茎。

【功能主治】消肿，清热解毒，杀虫。用于风湿痹痛，疟疾，小儿疳积，痢疾，痈疖疮肿，瘰疬，跌打损伤，蛔虫病，顽癣。

无距耧斗菜 官前胡

Aquilegia ecalcarata Maxim.

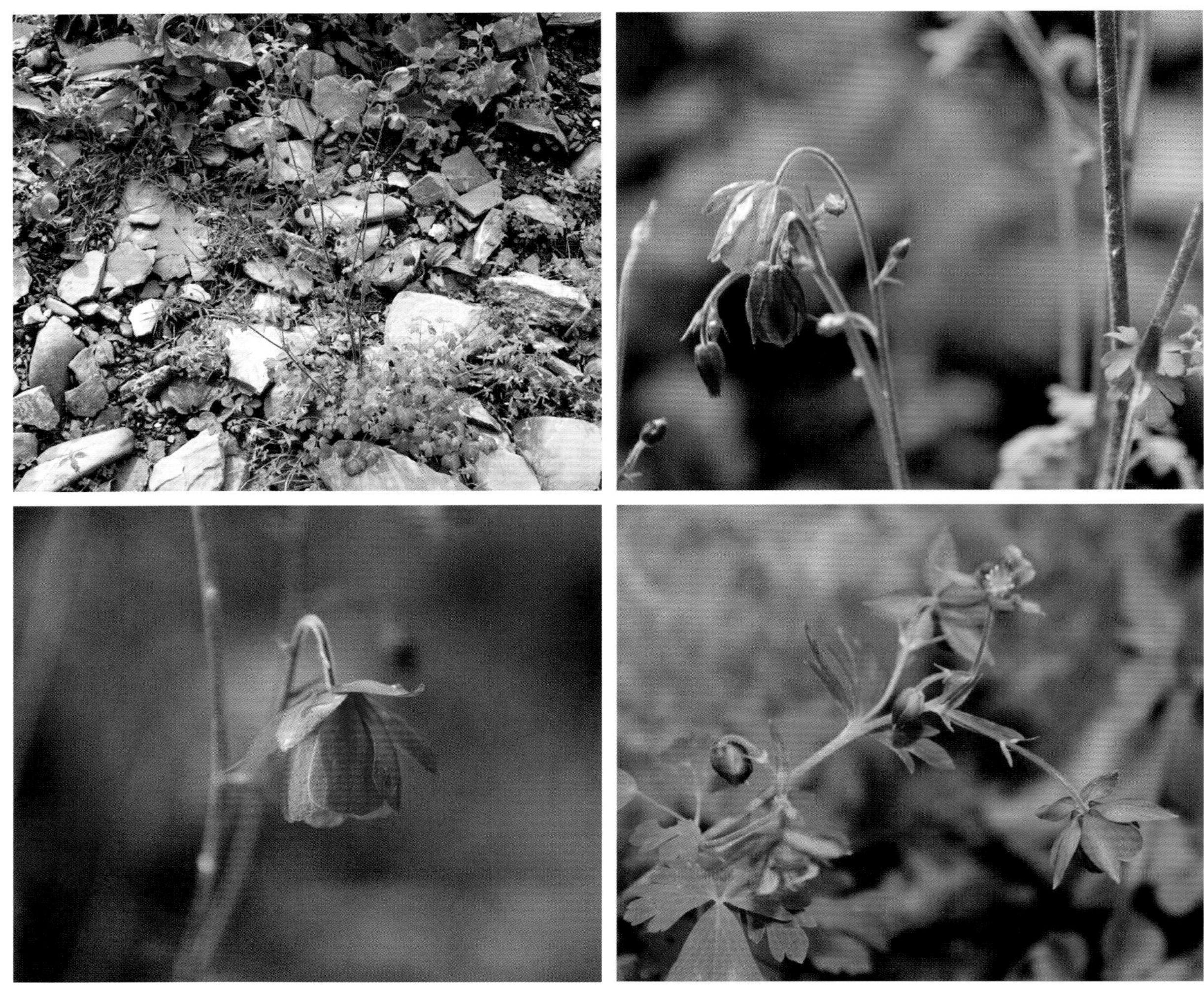

【形态特征】多年生草本。茎直立，上部分枝，高 20~80cm。基生叶数枚，为二回三出复叶，具长柄；茎生叶小。单歧聚伞花序有 2~6 花；花梗被短柔毛；萼片 5，紫色，长 1~1.4cm；花瓣 5，无距；雄蕊多数；心皮 4~5。蓇葖果，花柱宿存。种子倒卵形，黑色，表面有凸起的皱纹。花期 5~8 月。

【适宜生境】生于岩石、林缘、沟边。

【资源状况】分布于高山区。常见。

【入药部位】带根全草。

【功能主治】解表退热，生肌拔毒。用于肠痈下血，肺痈咳吐脓痰，感冒头痛，黄水疮久不收口，烂疮。

裂叶星果草 一颗星、鸭脚莲

Asteropyrum cavaleriei (Lévl. et Vant.) Drumm. et Hutch.

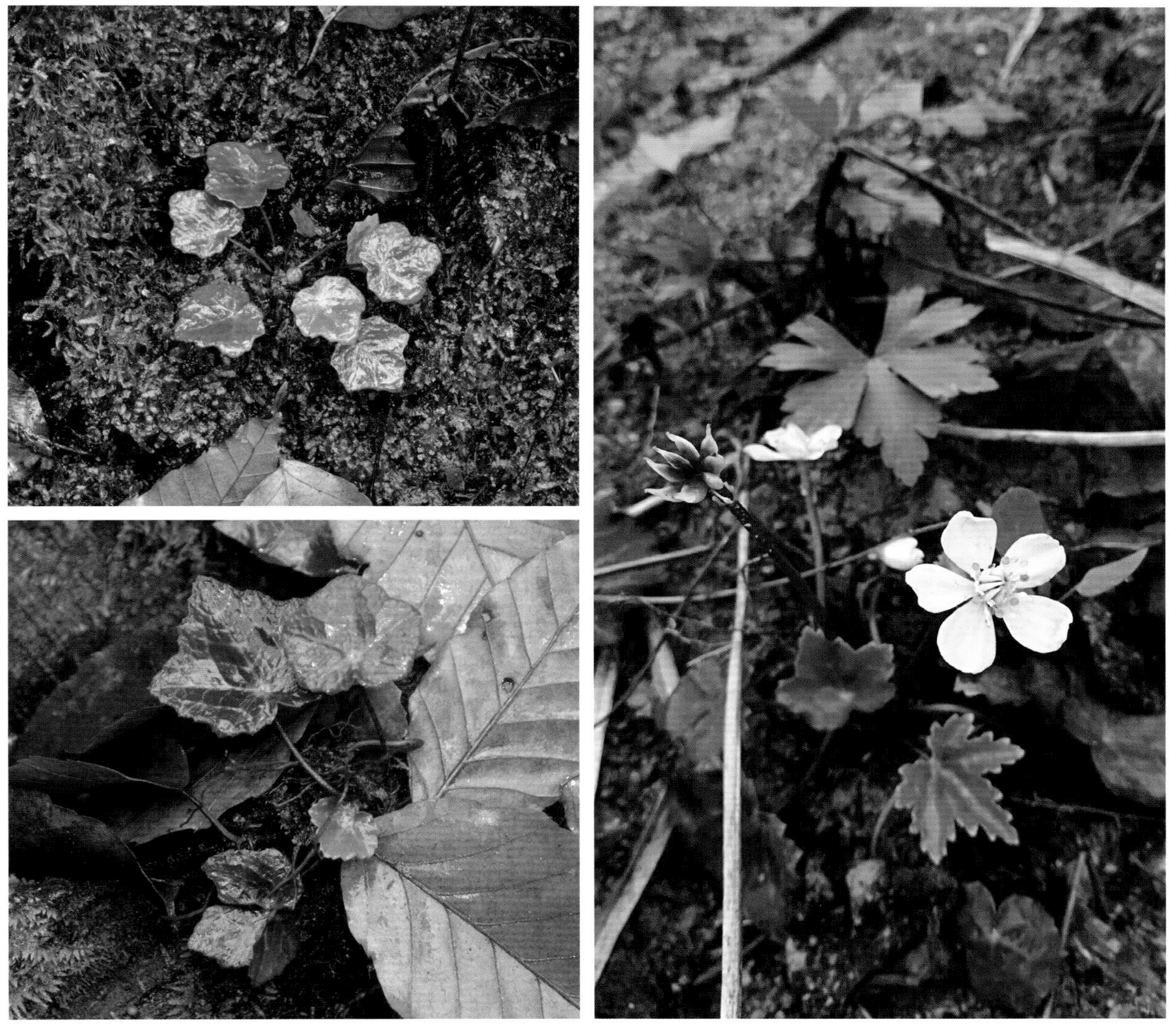

【形态特征】多年生矮小草本。须根白色，多数。基生叶2~7，五角形，3~5裂，裂片三角形，顶端急尖。花单生于花葶顶端；萼片5，花瓣状，白色。蓇葖果5~8，成熟时星状开展。种子椭圆形。花期5~6月，果期6~7月。

【适宜生境】生于冷竹林、灌木林下。

【资源状况】分布于中山区。少见。

【入药部位】根或全草（鸭脚黄连）。

【功能主治】清热利湿，利尿。用于黄疸。

铁破锣 白细辛、马蹄细辛、单叶升麻

Beesia calthifolia (Maxim.) Ulbr.

【标本采集号】LEM120720019

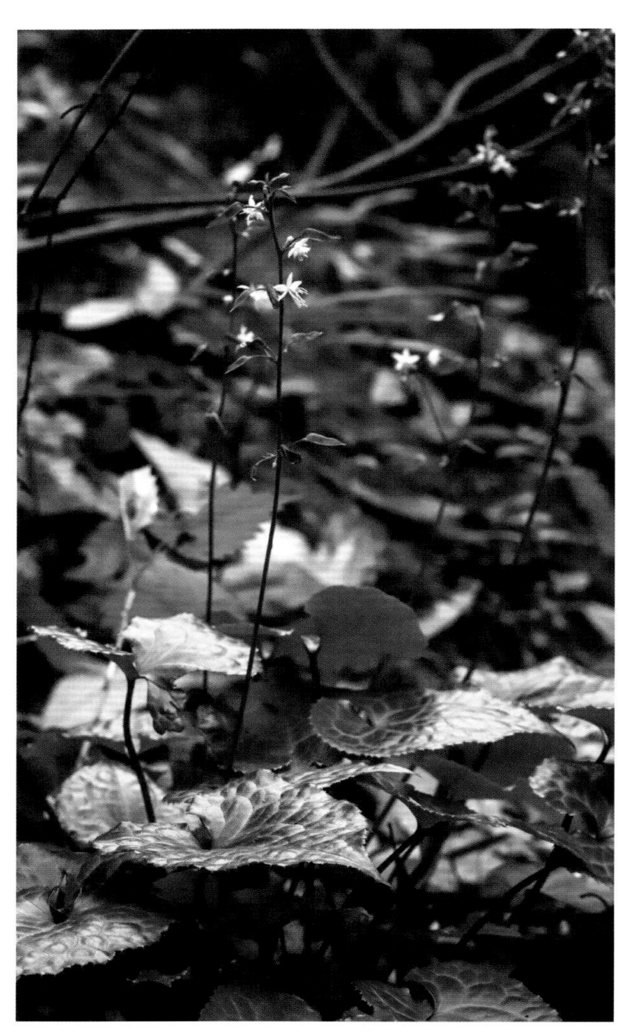

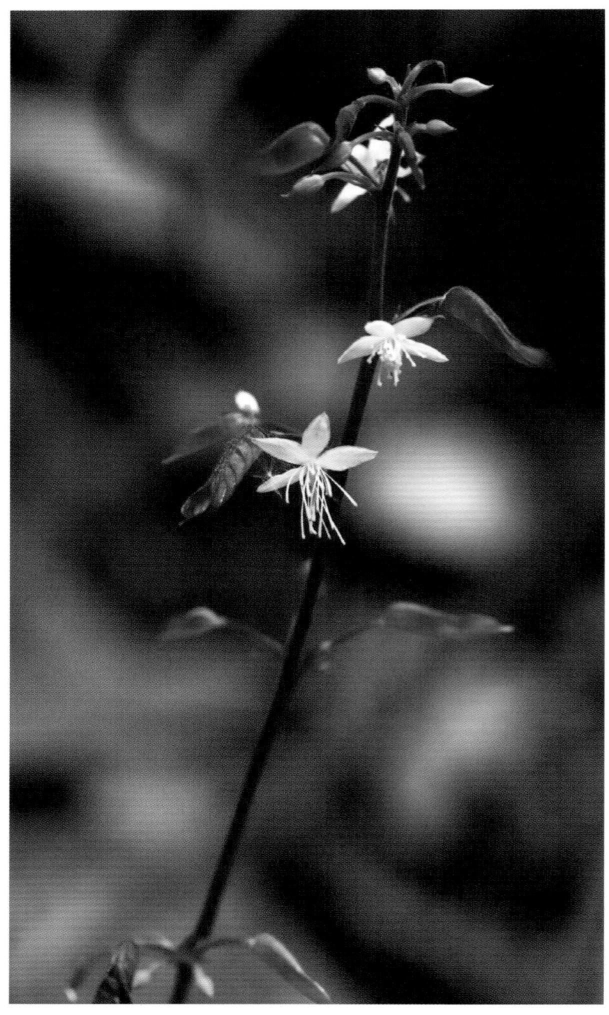

【形态特征】多年生草本，高 14~60cm。叶为不分裂的单叶，近心形，边缘密生细锯齿。花序聚伞状，密被柔毛；萼片 5，白色或带粉红色，狭卵形或椭圆形；花瓣和退化雄蕊均不存在。蓇葖果扁平，披针状条形，具约 8 条不明显横向脉纹。种子具纵皱褶。花期 6~8 月，果期 7~9 月。

【适宜生境】生于海拔 1250~2800m 的林下阴湿处。

【资源状况】分布于中山区、高山区。少见。

【入药部位】根茎。

【功能主治】祛风寒，镇痛。用于风寒感冒头痛，身痛，肺寒咳嗽，痰多气喘，风湿筋骨疼痛，腰酸背痛，目赤肿痛，咽喉痛，头晕。

鸡爪草 *Calathodes oxycarpa* Sprague

【形态特征】多年生草本，高 20~46cm。须根细长，密生根毛。茎高达 45cm，无毛。基生叶约 3，无毛，3 全裂；茎生叶较小。花单朵顶生；萼片 5，花瓣状，白色，倒卵形或椭圆形；雄蕊多数；心皮 7~15。蓇葖果背缝线有一正三角形突起。花期 5~7 月。

【适宜生境】生于林下、草丛中。

【资源状况】分布于中山区。常见。

【入药部位】根茎、全草。

【功能主治】祛风除湿，解毒消炎。用于风湿痹痛，鹤膝风，瘰疬，风湿麻木，鸡爪风。

驴蹄草 马蹄叶 *Caltha palustris* L.

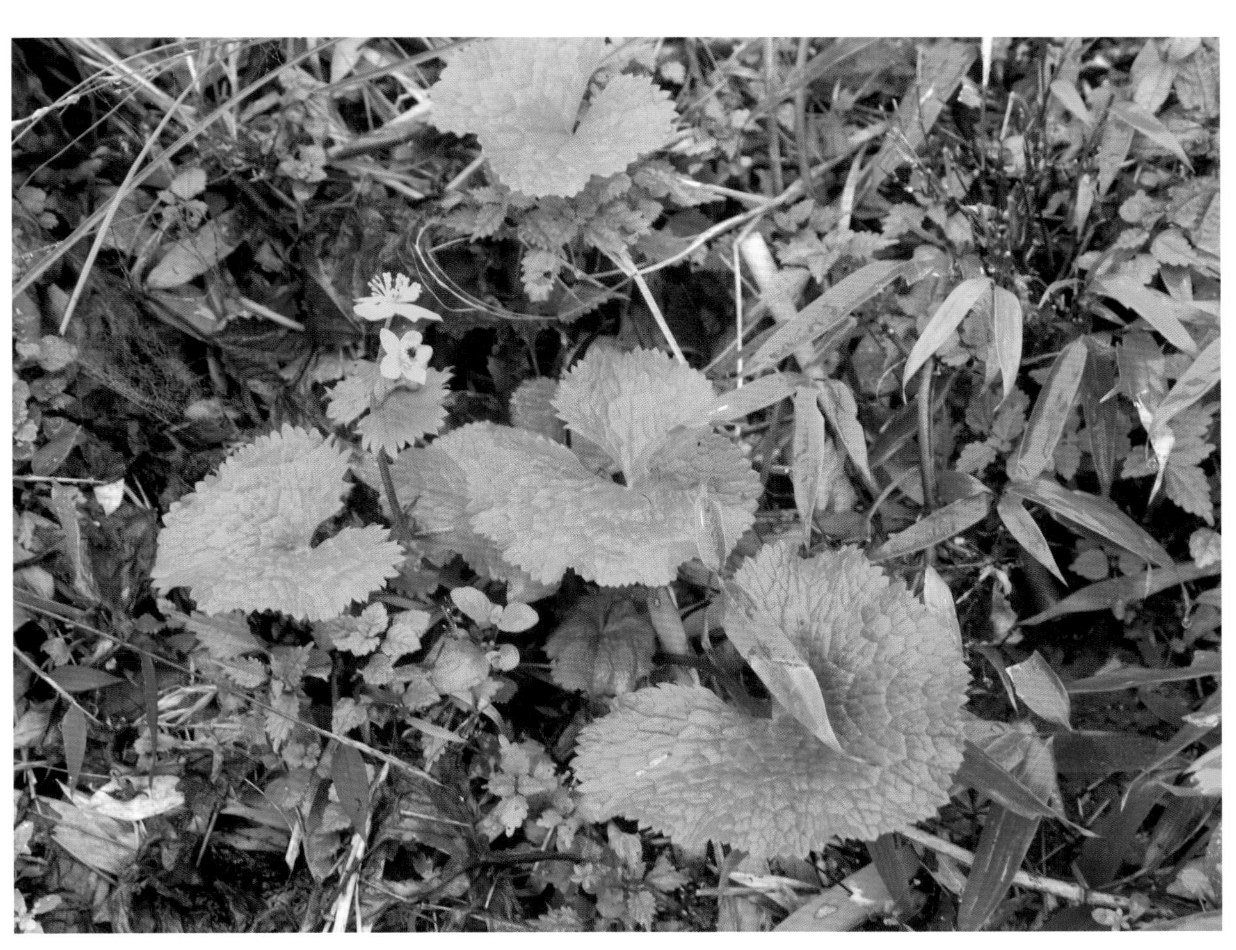

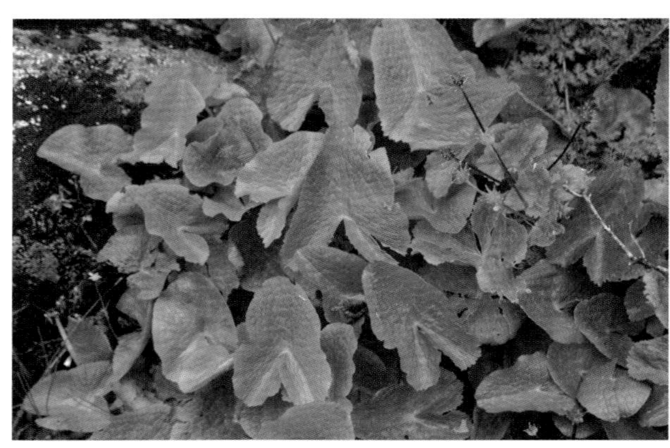
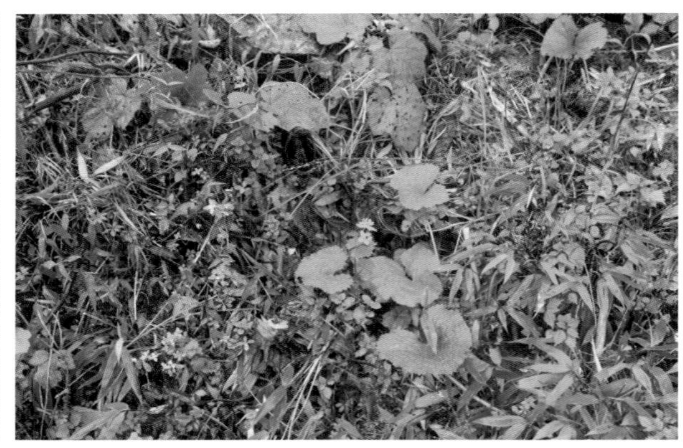

【形态特征】多年生草本，无毛，高 20~48cm。须根多，白色。基生叶 3~7，圆卵形，边缘有密小牙齿；茎生叶较小。单歧聚伞花序具心形苞片；萼片 5，黄色；雄蕊多数；心皮 5~12。蓇葖果。花期 5~9 月。

【适宜生境】生于林下、路旁。

【资源状况】分布于中山区、高山区。常见。

【入药部位】全草或根、叶。

【功能主治】祛风散寒，清热利湿，活血消肿。用于头目昏眩，周身疼痛，中暑，尿路感染；外用于烧烫伤，毒蛇咬伤。

花莛驴蹄草 *Caltha scaposa* Hook. f. et Thoms.

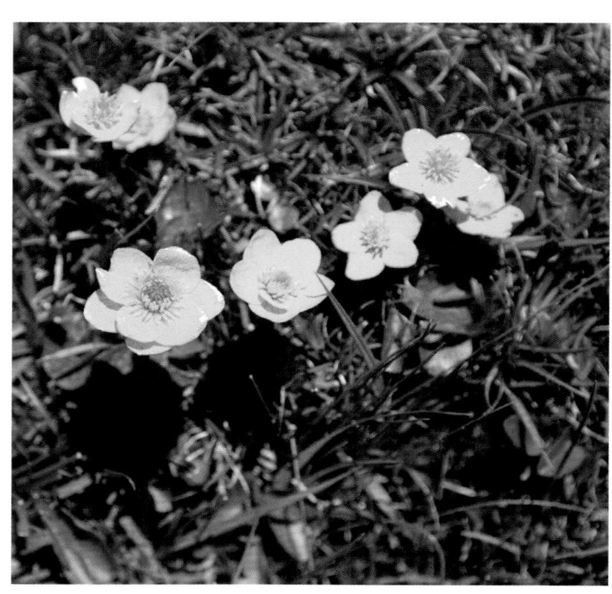
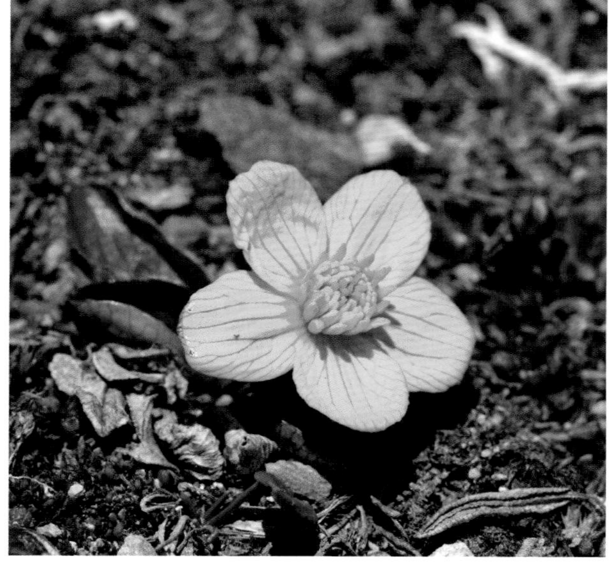

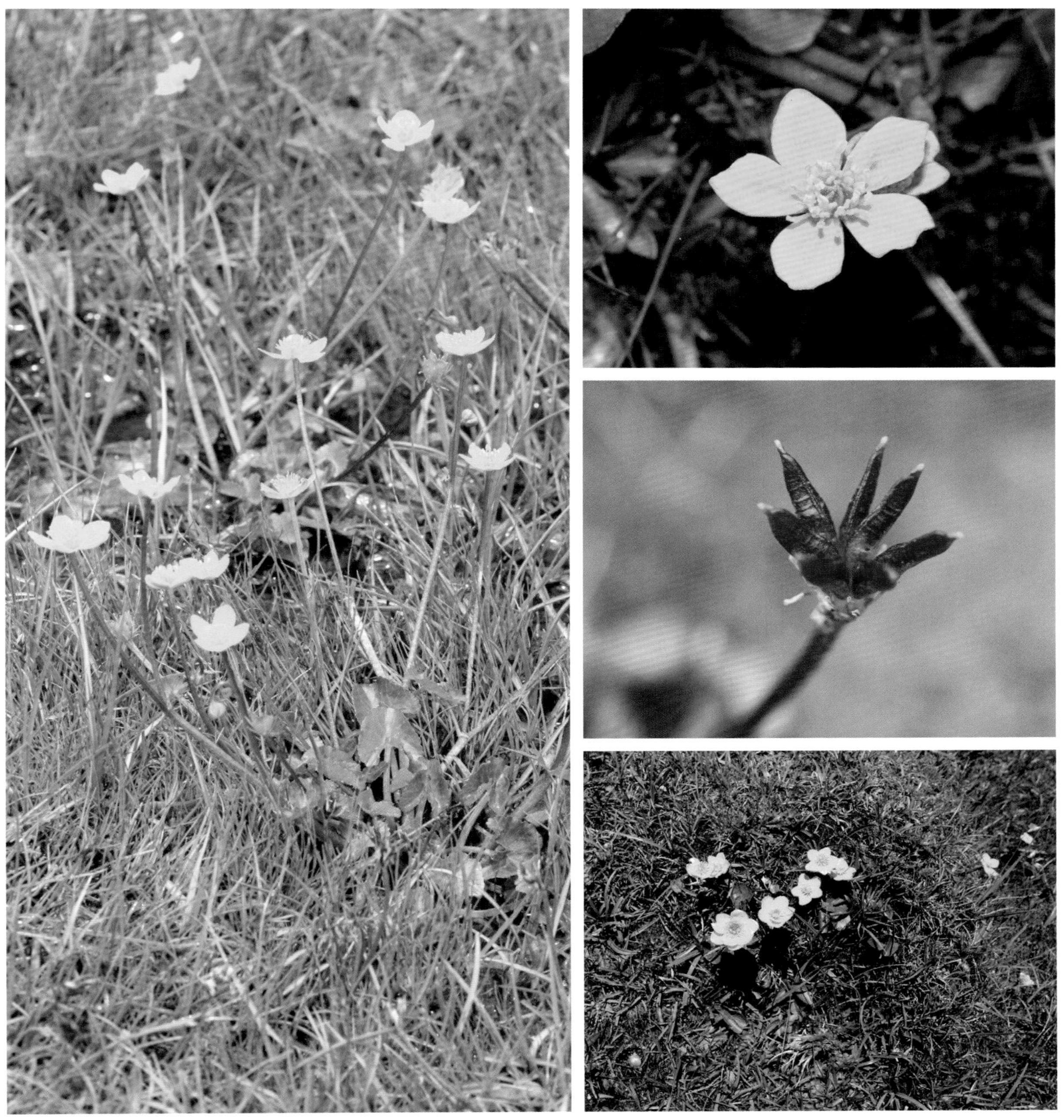

【形态特征】多年生小草本，高3.5~18cm。须根肉质。茎直立，单一或分枝。基生叶3~10；叶柄长2.5~10（~15）cm，具膜质鞘。花单生、顶生或呈单歧聚伞花序；心皮有短柄。蓇葖果有横脉纹。种子黑色，肾状椭圆球形。花期6~9月，果期7月。

【适宜生境】生于林下阴湿处。

【资源状况】分布于中山区。常见。

【入药部位】全草（小驴蹄草）。

【功能主治】祛风散寒，消肿排脓。用于头晕目眩，周身疼痛，刀伤。

小升麻

绿升麻、大叶升麻

Cimicifuga acerina (Sieb. et Zucc.) Tanaka

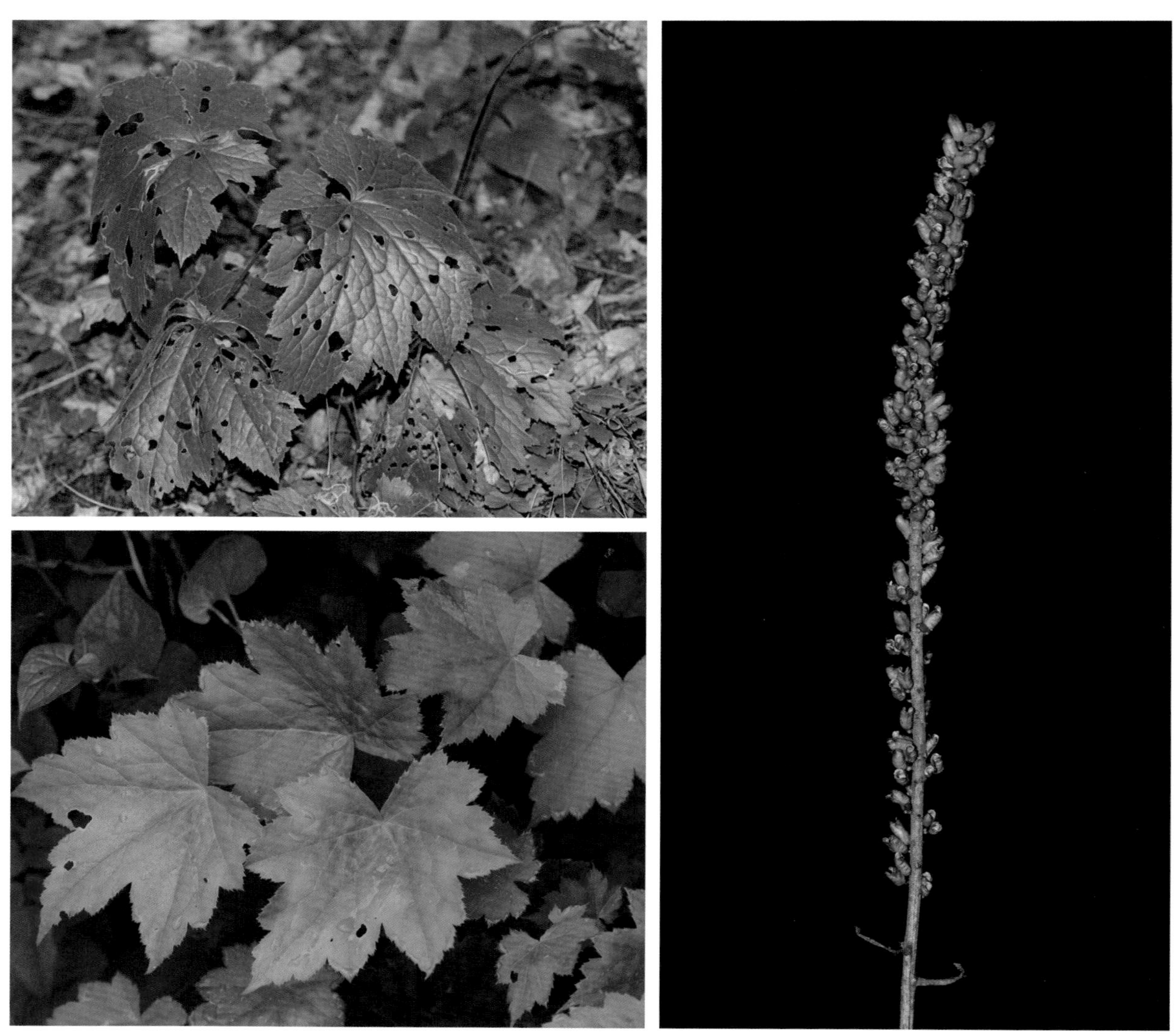

【形态特征】多年生草本。根状茎横走，黑褐色，有多数直立向上的茎残基，须根多，铁丝状；茎高达 1m。叶 1~2，近基生，为三出复叶；小叶正三角形，掌状浅裂。总状花序狭长，长 10~25cm，单一或有 1~3 分枝；萼片长 3~5mm；退化雄蕊圆卵形；雄蕊多数；心皮 1~2。蓇葖果长约 10mm。种子多数，浅褐色。花期 8~9 月。

【适宜生境】生于冷竹林、灌木林下。

【资源状况】分布于中山区。常见，可以开发利用。

【入药部位】根茎。

【功能主治】祛风解毒，升阳透疹，理气，散瘀活血。用于肺痨咳嗽，中气下陷，斑疹不透，劳伤吐血。

升　麻

绿升麻

Cimicifuga foetida L.

【标本采集号】LEM120725005

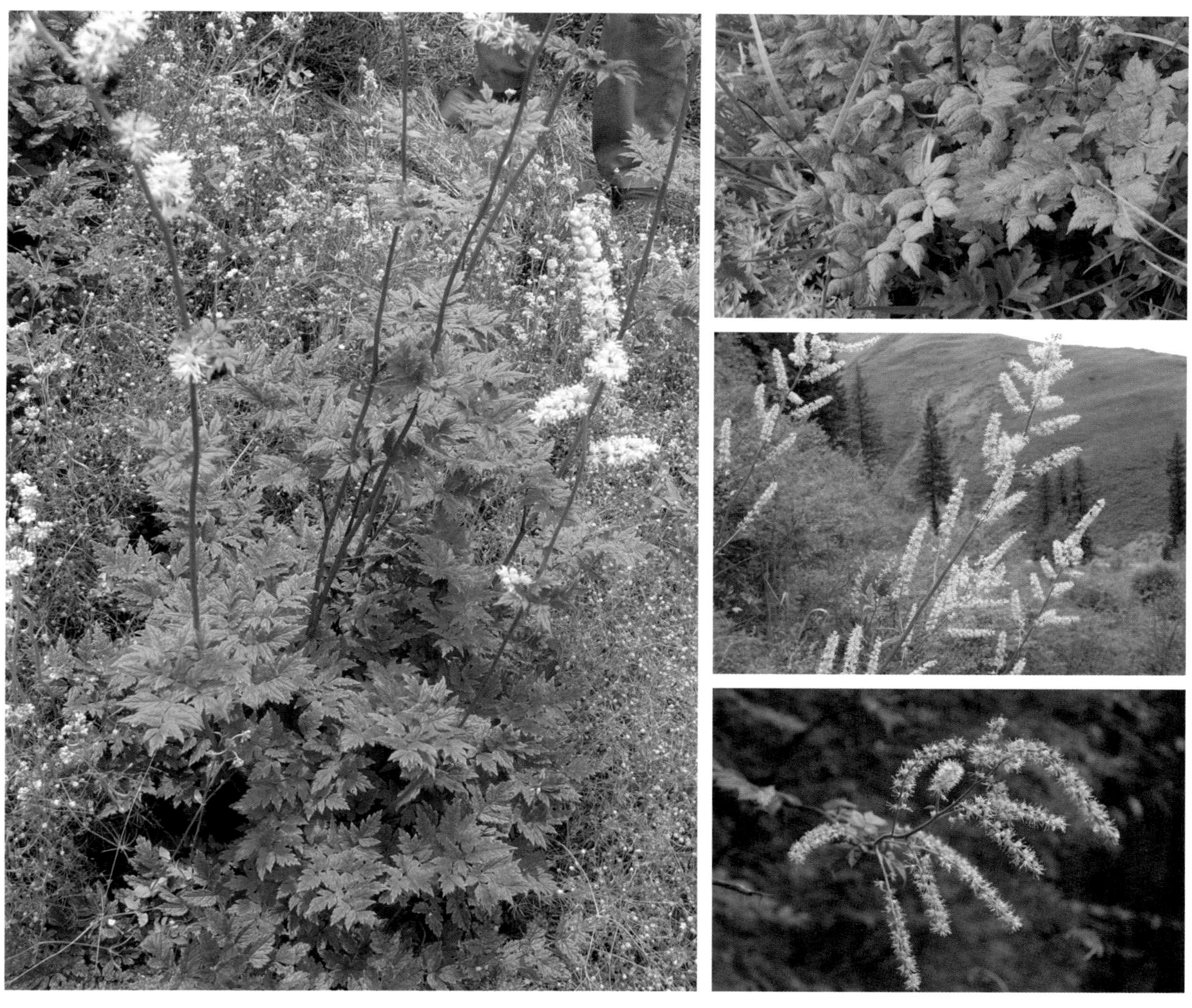

【形态特征】草本。叶三角形，为二至三回三出羽状复叶；顶生小叶近菱形。总状花序具3~20分枝；萼片白色或绿白色；花两性，退化雄蕊阔椭圆形，全缘或2浅裂或2裂至中部；心皮2~5，子房密被灰色柔毛。蓇葖果长圆形。种子周围具鳞质翅。花期7~9月，果期8~10月。

【适宜生境】生于冷竹林、灌木林下。

【资源状况】分布于中山区、高山区。常见，可以开发利用。

【入药部位】根茎。

【功能主治】祛风散热，清热解毒，升阳举陷，发表透疹。用于时气疫疠，头痛寒热，喉痛，口疮，斑疹不透，麻疹不透，中气下陷，久泻久痢，脱肛，妇女崩带，子宫脱垂，痈肿疮毒。

评　述　川产道地药材，主产于阿坝藏族羌族自治州（汶川、茂县、九寨沟）。

单穗升麻 绿升麻

Cimicifuga simplex Wormsk.

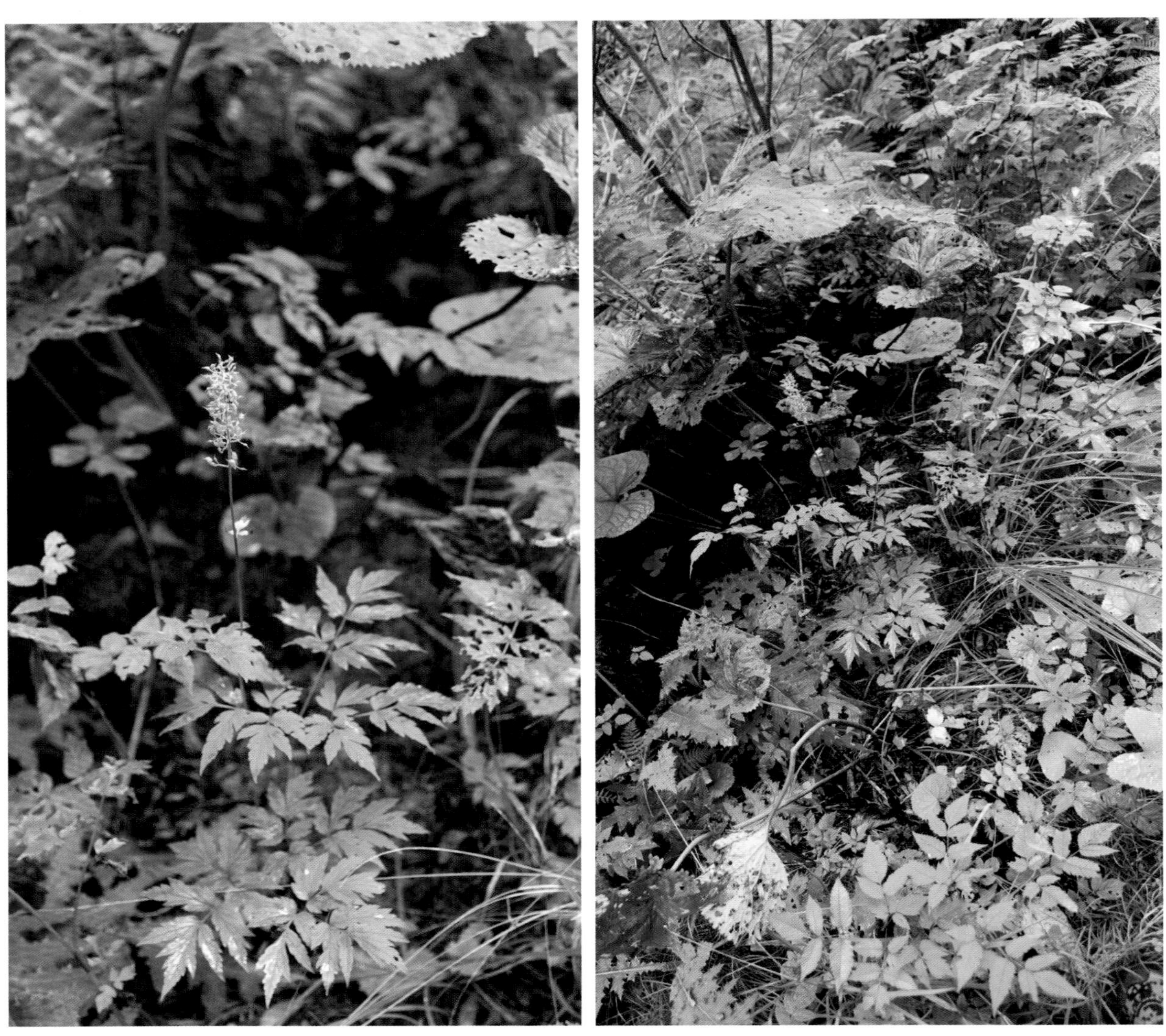

【形态特征】多年生草本，高 1~1.5m。根状茎粗壮；茎直立，无毛。叶为二至三回三出羽状复叶；小叶狭卵形或菱形。单一花序，总状花序长达 35cm，不分枝或近基部有少数短分枝；萼片长 4mm；退化雄蕊近圆形，顶端 2 浅裂；心皮 2~7。蓇葖果有短柔毛。种子具膜质鳞翅。花期 8~9 月。

【适宜生境】生于海拔 1700~2400m 的冷竹林、灌木林下。

【资源状况】分布于中山区。常见，可以适度开发利用。

【入药部位】根茎。

【功能主治】祛风解毒，升阳透疹。用于麻疹初起，牙痛，腮腺炎，脱肛，子宫脱垂。

粗齿铁线莲

木通、川木通

Clematis argentilucida (Lévl. et Vant.) W. T. Wang

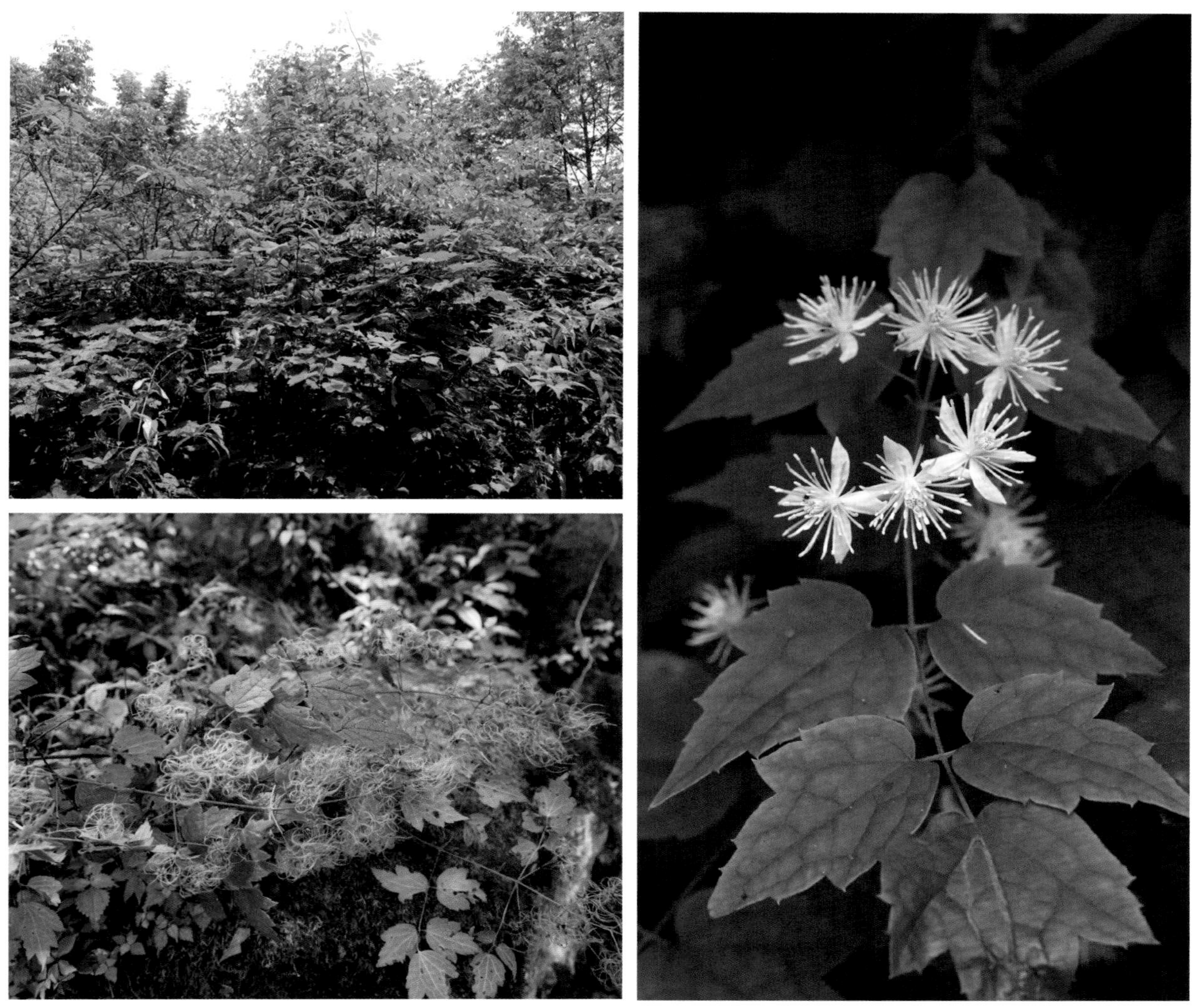

【形态特征】木质藤本。枝被短柔毛。叶对生，为一回羽状复叶；小叶（3~）5，卵形，长达8cm，边缘中部以上常有大牙齿，小叶叶背常密被短柔毛。聚伞花序腋生或顶生，腋生花序常具3~7花，似总状花序；萼片4~5，白色，开展，长10~15mm；雄蕊无毛；子房有毛。果实有毛。花期5~8月。

【适宜生境】生于高山灌丛中。

【资源状况】分布于峨眉山各地。常见，可以大量开发利用。

【入药部位】藤茎、叶。

【功能主治】藤茎行气活血，祛风，止痛，通利血脉。用于跌打损伤，瘀血疼痛，风湿筋骨痛，肢体麻木。叶清热利水，杀虫，解毒。用于失音声嘶，虫疮久烂，难产横生。

小木通

川木通

Clematis armandii Franch.

【标本采集号】LEM120530008

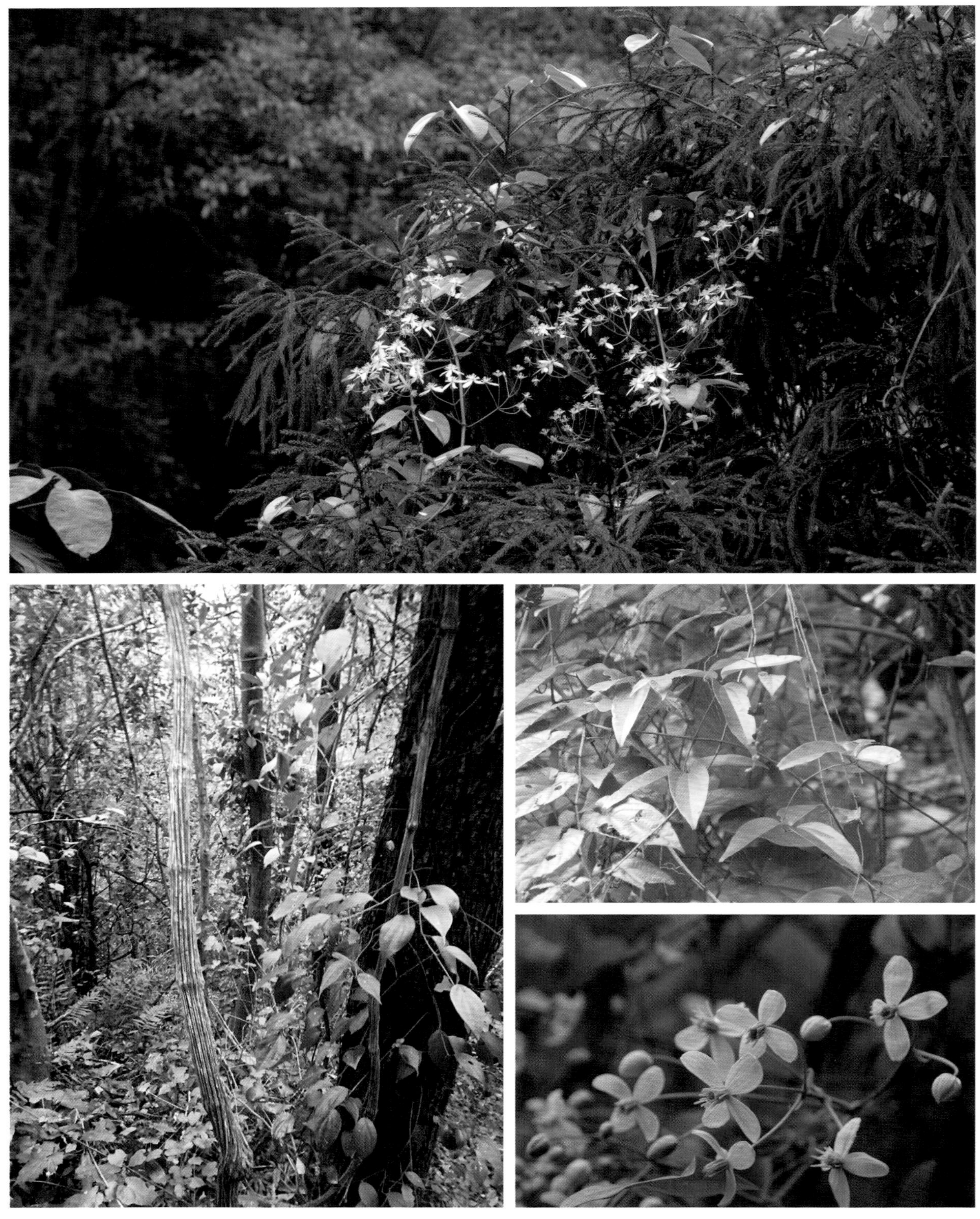

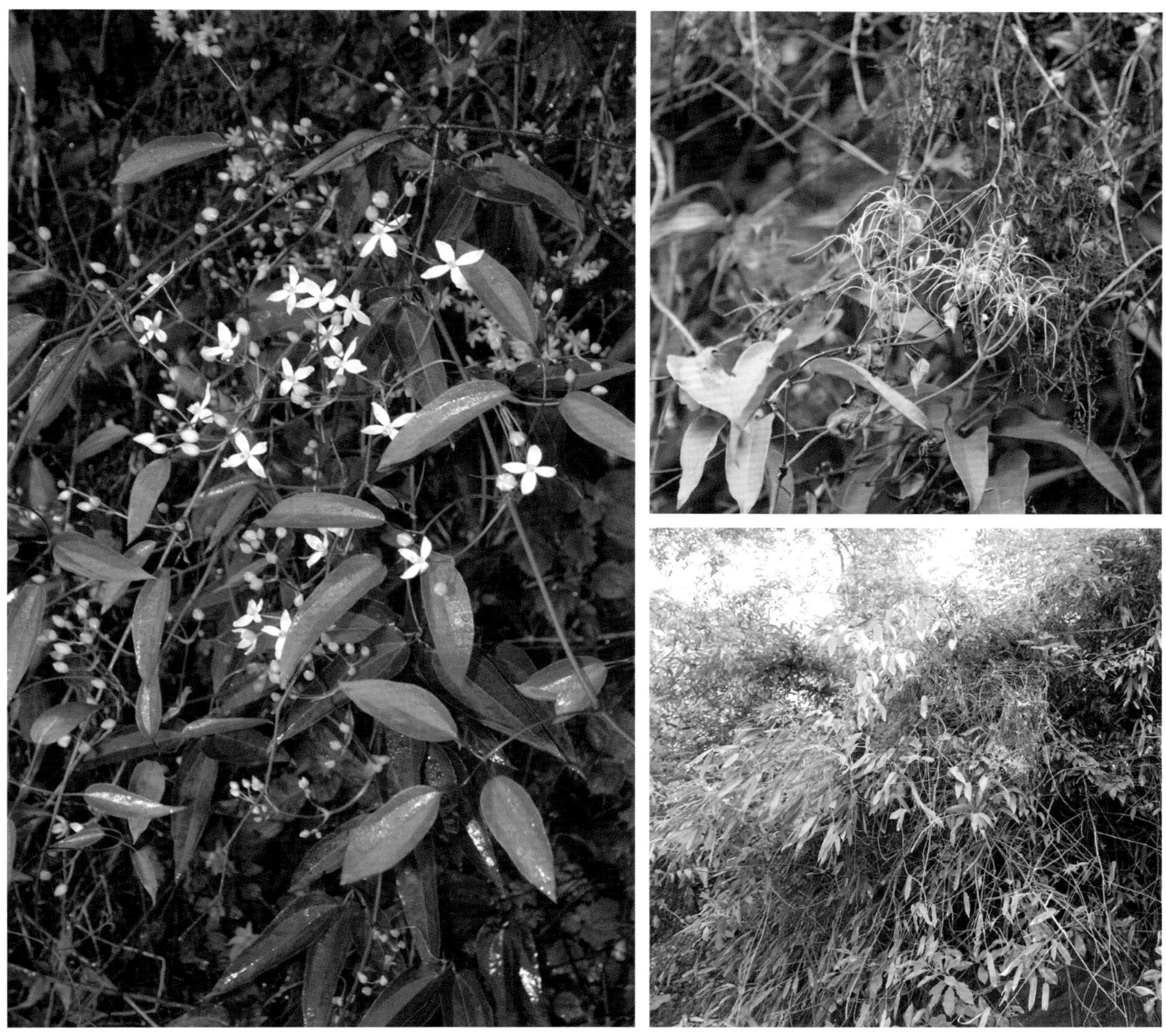

【形态特征】木质藤本，长达 6m。茎有纵条纹，枝疏被短柔毛。叶对生，为三出复叶；小叶革质，狭卵形，长达 15cm，全缘，无毛。聚伞花序或圆锥花序，顶生或腋生，腋生花序自腋芽生出，基部有宿存芽鳞片；萼片 4（5），白色，开展，长 1.2~2.4cm；雄蕊无毛；子房有毛。瘦果狭卵形，宿存花柱羽毛状，长达 5cm。花期 3~4 月。

【适宜生境】生于海拔 3000m 以下的山地林边。

【资源状况】分布于峨眉山各地。常见，可以大量开发利用。

【入药部位】藤茎（川木通）。

【功能主治】清热利水，除湿，活血通乳，通利血脉，清心降火，消肿。用于小便赤涩热痛，口疮，心烦，口腔炎，脚气浮肿，湿热癃闭，肾炎水肿，尿路感染，咽喉痛，失音，耳聋，风湿性关节炎，淋病，乳汁不通，月经闭止。

评　述　川产道地药材，主产于成都市（都江堰、彭州）、凉山彝族自治州（雷波、金阳、喜德、越西）、雅安市（天全）。

威灵仙 灵仙

Clematis chinensis Osbeck

【标本采集号】LEM120822006

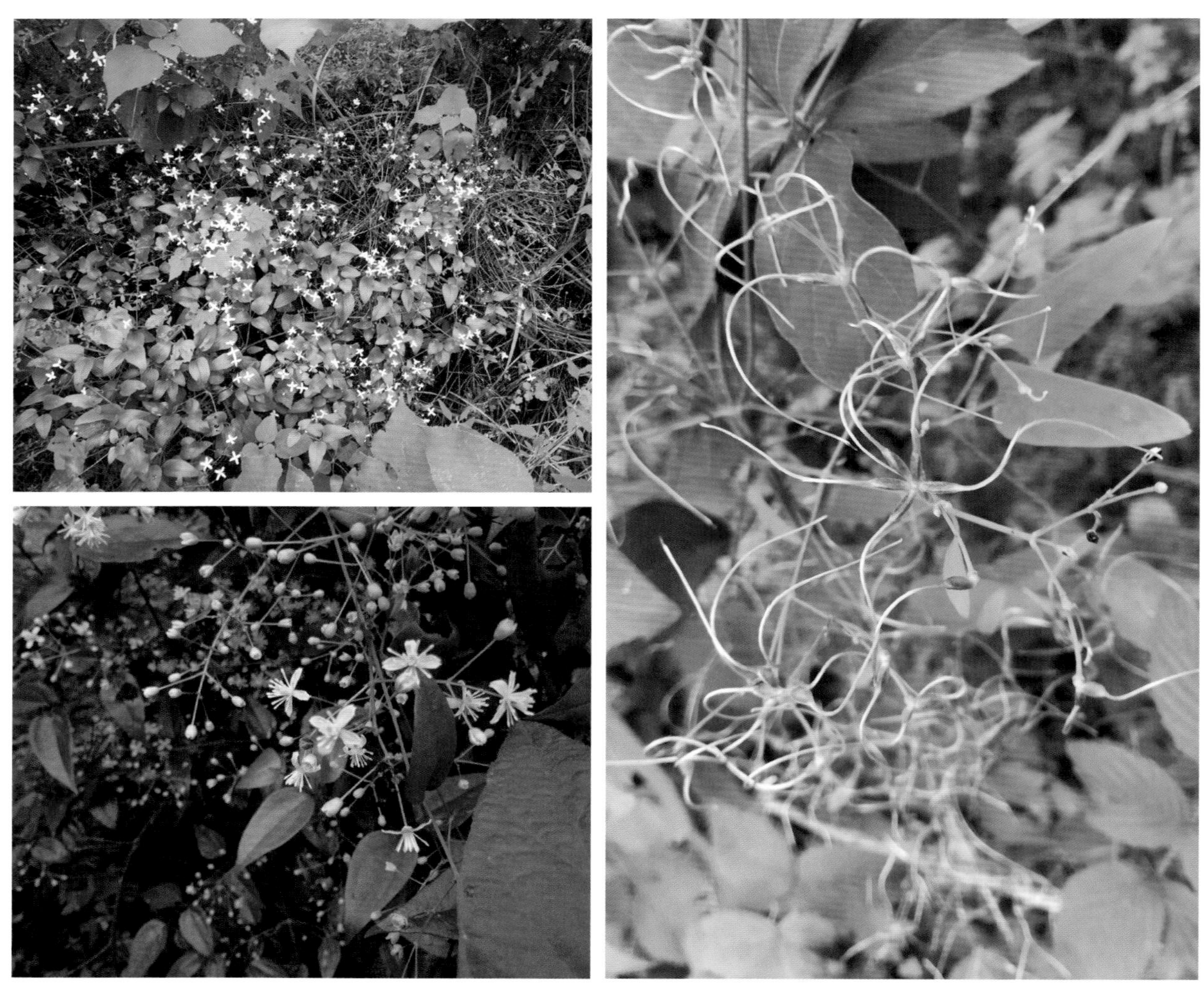

【形态特征】多年生木质藤本，干时变黑。一回羽状复叶，通常有5小叶；小叶卵形或披针形，纸质，全缘。圆锥状聚伞花序通常多花；萼片4，花瓣状，白色，开展，下面近顶部具柔毛；宿存花柱长1.8~4cm。瘦果扁卵形，长5~7mm，有柔毛。花期6~9月，果期8~11月。

【适宜生境】生于海拔2300m以下的向阳的山坡林边、路旁、沟边。

【资源状况】分布于坝区、低山区、中山区。常见，可以大量开发利用。

【入药部位】根及根茎（威灵仙）。

【功能主治】行气活血，祛风除湿，通经活络，利水，消痰湿，散癖积，止痛。用于风湿关节痛，风湿骨痛，四肢麻木，经脉拘挛，屈伸不利，跌打损伤，痛风顽痹，腰膝冷痛，脚气病，疟疾，癥瘕积聚，破伤风，扁桃体炎，肝炎，鱼骨鲠喉，丝虫病。

金毛铁线莲 *Clematis chrysocoma* Franch.

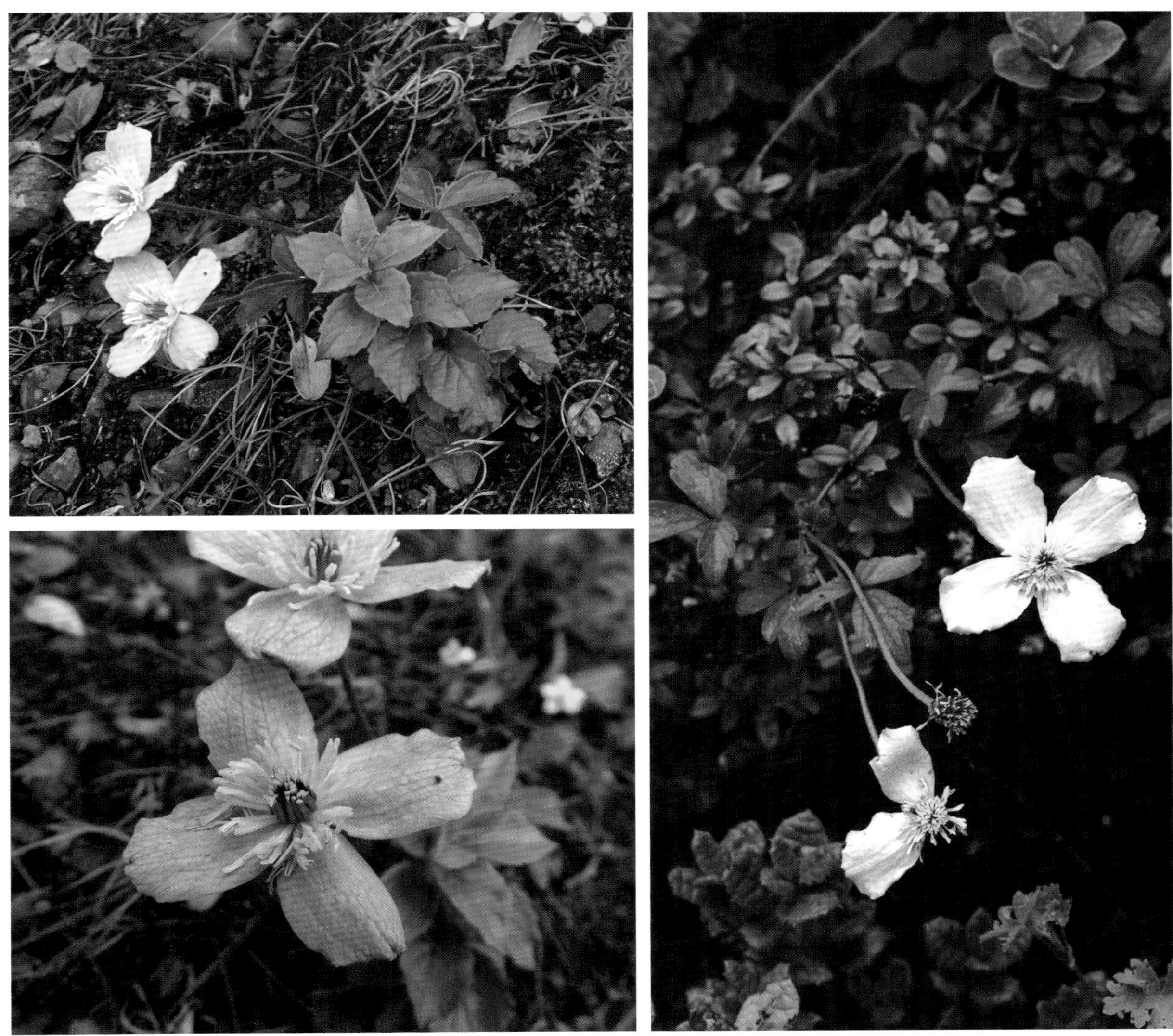

【形态特征】木质藤本，长达 3m。小枝、叶柄、花梗和小叶背面密被黄色短柔毛。三出复叶；顶生小叶菱状倒卵形，侧生小叶卵形，稍偏斜。花与数枚叶一同生于老枝腋芽处或单生于当年生枝叶腋；萼片 4，白色或粉红色，开展；无花瓣；宿存花柱长 2.2~2.7cm，棕色羽毛状，羽毛呈金黄色。花期 4~7 月，果期 7~10 月。

【适宜生境】生于灌木林。

【资源状况】分布于低山区、中山区、高山区。常见。

【入药部位】全株。

【功能主治】利水消肿，通经活血。用于肾炎水肿，小便淋痛，跌打损伤，骨痛，经闭。

山木通 *Clematis finetiana* Lévl. et Vant.

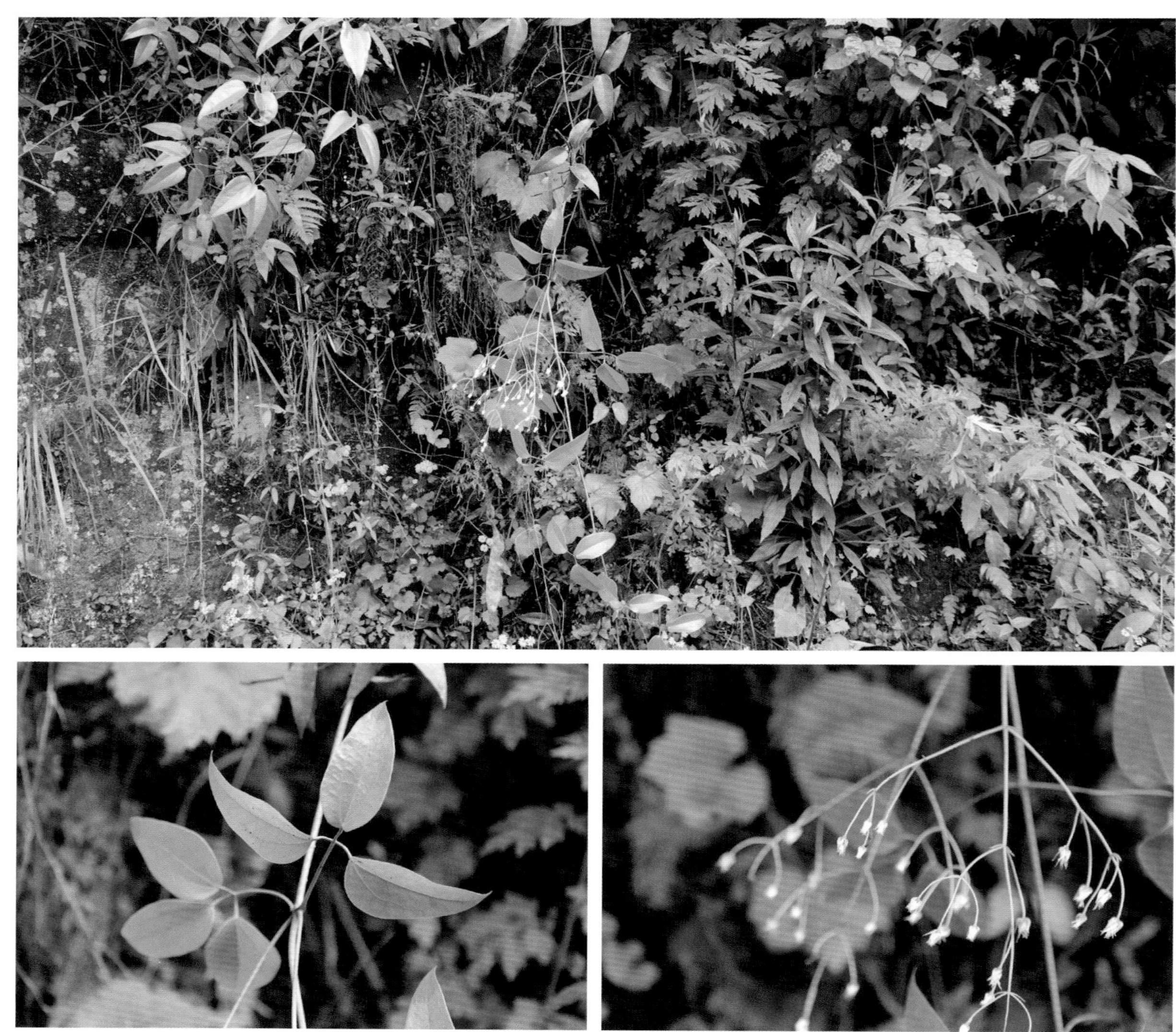

【形态特征】木质藤本。茎圆柱形，有纵条纹；小枝有棱。叶为三出复叶；小叶卵状披针形、狭卵形或卵形，近革质至革质，全缘。花序有 1~7 花；萼片 4（~6），白色开展，下面除边缘具绢毛外无毛。瘦果镰刀状狭卵形，长约 5mm，有柔毛，宿存花柱长达 3cm，有黄褐色长柔毛。花期 4~6 月，果期 7~11 月。

【适宜生境】生于海拔 1000~3000m 的灌木林。

【资源状况】分布于低山区、中山区、高山区。常见，可以开发利用。

【入药部位】根、茎叶。

【功能主治】利水消肿，通经活血。用于肾炎水肿，小便淋痛，跌打损伤，骨痛，经闭。

单叶铁线莲

木通、小木通、雪里开

Clematis henryi Oliv.

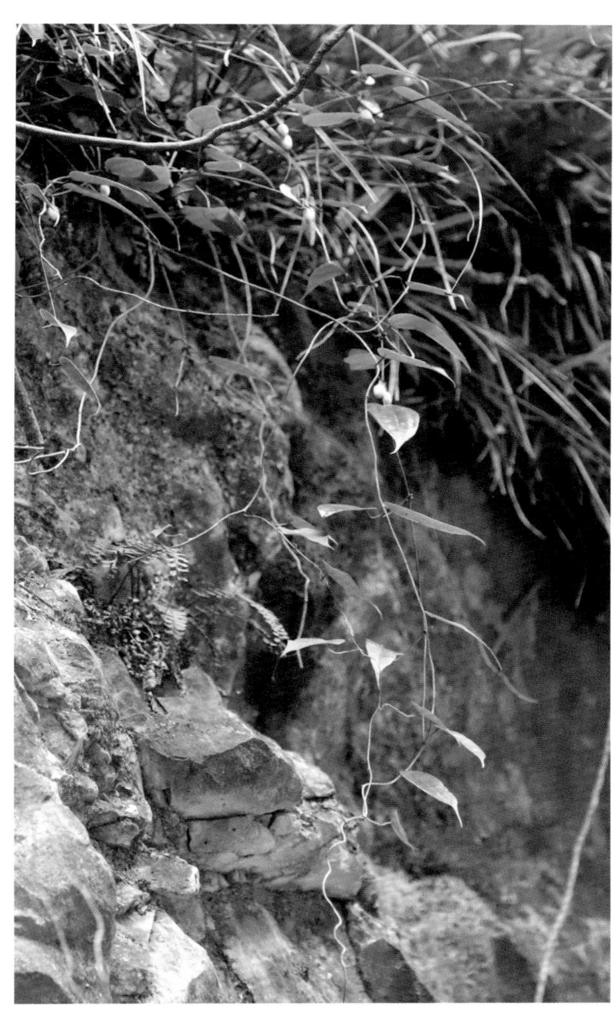

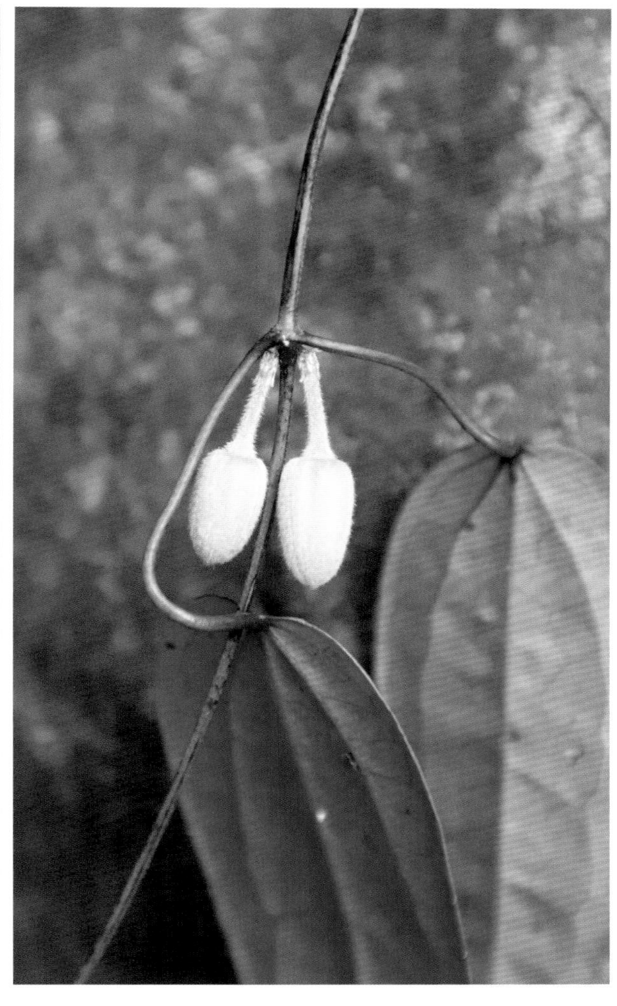

【形态特征】木质藤本。主根膨大，呈纺锤状、卵圆形或长椭圆形。单叶，叶片卵状披针形，厚纸质，边缘具小牙齿。聚伞花序腋生，具1（~5）花；萼片4，直立，白色或淡黄色，下面仅先端具柔毛；花丝密被长柔毛；心皮多数。瘦果狭卵形；宿存花柱长达4cm。花期11~12月，果期翌年3~4月。

【适宜生境】生于灌木林中、林缘。

【资源状况】分布于低山区、中山区。少见。

【入药部位】根或叶。

【功能主治】清热，利水，通利血脉。用于风湿痹痛，破伤风，胃气痛，疝气，痛经，小儿惊风，跌打损伤，颈淋巴结结核，腮腺炎，失眠。

毛柱铁线莲

小木通、川木通

Clematis meyeniana Walp.

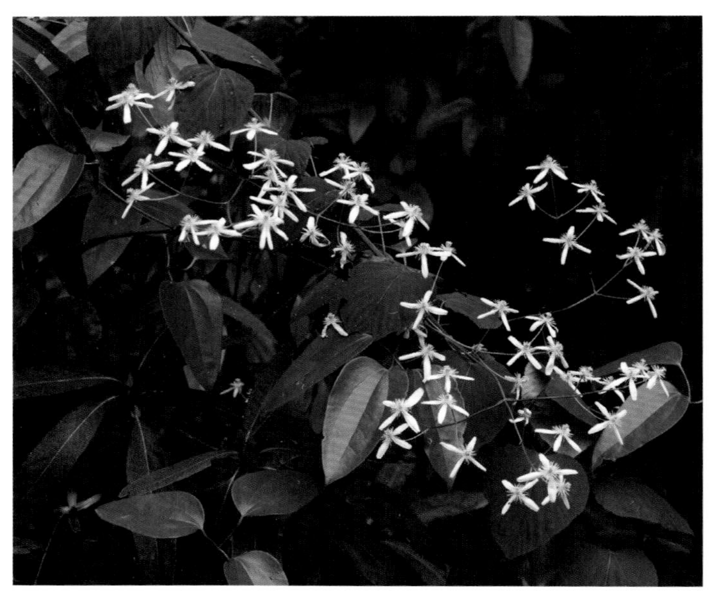

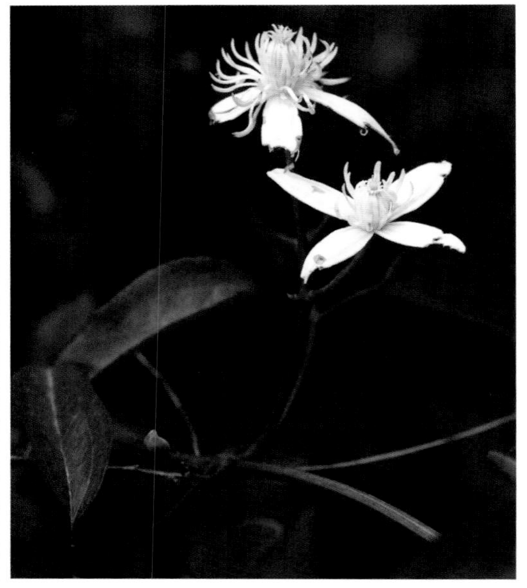

【形态特征】木质藤本。老枝圆柱形，有纵条纹；小枝有棱。叶三出；小叶近革质至纸质，全缘。聚伞花序腋生或顶生，常圆锥状，多花；萼片4，白色，开展，内面无毛。瘦果镰刀状狭卵形或狭倒卵形，长约4.5mm，有柔毛；宿存花柱长2~4cm，黄色，羽毛状。花期6~8月，果期8~10月。

【适宜生境】生于灌木林中。

【资源状况】分布于中山区。常见。

【入药部位】藤茎。

【功能主治】清热，利水，通利血脉。用于水肿，淋病，妇女乳痈。

绣球藤

川木通、木通

Clematis montana Buch. -Ham. ex DC.

【标本采集号】LEM120720008

【形态特征】木质藤本。茎圆柱形，老时外皮剥落。叶为三出复叶，对生；小叶纸质至草质，边缘具疏齿。花（1）2~4（~6）与数叶自老枝腋芽生出，直径3~5cm；萼片4，白色或有时带粉色，开展；宿存花柱长2~6（~7）cm，羽毛状。瘦果扁，卵圆形。花期4~6月，果期7~9月。

【适宜生境】生于山坡、林缘、灌木林中。

【资源状况】分布于中山区、高山区。常见，可以开发利用。

【入药部位】藤茎（川木通）。

【功能主治】清热利湿，祛风除湿，通经活络，消炎，利尿，活血，利水通淋，通乳，消肿。用于湿热癃闭，肾炎水肿，小便涩痛，月经不调，脚气湿肿，淋病，妇女乳痈，经闭。

评　　述 川产道地药材。

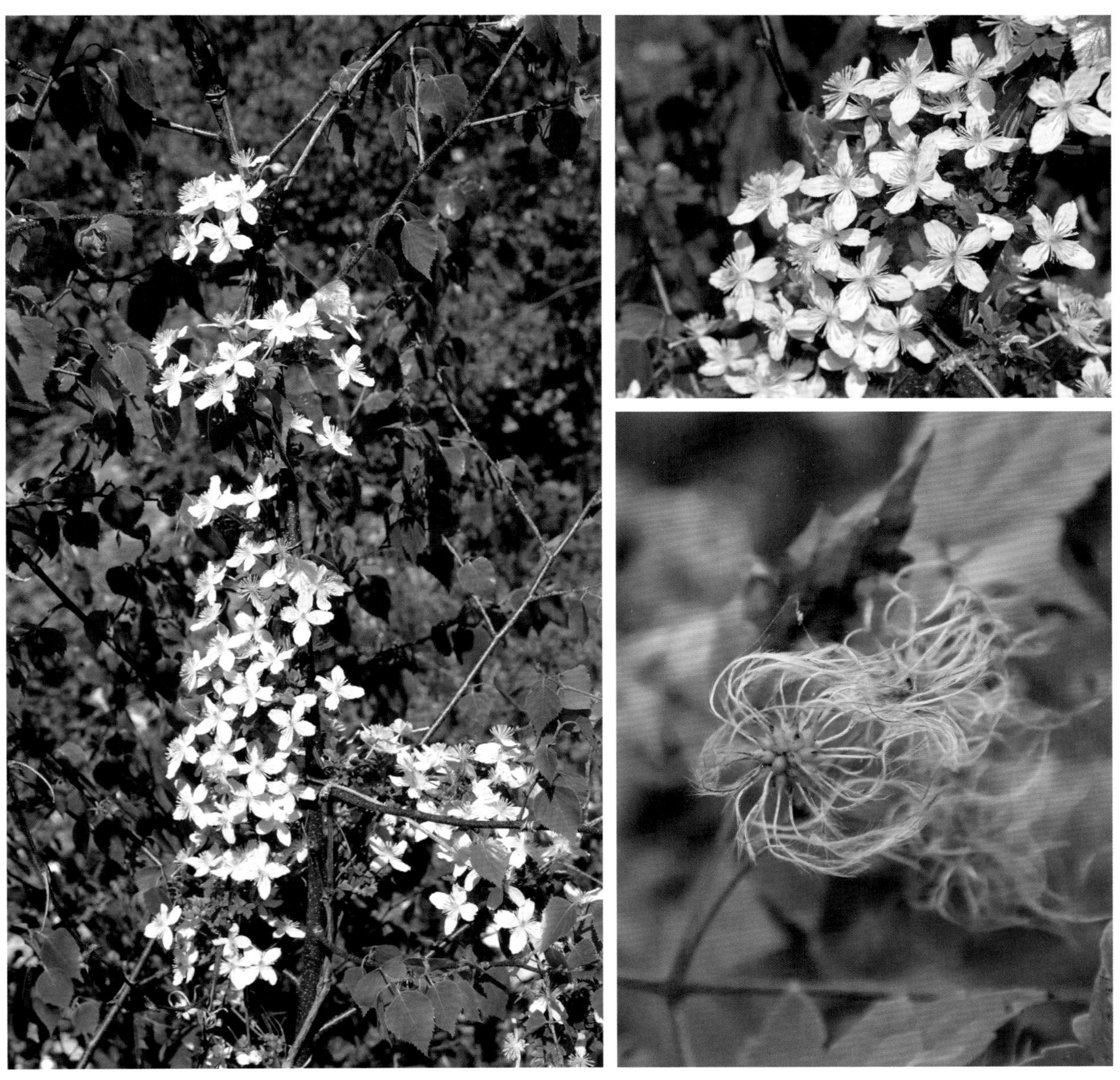

须蕊铁线莲 川木通、木通

Clematis pogonandra Maxim.

【形态特征】藤本。老枝棕红色，幼枝淡黄色，有6条浅的纵沟纹，除节上有时被柔毛外，其余无毛，当年生枝基部芽鳞宿存；鳞片三角形，长达8mm，仅边缘有毛。叶对生，为三出复叶；小叶狭卵形，全缘。单花腋生，有细花梗，无花序梗和苞片；萼片4，淡黄色，直立，长2.5~3cm；花丝和花药被柔毛。宿存羽毛状花柱长达3cm，被黄色长柔毛。花期6~7月。

【适宜生境】生于灌木林中。

【资源状况】分布于中山区。常见。

【入药部位】藤茎。

【功能主治】清热，利水，通利血脉。用于水肿，淋病，妇女乳痈。

柱果铁线莲 川木通、木通

Clematis uncinata Champ.

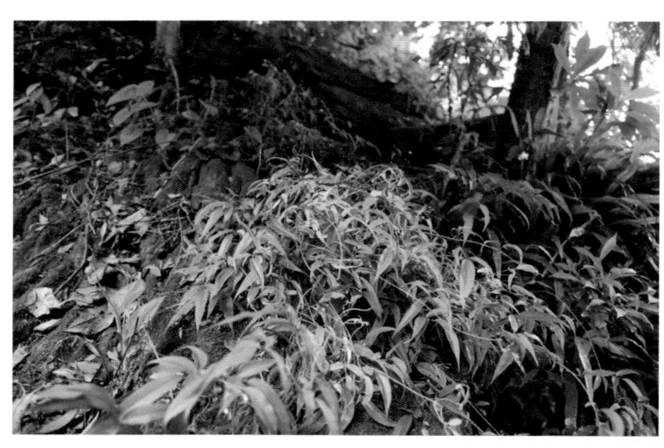

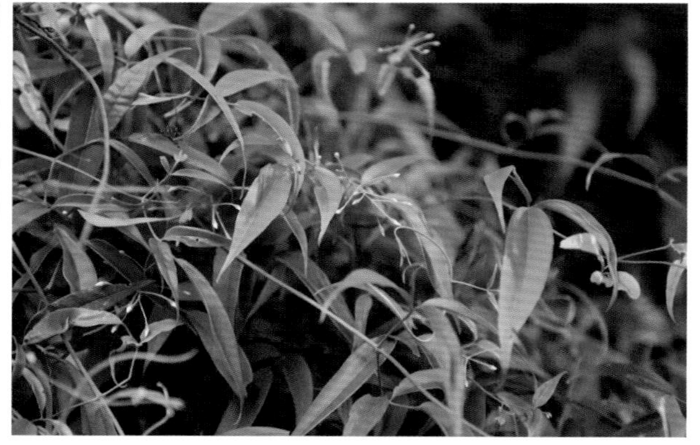

【形态特征】木质藤本，长达 6m，干时变黑。茎无毛。叶对生，为一至二回羽状复叶，无毛；小叶 5~15，卵形，全缘。聚伞圆锥花序腋生或顶生；萼片 4，白色，开展，长 10~15mm；雄蕊和子房无毛。瘦果近圆柱形，长约 6mm；宿存花柱羽毛状，长 1.5~2cm。花期 6~7 月。

【适宜生境】生于灌木林中。

【资源状况】分布于低山区。常见。

【入药部位】根及根茎（南方威灵仙）。

【功能主治】清热，利水，通利血脉。用于水肿，淋病，妇女乳痈。

黄　连

味连、鸡爪连
Coptis chinensis Franch.

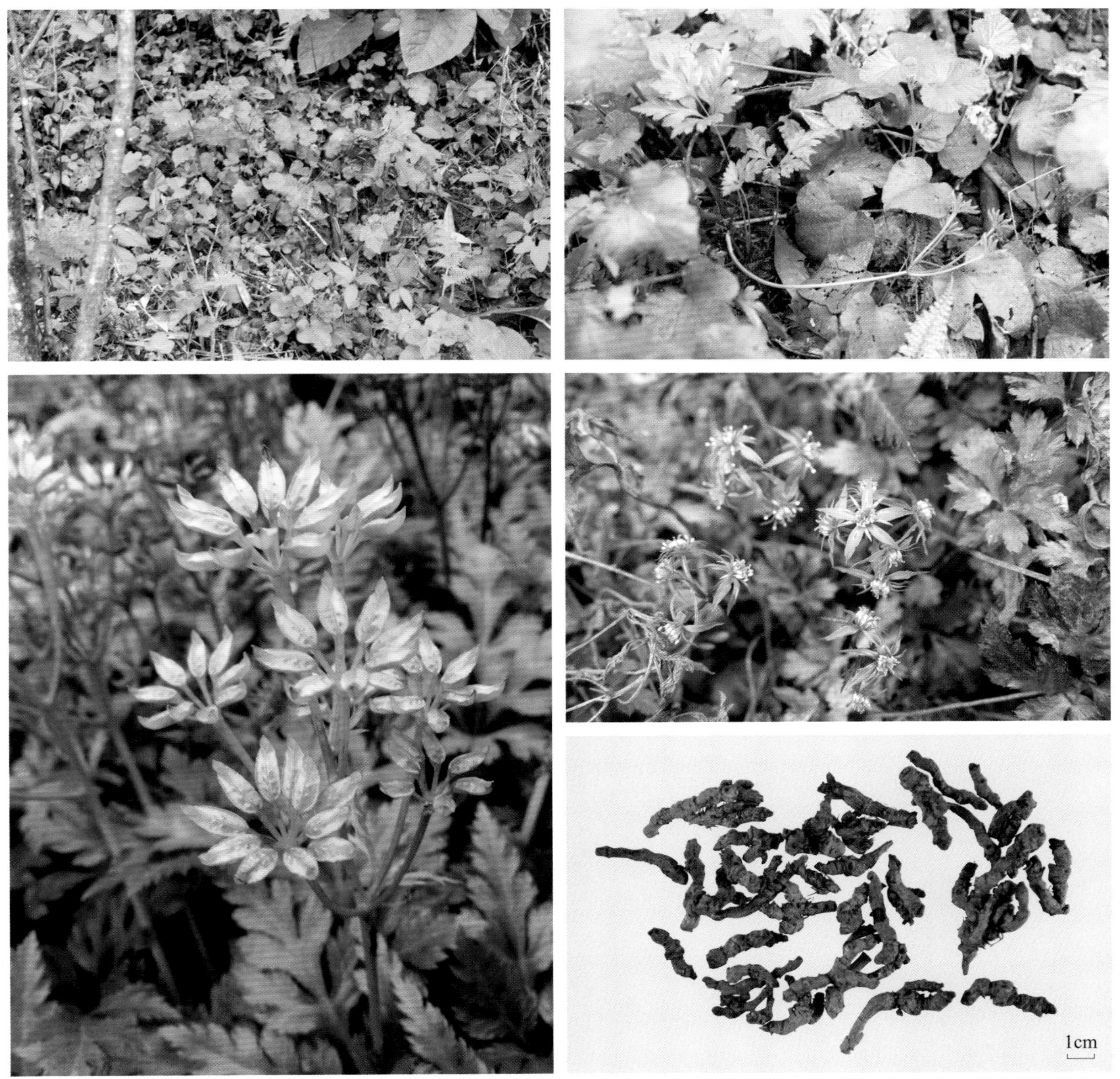

【形态特征】多年生草本，高 20~50cm。根状茎数个分枝成簇，形如鸡爪，节多而密，须根多，有时节间伸长；断面红棕色，木质部金黄色，味极苦。叶基生，近革质，3 全裂，中央裂片深 3~5 裂。花葶 1 或 2，高 12~25cm；花序具 3~8 花；萼片 5，淡黄绿色；花瓣条状披针形；心皮 8~12。蓇葖果 8~12 个，集生于增长的小花梗上。花期 2~3 月，果期 4~7 月。

【适宜生境】栽培。

【资源状况】分布于中山区。常见，可以大量开发利用。

【入药部位】根茎。

【功能主治】清热解毒，燥湿，止痢。用于时行热毒，高热烦躁，神昏谵语，热盛心烦失眠，痞满呕逆，细菌性痢疾，热泻腹痛。

三角叶黄连 雅连

Coptis deltoidea C. Y. Cheng et Hsiao

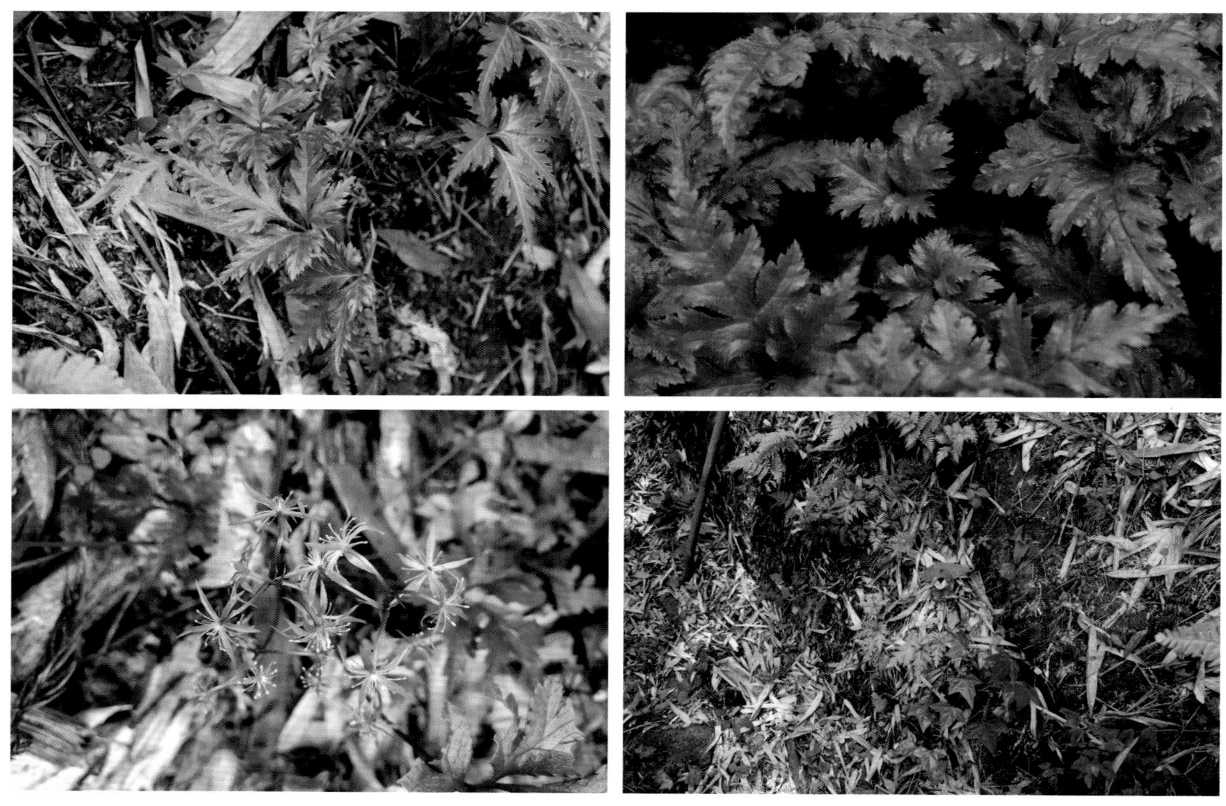

【形态特征】多年生草本。根状茎不分枝，有结节，节膨大，节间较细，须根多；匍匐茎细长，从根状茎节上侧向抽生，每株 2~20 枝，触地生根；断面红棕色，木质部金黄色，味极苦。叶基生，近革质，3 全裂，有光泽。花葶 1，顶生聚伞圆锥花序，具 3~9 花；萼片 5，淡绿色；花瓣窄条形；心皮 9~12。蓇葖果 6~12 个。花多不孕。花期 2~3 月。

【适宜生境】生于海拔 1400~2500m 的山区林下，多为栽培。

【资源状况】分布于中山区、高山区。少见，应该大力发展。

【入药部位】根茎。

【功能主治】清热解毒，燥湿，止痢。用于时行热毒，高热烦躁，神昏谵语，热盛心烦失眠，痞满呕逆，细菌性痢疾，热泻腹痛，肺结核。

评　述　川产道地药材，主产于乐山市（峨眉山）、眉山市（洪雅）等地。

峨眉黄连

峨嵋野连、岩连、凤尾连

Coptis omeiensis (Chen) C. Y. Cheng

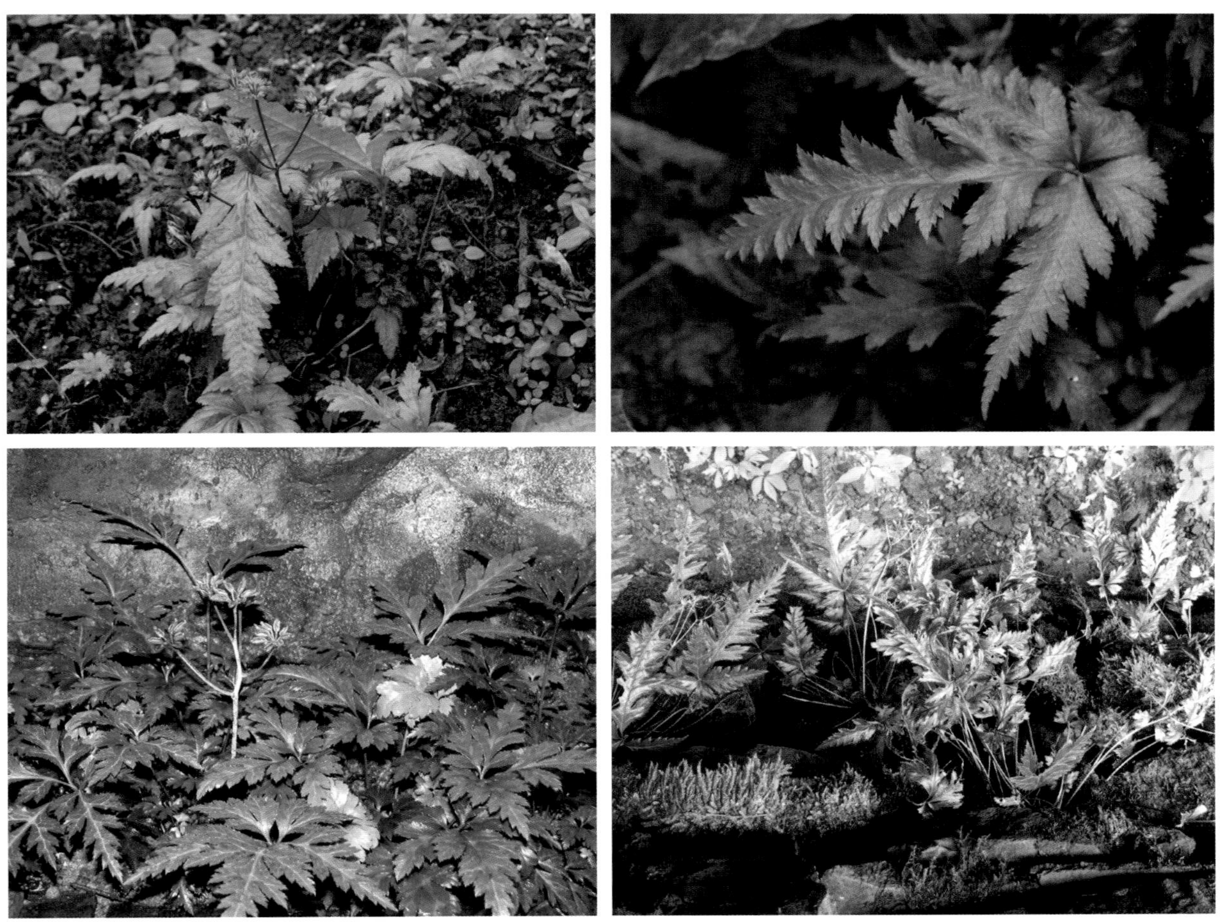

【形态特征】多年生草本。根状茎圆柱形，黄色，味苦。叶均基生，具长柄；叶片 3 全裂，中全裂片菱状披针形，羽状深裂，侧全裂片较小，不等 2 深裂。花葶高 15~27cm；聚伞花序顶生；萼片黄绿色，长约 9mm；花瓣 9~12，条状披针形，为萼片的 1/2；雄蕊多数；心皮 9~14，有柄。种子黄褐色，光滑。花期 2~3 月，果期 4~7 月。

【适宜生境】生于海拔 1000~1700m 的阴湿岩壁、陡峭灌木林。

【资源状况】分布于低山区、中山区。罕见，应加强保护。

【入药部位】根茎。

【功能主治】清热燥湿，泻火解毒，消炎，杀虫，止泻。用于时行热毒，高热烦躁，神昏谵语，热盛心烦失眠，痞满呕逆，细菌性痢疾，热泻腹痛，肺结核，吐血，衄血，下血，消渴，疳积，蛔虫病，百日咳，咽喉肿痛，风火眼，口疮，痈疽肿毒，湿疹，烫火伤。

评　述　分布范围狭窄。

还亮草

鱼灯苏

Delphinium anthriscifolium Hance

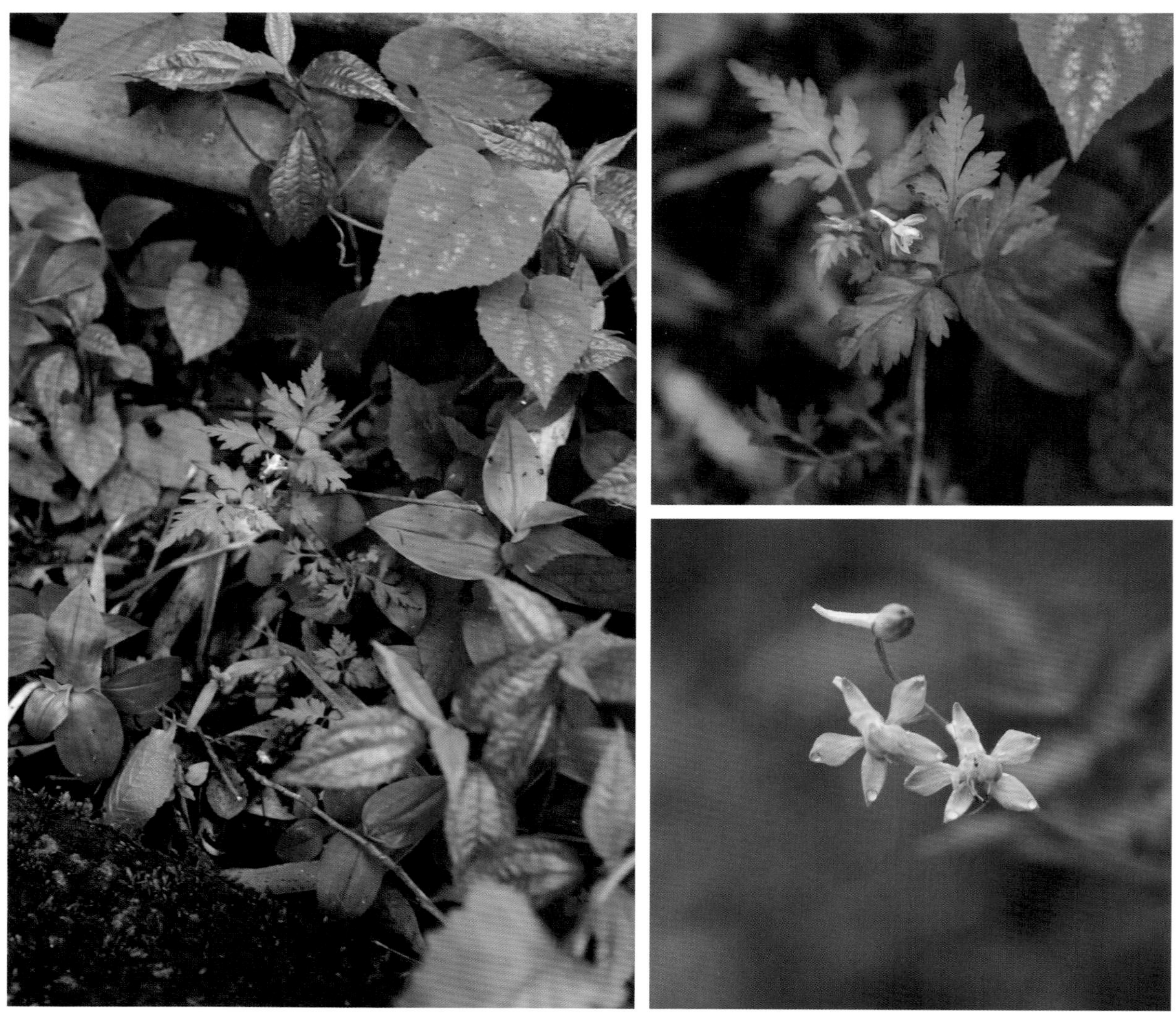

【形态特征】一年生草本，高达70cm。茎基部带紫色，常二叉分枝。二或三回羽状复叶。总状花序，具2~15花，被反曲短柔毛；萼片堇色或紫色，萼距近钻形，长0.5~1.5cm；退化雄蕊与萼片同色，瓣片斧形或卵形，无毛，2深裂；心皮3。蓇葖果顶端花柱钩曲状。种子近球形，有横膜翅。花期3~5月。

【适宜生境】生于荒坡、林缘、路旁。

【资源状况】分布于坝区、低山区。常见，可以开发利用。

【入药部位】全草。

【功能主治】祛风除湿，止痛，解毒。用于风湿筋骨疼痛，鹤膝风，偏瘫，中风，半身不遂，痈疮癣癞。

蓝翠雀花 滴木沙

Delphinium caeruleum Jacq. ex Camb.

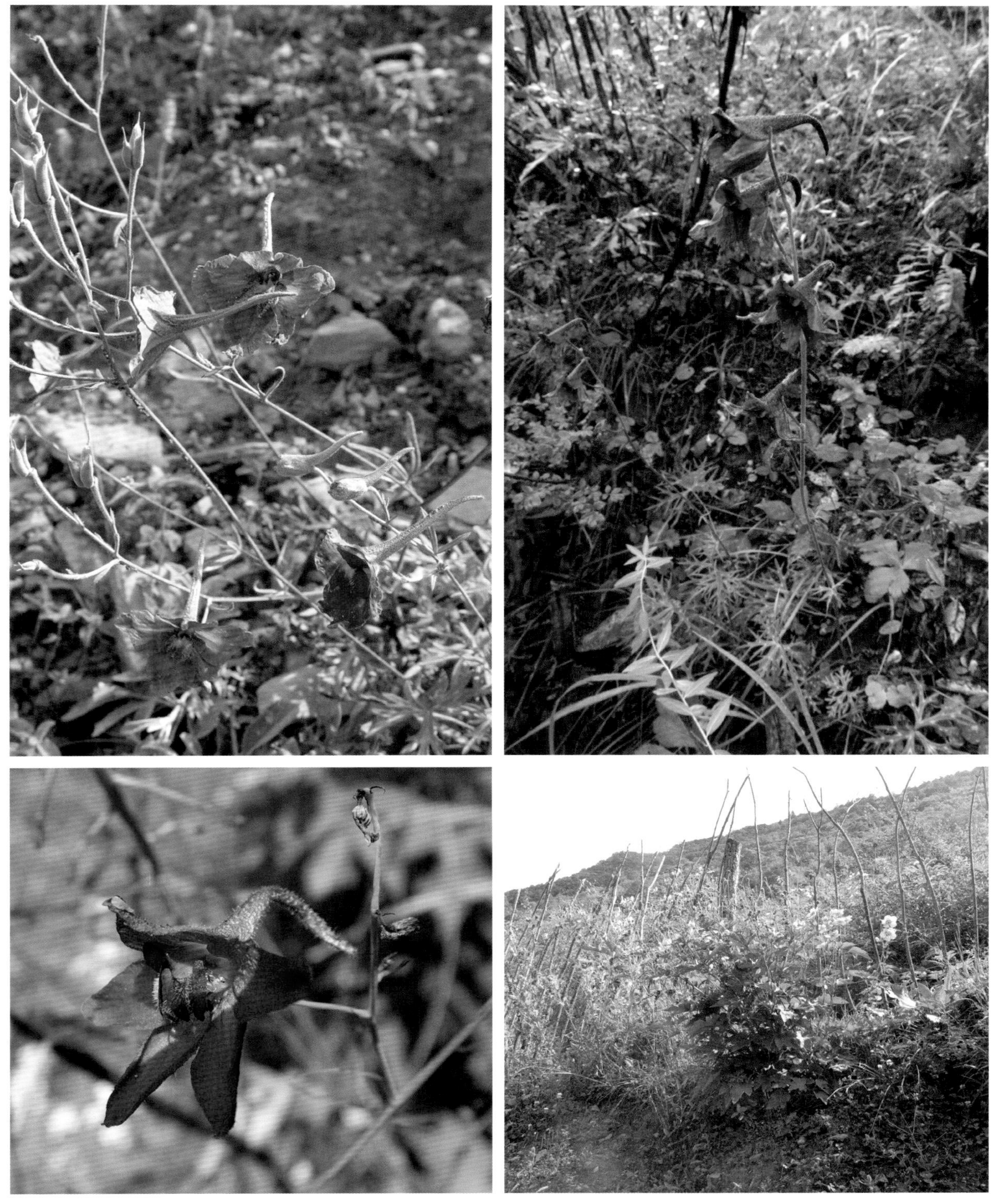

【形态特征】多年生草本。茎高8~60cm，与叶柄均被反曲的短柔毛，通常自下部分枝。叶基生并茎生，近圆形，3全裂，全裂片细裂。伞房花序有1~7花；萼片紫蓝色，长1.5~2cm，距钻形；退化雄蕊蓝色，瓣片宽倒卵形，有黄色髯毛；心皮5。蓇葖果。种子倒卵状四面体形，长约1.5mm，沿棱有狭翅。花期7~9月。

【适宜生境】生于荒山草坡。

【资源状况】分布于中山区、高山区。常见，可以开发利用。

【入药部位】地上部分、根、花。

【功能主治】地上部分用于风湿痹痛，咳喘，吐脓痰。根散寒，通筋活络。花利水，止泻。用于白痢；外用于化脓性疮疡。

峨眉翠雀花

铁脚草乌、峨山草乌

Delphinium omeiense W. T. Wang

【标本采集号】LEM120723004

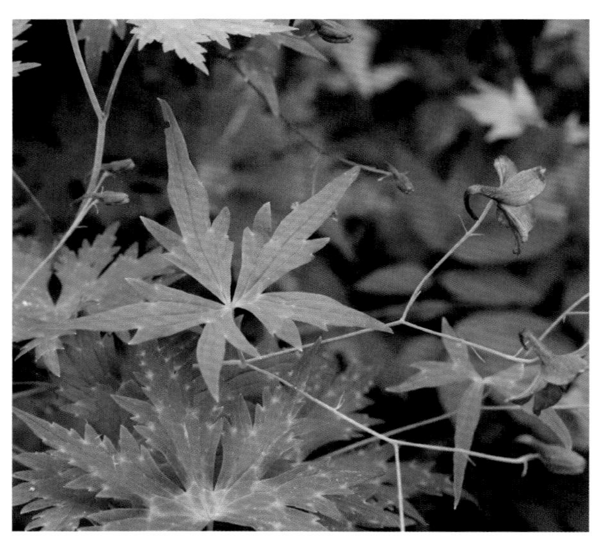

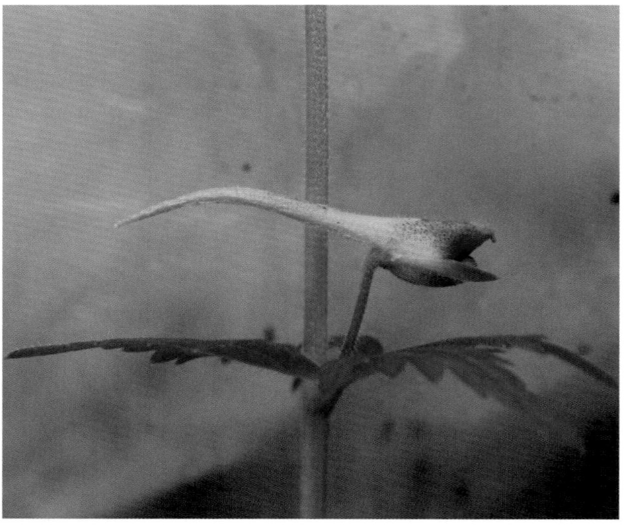

【形态特征】多年生草本。茎高 60~95cm，与叶柄均被硬毛。下部茎生叶有长柄，五角形，3 深裂。总状花序长 12~30cm；花梗长 1~4cm，近中部具 2 小苞片；萼片蓝紫色，长 1.2~1.6cm，距钻形，长 2~2.6cm；退化雄蕊紫色，瓣片 2 中裂，有黄色髯毛；心皮 3。花期 7~8 月。

【适宜生境】生于阴湿林缘、灌丛。

【资源状况】分布于中山区、高山区。少见，应加以保护。

【入药部位】根。

【功能主治】清热解毒，化痰，止咳，祛风除湿，活血止痛。用于风湿关节痛，痈肿疮毒，瘰疬。

耳状人字果

母猪草

Dichocarpum auriculatum (Franch.) W. T. Wang et Hsiao

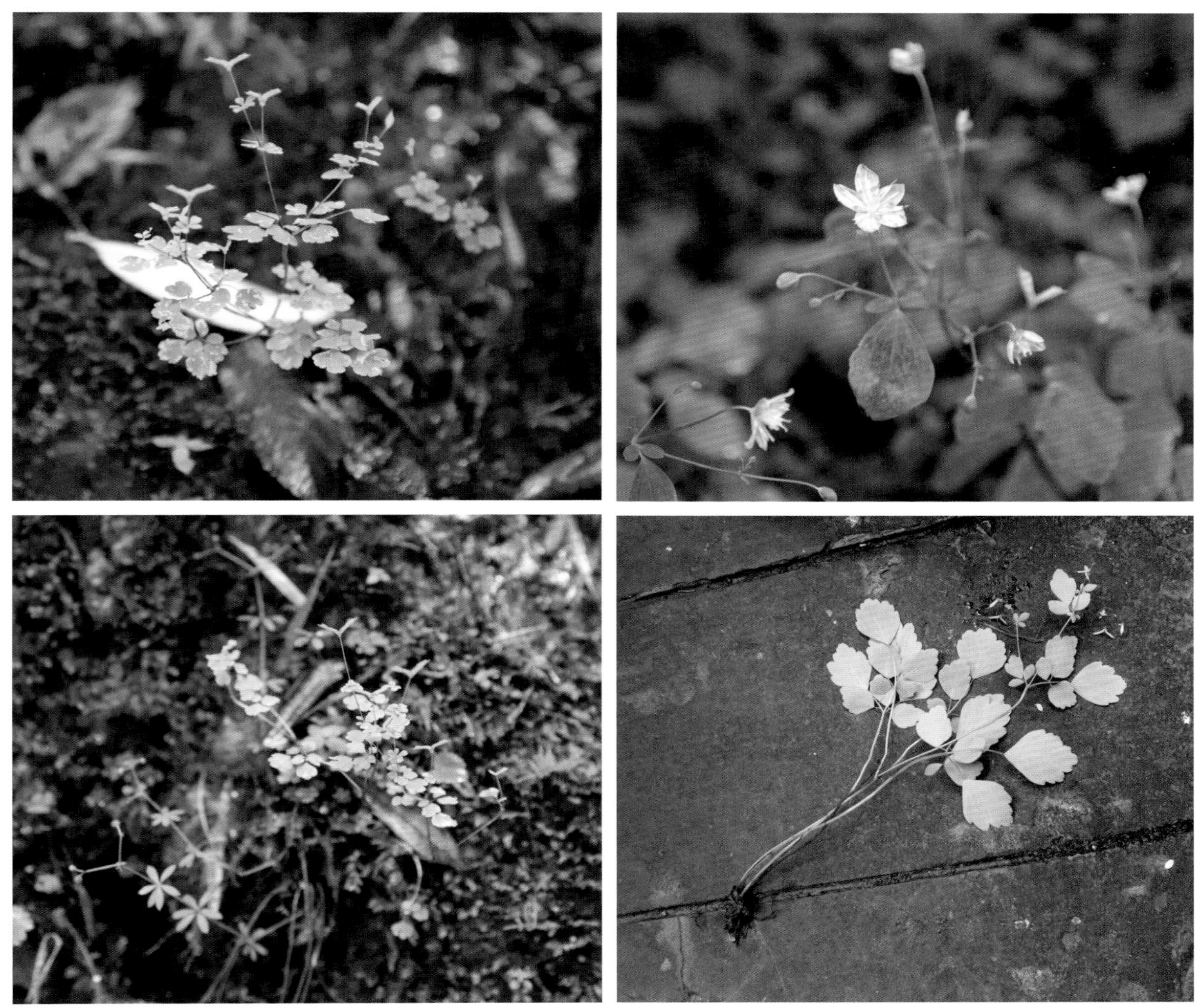

【形态特征】多年生直立草本，高 25~60cm，无毛。一回羽状三出复叶；叶少数，基生，5 小叶；小叶不等大；茎生叶 2（~4），似基生叶。花序长 7~19cm，（1~）3~7 花；萼片白色；瓣片宽倒卵形，顶端缺或全缘。蓇葖果 2，倒披针形，二叉状展开，似“人”字形，长 1.1~1.5cm。种子 8~9 粒，近圆形，黄褐色。花期 4~5 月，果期 4~6 月。

【适宜生境】生于海拔 600~1800m 的林下阴湿处。

【资源状况】分布于低山区、中山区。罕见，应加以保护。

【入药部位】全草。

【功能主治】清热解毒，活血祛瘀，化痰止咳，祛风胜湿，止痛。用于风湿关节痛，痈肿疮毒，瘰疬，肺热咳嗽，痢疾。

纵肋人字果

人字果

Dichocarpum fargesii (Franch.) W. T. Wang et Hsiao

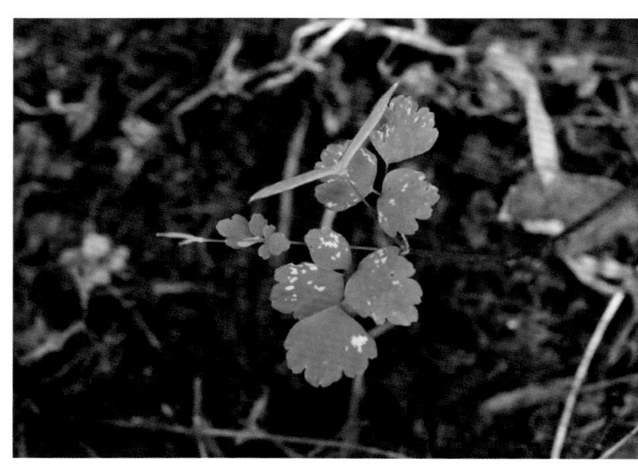

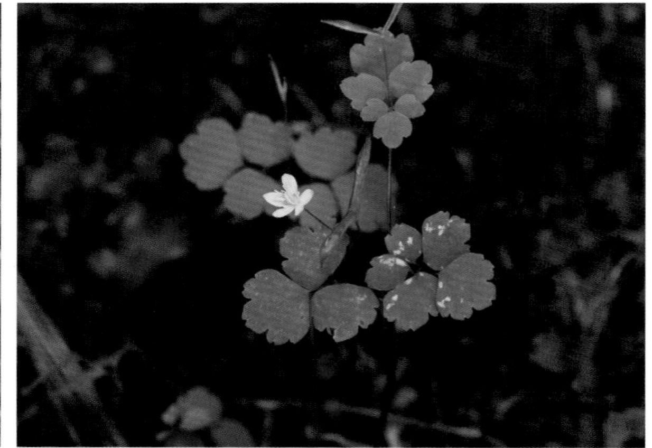

【形态特征】多年生草本，无毛。茎高 14~35cm，中部以上分枝；根状茎粗而不明显，生多数须根。叶基生和茎生，为鸟足状复叶，小叶约 5。复单歧聚伞花序有 2~4 花；萼片 5，白色，长 4~5mm；花瓣漏斗状，长约 2mm；雄蕊 10；心皮 2。蓇葖线形，长 1.2~1.5cm，顶端急尖，喙极短而不明显。种子有纵肋。花期 5~6 月。

【适宜生境】生于林下阴湿岩坡。

【资源状况】分布于中山区。少见。

【入药部位】全草（扇叶人字果）。

【功能主治】养血柔肝，行气止痛。用于胁肋疼痛，脘腹胀满，消化不良，目赤肿痛。

人字果

Dichocarpum sutchuenense (Franch.) W. T. Wang et Hsiao

【标本采集号】511423140515625LY

【形态特征】多年生草本，无毛。根状茎横走，较粗壮，直径达 6mm，暗褐色，密生多数细根；茎高 8~30cm。基生叶少数，为鸟足状复叶；小叶 5~13，圆倒卵形或宽卵形。复单歧聚伞花序有 3~8 花；苞片叶状；萼片 5，白色，长 6~11mm；花瓣黄色，长 3mm；雄蕊多数；心皮 2。蓇葖狭倒卵状披针形。种子 8~10 粒，圆球形，黄褐色。花期 4~5 月。

【适宜生境】生于海拔 1450~2150m 的山地林下湿润处或溪边的岩石旁。

【资源状况】分布于中山区。少见。

【入药部位】全草。

【功能主治】清热解毒，消肿。用于风湿关节痛，痈肿疮毒，瘰疬，肺热咳嗽，痢疾。

川鄂獐耳细辛 三角海棠、峨眉獐耳细辛

Hepatica henryi (Oliv.) Steward

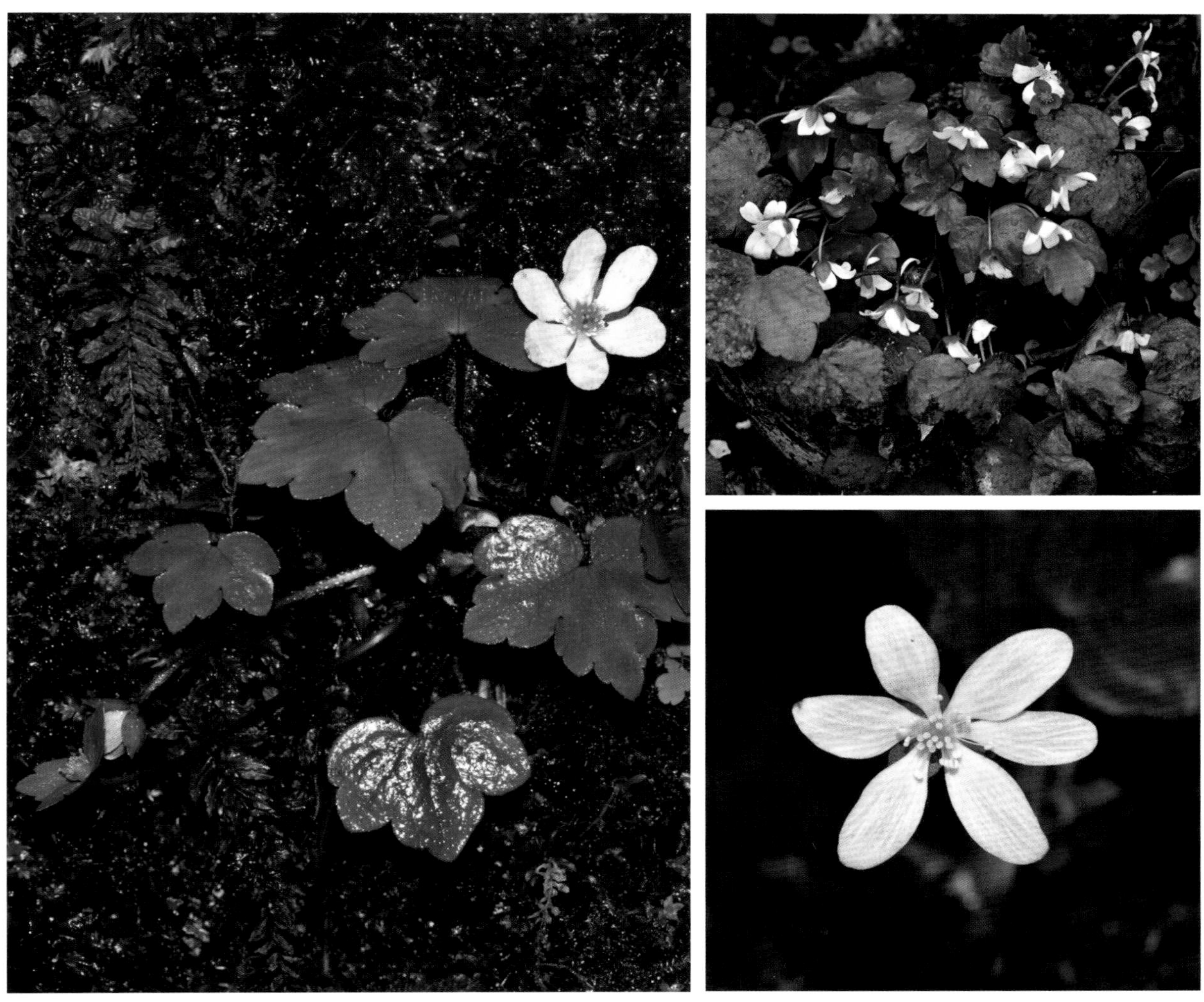

【形态特征】多年生草本，高 6~15cm。叶基生，宽卵形；单叶，不明显 3 浅裂或分裂，裂片边缘 1 或 2 齿，顶端急尖。花葶 1 或 2，被毛；总苞片卵形；萼片 6，花瓣状；心皮约 10，花柱短，稍外弯，子房疏被毛。花期 4~5 月。

【适宜生境】生于海拔 1200~2200m 的阴湿岩石、林缘。

【资源状况】分布于低山区、中山区。罕见，应加以保护。

【入药部位】全草。

【功能主治】清热止血，止泻，发表解热。用于劳伤，风热感冒。

芍　药 白芍

Paeonia lactiflora Pall.

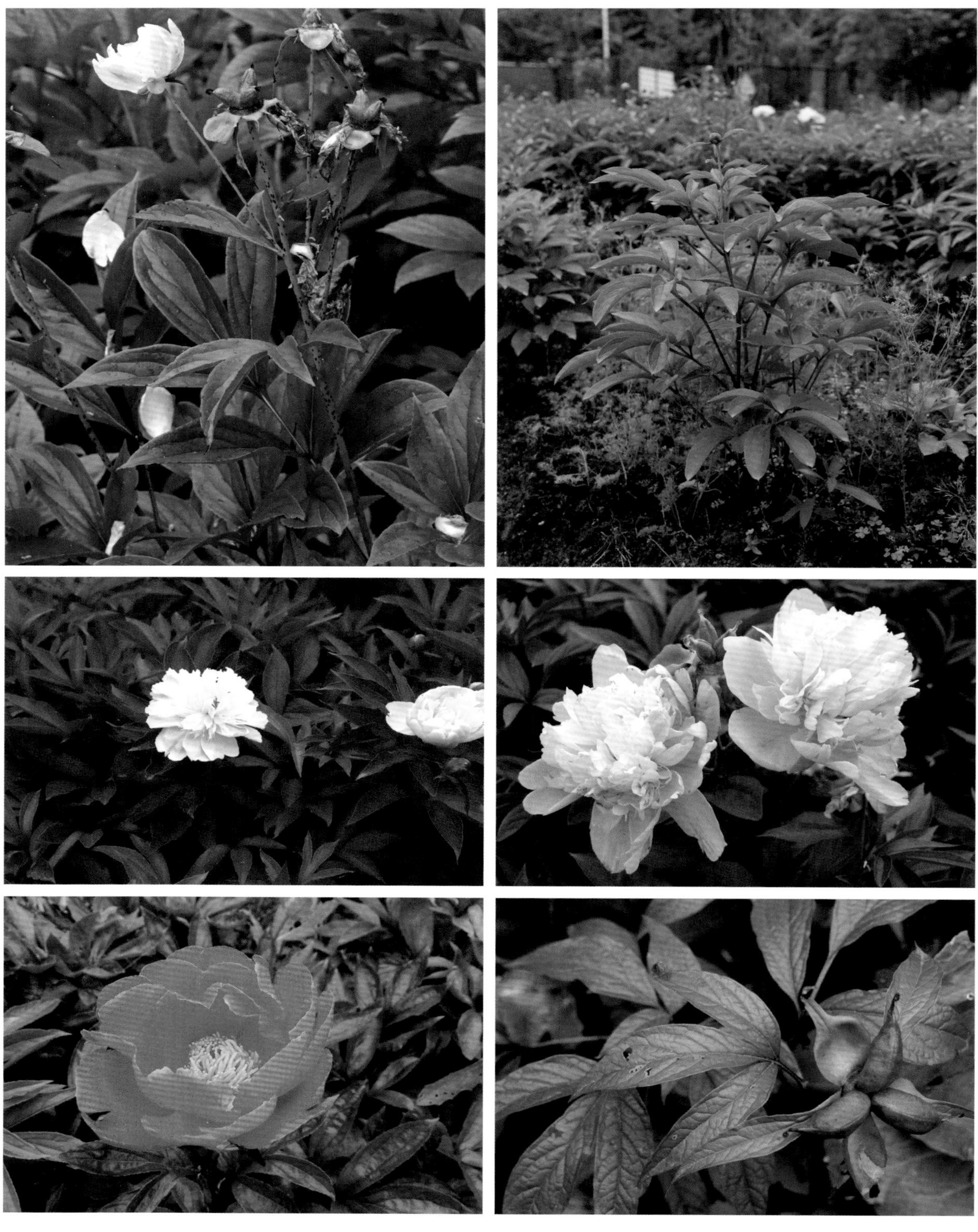

【形态特征】多年生草本，高 60~80cm。根粗大肥厚而平直。茎直立，无毛。茎生叶常二回三出；小叶边缘具白色骨质细齿。花通常几朵，顶生或腋生，有时只有顶端 1 朵发育；单瓣（野生的）或重瓣（栽培的），宽 8~13cm；苞片 4~5；花瓣 9~13，白色或粉红色（野生的）或颜色有变化（栽培的）；雄蕊多数；心皮 4~5。花期 5~6 月，果期 8 月。

【适宜生境】生于海拔 2800m 以下的山坡灌丛、山地林下，有栽培。

【资源状况】分布于峨眉山各地。常见，可以大量开发利用。

【入药部位】根（白芍、赤芍）。

【功能主治】白芍养血调经，敛阴止汗，柔肝止痛，平抑肝阳。用于血虚萎黄，月经不调，自汗，盗汗，胁痛，腹痛，四肢挛痛，头痛眩晕。赤芍清热凉血，散瘀止痛。用于热入营血，温毒发斑，吐血衄血，目赤肿痛，肝郁胁痛，经闭痛经，癥瘕腹痛，跌扑损伤，痈肿疮疡。

评　述　川产道地药材，主产于德阳市（中江）、达州市（渠县）。

美丽芍药

赤芍、狗头赤芍

Paeonia mairei Lévl.

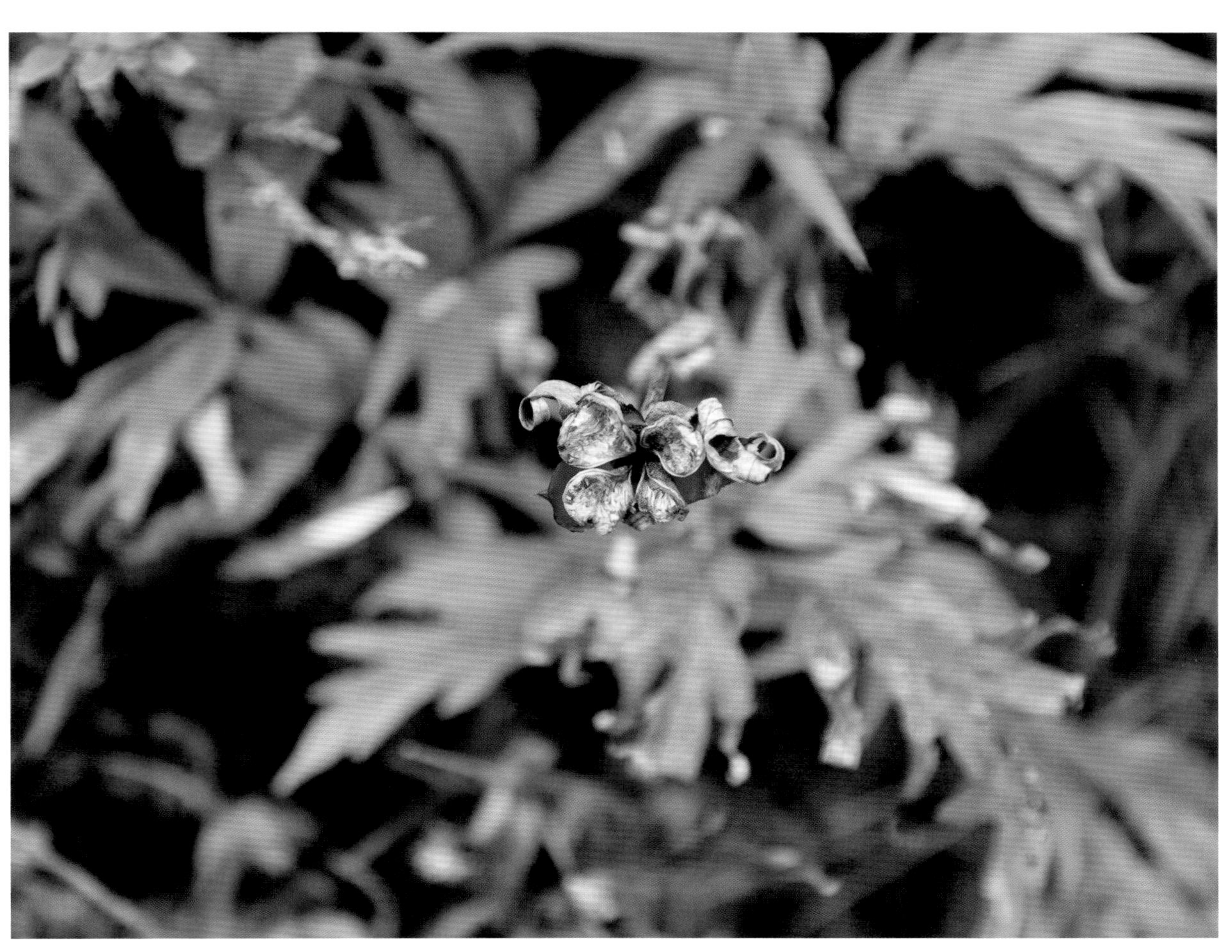

【形态特征】多年生草本，高 0.5~1m。叶二回三出复叶；苞片 1~3，叶状或线形，长可达 9cm，比花瓣长。单花顶生，宽 7.5~14cm；花瓣 7~9，粉红至红色，长 3.5~7cm，宽 2~4.5cm；萼片 5，宽卵形；花丝紫红色；花盘黄色，环形；心皮 2 或 3，密生黄褐色短毛。蓇葖果被黄褐色短毛或近无毛，顶端具外弯的喙。花期 4~5 月，果期 8 月。

【适宜生境】栽培或野生于灌木林下。

【资源状况】分布于中山区。常见。

【入药部位】根。

【功能主治】泻肝火，活血通经。用于月经不调，痛经，瘀滞经闭，疝瘕积聚，腹痛，胁痛，衄血，血痢，肠风下血，目赤痈肿，跌打损伤。

牡 丹

丹皮、凤丹

Paeonia suffruticosa Andr.

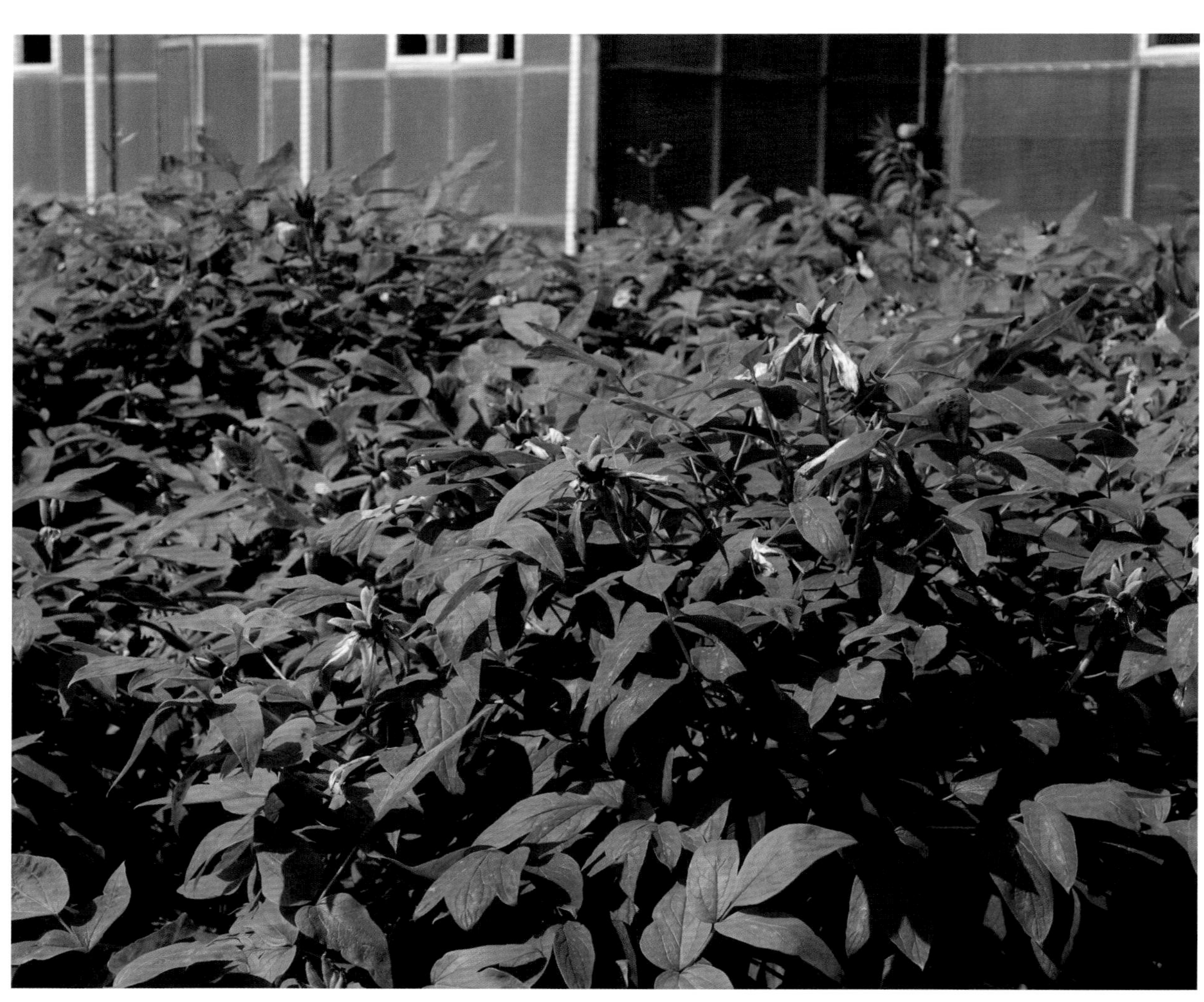

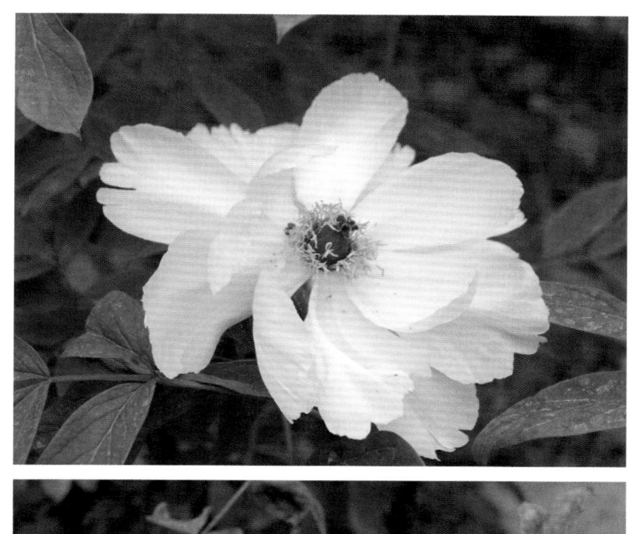

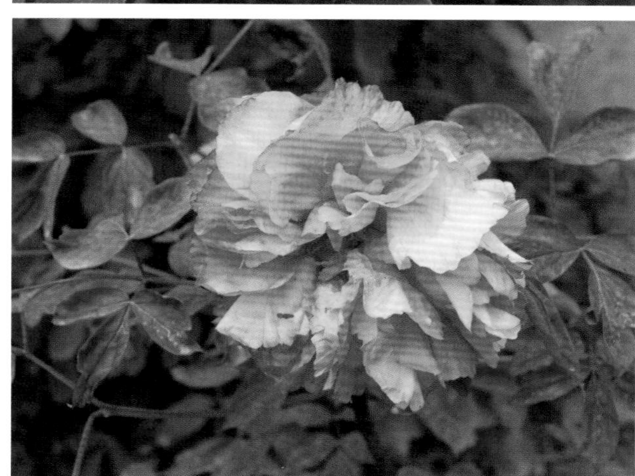

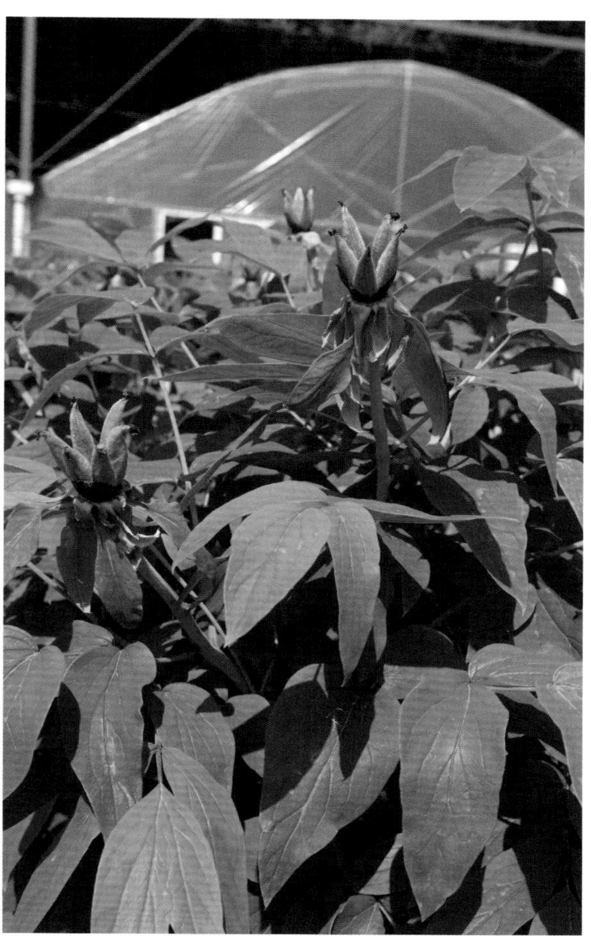

【形态特征】落叶灌木，高达 2m。树皮黑灰色。茎生叶二回三出，叶背有白粉；顶生小叶深 3 裂，裂片再次 2 或 3 裂。单花顶生，宽 10~17cm；萼片 5，绿色，不等大；花瓣 5~11，白色、粉色、红色或紫红色，顶端常 2 浅裂；花盘于花期完全包被心皮，紫红色，革质；心皮 5。蓇葖果卵形，密被褐色毛。花期 5~6 月，果期 8 月。

【适宜生境】生于海拔 400~2500m 的灌丛、林下，多为栽培。

【资源状况】分布于峨眉山各地。常见，可以开发利用。

【入药部位】根皮（牡丹皮）。

【功能主治】清热调经，凉血散瘀。用于热入血分，温病发热，热病斑疹，失血症，热病后期，热伏阴分，夜热早凉，发斑，惊痫，吐血，衄血，便血，骨蒸劳热，经闭，痛经，月经不调。

评　述　川产道地药材，主产于成都市（彭州）、凉山彝族自治州（西昌）。

川赤芍

赤芍、牛尾赤芍

Paeonia veitchii Lynch

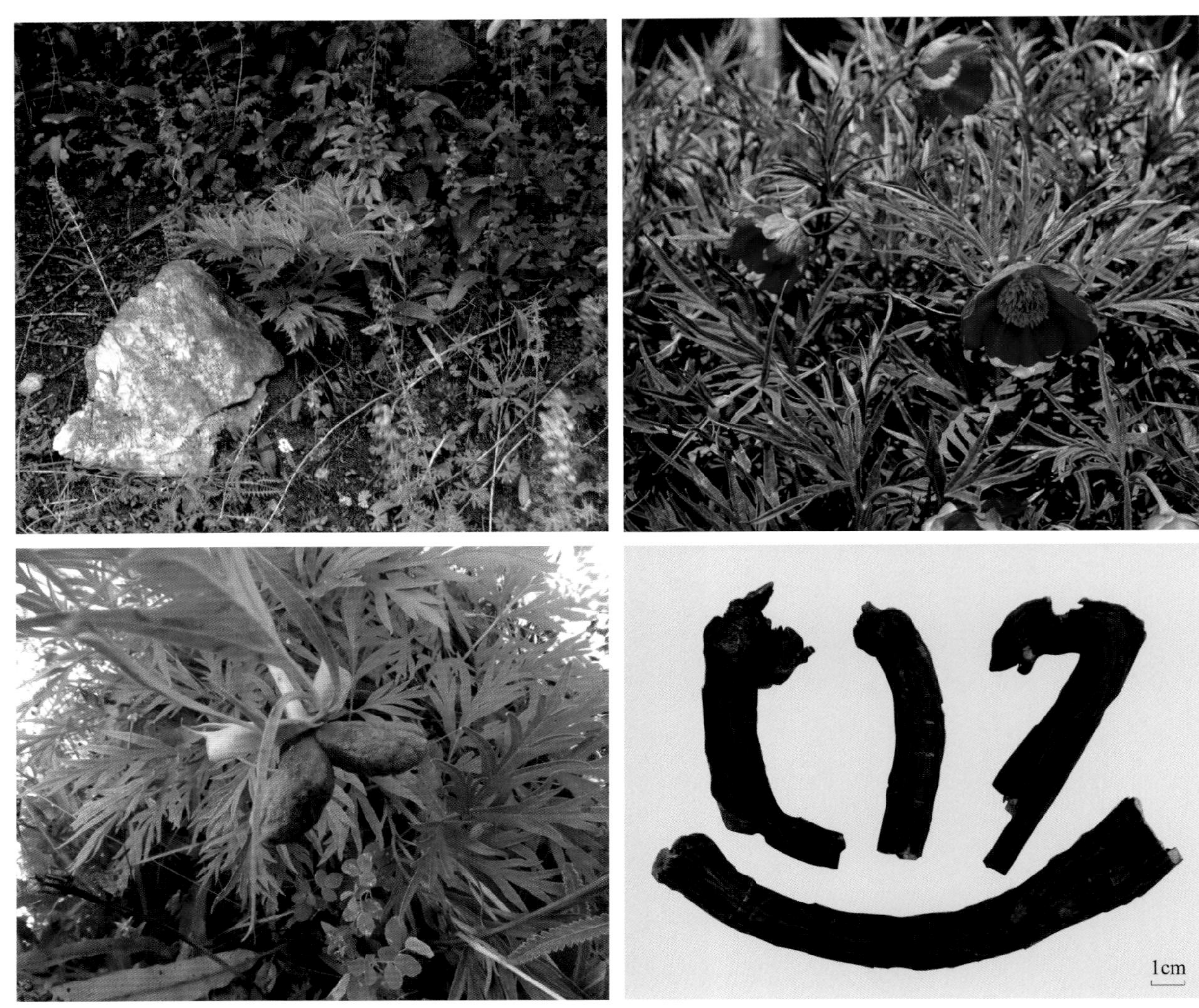

【形态特征】多年生草本。根圆柱形，单一或少分枝。近轴叶二回三出；小叶羽状分裂。花每枝（1）2~4，顶生及腋生，常于远处叶腋具1~3朵未开花芽；花瓣6~9，紫红色至粉红色，宽倒卵形；雄蕊多数，花药黄色；心皮2~5，离生。果2~5，密被黄色细绒毛。花期4~7月，果期8~9月。

【适宜生境】生于岩下灌木丛、箭竹林下。

【资源状况】分布于高山区。常见，可以开发利用。

【入药部位】根（赤芍）。

【功能主治】清热凉血，散瘀止痛。用于热入营血，温毒发斑，吐血衄血，目赤肿痛，肝郁胁痛，经闭痛经，癥瘕腹痛，跌扑损伤，痈肿疮疡。

禺毛茛

自扣草

Ranunculus cantoniensis DC.

【标本采集号】LEM120601001

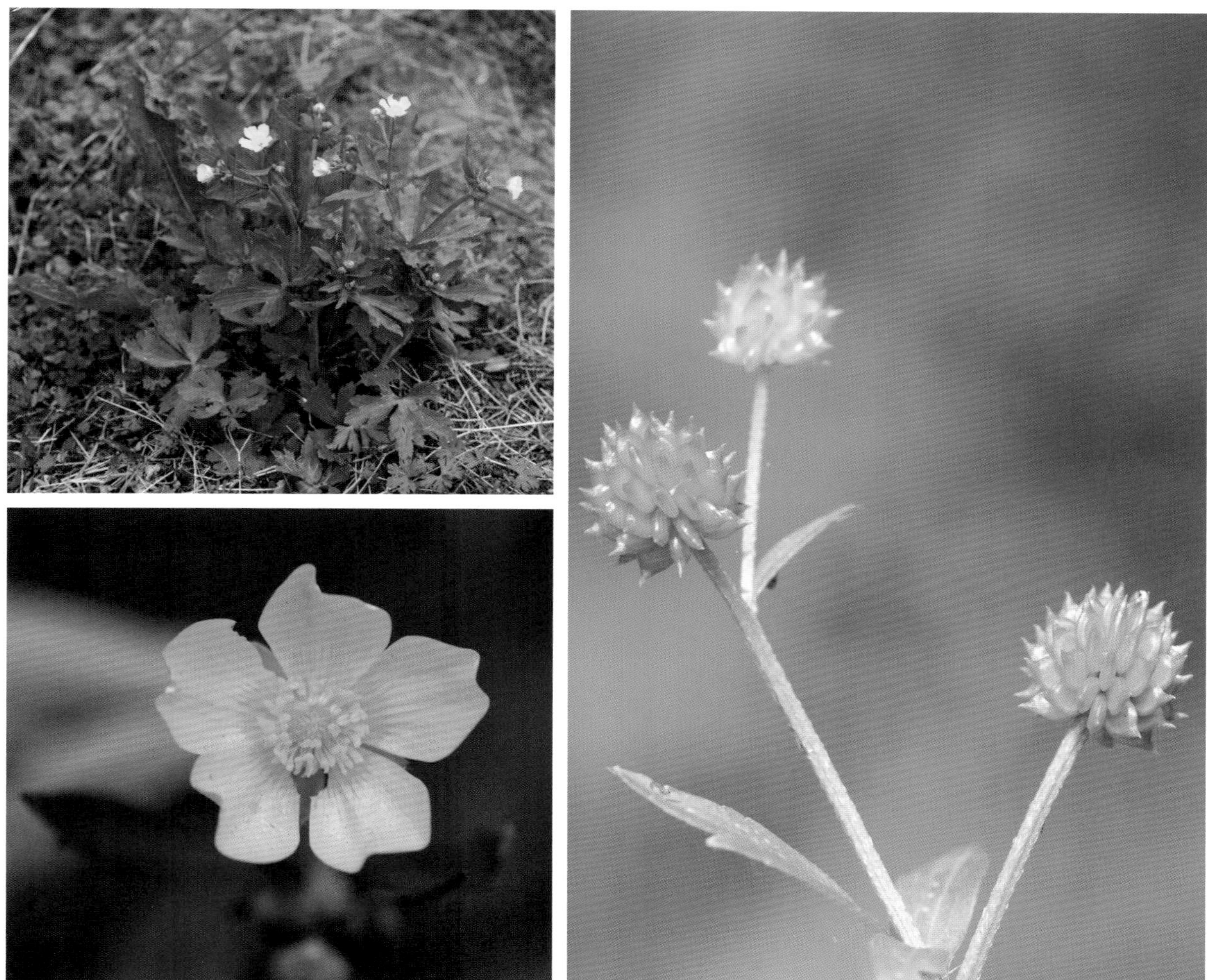

【形态特征】多年生草本。须根伸长簇生。茎直立，高 25~80cm，上部有分枝，与叶柄均密生开展的黄白色糙毛。基生叶和下部茎生叶具长柄，为三出复叶。花序有 4~10 花；花瓣 5，黄色，长 4~7.5mm。聚合果近球形；瘦果扁平，长约 2.5mm，宿存花柱长 1mm。花期 3~9 月。

【适宜生境】生于沟边、田坎。

【资源状况】分布于高山区。常见。

【入药部位】全草。

【功能主治】清热解毒，利湿。用于湿热黄疸。

毛　茛 地纽子

Ranunculus japonicus Thunb.

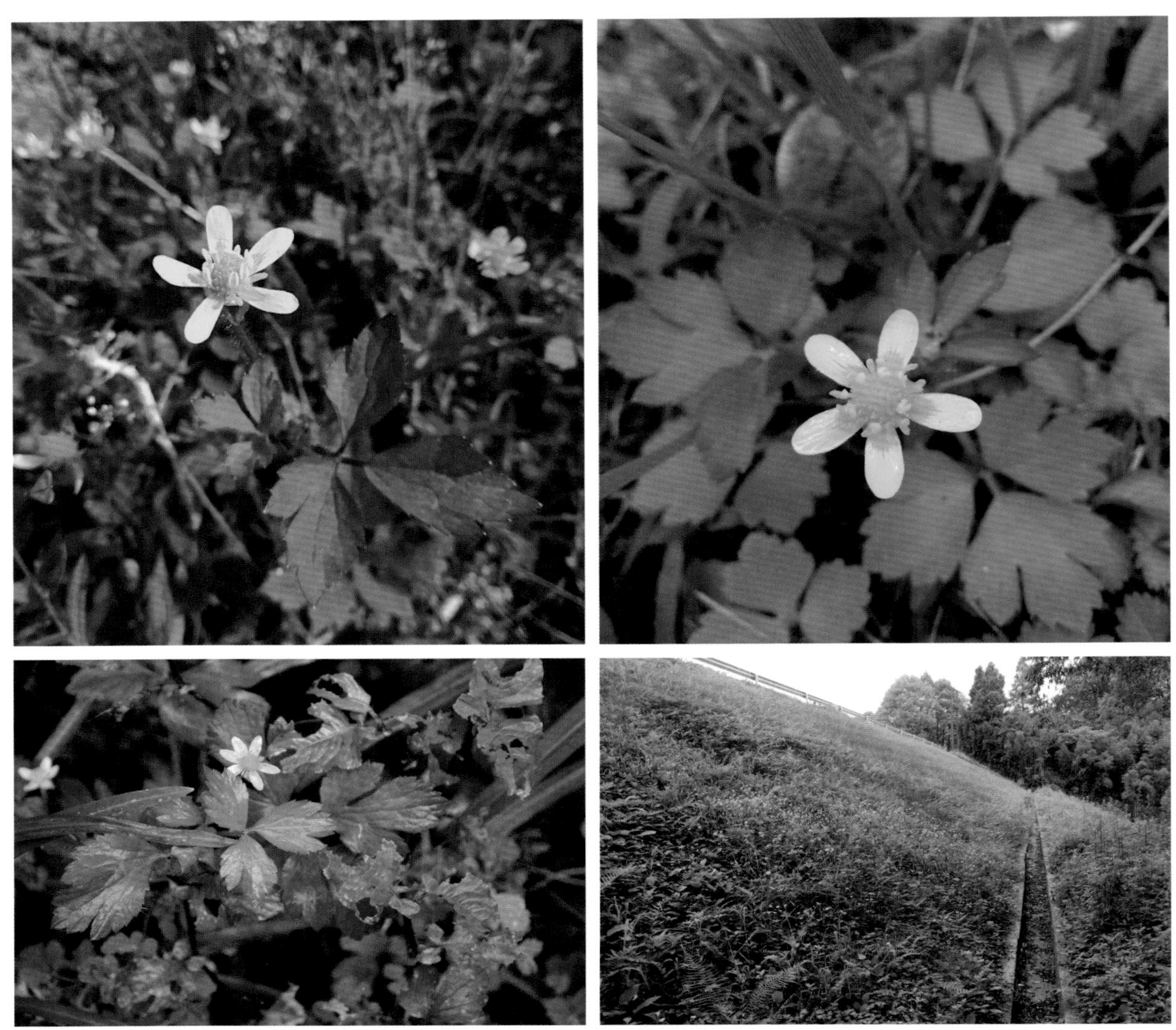

【形态特征】多年生草本，高 12~65cm。基生叶 3~6，心状五角形，3 深裂。复单歧聚伞花序顶生，具（1~）3~15 花；花托无毛；花瓣 5，黄色，蜜槽由 1 鳞片包被。聚合果近球形；瘦果斜阔倒卵形，无毛。花、果期 4~9 月。

【适宜生境】生于沟边、地边阴湿处。

【资源状况】分布于坝区、低山区。常见，可以大量开发利用。

【入药部位】全草。

【功能主治】明目，散翳，解毒，截疟。用于胃痛，风湿关节痛，骨结核，瘰疬，疟疾，黄疸，翼状胬肉，角膜云翳，外痔，痈疽未溃，跌打损伤。

石龙芮 野芹菜

Ranunculus sceleratus L.

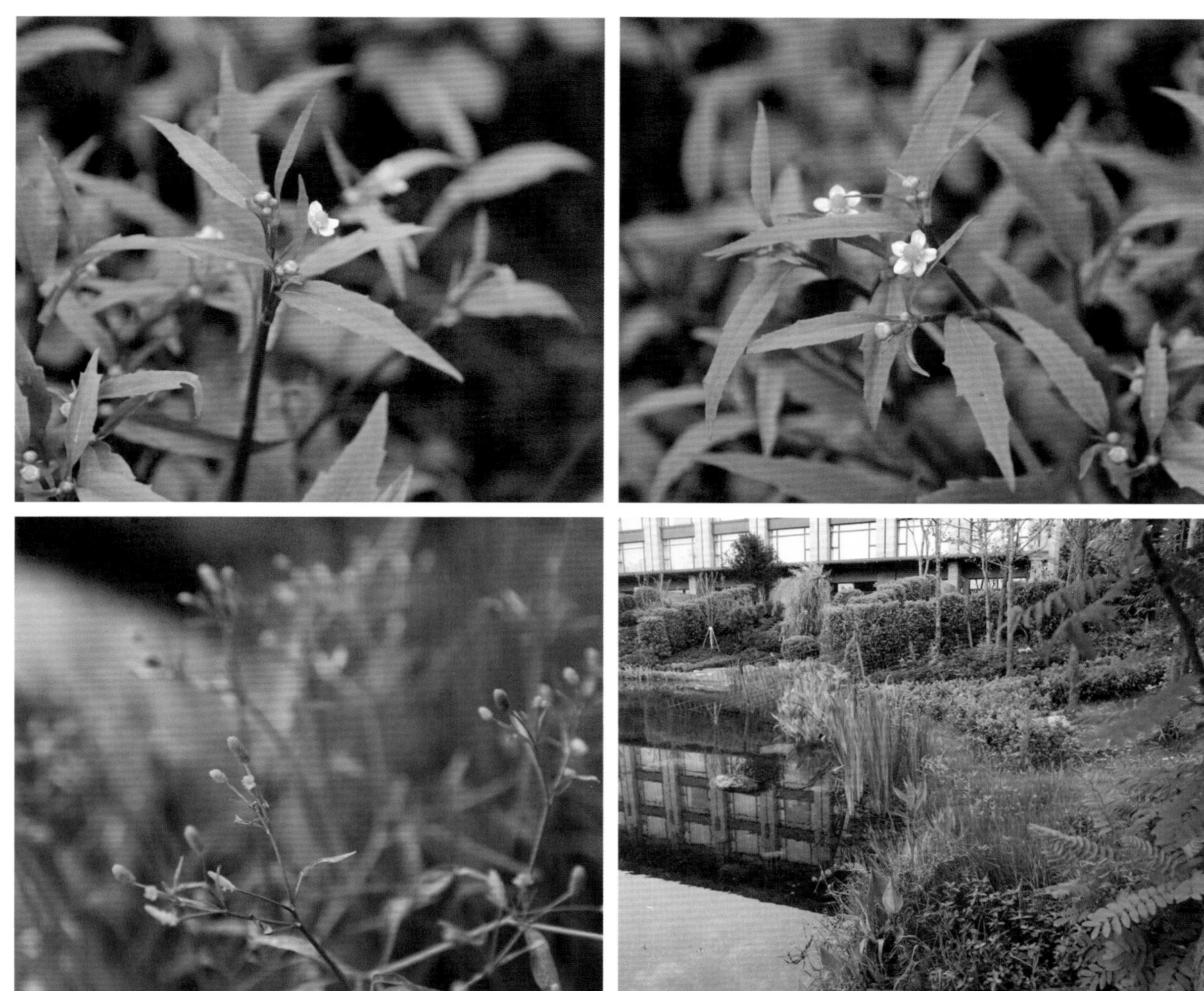

【形态特征】一年生草本，高 15~45cm。茎直立，上部多分枝。基生叶及茎生叶 3 深裂。复单歧聚伞花序顶生，具多数花；花小，直径 4~8mm；花托近圆柱状；花瓣 5，黄色，蜜槽不具鳞片；心皮 70~130，无毛，花柱短。聚合果圆柱形；瘦果稍两侧压扁，斜卵球形，长 1~1.2mm。花期 5~8 月。

【适宜生境】生于水田、池塘边、沟边。

【资源状况】分布于坝区。常见。

【入药部位】全草。

【功能主治】散瘀化结，解疮毒，消肿。用于云翳，跌打损伤，顽癣，痈疥肿毒，疟疾，下肢溃疡，肿毒，瘰疬，寄生虫病，痈肿。

扬子毛茛 辣子草

Ranunculus sieboldii Miq.

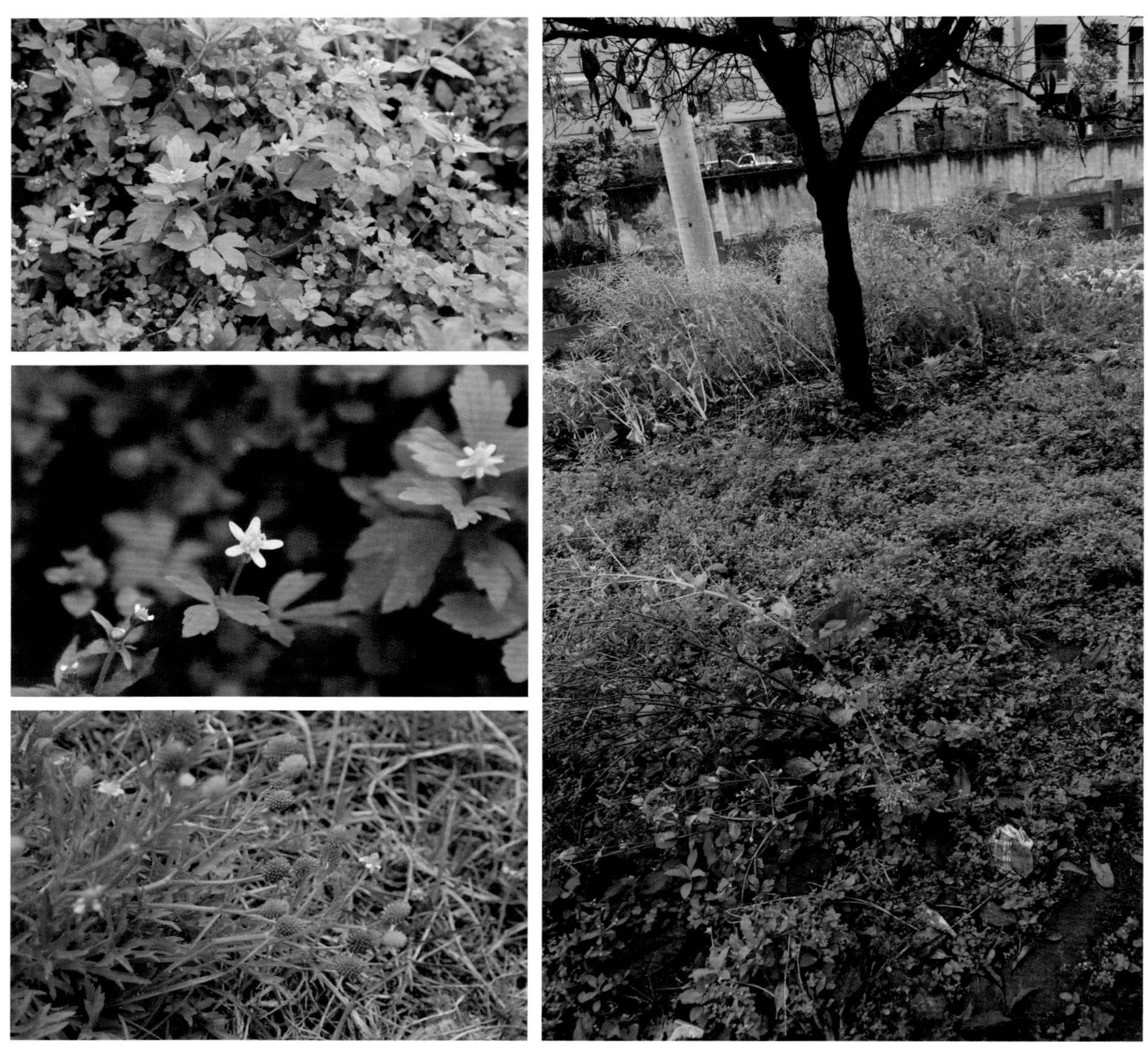

【形态特征】多年生草本。茎常匍匐地上，长达 30cm。基生叶 3~7，三出，卵形；叶片宽卵形，叶背疏被柔毛。花与叶对生；花托具柔毛；萼片 5，反折，外面有硬毛；花瓣 5，蜜槽被鳞片。聚合果近球形；瘦果扁平，斜倒卵球形。花期 3~10 月。

【适宜生境】生于沟边、田边、田坎。

【资源状况】分布于坝区、低山区。常见，可以大量开发利用。

【入药部位】全草。

【功能主治】拔毒，生肌，止血。用于疟疾，云翳，头风痛，瘿肿，外痔，毒疮，跌打损伤。

高原毛茛

辣子草

Ranunculus tanguticus (Maxim.) Ovcz.

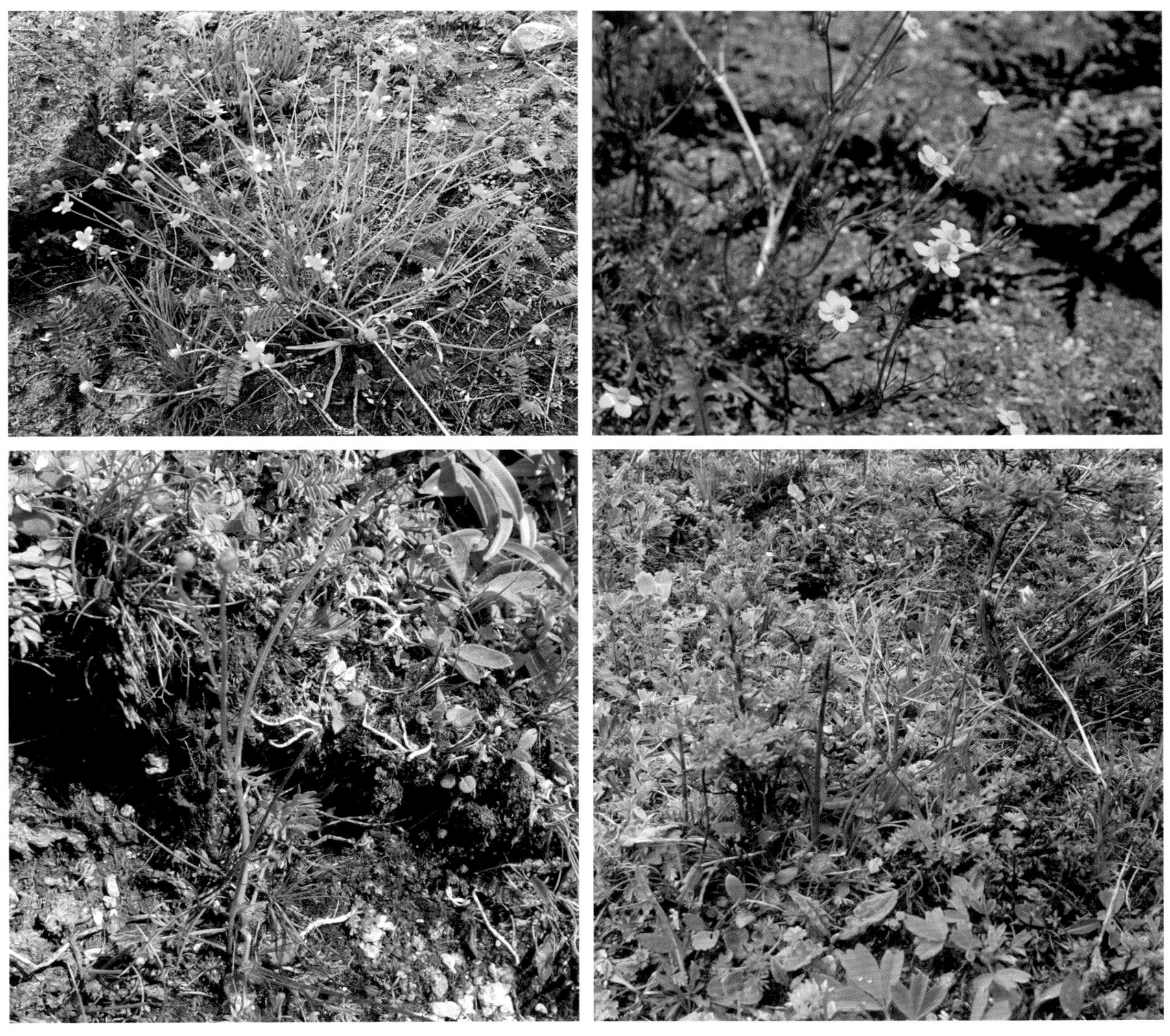

【形态特征】多年生草本。须根基部稍增厚，呈纺锤形。茎直立或斜升，高 10~30cm，多分枝，生白柔毛。基生叶的裂片一至三回细裂，末回裂片披针状条形。单歧聚伞花序顶生，具 2 或 3 花；花托具柔毛；花瓣 5，蜜槽无鳞片。聚合果狭卵球形，长约为宽的 2 倍；瘦果稍两侧压扁，倒卵球形。花、果期 6~10 月。

【适宜生境】生于草丛中。

【资源状况】分布于高山区。常见，可以开发利用。

【入药部位】叶、花。

【功能主治】清热解毒，利湿。用于风湿麻木，痈肿疮毒。

天　葵　天葵子、千年耗子屎

Semiaquilegia adoxoides (DC.) Makino

【标本采集号】LEM120531009

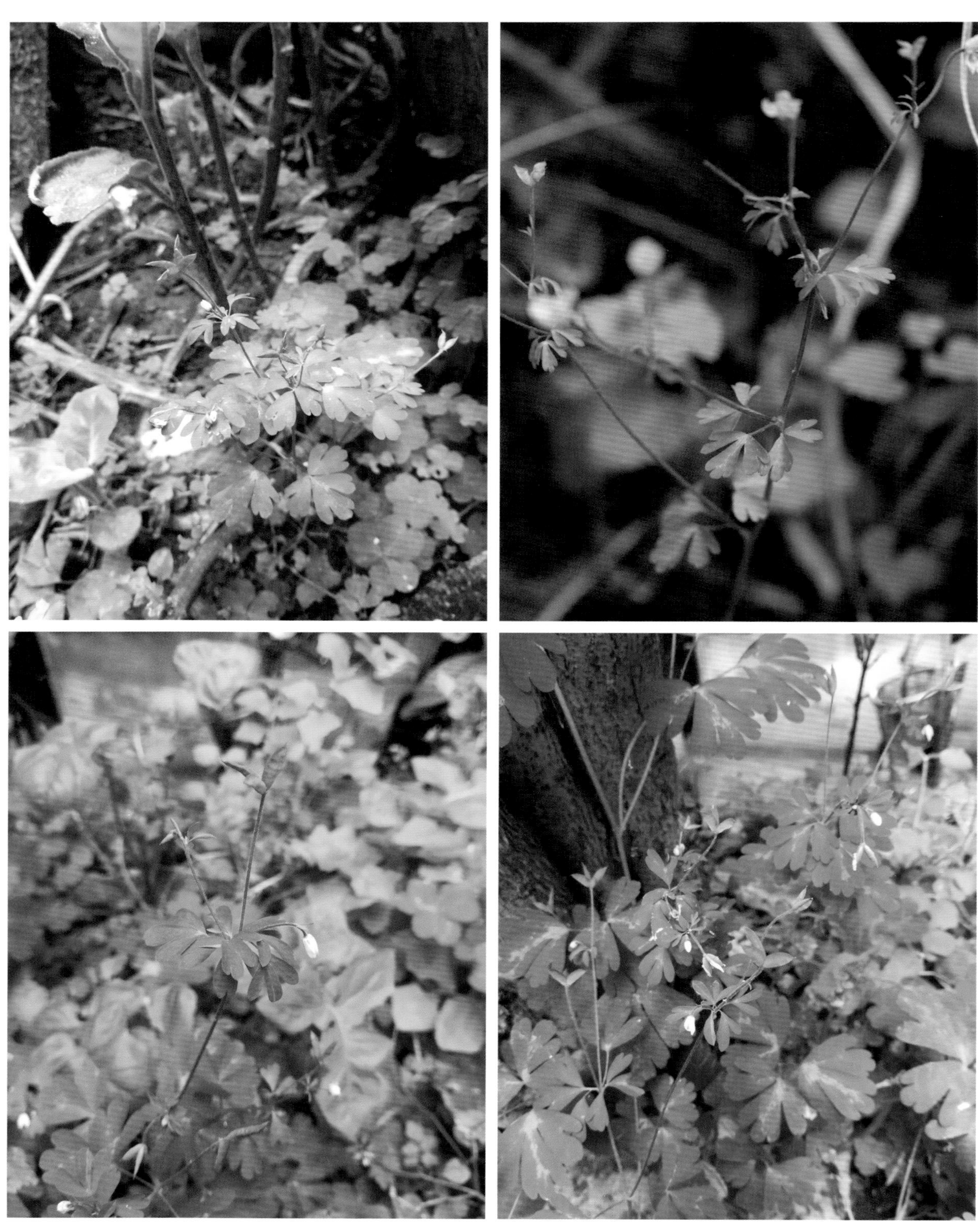

【形态特征】多年生草本，高10~32cm。块根长1~2cm。茎数枝从块根生出。三出复叶，小叶片卵形、近圆形或肾形。单歧聚伞花序有2~3花；萼片5，白色，常带淡紫色，长4~6mm；花瓣5，匙形，长3mm；雄蕊8~14；退化雄蕊约2，白色，条状披针形，膜质，无毛。蓇葖果3，长椭圆体形，有凸起的横向脉纹。种子表面有许多小瘤状突起。花期3~4月，果期4~5月。

【适宜生境】生于海拔 600m 以下的山坡、田坎、乱石堆中。

【资源状况】分布于坝区、低山区。少见。

【入药部位】根（天葵子）。

【功能主治】清热解毒，消肿散结，利水通淋，利尿。用于风湿骨痛，尿路结石，痈肿，瘰疬，气结，疔疮，乳腺炎，扁桃体炎，小便不利，淋浊，带下病，肺虚咳嗽，疝气腹痛，毒蛇咬伤，癫痫，疮毒，小儿惊风，跌打损伤。

盾叶唐松草

倒地掐、倒地抽、岩扫把

Thalictrum ichangense Lecoy. ex Oliv.

【标本采集号】LEM120727005

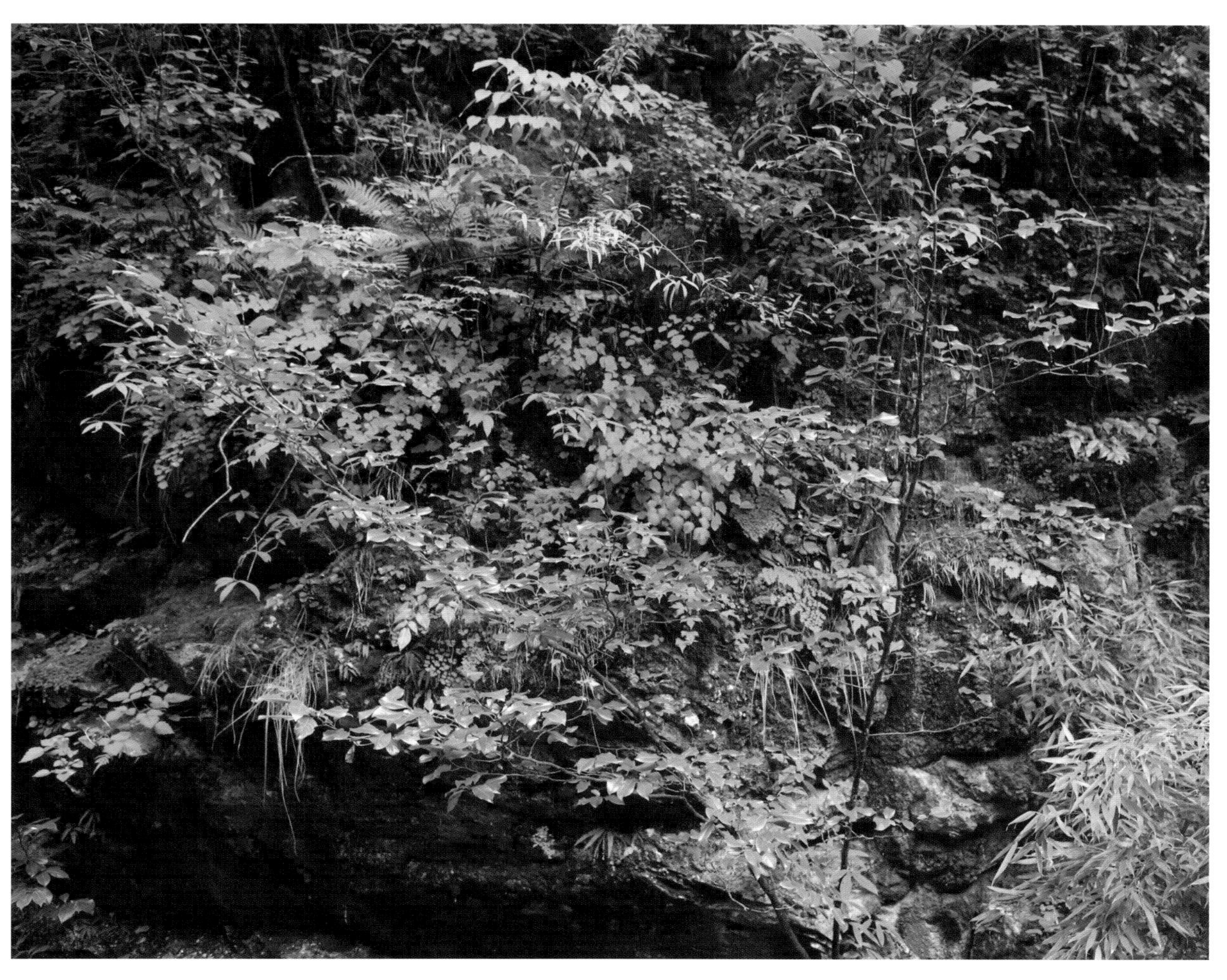

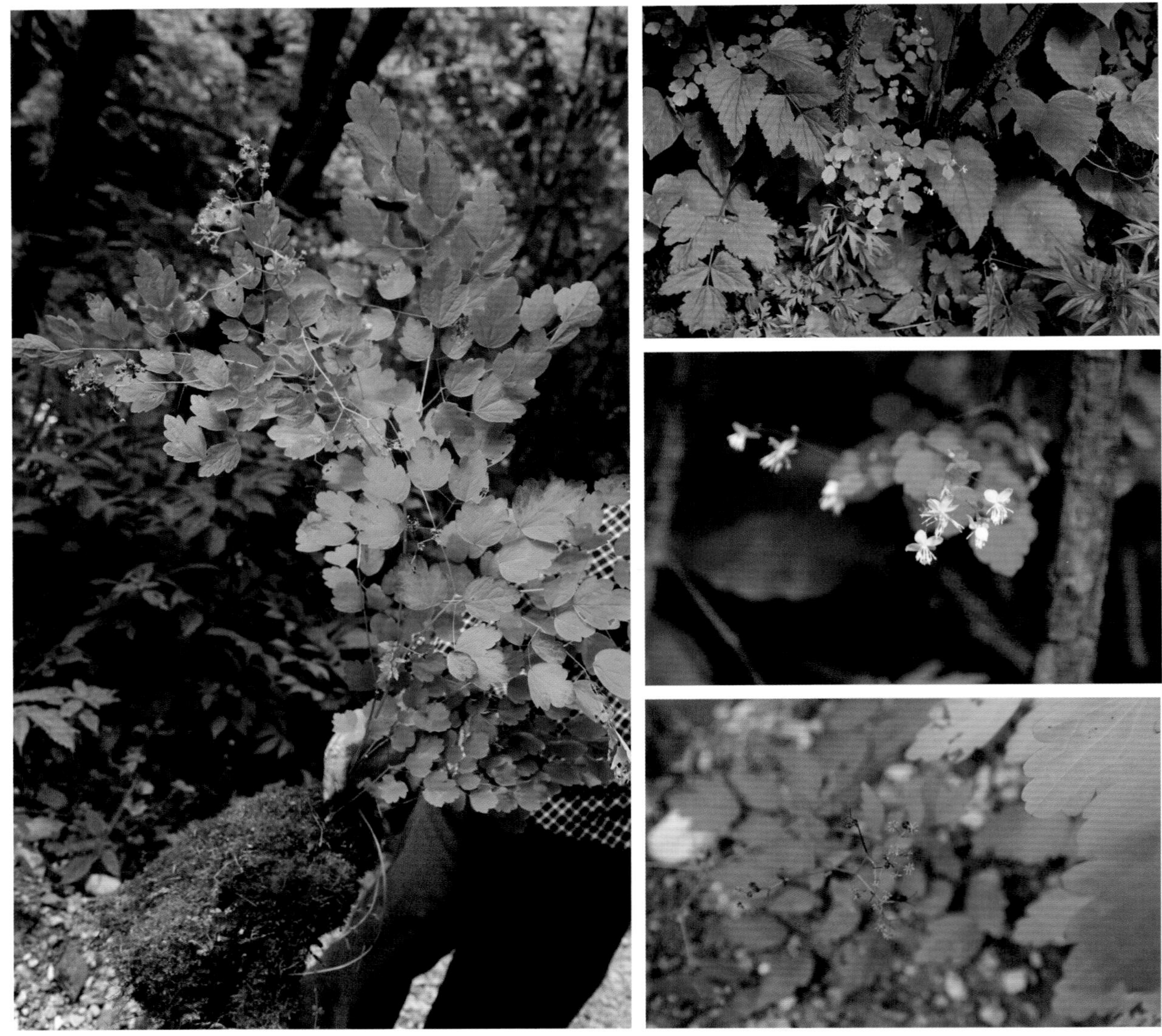

【形态特征】多年生草本，高 10~30cm，全株无毛。有纺锤形小块根。基生叶具长柄；叶为一至三回三出复叶；小叶盾形。单歧聚伞花序；萼片早落，白色，卵形；心皮 5~12（~16），柄细，长约 1.5mm。瘦果镰刀形，长约 4.5mm，有 8 条纵肋。花期 5~7 月。

【适宜生境】生于海拔 1250~1700m 的路旁草丛、林缘。

【资源状况】分布于中山区。常见，可以开发利用。

【入药部位】全草或根。

【功能主治】清热解毒，除风湿，去目雾，消浮肿。用于小儿惊风抽搐，黄疸性肝炎，蛔虫腹痛，鹅口疮，丹毒，游风，跌打损伤，骨折肿痛，肠炎。

爪哇唐松草 马尾连

Thalictrum javanicum Bl.

【标本采集号】LEM120720026

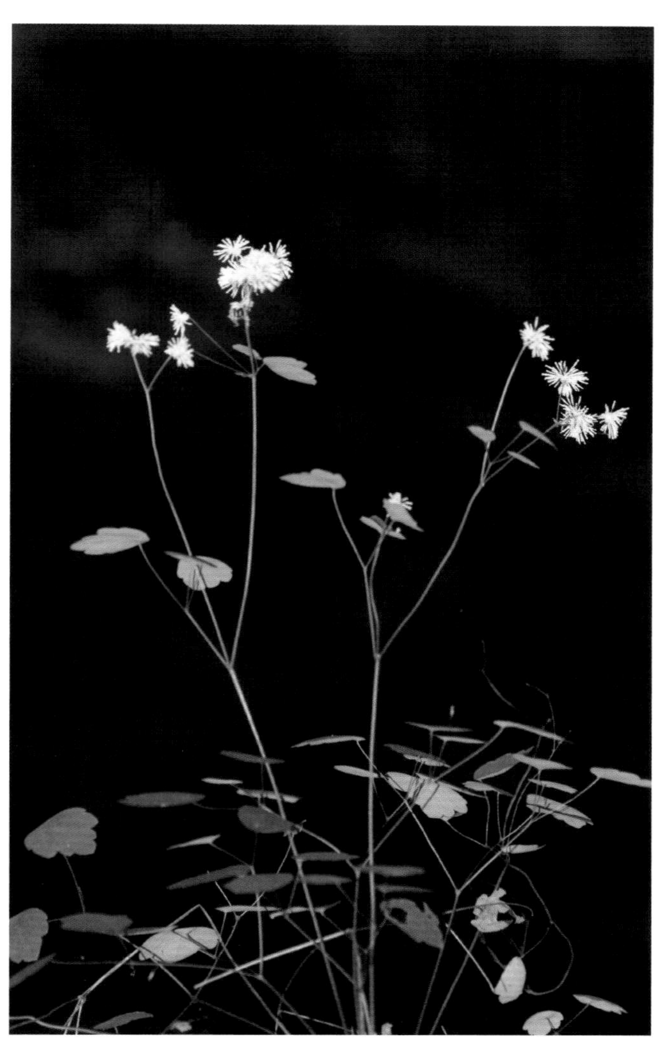

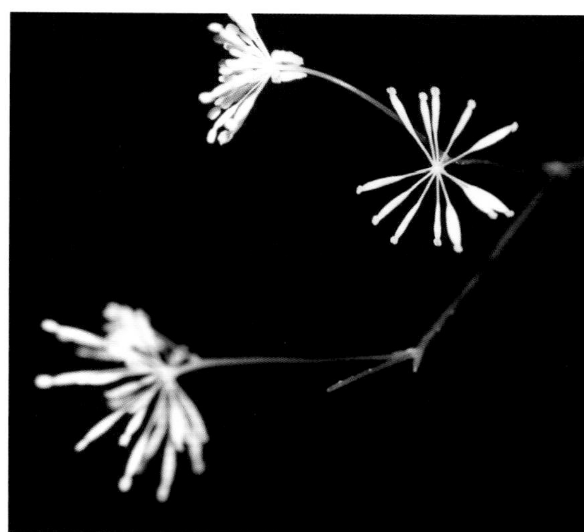

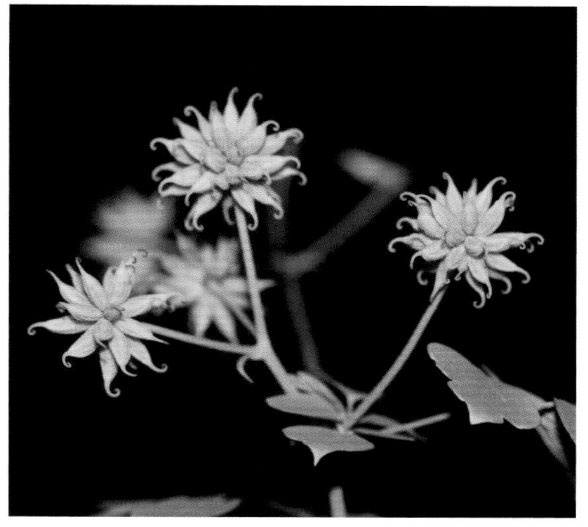

【形态特征】多年生草本，无毛。茎高（30~）50~100cm，中部以上分枝。基生叶在开花时枯萎，叶为三或四回三出复叶。花序多歧聚伞状，少花或多花；花丝基部丝状，顶端倒披针形，宽于花药；心皮8~15。瘦果狭卵球形，有6~8条纵肋；宿存花柱长0.6~1mm，顶端拳卷。花期4~7月。

【适宜生境】生于水沟边、灌丛中。

【资源状况】分布于中山区。常见，可以开发利用。

【入药部位】根、全草。

【功能主治】清热解毒，祛风利湿，止痢。用于痢疾，疟疾寒热，肠炎，病毒性肝炎，感冒，麻疹，痈肿，疮疖，瘀血肿痛，目赤肿痛，血淋。

小果唐松草 *Thalictrum microgynum* Lecoy. ex Oliv.

【标本采集号】511423140705910LY

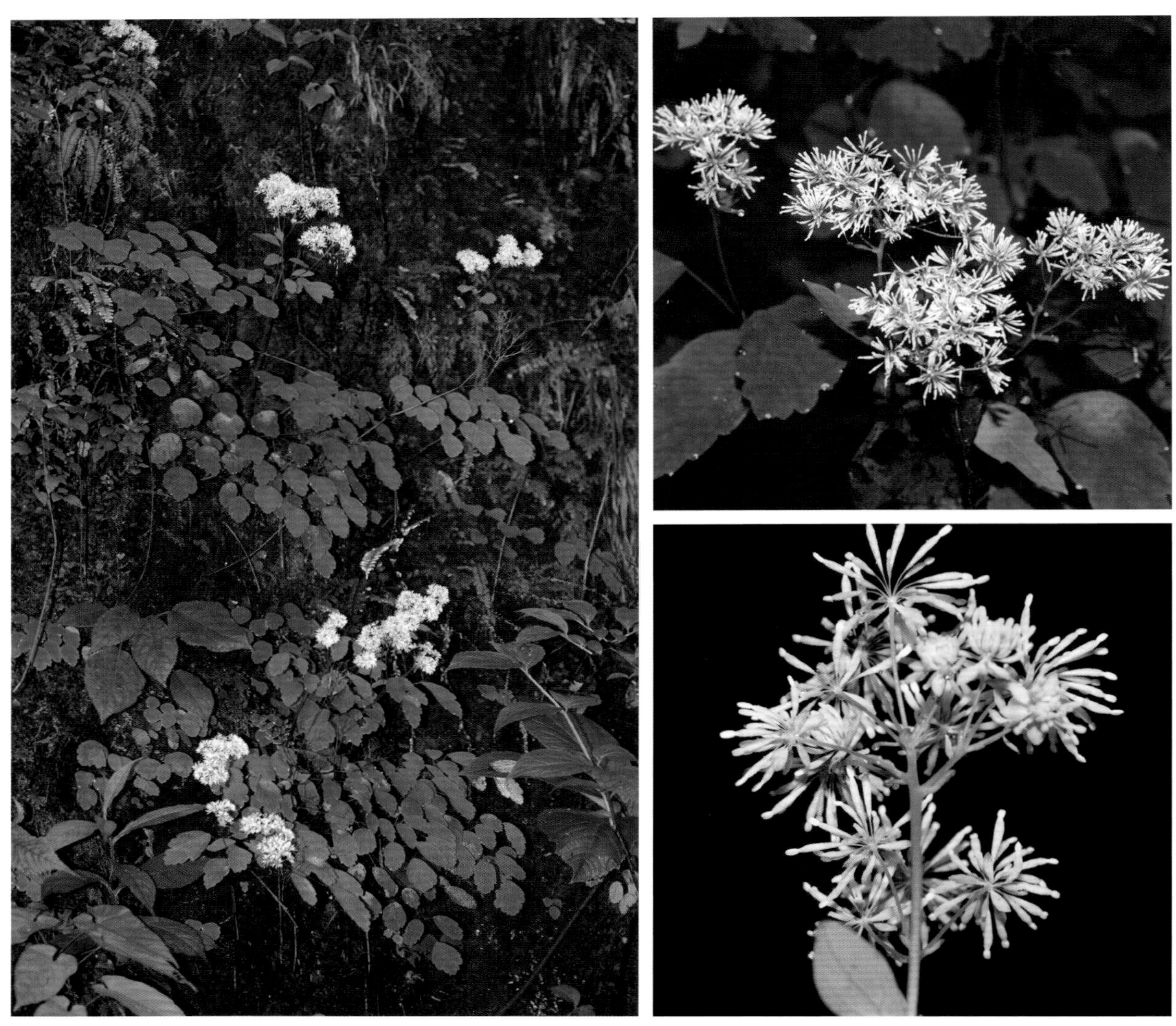

【形态特征】多年生草本，无毛。须根有斜倒圆锥形的小块根。茎高 20~42cm。基生叶 1，为二至三回三出复叶；小叶宽 1.5~4.8cm。单歧聚伞花序似伞形花序；萼片白色，长 1.5mm；花丝上部倒披针形。瘦果下垂，长 1.8mm，有 6 条纵肋，无花柱，心皮柄长 1.2mm。花期 4~7 月。

【适宜生境】生于海拔 700~2800m 的山地林下、草坡、林缘。

【资源状况】分布于低山区、中山区、高山区。少见。

【入药部位】全草。

【功能主治】清热解毒，燥湿。用于劳伤。

毛发唐松草 珍珠莲

Thalictrum trichopus Franch.

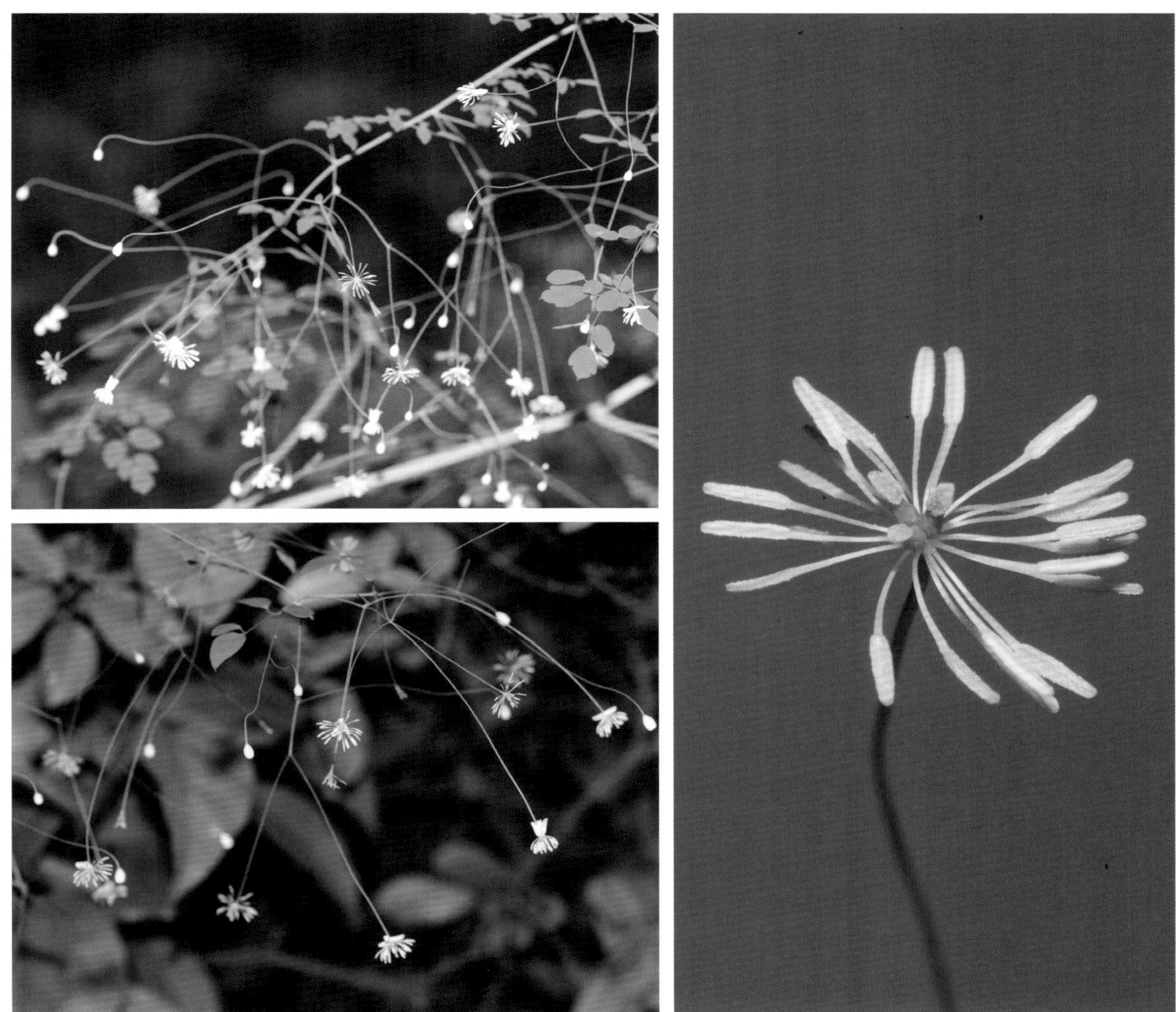

【形态特征】多年生草本，无毛。茎高达 120cm。根簇生，稍肥厚，纺锤细柱状，断面黄色。下部茎生叶为三回羽状复叶，长约 30cm；小叶宽 0.6~1.3cm。圆锥花序稀疏，分枝细丝状，长而疏；花梗丝形，长 1.4~3.5cm；萼片 4，白色；花丝丝形；柱头微弯。瘦果 2~3 个，长约 3.5mm，有 8~9 条纵肋；宿存柱头长 0.4mm。花期 6~7 月。

【适宜生境】生于海拔 500~1300m 的荒坡丛林。

【资源状况】分布于低山区、中山区。常见。

【入药部位】根。

【功能主治】清热解毒，利水通淋，消肿定痛。用于小儿高热惊风，痢疾，痈肿疮毒。

木通科

木　通

预知子

Akebia quinata (Houtt.) Decne.

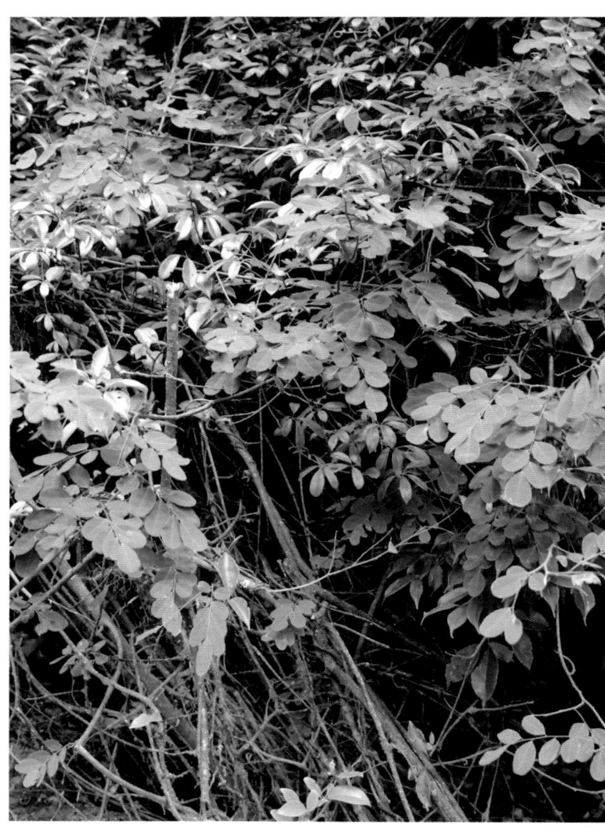

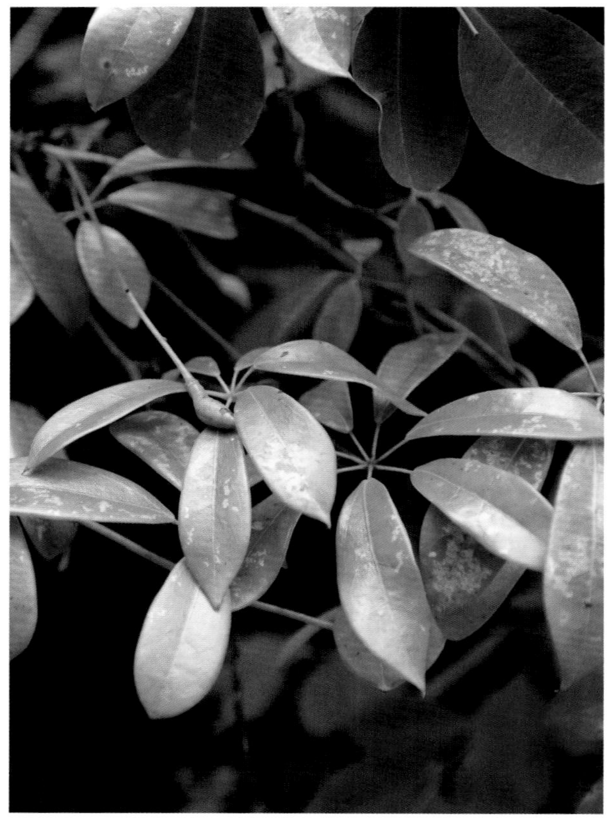

【形态特征】木质藤本，攀缘状，长 3~15m。幼枝灰绿色，有纵纹。掌状复叶通常具 5 小叶。花略芳香，雌花远比雄花大，花被片 3，很少为 4 或 5，卵圆形。果矩圆状至椭圆状，肉质果沿腹缝线开裂。种子多数，长卵形而稍扁，黑色或黑褐色。花期 4~5 月，果期 6~8 月。

【适宜生境】生于海拔 400~2600m 的山坡疏林中。

【资源状况】分布于峨眉山各地。常见，可以适度开发利用。

【入药部位】藤茎（木通）、近成熟果实（预知子）。

【功能主治】藤茎利水通淋，清心除烦，通经下乳。用于淋证，水肿，心烦尿赤，口舌生疮，经闭乳少，湿热痹痛。近成熟果实疏肝理气，活血止痛，散结，利尿。用于脘胁胀痛，痛经经闭，痰核痞块，小便不利。

三叶木通　八月瓜

Akebia trifoliata (Thunb.) Koidz.

【标本采集号】LEM120813005

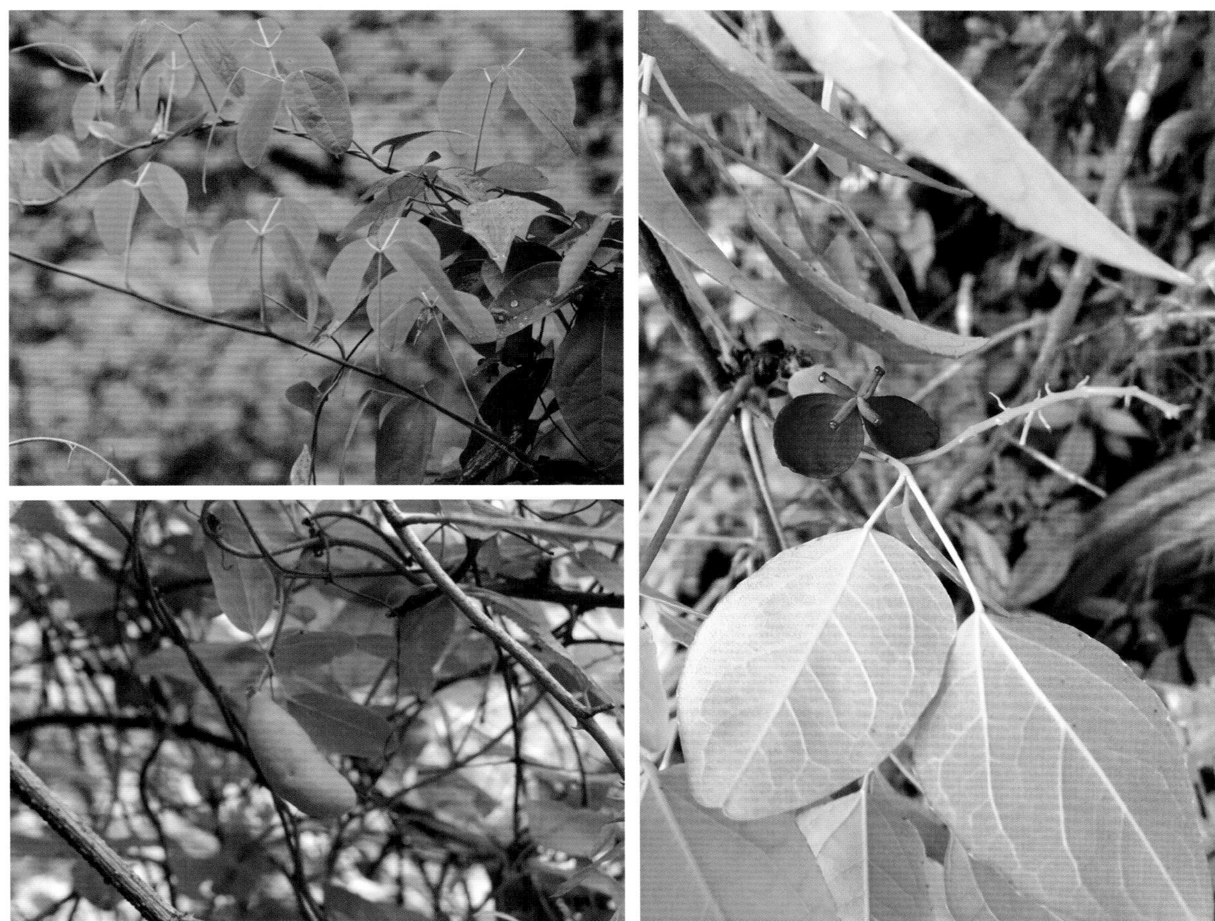

【形态特征】落叶木质藤本，攀缘。茎皮有稀疏的皮孔。掌状复叶互生；小叶 3，纸质至近革质，边缘深波状至浅裂状。花被片 3，稀为 4 或 5，卵圆形；雌花远比雄花大；雄花萼片宽椭圆形至椭圆形，淡紫色；雌花萼片 3，近圆形，紫褐色或暗紫色；心皮 6~9。果成熟时灰白色或微紫色，长圆形，沿腹缝线开裂。花期 4~5 月，果期 7~8 月。

【适宜生境】生于海拔 400~1250m 的灌木林中、林缘。

【资源状况】分布于坝区、低山区、中山区。常见，可以开发利用。

【入药部位】藤茎（木通）、近成熟果实（预知子）。

【功能主治】藤茎利水通淋，清心除烦，通经下乳。用于淋证，水肿，心烦尿赤，口舌生疮，经闭乳少，湿热痹痛。近成熟果实疏肝理气，活血止痛，散结，利尿。用于脘胁胀痛，痛经经闭，痰核痞块，小便不利。

白木通

八月瓜

Akebia trifoliata (Thunb.) Koidz. subsp. *australis* (Diels) T. Shimizu

【标本采集号】511423140418272LY

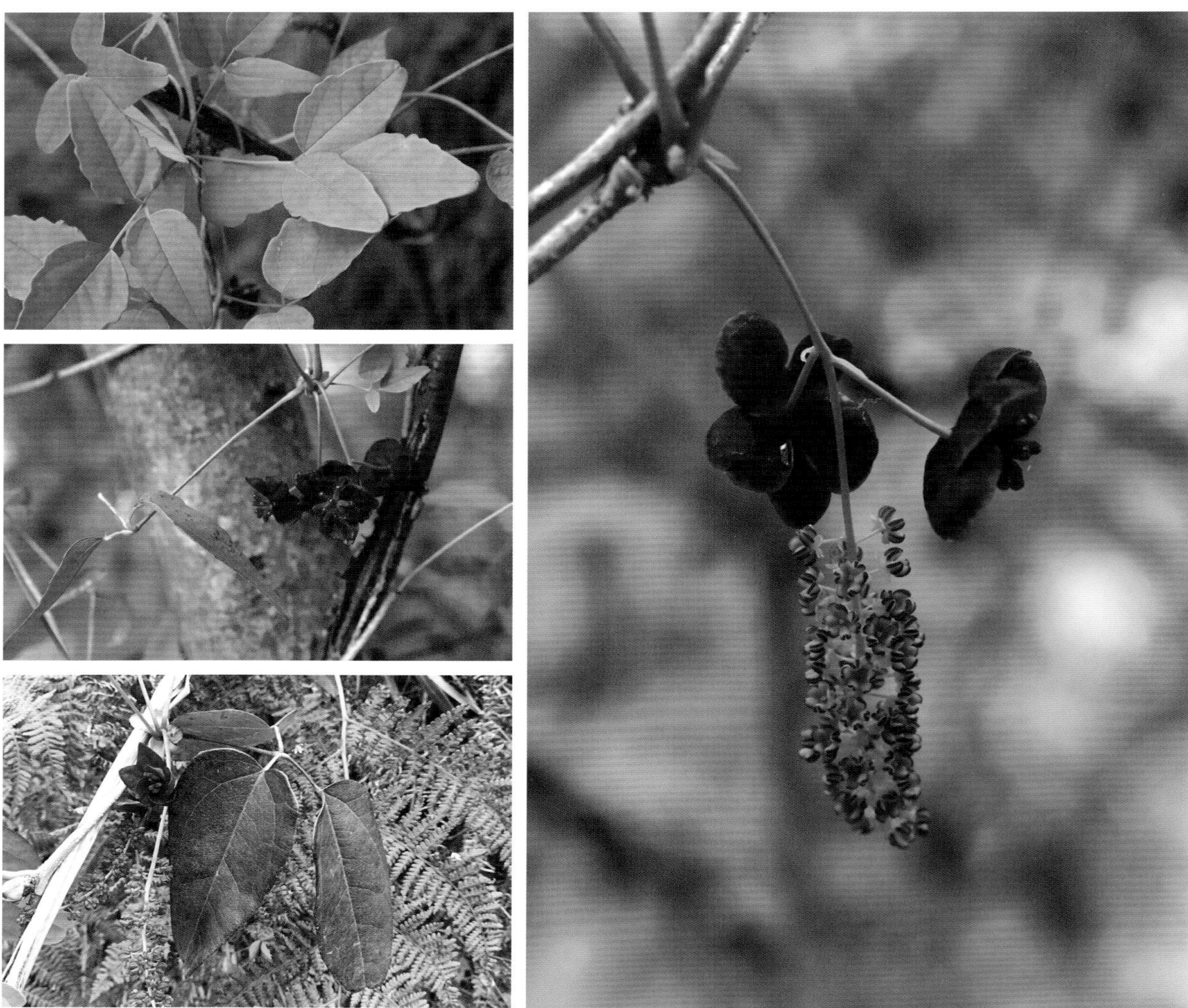

【形态特征】木质藤本，攀缘，长达10m。枝有条纹，皮孔明显。掌状复叶通常具3（~5）小叶；小叶革质，全缘或浅波状。雌花远比雄花大，花被片3，稀为4或5，卵圆形。蓇葖果肉质，沿腹缝线开裂。种子卵形，黑褐色。花期4~5月，果期6~9月。

【适宜生境】生于灌木林中、林缘。

【资源状况】分布于低山区、中山区。常见，可以大量开发利用。

【入药部位】藤茎（木通）、近成熟果实（预知子）。

【功能主治】藤茎利水通淋，清心除烦，通经下乳。用于淋证，水肿，心烦尿赤，口舌生疮，经闭乳少，湿热痹痛。近成熟果实疏肝理气，活血止痛，散结，利尿。用于脘胁胀痛，痛经经闭，痰核痞块，小便不利。

猫儿屎 *Decaisnea insignis* (Griff.) Hook. f. et Thoms.

【标本采集号】LEM120725003

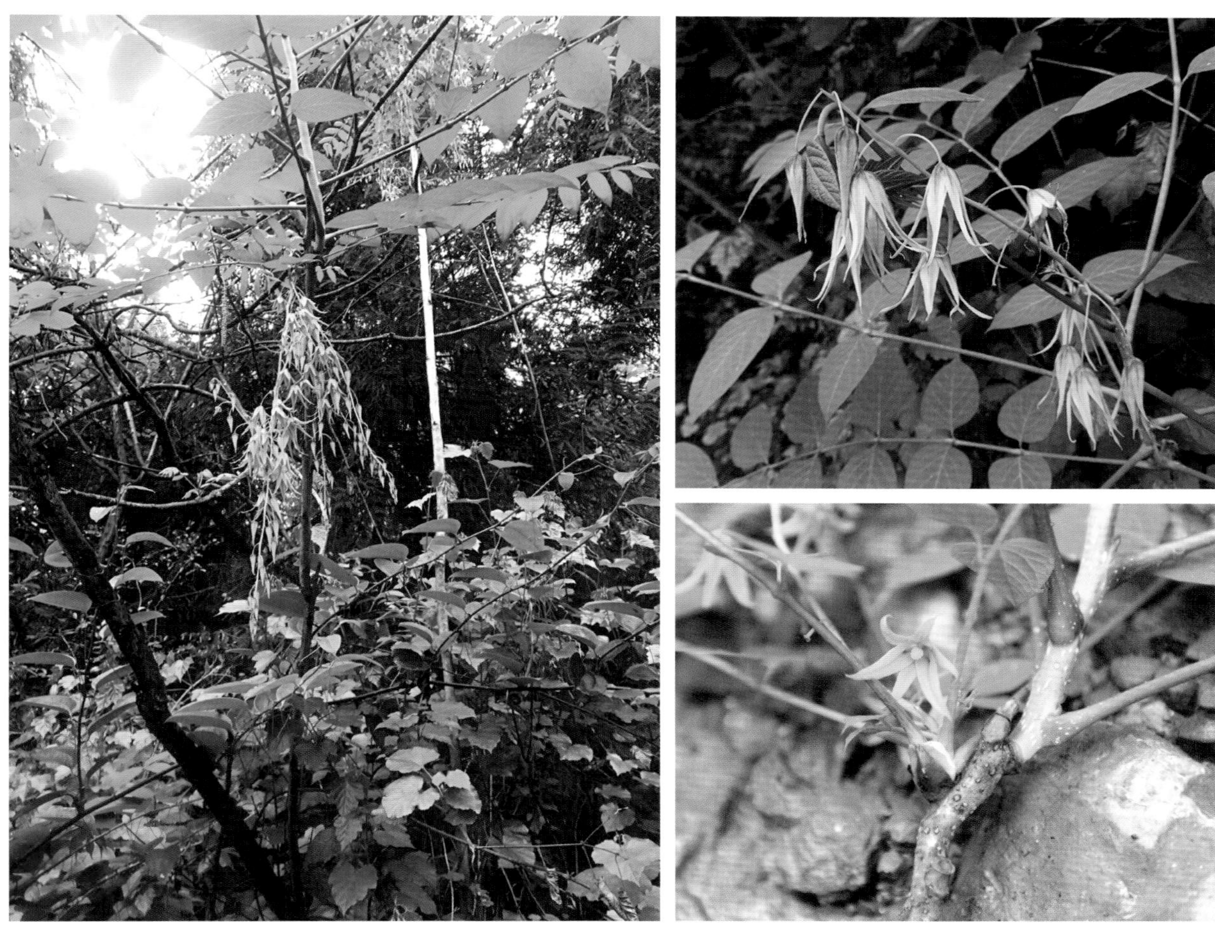

【形态特征】直立落叶灌木，高 2~5m。冬芽大、卵形，具 2 枚大型鳞片；叶痕大而明显；髓大，白色。单数羽状复叶着生于茎顶，大，长 50~90cm；小叶 13~25，对生；叶柄长 10~20cm。雌花与雄花等大，淡绿色；萼片 6，2 轮，披针形，内面被微柔毛；花瓣缺；花丝合生成长筒，药隔角状体显著；心皮 3，离生。浆果圆柱状，稍弯曲，成熟时蓝色或蓝紫色，外覆白粉，果皮表面具颗粒状小突起，开裂或偶有不裂。花期 4~6 月，果期 7~8 月。

【适宜生境】生于海拔 1100~2400m 的林缘、灌丛。

【资源状况】分布于低山区、中山区。常见，适度开发利用。

【入药部位】根、果实。

【功能主治】根清热解毒，消肿，收敛，止血。用于肺痨咳嗽，风湿关节痛。果实润燥。用于皮肤皲裂，大便干燥。

鹰爪枫 *Holboellia coriacea* Diels

【标本采集号】LEM120804002

【形态特征】木质藤本，长 3~7m。幼枝紫色，无毛。掌状 3 小叶，叶厚革质，叶面深绿色，有光泽，叶背粉绿色，基出 3 脉。伞房状花序具 5~8 花；雄花白色或淡紫色，萼片 6，两轮；雌花紫红色，心皮 3。果实椭圆形，肉质多汁，成熟时淡紫色，味甜。花期 4~5 月，果期 8~9 月。

【适宜生境】生于湿润的路边、溪边、灌木丛及林缘。

【资源状况】分布于中山区。常见。

【入药部位】根。

【功能主治】祛风活血。用于风湿筋骨痛。

五月瓜藤 紫花牛姆瓜、五叶瓜藤 *Holboellia fargesii* Reaub.

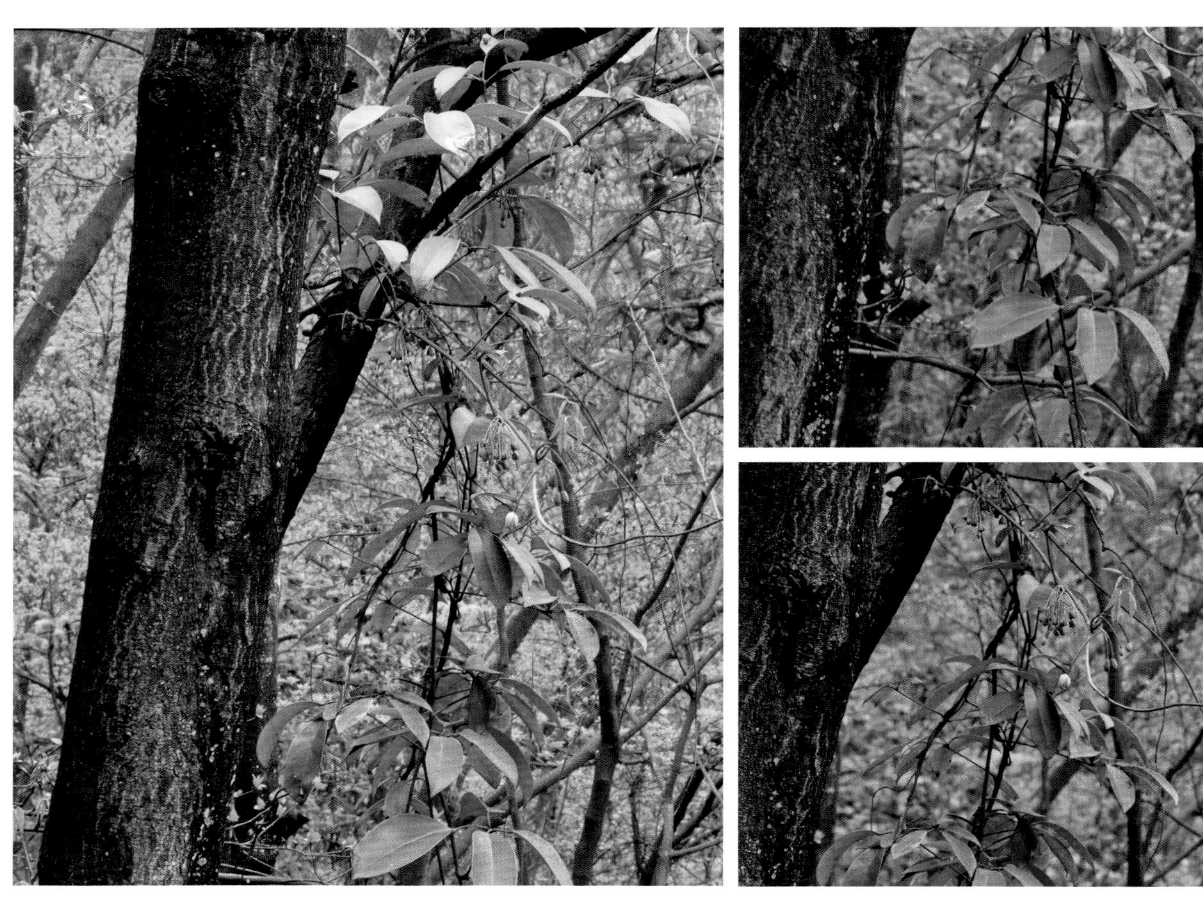

【形态特征】常绿木质藤本，长 2~6（~8）m，落叶。茎灰褐色，有细纵纹。掌状复叶 3~7 小叶；小叶形态变异较大，通常为狭长圆形或披针形，大小变化也很大，长为宽的 2 倍以上，叶面绿色，叶背灰绿色，两面侧脉不明显。伞房花序数个簇生叶腋，花芳香，吊钟状；雄花乳白色；雌花紫色，较大，萼片 6，外轮较大，退化花瓣鳞片状，极小，心皮棍棒状，柱头头状，具罅隙。果紫红色，长圆形，干后表面常结肠状，不开裂。花期 4~5 月，果期 9~10 月。

【适宜生境】生于灌木林中、林缘。

【资源状况】分布于中山区。常见。

【入药部位】藤茎、根、果实。

【功能主治】藤茎祛风除湿，活血止痛，宽胸行气，通经，清热润肺。用于肺热咳嗽，风湿麻木，跌打损伤，风湿筋骨痛，痛经，胸腹臌胀。根消肿。果实清热解毒，止痢，舒筋活络，止痛。用于肺热咳嗽，风湿麻木，跌打损伤，风湿筋骨痛，痛经，胸腹臌胀。

牛姆瓜

八月瓜
Holboellia grandiflora Reaub.

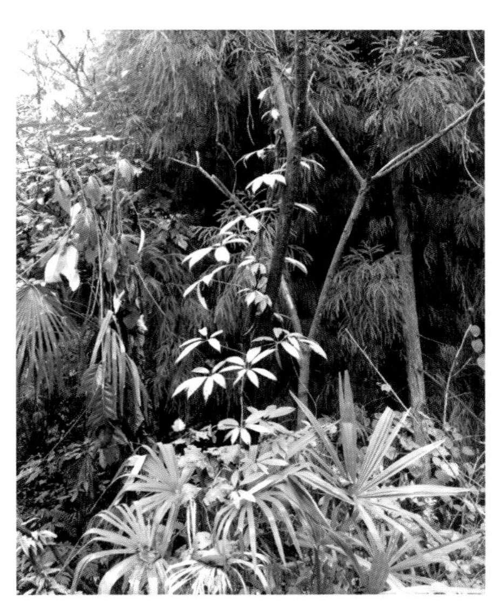

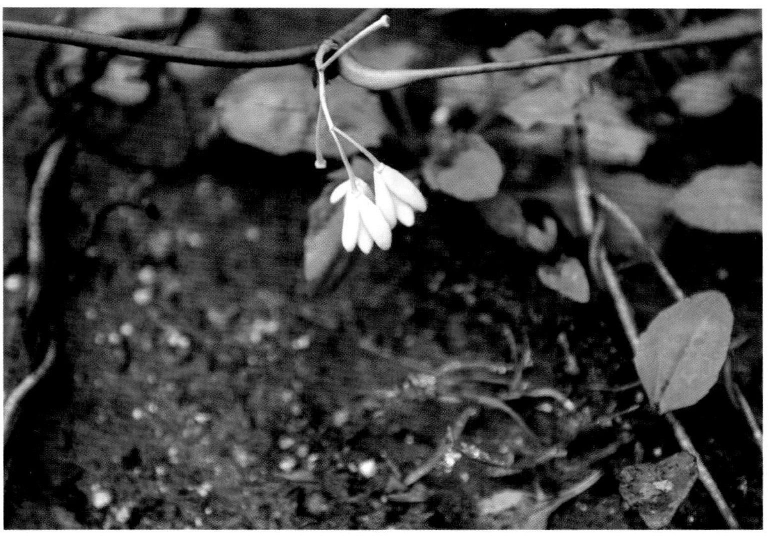

【形态特征】大型木质藤本，落叶，全株无毛。掌状复叶 3~7 小叶，常为 5 片，倒卵状椭圆形。花白色或淡紫色，雌雄同株，数朵组成伞房花序；萼片 6，2 轮，花瓣状，肉质；雄蕊 6，短小。果圆柱形，常孪生。花期 4~5 月，果期 7~9 月。

【适宜生境】生于海拔 1100~2450m 的杂木林中。

【资源状况】分布于低山区、中山区、高山区。常见。

【入药部位】果实、叶。

【功能主治】清热解毒，消炎止痢。用于风热淋疾，喉痹咽痛。

八月瓜 *Holboellia latifolia* Wall.

【标本采集号】511423140512464LY

【形态特征】木质攀缘藤本，雌雄同株，常长 3~10m。茎与枝具明显的线纹。掌状 3~9 小叶；小叶常卵状长圆形或卵圆形，基部宽楔形至钝圆，顶端常渐尖偶为钝圆形或急尖，叶面暗绿色，叶背淡绿色，革质。伞房花序数个腋生，芳香；雄花吊钟形，花乳白色；雌花较大，卵圆形，淡紫色。果实圆柱形或卵圆形，偶为结肠状，成熟时紫红色。种子多数，倒卵形，种皮褐色。花期 4~5 月，果期 7~9 月。

【适宜生境】生于山地杂木林中、灌丛中。

【资源状况】分布于低山区。常见。

【入药部位】藤茎及成熟果实（牛腰子果）。

【功能主治】利湿，通乳，解毒，止痛。用于小便淋痛，脚气浮肿，乳汁不通，胃痛，风湿痛，跌打损伤。

大血藤 血通、花血藤 *Sargentodoxa cuneata* (Oliv.) Rehd. et Wils.

【标本采集号】LEM120813004

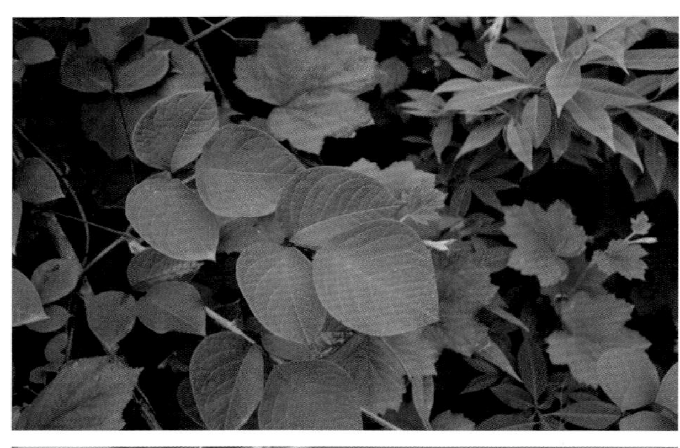

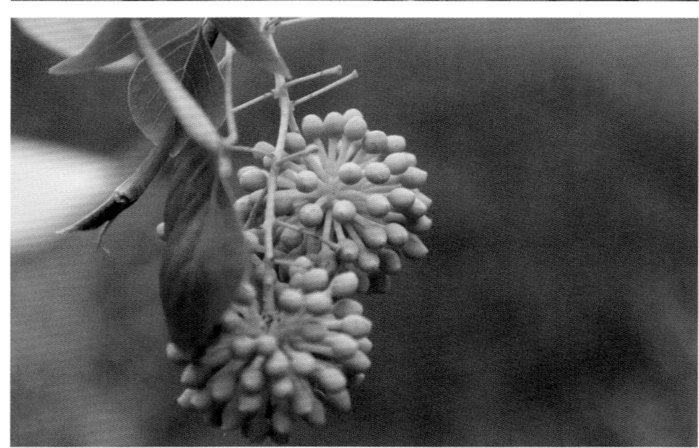

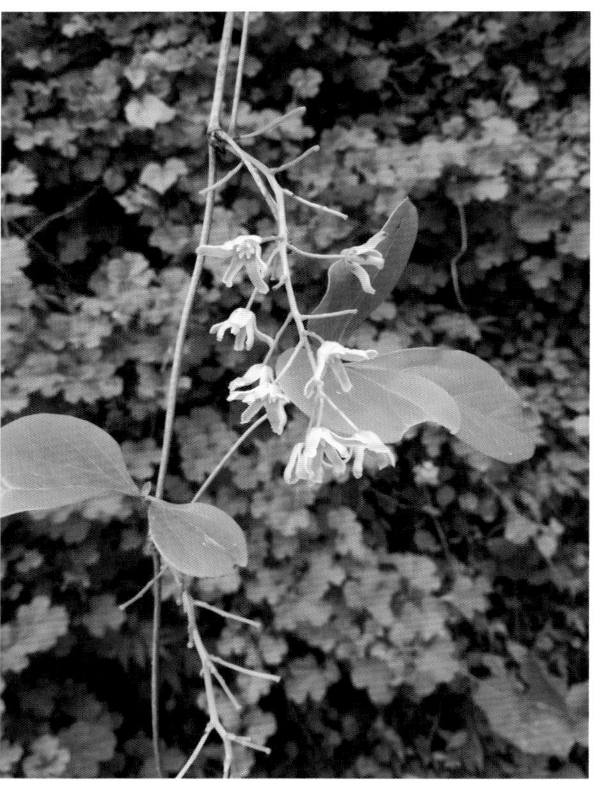

【形态特征】落叶木质缠绕藤本，通常长近10余米。茎圆柱形，黑色扭曲，砍断时有红色液汁流出，故称“大血藤”。当年枝条暗红色，老树皮常常纵裂。三出复叶，稀为单叶，中间小叶近棱状倒卵圆形，侧生小叶斜卵形。总状花序长，雌花比雄花稍大，苞片矩圆形，干膜质；萼片长圆形，花瓣状，长达1cm，退化花瓣圆形，长约1mm，蜜腺性；雌蕊多数，螺旋状生于卵状突起的花托上。浆果多数，肉质，近球形，直径约1cm，成熟时黑蓝色，有光泽。种子卵球形，长约5mm，黑色，光亮，平滑；种脐显著。花期4~5月，果期6~9月。

【适宜生境】生于海拔1200m以下的灌木林中。

【资源状况】分布于坝区、低山区。常见，可以开发利用。

【入药部位】藤茎（大血藤）。

【功能主治】清热解毒，活血，祛风止痛。用于肠痈腹痛，热毒疮疡，经闭，痛经，跌扑肿痛，风湿痹痛。

串果藤 *Sinofranchetia chinensis* (Franch.) Hemsl.

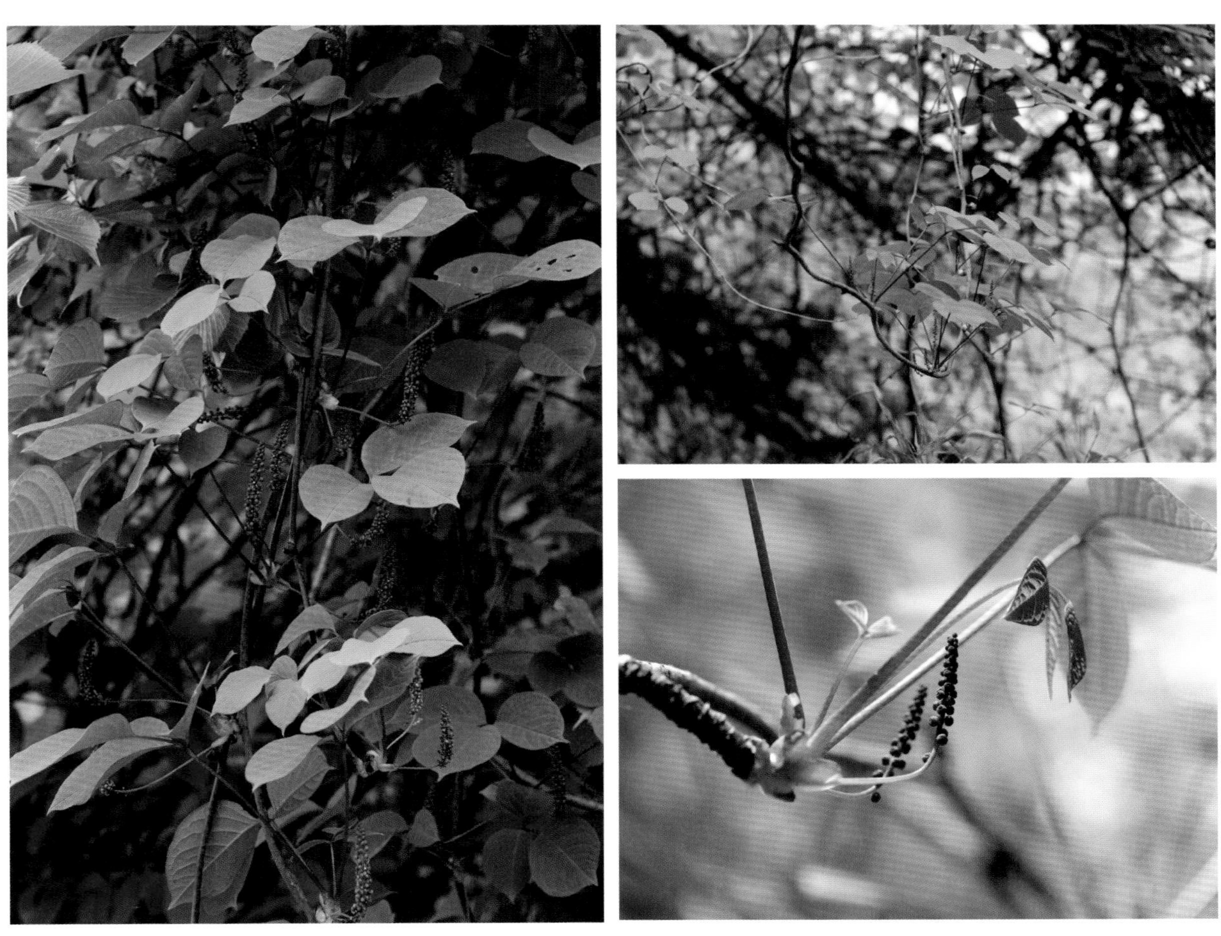

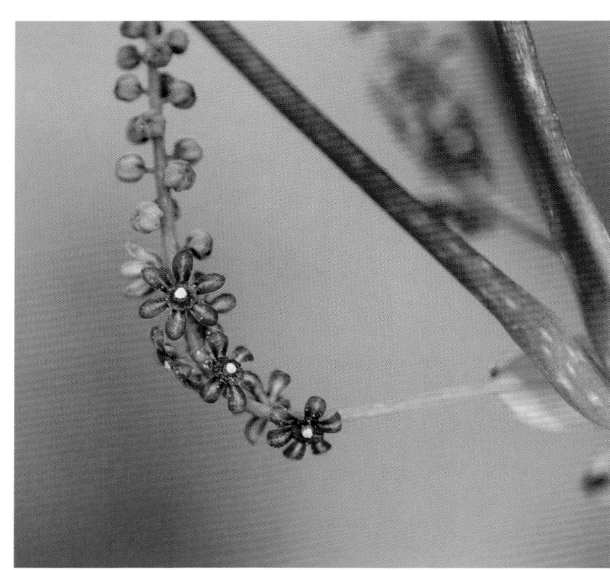

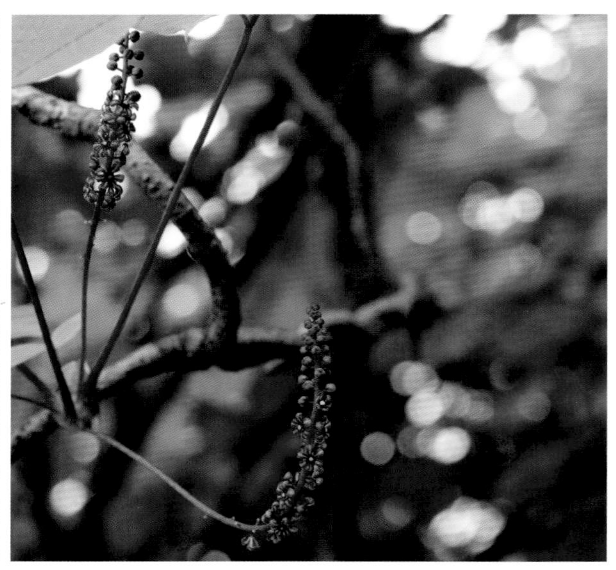

【形态特征】木质落叶藤本。幼枝表面有白粉；冬芽具数枚鳞片，覆瓦状排列。叶柄长 10~20cm；托叶小，早落；掌状 3 小叶密集生于短枝，幼时淡红色，叶全缘或有时浅波状；小叶纸质，顶生小叶菱状倒卵形，基部宽楔形，侧生小叶较小，基部偏斜，叶柄极短。总状花序纤细，下垂，长 11~29cm，基部为芽鳞片所包托；花小，近无柄，雌雄花等大，扁圆形，直径约 5mm，淡绿色；雌蕊具 3 心皮。浆果较小，椭圆状球形，长约 2cm，淡紫蓝色，含种子数粒。种子小，卵形，压扁，种皮棕黄色，无光泽。花期 5~6 月，果期 9~10 月。

【适宜生境】生于灌木林中。

【资源状况】分布于中山区。常见。

【入药部位】茎。

【功能主治】通经活络。用于风湿痹痛，跌打损伤。

小檗科

峨眉小檗

三颗针

Berberis aemulans Schneid.

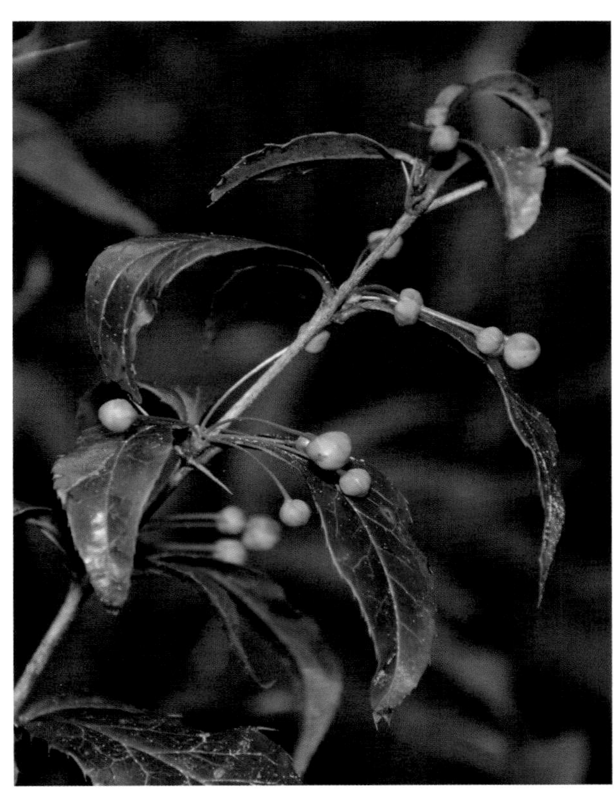

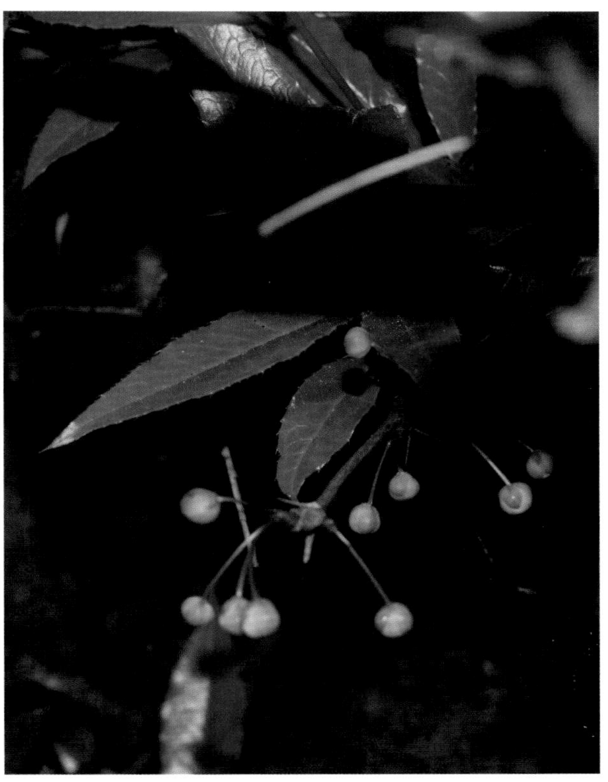

【形态特征】常绿灌木，高达 2m。茎刺 3 叉。叶纸质，长圆状倒卵形，冬季老叶为红褐色；边缘每侧具 5~12 个刺齿，叶背常被白粉。花黄色，2~4 朵簇生，组成总状花序；萼片 2 轮，长圆状椭圆形；花瓣长圆形，先端全缘。浆果卵形，橘红色。花期 5~6 月，果期 7~10 月。

【适宜生境】生于海拔 2000~3000m 的林下、山坡路旁、灌丛。

【资源状况】分布于中山区、高山区。常见，可以适度开发利用。

【入药部位】根（三颗针）。

【功能主治】清热燥湿，泻火解毒。用于湿热泻痢，黄疸，湿疹，咽痛目赤，聤耳流脓，痈肿疮毒。

豪猪刺

三颗针、九莲小檗、蠔猪刺

Berberis julianae Schneid.

【标本采集号】511423140514569LY

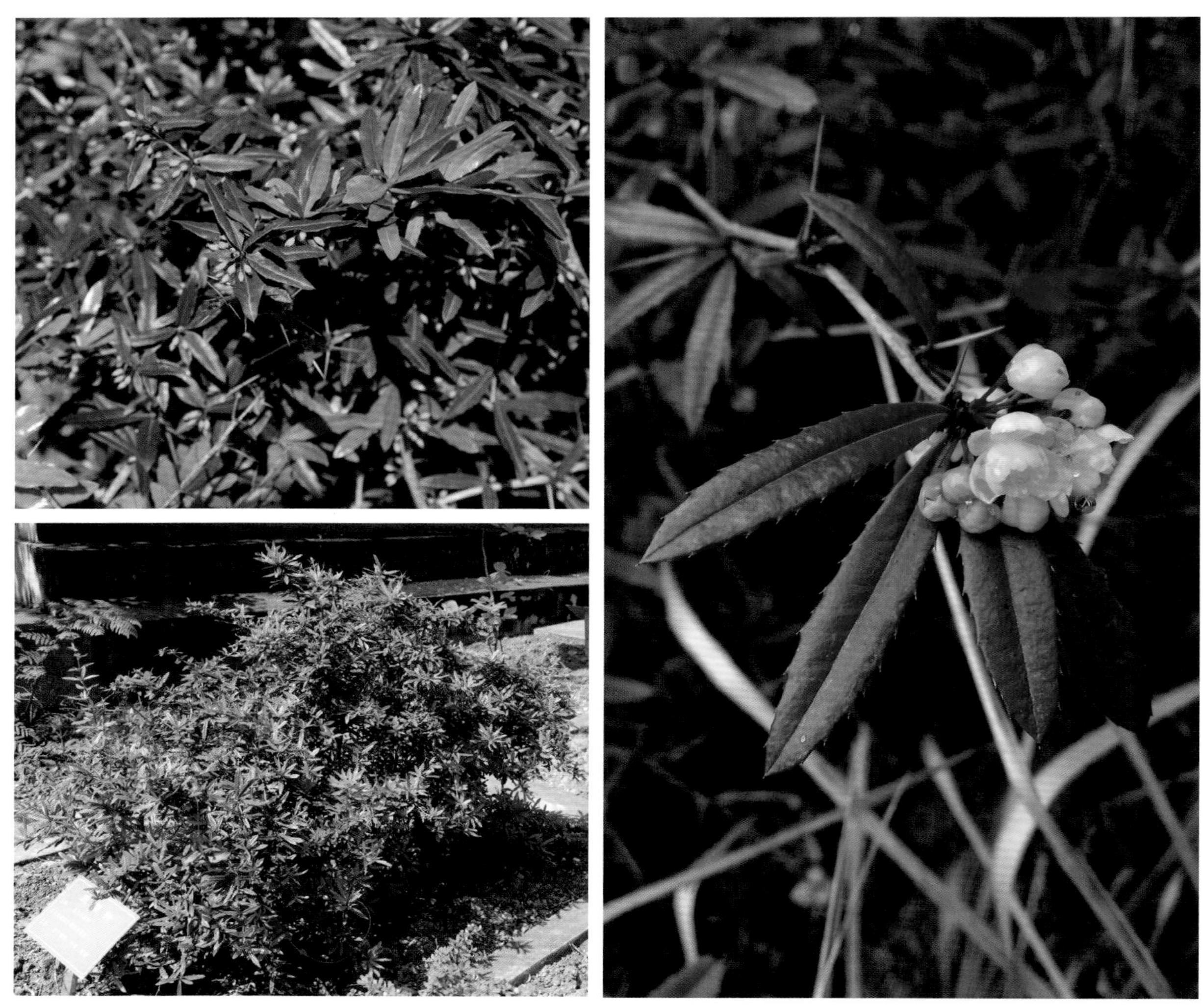

【形态特征】常绿灌木，高1~2m。老枝具槽；幼枝表面散布黑色细小疣点。茎丛生，刺3叉，粗壮坚硬。叶革质，常5片丛生，每侧具10~20个刺齿。花10~25朵簇生，淡黄色；萼片6，花瓣状，排成2轮；花瓣顶端微凹；胚珠单生。浆果蓝黑色，矩圆状，表面被淡蓝色粉，有宿存花柱。花期3月，果期5~11月。

【适宜生境】生于海拔 500~2300m 的灌丛、林缘、路边。

【资源状况】分布于低山区、中山区。常见，可以大量开发利用。

【入药部位】根（三颗针）。

【功能主治】清热燥湿，泻火解毒。用于湿热泻痢，黄疸，湿疹，咽痛目赤，聤耳流脓，痈肿疮毒。

刺黑珠

三颗针、黑石珠

Berberis sargentiana Schneid.

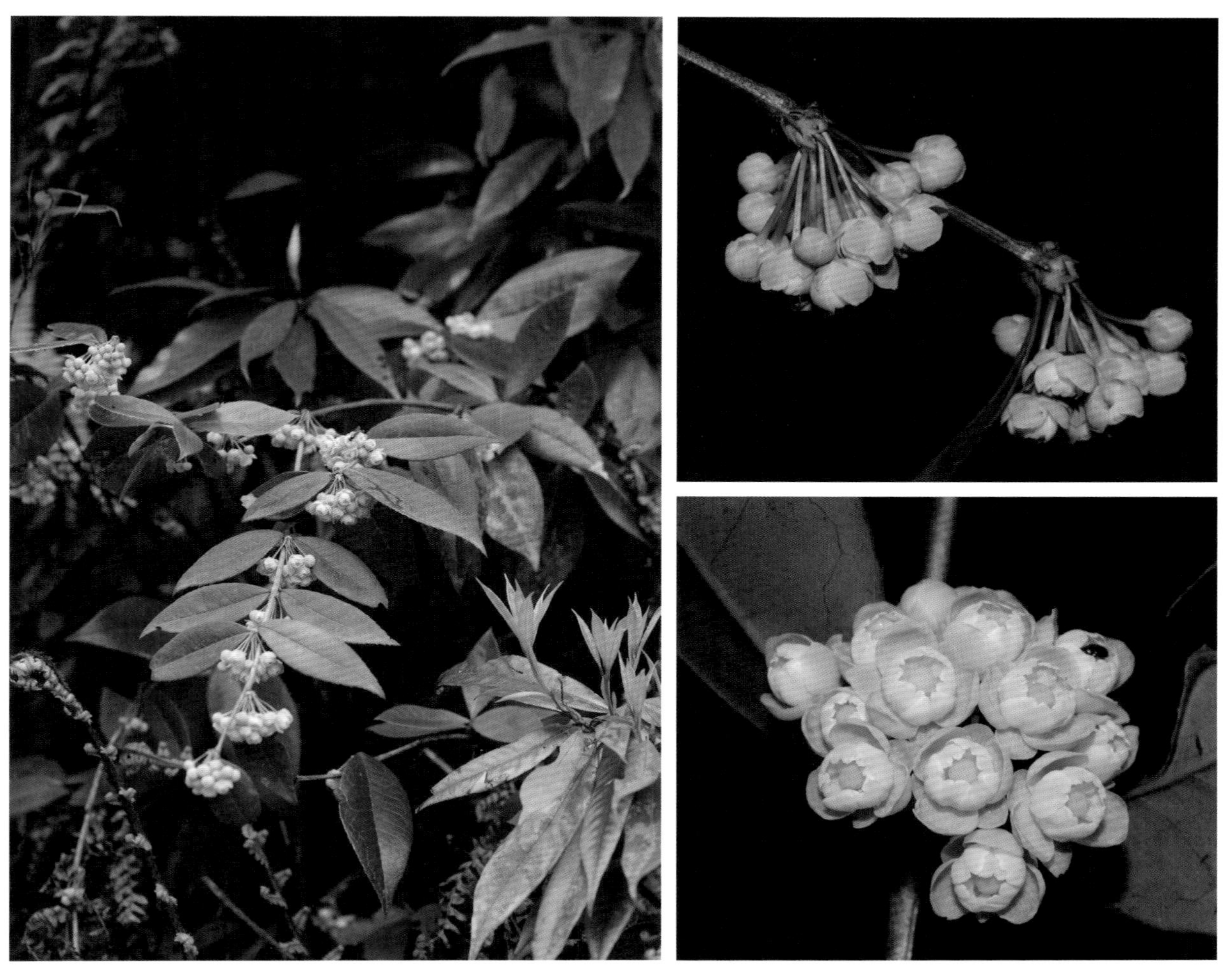

【形态特征】常绿灌木。茎圆柱形，老枝灰棕色，幼枝带红色，通常无疣点，偶有稀疏黑色疣点，节间 3~6cm；茎刺三分叉，长 1~4cm，腹面具槽。叶长圆状椭圆形，长 4~15cm，先端急尖，基部楔形，边缘每边具 15~25 刺齿；近无柄。花 4~10 朵簇生；萼片 3 轮；花瓣倒卵形，具 2 枚橙色腺体，先端缺裂，具圆形裂片；胚珠 1~2 枚。浆果长圆形或长圆状椭圆形，黑色，顶端不具宿存花柱，不被白粉。花期 4~5 月，果期 6~11 月。

【适宜生境】生于灌丛、林缘、路边。

【资源状况】分布于高山区。常见，可以开发利用。

【入药部位】根及茎皮。

【功能主治】清热解毒，消炎抗菌，止痢。用于赤痢，口舌生疮，热淋，齿痛，黄疸，咽痛，目赤，跌打损伤。

金花小檗

三颗针

Berberis wilsonae Hemsl.

【标本采集号】LEM120709004

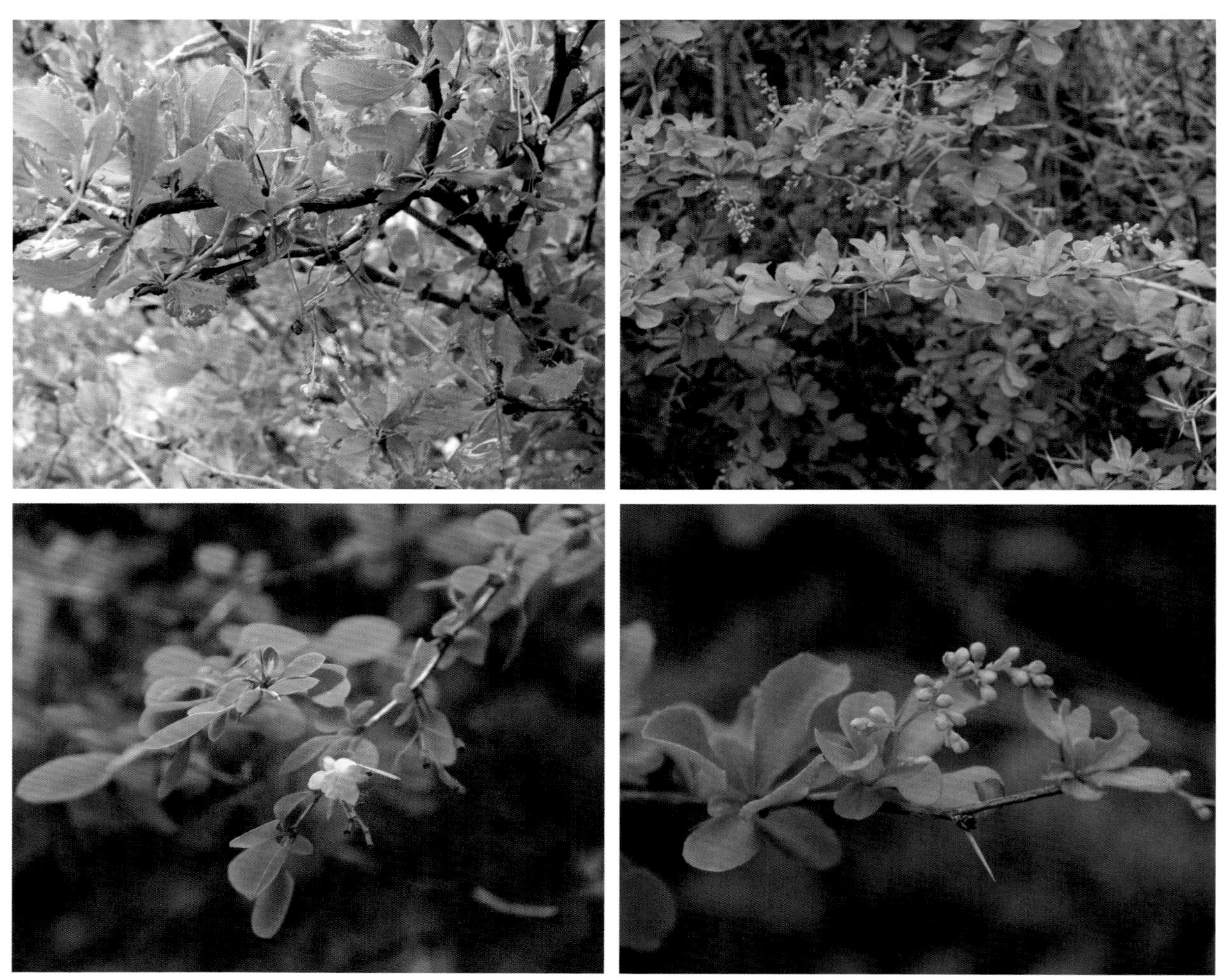

【形态特征】落叶半常绿灌木。主根粗壮，根皮棕黄色，断面鲜黄色。枝常弓弯，老枝棕灰色，幼枝暗红色，多分枝。刺 3 叉，偶生或缺。叶较小，长 0.8~2cm，宽 0.2~0.6cm，革质，网脉闭锁状，全缘或偶有 1~2 细刺齿。花 4~7 朵簇生，金黄色；萼片 2 轮；胚珠 3~5。浆果粉红色，近球形，稍具白粉，柱头明显宿存。花期 7~9 月，果期翌年 1~2 月。

【适宜生境】生于地边、林缘。

【资源状况】分布于中山区、高山区。常见，可以大量开发利用。

【入药部位】根。

【功能主治】清热燥湿，泻火解毒，散瘀，排脓生肌。用于湿热泄泻，目赤肿痛，咽喉肿痛，牙龈肿痛，湿疹，急性肠炎，痢疾，黄疸，急性肾炎，瘰疬，肺炎，热淋，结膜炎，扁桃体炎，口腔炎，疮痈肿毒，血崩，咽痛，目赤，跌打损伤。

红毛七

类叶牡丹

Caulophyllum robustum Maxim.

【标本采集号】LEM120804009

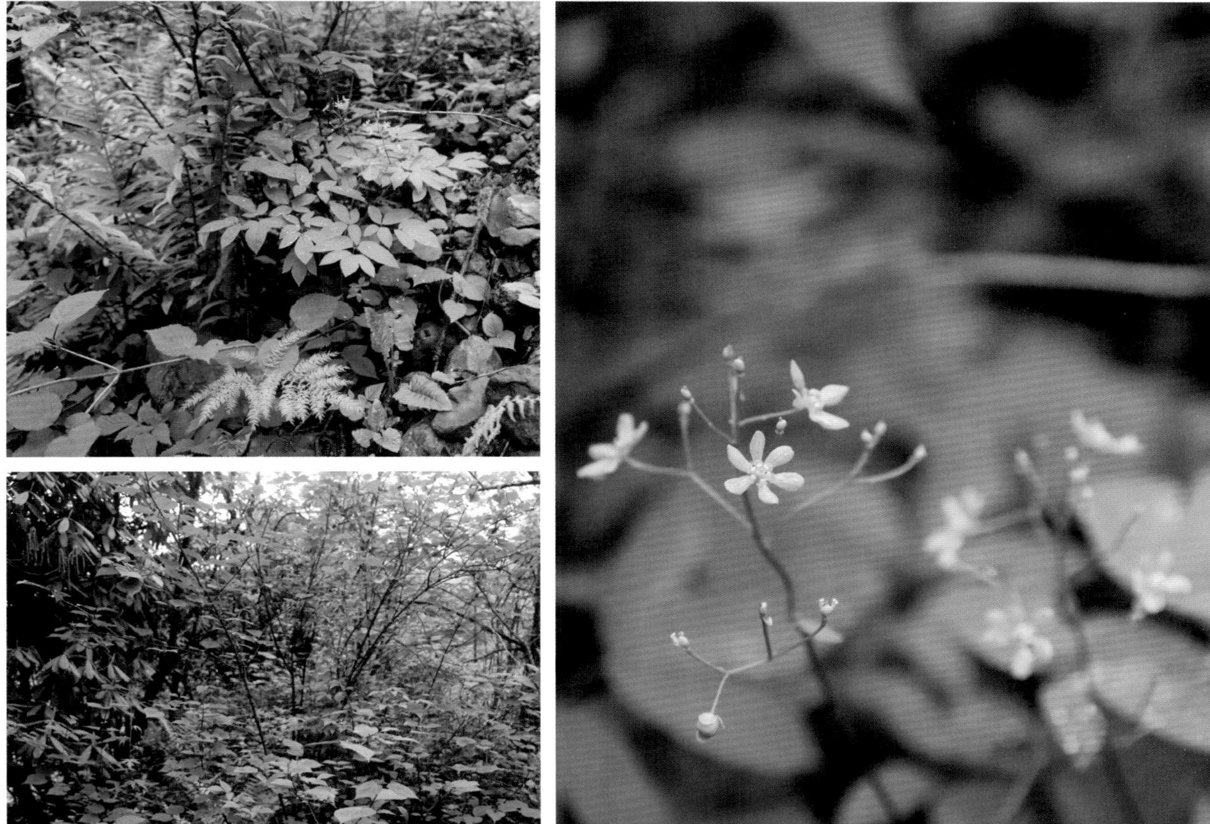

【形态特征】多年生草本，高 40~70cm。根状茎粗壮。二至三回复叶；小叶卵形、长椭圆形或宽披针形，长 4~8cm，边缘全缘，有时 2~3 裂，两面无毛。花淡黄色；萼片倒卵形；花瓣远较萼片小，基部缢缩成爪；胚珠 2。果实球形，熟后蓝黑色。种子外被肉质假种皮。花期 5~6 月，果期 7~9 月。

【适宜生境】生于海拔 1500~2400m 的冷竹、灌木林下。

【资源状况】分布于中山区。常见，可以适度开发利用。

【入药部位】根及根茎。

【功能主治】祛风除湿，消肿，通经活络。用于风湿筋骨疼痛，跌打损伤，月经不调，胃腹冷痛，腹中包块，跌打损伤，痛经。

小八角莲 金盘、八角莲

Dysosma difformis (Hemsl. et Wils.) T. H. Wang ex Ying

【形态特征】多年生草本。根状茎细长，圆柱形，横走，多须根；茎直立，无毛，有时带紫红色。茎生叶通常 2 枚；叶互生，不等大，偏盾状着生，两面无毛，全缘或 3~5 浅裂，边缘疏生不明显细齿。花 2~5 朵着生于叶基部处；萼片长圆状披针形，外面被柔毛，内面无毛；花瓣淡赭红色，长圆状条带形，长 4~5cm，无毛；子房坛状，花柱长约 2mm，柱头膨大呈盾状。浆果圆球形，直径 1.7~2.7cm。花期 4~6 月，果期 6~9 月。

【适宜生境】生于林下阴湿处。

【资源状况】分布于中山区。少见。

【入药部位】根及根茎（包袱七）。

【功能主治】行气，解热毒，去风火。用于毒蛇咬伤，无名肿毒，乳痈，瘰疬，细菌性痢疾，热毒疮痈，跌打损伤，乳腺癌。

六角莲 八角莲

Dysosma pleiantha (Hance) Woodson

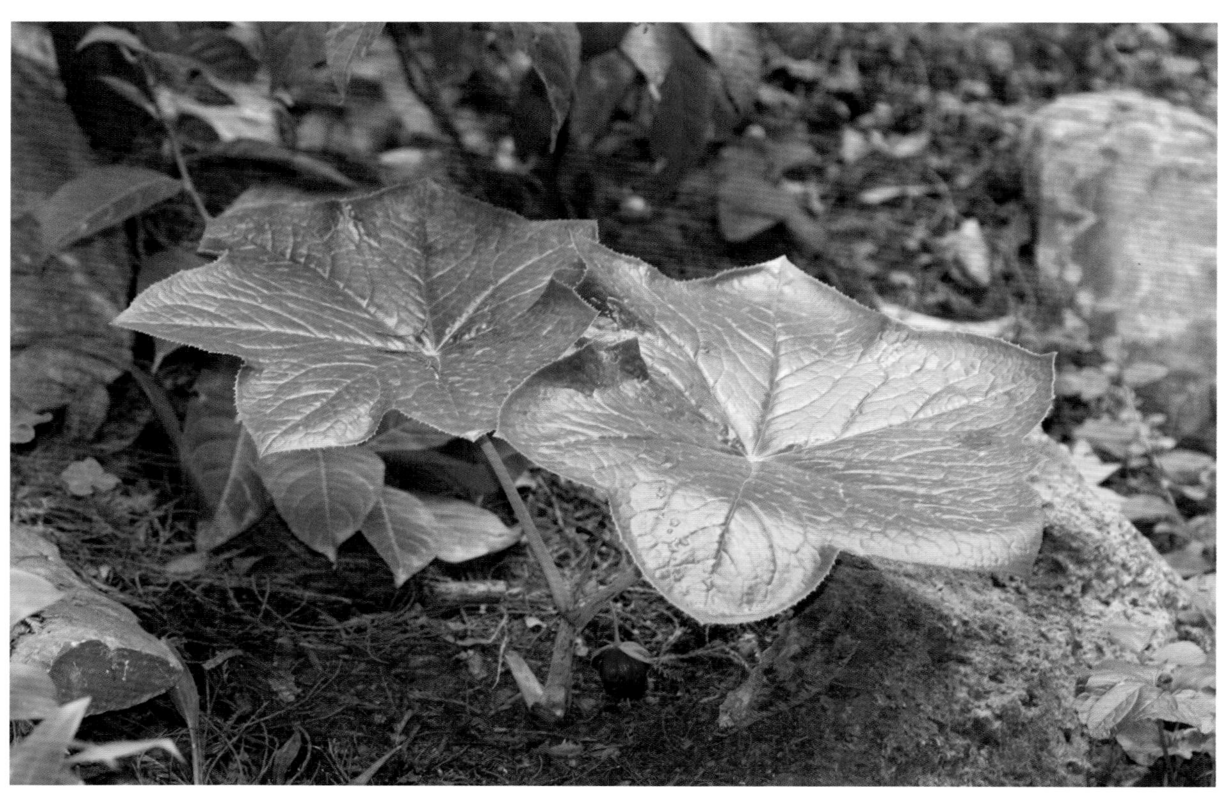

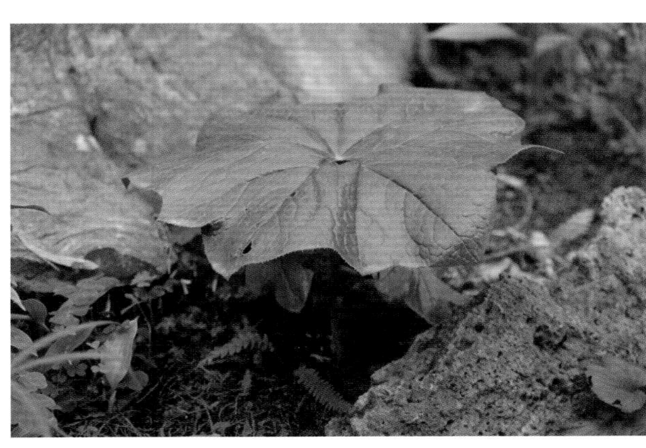
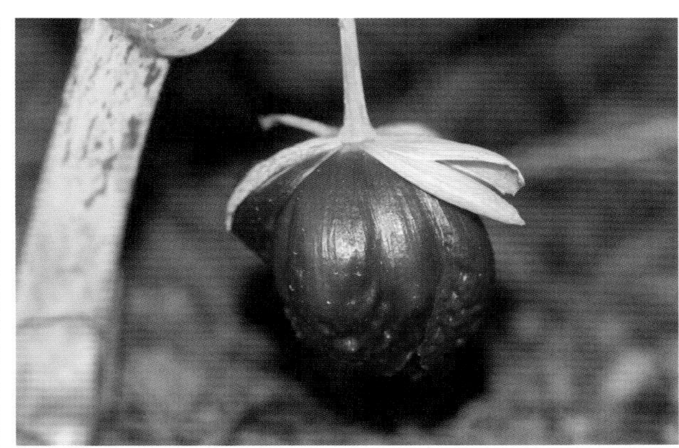

【形态特征】多年生草本，高 20~60cm。根状茎粗壮，横走，呈圆形结节，多须根；茎直立，单生，顶端生 2 叶，无毛。叶对生，盾形，直径 16~33cm，纸质，两面无毛，5~9 浅裂。5~8 花簇生；花瓣 6~9，紫红色，倒卵状长圆形，长 3~4cm；雄蕊 6，长约 2.3cm，常镰状弯曲。浆果红色，倒卵状长圆形或椭圆形。花期 3~6 月，果期 7~9 月。

【适宜生境】生于海拔 1000~2000m 的林荫处。

【资源状况】分布于低山区、中山区。少见。

【入药部位】根茎。

【功能主治】化痰散结，祛瘀消肿。用于痈肿疮毒，乳痈，瘰疬，乳岩，跌打损伤。

川八角莲

红八角莲

Dysosma veitchii (Hemsl. et Wils) Fu ex Ying

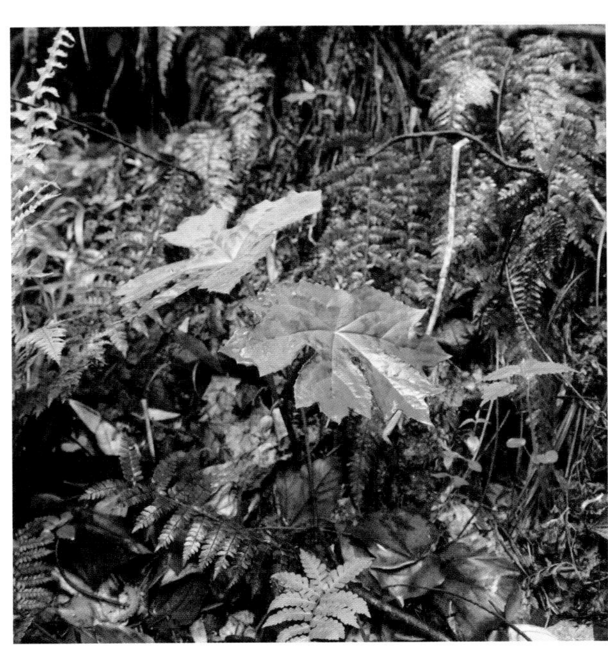
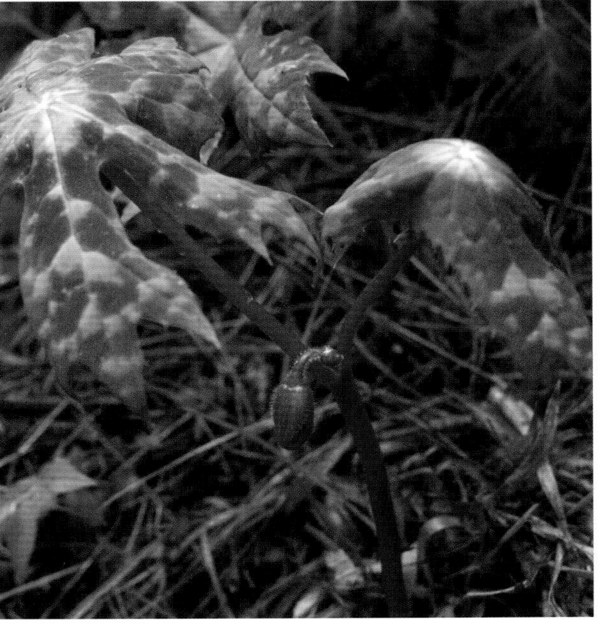

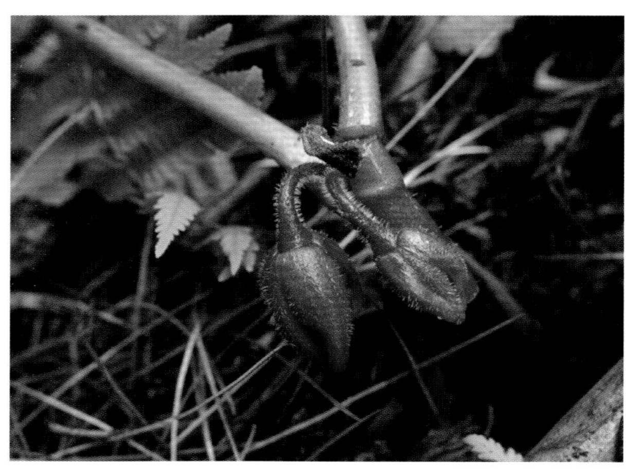
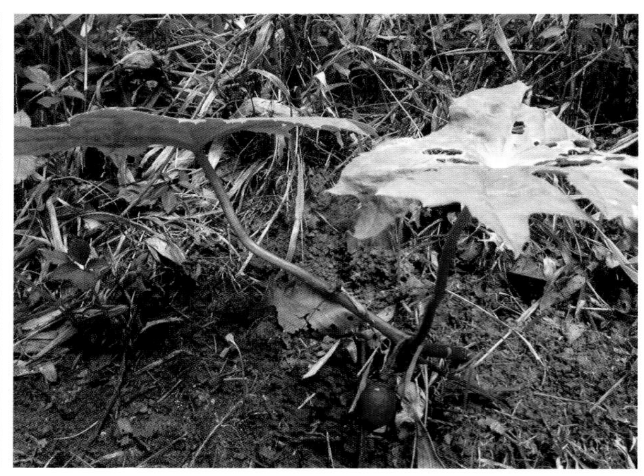

【形态特征】多年生宿根草本，高20~65cm。根状茎短而横卧。茎生叶对生，盾状，2枚，裂片先端3裂，叶背中脉具柔毛，渐无毛。伞形花序具2~6花；花瓣长圆状披针形，6瓣，紫红色，长4~6cm；萼片6，易早落；雄蕊6。浆果红色，椭球形。花期4~5月，果期6~9月。

【适宜生境】生于海拔 1500~2400m 的林下阴湿处。

【资源状况】分布于中山区。少见，应加以保护。

【入药部位】全草。

【功能主治】行气，解热毒，去风火。用于痈肿疮毒，疔疮，瘰疬，乳痈，乳岩，喉蛾，跌打损伤，蛇咬伤。

八角莲 大八角莲

Dysosma versipellis (Hance) M. Cheng ex Ying

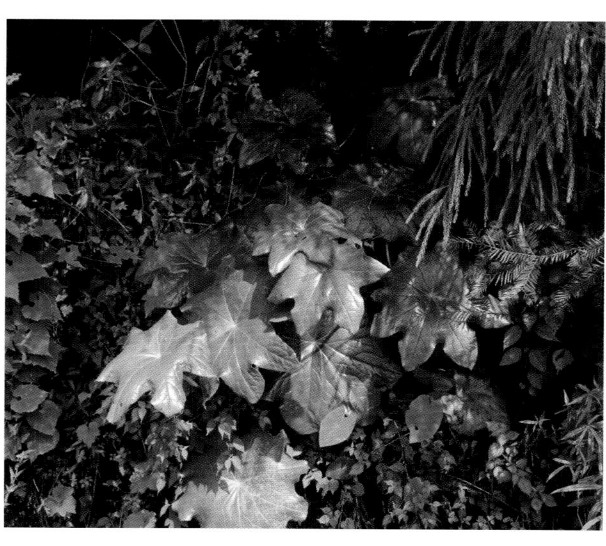
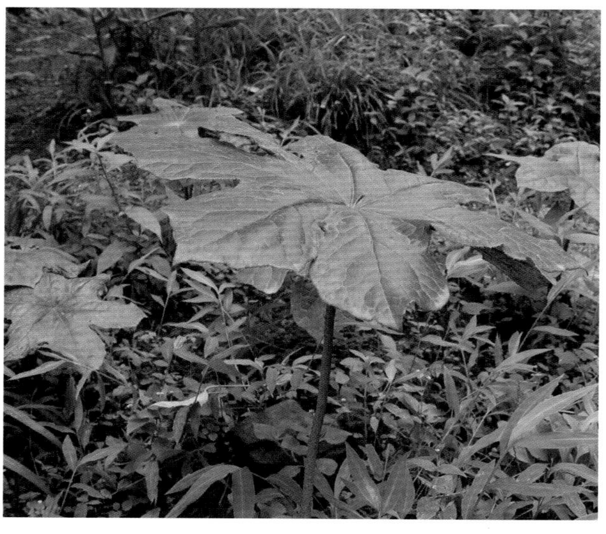

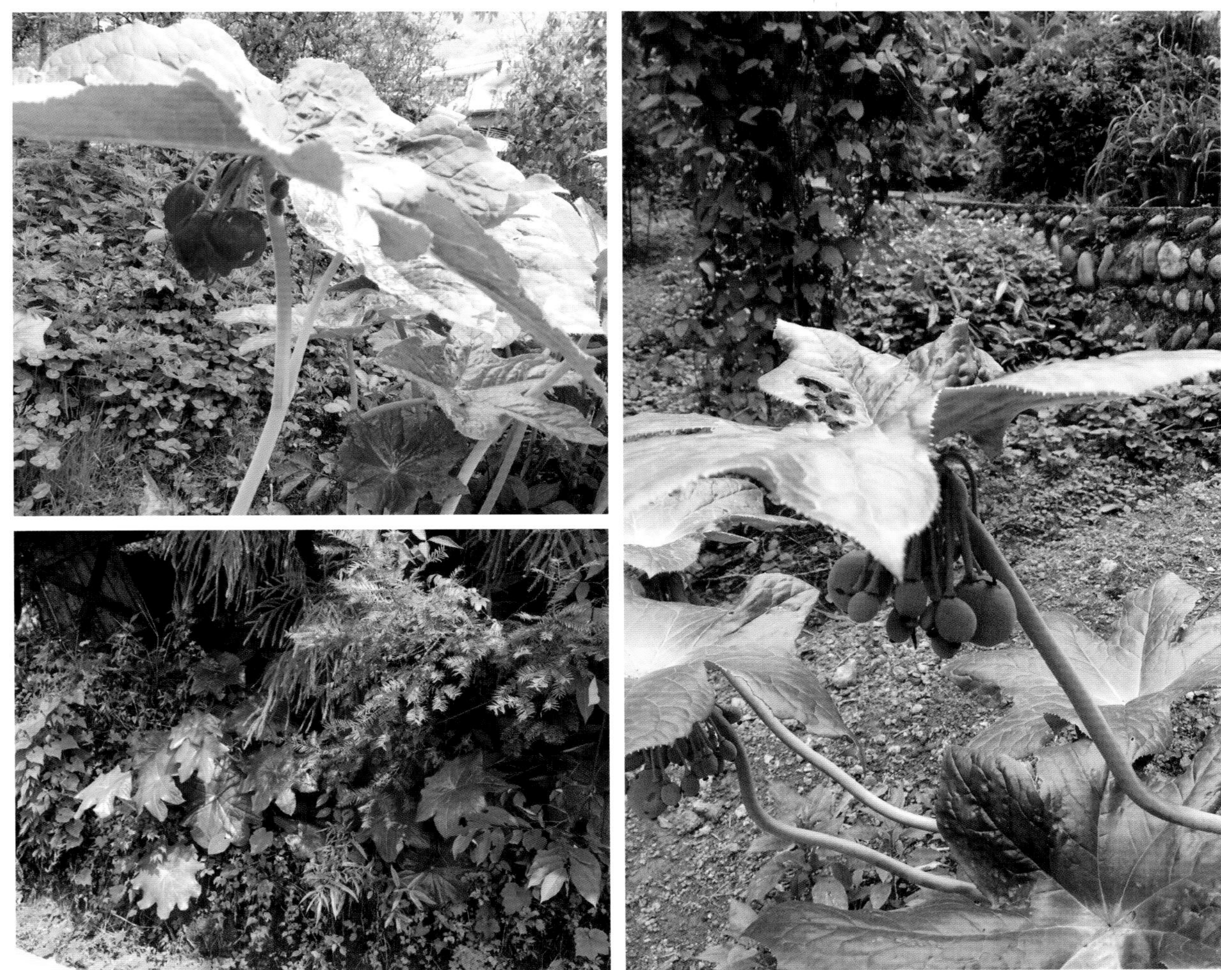

【形态特征】多年生宿根草本。茎直立，高 20~30cm。根状茎粗壮，横生，具明显的碗状节。茎生叶 1，偶有 2，互生，近圆形，直径达 30cm，薄纸质，叶背具柔毛，掌状 4~9 裂。5~8 花簇生，排成伞形花序；花冠深红色；花瓣匙状倒卵形。浆果椭球形或球形。种子多数。花期 3~6 月，果期 6~9 月。

【适宜生境】生于海拔 1000~2000m 的阔叶林、竹林下、山谷阴湿处。

【资源状况】分布于低山区、中山区。少见，应加以保护。

【入药部位】根茎、叶。

【功能主治】根茎清热解毒，排脓生肌，祛痰散结，散风，消肿，活血祛瘀，杀虫。用于外感头痛，腹痛，小儿惊风，劳伤咳嗽，吐血，胃痛，瘿瘤，瘰疬，痈肿，癌肿，疔疮，跌打损伤，蛇咬伤，久年不溃的臁疮，白秃疥癣。叶用于哮喘，背痈溃烂。

粗毛淫羊藿

淫羊藿、尖叶淫羊藿

Epimedium acuminatum Franch.

【标本采集号】511423140418264LY

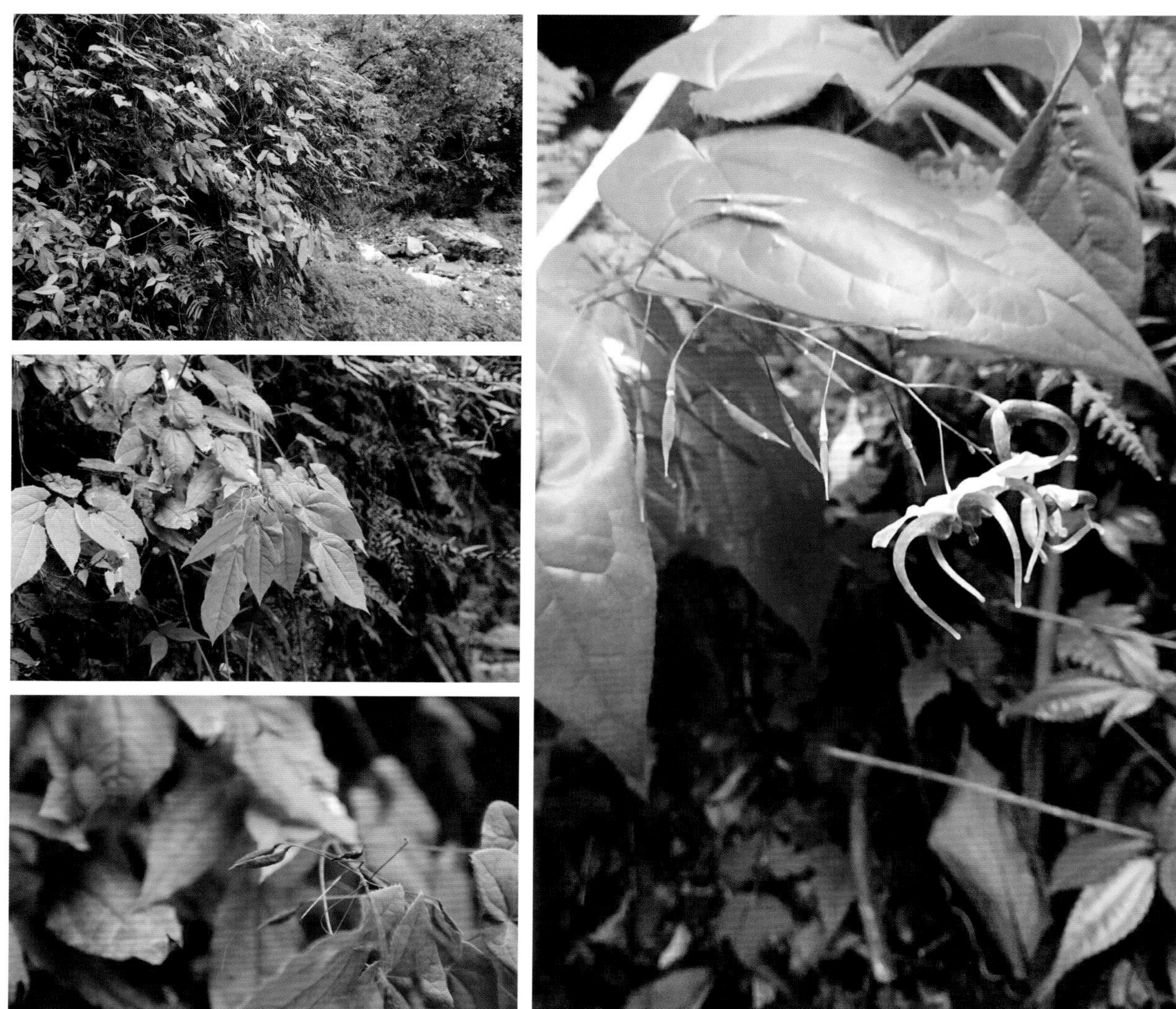

【形态特征】多年生草本，高30~50cm。根状茎横走。一回三出复叶；小叶3，薄革质，基部脉7条，边缘具细密刺齿，具密或疏的短粗伏毛，有时近无毛。花茎具2枚对生叶，有时3枚轮生；圆锥花序具10~50花；萼片2轮；花黄色、白色、红色或淡青色。蒴果长约2cm。种子多数。花期4~5月，果期5~7月。

【适宜生境】生于海拔 800~1900m 的岩脚、沟边、路旁、林缘。

【资源状况】分布于低山区、中山区。常见，可以适度开发利用。

【入药部位】全草。

【功能主治】补肾壮阳，祛风除湿。用于阳痿不举，小便淋沥，风湿痹痛。

宝兴淫羊藿

淫羊藿、华西淫羊藿

Epimedium davidii Franch.

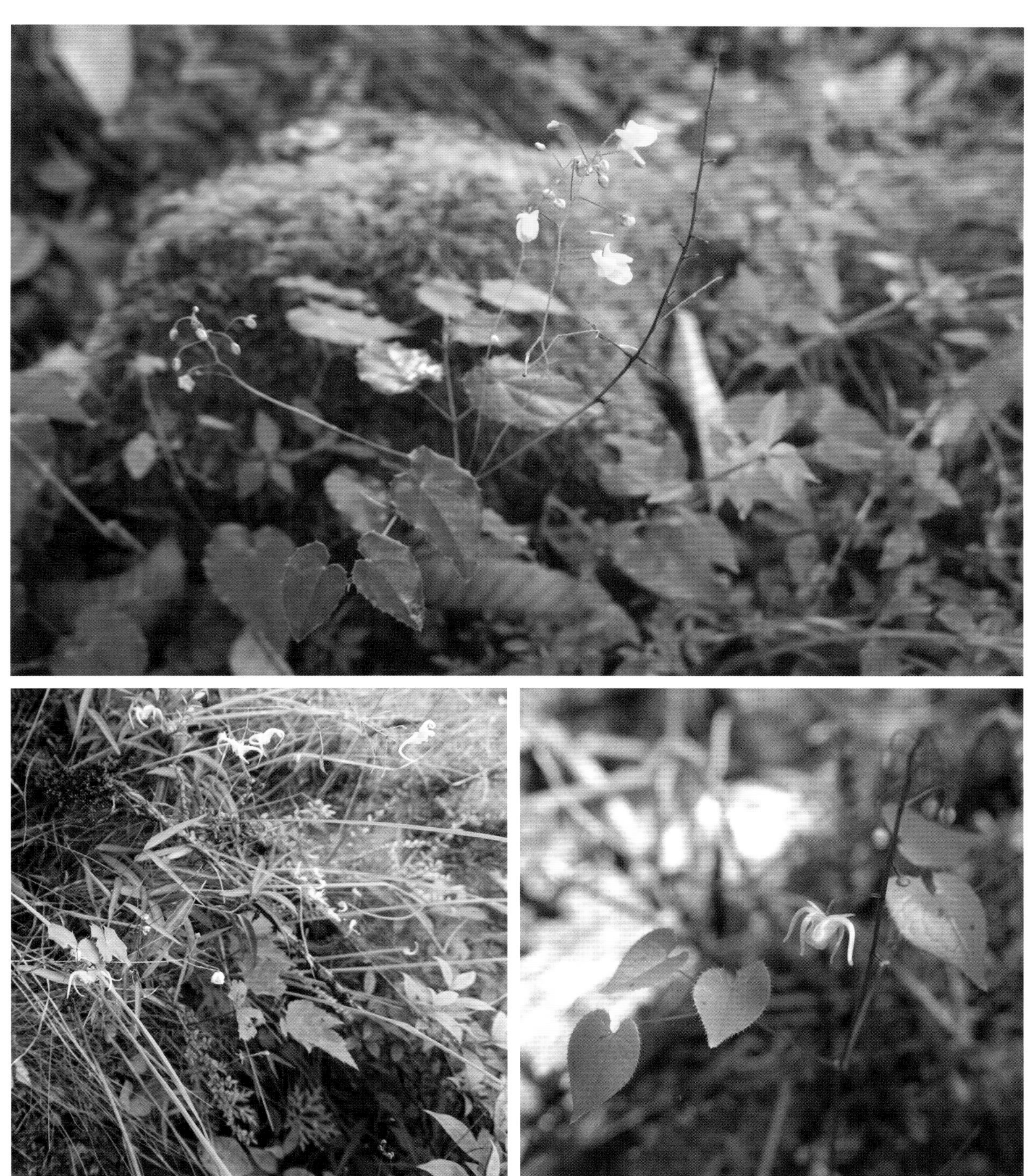

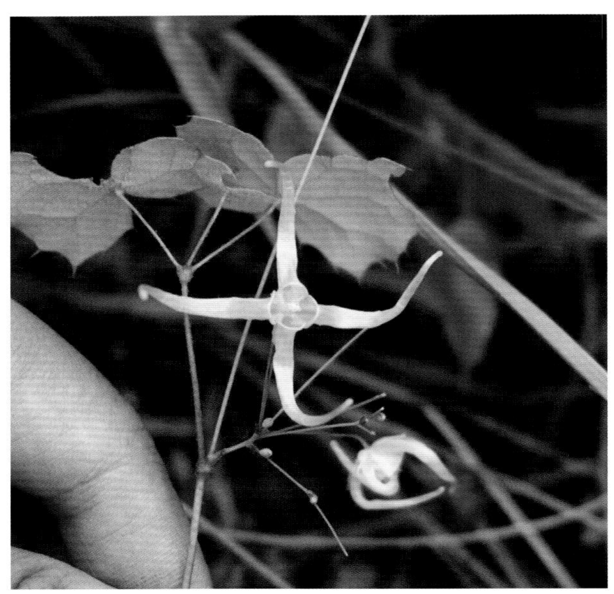
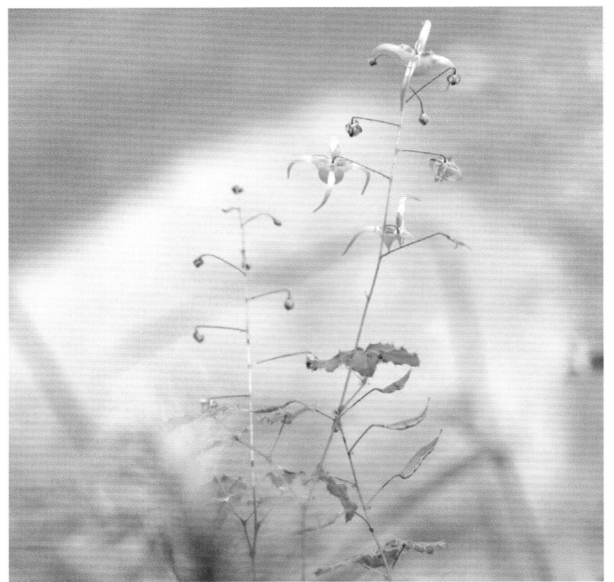

【形态特征】多年生草本，植株高 30~50cm。根状茎粗短，质坚硬，密生多数须根。花茎具 2 枚对生 3 小叶复叶；叶革质或纸质，叶背苍白色，具乳突和疏柔毛及短伏毛。圆锥花序具 6~24 花，长 15~25cm；花梗纤细，长 1.5~2cm，被腺毛；花淡黄色，直径 2~3cm。蒴果长 1.5~2cm。花期 4~5 月，果期 5~8 月。

【适宜生境】生于海拔 3000m 以下的路旁、林下及林缘。

【资源状况】分布于峨眉山各地。少见，应加以保护。

【入药部位】地上部分。

【功能主治】温肾壮阳，强筋壮骨。用于阳痿遗精，筋骨拘挛。

朝鲜淫羊藿

淫羊藿

Epimedium koreanum Nakai

【形态特征】多年生草本。根状茎匍匐，粗壮。花茎基部被有鳞片，具 1 枚二回三出复叶；叶纸质，叶背无毛或疏具柔毛。总状花序具花 4~16 朵；花大，直径 2~4.5cm，白色、淡黄色、红色或紫蓝色。蒴果狭纺锤状。花期 4~5 月，果期 5 月。

【适宜生境】生于海拔 1000~1500m 的岩坎、沟边。

【资源状况】分布于低山区、中山区。常见，可以开发利用。

【入药部位】叶（淫羊藿）。

【功能主治】补肾阳，强筋骨，祛风湿。用于肾阳虚衰，阳痿遗精，筋骨痿软，风湿痹痛，麻木拘挛。

柔毛淫羊藿 *Epimedium pubescens* Maxim.

【标本采集号】511423140415096LY

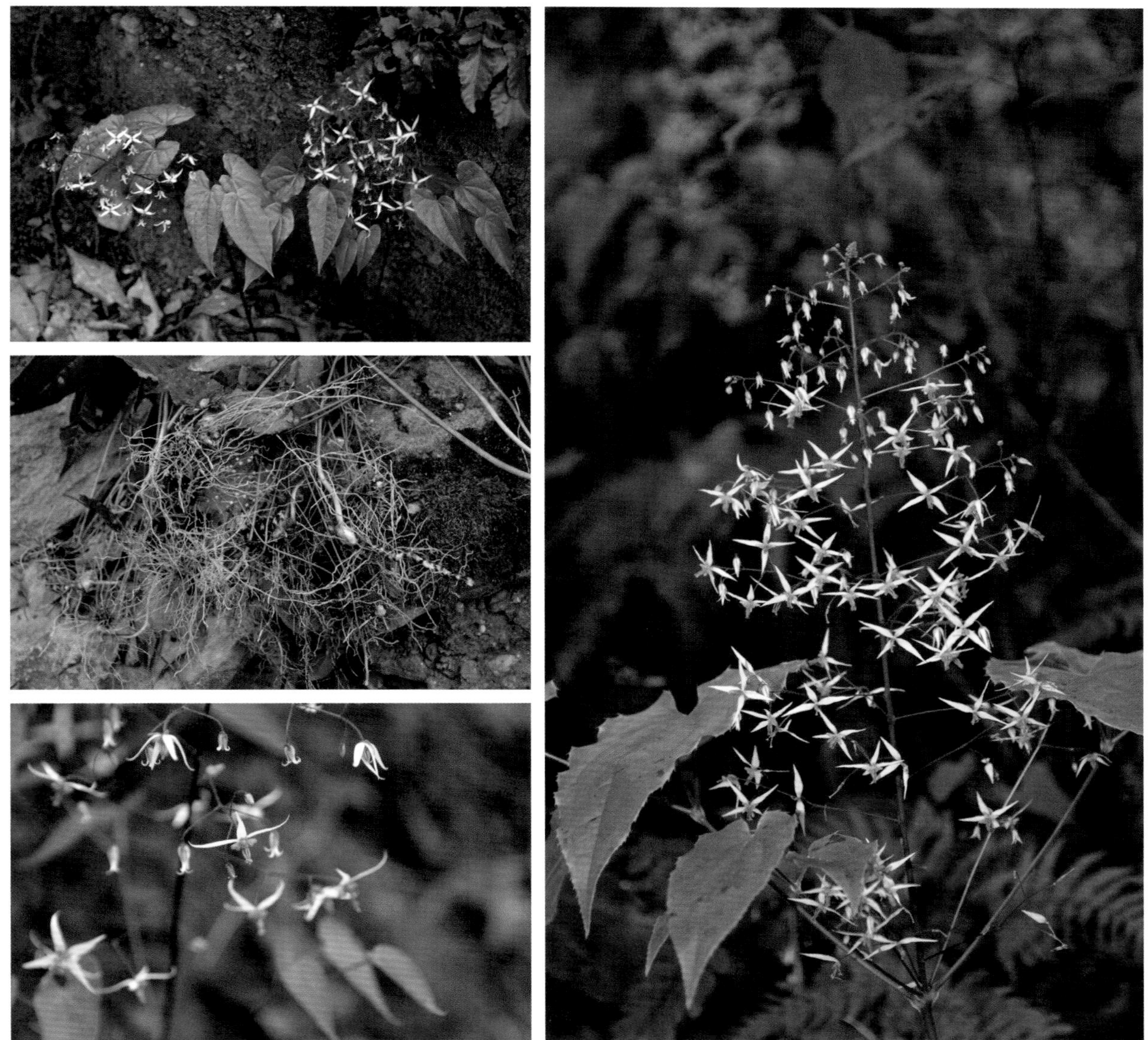

【形态特征】多年生草本。根状茎发达，具不规则横走分枝。叶一回三出复叶，基部深心形或心形，边缘具密刺齿，叶背及叶柄密被白色长绒毛；叶缘锯齿可达 2mm 以上。圆锥花序疏松，具 30 至 100 余朵花；花瓣淡黄色，囊状。蓇果长圆形。花期 4~5 月，果期 5~7 月。

【适宜生境】生于海拔 400~2000m 的灌丛、林下、山沟阴湿处。

【资源状况】分布于坝区、低山区、中山区。常见。

【入药部位】叶（淫羊藿）。

【功能主治】补肾阳，强筋骨，祛风湿。用于肾阳虚衰，阳痿遗精，筋骨痿软，风湿痹痛，麻木拘挛。

阔叶十大功劳 高山刺黄柏、十大功劳

Mahonia bealei (Fort.) Carr.

【标本采集号】511423140418301LY

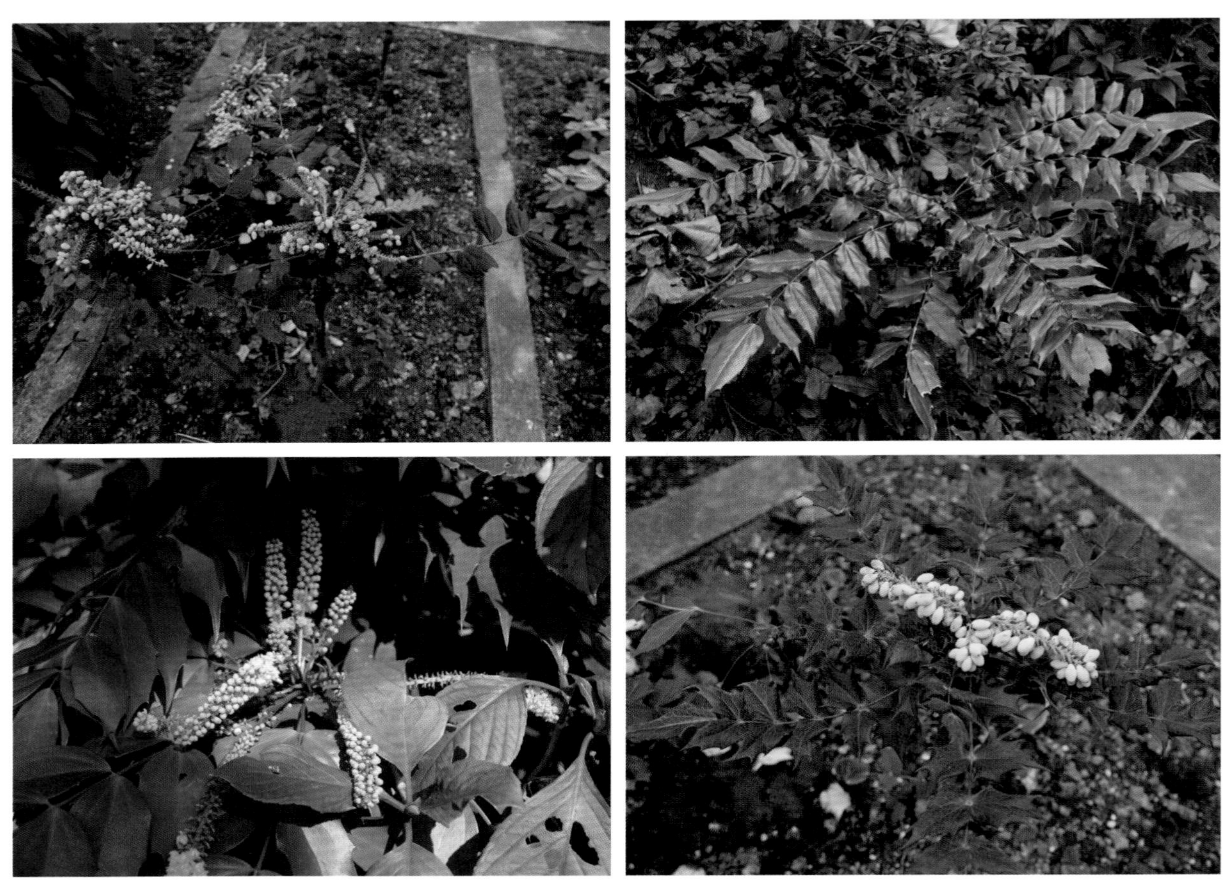

【形态特征】常绿灌木或小乔木，高达 4（~8）m。羽状复叶互生，革质，叶长 27~51cm，宽 10~20cm，具 4~10 对小叶，叶背覆白粉。花序直立，3~9 个总状花序簇生；花密集，黄色；花瓣顶端微缺。浆果深紫色或深蓝色，卵圆状或矩圆状卵球形，长约 1.5cm，直径 1~1.2cm，被白粉。花期 9 月至翌年 6 月，果期翌年 4~6 月。

【适宜生境】生于海拔 1500~2400m 的冷竹、灌木林下。

【资源状况】分布于中山区。常见，可以适度开发利用。

【入药部位】全株、根茎、叶。

【功能主治】全株清热凉血，止咳化痰，补虚。用于肺痨咳血，骨蒸潮热，头晕耳鸣，腰酸腿软，心烦，目赤。根茎清热燥湿，泻火解毒。用于细菌性痢疾，湿热泻痢，黄疸性肝炎，肺痨咳嗽，咯血，急性胃肠炎，病毒性肝炎，肺炎，支气管炎，咽喉肿痛，目赤肿痛，肾火牙痛。叶滋阴清热，止咳化痰。用于肺痨咳血，感冒，骨蒸潮热，头晕耳鸣，腰酸腿软，心烦，目赤。

安坪十大功劳

刺黄柏、甘平十大功劳

Mahonia eurybracteata Fedde subsp. *ganpinensis* (Lévl.) Ying et Boufford

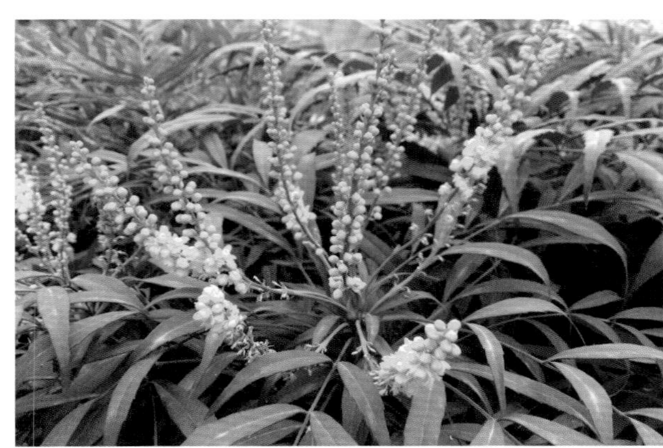

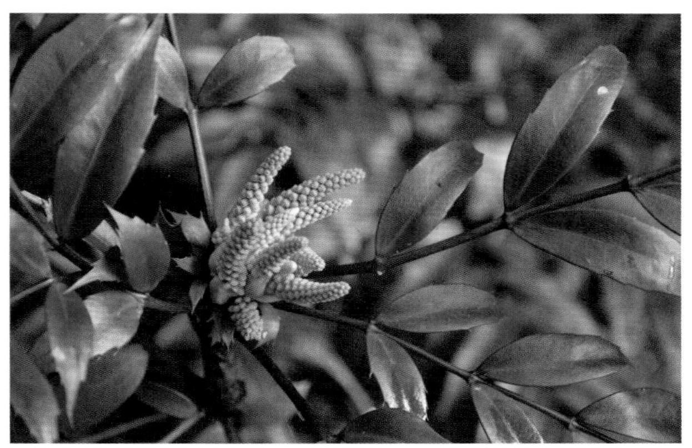

【形态特征】灌木，高 0.5~2m。小叶 5~7 对，较狭，椭圆状披针形至狭卵形，宽 1.5cm 以下，边缘每边具 3~9 刺齿；近无柄或长达约 3cm。总状花序 4~10 个簇生；花梗较短，长 1.5~2mm；外萼片卵形至卵状长圆形；胚珠 2 枚。浆果倒卵状或长圆状，蓝色或淡红紫色，被白粉，具宿存花柱。花期 7~10 月，果期 11 月至翌年 5 月。

【适宜生境】生于路边、沟边、林缘。

【资源状况】分布于低山区。常见。

【入药部位】全株。

【功能主治】清热解毒，消炎，止痢。用于黄疸性肝炎，骨蒸劳热，肺痨咳嗽，咯血，目赤肿痛，肠炎，腹泻。

十大功劳

刺黄柏

Mahonia fortunei (Lindl.) Fedde

【标本采集号】LEM120809001

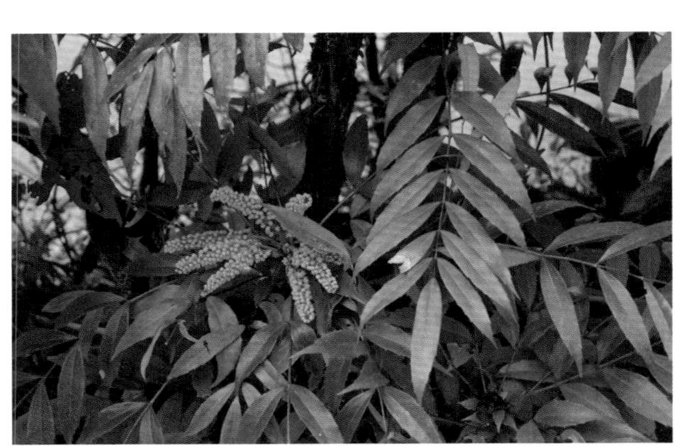

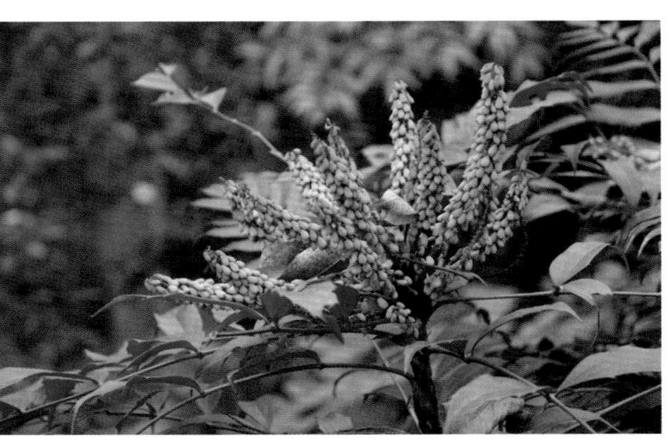

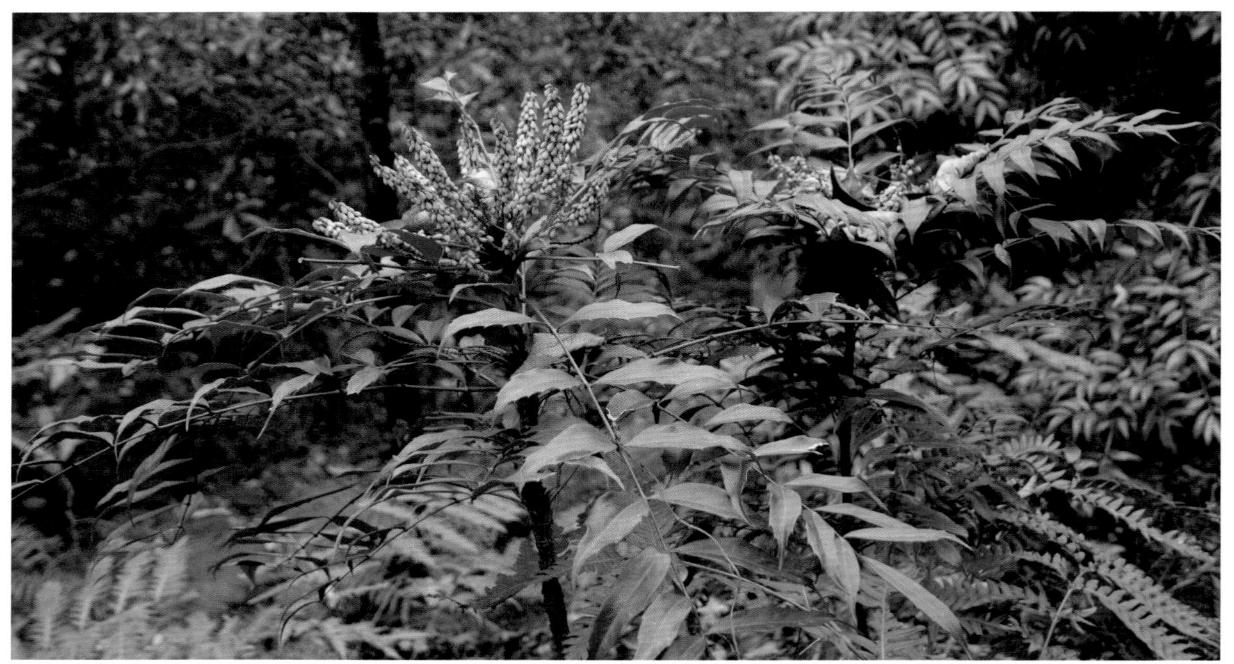

【形态特征】灌木。单数羽状复叶；小叶 2~5 对，矩圆状披针形至狭披针形，无柄，长 4~15cm，宽 0.7~2.5cm，每侧边缘具 5~10 刺状锐齿。4~10 个总状花序簇生，长 3~7cm；花黄色。浆果圆形或矩圆形，紫黑色，被白粉。花期 7~9 月，果期 9~11 月。

【适宜生境】生于海拔 500~1300m 的路边、沟边、林缘。

【资源状况】分布于低山区、中山区。常见，可以大量开发利用。

【入药部位】根、茎、叶。

【功能主治】清热利湿，消肿解毒，泻火，止咳化痰。用于黄疸，热痢，淋浊，目赤肿痛，骨蒸劳热，头晕耳鸣，风湿痹痛，疮痈肿毒，肺结核咳嗽，咯血，肠炎，腹泻，黄疸性肝炎。

细柄十大功劳

刺黄柏、细梗十大功劳

Mahonia gracilipes (Oliv.) Fedde

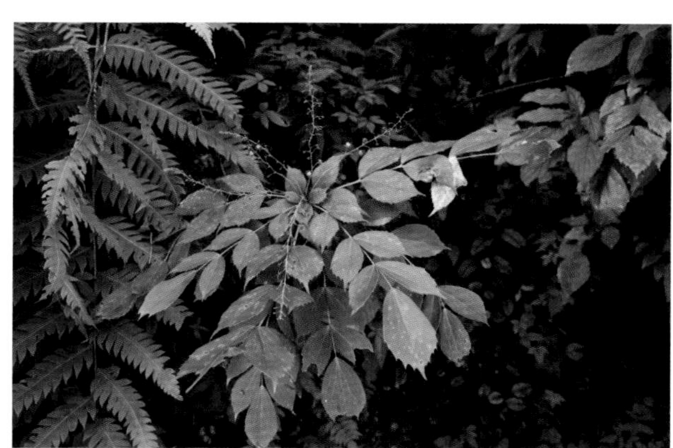

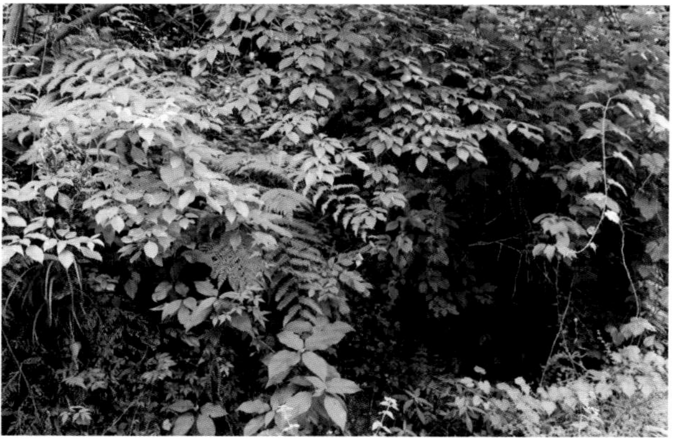

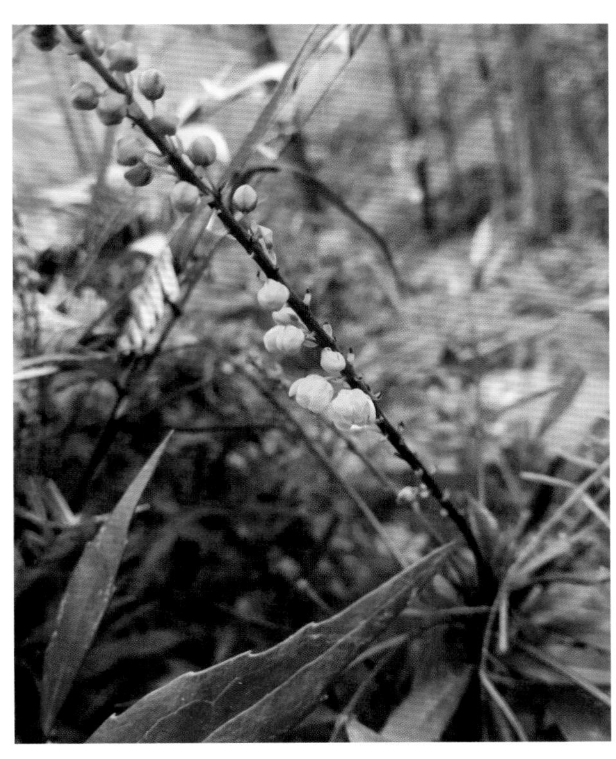
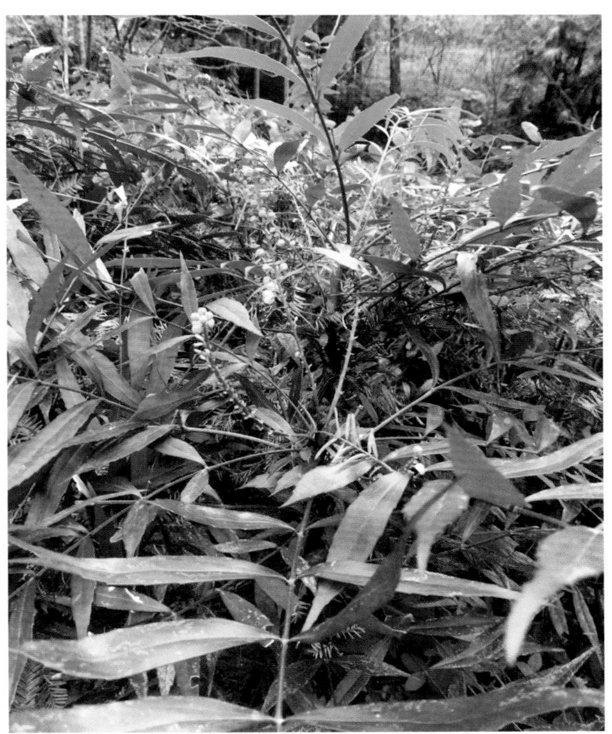

【形态特征】小灌木，高约 1m。小叶 2 或 3 对，每侧具 1~5 个刺齿。总状花序分枝或不分枝；花梗纤细，长 1.3~2.4cm；花瓣淡黄色或白色，基部有 2 腺体，先端微缺；萼片 2，紫红色；花柱极短，胚珠 2~4 枚。浆果球形，黑色，被白粉。花期 4~8 月，果期 9~11 月。

【适宜生境】生于林缘、灌木林下。

【资源状况】分布于中山区。常见。

【入药部位】全株。

【功能主治】清热解毒，消炎，止痢。用于肺痨咳嗽，骨蒸劳热，目赤肿痛，黄水疮。

南天竹 *Nandina domestica* Thunb.

【形态特征】常绿灌木，高达 2m。叶为二至三回羽状复叶，长 30~50cm；小叶全缘。花序直立，长 20~35cm；花小，白色，具芳香。浆果红色或紫色。种子扁圆形。花期 3~6 月，果期 5~11 月。

【适宜生境】庭院栽培。

【资源状况】分布于坝区、低山区。常见，可以开发利用。

【入药部位】根、茎、叶、果实。

【功能主治】清热解毒，止咳，强筋壮骨。用于风热头痛，肺热咳嗽，咳嗽气喘，百日咳，湿热，噎膈，腹胀泻痢，牙痛，湿热黄疸。

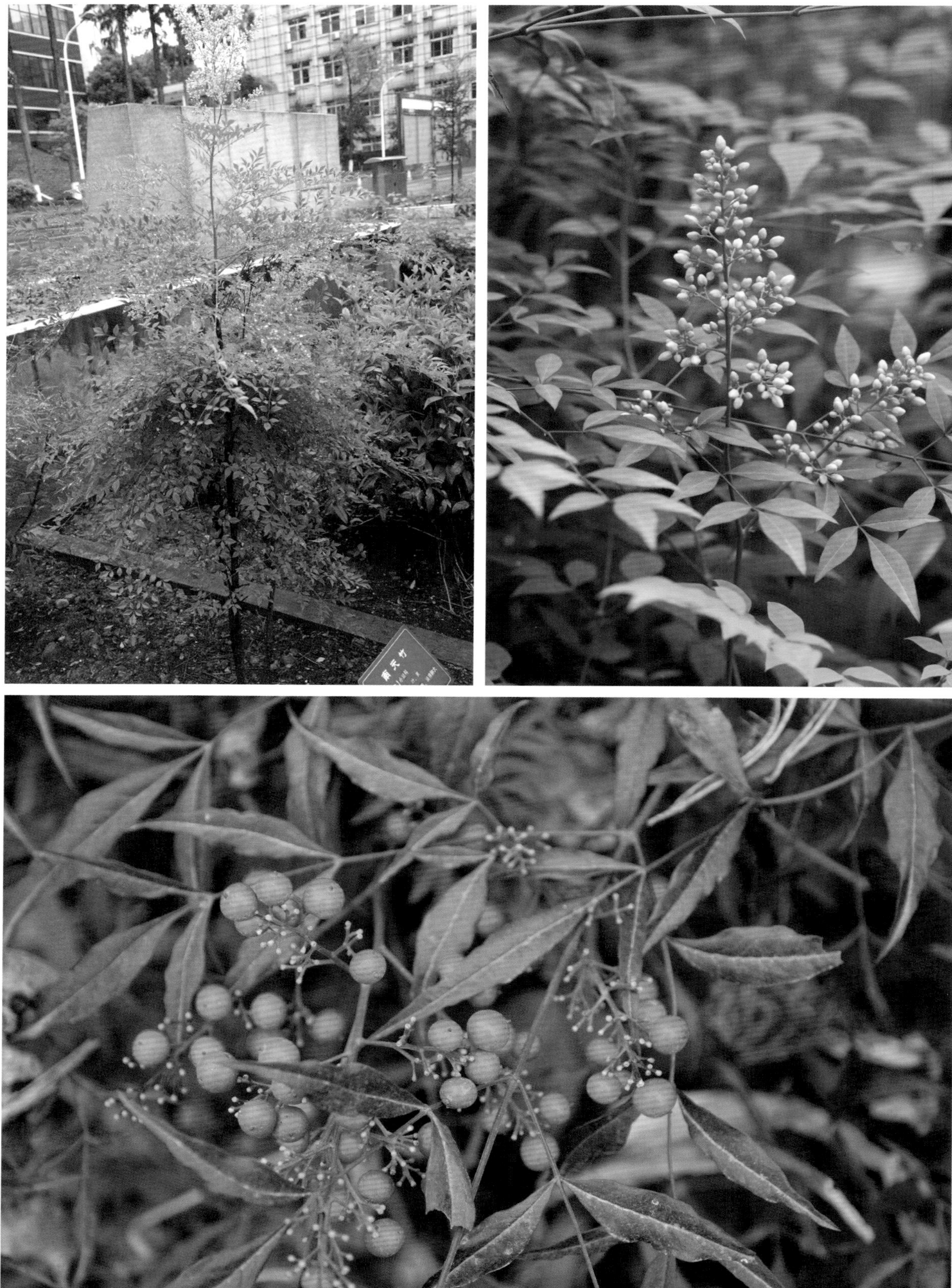
南天竹

防己科

樟叶木防己

土巴戟、樟叶防己、衡州乌药

Cocculus laurifolius DC.

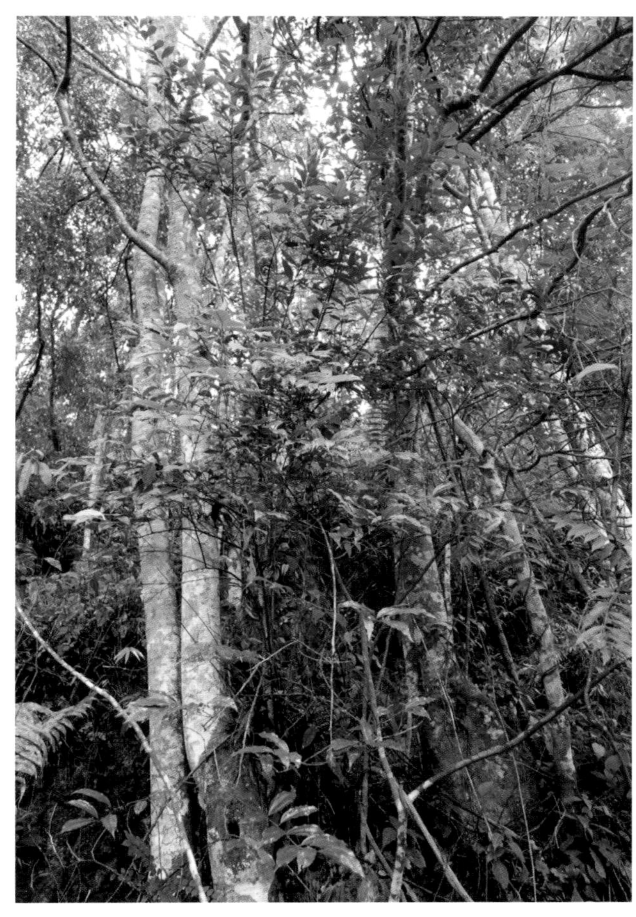

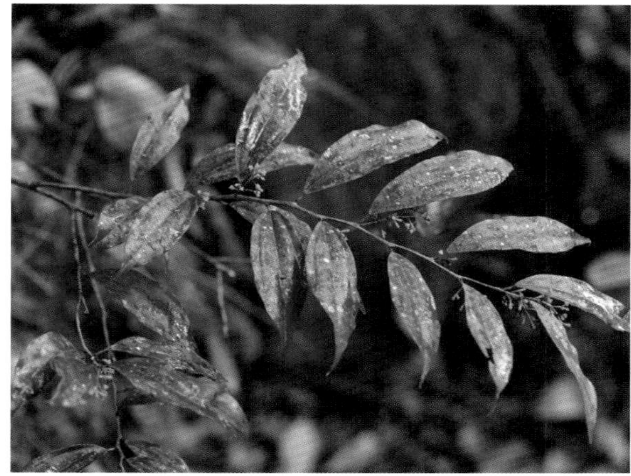

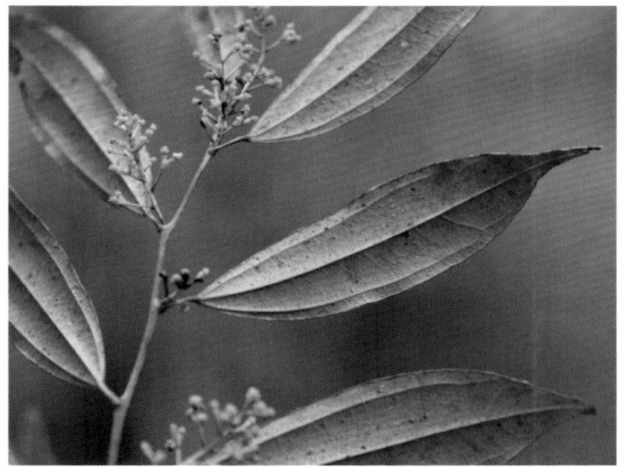

【形态特征】直立灌木或小乔木。枝有条纹，嫩枝稍有棱角，无毛。叶椭圆形、卵形或长椭圆形至披针状椭圆形，薄革质，掌状三出脉，侧生的 1 对几乎伸至叶片顶部。花序腋生，伞形或聚伞圆锥状；雄花萼片 6，花瓣 6；雌花萼片和花瓣与雄花的相似，不育雄蕊 6，微小，心皮 3，无毛。核果黑色，球形，稍扁平。花期春末夏初，果期秋季。

【适宜生境】生于深山阴湿处。

【资源状况】分布于低山区。少见。

【入药部位】根。

【功能主治】祛风通络，解毒止痛。用于风湿痹痛。

木防己

土巴戟、青藤

Cocculus orbiculatus (Linn.) DC.

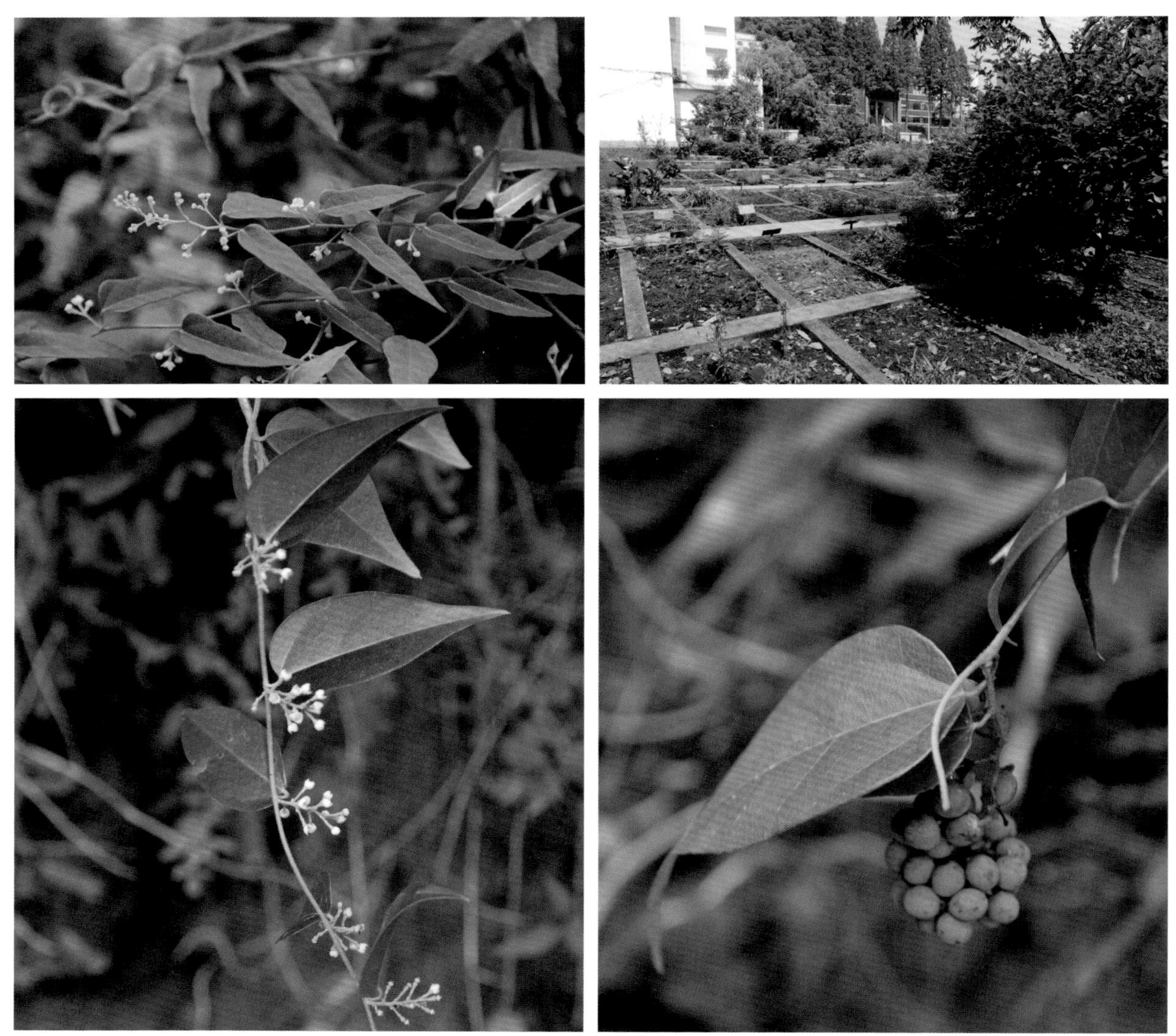

【形态特征】木质藤本。嫩枝密被柔毛。叶形变异极大，纸质或近革质，有时掌状 3（~5）脉。花序腋生，聚伞状，少花或多花排列成狭顶生或腋生聚伞圆锥状；花瓣 6，顶端 2 裂；雄蕊 6，较花瓣短。核果近球形，红色或紫红色。

【适宜生境】生于灌丛、林缘。

【资源状况】分布于低山区。常见。

【入药部位】根。

【功能主治】补肾益精，强筋壮骨。用于痧证腹痛，风湿关节痛，半身不遂，肾炎水肿，尿路感染，风湿性关节炎，神经炎，心胃冷气痛，脚气肿痛，小便不利，高血压。

峨眉轮环藤

山豆根

Cyclea racemosa Oliv. f. *emeiensis* Lo et S. Y. Zhao

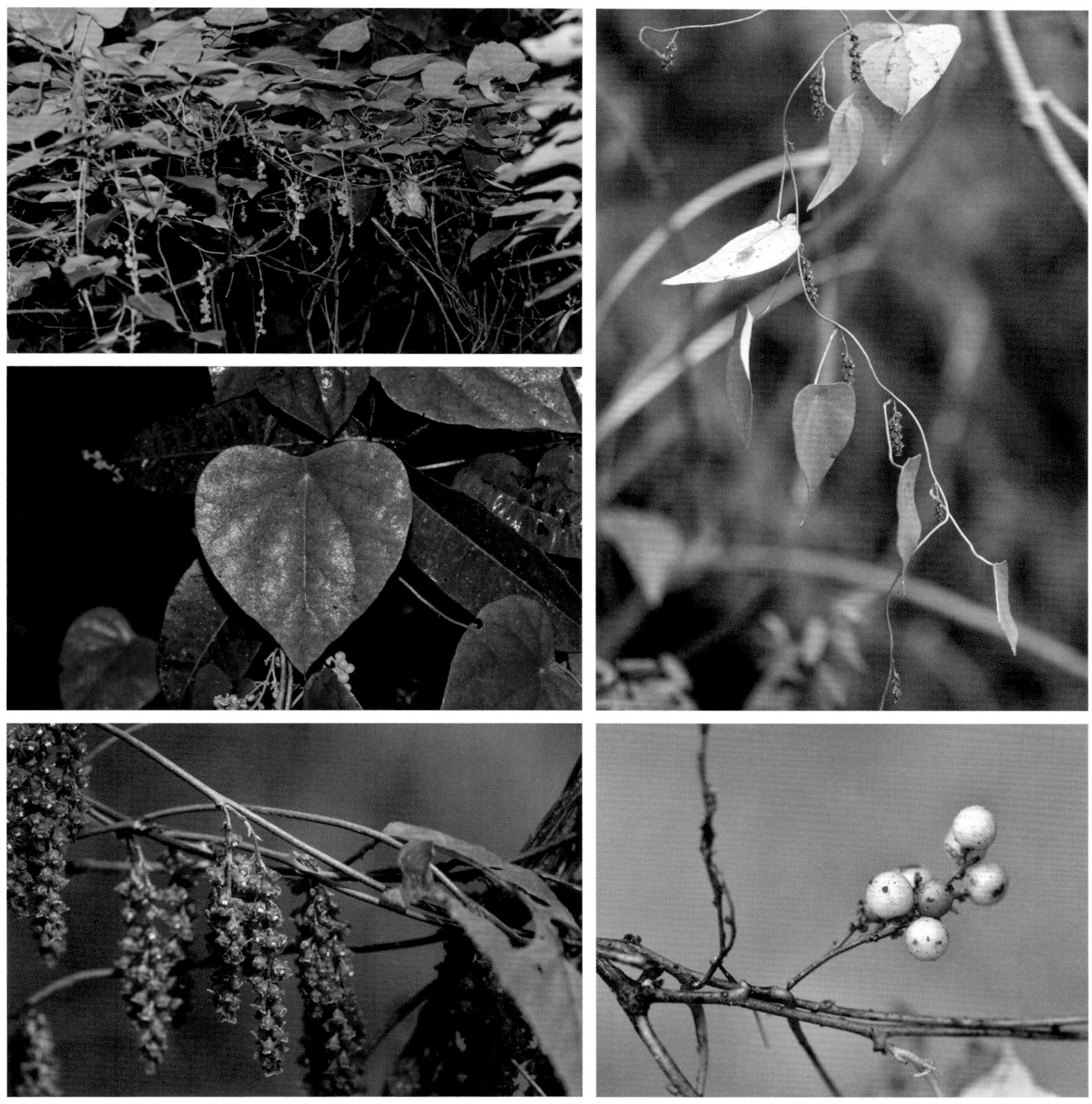

【形态特征】藤本。老茎木质化，有条纹。叶盾状或近盾状，长4~9cm，宽3.5~8cm，基部近截平至心形，无毛，掌状脉9~11条；叶柄较纤细，无毛。聚伞圆锥花序狭窄，总状花序状，密花，长3~10cm，花序轴密被柔毛；苞片卵状披针形，背面被柔毛；雄花花冠碟状或浅杯状，全缘或2~6深裂几达基部；雌花萼片基部囊状，中部缢缩。核果扁球形，疏被刚毛。花期4~5月，果期8月。

【适宜生境】生于海拔 800~1600m 的林缘、地边、灌丛。

【资源状况】分布于低山区、中山区。少见，应加以保护。

【入药部位】根（木防己）。

【功能主治】清热解毒，除湿止痛。用于腹痛，吐泻，风湿痛，毒蛇咬伤。

蝙蝠葛

山豆根、土豆根

Menispermum dauricum DC.

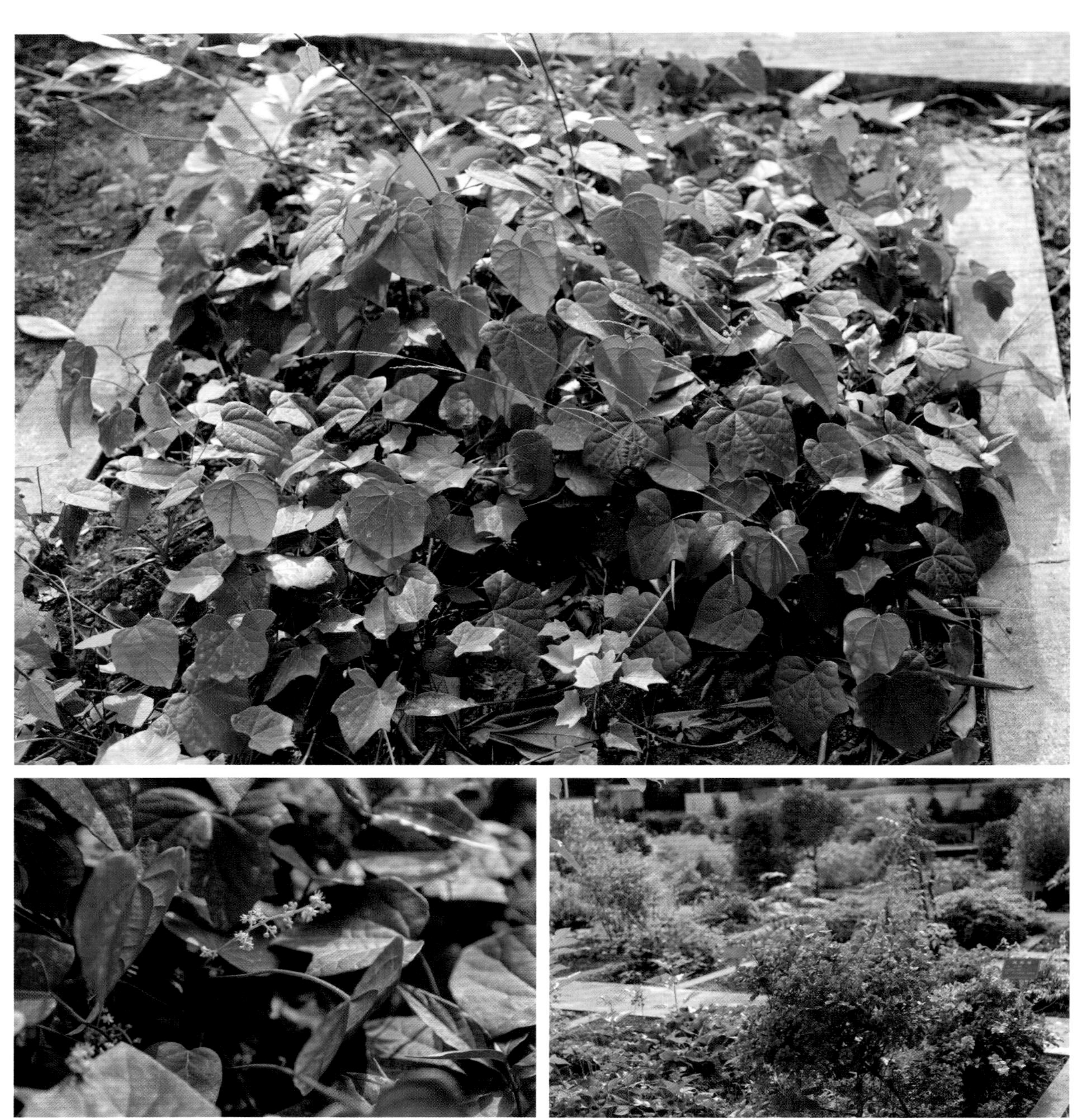

【形态特征】落叶草质藤本。根状茎褐色，垂直生，茎自位于近顶部的侧芽生出；一年生茎纤细，有条纹，无毛。叶轮廓常心状扁圆形，常 3~9 浅裂，纸质或近膜质，掌状 9~12 脉。花序圆锥状，单生或有时成对，具 20 花，花多无柄，有时伞状簇生；雄花萼片 4~8；雌花退化雄蕊 6~12，长约 1mm，雌蕊群具长 0.5~1mm 的柄。核果紫黑色。花期 4~8 月，果期 8~9 月。

【适宜生境】生于地边、岩石、林缘。

【资源状况】分布于低山区。常见。

【入药部位】根茎（北豆根）。

【功能主治】清热解毒，除湿，止痛，杀虫。用于咽喉肿痛，疮痈肿毒，急性咽炎，扁桃体炎，发热，咳嗽，胃肠炎，胃痛腹胀，疟疾。

细圆藤 小广藤

Pericampylus glaucus (Lam.) Merr.

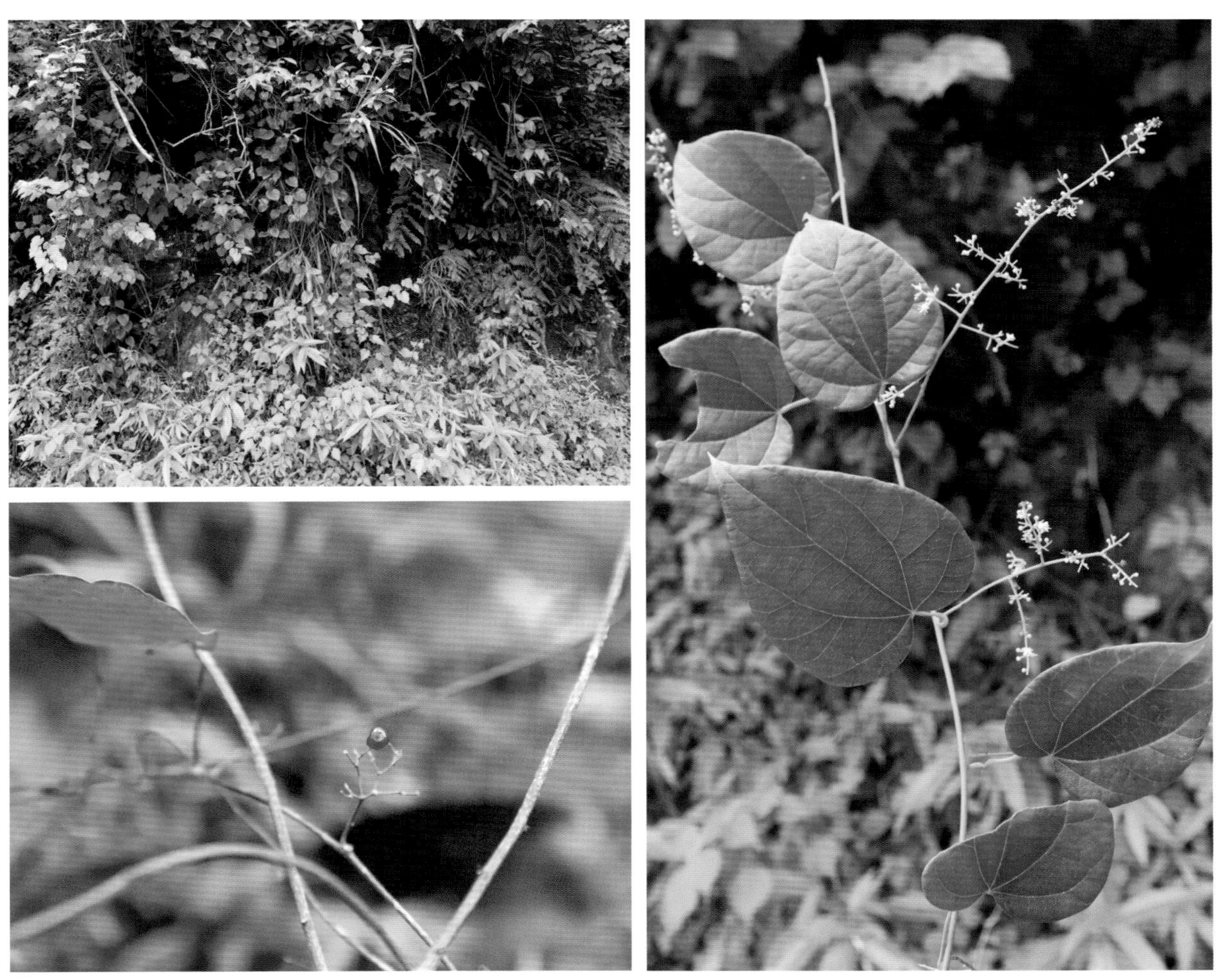

【形态特征】木质藤本，长达10m。幼茎常长且下垂，常具淡黄色绒毛，紫褐色，具纵条纹。叶三角状卵形至三角状长圆形，掌状（3~）5裂。花序伞状聚伞状；雄花萼片9；柱头2裂。核果红色或紫红色，内果皮骨质，背部两侧有短圆锥状突起。花期4~6月，果期9~10月。

【适宜生境】生于灌丛中。

【资源状况】分布于低山区。常见。

【入药部位】藤、根。

【功能主治】藤通筋活络，祛风镇惊。用于小儿惊风，破伤风。根祛风除湿，理气，解毒，杀虫。用于风湿麻木，肺病，咽喉肿痛，蛇咬伤。

风　龙

青藤、广藤、通气藤、防己

Sinomenium acutum (Thunb.) Rehd. et Wils.

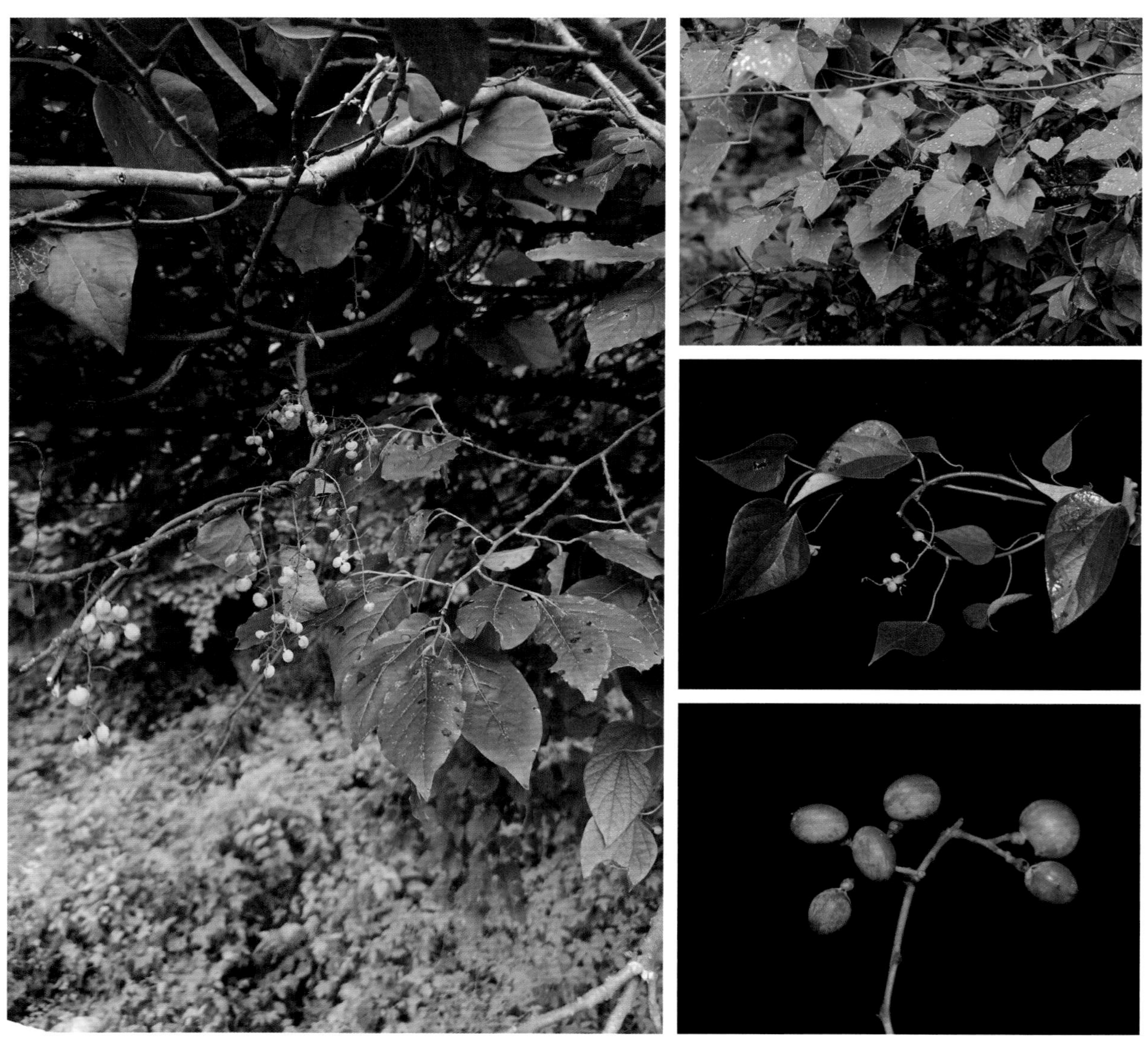

【形态特征】木质藤本，长达 20m。茎皮有不规则纵裂纹。叶革质至纸质，掌状 5（~7）脉。圆锥花序长可达 30cm；雄花小苞片 2，萼片淡黄绿色；雌花退化雄蕊丝状，心皮无毛。核果红色至暗紫色或蓝黑色。花期 7~8 月，果期 11~12 月。

【适宜生境】生于海拔 1000~1600m 的灌丛中。

【资源状况】分布于低山区、中山区。常见，可以开发利用。

【入药部位】藤茎（青风藤）。

【功能主治】祛风除湿，利水通淋，行气，消肿，止痛。用于风湿痹痛，四肢浮肿疼痛，肝硬化腹水，鹤膝风，水肿，脚气病，神经痛，牙痛，蛇咬伤，绦虫病，癣癞。

金线吊乌龟 *Stephania cepharantha* Hayata

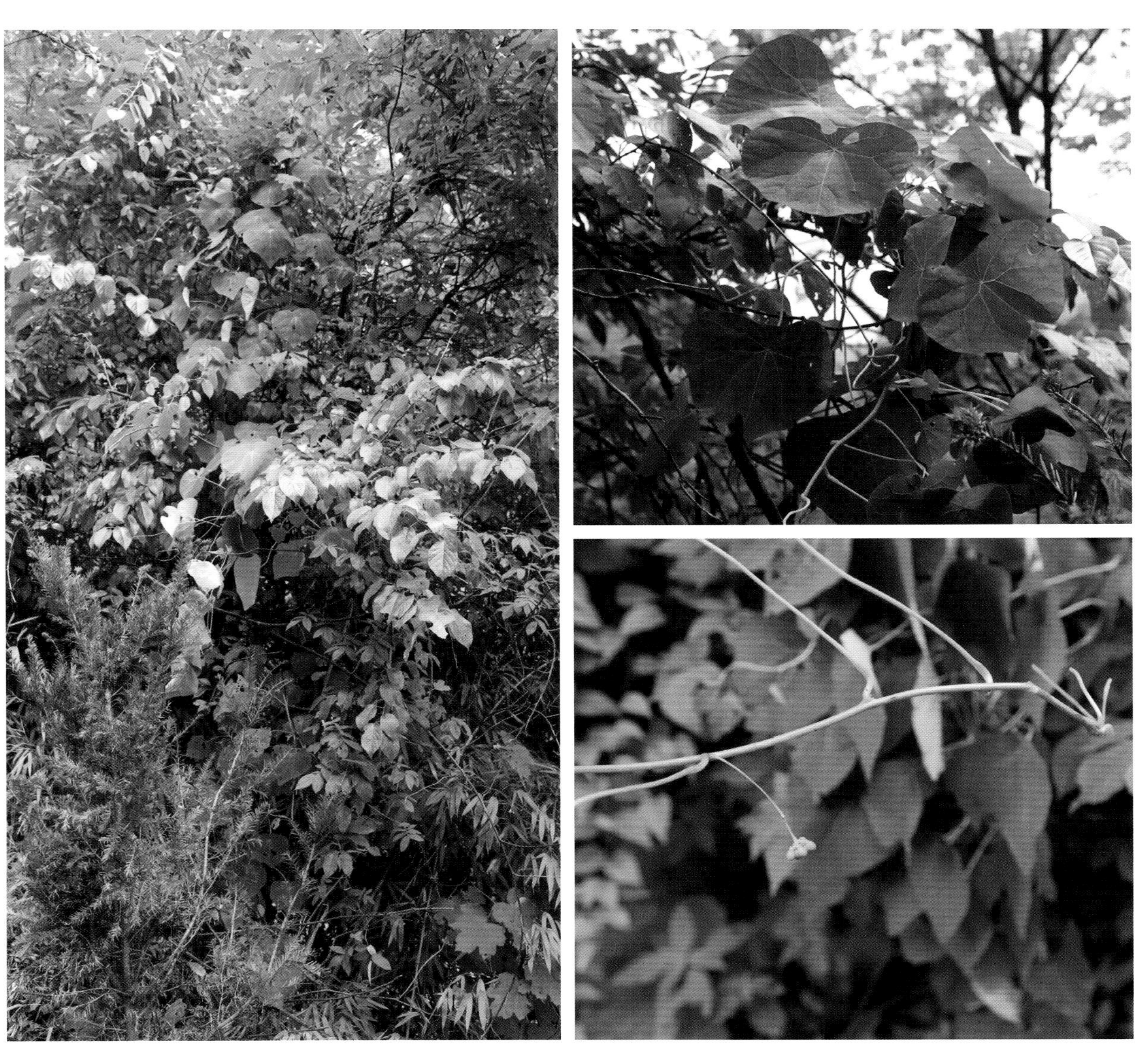

【形态特征】多年生缠绕落叶草质藤本，长达 5m。块根肥厚，略呈方形，外皮暗褐色，断面黄白色，粉质。茎基部木质化，带紫色。叶纸质，盾状，三角状扁圆形或近圆形，掌状 7~9 脉。雄花序常腋生，圆锥状、头状，具碟形花托，花梗丝状；雄花萼片 4 或 6（8），花瓣 3 或 4（~6）；子房上位，心皮 1 枚。核果红色，阔圆球形。花期 4~5 月，果期 6~7 月。

【适宜生境】生于海拔 700~1300m 的灌丛。

【资源状况】分布于低山区、中山区。常见。

【入药部位】块根（白药子）。

【功能主治】清热解毒，凉血，止痛。用于咽喉肿痛，瘰疬，吐血等。

地不容

小寒药

Stephania epigaea Lo

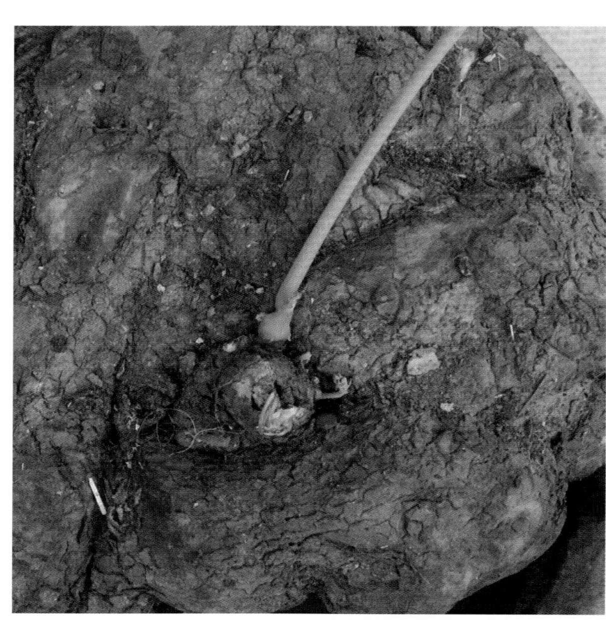

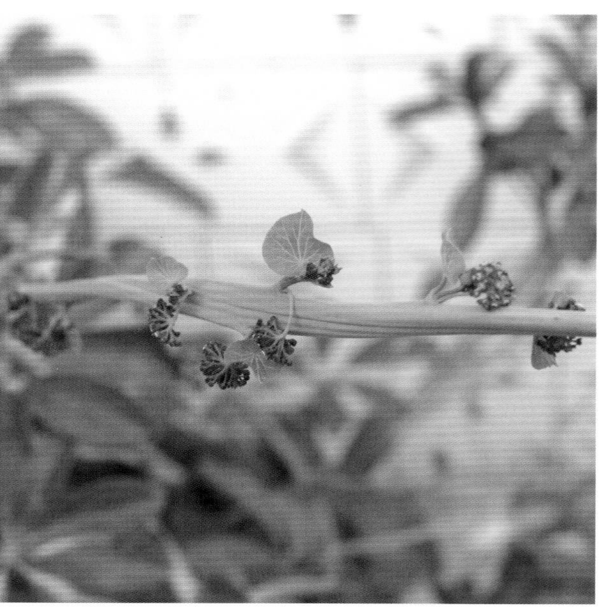

【形态特征】多年生草质落叶藤本，无毛，长达数米。块根硕大，通常扁球形，断面黄白色，粉质。茎密被淡绿色细点。叶盾形，扁圆形，叶背粉白色。花序单生或伞状聚伞花序，腋生，常淡紫红色且具白粉；小聚伞花序少数至 10 个簇生，具 2 或 3（~7）花；雄花萼片 6，花瓣 3，紫色或橘黄色，具紫色斑点。核果圆形，红色。花期春、夏二季，果期秋季。

【适宜生境】生于灌丛中。

【资源状况】分布于中山区。常见。

【入药部位】块根。

【功能主治】清热解毒，利水，止痛。用于疟疾，胃痛，腹痛，风湿关节痛，痈疽肿毒。

桐叶千金藤

山乌龟

Stephania hernandifolia (Willd.) Walp.

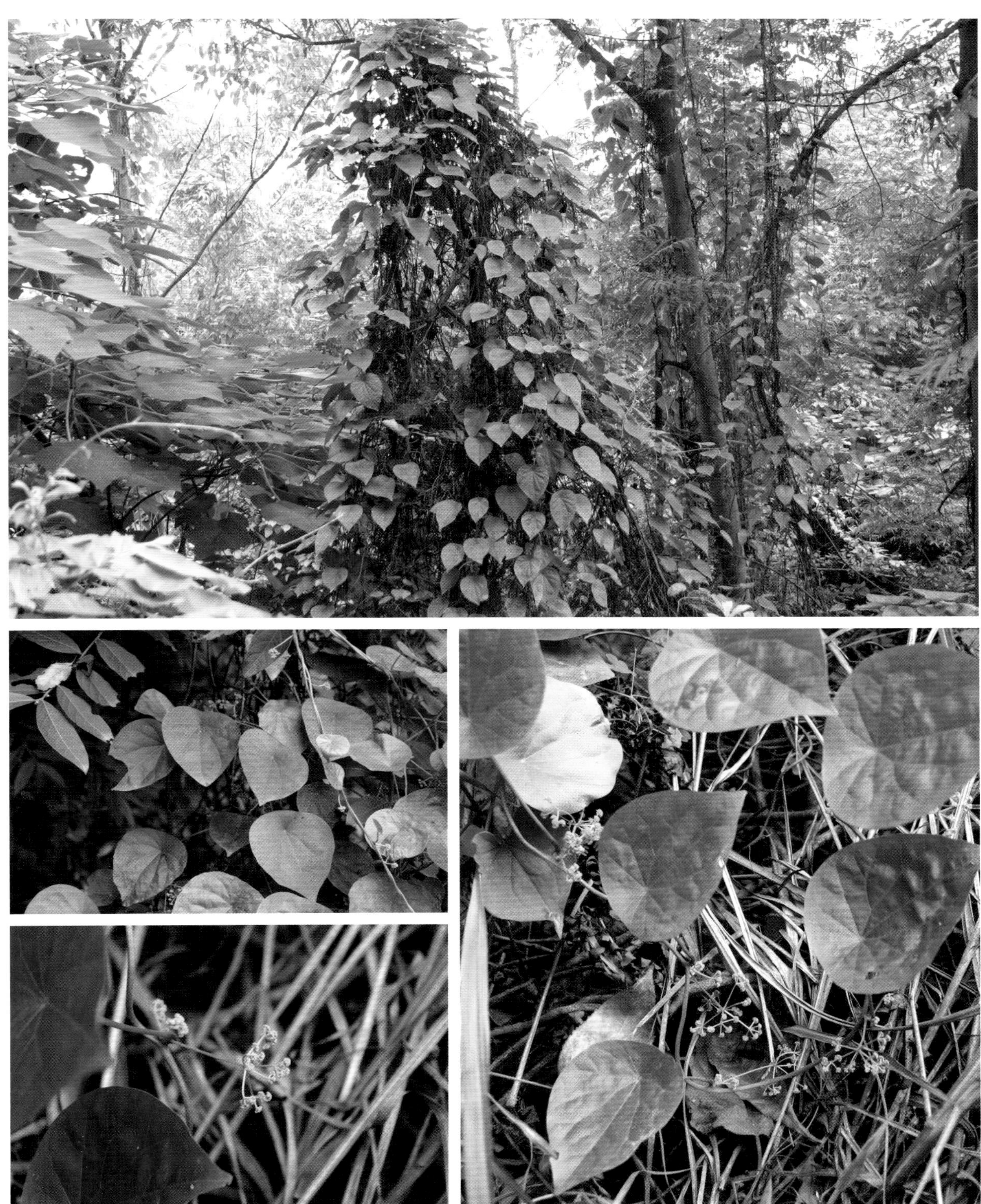

【形态特征】藤本。根条状，木质；老茎稍木质，枝很长，卧地时在节上生不定根，被柔毛。叶明显盾形，叶背被丛卷柔毛。花序轴具柔毛；花序复伞状聚伞状，常腋生；雄花萼片倒披针形至匙形，有时狭椭圆形，具柔毛；雌花萼片 3~4，花瓣 3~4，柱头撕裂状。核果红色，倒卵球状近球形；胎座迹具穿孔。花期夏季，果期秋季。

【适宜生境】生于海拔 1200~1700m 的灌丛。

【资源状况】分布于低山区、中山区。少见。

【入药部位】根。

【功能主治】清热解毒，祛风除湿。用于风湿痹痛，腮腺炎，痢疾腹泻。

千金藤 山乌龟

Stephania japonica (Thunb.) Miers

【标本采集号】LEM120623005

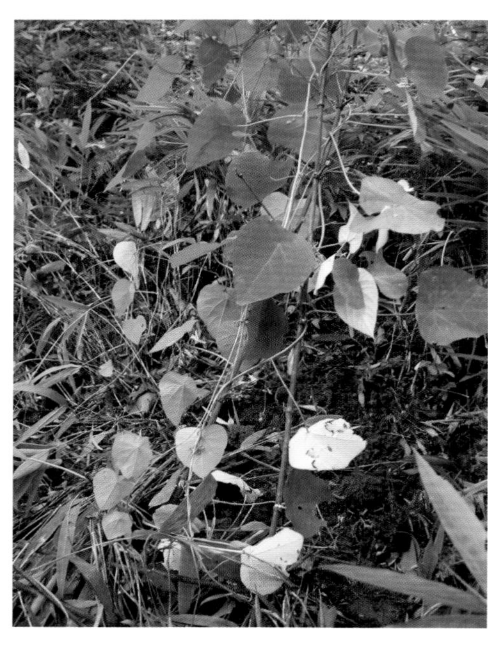

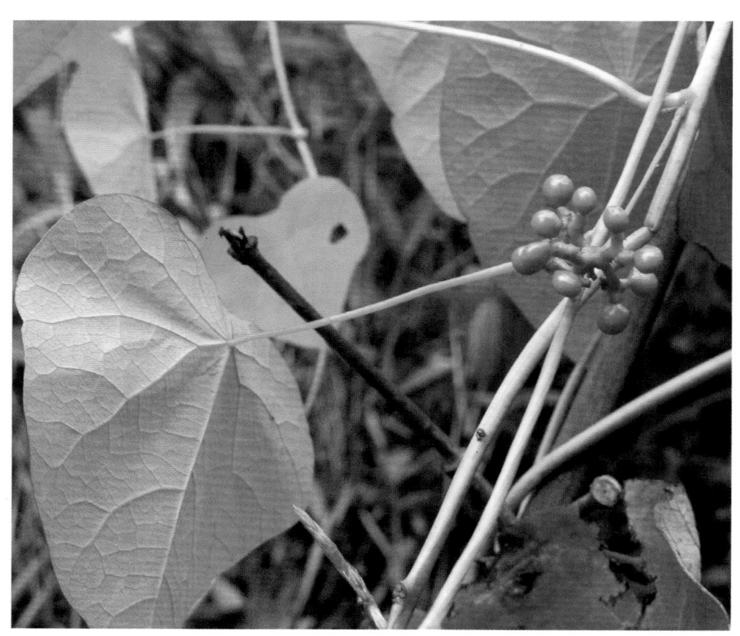

【形态特征】多年生落叶藤本，长达5m。根粗大，圆柱状，外皮暗褐色。老茎木质化。叶纸质或坚纸质，掌状脉10~11条，盾状着生。复伞形聚伞花序，常腋生，无毛；雄花萼片6或8，两轮，膜质，淡黄绿色，花瓣黄色，肉质；雌花萼片3，花瓣4，子房卵形，花柱3~6深裂。核果红色；胎座迹不具穿孔。花期春、夏二季，果期秋、冬二季。

【适宜生境】生于灌丛中。

【资源状况】分布于中山区。少见。

【入药部位】根或茎叶。

【功能主治】祛风，通经，消积。用于蛇咬伤，风湿痹痛，腮腺炎，痢疾，腹痛。

汝　兰

山乌龟、地乌龟

Stephania sinica Diels

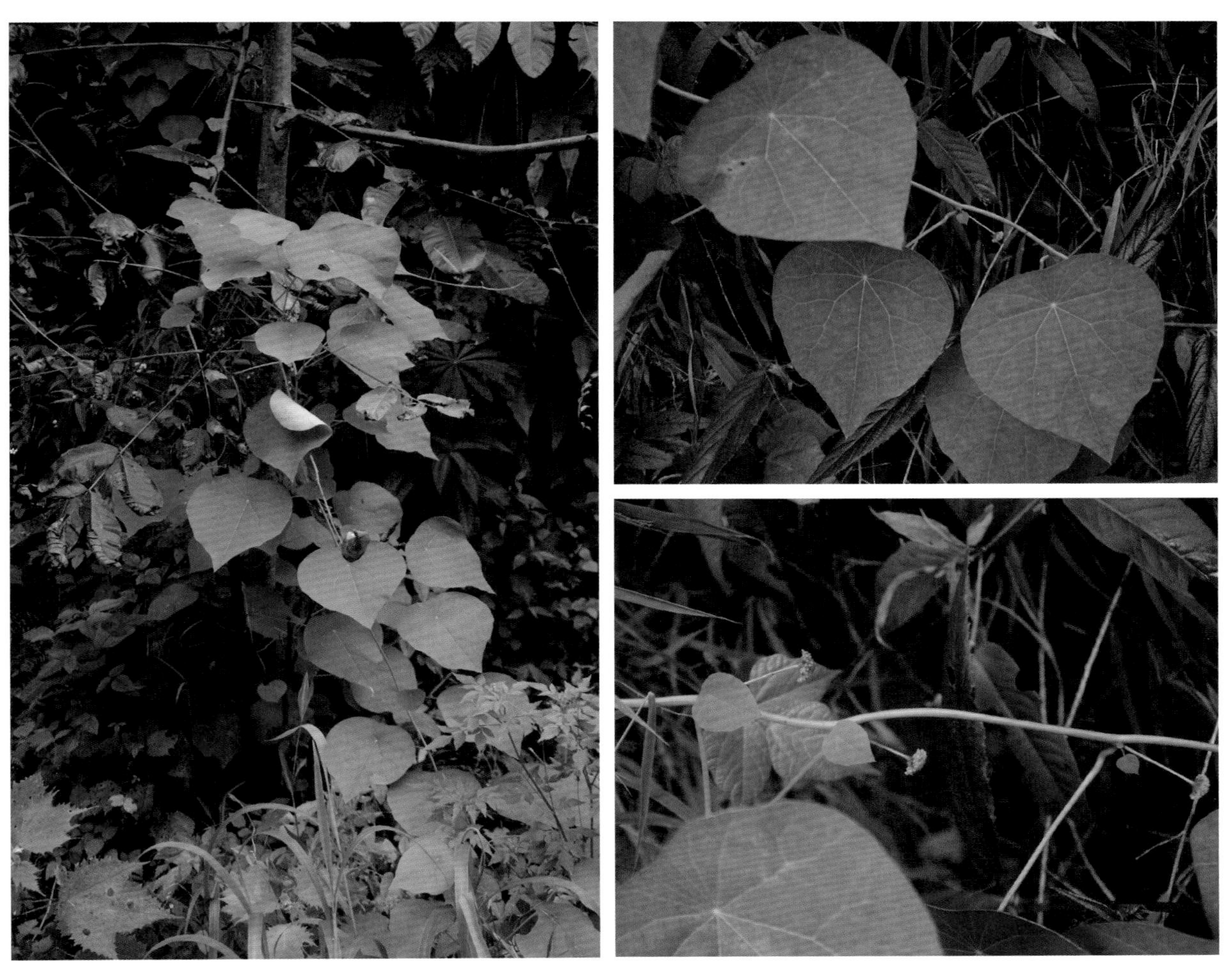

【形态特征】多年生稍肉质落叶藤本，全株无毛。块根团块状。茎枝粗壮，常中空，有粗直纹。叶膜质或近纸质。复伞房花序；花梗和小伞形花序梗肉质，无苞片和小苞片；雄花萼片 6，2 轮，微肉质，花瓣 3；雌花萼片 1，花瓣 2。果梗肉质，干后黑色，背部有小横肋状雕纹，每行 15~18 条。花期 6 月，果期 8~9 月。

【适宜生境】生于灌丛中。

【资源状况】分布于低山区。常见。

【入药部位】块根。

【功能主治】清热解毒，散瘀止痛。用于风湿痹痛，腮腺炎，感冒咳嗽，咽痛，口舌生疮，呕吐腹泻，痢疾腹痛，胃痛，痈疽肿毒，跌打损伤。

青牛胆

地苦胆

Tinospora sagittata (Oliv.) Gagnep.

【标本采集号】511423140416216LY

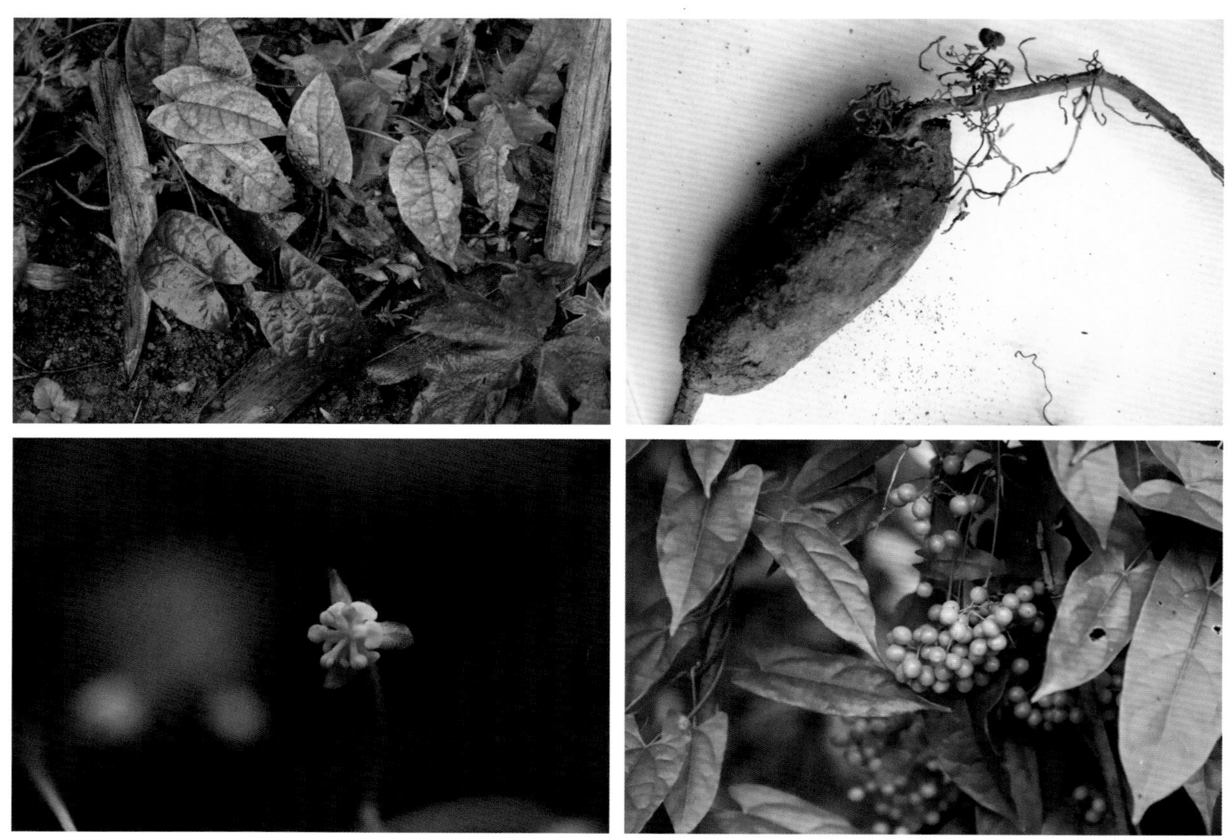

【形态特征】草质藤本。块根念珠状，黄色。叶戟状箭形，基部箭形似慈姑叶，纸质或薄革质。花序腋生，多集中于总花梗上部，常少数至多数花簇生，聚伞状，有时假圆锥状，长2~10cm；雄花萼片6，花瓣6；心皮3。核果红色，近球形。花期4月，果期秋季。

【适宜生境】生于海拔400~1400m的灌丛、石缝、林缘。

【资源状况】分布于坝区、低山区、中山区。少见，应加强栽培与野生抚育。

【入药部位】块根（金果榄）。

【功能主治】清热解毒，利咽，止痛。用于急性扁桃体炎，咽喉肿痛，乳腺炎，喉炎，口腔炎，腮腺炎，阑尾炎，痈疽疔疮，急、慢性肠炎，细菌性痢疾，胃痛腹痛，热咳失音，毒蛇咬伤，烫火伤，小便不通，瘰疬。

评　述　川产道地药材，主产于乐山市、雅安市、宜宾市、泸州市、凉山彝族自治州。原为野生，近年来开始人工栽培。

木兰科

红茴香 土八角

Illicium henryi Diels

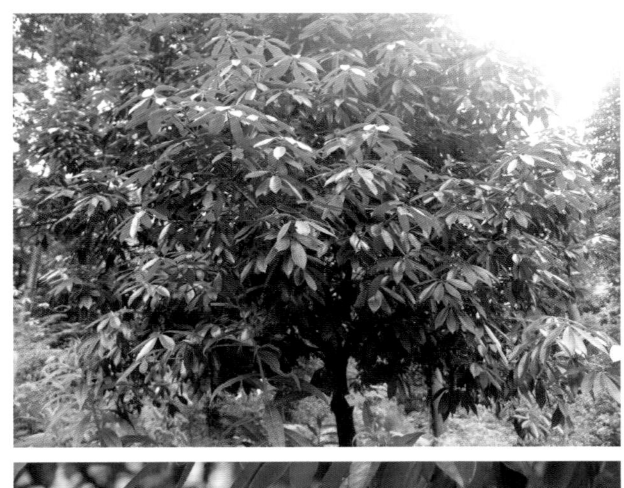

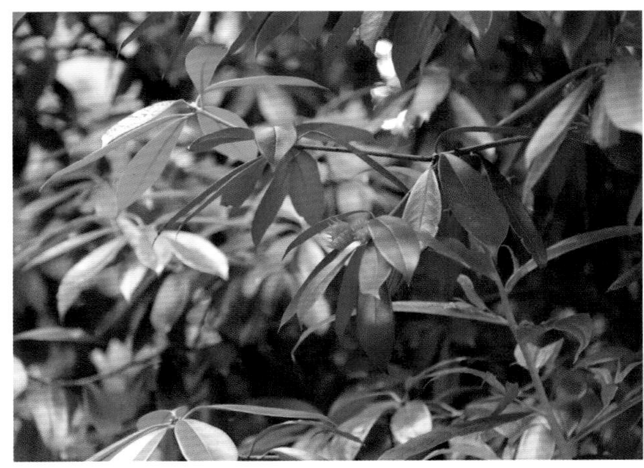

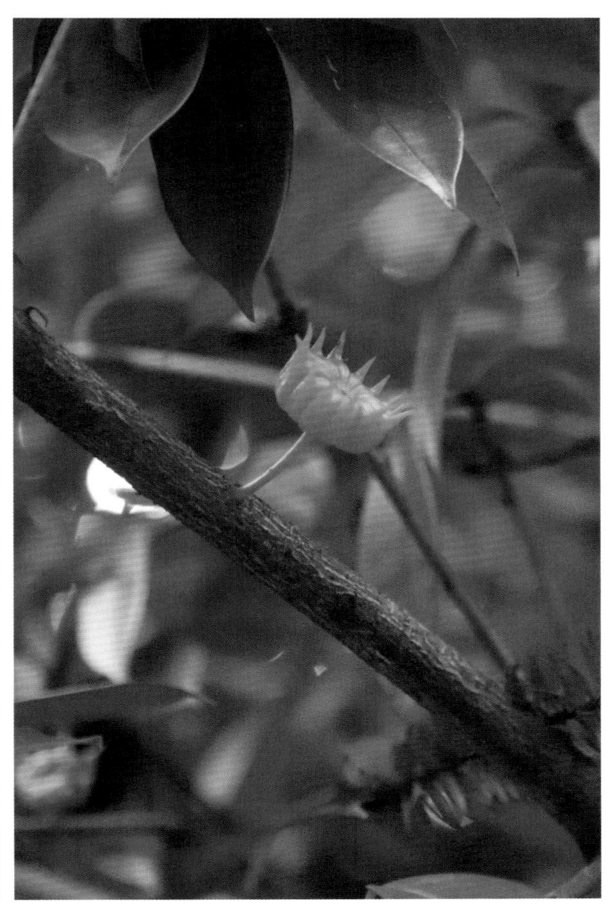

【形态特征】灌木或乔木，高 3~8m。叶革质，互生，2~5 簇生于节上部。花梗长 1.5~5cm；花红色；花被片 10~15，粉红色至深红色，最大者长 7~10mm，宽 4~8.5mm；雄蕊 10~14，花粉粒具 3 合沟；心皮 7~9 枚。蓇葖果 7~9，先端钻形。种子淡灰色。花期 4~6 月，果期 8~10 月。

【适宜生境】生于海拔 800~1500m 的林中。

【资源状况】分布于低山区、中山区。常见。

【入药部位】根及根皮（红茴香根）。

【功能主治】镇呕，行气，止痛，杀虫。用于胃寒作呕，膀胱疝气，胸前胀痛，小腹胀痛。

黑老虎

大血藤、冷饭团

Kadsura coccinea (Lem.) A. C. Smith

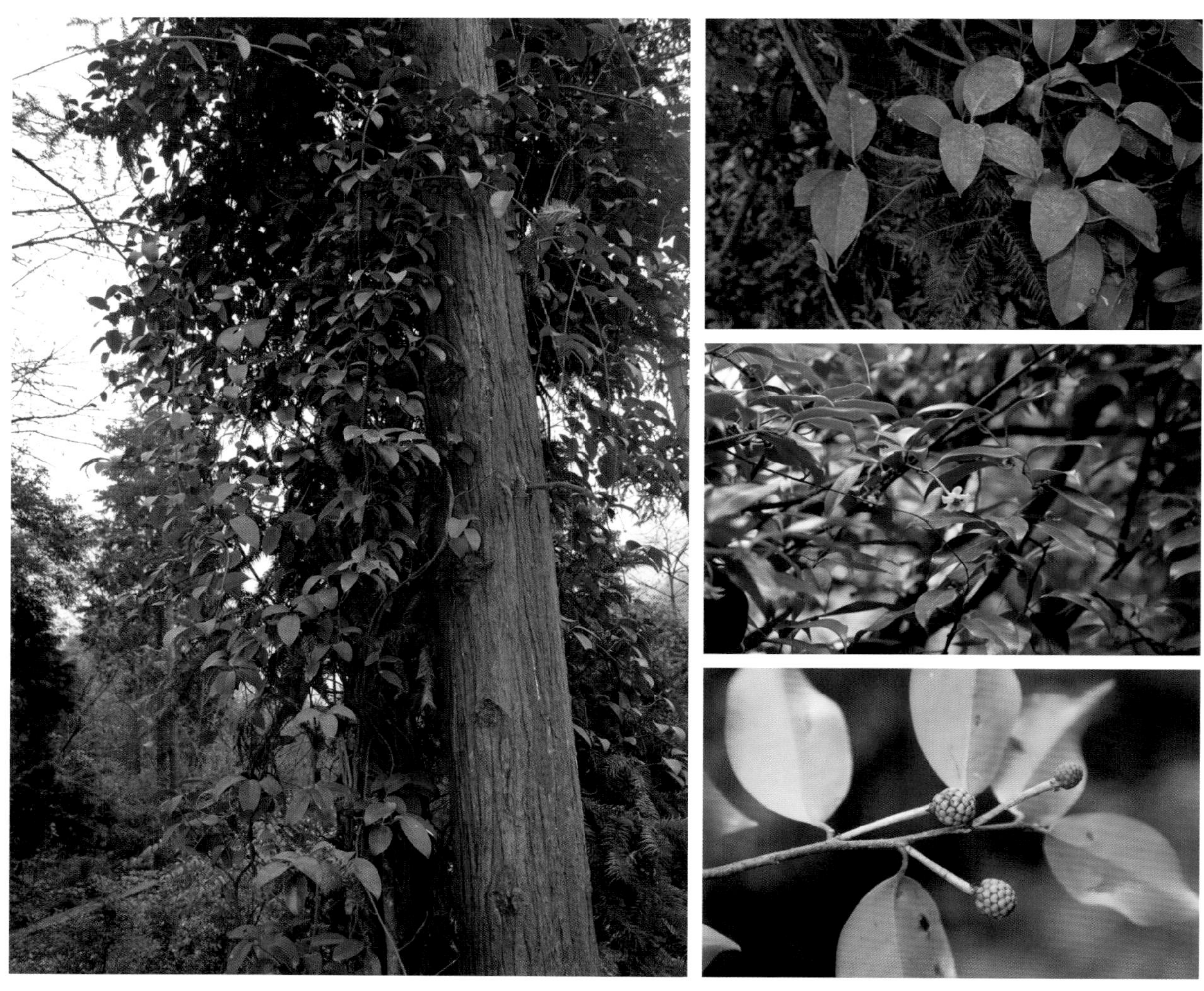

【形态特征】常绿木质藤本，全株无毛。叶革质，长圆形或卵状披针形，全缘。花被片 10~16，白色、红色或紫红色；雄花中轮最大 1 片花被片椭圆形，最内轮 3 片花被片肥厚，肉质，雄蕊 10~50；雄花常生于花托顶部；雌花心皮 50~80。离心皮果红色至紫红色。聚合果近球形，熟后红色或暗紫色。花期 5~7 月，果期 7~11 月。

【适宜生境】生于海拔 900~1700m 的林中。

【资源状况】分布于低山区、中山区。野生少见，应开展野生抚育。

【入药部位】根。

【功能主治】行气止痛，祛风除湿，通经活血，强筋壮骨。用于风湿性关节炎，跌打肿痛，刀伤，胃痛，产后瘀滞腹痛。

评　述　本种的根是中药的主要原料，需求量大，应开展野生抚育。

鹅掌楸

马褂木

Liriodendron chinense (Hemsl.) Sargent.

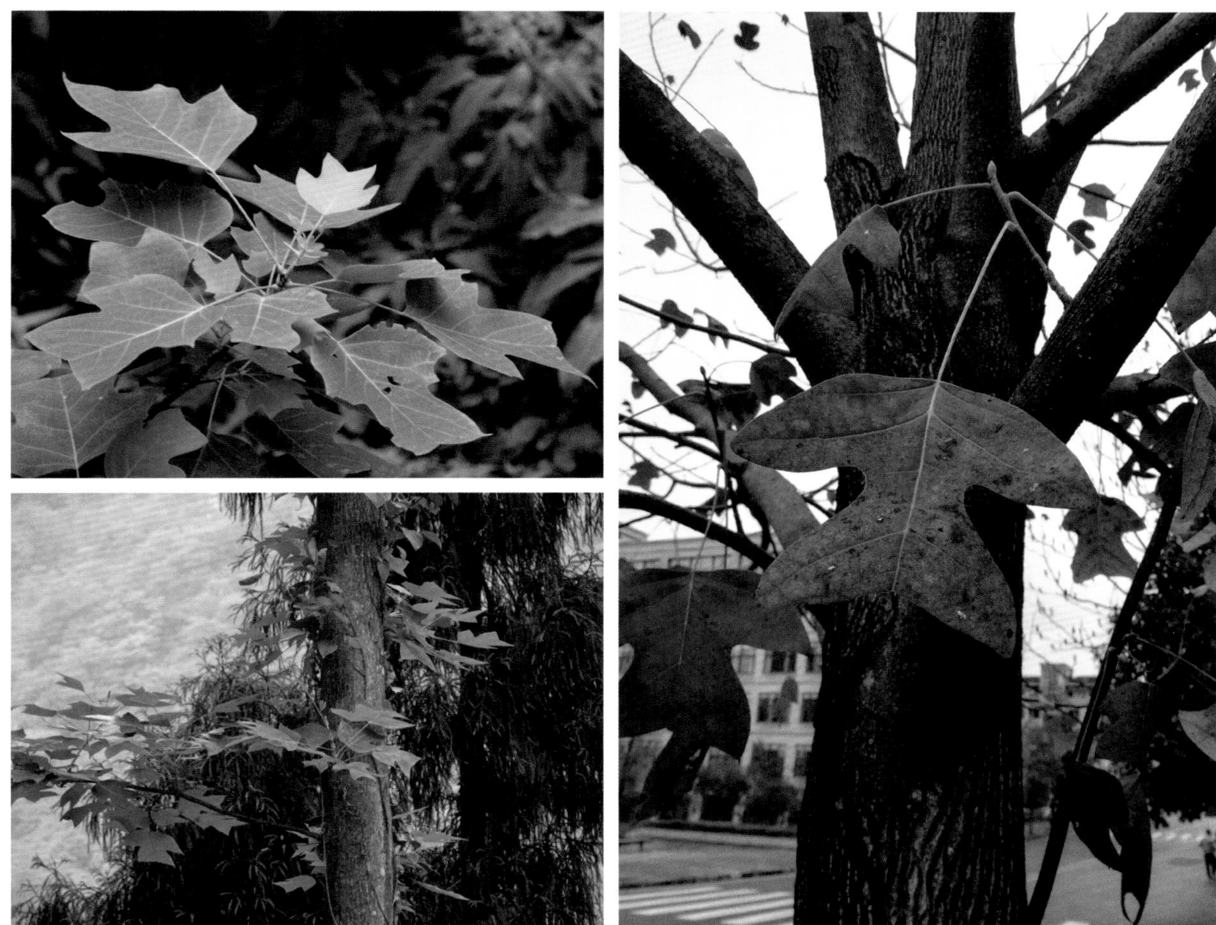

【形态特征】落叶大乔木，高 20~40m。树皮黑褐色，纵裂；小枝灰色至灰褐色。叶片呈马褂形，膜质至纸质，每侧近基部具 1 侧生裂片，先端 2 裂。花杯形；花被片 9，淡绿色，内面具黄色纵条纹；雌蕊群于花期超出花被；心皮黄绿色。聚合果卵状纺锤形，长 7~9cm；小坚果具翅，具 1 或 2 粒种子。花期 5 月，果期 9~10 月。

【适宜生境】栽培或野生于灌丛中。

【资源状况】分布于低山区。少见。

【入药部位】根、树皮。

【功能主治】根、树皮祛风除湿，止咳，行气。用于风湿关节痛，肌肉萎缩，风寒咳嗽，气急，呕吐，四肢浮肿，口渴。

夜香木兰

含笑花、夜合花

Magnolia coco (Lour.) DC.

【形态特征】常绿灌木或小乔木，高 2~4m，全株各部无毛。树皮灰色；小枝绿色，稍具角棱而有光泽。叶革质，侧脉每边 8~10。花梗下垂，具 3 或 4 个苞片脱落痕；花顶生单生，大型，圆球形，芳香；花被片 9，外轮 3 片淡绿色，内轮 6 片白色；心皮约 10，狭卵球形，背面有 1 纵沟至花柱基部。聚合果约长 3cm。种子卵圆形，高约 1mm，内种皮褐色，腹面顶端具侧孔。花期 5~6 月，果期 9~10 月。

【适宜生境】栽培于海拔 500~1000m 的地区。

【资源状况】分布于低山区。少见。可以开发利用。

【入药部位】根皮、花。

【功能主治】根皮散瘀除湿。用于风湿跌打。花理气止痛。用于淋浊带下，肝郁气痛。

玉　兰

辛夷花

Magnolia denudata Desr.

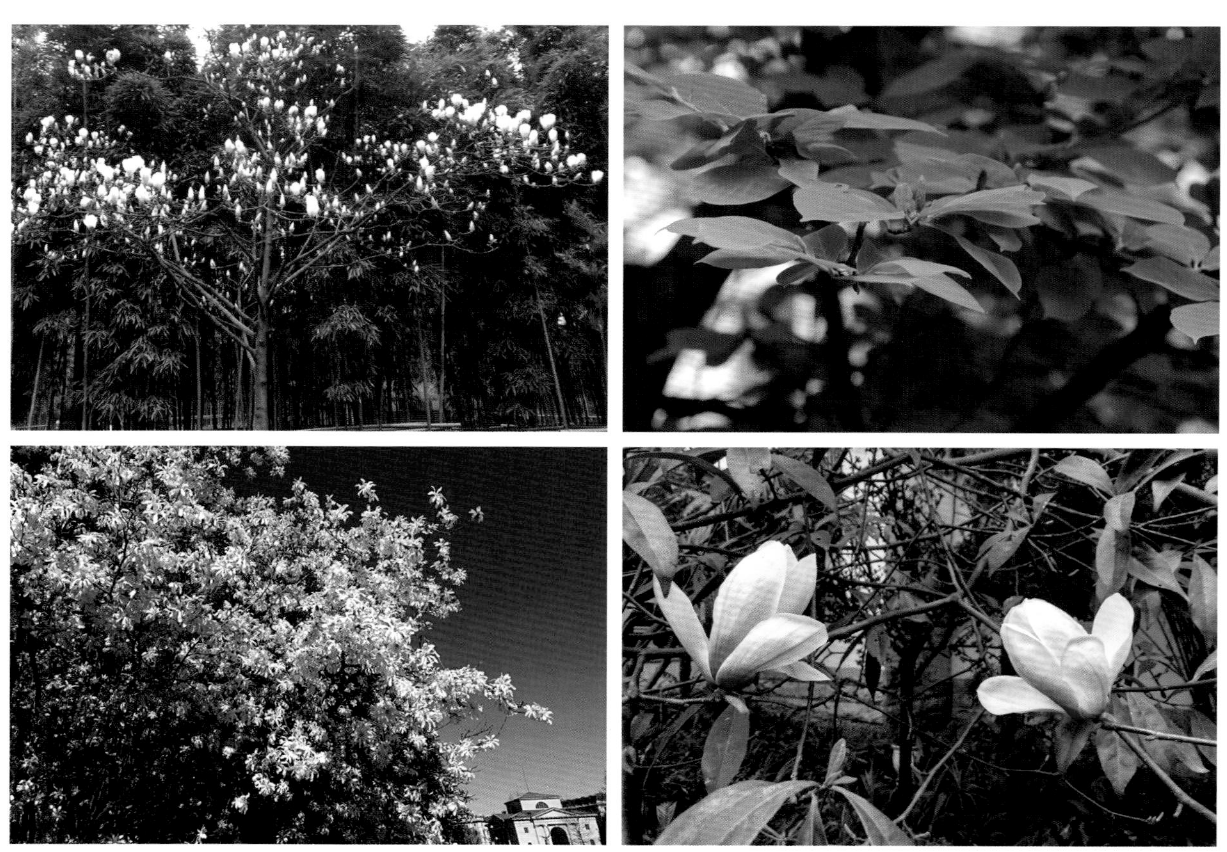

【形态特征】落叶乔木，高达 25m。嫩枝及芽有柔毛。托叶痕为叶柄长的 1/4~1/3；叶纸质，长 10~15（~18）cm。花先叶开放，钟状，直径 10~16cm，直立，芳香；花被片 9，白色，近等大，基部常粉红色。蓇葖果实圆柱形。花期 2~3 月，果期 8~9 月。

【适宜生境】栽培于海拔 2700m 以下的地区。

【资源状况】分布于峨眉山各地。常见，可以开发利用。

【入药部位】花蕾（辛夷）。

【功能主治】祛风散寒，宣肺开窍。用于咳嗽，痛经，鼻渊。

荷花玉兰

辛夷花
Magnolia grandiflora Linn.

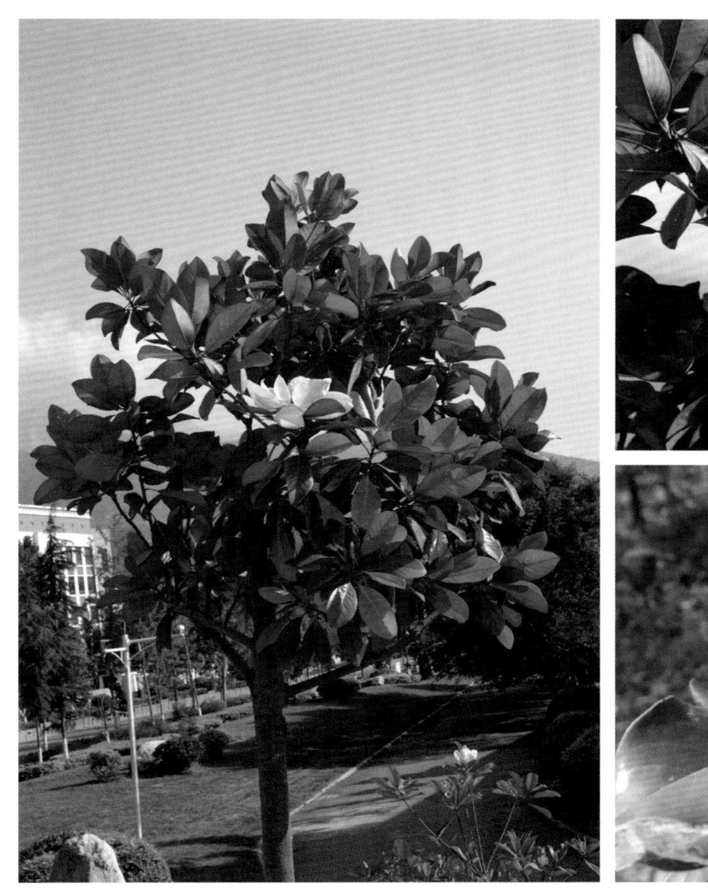

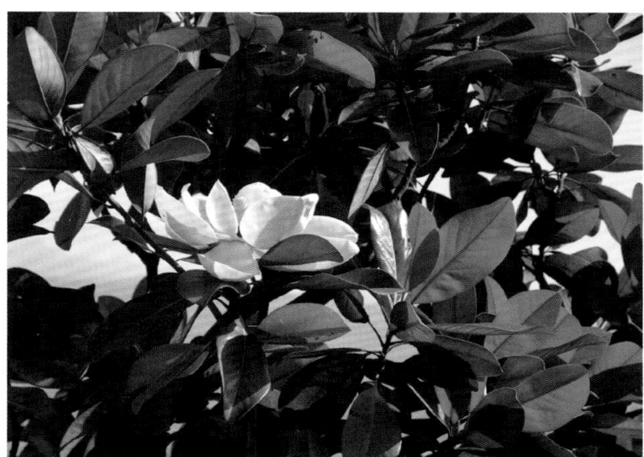

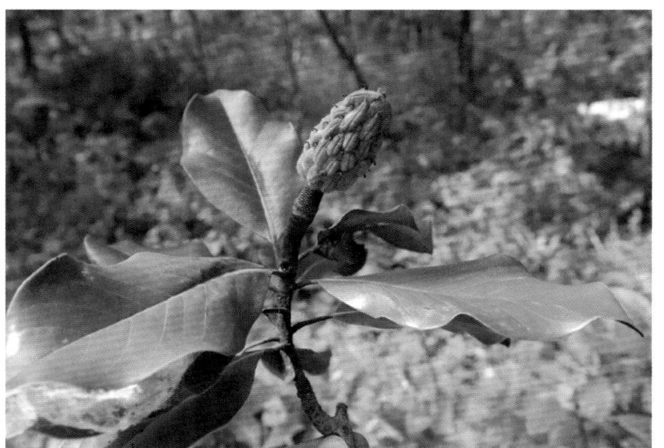

【形态特征】常绿大乔木。树皮淡褐色或灰色，薄鳞片状开裂；小枝粗壮，具横隔的髓心；小枝、芽、叶背、叶柄均密被褐色或灰褐色短绒毛（幼树的叶背无毛）。叶厚革质；托叶与叶柄离生，叶柄上无托叶痕。花大，直径 15~20cm，极芳香，乳白色，厚肉质；花被片 9~12。果实圆柱形至卵球形，蓇葖背裂。种子卵球形。花期 5~6 月，果期 9~10 月。

【适宜生境】庭院栽培。
【资源状况】分布于坝区。常见，可以大量开发利用。
【入药部位】花。
【功能主治】祛风散寒，宣肺开窍。用于风寒头痛，鼻渊。

紫玉兰

辛夷花、紫玉兰、辛夷
Magnolia liliflora Desr.

【标本采集号】511423140422421LY

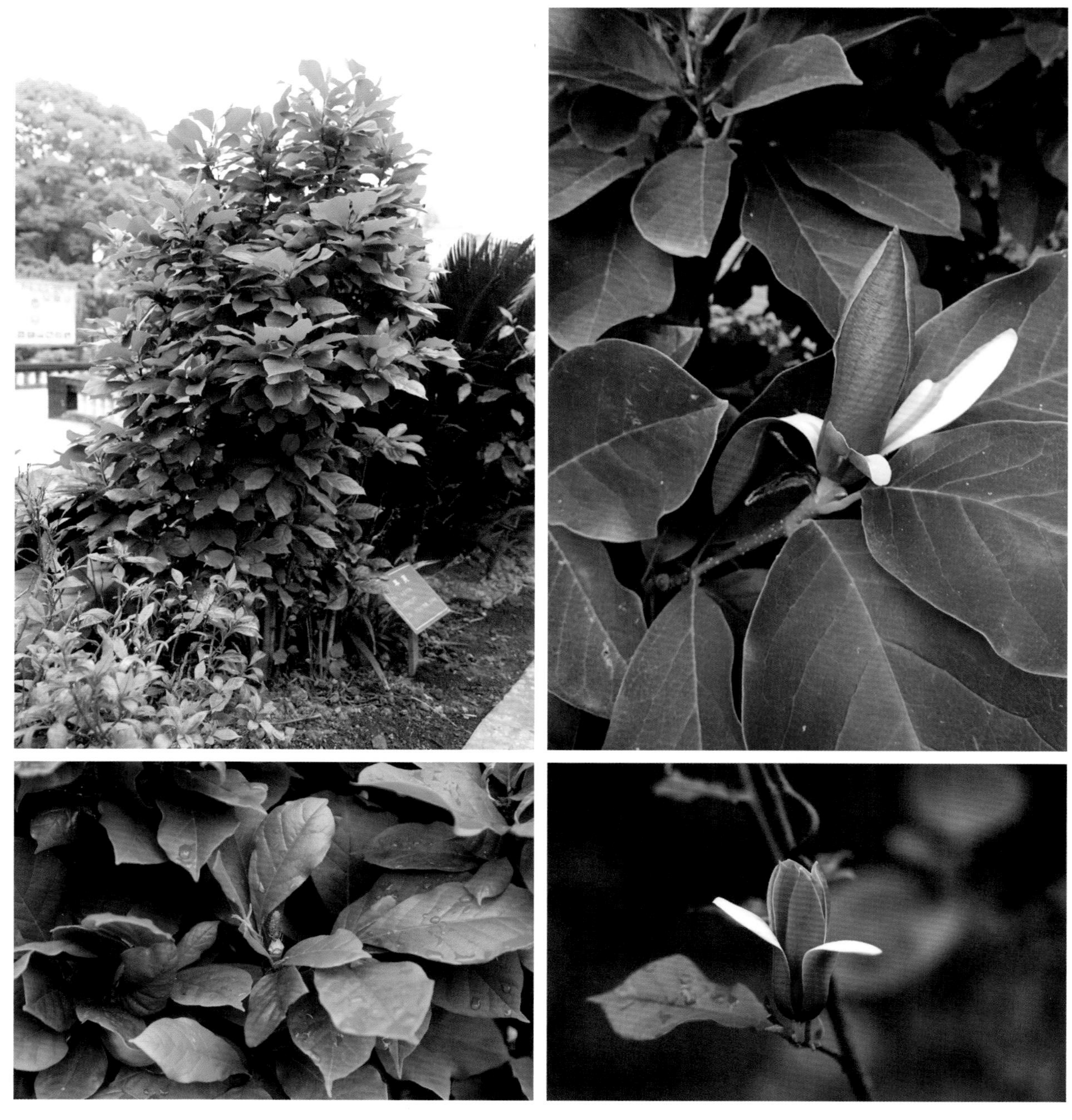

【形态特征】落叶灌木，高达 3m，常丛生。树皮灰褐色，小枝绿紫色或淡褐紫色。托叶痕约为叶柄长的 1/2；叶纸质，椭圆状倒卵形或倒卵形，基部沿叶柄下延。花叶同期，瓶形，直立，稍芳香；花被片 9~12，紫色或紫红色。果实深紫褐色，圆柱形，顶端具短喙。花期 3~4 月，果期 8~9 月。

【适宜生境】庭院栽培。

【资源状况】分布于坝区、中山区。常见，可以开发利用。

【入药部位】花。

【功能主治】祛风散寒，宣肺开窍。用于头痛，鼻渊，鼻窦炎，鼻塞不通，齿痛。

厚 朴

川厚朴

Magnolia officinalis Rehd. et Wils.

【标本采集号】511423140512512LY

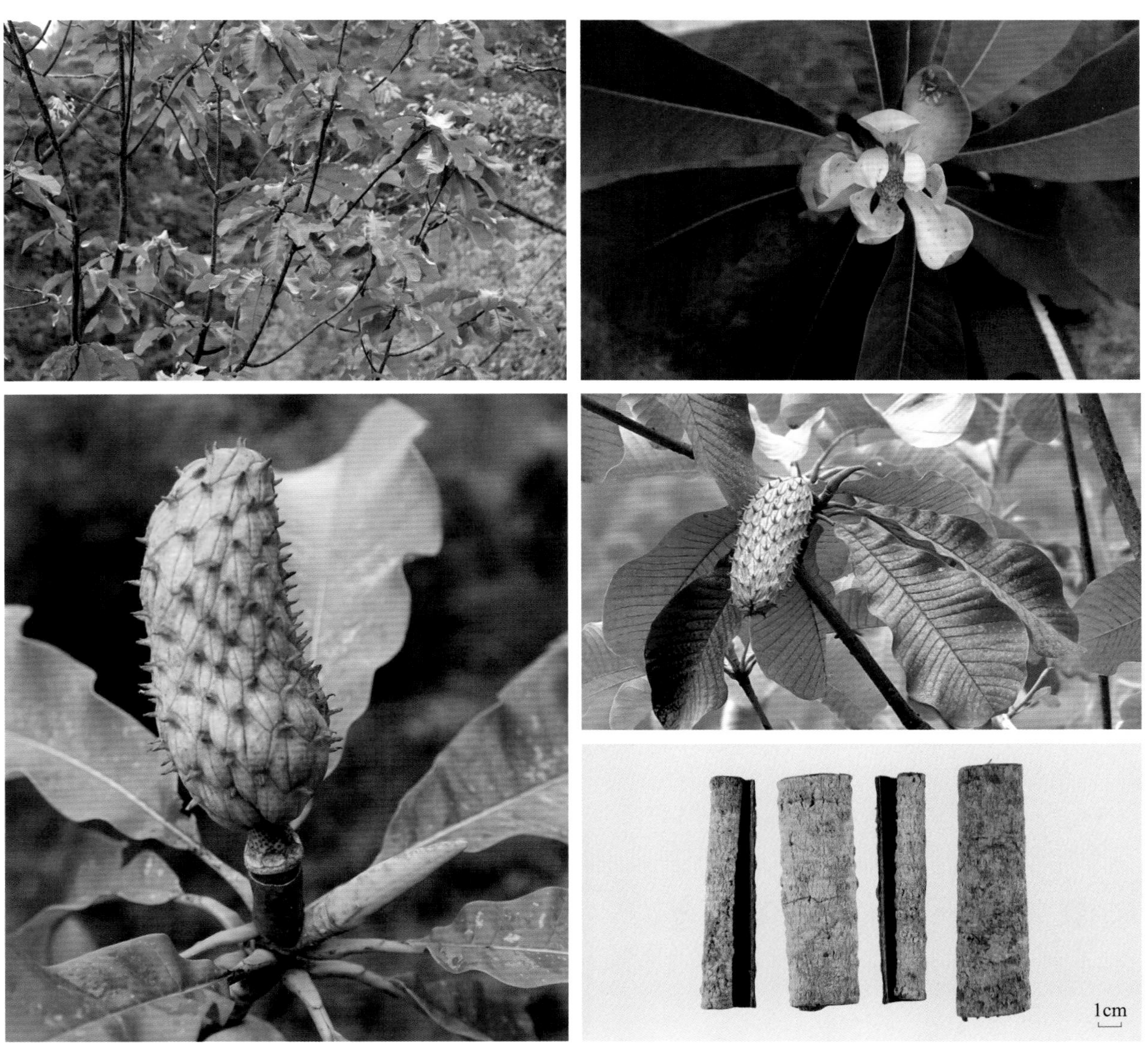

【形态特征】落叶乔木，高达15m。树皮油润而带辛辣味，皮孔明显。叶大，近革质，7~9朵簇生于小枝顶端，嫩叶背被白色长毛。花直径10~15cm，芳香；花被片9~12（~17），白色，厚肉质，浅绿色。聚合果长椭圆状卵形；成熟蓇葖果椭圆状卵球形，具3~4mm长的喙。花期5~6月，果期8~10月。

【适宜生境】栽培于海拔800~2100m的山区。

【资源状况】分布于低山区、中山区。常见，可以大量开发利用。

【入药部位】干皮、根皮、枝皮（厚朴），花蕾（厚朴花）。

【功能主治】干皮、根皮、枝皮燥湿消痰，下气除满。用于湿滞伤中，脘痞吐泻，食积气滞，腹胀便秘，痰饮喘咳。厚朴花芳香化湿，理气宽中。用于脾胃湿阻气滞，胸脘痞闷胀满，纳谷不香，肺癌。

评　　述　川产道地药材，主产于成都市（都江堰、彭州）。

凹叶厚朴

厚朴

Magnolia officinalis Rehd. et Wils. subsp. *biloba* (Rehd. et Wils.) Law

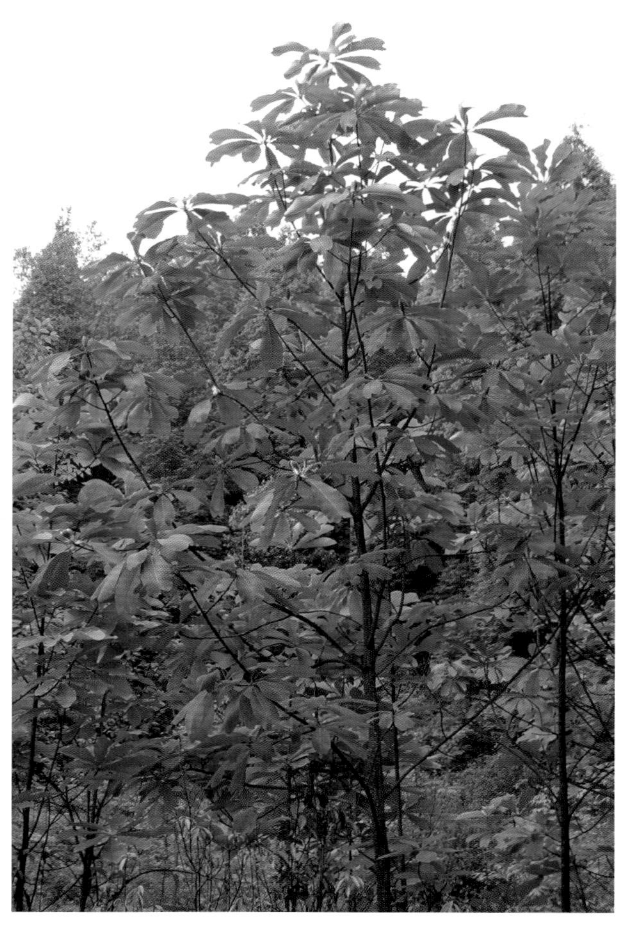

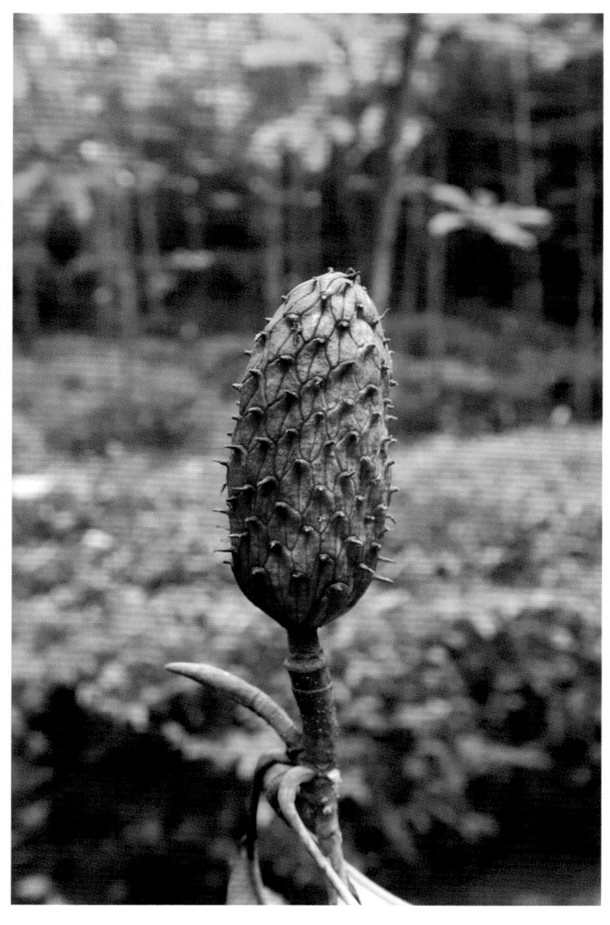

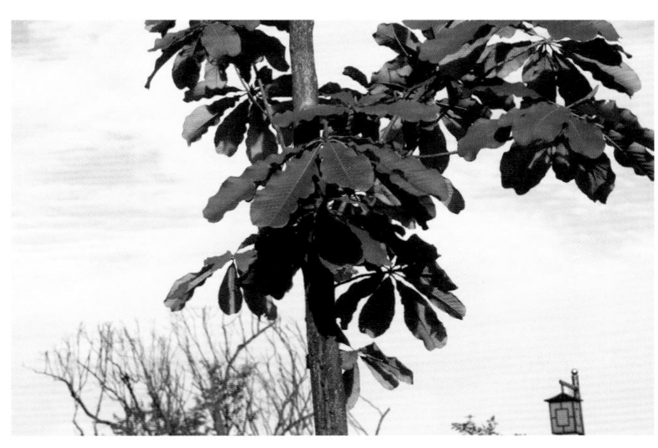
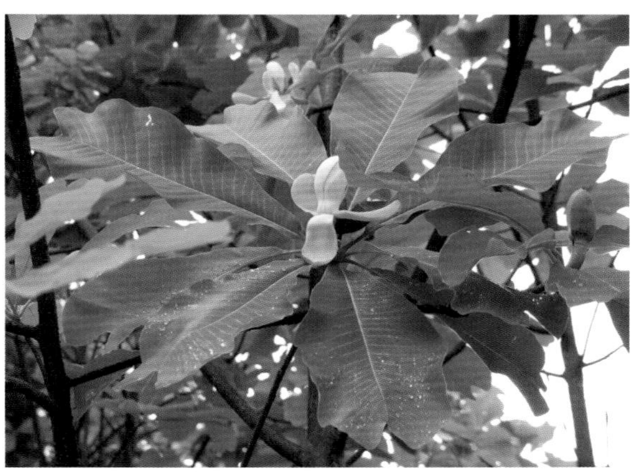

【形态特征】乔木，高达15m。叶大，近革质，狭倒卵形，长15~30cm，顶端有凹缺，形成2圆裂，裂深2~3.5cm，侧脉15~25对。花与叶同时开放，直径10~15cm；花被片9~12，白色，倒披针形；雄蕊多数；心皮多数。聚合果狭卵球形，长11~16cm。蓇葖果木质化。花期4~5月。

【适宜生境】栽培或野生于海拔1500~2000m的山林。

【资源状况】分布于中山区。常见，可以大量开发利用。

【入药部位】干皮、根皮、枝皮（厚朴），花蕾（厚朴花）。

【功能主治】干皮、根皮、树皮燥湿消痰，下气除满。用于湿滞伤中，脘痞吐泻，食积气滞，腹胀便秘，痰饮喘咳。花蕾芳香化湿，理气宽中。用于脾胃湿阻气滞，胸脘痞闷胀满，纳谷不香。

评　述　川产道地药材，主产于成都市（都江堰、彭州）。

凹叶木兰

姜朴

Magnolia sargentiana Rehd. et Wils.

【标本采集号】LEM120726011

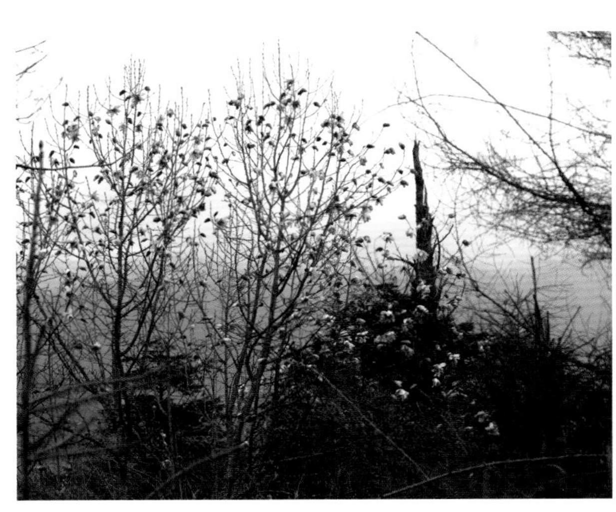
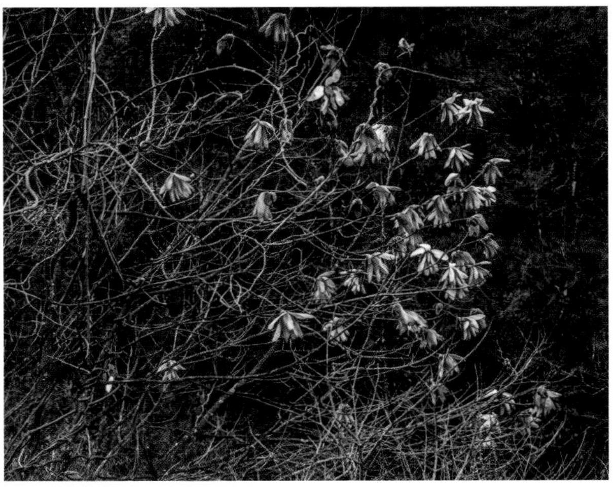

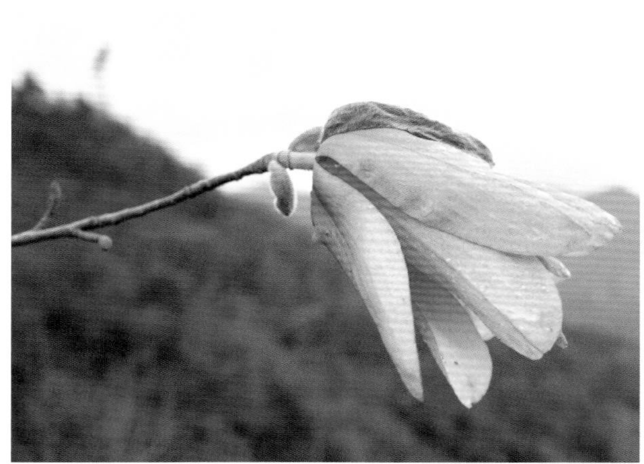
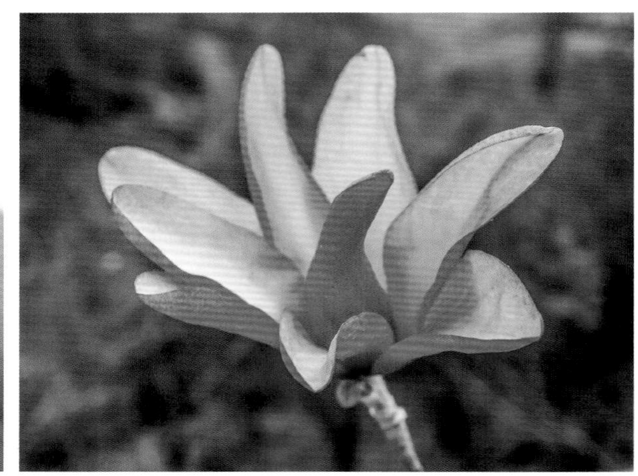

【形态特征】落叶乔木，高 8~14m。叶近革质，倒卵形，先端圆形具凹缺或具短尖，叶背具浅绿色和密生银灰色波曲长柔毛。花先叶开放，长 15~33（~36）cm；花被片 10~14，淡红色或紫红色。聚合果圆柱形，长 8~25cm。种子红色。花期 3~4 月，果期 9 月。

【适宜生境】生于海拔 1600~2000m 的林中。

【资源状况】分布于中山区。常见，可以开发利用。

【入药部位】树皮。

【功能主治】温中和胃，止呕，理气消胀。用于胸腹痞满，反胃呕吐。

四川木莲 岩朴、柴朴

Manglietia szechuanica Hu

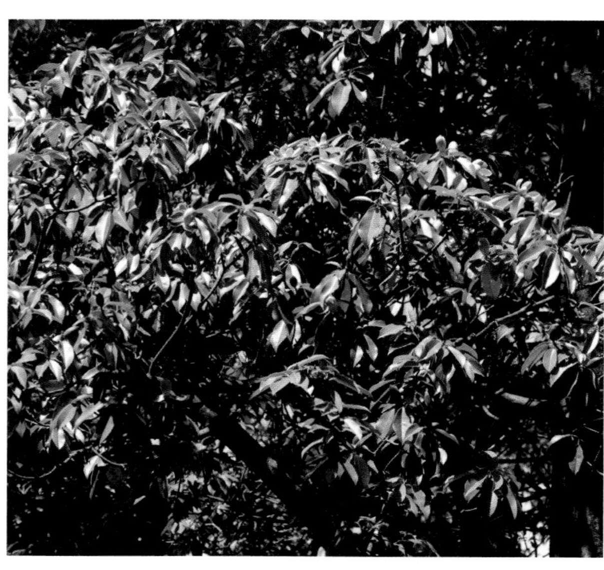
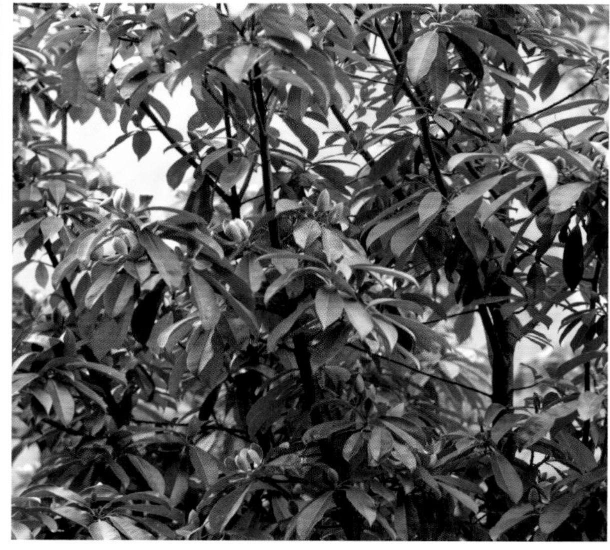

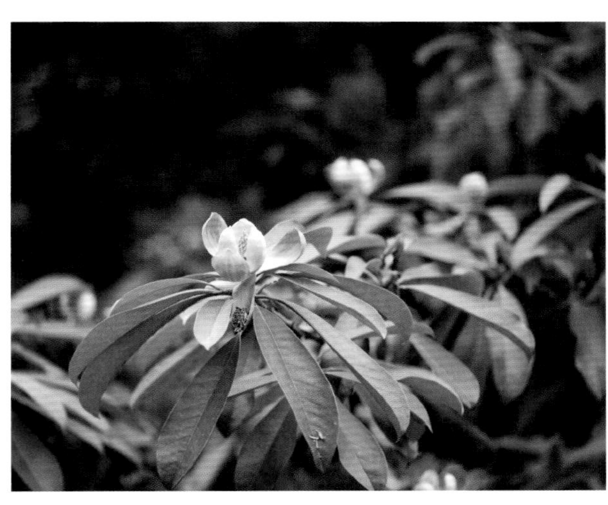
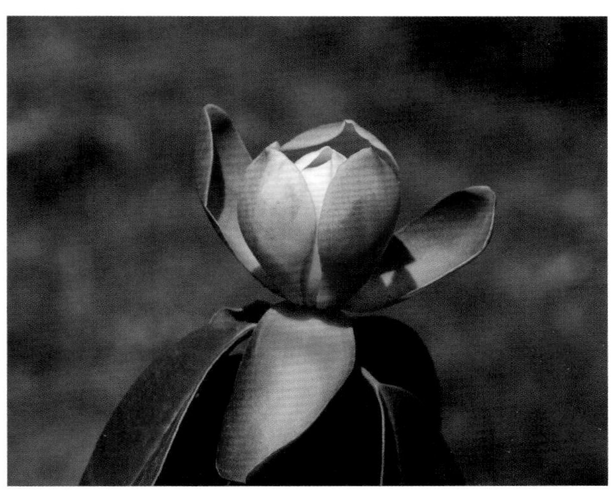

【形态特征】常绿乔木，树冠球形或椭圆形。幼枝绿色，密具柔毛，毛渐脱落至仅于节上留存。叶革质。花芳香；花被片9，紫红色；雌蕊群卵状椭圆体形；心皮狭椭圆体形，密被褐色短柔毛；花柱淡红色，长约3mm。聚合果卵球形，长8~10cm，蓇葖缘状，革质。花期4~5月，果期8~9月。

【适宜生境】生于林中。

【资源状况】分布于中山区。常见。

【入药部位】树皮。

【功能主治】温中散寒，行气，燥湿，消痰，和胃，止呕顺气。用于胸腹痞满，反胃呕吐。

评　　述　树皮作为厚朴的替代品使用。

白　兰　黄桷兰、白兰花
Michelia alba DC.

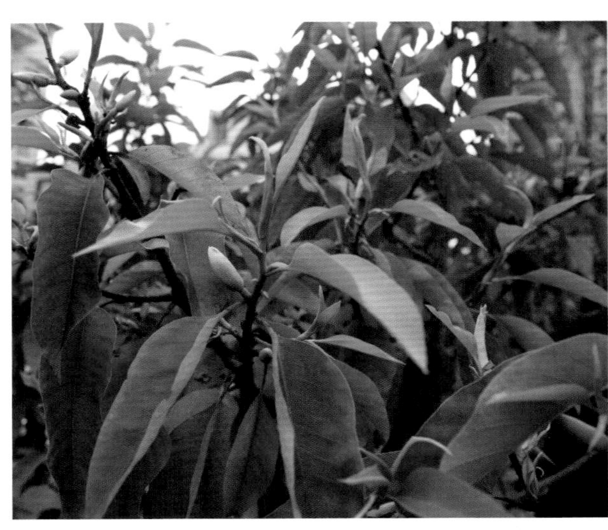
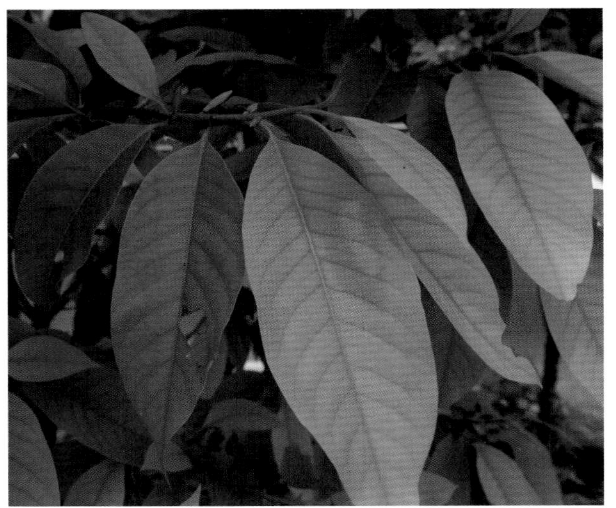

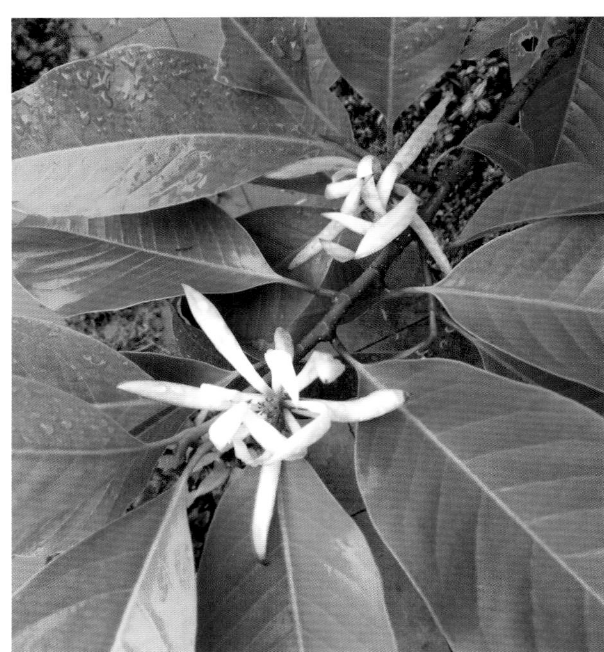
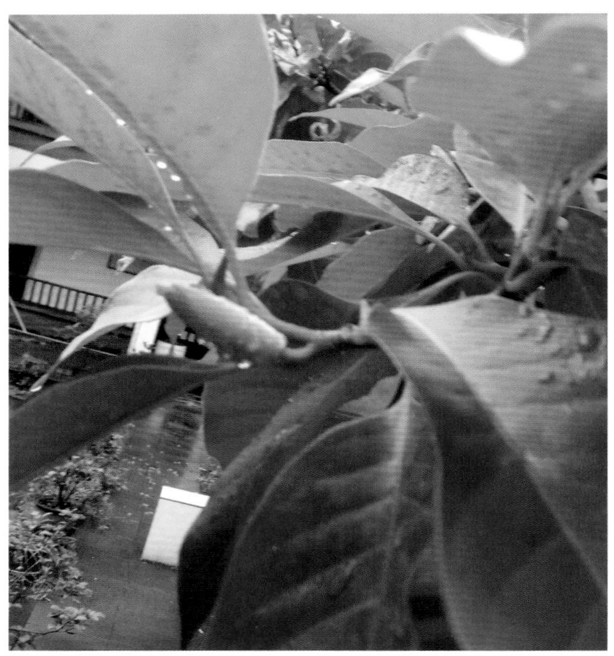

【形态特征】常绿大乔木，高 10~20m。叶薄革质；托叶痕短于叶柄的一半；叶柄长 1.5~2cm。花白色，极香；花被片 10，白色，披针形，长 3~4cm。穗状聚合果。花期 4~9 月。

【适宜生境】栽培。

【资源状况】分布于坝区、低山区。常见，可以开发利用。

【入药部位】花、根及叶（白兰花）。

【功能主治】收敛止带，消炎利湿。用于支气管炎，白带异常，白浊，气滞腹胀，急性鼻炎，冻疮。

黄　兰

黄桷兰

Michelia champaca Linn.

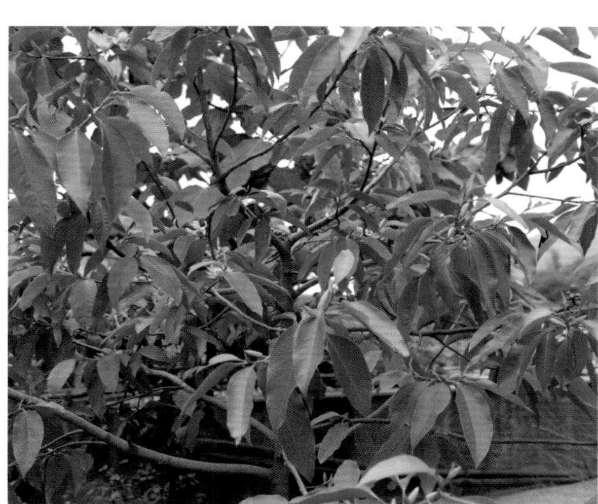
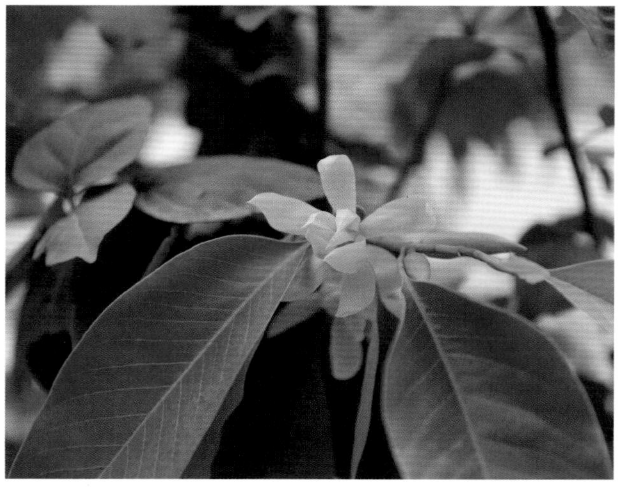

【形态特征】常绿乔木，高达 10m。枝斜上展，呈狭伞形树冠；芽、嫩枝、嫩叶和叶柄均被淡黄色的平伏柔毛。叶柄长 2~4cm；托叶痕长达叶柄中部以上；叶薄革质，椭圆形或卵形。花单生于叶腋，黄色，极香；花被片 15~20，倒披针形。蓇葖果倒卵球状椭圆体形，有疣状突起。种子 2~4 枚，有皱纹。花期 6~7 月，果期 9~10 月。

【适宜生境】庭院栽培。

【资源状况】分布于坝区。常见。

【入药部位】花蕾。

【功能主治】收敛止带，消炎利湿。用于前列腺炎，支气管炎，白带异常，冻疮。

翼梗五味子 饭耙藤、五味子、峨眉五味子

Schisandra henryi Clarke.

【标本采集号】LEM120730002

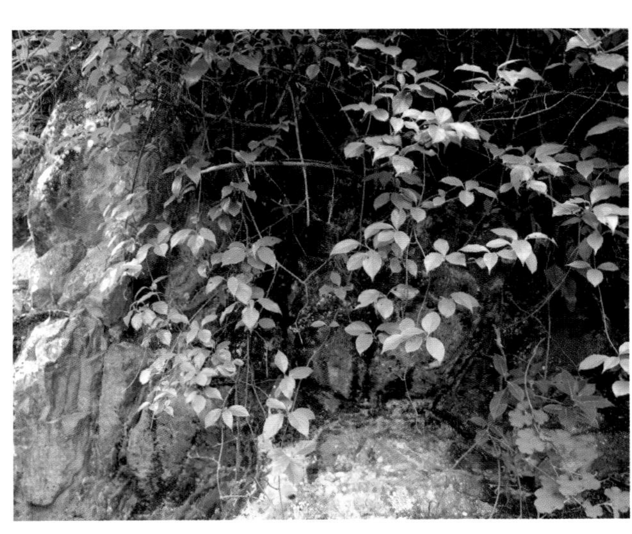

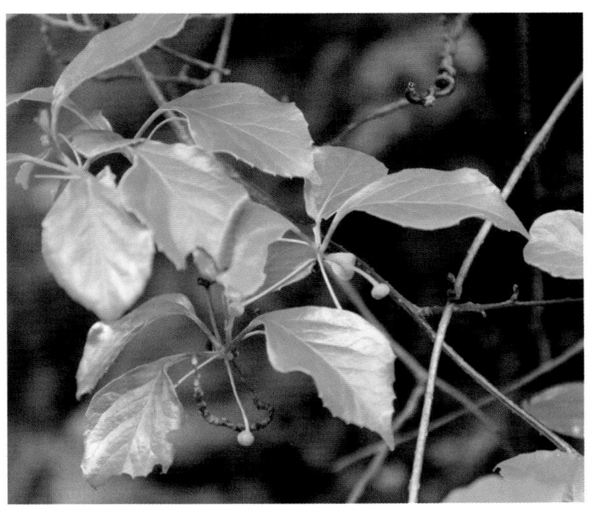

【形态特征】落叶木质藤本，无毛。小枝具翅棱，被白粉。叶椭圆形至卵形，纸质，基部常稍下延至叶柄。单花腋生；花被片 6~10，黄色至橘黄色，内轮常红色，最大者长 5.5~13mm；雄蕊 12~46；花粉具 6 孔沟；心皮 28~65。果梗长 3.5~14.5cm。小浆果红色，球形。花期 6~7 月，果期 8~10 月。

【适宜生境】生于海拔 600~1500m 的灌木林中。

【资源状况】分布于低山区、中山区。常见，可以大量开发利用。

【入药部位】根、藤（血藤）、果实。

【功能主治】根与藤祛风除湿，通经活络，活血止痛，强筋壮骨。用于风湿关节痛，风湿骨痛，麻木拘挛，五劳七伤，跌打损伤，经闭。果实润肺，滋肾，生津，收敛，通经活血。用于肺虚喘咳，遗精，遗尿，泄泻，阴虚盗汗，气虚精枯，消渴，失眠健忘，劳伤吐血，月经不调，跌打损伤。

蜡梅科

蜡　梅

腊梅花、腊梅

Chimonanthus praecox (L.) Link

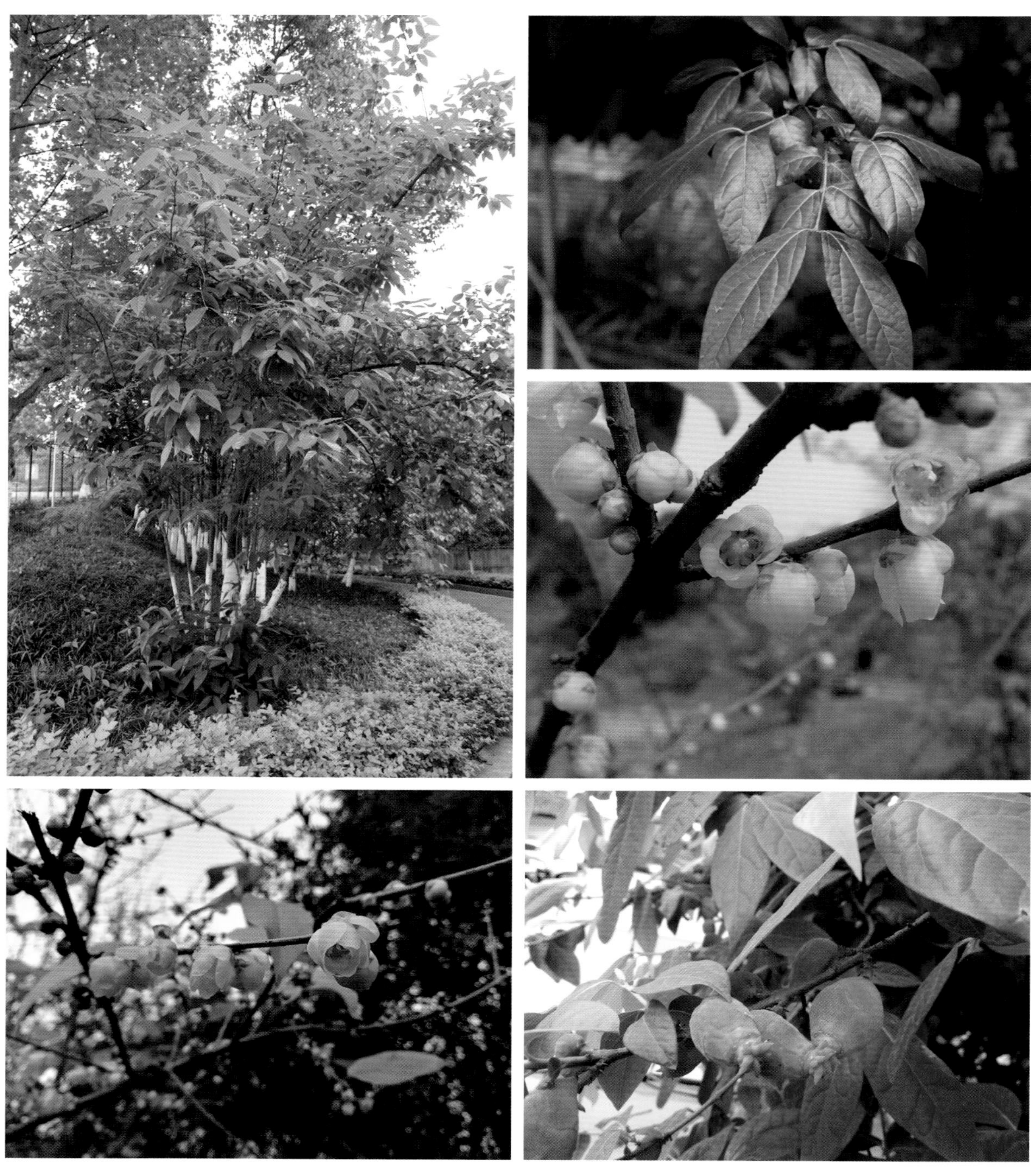

【形态特征】落叶灌木，高 2~4m。茎丛生，多分枝，皮孔突出。叶卵形、椭圆形至阔椭圆形，或有时长圆状披针形。花单生或成对，先叶开放，芳香，直径 2~4cm；花被片 15~21，黄色，内轮则常具紫红色斑块，外轮花被片具柔毛，内轮基部明显具爪。瘦果椭圆体形至肾形，深紫褐色。花期 10 月至翌年 3 月，果期翌年 4~11 月。

【适宜生境】庭院栽培。

【资源状况】分布于坝区、低山区。常见，可以大量开发利用。

【入药部位】花蕾、根、叶。

【功能主治】开胃散郁，解暑除烦。用于风湿关节痛，跌打损伤，暑热口渴心烦，热病燥渴，暑热头晕，小儿肺热，百日咳，呕吐，胸闷。根、叶理气，活血解毒，止咳平喘。用于风寒感冒，哮喘，劳伤咳嗽，腰肌劳损，胃痛，腹痛，风湿痹痛。

樟 科

红果黄肉楠

红果楠

Actinodaphne cupularis (Hemsl.) Gamble

【形态特征】灌木或小乔木，高 2~3m。顶芽鳞片外被锈色丝状短柔毛，边缘有睫毛。叶近轮生，常 5~6 枚聚生于枝顶，长圆形至长圆状披针形，长 5.5~13.5cm。伞形花序单生或数个簇生于枝侧；花黄色。果卵形，长 1.2~1.4cm，熟时红色，生于杯状果托中。花期 10~11 月，果期翌年 8~9 月。

【适宜生境】生于林中。

【资源状况】分布于中山区。常见。

【入药部位】根或叶（红果楠）。

【功能主治】解毒，消炎。用于溃疡，脚癣，烫伤，痔疮出血。

峨眉黄肉楠

山桂花、长叶楠

Actinodaphne omeiensis (Liou) Allen

【标本采集号】LEM120819004

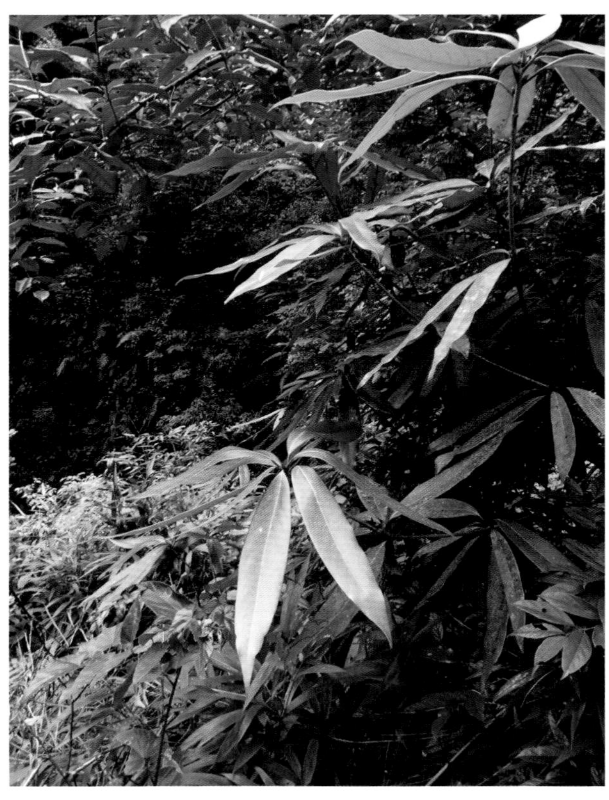

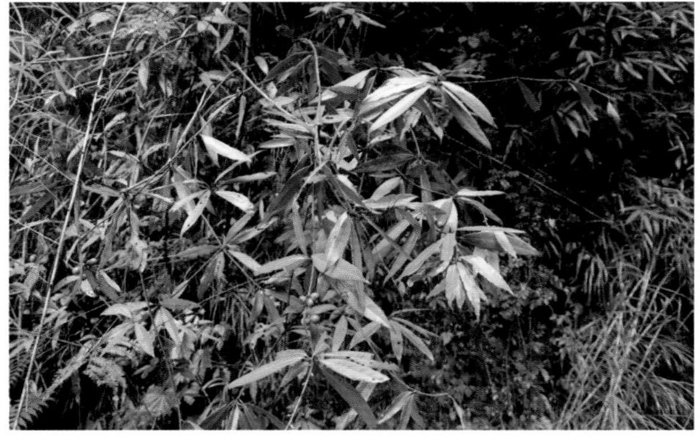

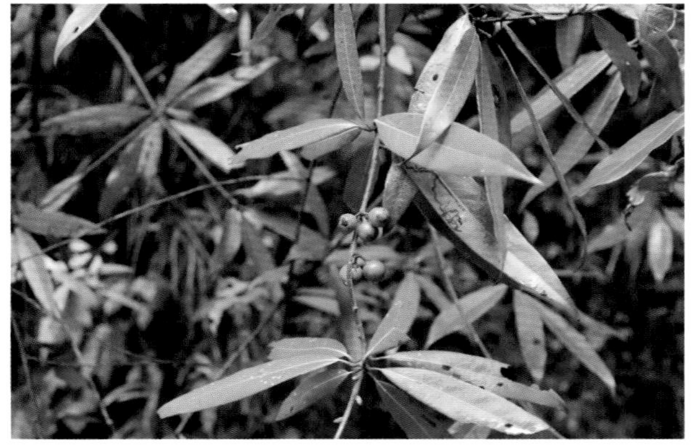

【形态特征】灌木或小乔木，高3~5m。树皮灰褐色；小枝紫褐色，粗壮，幼时被灰黄色长柔毛，基部有时包有宿存的芽鳞片，芽鳞片较大，膜质。顶芽圆锥形，鳞片外面被锈色柔毛。叶常4~6簇生于小枝顶端，近轮生，革质，两面无毛，侧脉每边12~15。假伞形花序，单生或2簇生；雌花花柱膨大，柱头头状，2裂。果近球形，顶端具短尖头；果托浅盘状，直径约8mm，边缘有波状齿，常残留有花被片。花期2~3月，果期8~9月。

【适宜生境】生于林中、路旁。

【资源状况】分布于中山区。少见。

【入药部位】根皮、树皮。

【功能主治】祛风除湿，行气止痛，活血调经。用于风湿骨痛，跌打损伤，疮毒。

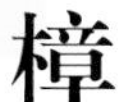

樟 香樟

Cinnamomum camphora (Linn.) Presl

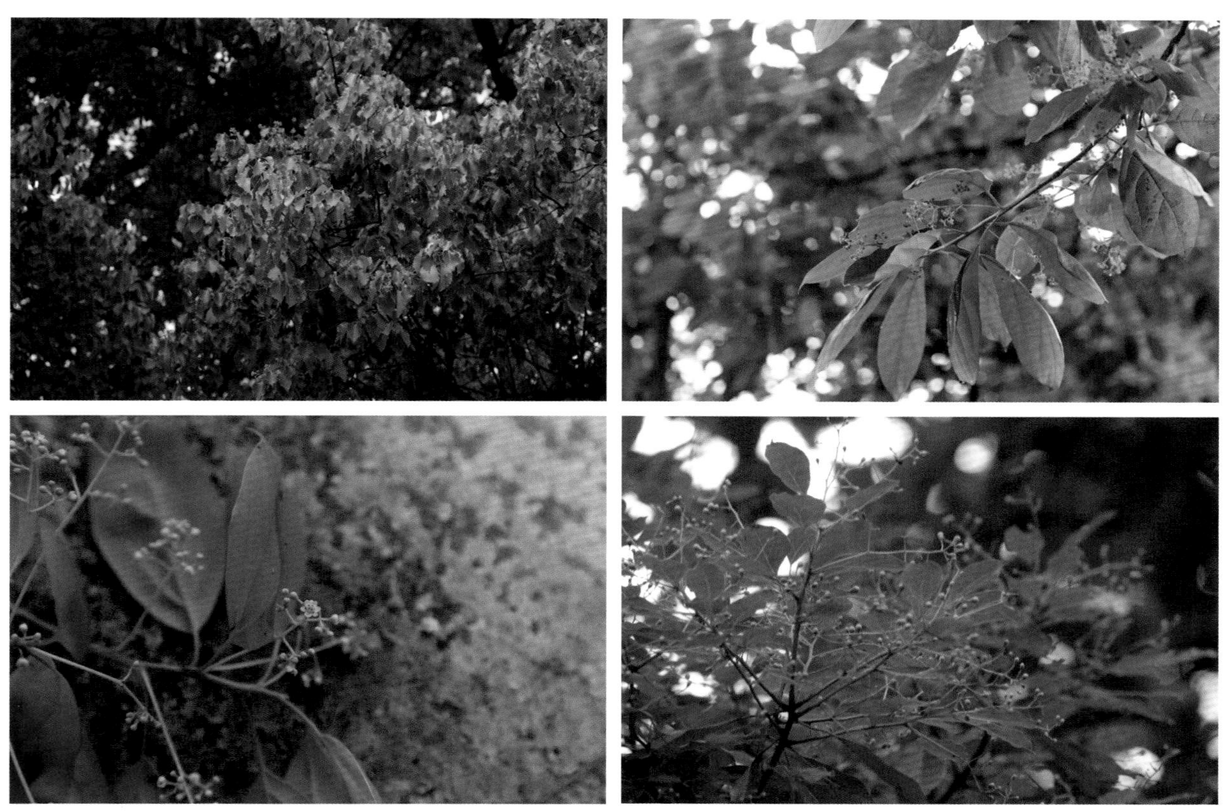

【形态特征】常绿大乔木，高达 30m，全株有樟脑香气。叶卵状椭圆形，近革质，两面无毛，离基三出脉，叶背黄绿色或灰绿色。圆锥花序腋生；花浅绿色或浅黄色。果实黑紫色，卵球形或近球形，有膨大的浅杯状果托包围基部。花期 4~5 月，果期 8~11 月。

【适宜生境】栽培。

【资源状况】分布于坝区、低山区。常见，可以开发利用。

【入药部位】根、木材、叶、果实、全株提制的结晶（樟脑）。

【功能主治】根、木材、叶通窍辟恶，除风湿。用于风湿腰腿痛，风湿骨痛，寒湿关节疼痛，扭挫伤，感冒头痛，胃寒腹痛，脚气病，疥癣，跌打损伤，骨折。果实用于腹痛吐泻，食积腹胀，风寒湿痹，跌打损伤，酒精中毒，胃肠炎。全株提制的结晶通窍，杀虫，止痛，避秽。用于心腹胀痛，跌打损伤，疮疡疥癣。

黄　樟　香樟树
Cinnamomum porrectum (Roxb.) Kosterm.

【形态特征】常绿乔木，高 10~20m。树皮内层红色，有樟脑味。叶面浅绿色或粉绿色，羽状脉，常椭圆状卵形或狭椭圆状卵形，叶背侧脉腺窝不明显，叶面相应处也不明显呈泡状隆起。花黄绿色，小。果球形，黑色；果托倒锥形，有纵长纹。花期 3~5 月，果期 4~10 月。

【适宜生境】生于阔叶常绿林中。

【资源状况】分布于低山区。常见，可以大量开发利用。

【入药部位】根、树皮、叶。

【功能主治】通窍辟恶，除风湿。用于风湿骨痛，胃痛，腹痛，胃肠炎，跌打损伤，感冒，鼻渊，头脑昏眩。

柴　桂　三条筋树、官桂、臭官桂
Cinnamomum tamala (Buch. -Ham.) Th. G. Fr. Nees

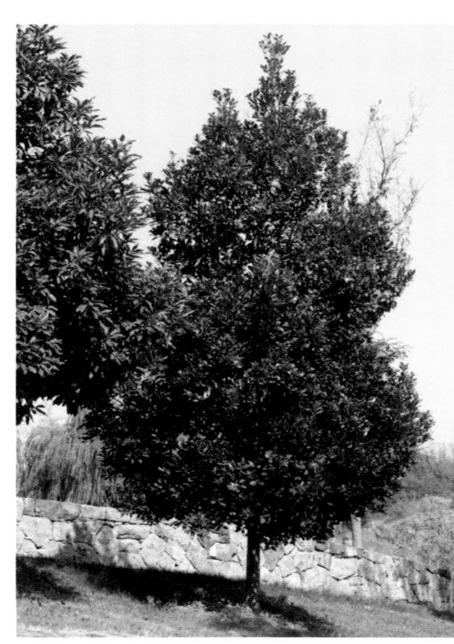

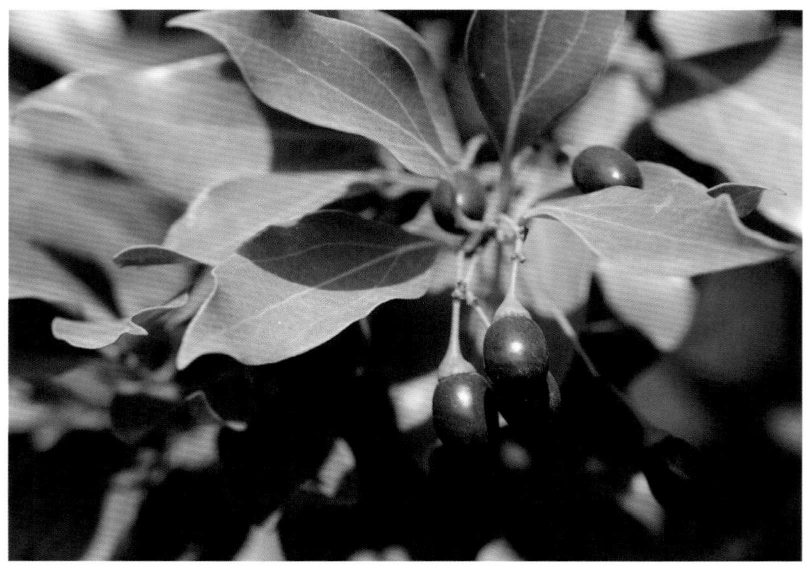

【形态特征】常绿灌木。叶互生或幼枝上有时近对生，叶背绿白色且晦暗，卵形、长圆形或披针形，薄革质，两面无毛，离基三出脉，先端长渐尖。圆锥花序腋生或顶生，有短细毛，多花，呈聚伞状分枝，每枝上有 3~5 花；花绿白色；花被筒倒圆锥形，短小。果卵球形或椭圆体形。花期 4~5 月，果期 6~11 月。

【适宜生境】生于阔叶常绿林中。

【资源状况】分布于中山区。常见。

【入药部位】树皮（川桂）。

【功能主治】通经活络，行气止痛。用于风湿骨痛，跌打损伤，骨折，烧伤。

川 桂

官桂、桂皮

Cinnamomum wilsonii Gamble

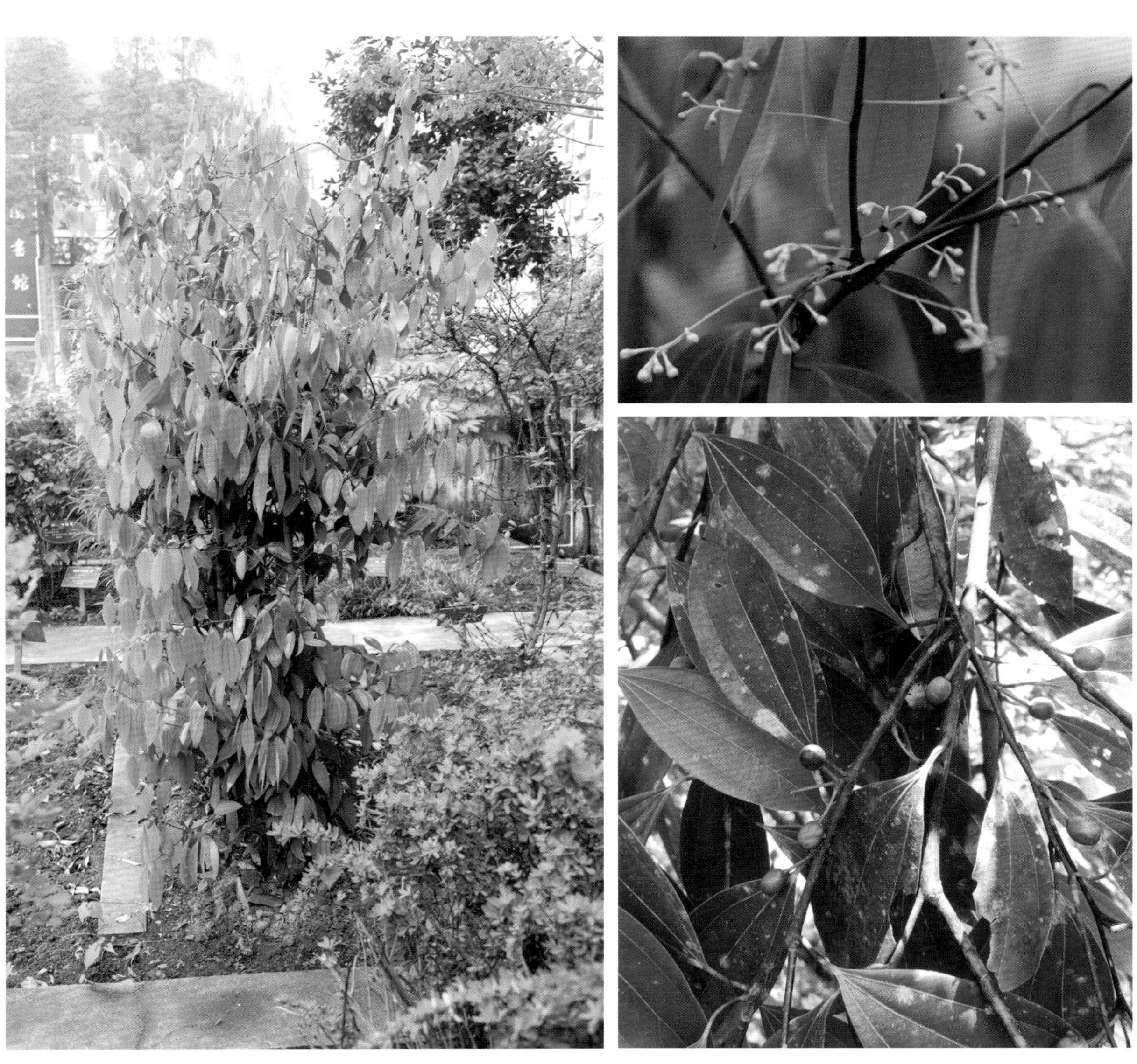

【形态特征】乔木，高 20m。叶互生，革质，卵形或卵状长圆形，边缘内卷，离基三出脉，在两面凸起。圆锥花序腋生，具梗，与花序轴疏被短柔毛。花白色；花被片卵圆形，近等大，两面被绢状毛。果实球形，无毛。花期 4~5 月，果期 8~9 月。

【适宜生境】生于海拔 800~2300m 的林中，有栽培。

【资源状况】分布于低山区、中山区。常见，可以开发利用。

【入药部位】树皮（川桂）、树枝。

【功能主治】树皮温中散寒，祛风除湿。用于腹冷胸满，呕吐，疝气。树枝通经活络，行气止痛，散结。用于风湿骨痛，跌打损伤，骨折，烧伤。

乌　药

台乌、广台乌

Lindera aggregata (Sims) Kosterm.

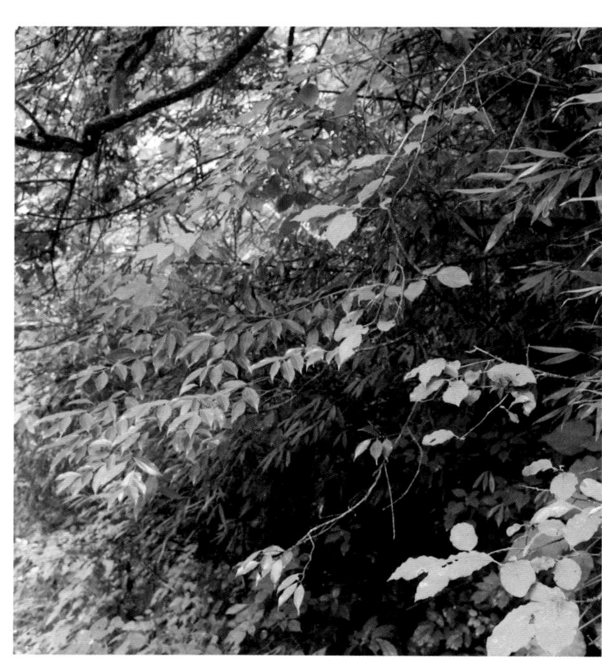

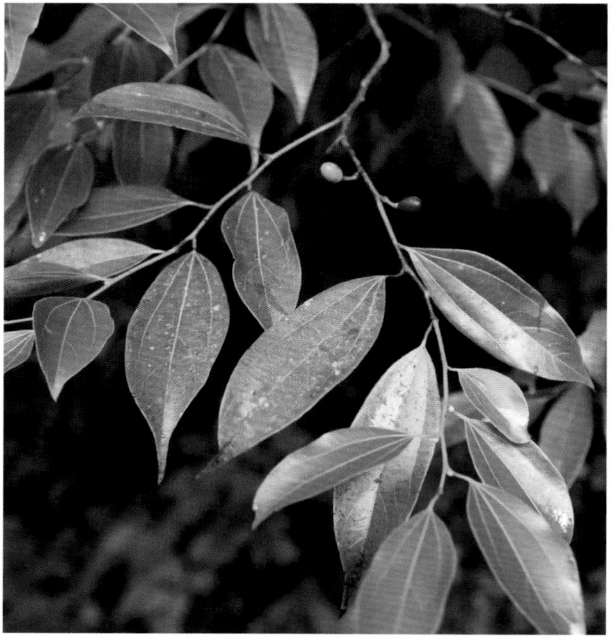

【形态特征】常绿灌木或小乔木，高达 4~5m。根纺锤形，有结节状膨大，外皮淡紫色，内部灰白色。叶革质或近革质，叶背密具褐色柔毛，后渐脱落，狭卵形、阔椭圆形、近圆形或披针形，三出脉。假伞形花序有 6~8 花；花被裂片 6。果实卵球形或有时近圆形，熟时紫黑色。花期 3~4 月，果期 5~11 月。

【适宜生境】生于海拔 500~1200m 的山坡向阳灌丛或马尾松林中，有栽培。

【资源状况】分布于低山区。少见，多为引种栽培。

【入药部位】根。

【功能主治】散寒健胃，理气止痛。用于胃寒腹痛呕酸，食积腹胀，小儿疝气，小便频数，风湿肩胛痛。

山鸡椒

澄茄子、木姜子

Litsea cubeba (Lour.) Pers.

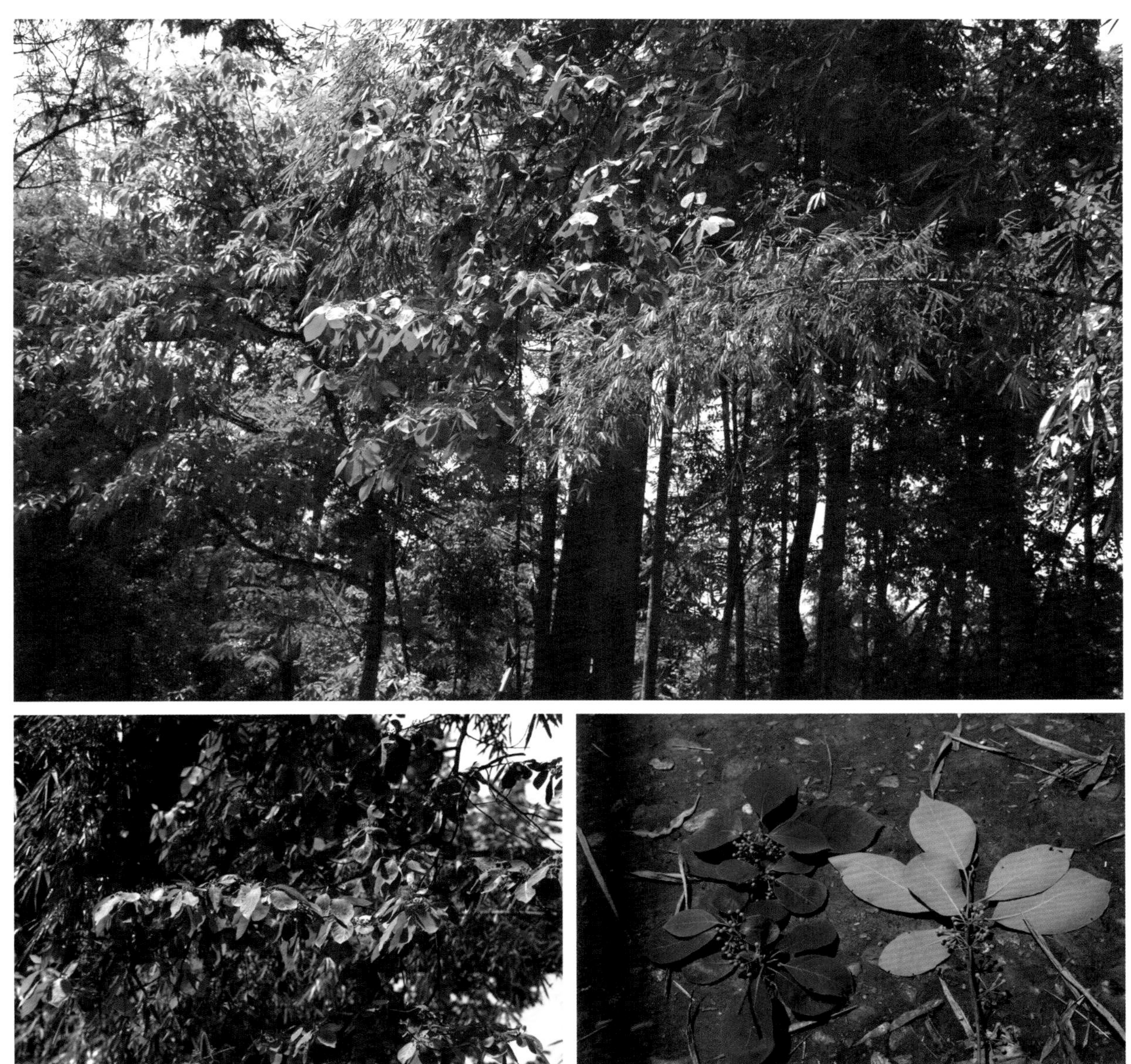

【形态特征】落叶灌木或小乔木，高达 10m，全体有强烈的香气。根圆锥形，灰白色。叶纸质，披针形、长圆形或椭圆形，侧脉每边 6~10 条。假伞形花序单生或簇生，具 4~6 花；花先叶开放或与叶同期。果球形，直径约 5mm，成熟时黑色；果梗长 2~4mm。花期 2~3 月，果期 7~8 月。

【适宜生境】生于阔叶常绿林中。

【资源状况】分布于中山区。常见，可以大量开发利用。

【入药部位】果实（荜澄茄）、根、叶、种子。

【功能主治】果实、根温中散寒，止痛，降气，消食止呕。用于心腹冷痛，筋骨疼痛，腰膝筋骨痛，疮痈肿毒，烫火伤，风湿麻木，风湿骨痛，胃气痛，跌打损伤；果实又用于血吸虫病。叶用于痈疖肿毒，乳腺炎，蛇虫咬伤。种子用于感冒头痛，消化不良，胃痛。

黄丹木姜子

石桢楠

Litsea elongata (Wall. ex Nees) Benth. et Hook. f.

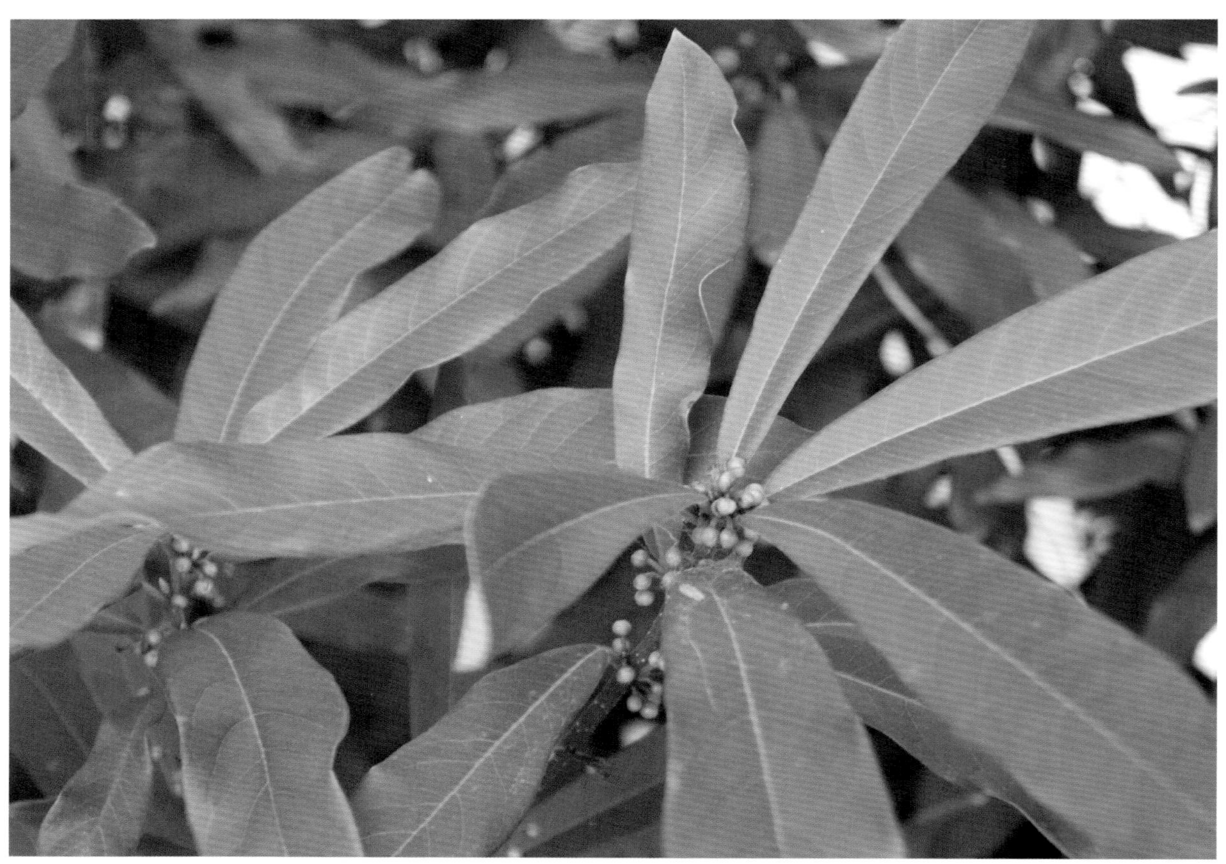

【形态特征】常绿小或中乔木。树皮灰黄色或褐色；小枝黄褐色至灰褐色，密被褐色绒毛。顶芽卵圆形，鳞片外面被丝状短柔毛。叶互生或近轮生，革质，侧脉 10~20 对。伞形花序单生，每个具 4 或 5 花；总梗通常较粗短，长 2~5mm，密被褐色绒毛；花被裂片 6。果长圆形，成熟时黑紫色。花期 5~11 月，果期翌年 2~6 月。

【适宜生境】生于海拔 1200m 左右的阔叶林中。

【资源状况】分布于低山区、中山区。少见。

【入药部位】根、花。

【功能主治】祛风除湿，消肿止痛。用于风湿骨痛，跌打损伤。

毛叶木姜子

澄茄子、木姜子

Litsea mollis Hemsl.

【标本采集号】LEM120626002

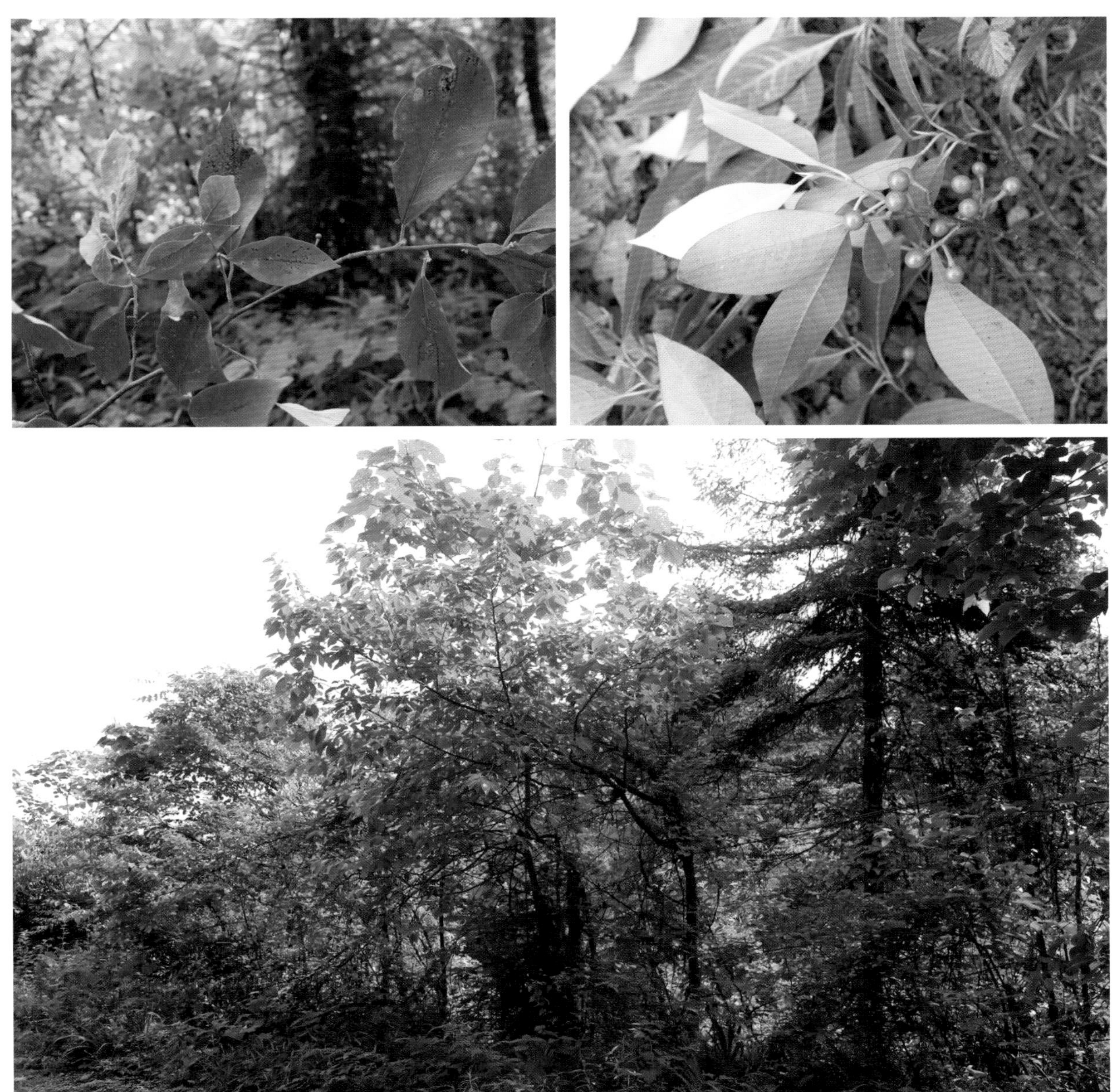

【形态特征】落叶灌木或小乔木。树皮绿色，光滑，有黑斑，撕破有松节油气味；顶芽圆锥形，鳞片外面有柔毛；小枝灰褐色，有柔毛。叶互生或聚生于枝顶，长圆形或椭圆形，叶背苍白色，密具白色柔毛。伞形花序腋生，常 2 或 3 个簇生于短枝；雄性伞形花序具 4~6 花；花先叶开放或与叶同期；花被裂片 6，黄色，宽倒卵形。果球形，成熟时蓝黑色。花期 3~4 月，果期 9~10 月。

【适宜生境】生于阔叶常绿林中。
【资源状况】分布于中山区。常见，可以开发利用。
【入药部位】果实、根。
【功能主治】温中散寒，止痛，降气，消食止呕。用于胃寒腹痛，食滞饱胀，周身胀痛，食积肠鸣腹泻，寒疝，蛇咬伤。

杨叶木姜子

澄茄子、马木姜子
Litsea populifolia (Hemsl.) Gamble

【标本采集号】511423140512535LY

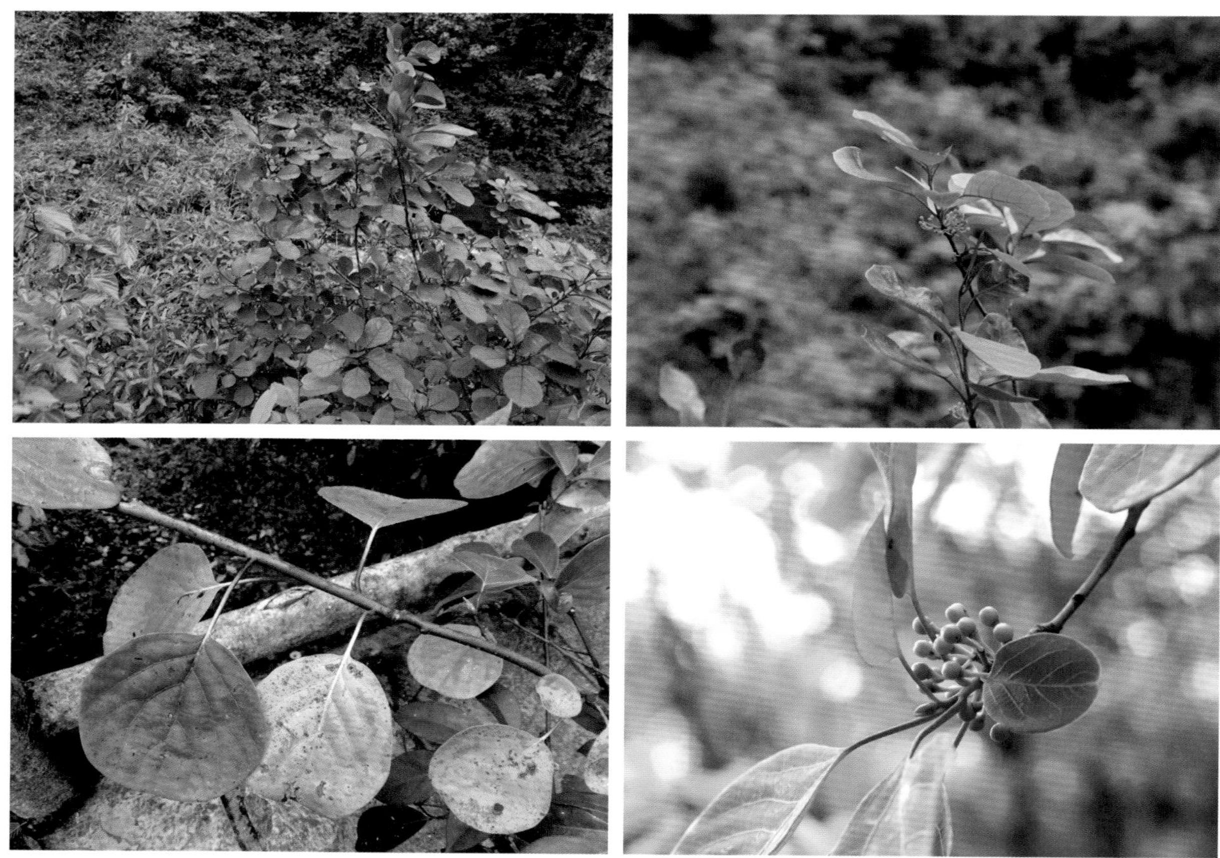

【形态特征】落叶小乔木，高 3~5m，除花序有毛外，其余均无毛。叶互生，圆形，长 6~8cm，搓之有樟脑味；嫩叶紫红绿色，秋后为黄色。伞形花序生于枝梢。果球形，直径 5~6mm，生于杯状果托上。花期 4~5 月，果期 8~9 月。
【适宜生境】生于海拔 1000~2100m 的阔叶常绿林中。
【资源状况】分布于低山区、中山区。常见，可以开发利用。
【入药部位】果实。
【功能主治】温中散寒，止痛，降气，消食止呕。用于胃寒腹痛，食滞饱胀。

川钓樟

白背乌药、白背叶

Lindera pulcherrima (Wall.) Benth. var. *hemsleyana* (Diels) H. P. Tsui

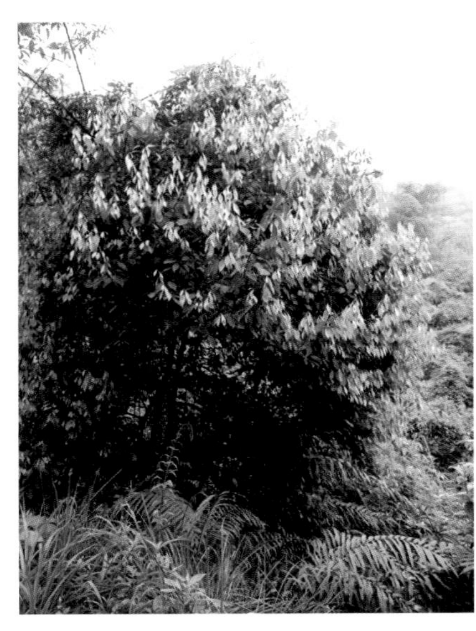

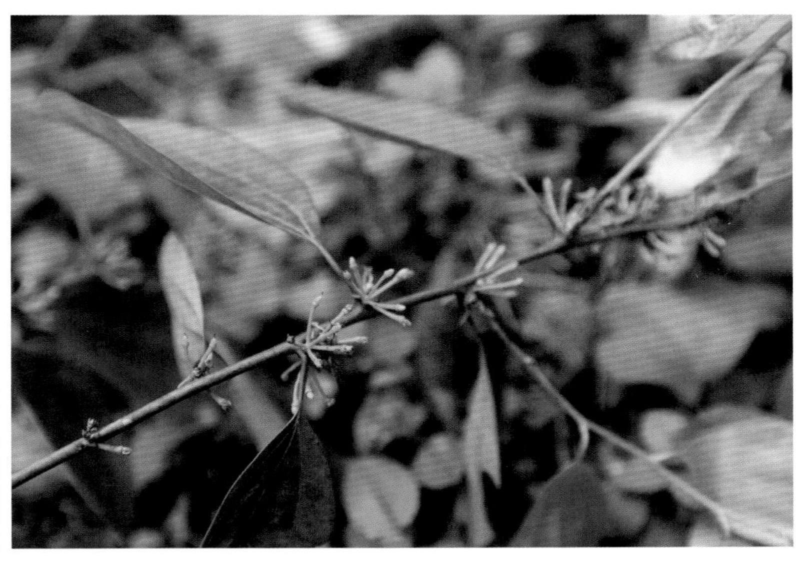

【形态特征】常绿乔木，高7~10m。枝条有细纵条纹，初被白色柔毛，后渐脱落；芽小，卵状长圆形，长约4mm，芽鳞被白色柔毛。叶互生，椭圆形、长圆形或倒卵形，先端渐尖或短尾状渐尖，三出脉。假伞形花序，无总梗或具极短总梗；花被片6；雄花不育子房无毛；花柱疏或密具柔毛。幼果无毛。果期6~8月。

【适宜生境】生于林缘、路旁。

【资源状况】分布于低山区。少见。

【入药部位】根、叶。

【功能主治】祛风除湿，消肿散瘀。用于风湿痹痛，跌打损伤。

木姜子

Litsea pungens Hemsl.

【标本采集号】511423140707967LY

【形态特征】落叶小乔木，高 3~7m。幼枝具柔毛。花枝细长。叶互生，常聚集于枝顶，披针形或倒卵状披针形，叶背幼时具绢状柔毛，后无毛或沿中脉具毛，羽状脉。伞形花序腋生，具 8~12 花。果球形，蓝黑色，果梗上部稍肥大。花期 3~5 月，果期 7~9 月。

【适宜生境】生于海拔 1200m 左右的阔叶林中。

【资源状况】分布于低山区、中山区。常见，可以大量开发利用。

【入药部位】果实、叶。

【功能主治】健脾，暖胃，消食。用于食积气滞，脘腹冷痛。

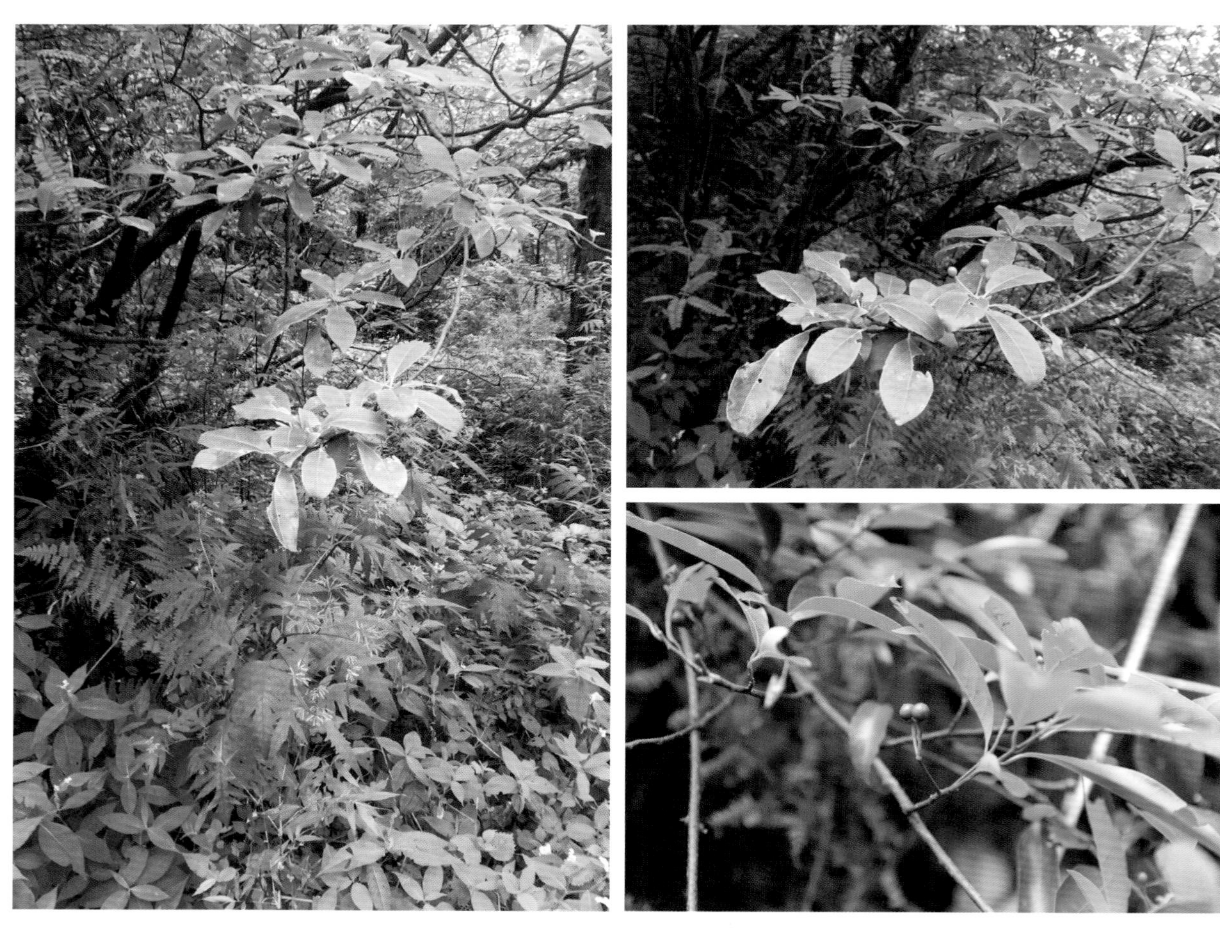

红叶木姜子 樟树果

Litsea rubescens Lec.

【形态特征】落叶灌木或小乔木。小枝无毛，嫩时红色。顶芽圆锥形，鳞片无毛或仅上部有稀疏短柔毛。叶互生，椭圆形、披针状椭圆形或圆椭圆形，两面无毛，羽状脉；叶柄幼时红色，无毛。伞形花序腋生；雄性伞形花序具 10~12 花，先叶开放或与叶同时开放；花梗长 3~4mm，密被灰黄色柔毛；花瓣裂片 6，黄色。果实球形。花期 3~4 月，果期 9~10 月。

【适宜生境】生于海拔 1200m 左右的阔叶林中。

【资源状况】分布于低山区、中山区。常见。

【入药部位】果实、根。

【功能主治】健脾，暖胃，消食。用于食积气滞，脘腹冷痛。

新 樟 *Neocinnamomum delavayi* (Lec.) Liou

【标本采集号】511423140622962LY

【形态特征】乔木或灌木。枝条纤细，圆柱形，具条纹，幼时被锈色或白色细绢毛，老时毛被渐脱落。叶互生，椭圆状披针形至卵形或阔卵形，近革质。腋生团伞花序具（1~）4~6（~10）花；花小，黄绿色；苞片三角状钻形，长约 0.5mm，密被锈色绢质短柔毛；花梗纤细，长 5~8mm，密被锈色绢质短柔毛；花被片 6，花被筒极短，两面密被锈色绢质短柔毛，三角状卵圆形。成熟果实红色，卵球形，果杯漏斗形。花期 4~9 月，果期 9 月至翌年 1 月。

【适宜生境】生于海拔 1100~2300m 的常绿阔叶林中。

【资源状况】分布于中山区。常见。

【入药部位】叶、枝、皮（云南柴樟）。

【功能主治】温肾壮阳，温中散寒，理气止痛。用于胃寒腹痛，少腹冷痛，风湿关节疼痛，扭伤。

檫 木 檫树

Sassafras tzumu (Hemsl.) Hemsl.

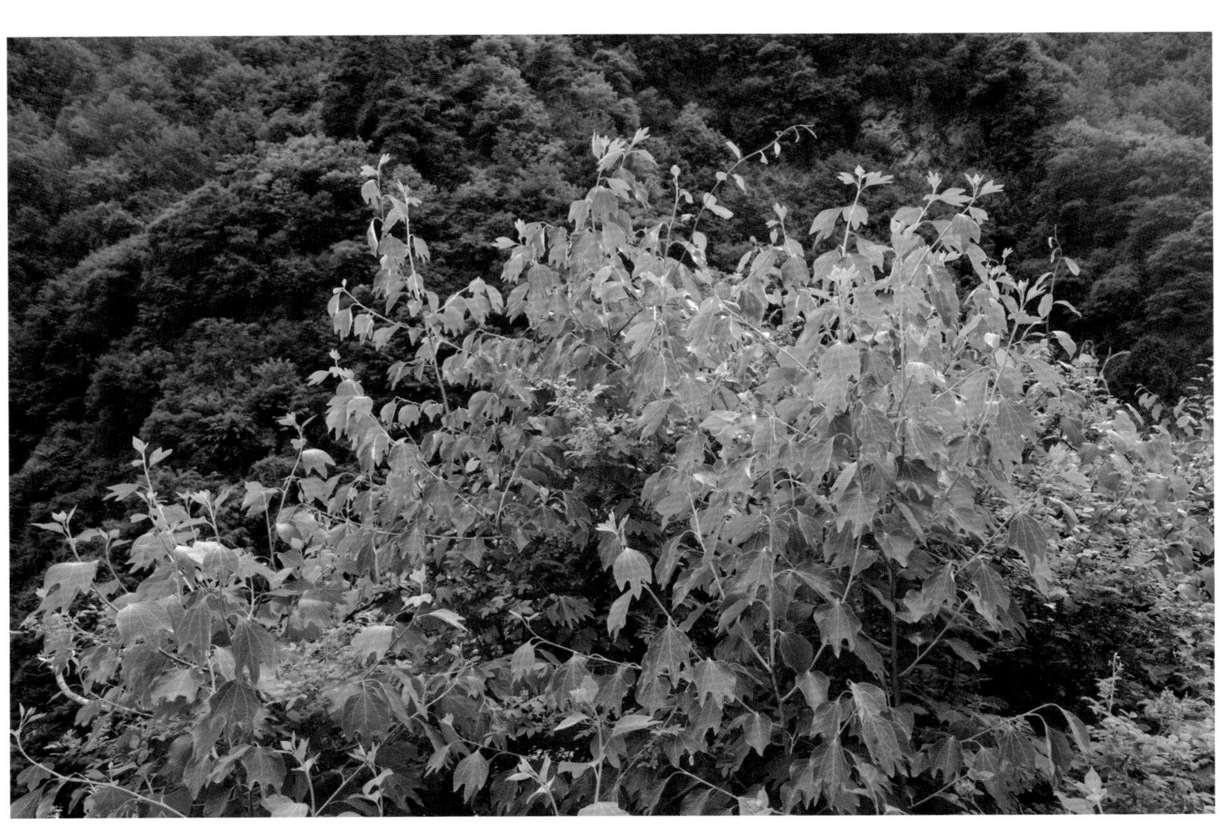

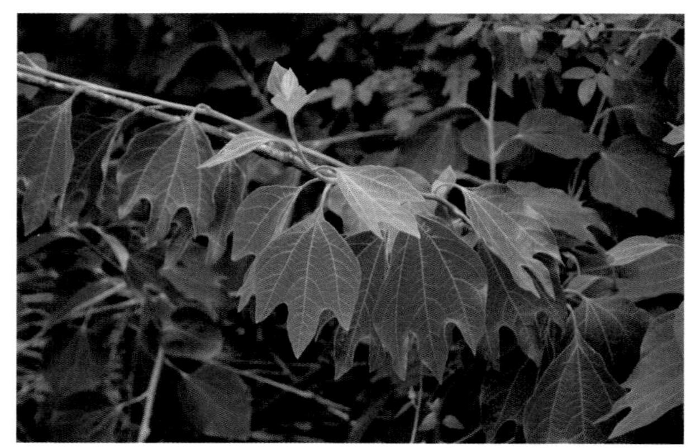

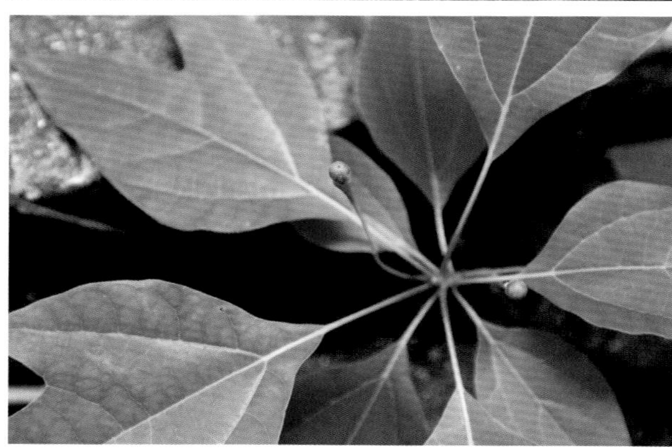

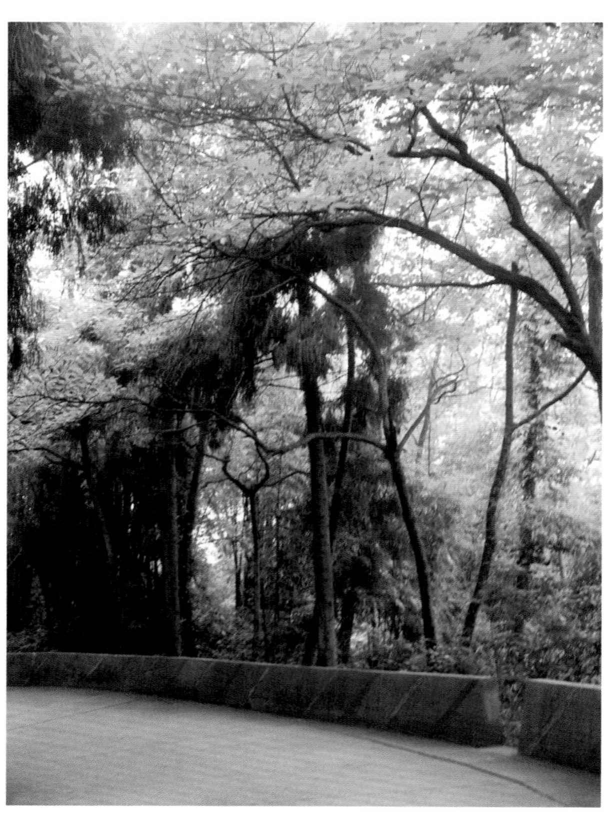

【形态特征】落叶乔木，高达 30m。叶互生，集生于枝顶，全缘或 2~3 浅裂，羽状脉或离基三出脉。总状花序顶生，先叶开放，多花，具花序梗；花黄色。核果球形，成熟时蓝黑色，带白蜡粉。花期 3~4 月，果期 5~9 月。

【适宜生境】栽培于公路两旁。

【资源状况】分布于低山区。常见，可以开发利用。

【入药部位】根、树皮及叶（檫树）。

【功能主治】祛风除湿，活血散瘀。用于风湿骨痛，跌打损伤，腰肌劳损，扭挫伤，胃痛，皮肤瘙痒，湿热疮疡。

罂粟科

白屈菜 山黄连 *Chelidonium majus* L.

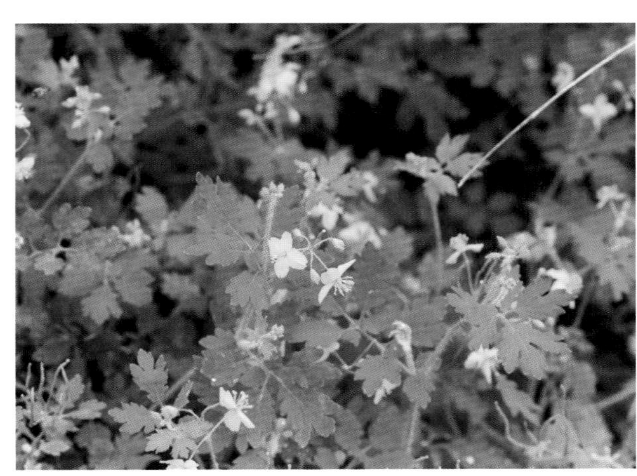

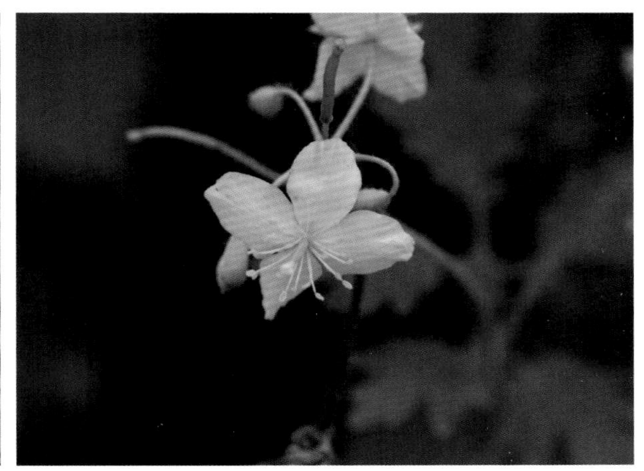

【形态特征】多年生草本，高 30~50cm。主根圆锥状，粗壮，暗褐色，须根多。茎直立，嫩绿色，断之有黄色汁液流出。基生叶少量，早凋落；叶背具白粉，倒卵状长圆形或阔倒卵形，羽状全裂；裂片 2~4 对。伞形花序多花；花黄色；萼片 2，椭圆形，疏生柔毛。蒴果狭圆柱状。种子细小，卵球形，生网纹。花、果期 4~9 月。

【适宜生境】生于海拔 700m 以上的林下、荒地，引种栽培。

【资源状况】分布于低山区、中山区、高山区。少见。

【入药部位】全草。

【功能主治】清热解毒，行气止痛，止咳平喘，镇痛消炎。用于风湿痹痛。

南黄堇 *Corydalis davidii* Franch.

【标本采集号】511423140512946LY

【形态特征】多年生草本。根数条，粗线形，长 8~10cm，直径 1~1.5mm，黄色，干时茶褐色。茎少数至数个，具狭翅状脊，稀分枝，共具 3~6 叶。叶片轮廓宽三角形，三回三出全裂；茎生叶数枚。总状花序密生 5~15 花，生一侧，花瓣黄色；花柱线形，先端弯曲，短于子房，柱头近扁长方形，具 8 个乳突。蒴果圆柱形。花、果期 4~10 月。

【适宜生境】生于林下、林缘、灌丛下、草坡或路边。

【资源状况】分布于中山区、高山区。常见，可以开发利用。

【入药部位】全草。

【功能主治】接骨镇痛。用于骨折，跌打损伤。

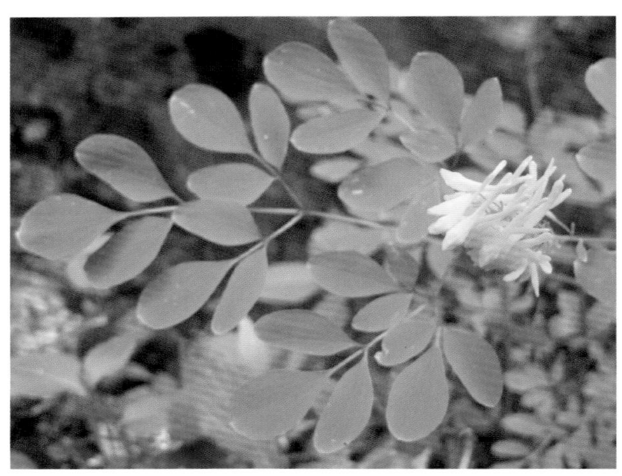

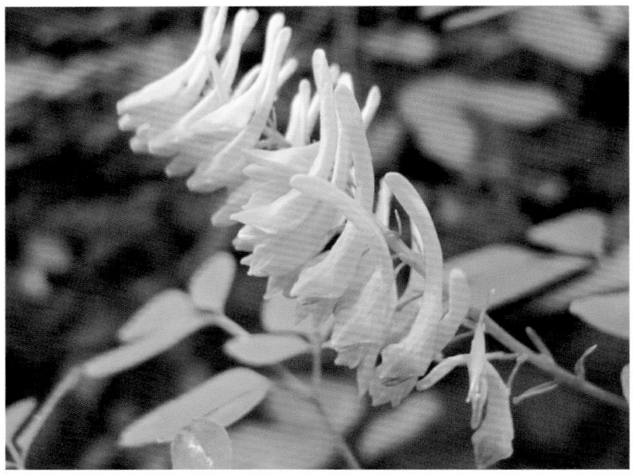

紫堇

羊不吃、断肠草

Corydalis edulis Maxim.

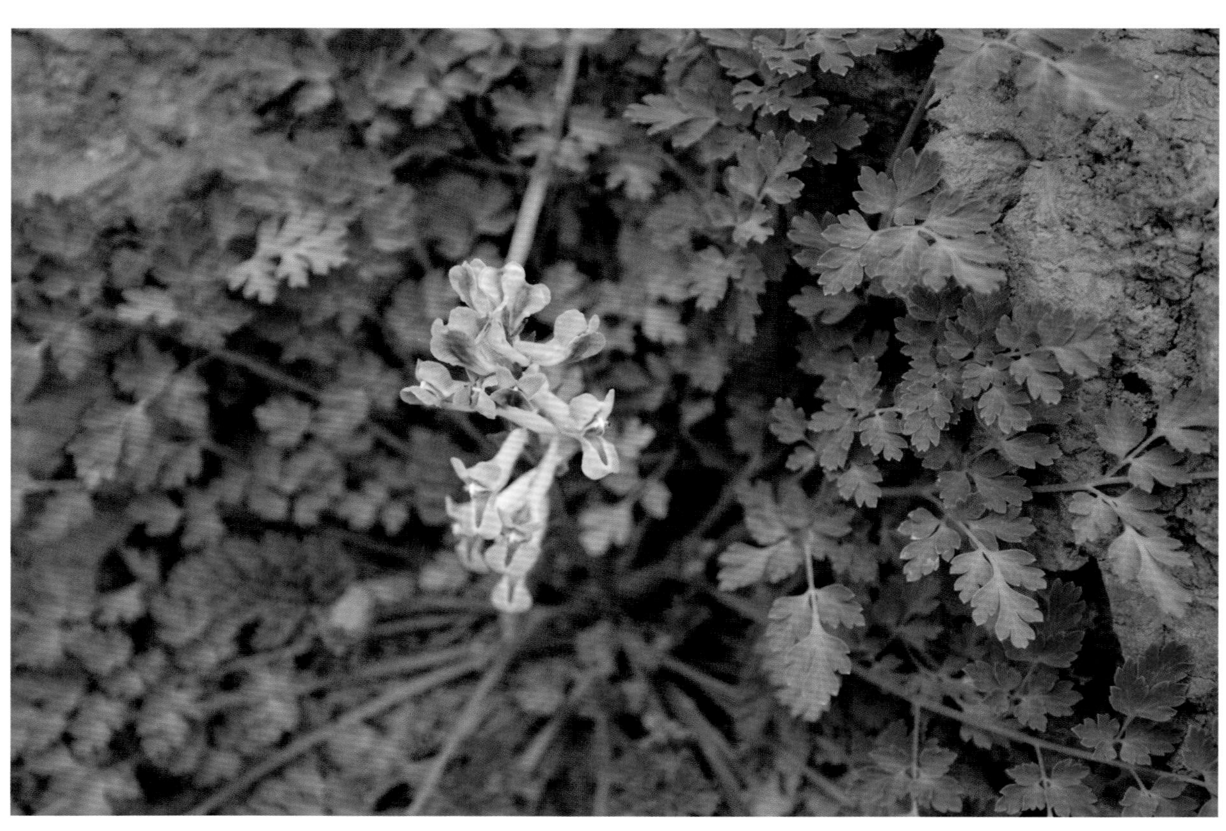

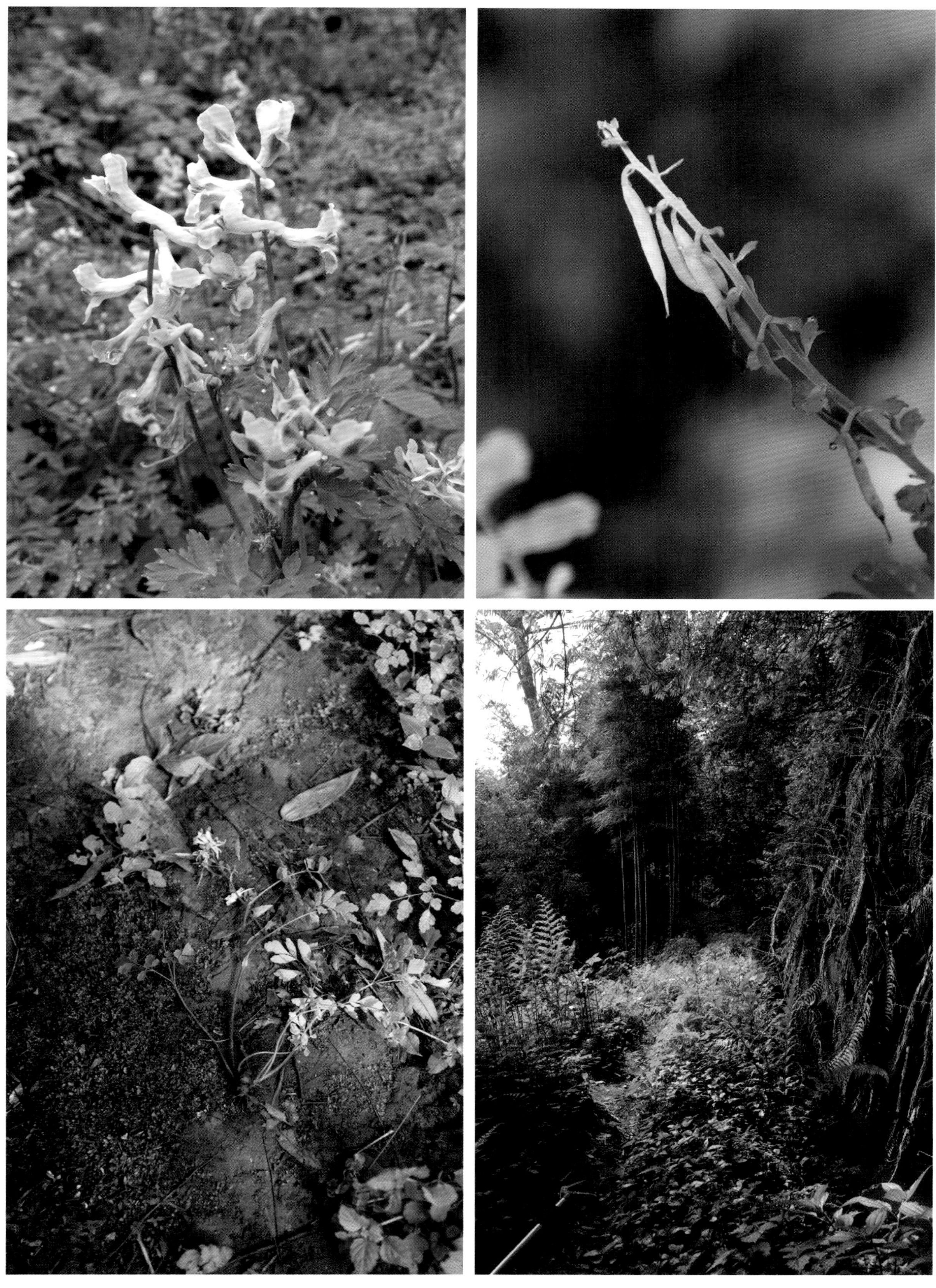

【形态特征】一年生草本，高 20~50cm。具主根。茎分枝，具叶；花枝花葶状，常与叶对生。基生叶具长柄，一至二回羽状全裂。总状花序具 3~10 花；花粉红色至紫红色；上花瓣长 1.5~2cm。蒴果条形，下垂。种子直径约 1.5mm，密生环状小凹点；种阜小，紧贴种子。花、果期 4~7 月。

【适宜生境】生于沟边、田坎、墙边。

【资源状况】分布于坝区、低山区。常见，可以开发利用。

【入药部位】全草或根。

【功能主治】杀虫，解毒。用于化脓性中耳炎，肺结核咯血，中暑头痛，腹痛，尿痛，遗精，顽癣，秃疮，带状疱疹；外用于疮毒，蛇咬伤。

条裂黄堇

铜棒锤、条裂紫堇

Corydalis linarioides Maxim.

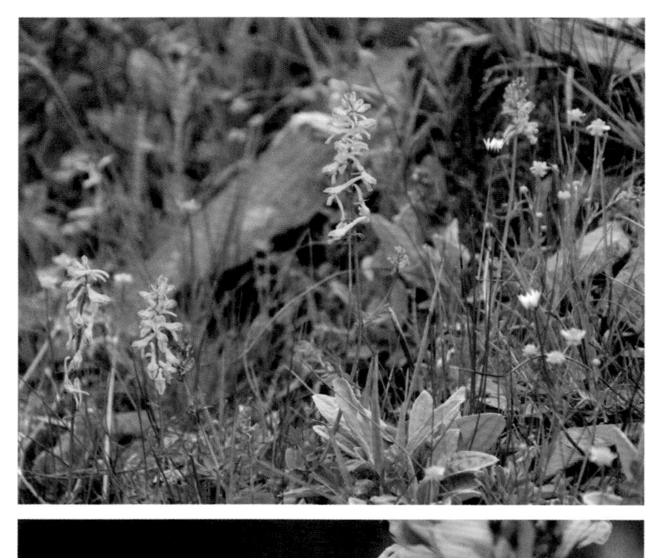

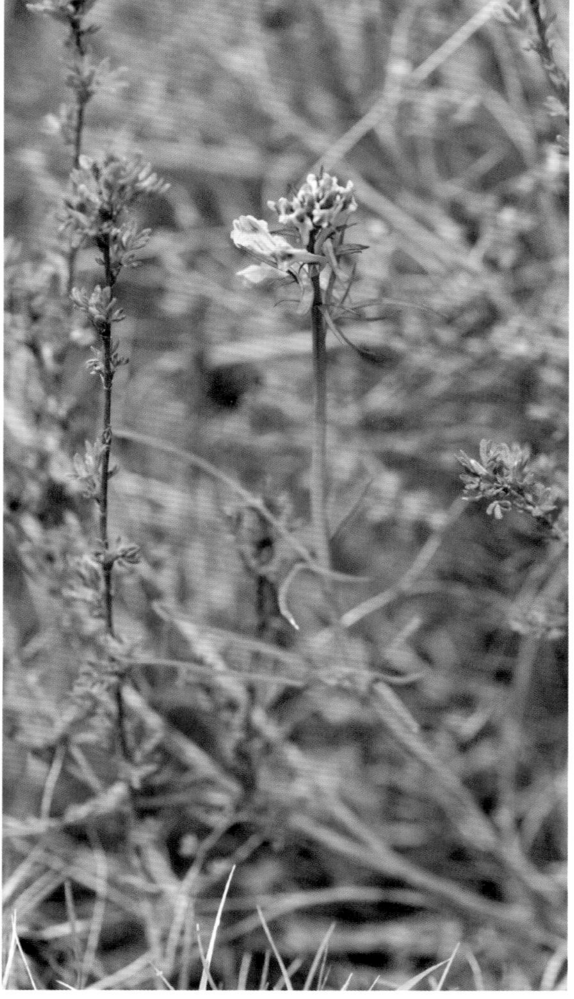

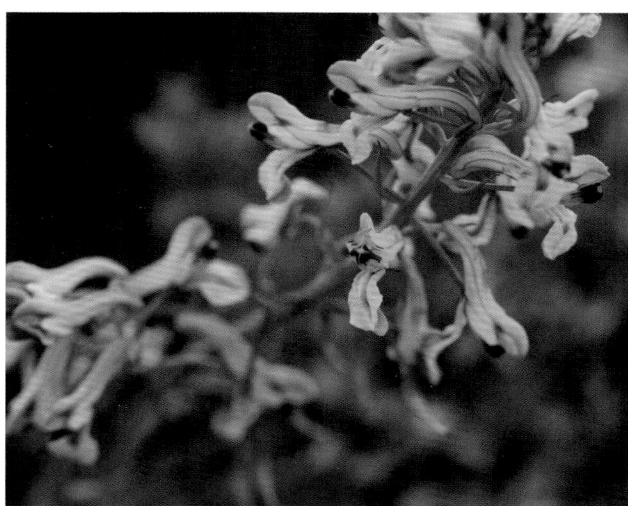

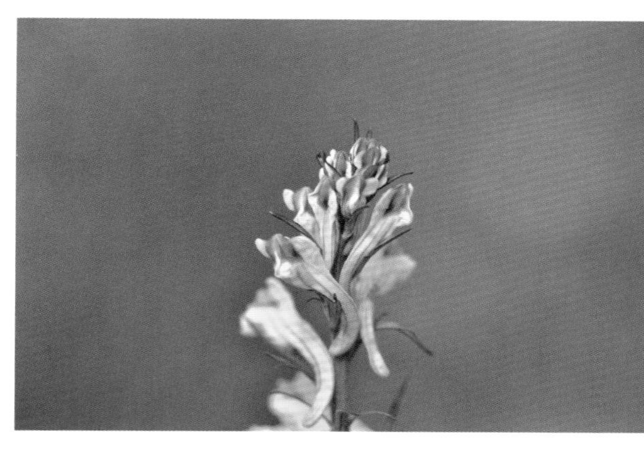
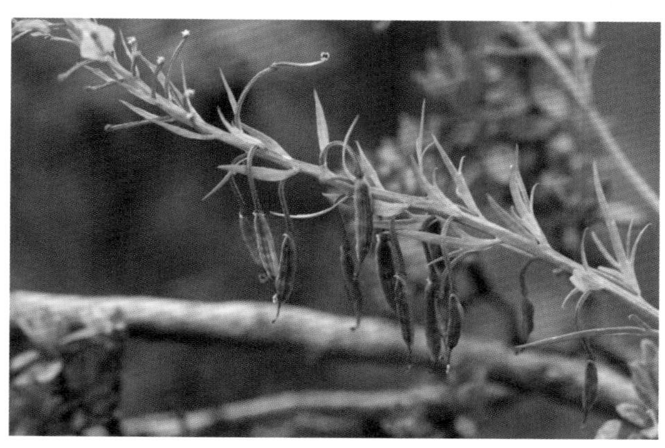

【形态特征】多年生草本，高 10~50cm。根丛生，3~6 条，中部膨大为纺锤形。茎通常不分枝。基生叶长 2~4cm，宽 2~5cm，羽状分裂；茎生叶羽状全裂。总状花序；花瓣黄色，上花瓣背部突起，自花瓣片先端开始延伸至距；柱头具 2 乳突。蒴果长圆形，长 1~1.4cm。种子扁圆形，黑色。花、果期 6~9 月。

【适宜生境】生于路旁、林缘、草坡。

【资源状况】分布于高山区。常见。

【入药部位】块根（铜棒锤）。

【功能主治】活血散瘀，消肿止痛，除风湿。用于跌打损伤，劳伤，风湿骨痛，皮肤瘙痒，疮痈肿毒。

黄　堇 *Corydalis pallida* (Thunb.) Pers.

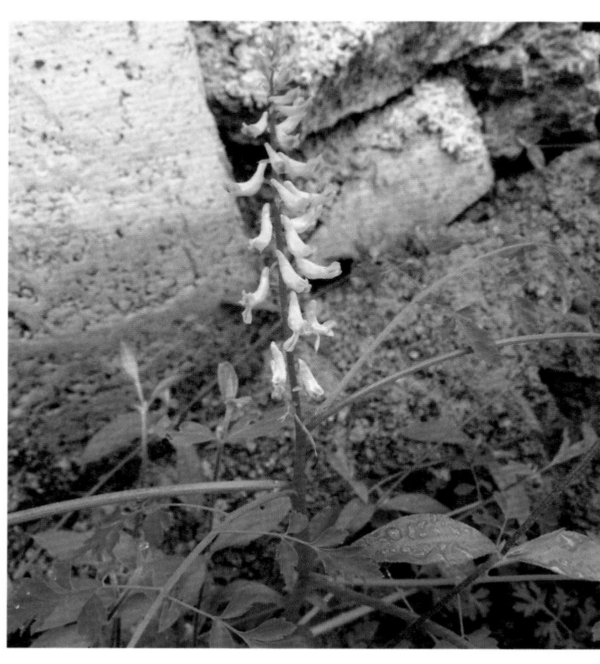
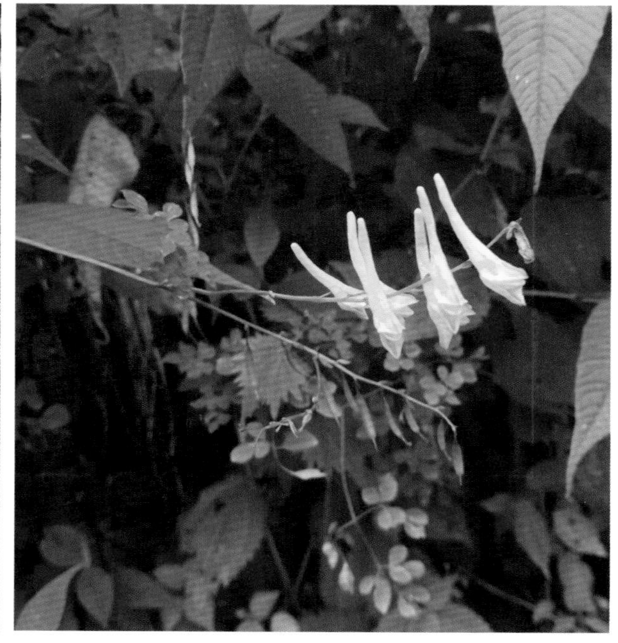

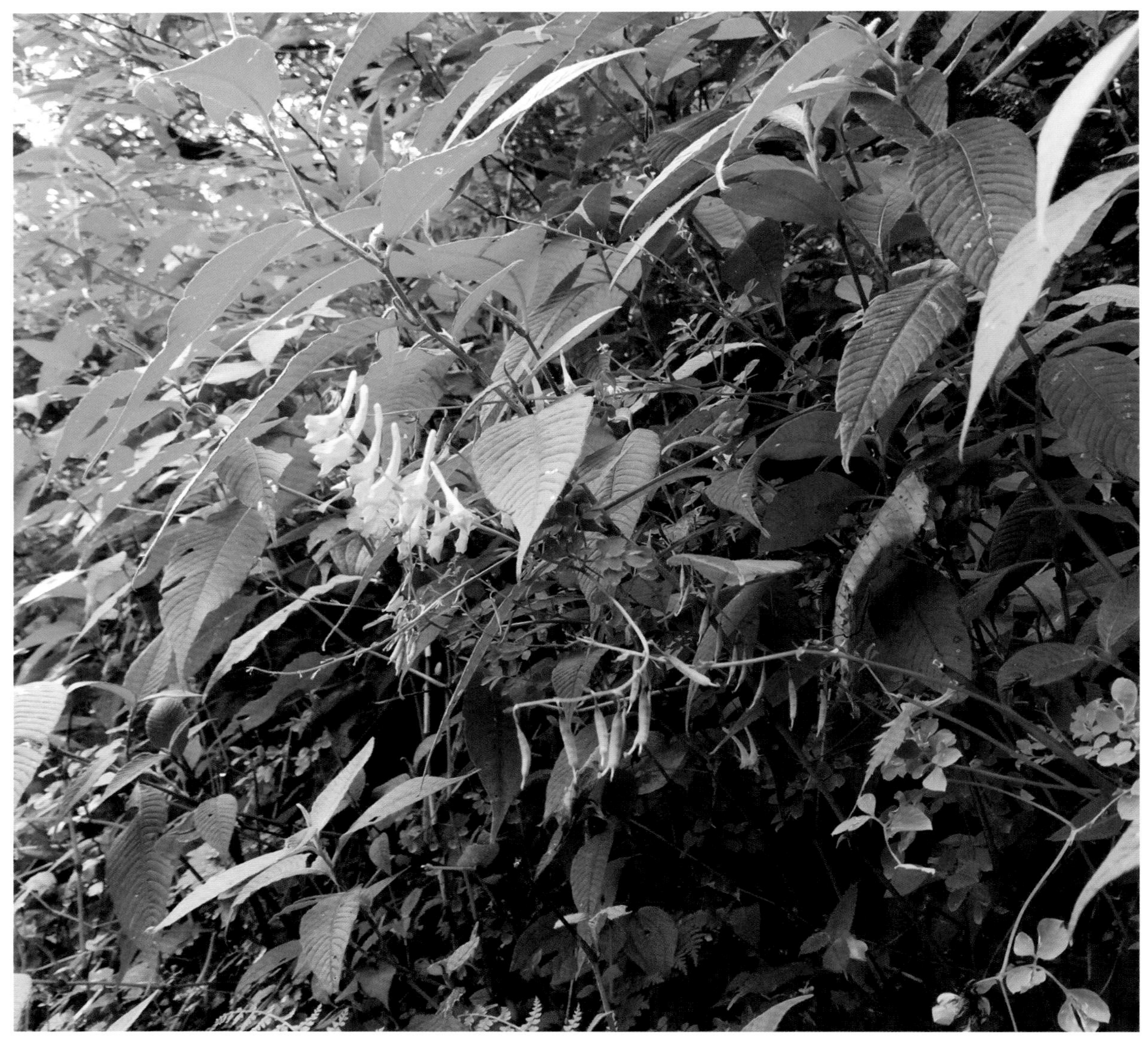

【形态特征】灰绿色丛生一年生草本，具恶臭。茎为1条至多条，发自基生叶腋，具棱，常上部分枝。基生叶多数，丛生；茎生叶二回羽状全裂，长圆形，羽片2~4对。总状花序顶生或腋生，具10~25花；花黄色至淡黄色；子房线形；柱头具横向伸出的2臂，各枝顶端具3乳突。蒴果条形。种子龙骨状，具小刺。花期4~6月，果期5~7月。

【适宜生境】生于海拔700m左右的沟边阴湿地。

【资源状况】分布于低山区。常见，可以开发利用。

【入药部位】全草（深山紫堇）。

【功能主治】清热解毒，利尿，杀虫。用于热毒痈肿，惊风，痢疾。

小花黄堇

断肠草、羊不吃

Corydalis racemosa (Thunb.) Pers.

【标本采集号】511423140414030LY

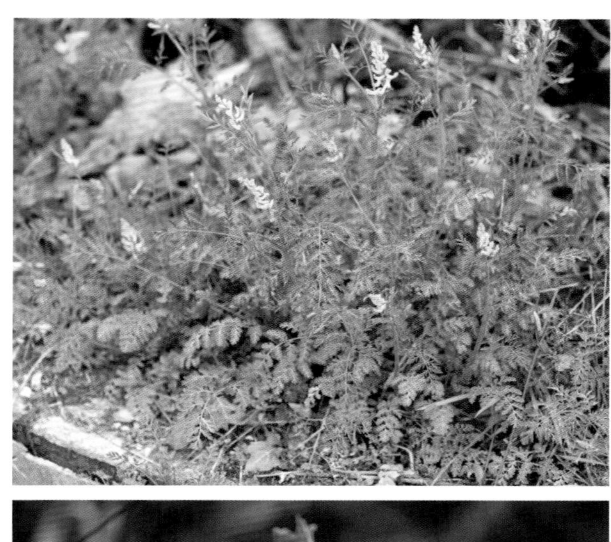

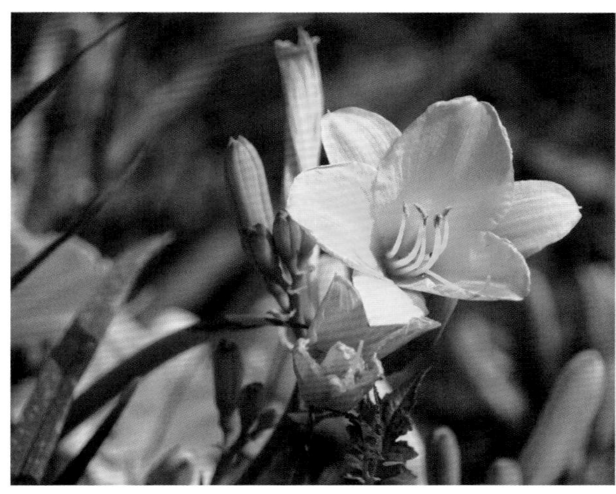

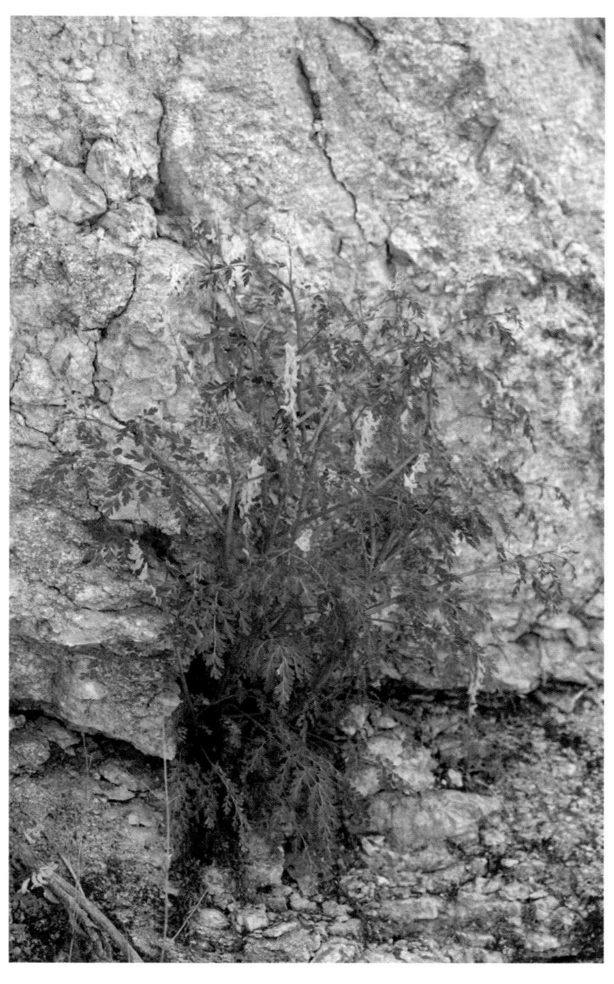

【形态特征】丛生草本。茎多叶，多分枝，细弱，铺散。茎生叶具柄；叶背灰色，三角形，二回羽状复叶。总状花序密具多花；花黄色至淡黄色；上花瓣长 6~7mm；距短囊状，约占花瓣全长的 1/6~1/5；蜜腺体约占距长的 1/2。蒴果劲直，条形。种子黑亮，近肾形，具短刺状突起，种阜三角形。花、果期 2~9 月。

【适宜生境】生于沟边、田坎、墙边。

【资源状况】分布于坝区。常见，可以开发利用。

【入药部位】全草或根。

【功能主治】杀虫，解毒。用于痔疮，疥，蛇咬伤。

石生黄堇

大救驾、岩黄连

Corydalis saxicola Bunting

【形态特征】多年生草本，淡绿色。具粗大主根和单头至多头的根状茎。茎分枝或不分枝；枝条与叶对生，花葶状。基生叶长 10~15cm，具长柄，叶片约与叶柄等长，叶羽状全裂。总状花序具多花；苞片大，明显长于花梗；花黄色或金黄色；柱头二叉状分裂，各枝顶端具 2 裂的乳突。蒴果反折，条形。花、果期 5~7 月。

【适宜生境】生于干燥峭壁石缝中。

【资源状况】分布于低山区。少见。

【入药部位】根、全草。

【功能主治】镇痛，利湿，清热，止血。用于口舌糜烂，目赤，急性腹痛，肝炎，痢疾，痔疮出血，晚期癌症痛。

地锦苗

羊不吃、鹿耳草、尖距紫堇

Corydalis sheareri S. Moore

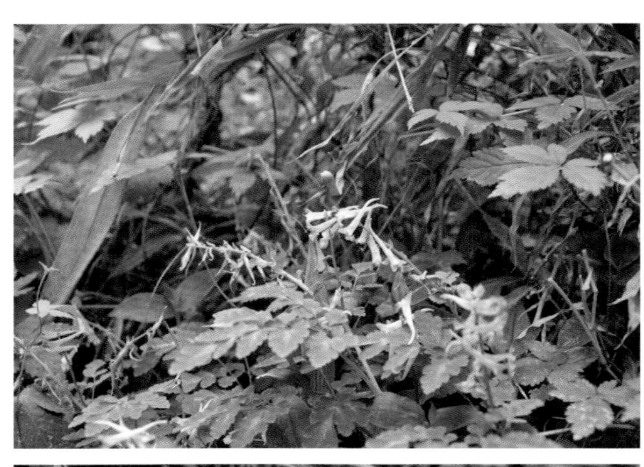

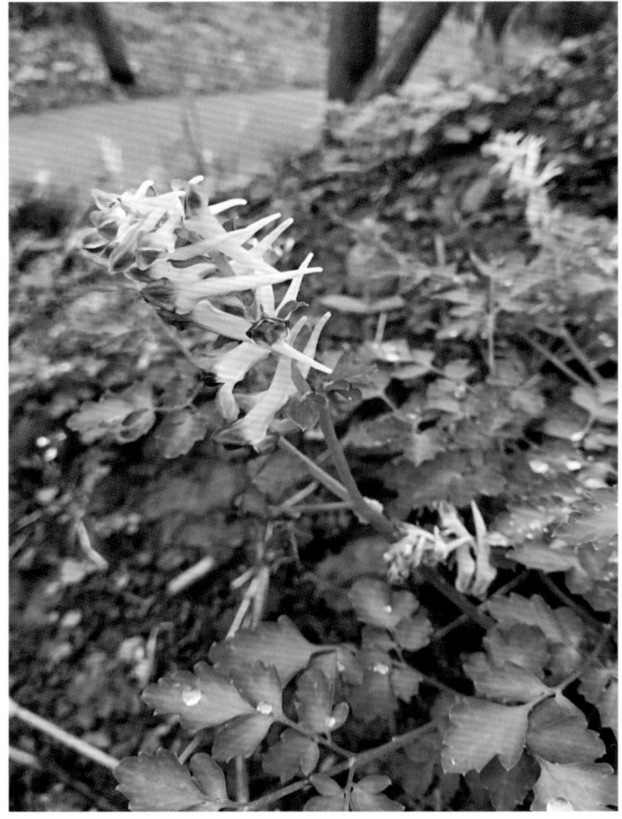

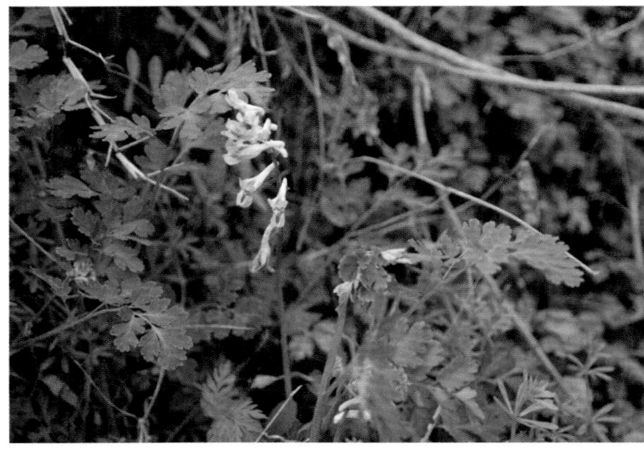

【形态特征】多年生草本，高 10~40cm。根状茎粗壮；茎上部分枝。基生叶数枚，具紫色的长柄，二回羽状全裂，叶背灰绿色。总状花序顶生，具 10~20 花；花紫红色，距圆锥形，末端极尖。蒴果狭圆柱形。花、果期 3~6 月。

【适宜生境】生于海拔 1600m 以下的阴湿草坡、沟边。

【资源状况】分布于坝区、低山区、中山区。常见，可以大量开发利用。

【入药部位】全草。

【功能主治】活血散瘀，消痈止痛。用于筋骨疼痛，疮毒肿痛，顽癣，毒疮。

评　述　本种为路旁、山坡的杂草，有毒。

金钩如意草 *Corydalis taliensis* Franch.

【标本采集号】LEM120720001

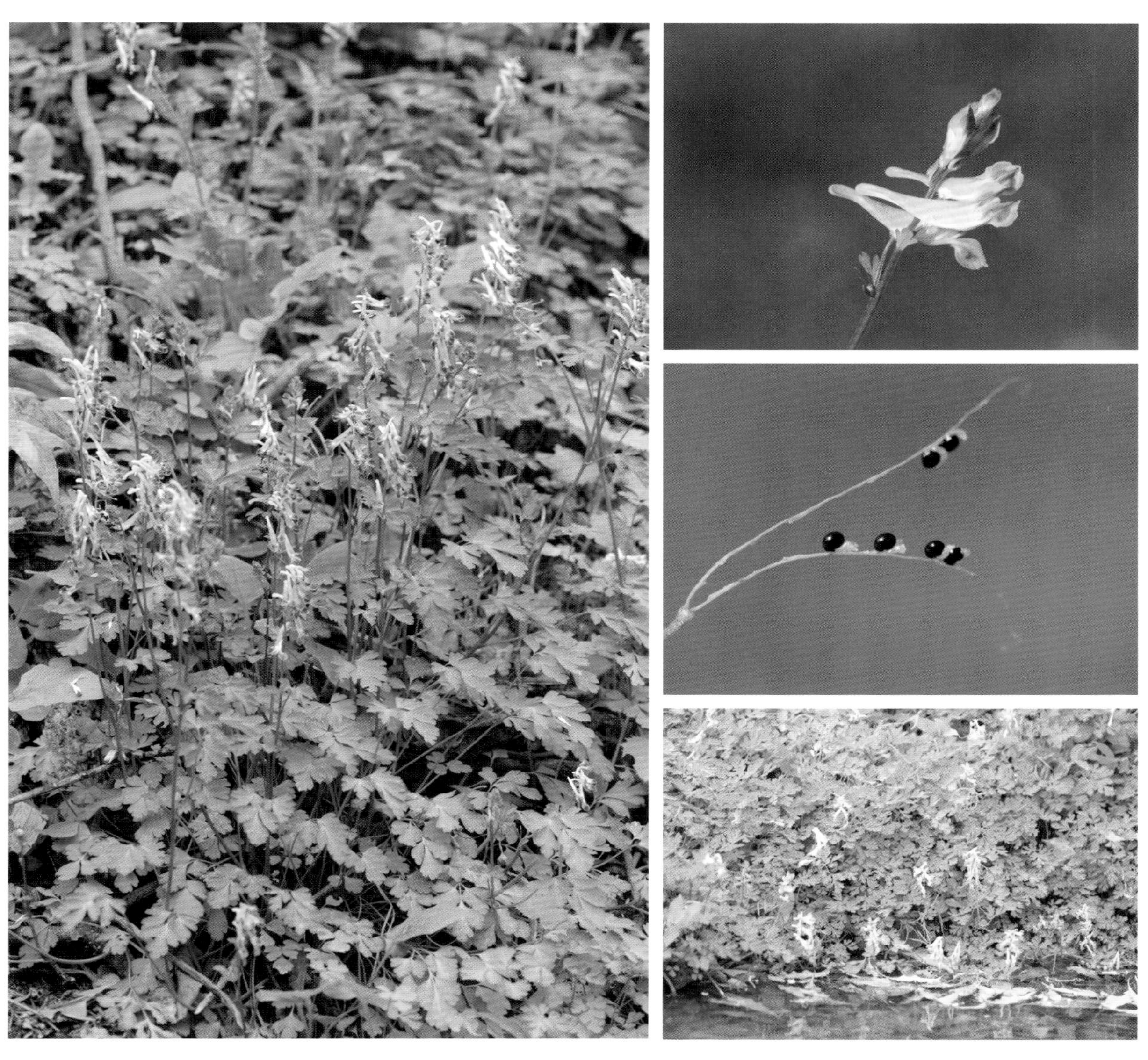

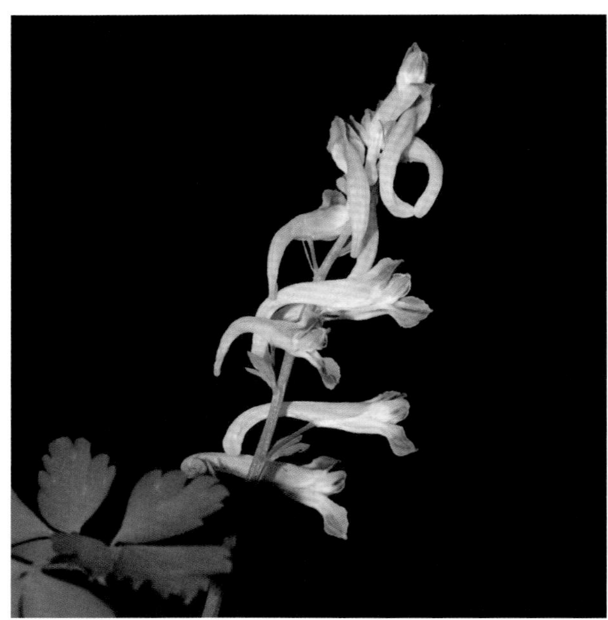

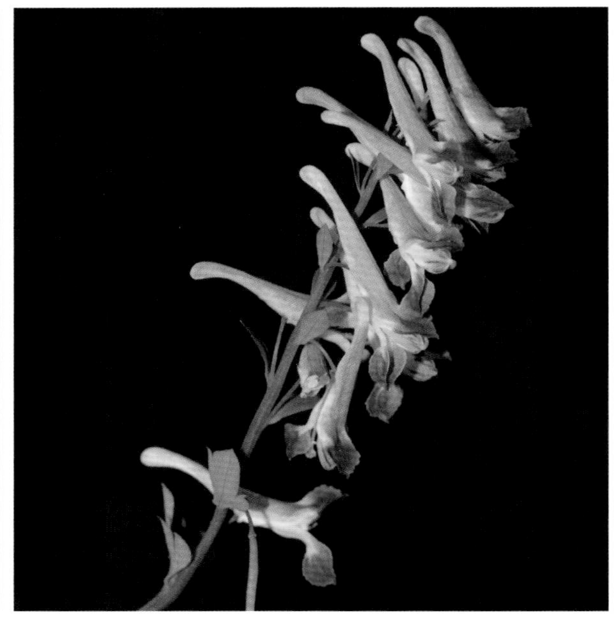

【形态特征】多年生草本，无毛，高 12~40cm。基生叶数枚，叶柄长 6~15cm，叶片轮廓近圆形或楔状菱形，二至三回三出全裂。总状花序生于茎和分枝顶端，具 7~12 花，密生；花瓣紫色、蓝紫色、红色或粉红色。蒴果条形。种子肾圆形，黑色，有光泽。花、果期 3~11 月。

【适宜生境】生于海拔 1700~2600m 的山地林下、岩壁、溪边。

【资源状况】分布于中山区、高山区。常见。

【入药部位】全草。

【功能主治】祛风，清热，止痛，清肝明目。用于疮毒。

延胡索

元胡、玄胡

Corydalis yanhusuo W. T. Wang ex Z. Y. Su et C. Y. Wu

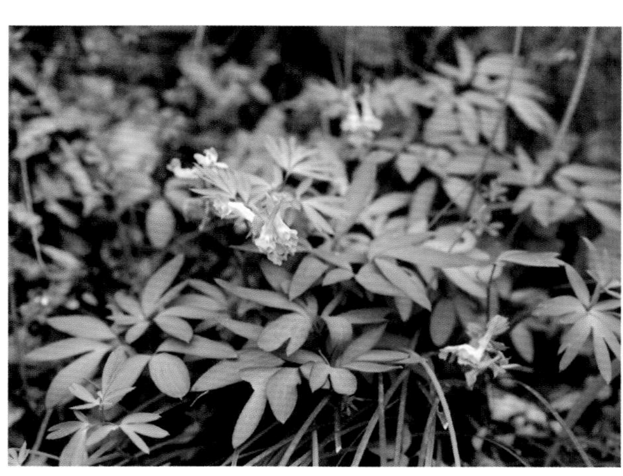

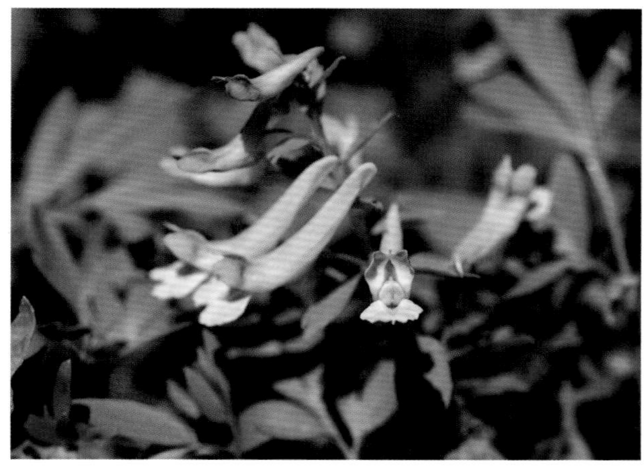

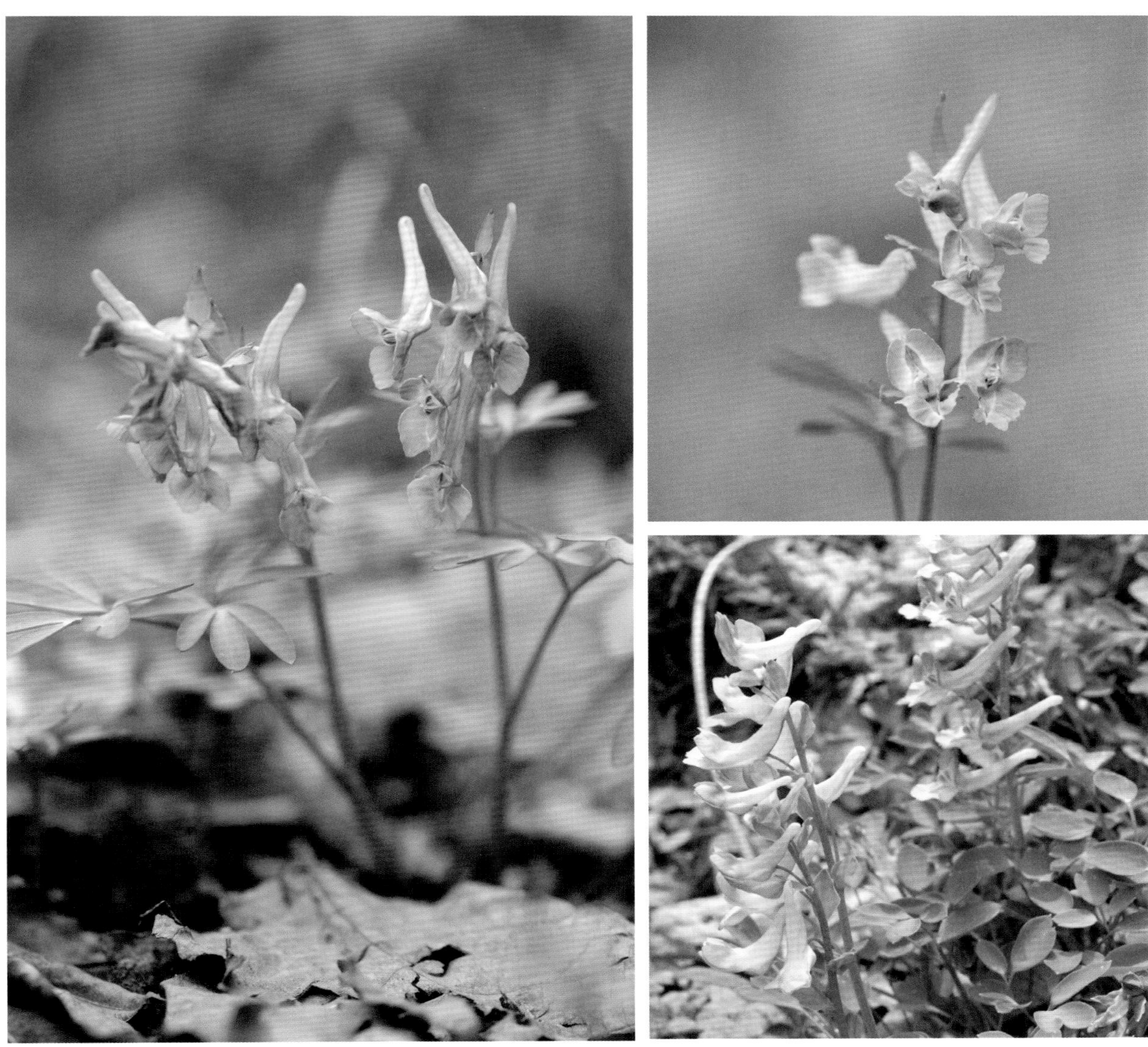

【形态特征】多年生草本，高 10~30cm。块茎圆球形，内面淡黄色；茎直立，常分枝，基部以上具 1 鳞片。叶二回三出或近三回三出，小叶 3 深裂。总状花序；花紫红色；萼片小，早落；外花瓣顶端微凹，具短尖，上花瓣距上弯，下花瓣具短爪，内花瓣爪长于瓣片。蒴果长圆状椭圆形，长 2~2.8cm。花、果期 4~6 月。

【适宜生境】引种栽培。

【资源状况】分布于坝区。少见。

【入药部位】块茎。

【功能主治】活血散瘀，消肿止痛，理气。用于心腹腰膝诸痛，月经不调，癥瘕，崩中，产后血晕，恶露不净，跌打损伤。

大花荷包牡丹

山牡丹、大花荷苞牡丹
Dicentra macrantha Oliv.

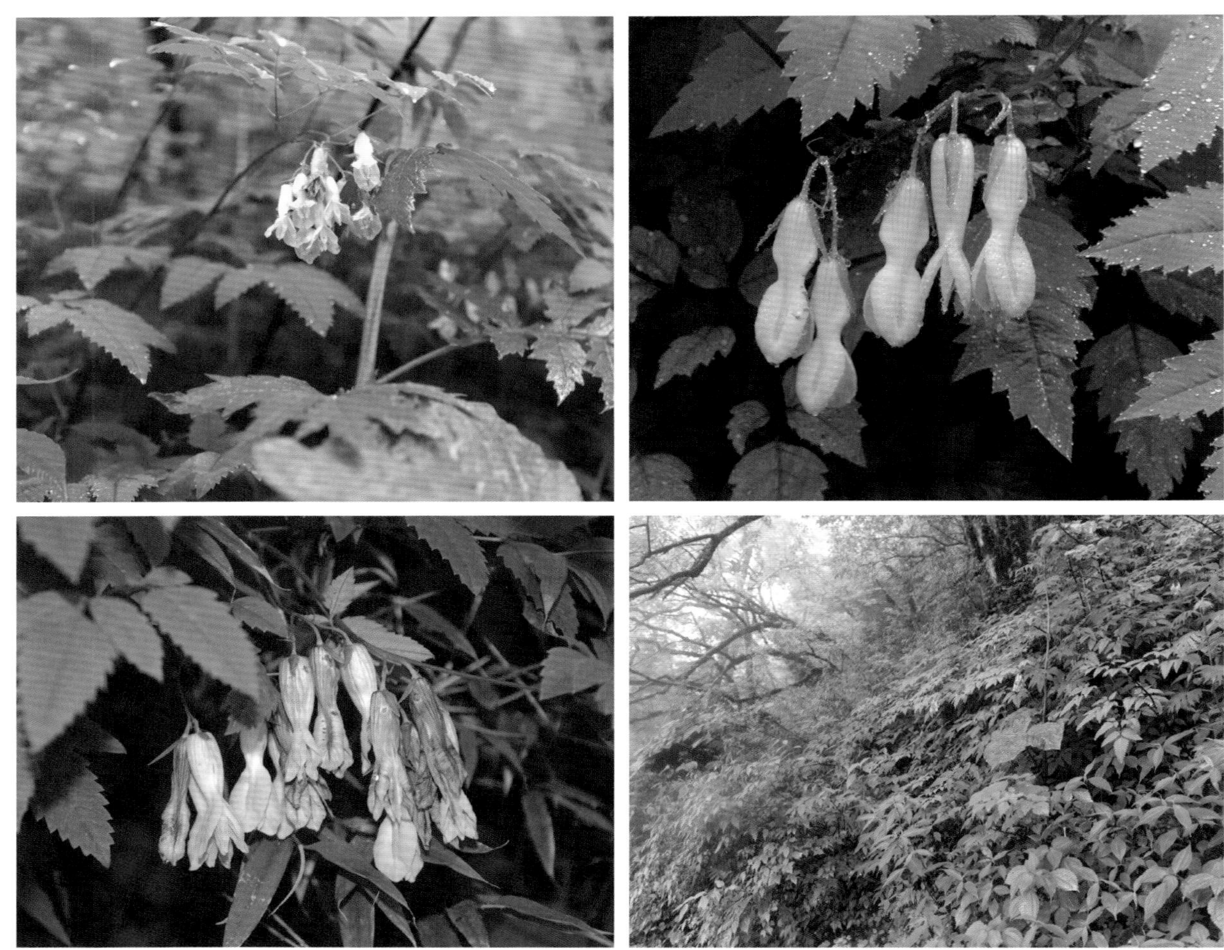

【形态特征】多年生直立草本，无毛，高 40~90cm。叶互生于茎上部；茎生叶阔三角形，二至常三出复叶至近三出复叶。总状花序聚伞状，下垂，淡黄白色或绿白色；萼片 2，鳞片状；花长 4~5cm；雄蕊 6，合成 2 束。蒴果条形至椭圆体形，2 瓣裂，具宿存花柱。花、果期 4~7 月。

【适宜生境】生于海拔 1000~2500m 的疏林。

【资源状况】分布于低山区、中山区、高山区。少见，应加以保护。

【入药部位】全草。

【功能主治】祛风除湿，止血通络。用于痔疮，风湿痹痛，跌打损伤。

血水草

广扁线

Eomecon chionantha Hance

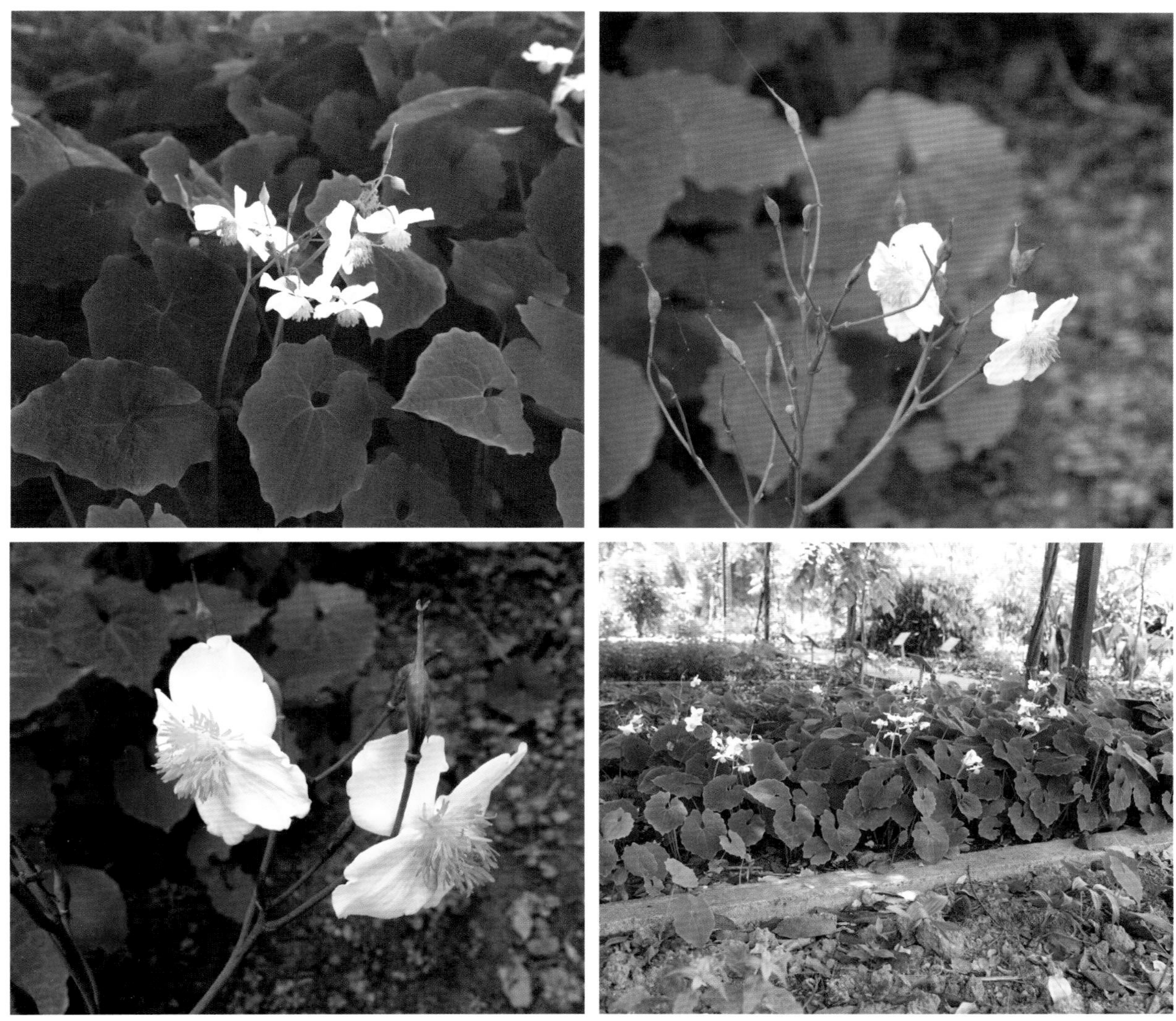

【形态特征】多年生无毛草本，高 30~60cm。根与根状茎橘黄色，味苦，有黄色汁液。茎匍匐，紫红色，有黄色汁液。叶心形，全部基生。花葶蓝灰色且略带淡紫色，具 3~5 花，萼片合生成佛焰苞状；花瓣白色；花柱顶端 2 浅裂。蒴果狭椭圆体形。花期 3~6 月，果期 6~9 月。

【适宜生境】生于潮湿沟边。

【资源状况】分布于中山区。少见。

【入药部位】全草、根。

【功能主治】全草行气止痛，祛瘀。用于劳伤腰痛，肝脓肿，湿疹，毒蛇咬伤，劳伤咳嗽，疮痈肿毒，跌打损伤，耳聋，气喘。根用于小儿癣、疮。

椭果绿绒蒿 *Meconopsis chelidonifolia* Bur. et Franch.

【标本采集号】511423140707921LY

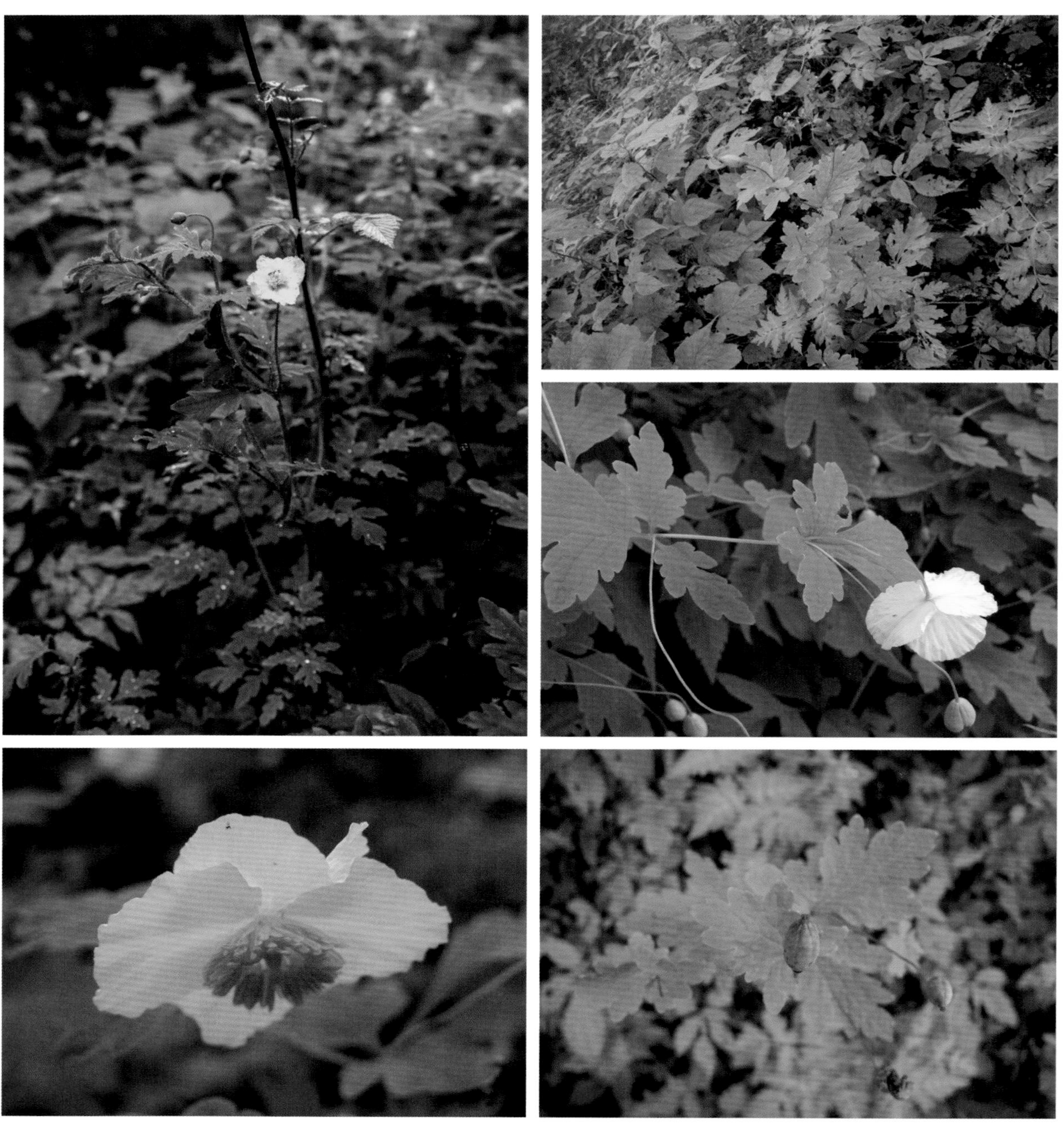

【形态特征】多年生草本，高50~150cm。茎直立，多分枝。基生叶和下部茎生叶卵状长圆形或宽卵形，长7~8cm，宽6.5~7cm，羽状分裂，裂片3~5；上部茎生叶宽卵形，羽状3全裂或3深裂；叶柄密生黄棕色刚毛。聚伞状圆锥花序；花瓣4，黄色。蒴果椭圆形，长1~1.5cm，无毛，自顶端向下微裂。花期5~8月。

【适宜生境】生于海拔 1900~2450m 的林下、林缘阴湿处。

【资源状况】分布于中山区、高山区。常见，可以适度开发利用。

【入药部位】根。

【功能主治】行气止痛，活血祛瘀。用于劳伤腰痛，痈肿疮毒，跌打损伤，风湿性关节炎，阴疽初起。

多刺绿绒蒿 毛瓣草

Meconopsis horridula Hook. f. et Thoms.

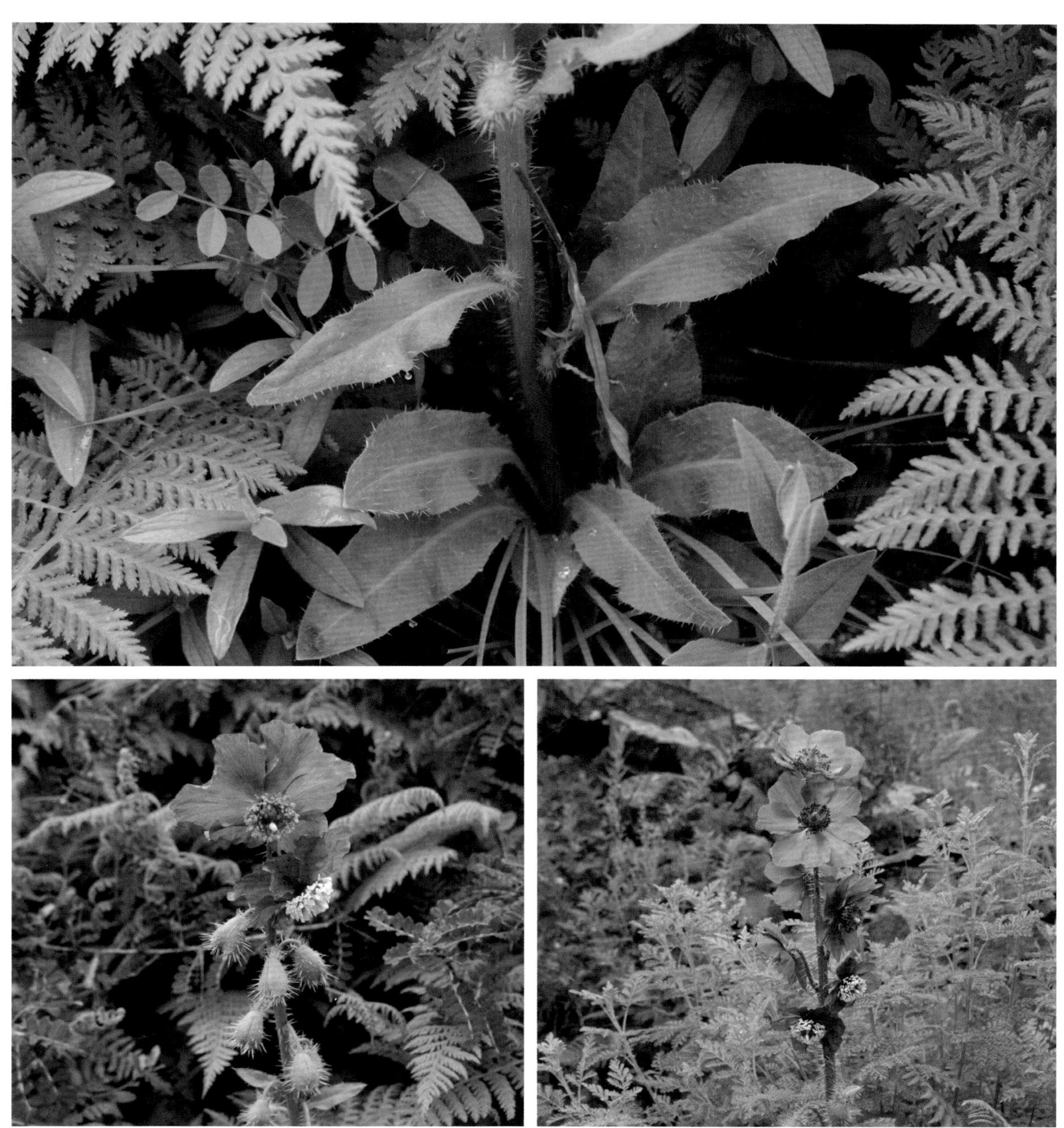

【形态特征】一年生草本。主根肥厚而延长，圆柱状。叶全部基生，两面被茶色或淡黄色平展的刺。花葶5~12或更多，花单生于花葶，每株具多达29花；花瓣5~10，靛蓝色、浅至深蓝色、淡紫色或紫堇蓝色；花丝丝状，长约1cm，色比花瓣深，花药长圆形，稍旋扭；子房圆锥状，被黄褐色平伸或斜展的刺，花柱长6~7mm，柱头圆锥状。蒴果倒卵球形或椭圆状长圆形，具平展刺，刺基部增粗，常3~5瓣裂。花、果期6~9月。

【适宜生境】生于高山灌丛、草甸、林下、荒坡、乱石堆。

【资源状况】分布于高山区。常见，可以开发利用。

【入药部位】全草。

【功能主治】清热解毒，利水除湿。用于肺痈咳嗽，湿热水肿。

金罂粟

人血草

Stylophorum lasiocarpum (Oliv.) Fedde

【形态特征】草本，高30~100cm，具红色液汁。茎直立，通常不分枝，无毛。基生叶狭倒卵形，大头羽状深裂，长13~25cm，顶生裂片宽卵形；茎生叶近对生或近轮生。伞形花序，具4~6朵花；花瓣黄色，倒卵状圆形，长约2cm；雄蕊多数；子房有短毛。蒴果狭圆柱形，长5~8cm，被短柔毛。种子具鸡冠状种阜。花期4~8月。

【适宜生境】生于高山林下、荒地。

【资源状况】分布于低山区、中山区。少见，应加以保护。

【入药部位】地上部分（大人血七）。

【功能主治】活血调经，散瘀止痛。用于外伤出血，跌打损伤，风湿痹痛，月经不调。

十字花科

芸 苔

菜子、油菜

Brassica campestris L.

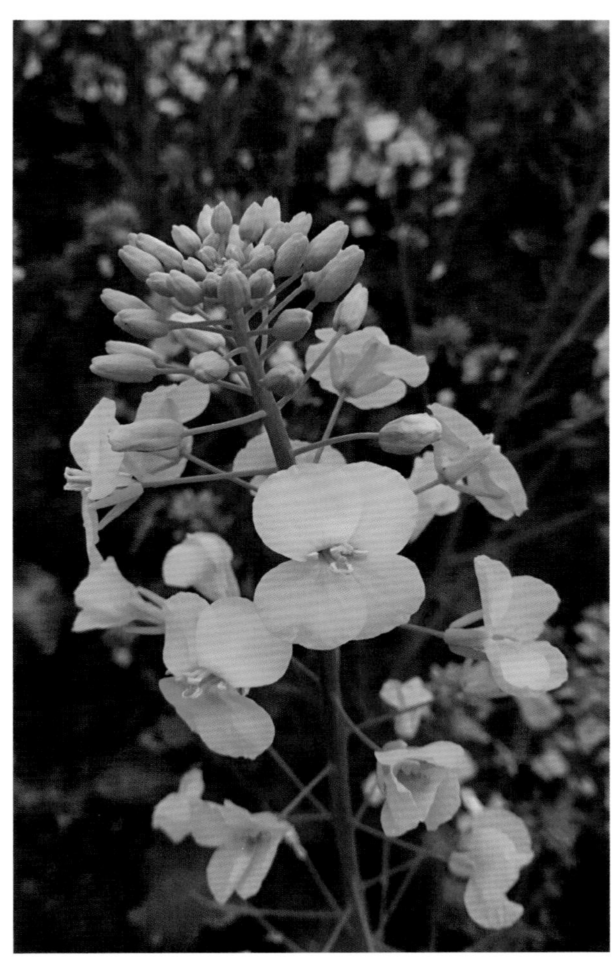

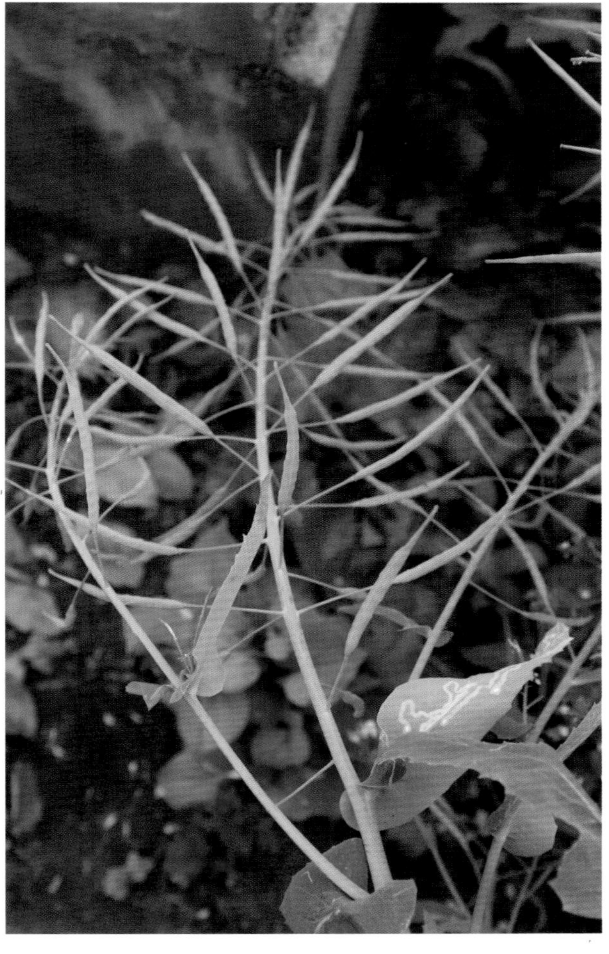

【形态特征】一年生或二年生草本。主根圆柱形。茎粗壮，直立，分枝或不分枝，无毛或近无毛，稍带粉霜。基生叶少，不丛生；叶柄纤细，无翅；叶轮廓卵形、长圆形或披针形，边缘全缘、锯齿或波状，有时羽状半裂或全裂。总状花序在花期呈伞房状，以后伸长；花瓣鲜黄色。果实线形。种子球形，直径约 1.5mm，紫褐色。花期 3~4 月，果期 5~6 月。

【适宜生境】栽培。

【资源状况】分布于坝区、低山区。常见，可以开发利用。

【入药部位】种子（芸苔子）。

【功能主治】行血散积，清肺明目。用于痛经，产后瘀血腹痛，恶露不净，跌打损伤，大便燥结。

青　菜

菘蓝

Brassica chinensis L.

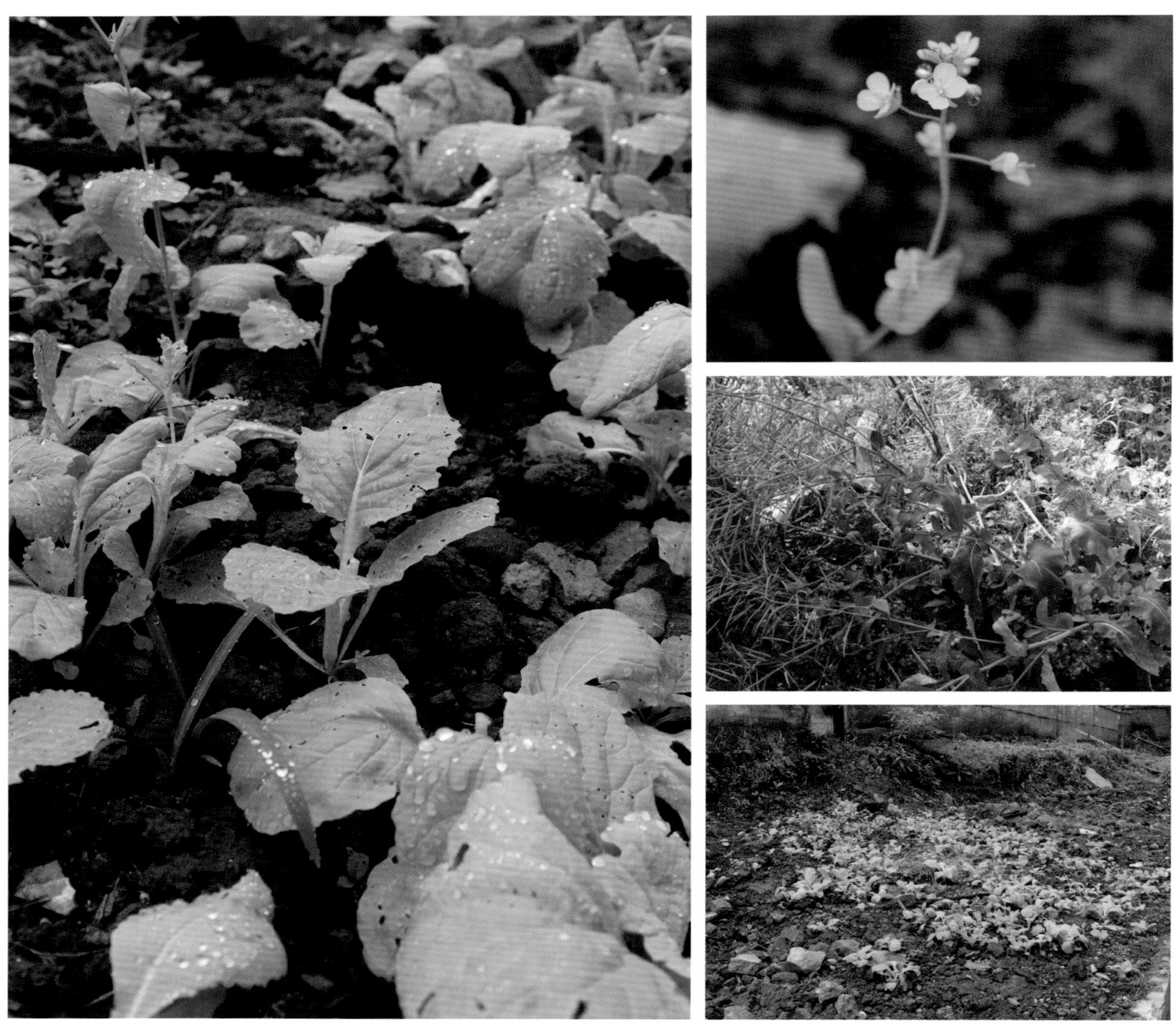

【形态特征】一年生稀二年生草本，无毛，带粉霜。主根圆柱状。基部叶常多于 20，明显丛生，不形成紧密头状；叶柄肉质或增厚，横切面半圆柱形或长圆形，无翅；叶片全缘或浅波状。总状花序顶生，呈圆锥状；花瓣浅黄色。果实线形。种子球形，直径 1~1.5mm，紫褐色，有蜂窝纹。花期 4~5 月，果期 5~6 月。

【适宜生境】生于海拔 400~700m 的地区，各地均有栽培。

【资源状况】分布于坝区、低山区。常见，可以开发利用。

【入药部位】种子、幼苗。

【功能主治】清热除烦，通利肠胃。用于肺热咳嗽，便秘，丹毒。

芥　菜

青菜子、芥

Brassica juncea (L.) Czern. et Coss.

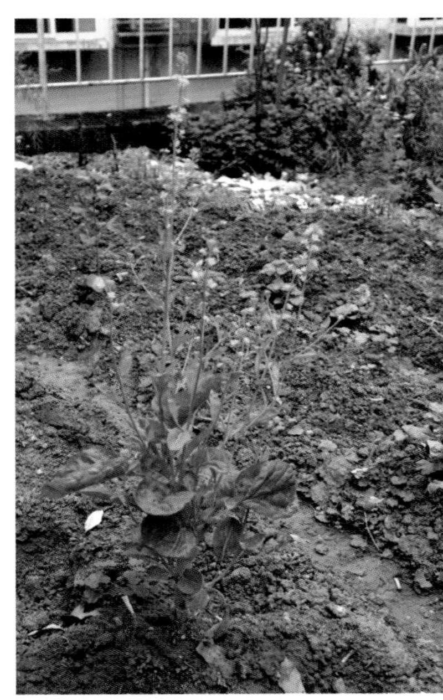
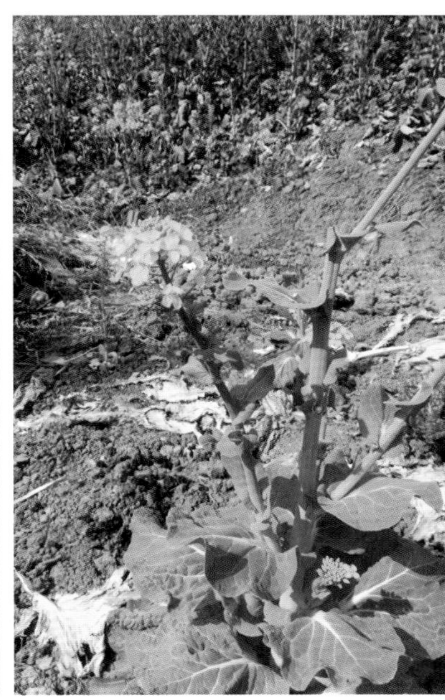
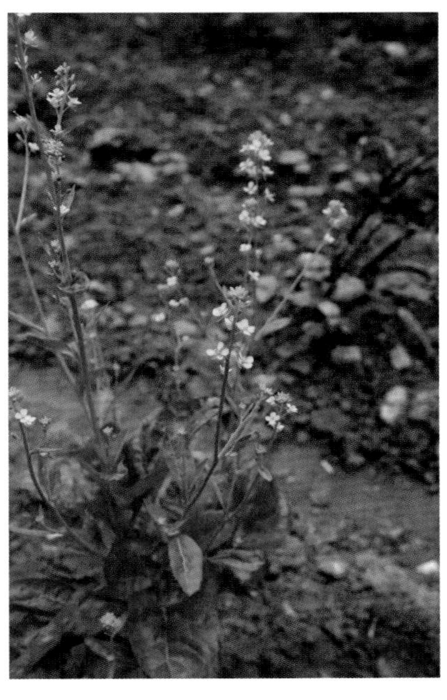

【形态特征】一年生草本，高50~150cm。主根纤细，圆柱形，直径约1.5cm。基生叶的叶柄细；叶长4~30cm。边缘变化较大，提琴状羽状深裂或全裂。花瓣黄色，先端圆或凹缺。果线形。种子鲜黄色至黄棕色，表面具网纹。花期3~6月，果期4~7月。

【适宜生境】栽培。

【资源状况】分布于坝区、低山区。常见，可以开发利用。

【入药部位】种子（芥子）。

【功能主治】消肿，止痢，活血，平肝，明目。用于淋巴结结核，慢性支气管炎，目翳，关节肿痛，产后腹痛，血痢，跌打损伤。

甘　蓝

苤兰

Brassica oleracea L.

【形态特征】二年生或多年生草本。茎肉质。基部和下部叶绿色，多数，层层包裹形成 1 个紧缩的、球形或长圆形、闭合的、顶端圆形或平坦的球体。总状花序顶生或腋生。果圆柱状。种子圆球形。花期 4 月，果期 5 月。

【适宜生境】栽培。

【资源状况】分布于坝区、低山区。常见，可以大量开发利用。

【入药部位】叶（卷心菜）。

【功能主治】利水消肿，和脾。用于食积，痰积，恶疮。

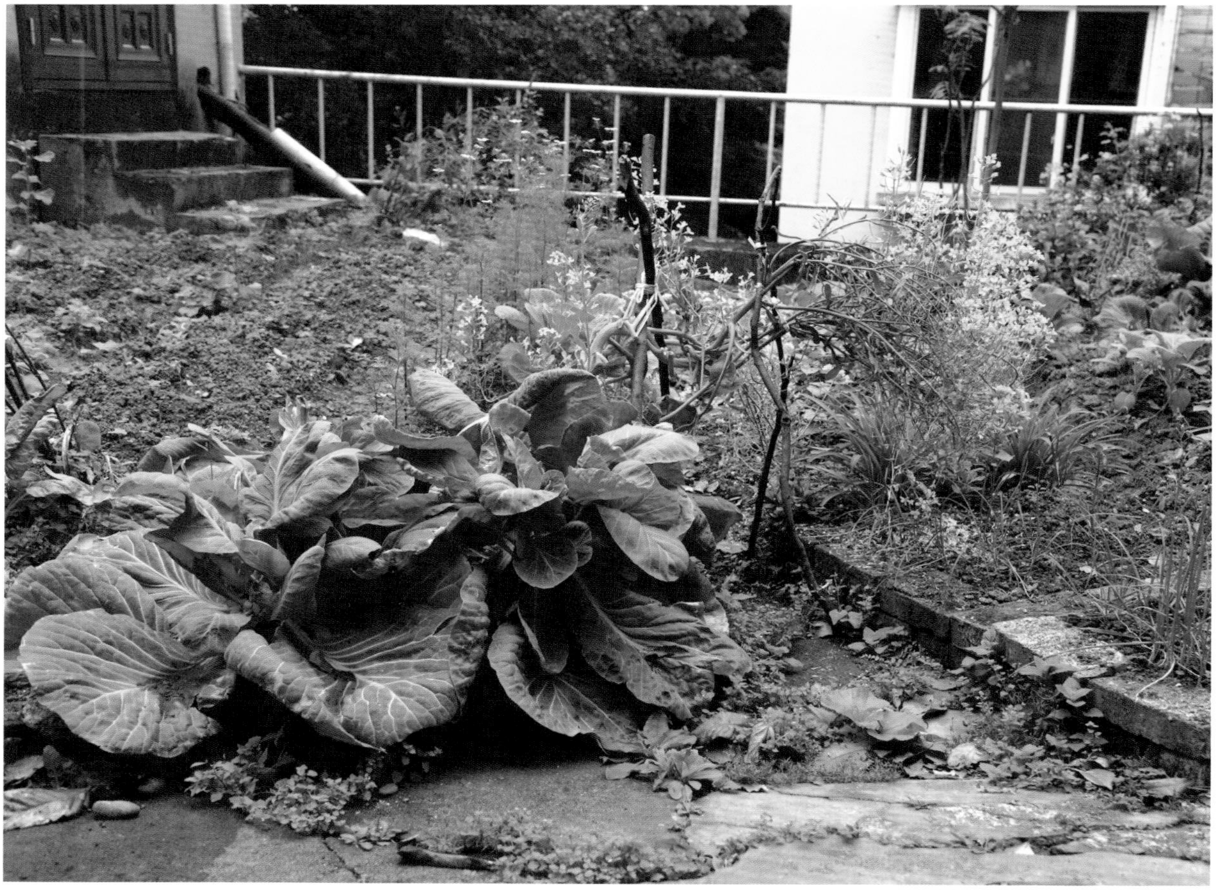

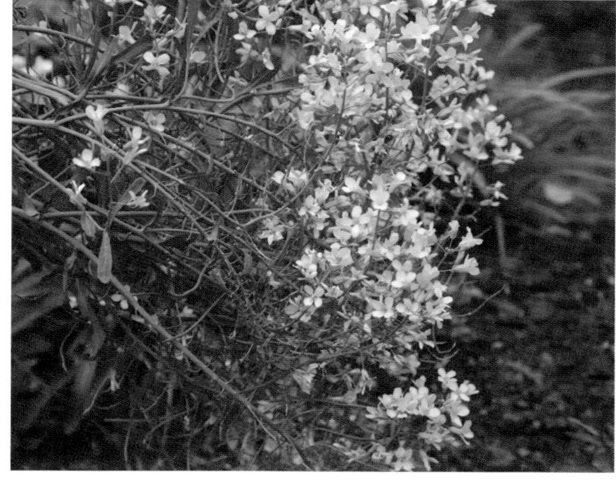

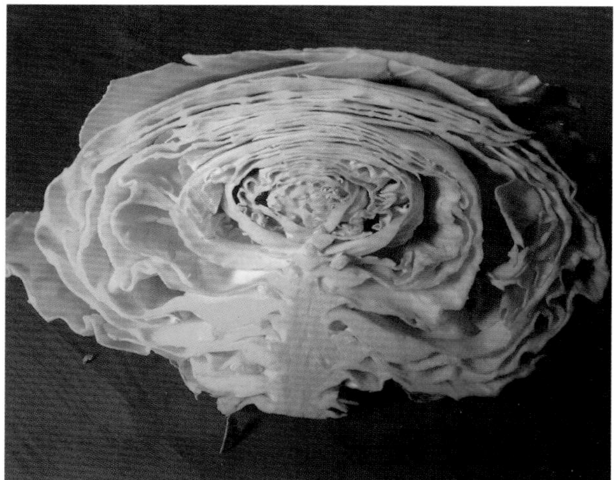

花椰菜 花菜

Brassica oleracea L. var. *botrytis* L.

【形态特征】二年生或多年生草本，高 60~90cm，被粉霜。茎基部伸长，圆柱形。茎基部和下部的叶子绿色，少到多数。茎顶端有 1 个由总花梗、花梗和未发育的花芽密集成的乳白色肉质头状体；花序白色，紧缩，常球形；花黄色。长角果圆柱形。种子宽椭圆形，棕色。花期 4 月，果期 5 月。

【适宜生境】生于海拔 400~700m 的旷野荒地。

【资源状况】分布于坝区、低山区。常见，可以开发利用。

【入药部位】花球。

【功能主治】通经络，行气消肿。用于产后腹痛，跌打损伤。

白　菜 黄秧白、大白菜

Brassica pekinensis (Lour.) Rupr.

【形态特征】一年生或二年生草本，高 40~60cm，全株无毛。主根不为肉质，圆柱形。基生叶通常约 20，明显丛生，形成长圆形或倒卵形紧密头状；叶柄极扁平，有具细齿或圆齿的翅；叶具圆齿。复总状花序，完全花，花冠黄色，花瓣 4，十字形排列。果实线形。花期 5~6 月，果期 6~7 月。

【适宜生境】栽培。

【资源状况】分布于峨眉山各地。常见，可以开发利用。

【入药部位】全株、根、叶。

【功能主治】利湿，和脾消胀，利肠胃，止咳。用于肺热咳嗽，便秘，丹毒，腮腺炎，漆疮。

荠 地地菜、枕头草、荠菜

Capsella bursa-pastoris (L.) Medic.

【形态特征】一年生或二年生草本，高 10~50cm。茎直立，单生或分枝。基生叶丛生，呈莲座状；叶长圆形或倒披针形，大头羽状分裂、羽状全裂、羽状深裂或倒向羽裂。花白色，稀粉红色。短角果倒三角形或近心形，顶端微凹。种子淡褐色，长椭圆形。花、果期 3~6 月。

【适宜生境】生于草地、路边、农田。

【资源状况】分布于峨眉山各地。常见，可以开发利用。

【入药部位】全草（荠菜）。

【功能主治】消肿止血，去翳明目。用于痢疾，淋病，乳糜尿，吐血，便血，血崩，鼻血，月经过多，目赤疼痛，肾结石尿血，肺结核咯血，高血压，感冒发热，肾炎水肿，泌尿系统结石。

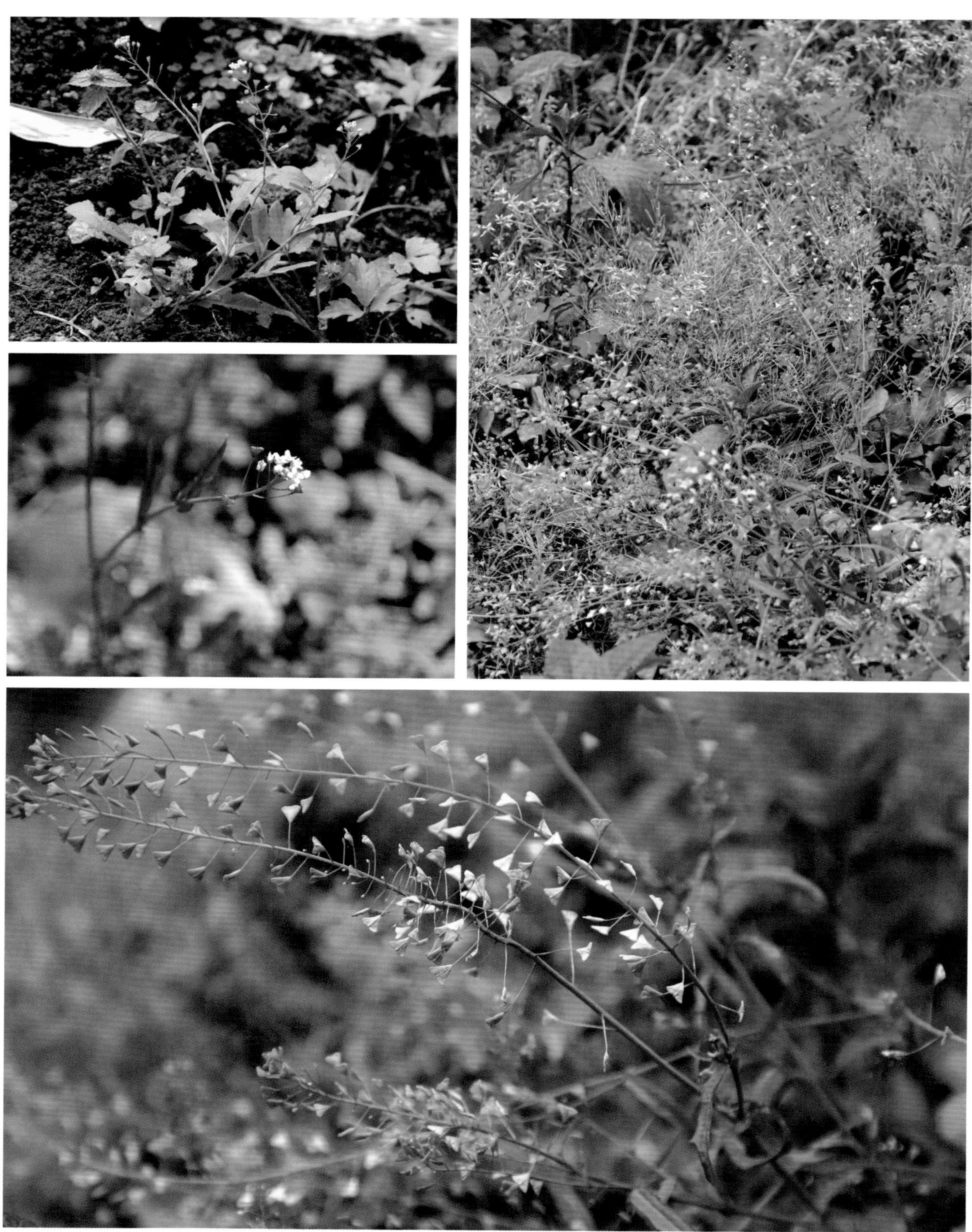

弯曲碎米荠 甘油菜

Cardamine flexuosa With.

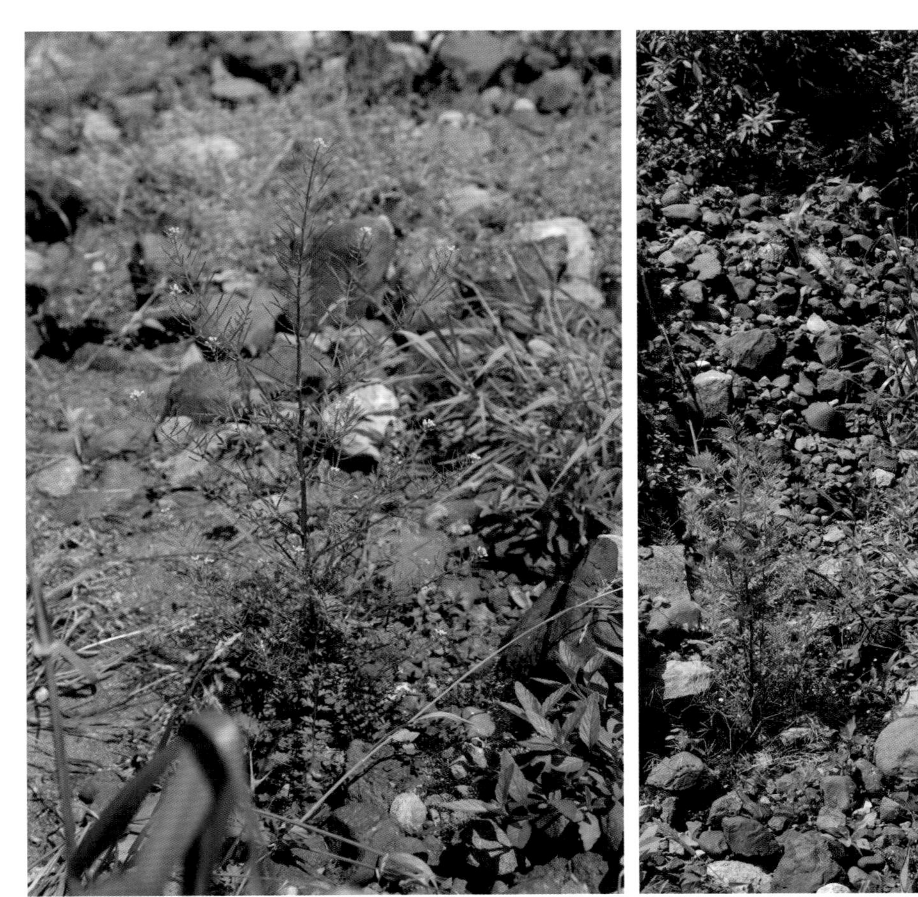
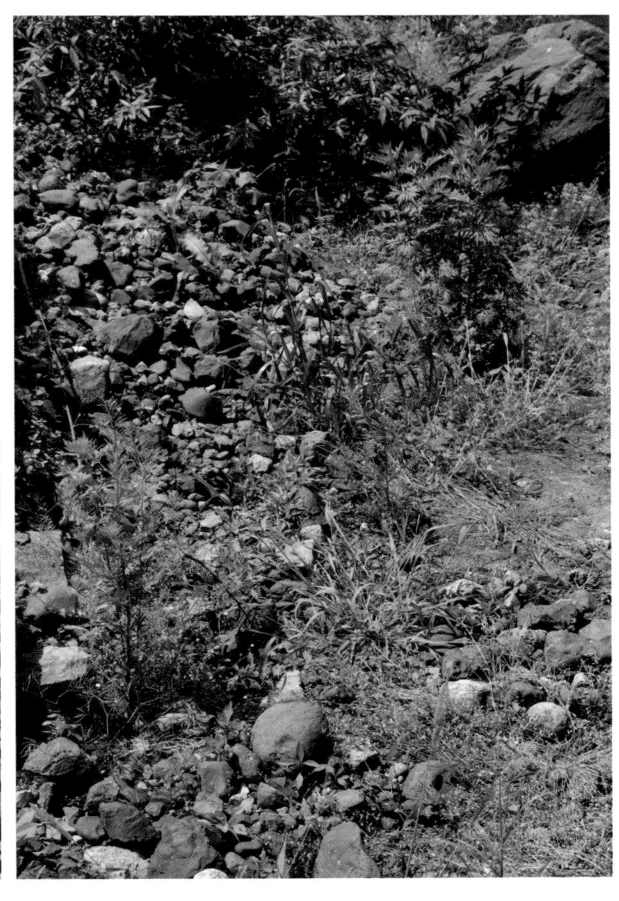

【形态特征】一年生或二年生草本，高达 30cm。茎自基部多分枝，斜升，呈铺散状，表面疏生柔毛。基生叶不丛生，常于花期枯萎，大头羽状分裂；茎生叶 3~15，顶生裂片 3~5 裂。总状花序多数，生于枝顶；花瓣白色，匙形；雄蕊 6。果线形。种子长圆形而扁，黄绿色，顶端有极窄的翅。花期 2~5 月，果期 4~6 月。

【适宜生境】生于田边、地边。

【资源状况】分布于坝区。常见，可以开发利用。

【入药部位】全草（碎米荠）。

【功能主治】清热解毒，去翳。用于痢疾，淋病，白带异常，虚火牙痛，疔疮，肝炎，水肿，便血。

水田碎米荠

水田菜

Cardamine lyrata Bunge

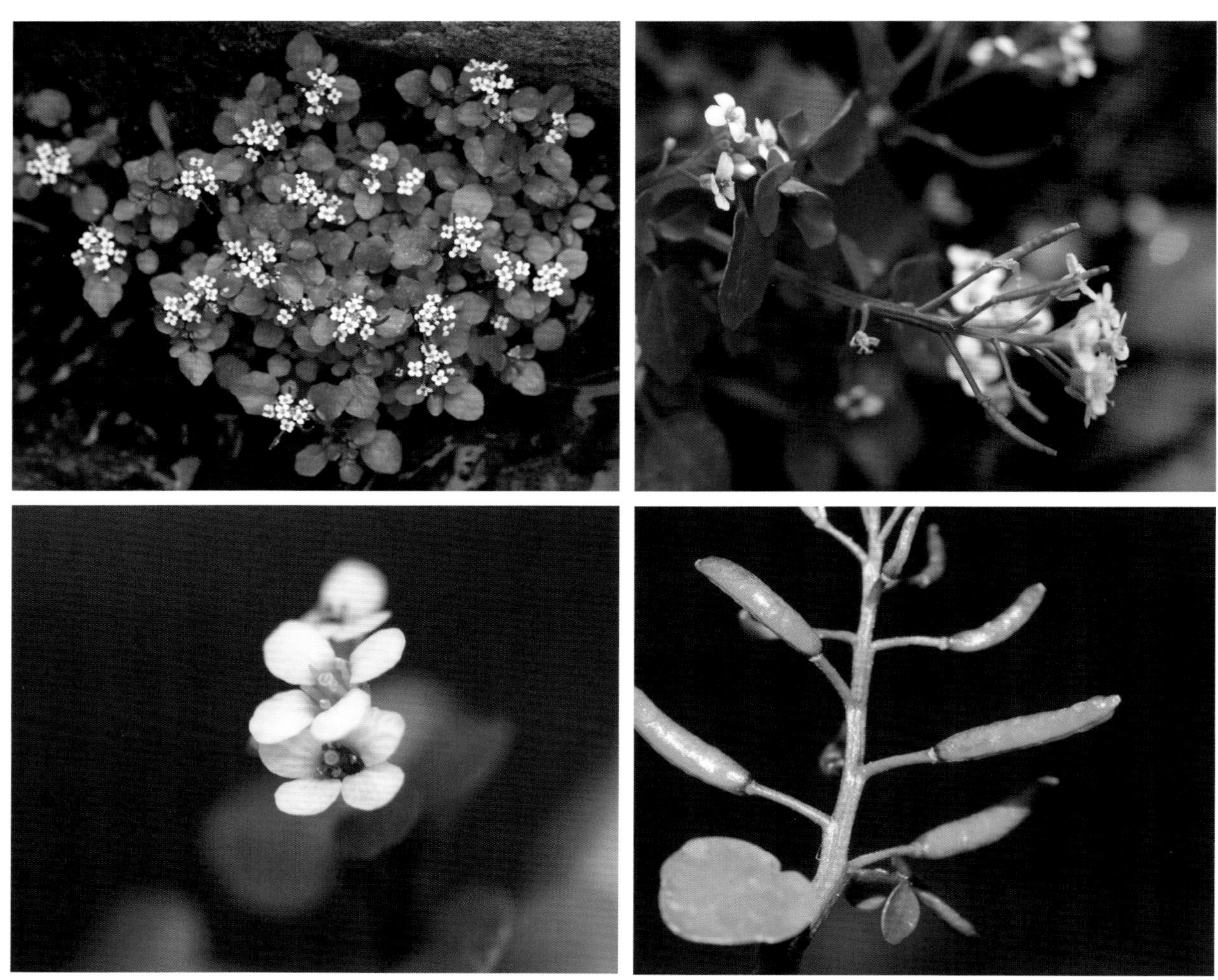

【形态特征】多年生草本，高 30~70cm，全株无毛。根状茎短，须根多数。生于匍匐茎上的叶为单叶，近圆形、心形或肾形，叶柄长 3~12mm；茎生叶无柄，具小叶 2~9 对。花瓣白色，倒卵形，无爪，顶端圆形或微凹。长角果条形，无毛。种子椭圆形，边缘具宽 1mm 的翅。花期 4~6 月，果期 5~7 月。

【适宜生境】生于海拔 500m 左右的稻田、田坎、沟边。

【资源状况】分布于坝区、低山区。常见，可以开发利用。

【入药部位】全草。

【功能主治】清热解毒，明目退翳。用于角膜云翳，月经不调。

大叶碎米荠 普贤菜

Cardamine macrophylla Willd.

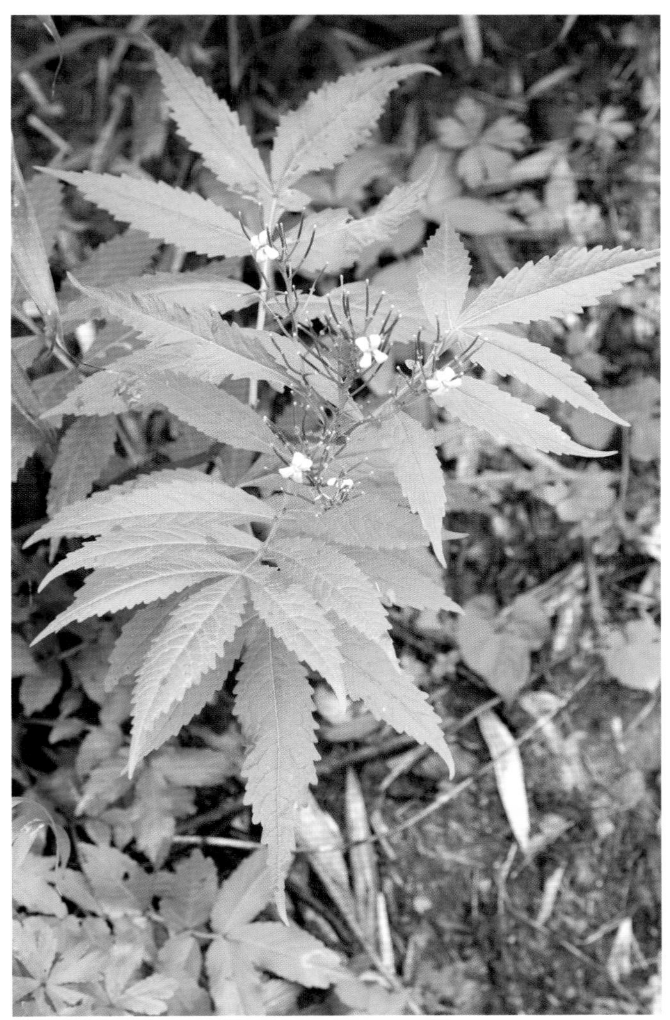

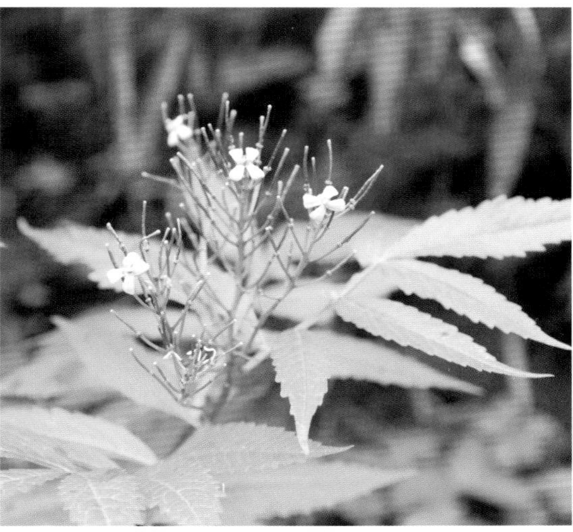

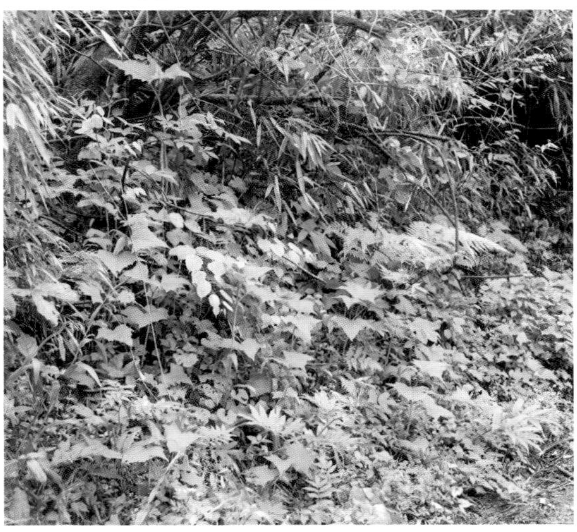

【形态特征】多年生草本，高 30~100cm。根状茎细长，不具鳞，无匍匐茎；茎直立，有结节。侧生小叶（1）2~6 对；茎生叶 3~12（~18），长（1~）2~15（~25）cm。总状花序具 10~30 花；花瓣紫红色或淡紫色，倒卵形或匙形。果实线形。种子椭圆形，褐色。花期（3~）4~6 月，果期 7~8 月。

【适宜生境】生于海拔 1750~3000m 的林缘、灌丛、路旁。

【资源状况】分布于中山区、高山区。常见，可以开发为野生蔬菜。

【入药部位】全草（普贤菜）。

【功能主治】消肿，补虚，健脾。用于食积气滞，黄疸，乳痈，尿道炎，膀胱炎，痢疾，红崩白带，虚劳内伤，头晕，体倦乏力。

紫花碎米荠 *Cardamine tangutorum* O. E. Schulz

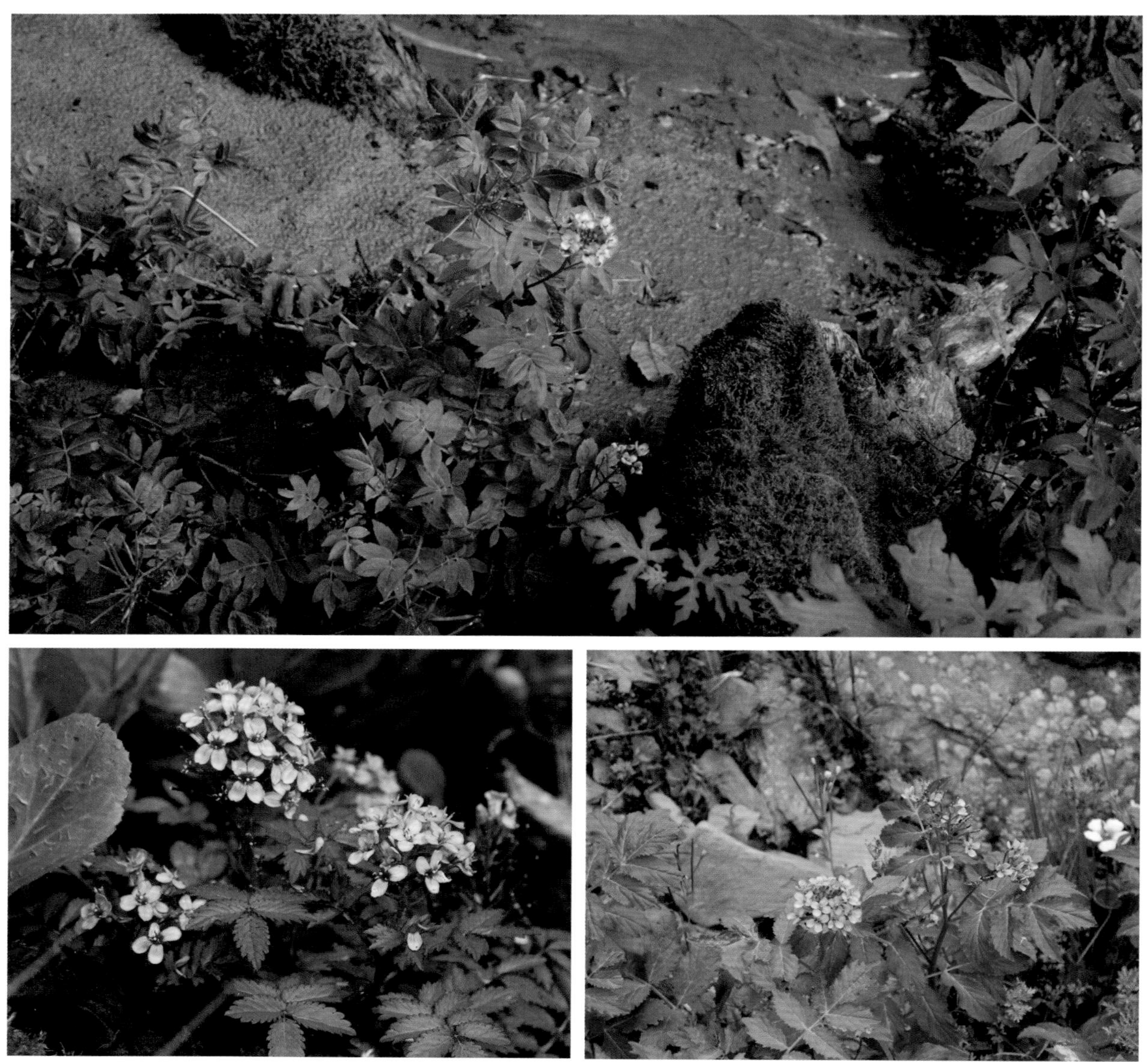

【形态特征】多年生草本，高 15~50cm。根状茎细长，呈鞭状，匍匐生长；茎单一，直立。侧生小叶 3~5（6）对，不下延至基部。总状花序具 10~15 花；侧生萼片基部囊状；花瓣紫色，匙形。果线形。种子长椭圆，褐色。花期 5~7 月，果期 6~8 月。

【适宜生境】生于海拔 2000~3000m 的荒坡、路旁。

【资源状况】分布于中山区、高山区。常见，可以开发利用。

【入药部位】全草。

【功能主治】清热利湿，健脾消食，补虚。用于食积，气滞，黄疸，乳痈。

播娘蒿

葶苈子

Descurainia sophia (L.) Webb ex Prantl

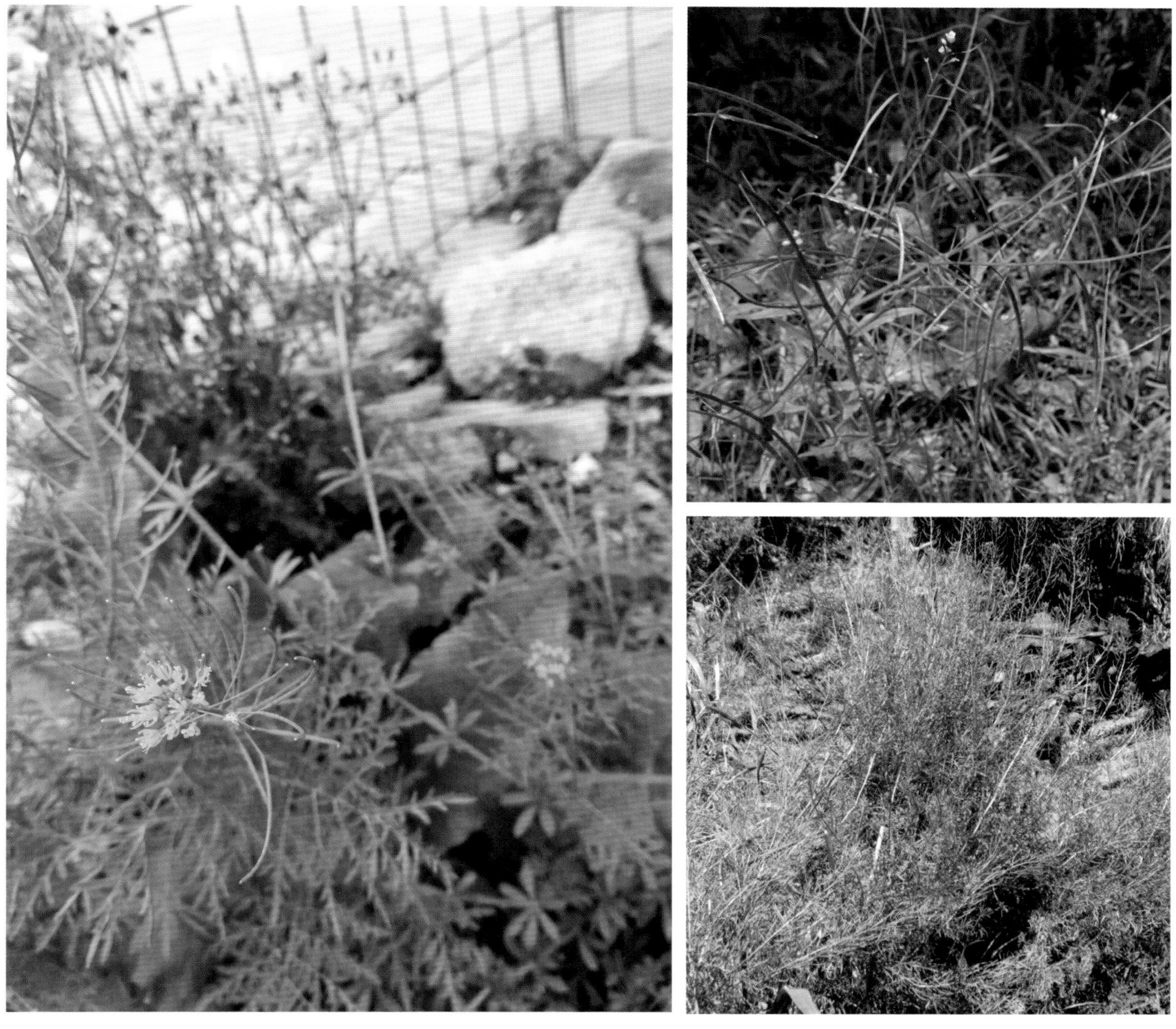

【形态特征】一年生草本，无腺体，高 20~80cm，全株呈灰白色。茎直立，上部常分枝。基生叶和最下部茎生叶二至三回羽状全裂，轮廓卵形或长圆形。萼片淡黄色，长圆状线形；花瓣黄色。果实狭线形。种子淡红褐色，表面有细网纹。花、果期 4~6 月。

【适宜生境】生于地边、荒坡耕地。

【资源状况】分布于中山区。常见，可以大量开发利用。

【入药部位】成熟种子（葶苈子）。

【功能主治】泻肺平喘，下气行水，止咳化痰。用于肺痈，口臭，痢疾，经血不调，支气管炎，支气管扩张，肺水肿，肝硬化引起的腹水，肺壅喘气，痰饮，咳嗽，水肿胀满，小便不利。

芝麻菜

金堂葶苈子、葶苈子
Eruca sativa Mill.

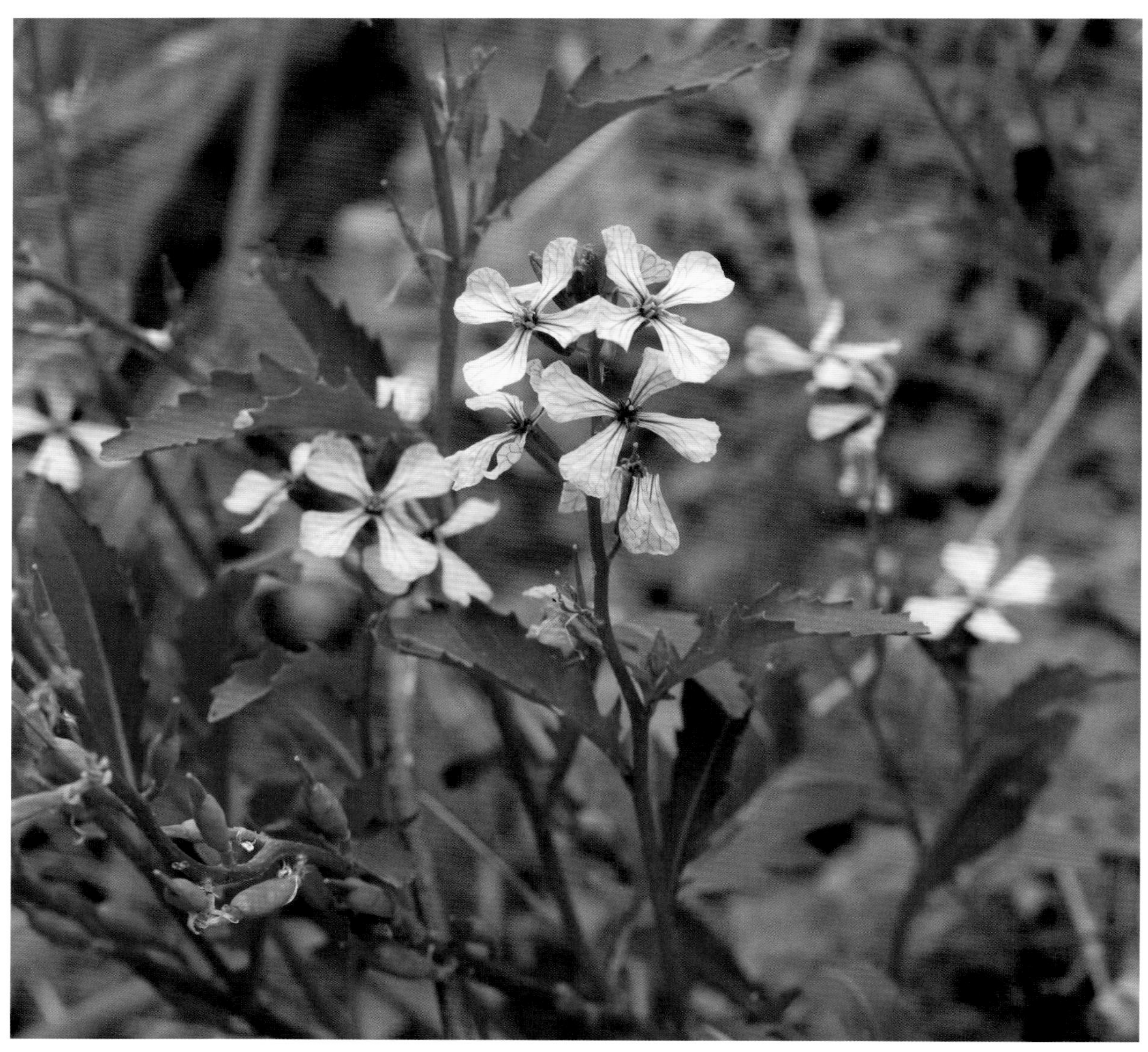

【形态特征】一年生草本，高 20~90cm。茎直立，上部常分枝。基生叶不丛生，叶片大头羽状分裂或二回羽状全裂。花瓣黄色，后变白色，具深褐色或紫色脉纹。果实条形、长圆形或椭圆体形。种子近球形或卵形，直径 1.5~2mm，棕色，有棱角。花期 5~7 月，果期 6~8 月。

【适宜生境】栽培。

【资源状况】分布于坝区、低山区。常见。

【入药部位】种子（金堂葶苈）。

【功能主治】下气行水，止咳化痰。用于阵发性久咳，肺热咳嗽，便秘，丹毒。

欧洲菘蓝 大青叶、北板蓝根、菘蓝

Isatis tinctoria L.

【形态特征】二年生草本，无毛，高 30~80cm。主根粗，直径 5~10mm，灰黄色。茎上部分枝，常圆锥状分枝。基生叶丛生；叶长圆形或倒披针形，基部箭形或耳状，全缘。总状花序呈圆锥状，花瓣黄色。短角果近长圆形。花期 4~6 月，果期 5~7 月。

【适宜生境】栽培。

【资源状况】分布于坝区。常见。

【入药部位】根（板蓝根）、叶（大青叶）、叶或茎叶经加工制得的干燥粉末或团块（青黛）。

【功能主治】板蓝根清热解毒，凉血利咽。用于温毒发斑，舌绛紫暗，烂喉丹痧，喉痹，丹毒。大青叶清热解毒，凉血消斑。用于温病引起的高热，发斑，咽喉肿痛，口腔生疮，外感风寒。青黛清热解毒，凉血定惊。用于温毒发斑，血热吐血，咯血，口疮，喉痹，小儿惊痫，痄腮。

独行菜 *Lepidium apetalum* Willd.

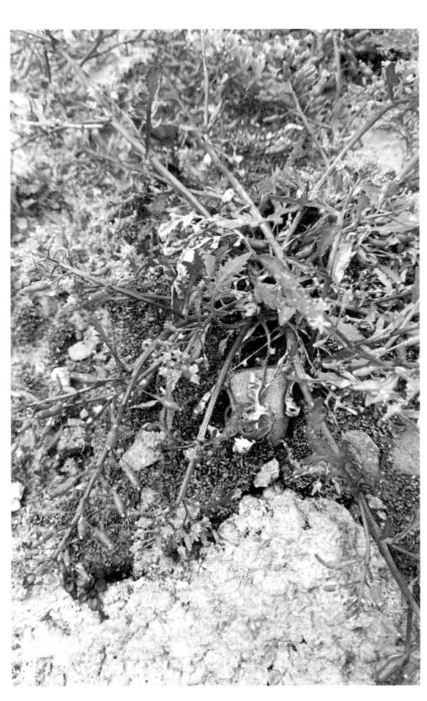

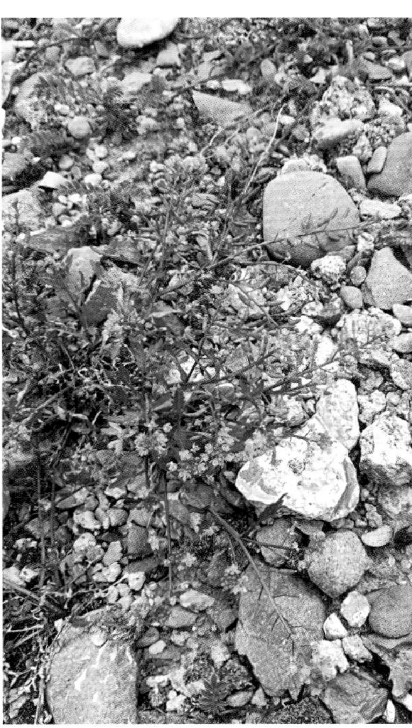

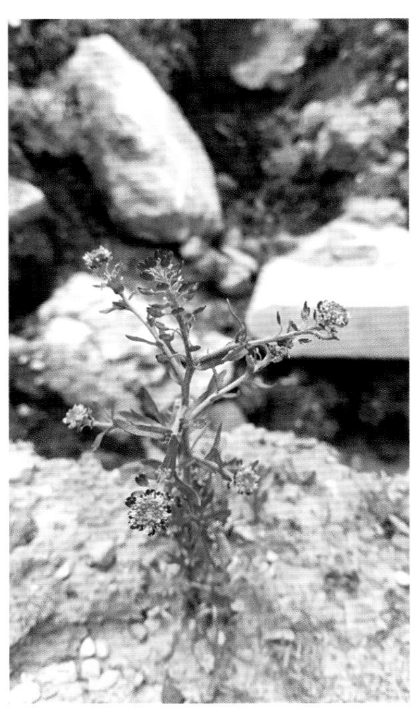

【形态特征】一年生或二年生草本，高 5~30cm。茎直立，多分枝，具乳头状腺毛。基生叶狭长形，茎生叶长圆形、披针形或倒披针形，羽状深裂，边缘波状或具锯齿。花小，白色；总状花序顶生；花瓣缺；雄蕊 2。果宽椭圆体形，上部有短翅。种子小，淡红棕色。花期 4~8 月，果期 5~9 月。

【适宜生境】生于荒地、稻田。

【资源状况】分布于坝区、低山区。常见，可以开发利用。

【入药部位】成熟种子（葶苈子）。

【功能主治】清热解毒，下气，行水。用于痰饮咳嗽，水肿，肺痈。

豆瓣菜

水葶苈

Nasturtium officinale R. Br.

【标本采集号】511423140414014LY

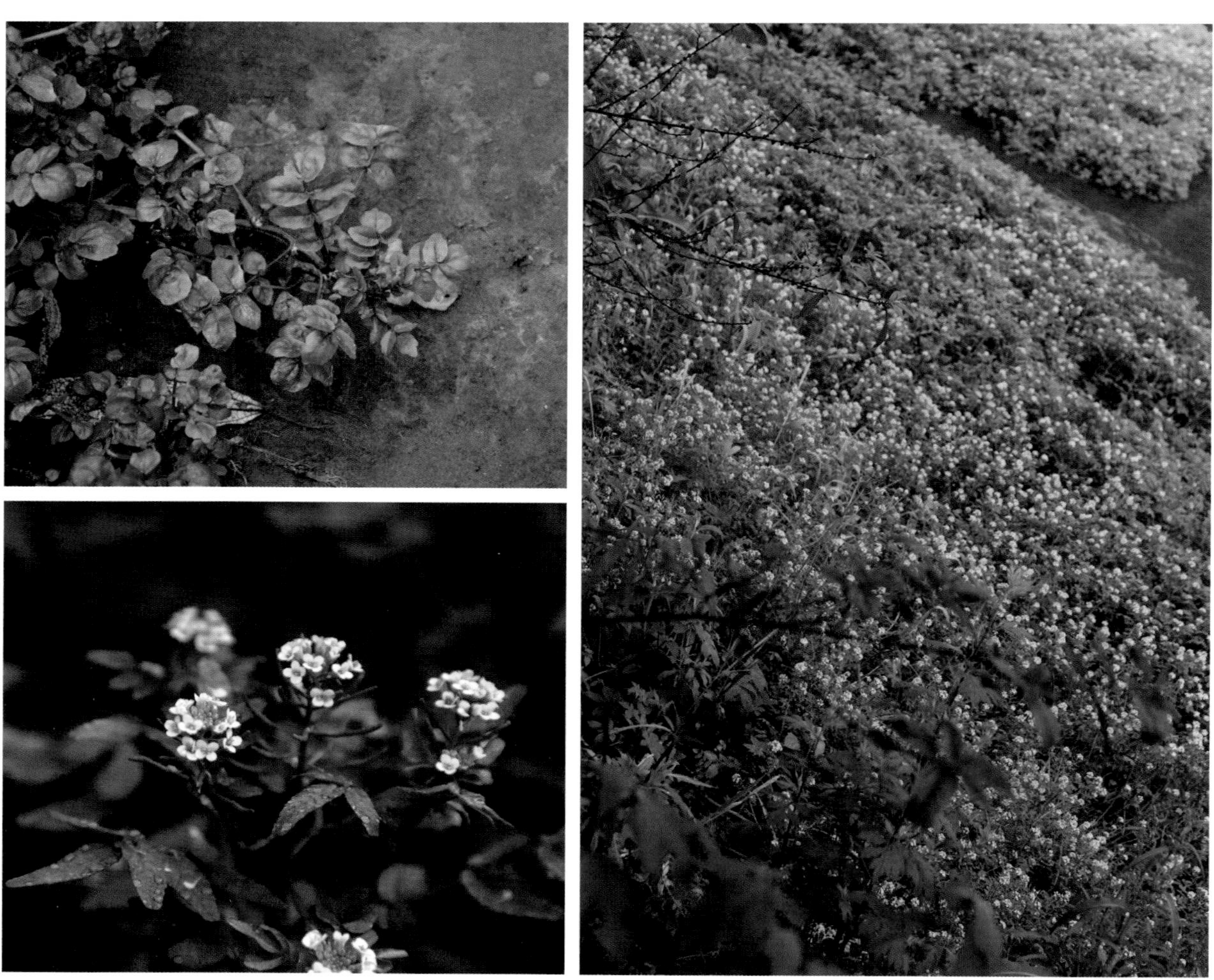

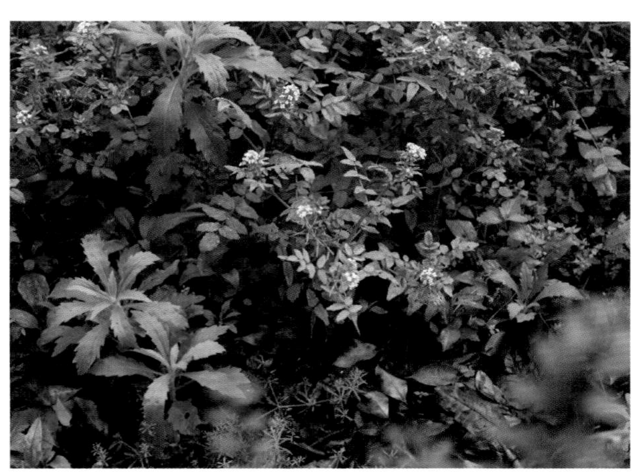
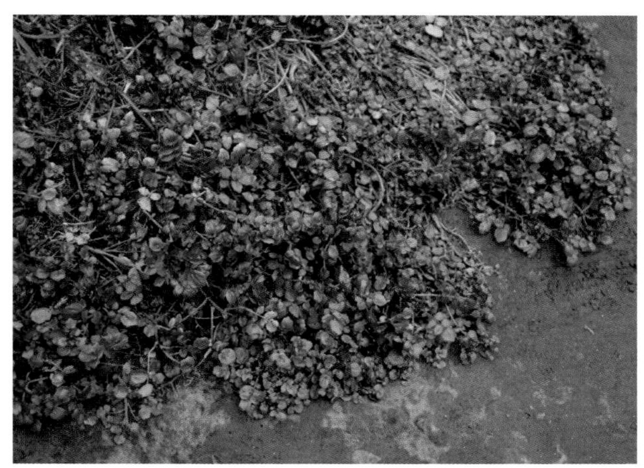

【形态特征】多年生水生草本，高 20~40cm，全体无毛。茎匍匐，多分枝，节上生不定根。奇数羽状复叶。总状花序顶生；萼片长椭圆形，侧裂片略呈囊状；花瓣白色或粉色，倒卵形，先端圆；花丝白色。长角果圆柱形。花期 4~9 月，果期 5~9 月。

【适宜生境】生于水沟边、池塘边。

【资源状况】分布于低山区、中山区。常见。

【入药部位】全草。

【功能主治】解热，镇痛。用于肺痈，肺热燥咳，胎火。

萝　卜

莱菔子、莱菔

Raphanus sativus L.

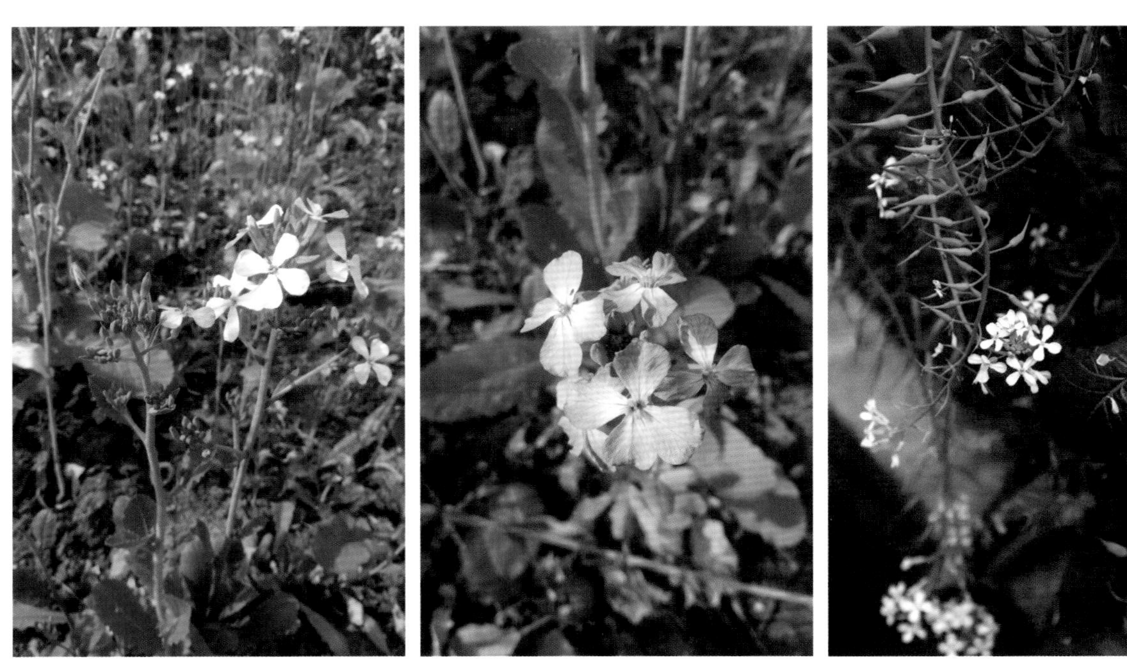

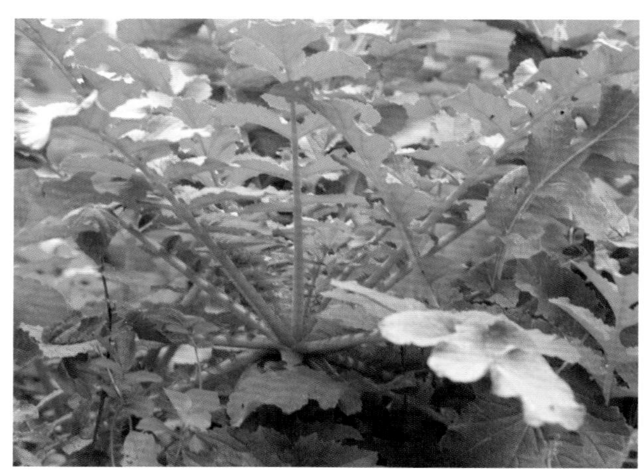
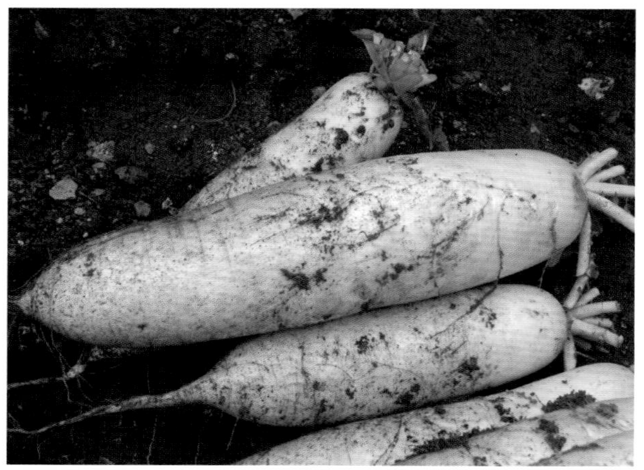

【形态特征】一年生或二年生草本。根肉质，多汁。叶有柄，轮廓长圆形、倒卵形、倒披针形或匙形，大头羽状分裂或羽状全裂，有时不分裂，边缘具圆齿。总状花序顶生或侧生，花瓣紫色、粉红色，有时白色，常具深色脉纹。长角果纺锤形或披针形，有时卵球形或圆柱形。种子顶端具喙。花、果期因耕种时间而异。

【适宜生境】栽培。

【资源状况】分布于峨眉山各地。常见，可以大量开发利用。

【入药部位】成熟种子（莱菔子）、干枯老根（枯萝卜）。

【功能主治】成熟种子下气定喘，消食化痰。用于咳嗽，痰喘，食积气滞，胃脘痞满，嗳气吐酸，腹痛，胸闷，腹胀，下痢后重。干枯老根宣肺化痰，消食利水，下气，清热解毒。用于咳嗽，多痰，食积气滞，脘腹痞闷，水肿喘满，噤口痢。

风花菜 *Rorippa globosa* (Turcz.) Hayek

【形态特征】一年生草本或短期多年生草本，高 20~80cm，植株被白色硬毛或近无毛。茎单一，基部木质化，下部被白色长毛。基生叶丛生，不久即枯萎，大头羽状分裂或者近倒向羽裂，边缘具不规则牙齿或细齿。总状花序无苞片；花瓣黄色。果球形或近球形。种子多数，淡褐色，极细小，扁卵形，一端微凹。花、果期 9~11 月。

【适宜生境】生于海拔 500m 左右的荒地。

【资源状况】分布于坝区、低山区。常见，可以开发利用。

【入药部位】全草。

【功能主治】利水消肿，清热解毒。用于黄疸，水肿，淋病，痈肿疮毒。

蔊　菜

干油菜

Rorippa indica (L.) Hiern

【标本采集号】LEM120601003

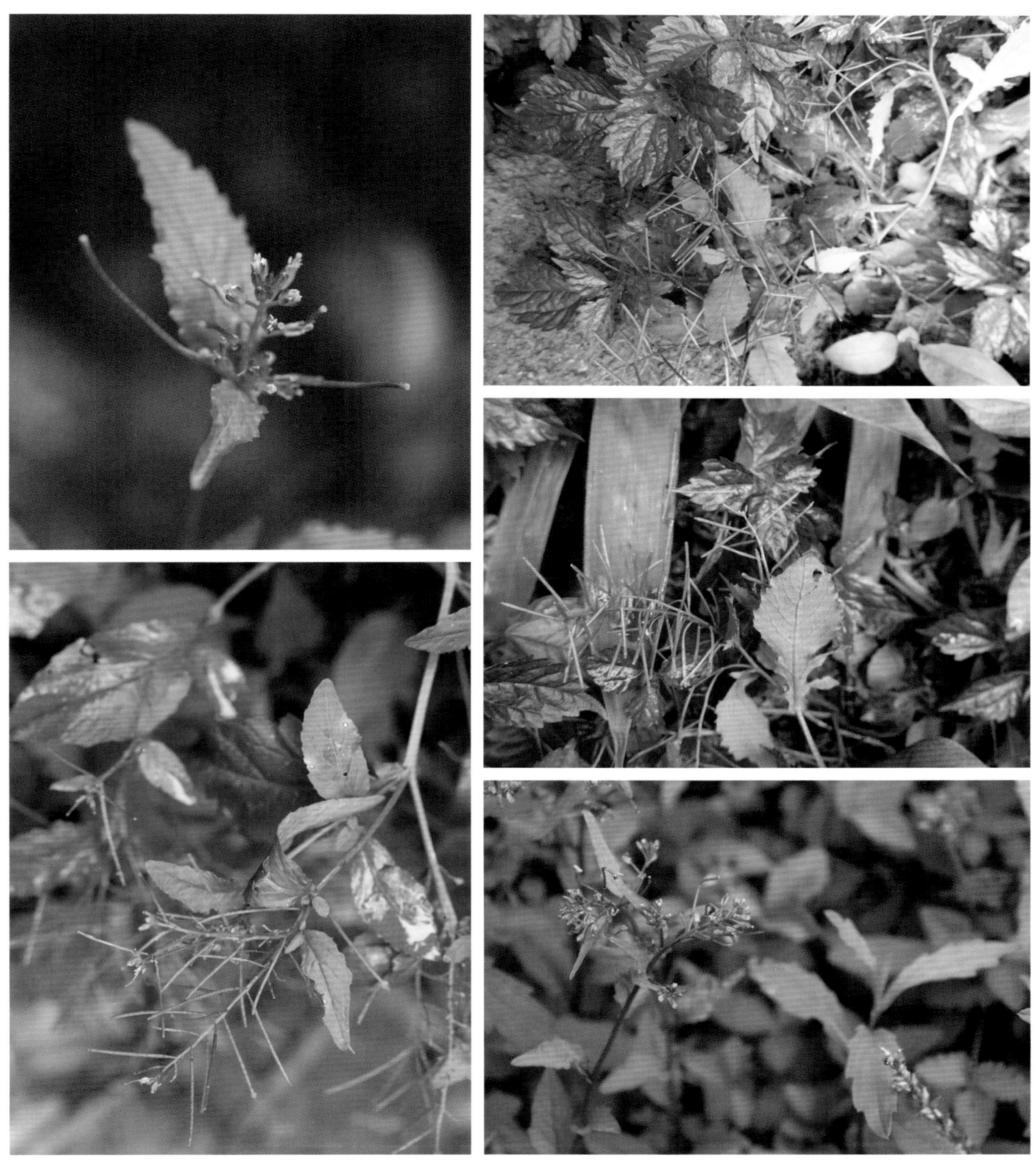

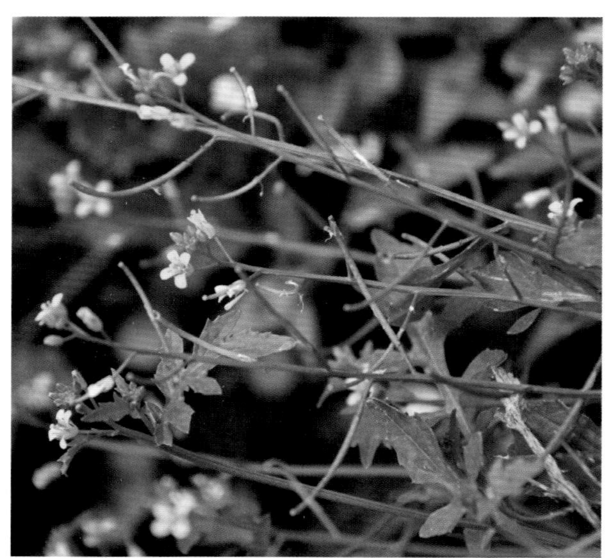

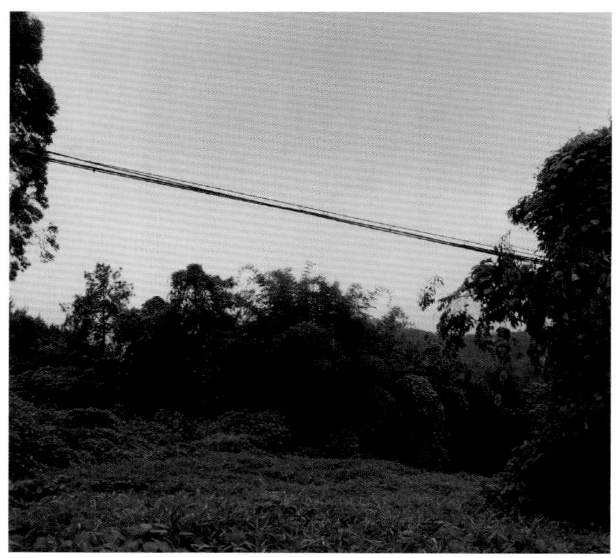

【形态特征】一年生草本，高 20~40cm，植株较粗壮，无毛。茎常基部和顶部分枝。基生叶大头羽状深裂或不裂；叶披针形或长圆形，全缘。总状花序顶生或侧生；花瓣黄色，匙形，基部渐狭成短爪，与萼片近等长。果线形，上部常弯曲。花、果期全年。

【适宜生境】生于田边、地边、荒地。

【资源状况】分布于坝区、低山区。常见，可以大量开发利用。

【入药部位】全草。

【功能主治】清热解毒，消肿，退黄，凉血。用于慢性支气管炎，感冒，热咳，咽喉肿痛，风寒牙痛，肺热咳嗽，小便不利，风湿性关节炎，肝炎，水肿。

白　芥

白芥子

Sinapis alba L.

【形态特征】一年生草本，高达 100cm。茎直立，有分枝，具稍外折硬单毛。基生叶和下部茎叶大头羽裂、羽状半裂或羽状全裂，叶柄长 1~3（~6）cm；上部茎叶具短柄，卵形或长圆状卵形，长 2~4.5cm。总状花序有多数花，果期长达 30cm；花淡黄色，直径约 1cm。果披针形，果瓣有 3~7 脉。花、果期 5~9 月。

【适宜生境】栽培。

【资源状况】分布于坝区、低山区。少见。

【入药部位】种子。

【功能主治】祛痰行气，利湿。用于寒痰喘咳，胸胁胀痛，关节麻木，痰湿流注，阴疽肿毒。

菥蓂 遏蓝菜、败酱草、菥冥

Thlaspi arvense L.

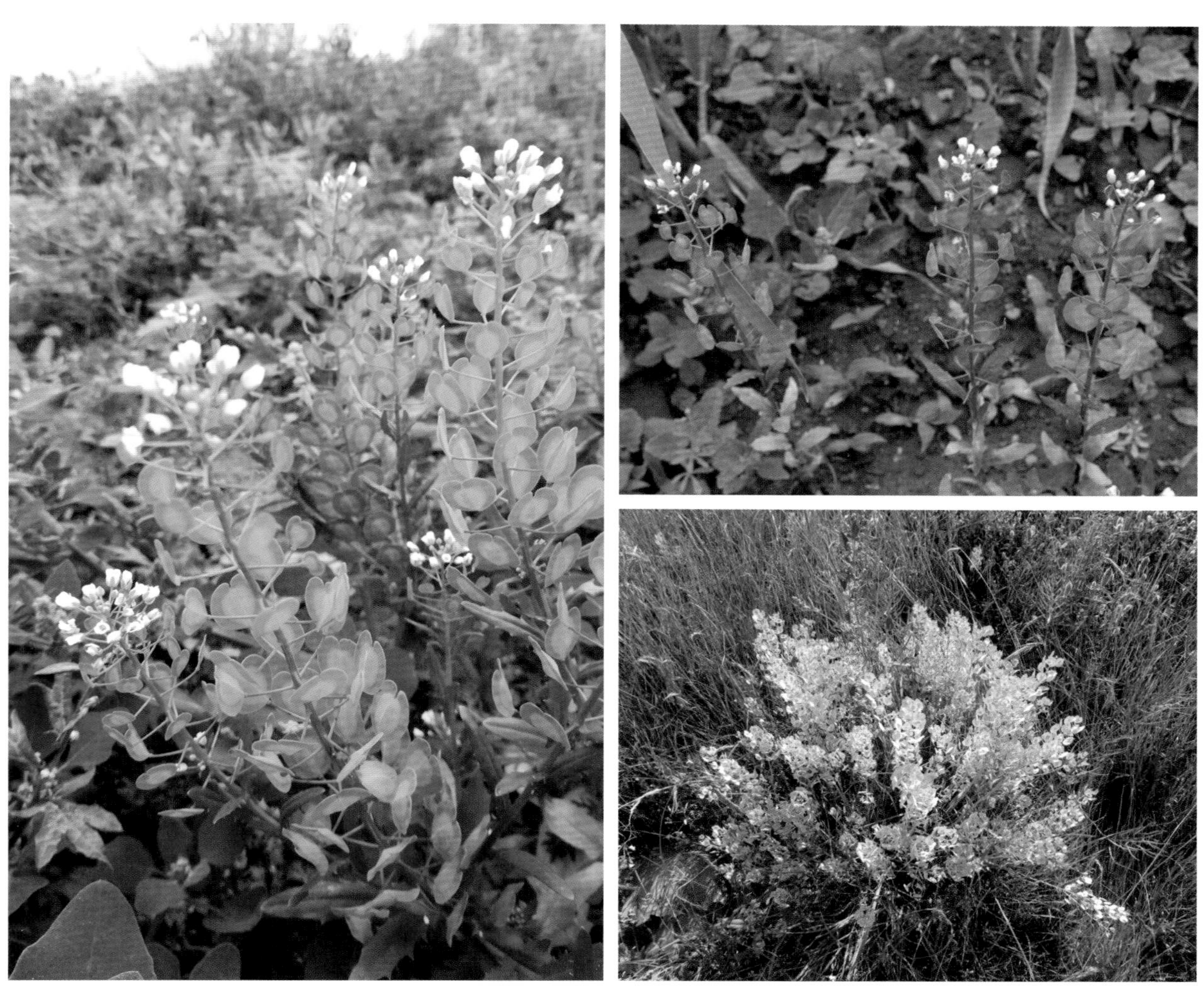

【形态特征】一年生草本，全株无毛，高 10~60cm。茎数枝丛生，具棱。叶倒披针形、匙形或倒卵形。总状花序顶生；花瓣白色，匙形，基部渐狭成爪状；子房具 6~16 个胚珠。果倒卵形或近圆形，顶端具深凹缺。种子卵形，黄褐色。花、果期 3~10 月。

【适宜生境】生于地边、荒坡上。

【资源状况】分布于低山区、高山区。常见。

【入药部位】全草、种子。

【功能主治】全草和中益气，清热解毒，利水消肿。用于水肿，肾炎，阑尾炎，肺脓肿，痈疖肿毒，丹毒，白带异常，小儿消化不良。种子祛风除湿，和胃止痛，清肝明目。用于风湿性关节炎，腰痛，胃痛，肝炎，目赤，肿痛，流泪。

茅膏菜科

茅膏菜 山胡椒草

Drosera peltata Smith var. *multisepala* Y. Z. Ruan

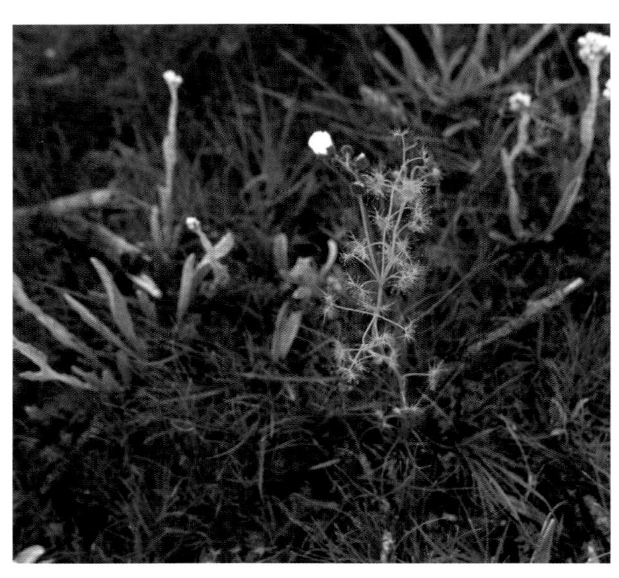
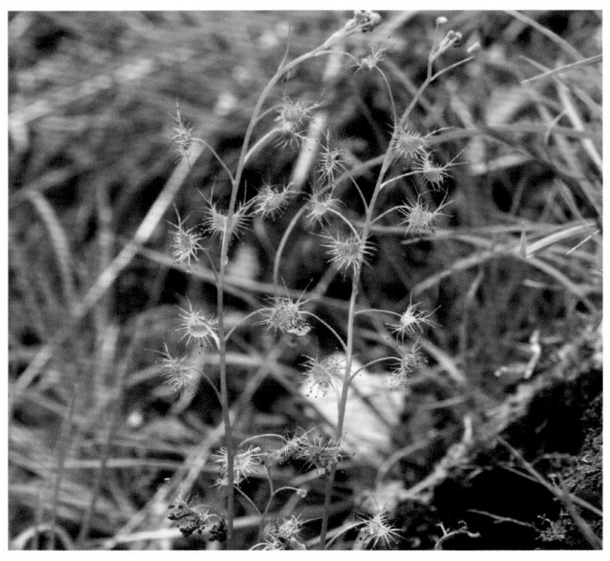

【形态特征】多年生草本。地下具块茎；茎纤细直或攀缘，具分枝。叶无托叶；基生叶有或无，有时退化成钻状；茎生叶互生，盾状，叶新月形至半圆形，叶背无毛，叶面及边缘被头状黏腺毛。螺状聚伞花序顶生，具花 3~22 朵；苞片楔形、倒披针形或近钻形；萼片无毛或被腺毛；花瓣通常白色，稀粉红色至红色。蒴果近球形，（2）3（~5）瓣裂。种子椭圆形、卵形或球形，种皮脉纹加厚成蜂房格状。花、果期 6~9 月。

【适宜生境】生于荒坡草地。

【资源状况】分布于中山区。少见。

【入药部位】全草。

【功能主治】顺气，止痛，活血，解疮毒。用于跌打损伤，腰肌劳损，风湿关节疼痛，疟疾，角膜云翳，淋巴结结核，湿疹。